桂药化学成分全录

主　编　邓家刚　　侯小涛

编　委（按姓氏笔画为序）

邓家刚　　刘布鸣　　杜成智

周江煜　　侯小涛　　戴　航

上海交通大学出版社

内 容 提 要

本书是中国第一部系统全面收录广西道地药材和常见中药化学成分的专著。

全书共收录合浦珍珠、蛤蚧、肉桂、罗汉果、龙眼肉、八角茴香、鸡血藤、田七、山银花、杧果叶、广西血竭、广豆根、广山药、广山楂、广金钱草等桂产中药 300 种，系统全面收录其化学成分研究的成果，兼以简要介绍其来源、功能主治、分布等基本信息，书中各药项下还重点绘制了主要化学成分的结构式。专设的挥发油化学成分结构图库，是本书的一大特点。书末设药材汉语拼音名称索引、药材拉丁名称索引、药物基原拉丁学名索引、化学成分中文名称索引，极大地提高了本书的科学性和实用性。

本书适合于高等中医药院校的师生、医生以及药物与保健产品研发的科研人员，是一部研究广西"桂药"不可或缺的工具书。

图书在版编目(CIP)数据

桂药化学成分全录 / 邓家刚，侯小涛主编. —上海：
上海交通大学出版社，2012
ISBN 978 - 7 - 313 - 08281 - 7

Ⅰ.①桂… Ⅱ.①邓… ②侯… Ⅲ.①中药化学成分—
广西 Ⅳ.①R284

中国版本图书馆 CIP 数据核字(2012)第 065135 号

桂药化学成分全录
邓家刚　侯小涛　主编
上海交通大学出版社出版发行
(上海市番禺路 951 号　邮政编码 200030)
电话：64071208　出版人：韩建民
浙江新华数码印务有限公司印刷　全国新华书店经销
开本：787 mm×1092 mm　1/16　印张：41.25　字数：922 千字
2012 年 11 月第 1 版　2012 年 11 月第 1 次印刷
ISBN 978 - 7 - 313 - 08281 - 7/R　定价：180.00 元

前 言

　　随着中药现代研究的不断深入,中药中的化学成分成为决定中药临床疗效的重要物质基础。广西地处亚热带,气候温润,海岸线长,天然药用资源十分丰富,是中国中药资源大省。人们认为广西的药物资源位居云南之后,排全国第二位,但笔者认为广西的药用资源品种远远超过云南。因为近年来我们对广西海洋药物进行了初步的调查研究,其中药基原不少于1 000种,加上陆地出产的中药,中药总数应该在5 500种以上。由此认为广西中草药资源位居全国第一,是有据可依的。然而,中药资源大省并非等于中药产业大省,更不意味着是中药学术研究和经济发展的强省。之所以出现这样的发展不均衡,主要的因素是长期以来对广西中药的基础研究和应用研究重视不够,造成众多从事新药研究的科研人员可资参考的文献十分匮乏。笔者从2006年开始,相继编辑出版了一系列介绍广西中药的专著,包括《广西道地药材》《广西临床常用中草药》《桂药原色图鉴》,《广西海洋药物》等。2010年我们在编撰《桂本草》、《常用中药活性成分化学结构图集》的过程中,萌生了编撰一部系统介绍广西常用中药化学成分研究成果的专著的想法,便参考20世纪50年代末编辑出版的《广西中药志》、70年代初编辑出版的《广西本草选编》、80年代出版的《广西药用植物名录》及上述笔者所编撰的4部专著,选择常用中药/民族药300种,收集从1949—2009年公开发表的,相关化学成分研究的中外文献,进行综合分析,梳理、归纳,分类,历经几年的辛勤工作,最终有了这部《桂药化学成分全录》,以期为广大关注广西中药资源保护和开发利用的专家学者及相关科技、教学工作者提供一部便捷实用的工具书。

　　本书分两部分。上篇"药物"为广西常用中药化学成分的介绍,以笔画为序,收录每种中药的名称、来源、分布、功能主治等基本信息以及【化学成分】【主要化学成分结构式】【参考文献】。每一种中药的名称,分别列出其中文名、汉语拼音名、药材拉丁名称及英文名称；对所收载的中药的来源，列示原植物拉丁学名；化学成分均收录中文及英文名称（部分查阅不到的阙如），后标注其文献出处（部分文献因年代久远等原因查不到文章名的阙如），以便读者跟踪原始文献；化学成分名称及结构式均采用国际理论和应用化学联合会（IUPAC）规定的格式进行编写，主要成分列示结构式，并有分子式、分子量及中英文名称。下篇"挥发油化学成分结构图库"，收载了近 900 种挥发油的化学成分结构图，按照英文字母排序。书末附有 4 个索引，包括药材汉语拼音名称索引、药材拉丁名称索引、药物基原拉丁名称索引、化学成分中文名称索引，以便读者检索。

　　本书的编撰出版，得到了广西壮族自治区科技厅、广西壮族自治区中医药管理局、广西中医药大学学科办的大力支持；周兰萍、刘偲翔、董晓敏、廖泽勇、包传红、郭振旺、马丽娜、赵超超、王礼蓉、吴忠波、于玲、鲁春秀、卢德发、谢婷婷、王小丽、谢家妙、韦海德、黎奕良、罗小芳、邓高、魏靖直、刘江虹等在资料收集、整理方面做了大量工作；上海交通大学出版社的徐敏副编审为本书化学结构的检索、核对等提供了有益的帮助，同时，还为本书的编辑付出了大量的心血和智慧。在此一并致以诚挚而深切的谢意！尽管笔者在编辑本书时，力求做到收录的资料准确权威，完整翔实，文字简洁流畅，化学结构图完整清晰，但限于水平和时间等因素，书中尚有许多不足之处，恳请广大同道不吝赐教。

邓家刚　侯小涛

2012 年 4 月 1 日

目 录

下篇　挥发油化学成分结构图库

索　引

上　篇

药　物

1. 一点红　yì diǎn hóng

[拉] Herba Emiliae Sonchifoliae
[英] Sowthistle Tasselflower Herb

　　一点红,又名红背紫丁、羊蹄草、土公英、叶下红、土黄连,为菊科植物一点红 *Emilia sonchifolia* (L.)DC. 的全草。广西各地均有分布。具有清热,利水,凉血,解毒等功效,主要用于治疗痢疾,腹泻,便血,水肿,肠痈,聤耳,目赤,喉蛾,疔疮,肿毒等病证。

【化学成分】

1. 黄酮类　全草:含黄酮类化合物[1]。
2. 甾醇类　全草:含 β-谷甾醇(β- sitosterol),豆甾醇(stigmasterol)[2]。
3. 脂肪酸类　全草:含棕榈酸(palmitic acid)和蜂蜜酸(melissic acid)[2]。

【主要化学成分结构式】

$C_{29}H_{50}O$ (414.7)
β- sitosterol　　β-谷甾醇

$C_{29}H_{48}O$ (412.7)
stigmasterol　　豆甾醇

【参考文献】

[1] 李秀信,王荣花,杨秀萍. 一点红黄酮成分的分析及含量测定[J]. 西北植物学报,2003:(04).
[2] 高建军,程东亮,刘小萍. 一点红化学成分的研究[J]. 中国中药杂志,1993,18(2):102.

2. 七叶莲　qī yè lián

[拉] Schefflera arboricola Hagata
[英] Scandent Schefflera Stem and Leaf

　　七叶莲,又名小叶鸭脚木、汉桃叶、手树、七加皮、七叶蘑、七叶烂、七叶藤、七加皮、狗脚蹄、没骨消,为五加科植物鹅掌藤 *Schefflera Kwangsiensis* Merr. ex Li 的根或茎叶。广西主要分布于桂西、桂西北山区的山坡、山谷林。具有止痛散瘀,消肿,祛风除湿,活血止痛等功效,主要用于治疗风湿痹痛,胃痛,跌打骨折,外伤出血等病证。

【化学成分】

1. 三萜及其苷类　多为五环三萜类,以乌苏烷型居多,如熊果酸苷[1,2]。
2. 甾体类　β-谷甾醇-3-O-D-葡萄糖(β-sitosterol-3-O-D-glucose)[3,4]、多孔甾醇(poriferasterol)[8]。
3. 有机酸类　黏液酸,反丁烯二酸,琥珀酸,苹果酸,酒石酸及枸橼酸等[5]。
4. 炔及醇类　镰叶芹醇(falcarinol),植物醇(phytol)[8]。
5. 挥发油　嫩枝、鲜叶含挥发油,大部分是萜烯类化合物[6-7]。(E)-β-金合欢烯[(E)-β-farnesene][8]。
6. 其他　过敏性的致敏原[8]。

【主要化学成分结构式】

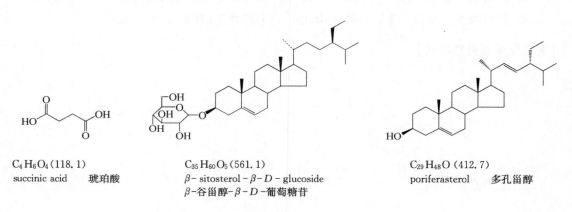

$C_4H_6O_4$ (118.1)
succinic acid　琥珀酸

$C_{35}H_{60}O_5$ (561.1)
β-sitosterol-β-D-glucoside
β-谷甾醇-β-D-葡萄糖苷

$C_{29}H_{48}O$ (412.7)
poriferasterol　多孔甾醇

【参考文献】

[1] AlessandraBraca,et al. Cytotoxic saponins from Schefflera rotundifolia[J]. Planta Med,2004,(70):960.
[2] ZhuMet,et al. Triterpenoids and triterpene glycoside from Schefflera bodinieri leaves[J]. Phytochemistry,1996,43(6):1307.
[3] SrivastavaS K. A sitosterol glucoside from Scheffera impressa[J]. Fitoterapia,1990,61(4):376.
[4] PurohitM C,et al. Spermicidal activity and chemical analysis of Schefflera venulosa[J]. Fitoterapia,1993,64(3):274.
[5] 王大林,马惠玲,鲍志英,等. 七叶莲有效成分的研究[J]. 中草药通讯,1979,10(11):18.
[6] GiuseppinaCioffi,et al. Cytotoxic saponins from Schefflera fagueti[J]. Planta Med,2003,69:750.
[7] 刘佐仁,陈洁楷,李坤平,等. 七叶莲枝叶挥发油化学成分的 GC/MS 分析[J]. 广东药学院学报,2005,21(5):519.
[8] 国家中医药管理局《中华本草》编委会. 中华本草[M]. 上海:上海科学技术出版社,1999,第 5 册:859(总 2030).

3. 九里香　jiǔ lǐ xiāng

[拉] Folium et Cacumen Murrayae
[英] murraya jasminorage

九里香,又名千里香、月橘,为芸香科植物九里香 *Murraya exotica* L. 和千里香

Murraya paniculata（L.）Jack[*Chalcas paniculata*（L.），又名月橘]的干燥叶和带叶嫩枝。广西主要分布于宁明、那坡、隆林、凌云、乐业、南丹、东兰、都安、鹿寨、阳朔、灵川等地。具有行气止痛，活血散瘀等功效，主要用于治疗胃痛，风湿痹痛；外治牙痛，跌扑肿痛，虫蛇咬伤等病证。

【化学成分】

1. 黄酮类　月橘素（exoticin），3′,4′,5,5′,7-五甲氧基黄酮（3′,4′,5,5′,7-pentamethoxy flavone），3,3′,4′,5,5′,6,7-七甲氧基黄酮（3,3′,4′,5,5′,6,7-heptamethoxy flavone），3,3′,4′,5,5′,7,8-七甲氧基黄酮（3,3′,4′,5,5′,7,8-heptamethoxy flavone），3′,4′,5,5′,7,8-六甲氧基黄酮（3′,4′,5,5′,7,8-hexamethoxy flavone），4′-羟基-3,3′,5,5′,6,7-六甲氧基黄酮（4′-hydroxy-3,3′,5,5′,6,7-hexamethoxy flavone）[1]。

2. 氨基酸类　丙氨酸（alanine），半胱氨酸（cysteine），亮氨酸（leucine），脯氨酸（proline），酪氨酸（tyrosine）[1]。

3. 香豆精类　月橘香豆素（coumurrayin），欧芹酚甲醚（osthole），九里香香豆精（paniculatin），8-异戊烯基柠檬油素（8-isopentenyllimettin），欧前胡内酯（imperatorin），水合橙皮内酯（meranzin hydrate），长叶九里香醛（murralongin），九里香甲素（isomexoticin），5,7-二甲氧基-8-(2′-酮基-3′-甲基丁基)香豆精[5,7-dimethoxy-8-(3′-met-hyl-2′-oxobutyl)-coumarin]，九里香素（murrangatin），九里香乙素（murpanidin），九里香丙素（murpanicin），九里香内酯酮醇（murpaniculol），水合橙皮内酯异戊酸酯（murrayatin），长叶九里香内酯二醇乙酸酯（murrangatin acetate），异橙皮内酯（isomeranzin），水合橙皮内酯甲酸酯（coumurrin），九里香酸（paniculin），小芸木呋喃内酯（microminutin），九里香内酯醛（paniculal），九里香内酯烯醇醛（panial），顺式欧芹烯酮酚甲醚（*cis*-osthenon），异长叶九里香醇烟酸酯（isomurralonginol nicotinate），异九里香内酯酮醇异戊酸酯（paniculonol isovalerate），脱水长叶九里香内酯（phebalosin），7-甲氧基-8-(2′-甲基-2′-甲酰基丙基)-香豆精[7-methoxy-8(2′-methyl-2′-formylpropyl)-coumarin]，海南九里香内酯（hainanmurpanin）[1]。

4. 糖类　葡萄糖（glucose）[1]。

5. 脂肪醇类　催吐萝芙木醇（vomifoliol）[1]。

6. 挥发油　橙皮油内酯烯醇（auraptenol），甜没药烯（bisabolene），左旋荜澄茄烯（cadinene），β-丁香烯（β-caryophyllene），香茅醇（citronellol），硫-愈创薁（S-guaiazulene），牻牛儿醇（geraniol），3-蒈烯（3-carene），丁香油酚（eugenol），三十一烷（hentriacontane），二十八醇（octacosanol），邻氨基苯甲酸甲酯（methyl anthranilate），水杨酸甲酯（methyl salicylate）[1]。

【主要化学成分结构式】

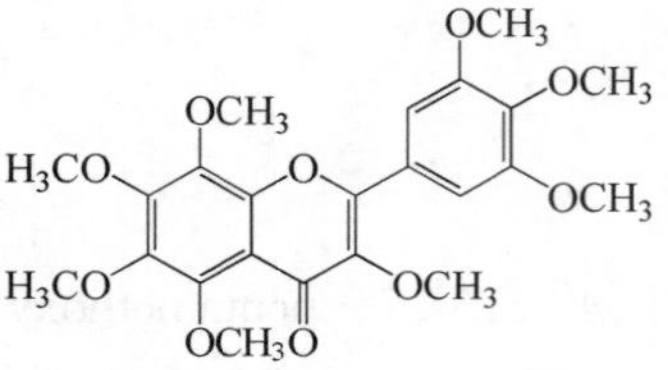

$C_{23}H_{26}O_{10}$ (462.4)
exoticin 　月橘素

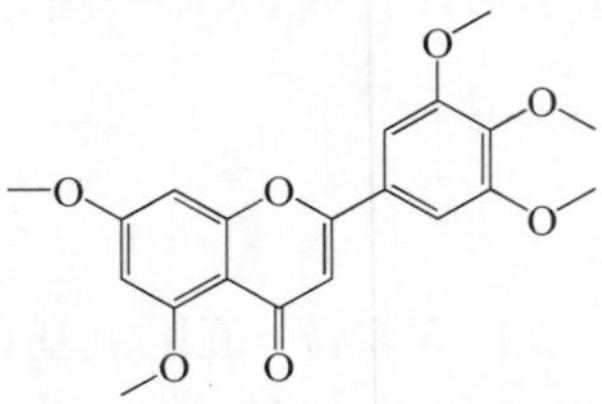

$C_{20}H_{20}O_7$ (372.4)
$3',4',5,5',7$ - pentamethoxy flavone
$3',4',5,5',7$ -五甲氧基黄酮

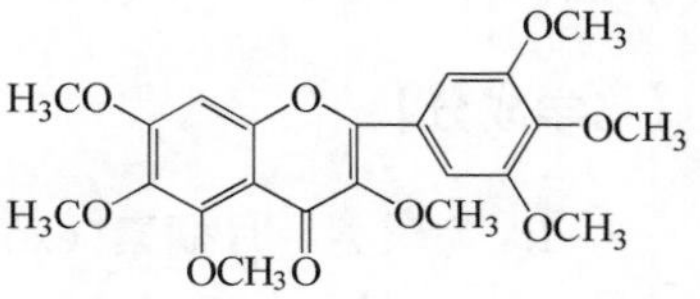

$C_{22}H_{24}O_9$ (432.4)
$3,5,6,7,3',4',5'$ - heptamethoxy flavone
$3,5,6,7,3',4',5'$ -七甲氧基黄酮

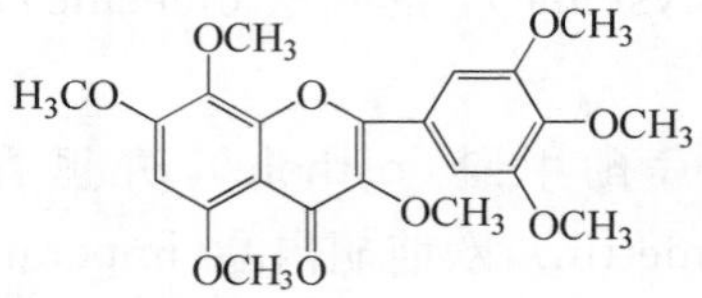

$C_{22}H_{24}O_9$ (432.4)
$3,5,7,8,3',4',5'$ - heptamethoxy flavone
$3,5,7,8,3',4',5'$ -七甲氧基黄酮

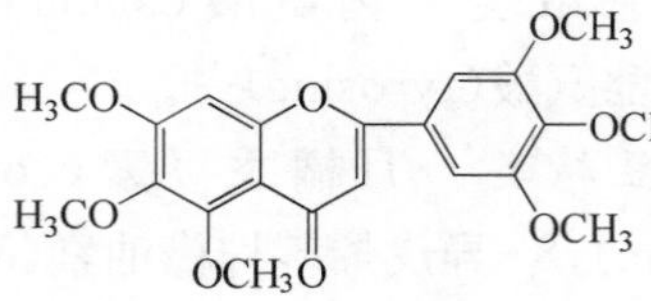

$C_{21}H_{22}O_8$ (402.4)
$5,7,8,3',4',5'$ - hexamethoxy flavone
$5,7,8,3',4',5'$ -六甲氧基黄酮

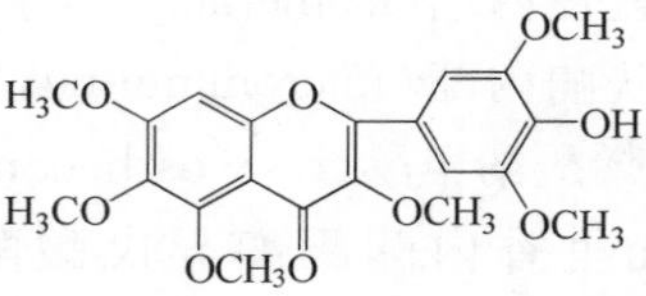

$C_{21}H_{22}O_9$ (418.4)
$4'$ - hydroxy - $3,5,6,7,3',5'$ - hexamethoxy flavone
$4'$ -羟基- $3,5,6,7,3',5'$ -六甲氧基黄酮

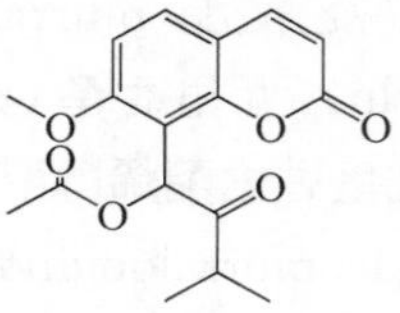

$C_{16}H_{18}O_4$ (274.3)
coumurrayin (hainanmurpanin)
九里香内酯(月橘香豆精,月橘香豆素)
(海南九里香内酯)

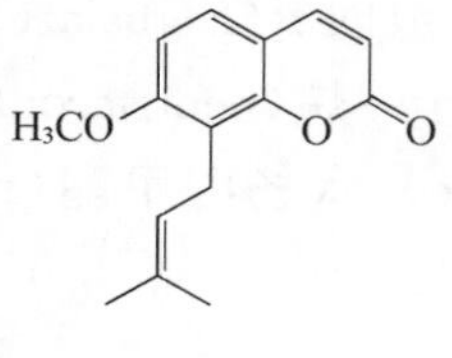

$C_{15}H_{16}O_3$ (244.3)
osthole
欧芹酚甲醚(蛇床子素)

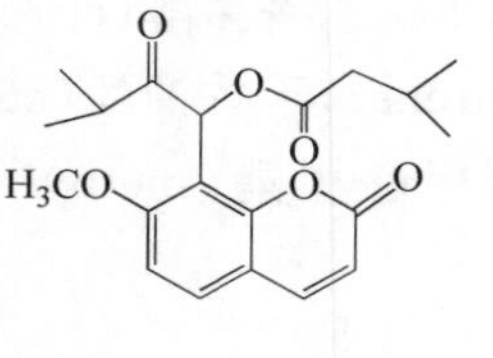

$C_{20}H_{24}O_6$ (360.4)
paniculatin
九里香香豆精(九里香素)

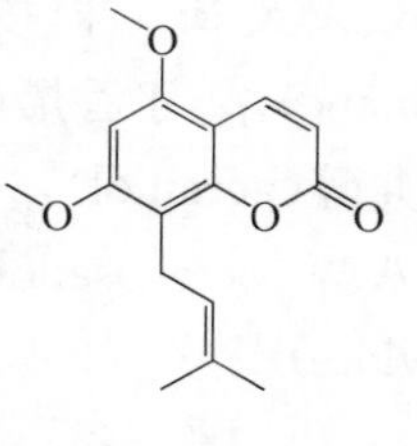

$C_{16}H_{18}O_4$ (274.3)
8 - isopentenyllimettin
8 -异戊烯基柠檬油素

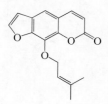

$C_{16}H_{14}O_4$ (270.3)
imperatorin(marmelosin)
欧前胡内酯(欧芹属素乙)

$C_{15}H_{18}O_5$ (278.3)
meranzin hydrate
水合橙皮内酯

$C_{15}H_{14}O_4$ (258.3)
murralongin
长叶九里香醛(九里香精)

$C_{16}H_{20}O_6$ (308.3)
isomexoticin
九里香甲素

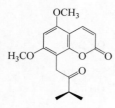

$C_{16}H_{18}O_5$ (290.3)
5,7 - dimethoxy - 8 -(3′ - methyl - 2′ - oxobutyl)- coumarin
5,7 -二甲氧基- 8 -(2′-酮基- 3′-甲基丁基)香豆精

$C_{15}H_{16}O_5$ (276.3)
murrangatin
九里香素,长叶九里香内酯二醇(九里香亭)

$C_{17}H_{20}O_5$ (304.3)
murpanicin
九里香丙素

$C_{15}H_{16}O_5$ (276.3)
murpanidin
九里香乙素

$C_{15}H_{16}O_5$ (276.3)
murpaniculol
九里香内酯酮醇

$C_{20}H_{26}O_6$ (362.4)
murrayatin
水合橙皮内酯异戊酸酯

$C_{15}H_{16}O_4$ (260.3)
isomeranzin
异橙皮内酯

$C_{16}H_{18}O_6$ (306.3)
coumurrin
水合橙皮内酯甲酸酯

$C_{15}H_{16}O_5$ (276.3)
paniculin
九里香酸

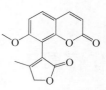

$C_{15}H_{12}O_5$ (272.3)
microminutin
小芸木呋喃内酯

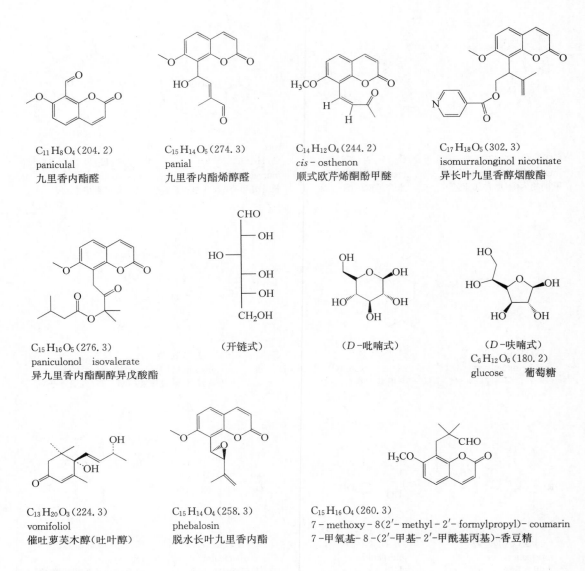

C₁₁H₈O₄(204.2)
paniculal
九里香内酯醛

C₁₅H₁₄O₅(274.3)
panial
九里香内酯烯醇醛

cis - osthenon
C₁₄H₁₂O₄(244.2)
顺式欧芹烯酮酚甲醚

C₁₇H₁₈O₅(302.3)
isomurralonginol nicotinate
异长叶九里香醇烟酸酯

C₁₅H₁₆O₅(276.3)
paniculonol　isovalerate
异九里香内酯酮醇异戊酸酯

（开链式）

（*D*-吡喃式）

（*D*-呋喃式）
C₆H₁₂O₆(180.2)
glucose　葡萄糖

C₁₃H₂₀O₃(224.3)
vomifoliol
催吐萝芙木醇(吐叶醇)

C₁₅H₁₄O₄(258.3)
phebalosin
脱水长叶九里香内酯

C₁₅H₁₆O₄(260.3)
7 - methoxy - 8(2′- methyl - 2′- formylpropyl)- coumarin
7 -甲氧基- 8-(2′-甲基- 2′-甲酰基丙基)-香豆精

【参考文献】

[1] 国家中医药管理局《中华本草》编委会. 中华本草[M]. 上海：上海科学技术出版社,1999,第4册：942.

4. 了哥王　liǎo gē wáng

[拉] Caulis et Folium Wikstroemiae Indicae
[英] Indian Stringbush Twig and Leaf

了哥王,又名雀儿麻、山棉皮、红灯笼、九信草、石棉皮,为瑞香科植物南岭荛花 *Wikstroemia indica*(L.)C. A. Mey. 的茎叶。广西各地均有分布。具有清热解毒,消肿散结,止痛等功效,主要用于治疗瘰疬,痈肿,风湿痛,百日咳,跌打损伤等病证。

【化学成分】

1. 黄酮类　茎、茎皮：含小麦黄素(tricin)，西瑞香素(daphnoretin)，山奈酚-3-O-β-D-吡喃葡萄糖苷(kaempferol-3-O-β-D-glucopyranoside)[1]，芫花苷[2]，山奈酚-3-芸香糖苷，槲皮苷[2]；根、根皮含芫花素[4]，黄花夹竹桃黄酮[3]。

2. 苯丙素类　南荛酚(wikstromol)即是右旋的去甲络石苷元(nortra-chelogenin)，右旋的牛蒡苷元(arctigenin)，穗罗汉松脂酚(matairesinol)，松脂酚(pinoresinol)[1]，西瑞香素-7-O-β-D-葡萄糖苷(daphnoretin-7-O-β-D-glucoside)[2]，(＋)-medioresinol[3]；根、根皮含伞形花内酯，西瑞香素(daphnoretin)，edgeworin，daphnogitin[3]。

3. 蒽醌类　大黄素甲醚[2]。

4. 酰胺类　伞形香青酰胺[2]。

5. 甾体类　根、根皮含胡萝卜苷，豆甾醇[3]。

6. 有机酸酯类　根、根皮含邻苯二甲酸二丁酯，对羟基苯甲酸甲酯，2，4，6-三羟基苯甲酸甲酯[4]。

【主要化学成分结构式】

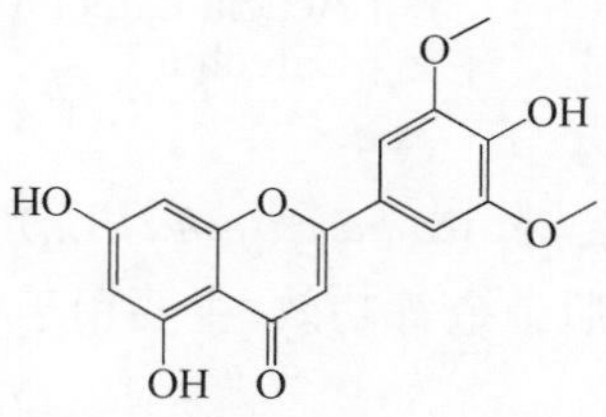

$C_{17}H_{14}O_7$ (330.3)
tricin　小麦黄素

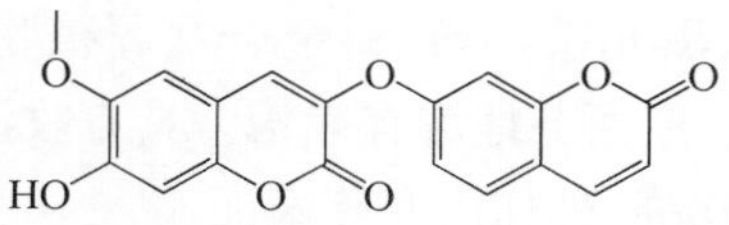

$C_{19}H_{12}O_7$ (352.3)
daphnoretin　西瑞香素

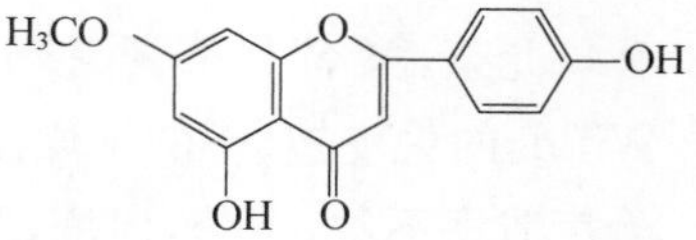

$C_{16}H_{12}O_5$ (284.3)
genkwanin　芫花素

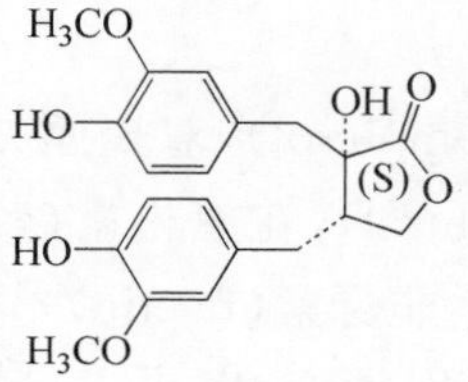

$C_{20}H_{22}O_7$ (374.4)
nortrachelogenin
去甲络石苷元

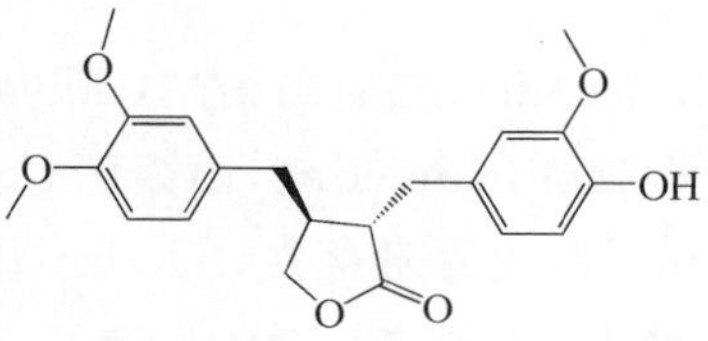

$C_{21}H_{24}O_6$ (372.4)
arctigenin
牛蒡苷元

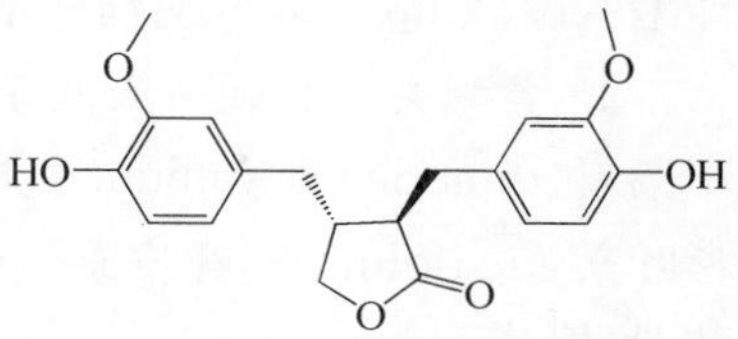

$C_{20}H_{22}O_6$ (358.4)
matairesinol
穗罗汉松树脂酚

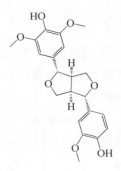

$C_{20}H_{18}O_{11}$(434.4)
kaempferol - 3 - O - β - D - glucopyranoside
山柰酚 - 3 - O - β - D - 吡喃葡萄糖苷

$C_{20}H_{22}O_6$(358.4)
（＋）- pinoresinol
（＋）- 松脂酚

$C_{21}H_{24}O_7$(388.4)
（＋）- medioresinol
右旋杜仲树脂酚（栲皮树脂醇）

【参考文献】

[1] 国家中医药管理局《中华本草》编委会. 中华本草[M]. 上海：上海科学技术出版社,1999,第5册：423(总4441).
[2] 耿立冬,张村,肖永庆. 了哥王化学成分研究. 中国中药杂志. 2006,31(10)：817.
[3] 么焕开,仲英,尹俊亭. 了哥王的化学成分研究（Ⅰ）. 中草药. 2007,38(5)：669.
[4] 黄伟欢,薛珺一,李药兰. 了哥王芳香类化学成分研究. 中药材. 2008,31(8)：1174.

5. 儿茶　ér chá

[拉] Acacia catechu
[英] Catechu

　　儿茶,又名儿茶膏、孩儿茶、黑儿茶,为豆科金合欢属植物儿茶树 *Acacia catechu*（L.）Willd. 的去皮枝、干的干燥浸膏。广西各地均有栽培。具有收湿生肌敛疮等功效,主要用于治疗溃疡不敛,湿疹,口疮,跌扑伤痛,外伤出血等病证。

【化学成分】

　　1. **生物碱类**　异钩藤碱(isorhynchophylline),钩藤碱(rhynchophylline),圆叶帽柱木碱(rotundifoline),儿茶钩藤碱(roxburghine)A～E,二氢柯楠因碱（dihydrocorynantheine 即毛钩藤碱 hirsutine,毛帽柱木碱）[8]。

　　2. **黄酮类**　右旋阿夫儿茶精(afzelechin),二氢山柰酚(dihydrokaempferol),双聚原矢车菊素(dimericprocyanidin),异鼠李素(isorhamnetin),山柰酚(kaempferol),花旗松素（紫杉叶素,taxifolin）[5],槲皮素(quercetin),槲皮万寿菊素(quercetagetin),非瑟素(fisetin)[1],陆地棉苷（hirsutrin）[7],左旋及消旋儿茶精（catechin）,左旋及消旋表儿茶精(epicatechin)[2,3]。

　　3. **多酚类**　没食子酸(gallic acid)[1],儿茶酚(catechol)[8],

　　4. **鞣质**　儿茶鞣酸（atechutannic acid）[2,3],鞣花酸（ellagic acid）,原儿茶鞣质

（protocatechu tannins），没食子酚鞣质（pyrogallic tannins）[8]，赭朴鞣质（红鞣质，phlobatannin）[1]。

　　5. 其他　儿茶红（catechu red），儿茶荧光素（gambirfluorescein）[8]，脂肪油，蜡，树胶等[7]。树胶中含多聚己糖（hexasaccharide）[6]，叶中含有叶绿素（chlorophylls）a，b，类胡萝卜素等[4]。

【主要化学成分结构式】

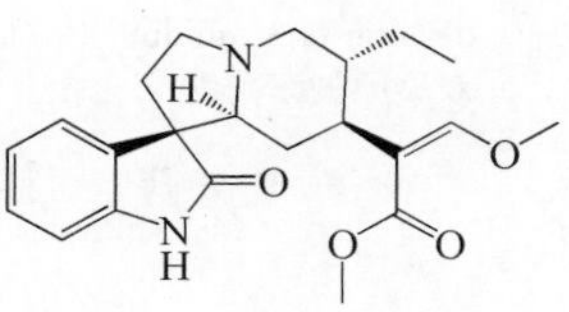

$C_{22}H_{28}N_2O_4$（384.5）
isorhynchophylline (isorhynchophyllic acid methylester)
异钩藤碱（异钩藤酸甲酯）

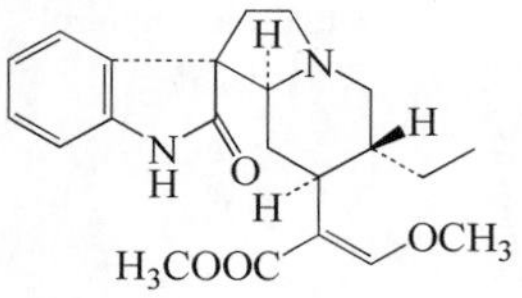

$C_{22}H_{28}N_2O_4$（384.5）
rhynchophylline(rhynchophyllic acid methyl ester)
钩藤碱（钩藤酸甲酯）

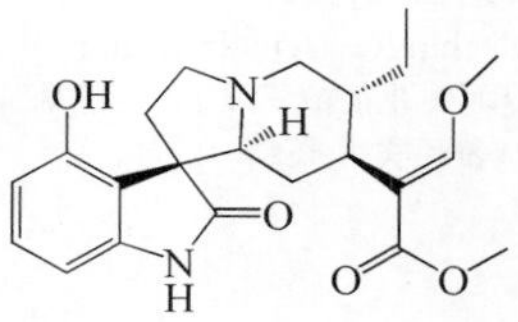

$C_{22}H_{28}N_2O_5$（400.5）
rotundifoline
圆叶帽柱木碱

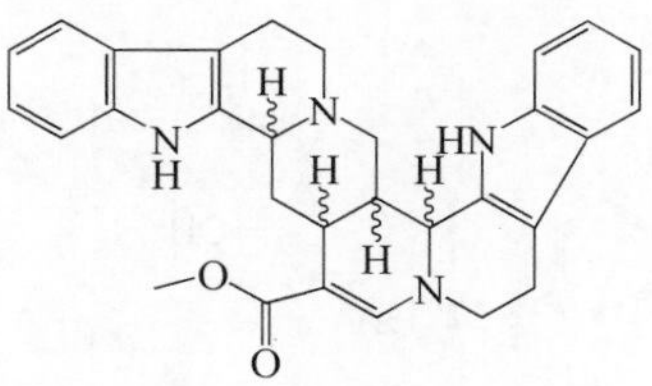

$C_{31}H_{32}N_4O_2$（492.6）
roxburghine A
儿茶钩藤碱 A

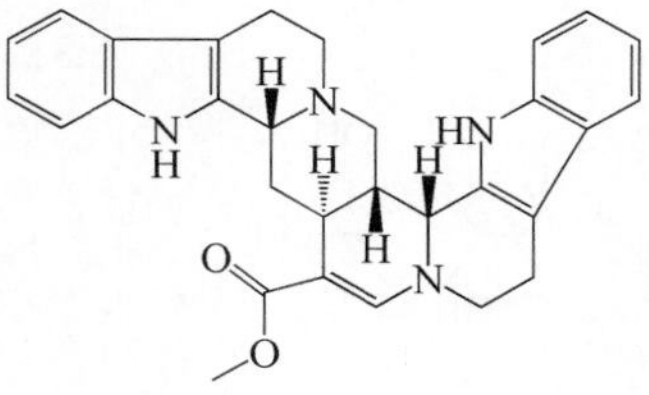

$C_{30}H_{30}N_4O_2$（478.6）
roxburghine B
儿茶钩藤碱 B

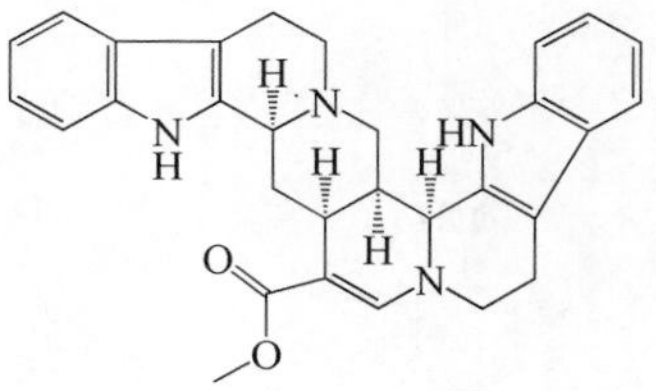

$C_{30}H_{30}N_4O_2$（478.6）
roxburghine C
儿茶钩藤碱 C

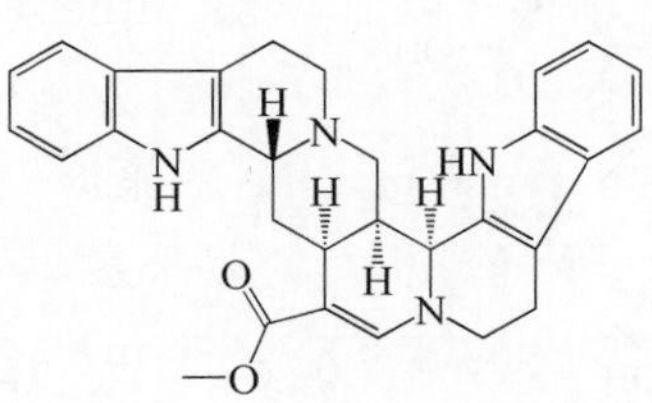

$C_{30}H_{30}N_4O_2$（478.6）
roxburghine D
儿茶钩藤碱 D

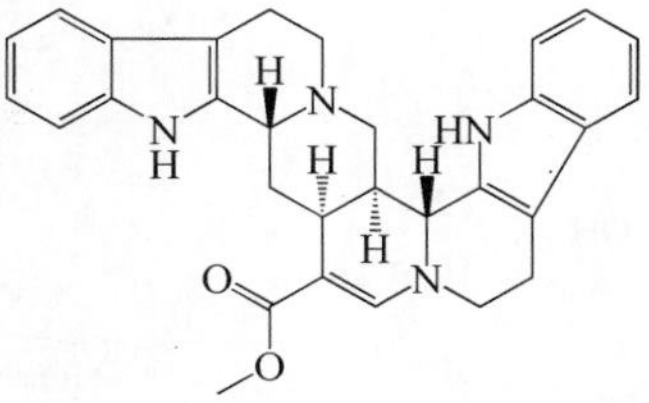

$C_{30}H_{30}N_4O_2$（478.6）
roxburghine E
儿茶钩藤碱 E

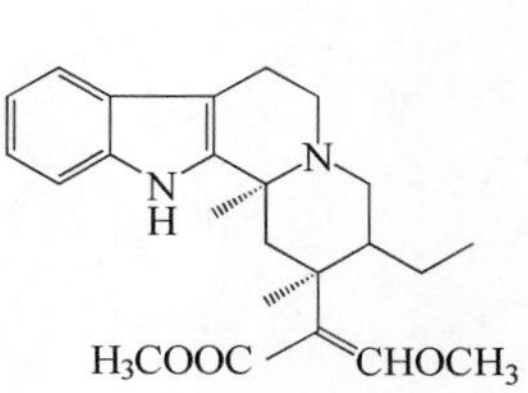

$C_{22}H_{26}N_2O_3$（366.5）
hirsutine(dihydrocorynantheine)
毛钩藤碱（二氢柯楠因碱，即毛帽柱木碱）

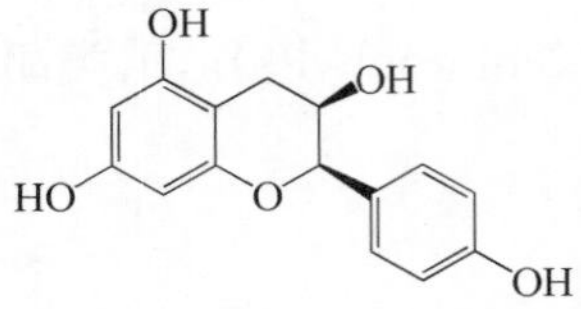

$C_{15}H_{14}O_5$ (274.3)
afzelechin,(—)epiafzelechin
右旋阿夫儿茶精(5,7,4′-三羟基黄烷-3-醇),
(—)表阿夫儿茶精

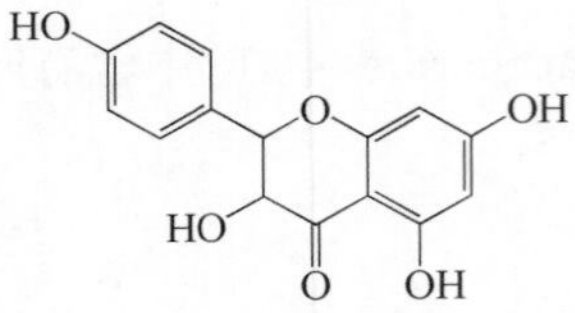

$C_{15}H_{12}O_6$ (288.3)
dihydrokaempferol
二氢山柰酚

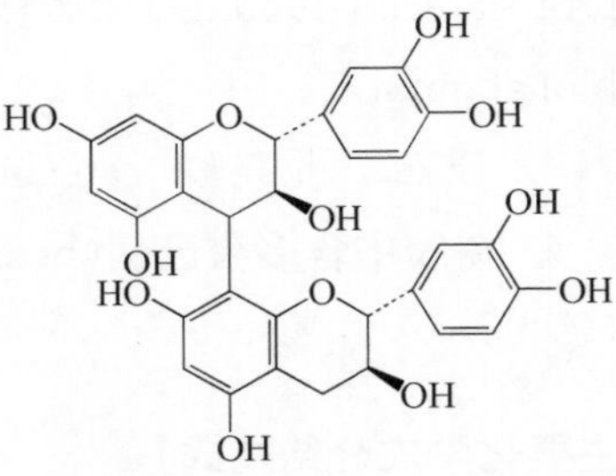

$C_{30}H_{26}O_{12}$ (578.5)
dimeric procyanidin
双聚原矢车菊素

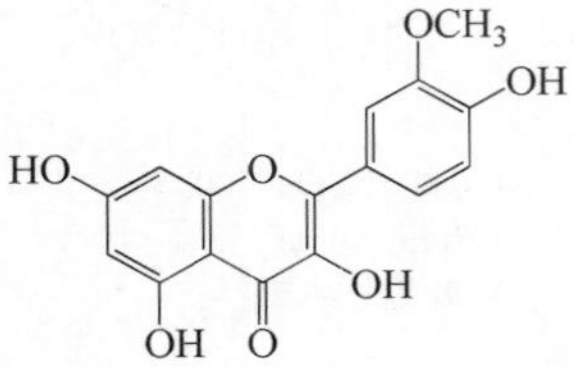

$C_{16}H_{12}O_7$ (316.3)
isorhamnetin
异鼠李素

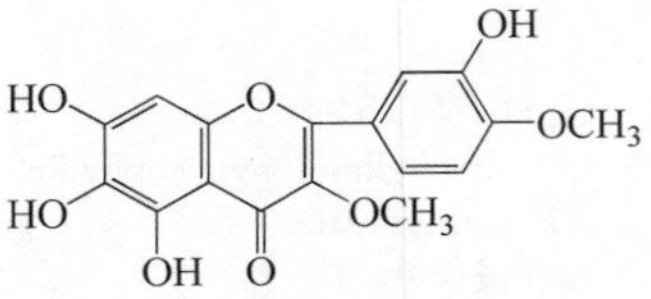

$C_{17}H_{14}O_8$ (346.3)
quercetagetin - 3,4′- dimethylether
槲皮万寿菊素-3,4′-二甲醚

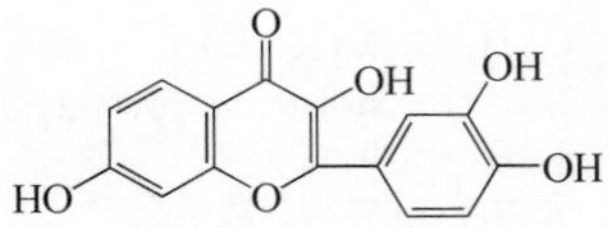

$C_{15}H_{10}O_6$ (286.2)
fisetin　非瑟素

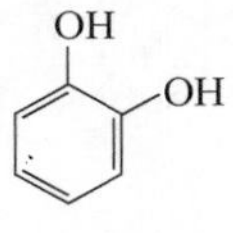

$C_6H_6O_2$ (110.1)
catechol　儿茶酚

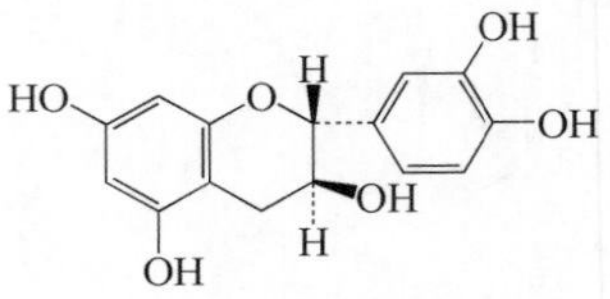

$C_{15}H_{14}O_6$ (290.3)
catechin
左旋及消旋儿茶精(儿茶素)

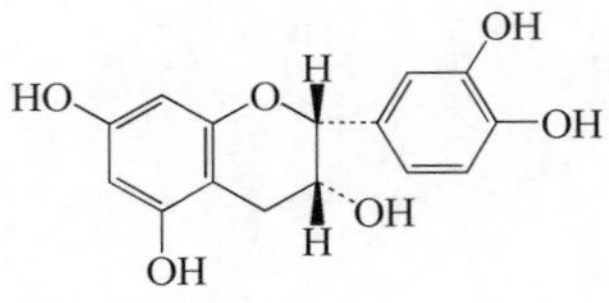

$C_{15}H_{14}O_6$ (290.3)
epicatechin (epicatechol)
左旋及消旋表儿茶精(表儿茶素,表儿茶精)

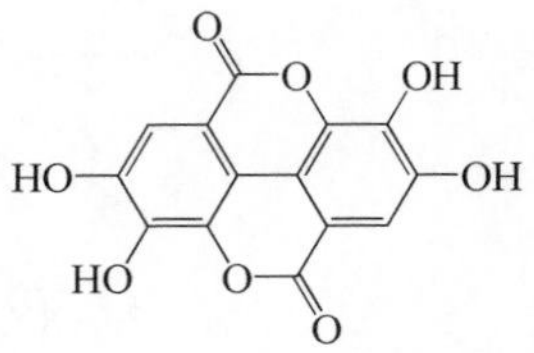

$C_{14}H_6O_8$ (302.2)
ellagic acid
鞣花酸(并没食子酸)

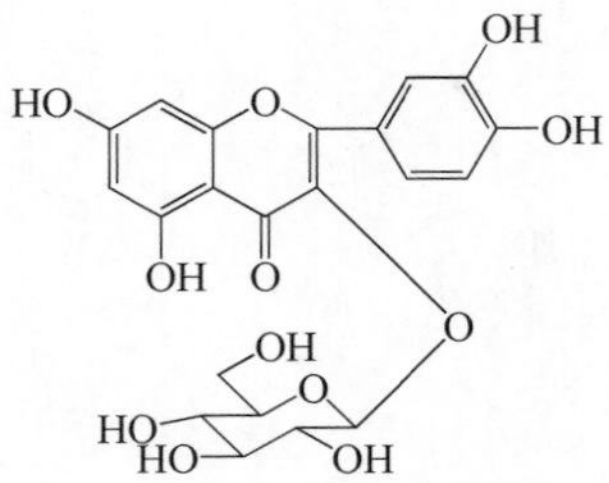

$C_{21}H_{20}O_{12}$ (464.4)
hirsutrin
陆地棉苷

【参考文献】

[1] Hathway D E,et al. Biochem J,1957,67：239.

[2] 楼之岑. 生药学[M]. 北京：人民卫生出版社,1965：197.

[3] 刈米達夫. 最新生药学概论[M],东京：广州书店,1969：22.

[4] Hillore S K,et al. CA,1977,86：27694.

[5] Deshponde V H,et al. Indian J Chem Sect B,1983,20B(7)：618.

[6] Agarwal A,et al. Indian J Chem Sect B,1988,27B(1)：55.

[7] 中国医学科学院药用植物资源开发研究所,等. 中药志(第五册)[M]. 北京：人民卫生出版社,1994：818.

[8] Miao M S. Modern Applied Quantity Technology of Traditional Chinese Medicine[M]. Beijing：People's Medical Publishing House,2000：37.

6. 八角枫　bā jiǎo fēng

［拉］Radix Alangii Chinensis
［英］Chinese Alangium Root

八角枫，又名猴疳药、鸡肾棱木、五代同堂、白金条、白龙须，为八角枫科植物瓜木 *Alangium faberii* Oliv. var. *platanifolium* Chun et How 的根。广西主要分布于横县、上林、宜山、罗城、昭平、贺县、天峨、富川、平乐、龙州、恭城。具有祛风除湿，舒筋活络，散瘀止痛等功效，主要用于治疗风湿痹痛，四肢麻木，跌打损伤等病证。

【化学成分】

1. **生物碱类**　根、茎、枝条：含喜树次碱(venoterpine)和消旋毒黎碱(*dl*-anabasine)。

2. **三萜及甾体类**　叶：含 β-香树脂醇乙酸酯(β-amyrin acetate)，β-谷甾醇(β-sitosterol)[1]。

3. **挥发油**　1,8-桉叶素(1,8-cineole)，β-侧柏烯(β-thujene)，丁香酚甲醚(eugenol methyl ether)，α-松油醇(α-terpineol)，α-蒎烯(α-pinene)等[2]。叶：含三十烷醇(triacontanol)[1]。

【主要化学成分结构式】

$C_{32}H_{52}O_2$(468.8)
β-amyrin acetate
β-香树脂醇乙酸酯

$C_9H_{11}ON$(149.2)
venoterpine
喜树次碱

$C_{10}H_{14}N_2$(162.2)
dl-anabasine
消旋毒黎碱

【参考文献】

[1] 国家中医药管理局《中华本草》编委会. 中华本草[M]. 上海：上海科学技术出版社,1999,第 5 册：724(总 4903).
[2] 龚复俊,王国亮,张银华,等. 八角枫挥发油化学成分研究. 武汉植物学研究,1999,17(4)：350.

7. 八角茴香　bā jiǎo huí xiāng

[拉] Fructus Anisi Stellati
[英] Truestar Anise

八角茴香,又名舶上茴香、大茴香、舶茴香、八角珠、八角香、八角大茴、八角、原油茴、八月珠、大料、五香八角,为木兰科植物八角茴香 *Illicium verum* Hook. f. 的果实。广西主要分布于桂南、桂西南。具有散寒,理气止痛等功效,主要用于治疗胃寒呕吐,脘腹疼痛,寒疝腹痛,腰膝冷痛,寒湿脚气等病证。

【化学成分】

1. 黄酮类　槲皮素(quercetin)[1],槲皮素－3－O－鼠李糖苷(quercetin－3－O－rhamnoside),槲皮素－3－O－葡萄糖苷(quercetin－3－O－β－glucoside),槲皮素－3－O－半乳糖苷(quercetin－3－O－galactoside),槲皮素－3－O－木糖苷(quercetin－3－O－xyloside),山柰酚(kaempferol),山柰酚－3－O－葡萄糖苷(kaempferol－3－O－glucoside),山柰酚－3－O－半乳糖苷(kaempferol－3－O－galactoside),山柰酚－3－芸香糖苷(kaempferol－3－rutinoside)[2]。

2. 甾体类　β-谷甾醇,胡萝卜苷[1]。

3. 有机酸类　乌索酸(ursolic acid),4,12－di－O－methylillicinone C,11－epi－illicinone E,莽草酸(shikimic acid)[1],3－,或4－,或5－咖啡酰奎宁酸(caffeoylquinic acid),3－,或4－,或5－阿魏酰奎宁酸(feruloylquinic acid),4－(β－D－吡喃葡萄糖氧基)－苯甲酸[4－(β－D－glucopyranosyloxy)benzoic acid],羟基桂皮酸(hydroxycinnamic acid),羟基苯甲酸(hydroxybenzoic acid)等[2]。

4. 挥发油　主成分为反式茴香脑(anethole),顺式茴香脑,还有对丙烯基苯基异戊烯醚(foeniculin),α－及 β－蒎烯(pinene),樟烯(camphene),月桂烯(myrcene),α－水芹烯(α－phellandrene),α－枸橼烯(α－limonene),3－蒈烯(3－carene),桉叶素(cineole),4(10)－侧柏烯[4(10)－thujene],α－松油烯(α－terpinene),芳樟醇(linalool),α－松油醇(α－terpineol),4－松油醇(4－terpineol),爱草脑(estragole),茴香醛(anisaldehyde),α－香柑油烯(α－bergamotene),顺式-β－金合欢烯(Z－β－farnesene),反式丁香烯(caryophyllene),对苯二甲醛(1,4－phthalaldehyde),β－甜没药烯(β－bisabolene),α－葎草烯(α－humulene),3－甲氧基苯甲酸甲酯(methyl 3－methoxy benzoate),β－芹子烯(β－selinene),α－胡椒烯(α－copaene),对甲氧基苯－2－丙酮(p－methoxyphenylpropan－2－one),δ－及 γ－荜澄茄烯(cadinene),β－愈创木烯(β－guaiene),橙花叔醇(nerolidol),榄香醇(elemol),甲基异丁香油

酚(methylisoeugenol),β-橄榄烯(β-maaliene),胡萝卜次醇(carotol),柏木醇(cedrol),对甲氧基桂皮醛(p-methoxycinnamaldehyde)[2]。

【主要化学成分结构式】

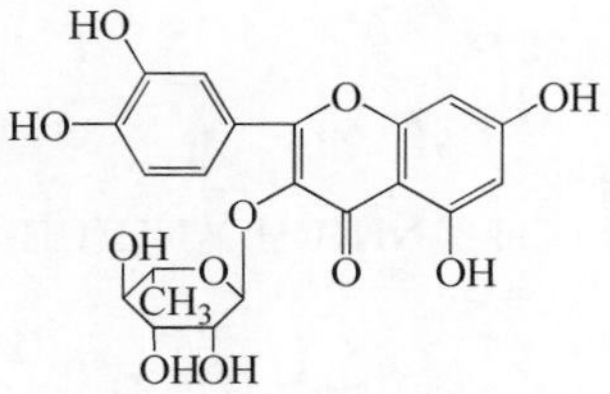

$C_{21}H_{20}O_{11}$(448.4)
quercitrin(quercetin-3-O-α-L-rhamnoside)
槲皮素-3-O-α-L-鼠李糖苷(槲皮苷)

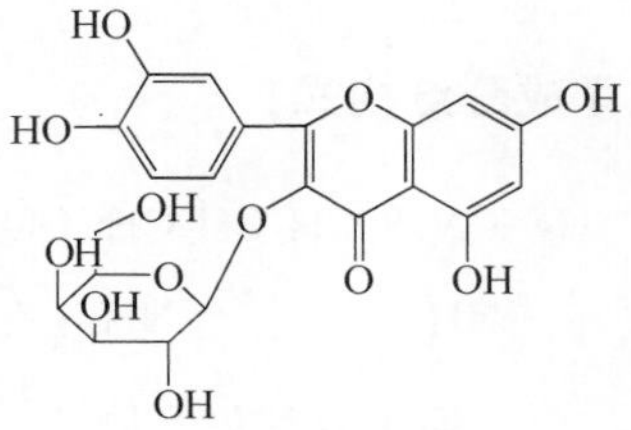

$C_{21}H_{20}O_{12}$(464.4)
quercetin-3-O-β-D-galactoside
槲皮素-3-O-β-D-半乳糖苷

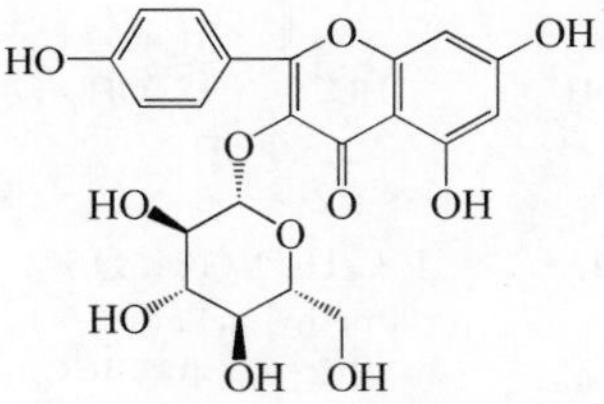

$C_{21}H_{20}O_{11}$(448.4)
kaempferol-3-glucoside
山柰酚-3-葡萄糖苷

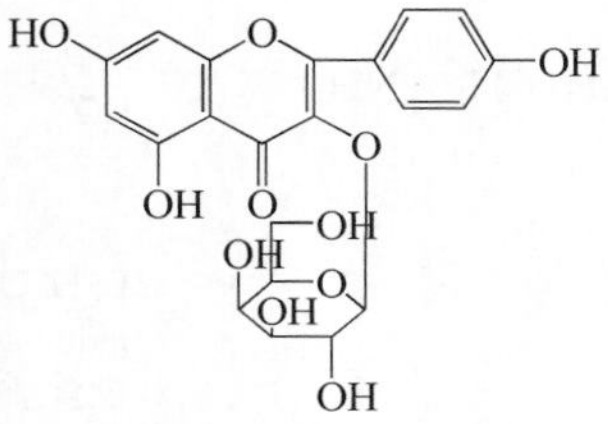

$C_{21}H_{20}O_{11}$(448.4)
kaempferol-3-O-galactosids
山柰酚-3-O-半乳糖苷

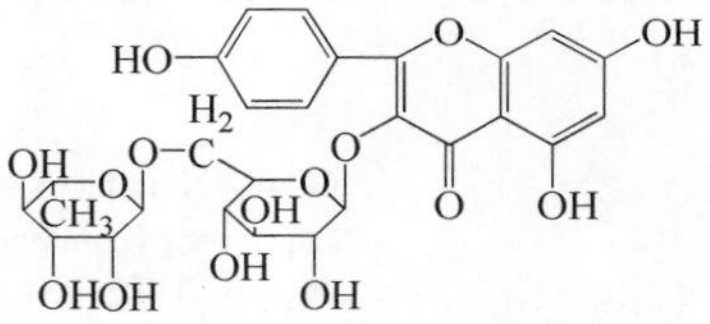

$C_{27}H_{30}O_{15}$(594.5)
kaempferol-3-O-rutinoside
山柰酚芦丁苷(山柰酚-3-芸香糖苷)

【参考文献】

[1] 闵勇,杨金,刘卫,等. 贡山八角化学成分研究[J]. 安徽农业科学,2007,35(20):6103.
[2] 国家中医药管理局《中华本草》编委会. 中华本草[M]. 上海:上海科学技术出版社,1999,第2册:925(总1582).

8. 刀豆　dāo dòu

[拉] Semen Canavaliae Gladiatae
[英] Sword Jackbean Seed

刀豆,又名挟剑豆、刀豆子、大戈豆、大刀豆、刀鞘豆,为豆科植物刀豆 *Canavalia gladiata*(Jasq.)DC. 的种子。广西各地均有栽培。具有温中下气,益肾补元等功效,主要用于治疗鼻渊,虚寒呃逆,肾虚腰痛,小儿疝气等病证。

【化学成分】

刀豆含有刀豆氨酸(canavanine),刀豆四胺(canavalmine),γ-胍氧基丙胺(γ-

guanidinooxyproprlamine)，氨丙基刀豆四胺（aminopropylcanavalmine），氨丁基刀豆四胺（aminobutylcanavalmine），刀豆球蛋白 A（concanavaline A），凝集素（agglutinin）[1]，没食子酸（gallic acid），没食子酸甲酯（methyl gallate），1,6-二没食子酰基-β-D-吡喃葡萄糖苷（1,6-di-O-galloyl-β-D-glucopyranoside），β-谷甾醇，羽扇豆醇（lupeol），δ-生育酚（δ-tocopherol）[2]。还含蛋白质，淀粉，可溶性糖，类脂物，纤维及灰分[1]。

【主要化学成分结构式】

$$H_2NCNHOCH_2CH_2CHCOOH$$

$C_5H_{12}O_3N_4$（176.2）
canavanine
刀豆氨酸

$$H_2N(CH_2)_4NH(CH_2)_3NH(CH_2)_4NH_2$$

$C_{11}H_{28}N_4$（216.4）
canavalmine
刀豆四胺

$$H_2N(H_2C)_3—NH(CH_2)_4NH(CH_2)_3NH(CH_2)_4NH_2$$

$C_{14}H_{35}N_5$（273.5）
aminopropylcanavalmine
氨丙基刀豆四胺

$C_7H_6O_5$（170.1）
gallic acid
没食子酸

$C_8H_8O_5$（184.1）
methyl gallate
没食子酸甲酯

$C_{20}H_{20}O_{14}$（484.4）
1,6-di-O-galloyl-β-D-glucopyranoside
1,6-二没食子酰基-β-D-吡喃葡萄糖苷

$C_{27}H_{46}O_2$（402.7）
δ-tocopherol　　δ-生育酚

【参考文献】

[1] 国家中医药管理局《中华本草》编委会. 中华本草[M]. 上海：上海科学技术出版社,1999，第 4 册：385（总 3028）.
[2] 李宁，李铣，冯志国，等. 刀豆的化学成分[J]. 沈阳药科大学学报,2007，24(11)：676.

9. 卜芥　bǔ jiè

［拉］Rhizoma Alocasiae Cucullatae
［英］Chinese Taro Rhizome

　　卜芥，又名老虎耳、狼毒、老虎芋、大附子、姑婆芋，为天南星科植物尖尾芋 *Alocasia*

cucullata(Lour.) Schott 的根茎。广西主要分布于隆林、龙州、南宁、桂林。具有清热解毒，散结止痛等功效，主要用于治疗流感、钩端螺旋体病、疮疡痈毒初起、瘰疬、蜂窝织炎、慢性骨髓炎、毒蛇咬伤、毒蜂蜇伤等病证。

【化学成分】

1. 有机酸类　延胡索酸(fumaric acid)，焦黏酸(pyromucic acid)，苹果酸[1]。
2. 氨基酸类　赖氨酸，精氨酸，天冬氨酸，苏氨酸，丝氨酸，谷氨酸，亮氨酸，苯丙氨酸，脯氨酸，甘氨酸，丙氨酸，缬氨酸，异亮氨酸[1]。
3. 甾体类　β-谷甾醇[1]。
4. 其他　草酸钙(calcium oxalate)，皂毒苷(sapotoxin)[1]。

【主要化学成分结构式】

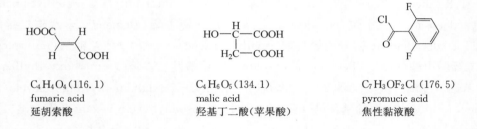

C₄H₄O₄(116.1)
fumaric acid
延胡索酸

C₄H₆O₅(134.1)
malic acid
羟基丁二酸(苹果酸)

C₇H₃OF₂Cl (176.5)
pyromucic acid
焦性黏液酸

【参考文献】

[1] 国家中医药管理局《中华本草》编委会. 中华本草[M]. 上海：上海科学技术出版社,1999,第 8 册：479(总 7619).

10. 三七　sān qī

［拉］Radix et Rhizoma Notoginseng
［英］Sanchi

　　三七,又名田七、山漆、金不换、血参、人参三七、参三七、滇三七,为五加科植物三七 *Panax notoginseng* (Burk.) F. H. Chen ex C. Chow 的根。广西主要分布于田东、德保、靖西、那坡等地。具有止血散瘀、消肿定痛等功效,主要用于治疗各种出血症,跌扑瘀肿,胸痹绞痛,血瘀经闭,痛经,产后瘀阻腹痛,疮痈肿痛等病证。

【化学成分】

1. 黄酮类　槲皮素,槲皮素和木糖(xylose)，葡萄糖(glucose)，葡萄糖醛酸(glucuronic acid)所成的苷[1,3]。
2. 皂苷类　竹节参皂苷-L₅(chikusetsusaponin-L₅)，野三七皂苷(yesanchinoside)H、

E[15]，田七氨酸（三七素，dencichine）[1,4]，人参皂苷（ginsenoside）R_{b1}、R_{b2}、R_{b3}、R_c、R_d、R_e、R_{h1}、R_{g1}、R_{g2}[1,2,17]，人参皂苷（ginsenoside）R_{a3}、F_1、F_2[8,17]，绞股蓝苷（gypenoside）Ⅹ、Ⅶ[1]，七叶胆苷Ⅸ（gypenoside Ⅸ），三七皂苷（notoginsenoside）- F_a[17]，三七皂苷（notoginsenoside）R_1、R_2、R_3、R_4、R_6、R_7[1,2,6,15]，三七皂苷（notoginsenoside）A、B、C、D、E、G、H、I、J、K、L、M、N[8,9,10,15]，T_1、T_2、T_3、T_4、T_5[11,16]，西洋参皂苷（quinquenoside）R_1[8]，20 - O -葡萄糖人参皂苷 R_f（20 - O - glucoginsenoside R_f）[1,2]。

3. 氨基酸类　精氨酸，天冬氨酸，谷氨酸，亮氨酸，赖氨酸[1,14]。

4. 甾体类　β-谷甾醇[1,3]，胡萝卜苷（daucosterol）[1]，β-谷甾醇- D -葡萄糖苷，豆甾醇[3]。

5. 糖类　三七多糖 A（sanchian - A），蔗糖（sucrose）[1,13]。

6. 炔醇类　人参环氧炔醇（panaxydol），人参炔醇（panaxynol）[12]，人参炔三醇（panaxytriol）[1,7]。

7. 挥发油　乙酸（acetic acid），丁香烯（caryophyllene），γ -和δ -荜澄茄烯（cadinene），2,8 -二甲基- 5 -乙酰基双环[5,3,0]癸- 1,8 -二烯（2,8 - dimethyl - 5 - acetyl-bicyclo[5,3,0]deca - 1,8 - diene），2,6 -二叔丁基- 4 -甲基苯酚（2,6 - ditertbutyl - 4 - methyl-phenol），二十二烷（docosane），二十烷（eicosane），α -、β -和γ -榄香烯（elemene），十八碳二烯酸乙酯（ethyl octadecadienoate），异丙烯基苯（isoallylbenzene），α -和γ -依兰油烯（muurolene），十七碳二烯酸甲酯（methyl heptadecadieneoate），1 -甲氧基乙基苯（1 - methoxyethylbenzene），1 -甲基- 4 -过氧甲硫基双环[2,2,2]辛烷[1 - methyl - 4 - dioximethylthino-bicyclo(2,2,2)octane]，1 -甲基- 4 -丙烯基环己烷（1 - methyl - 4 - isoallyl-cyclo-hexane），十八碳二烯酸甲酯（methyl octadecadienoate），棕榈酸甲酯（methyl palmitate），十九烷（nonadecane），壬酸（nonanoic acid），反式- 2 -壬烯醛（2 - nonenal），壬- 3 -烯- 2 -酮（non - 3 - en - 2 - one），十八烷（octadecane），辛酸（octanoic acid），十八碳二烯酸（octadecadienoic acid），棕榈酸乙酯（ethyl palmitate），棕榈酸（palmitic acid），苯乙酮（phenylethanone），十五烷（pentadecane），十四烷（tetradecane），α -古芸烯（α - gurjunene），二十三烷（tricosane），十三烯（tridecene），2,2,2 -三乙氧基乙醇（2,2,2 - triethoxyethanol），二十一烷（heneicosane），十七烷（heptadecane），庚酸（heptanoic acid），十六烷（hexadecane），1,10 -二甲氧基- 2 -酮基- 7 -乙炔基十氢化萘（1,10 - dimethoxy - 2 - one - 7 - acetylene decahydronaphthalene），香附子烯（cyperene），达玛- 20(22)-烯- 3β,12β,25 -三醇- 6 - O - β - D -吡喃葡萄糖苷[dammar - 20(22)- ene - 3β,12β,25 - triol - 6 - O - β - D - glucopyranoside]，α,α -二甲基苯甲醇（α,α - dimethylbenzenemethanol）[1]，α -柏木烯（α - cedrene），α -胡椒烯（α - copaene），β -荜澄茄油烯（β - cubebene），花侧柏烯（cuparene），α -、β -及δ -愈创木烯（guaiene），1,9,9 -三甲基- 4,7 -二亚甲基- 2,3,5,6,7,8 -六氢薁（1,9,9 - trimethyl - 4,7 - dimethano - 2,3,5,6,7,8 - hexahydroazulene），α -雪松烯（α - himachalene），1,1,5,5 -四甲基- 4 -亚甲基- 2,3,4,6,7,10 -六氢萘（1,1,5,5 - tetramethyl - 4 - methano - 2,3,4,6,7,10 - hexahydronaphthalene）[1,5]，邻苯二甲酸二辛酯（dicapryl phthalate），邻苯二甲酸二异辛酯（diisocapryl phthalate），邻苯二甲酸二叔丁酯（ditertbutyl phthalate）[1,2,17]，镰叶芹二醇（falcarindiol）[7]，β - N -草酰基- L - α - β -二氨基丙酸（β - N - oxalyl - L - α - β - diaminopropionic acid）[1,4]。

【主要化学成分结构式】

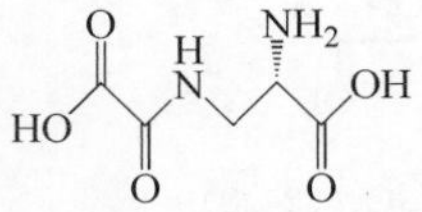

$C_5H_8O_5N_2$(176.1)
dencichine($\beta - N -$ oxalyl $- L - \alpha, \beta -$ diaminopropionic acid)
田七氨酸(三七素,$\beta - N -$草酰基$-L - \alpha, \beta -$二氨基丙酸)

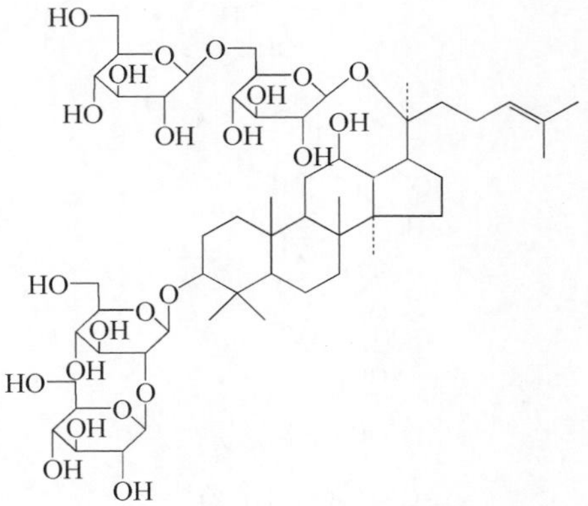

$C_{54}H_{92}O_{23}$(1 109.3)
ginsenoside R_{b1}
人参皂苷 R_{b1}

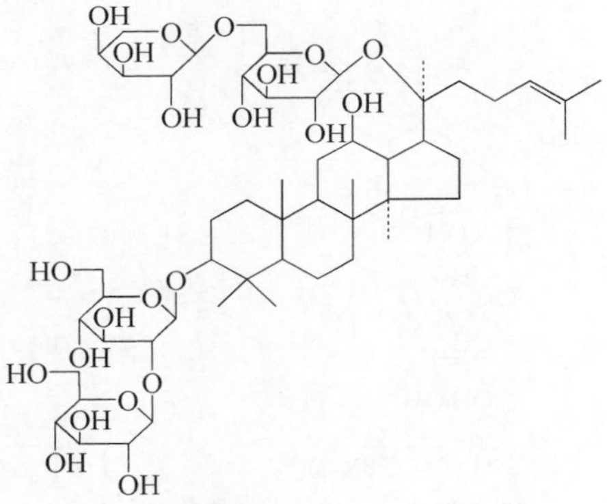

$C_{53}H_{90}O_{22}$(1 079.3)
ginsenoside R_{b2}　　人参皂苷 R_{b2}

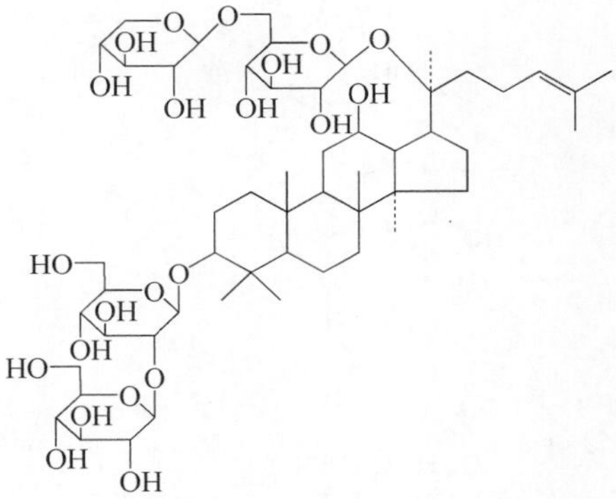

$C_{54}H_{92}O_{23}$(1 109.3)
ginsenoside R_{b3}　　人参皂苷 R_{b3}

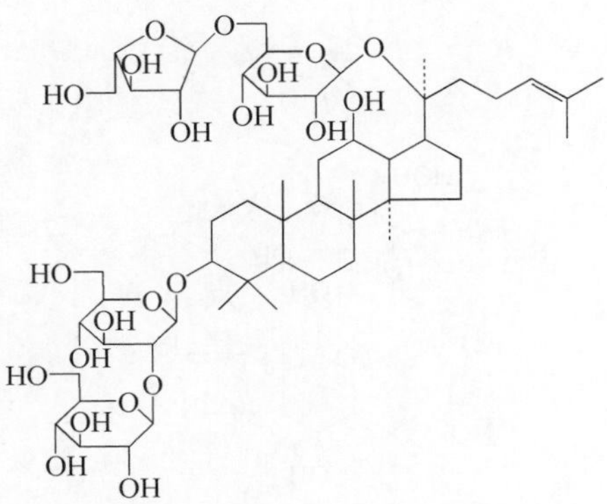

$C_{53}H_{90}O_{22}$(1 079.3)
ginsenoside R_c　　人参皂苷 R_c(人参三醇)

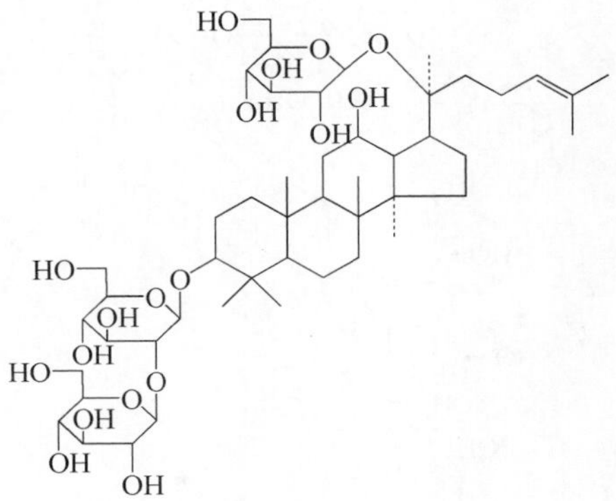

$C_{48}H_{82}O_{19}$(963.2)
ginsenoside R_d　　人参皂苷 R_d

$C_{48}H_{82}O_{18}$（947.2）
ginsenoside R_e　　人参皂苷 R_e

$C_{35}H_{60}O_9$（624.8）
ginsenoside R_{h1}　　人参皂苷 R_{h1}

$C_{42}H_{72}O_{14}$（801.0）
ginsenoside R_{g1}　　人参皂苷 R_{g1}

$C_{42}H_{72}O_{13}$（785.0）
ginsenoside R_{g2}　　人参皂苷 R_{g2}

$C_{59}H_{100}O_{27}$（1 241.4）
ginsenoside R_{a3}　　人参皂苷 R_{a3}

$C_{36}H_{62}O_9$（638.9）
ginsenoside F_1　　人参皂苷 F_1

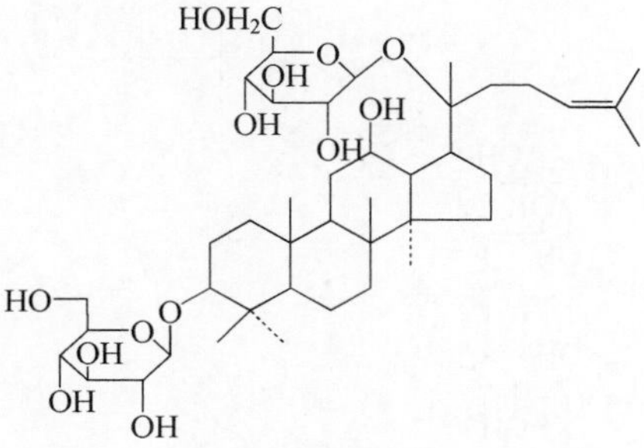

$C_{42}H_{72}O_{13}$ (785.0)

ginsenoside F_2　　人参皂苷 F_2

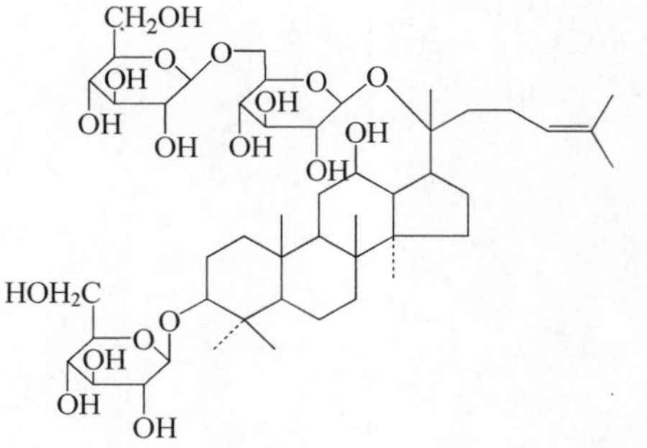

$C_{48}H_{82}O_{18}$ (947.2)

gypenoside　　绞股蓝苷 ⅩⅦ

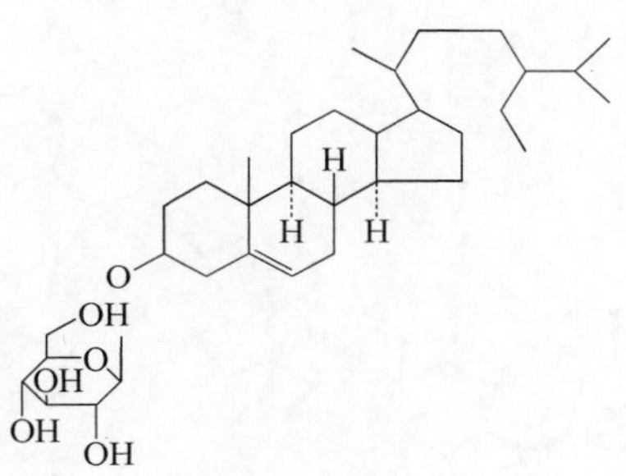

$C_{35}H_{60}O_6$ (576.8)

daucosterol　　胡萝卜苷

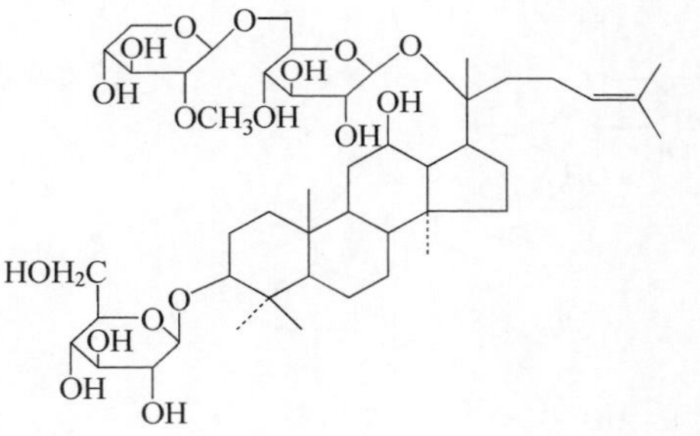

$C_{47}H_{80}O_{17}$ (917.1)

gypenoside Ⅸ　　七叶胆苷 Ⅸ

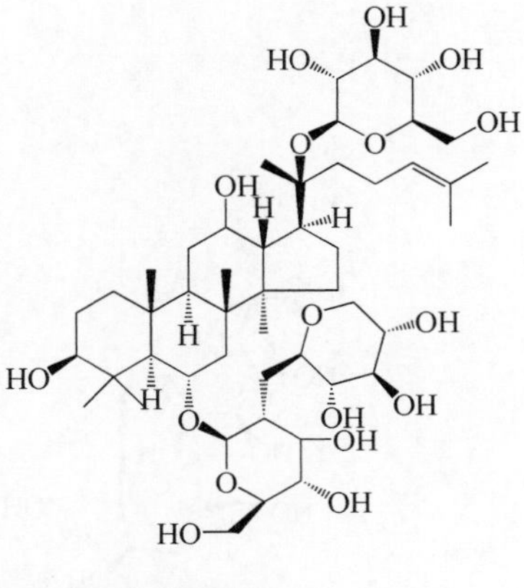

$C_{47}H_{80}O_{18}$ (933.1)

notoginsenoside R_1　　三七皂苷 R_1

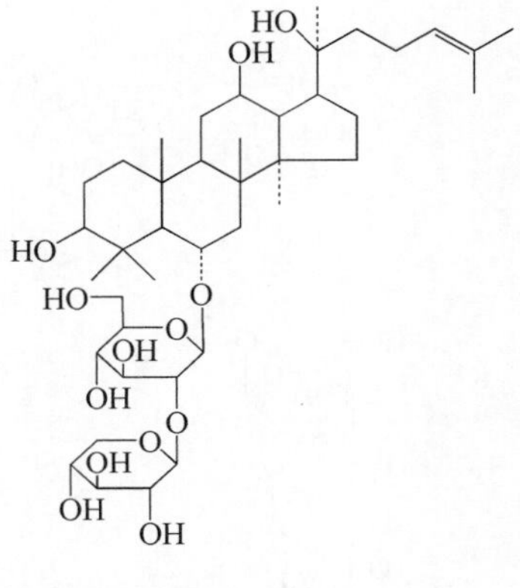

$C_{41}H_{70}O_{13}$ (771.0)

notoginsenoside R_2　　三七皂苷 R_2

$C_{48}H_{83}O_{19}$（964.2）
notoginsenoside R_3　　三七皂苷 R_3

$C_{59}H_{103}O_{28}$（1 260.4）
notoginsenoside R_4　　三七皂苷 R_4

$C_{48}H_{83}O_{19}$（964.2）
notoginsenoside R_6　　三七皂苷 R_6

$C_{54}H_{92}O_{24}$（1 125.3）
notoginsenoside A　　三七皂苷 A

$C_{56}H_{93}O_{24}$（1 150.3）
quinquenoside R_1　　西洋参皂苷 R_1

$C_{12}H_{22}O_{11}$（342.3）
sucrose　　蔗糖

$$n—C_7H_{15}—\underset{\underset{OH}{|}}{\overset{\overset{H}{|}}{C}}—\underset{\underset{OH}{|}}{CH}CH_2C\equiv C—C\equiv C—\underset{\underset{OH}{|}}{\overset{\overset{H}{|}}{C}}—CH=CH_2$$

$C_{17}H_{26}O_3$ (278. 4)

panaxytriol　　人参炔三醇

$$n—C_7H_{15}—\overset{\overset{H}{|}}{\underset{\underset{O}{\diagdown\diagup}}{C}}—CHCH_2C\equiv C—C\equiv C—\underset{\underset{OH}{|}}{\overset{\overset{H}{|}}{C}}—CH=CH_2$$

$C_{17}H_{24}O_2$ (260. 4)

panaxydol　　人参环氧炔醇

$$n—C_7H_{15}—\underset{\underset{H}{|}}{\overset{\overset{(Z)}{|}}{C}}=CHCH_2C\equiv C—C\equiv C—\underset{\underset{H}{|}}{\overset{\overset{OH}{|}}{C}}\overset{(S)}{}—CH=CH_2$$

$C_{17}H_{24}O$ (244. 4)

panaxynol　　人参炔醇

【参考文献】

［1］国家中医药管理局《中华本草》编委会. 中华本草[M]. 上海：上海科学技术出版社,1999，第5册：839(总5039).

［2］周家明,曾江,崔秀明,等. 三七根茎的化学成分研究Ⅰ.中国中药杂志[J],2007,32(4)：349.

［3］魏均娴,王菊芳,张良玉,等. 三七的化学研究[J]. 药学学报,1980,15(6)：359.

［4］赵国强,王秀训. 三七止血成分的研究[J]. 中草药,1986,17(6)：34.

［5］鲁歧,李向高. 人参三七根挥发油中性成分的研究[J].中草药,1988,19(1)：5.

［6］赵平,刘玉清,杨崇仁,等. 三七根的微量成分[J]. 云南植物研究,1993,15(4)：409.

［7］饶高雄,王兴文,金文. 三七总苷中聚炔醇成分[J].中药材,1997,20(6)：298.

［8］Masayuki Y, Toshiyuki M, Takahiro U, et al. Biactive sapooninsand glycosides. Ⅷ. Notoginseng（1）：new dammarane-type tritre-pene-oligoglycosides, notoginsenoside-A,-B,-C and -D, from the dried root of Panax notoginseng(Burk)F. H. Chen[J]. Chem Pharm Bull,1997, 45(6)：103921045.

［9］Masayuki Y, Toshiyuki M, Takahiro U, et al. Biactive sapoonins and glycosides. Ⅸ. notoginseng（2）：new dammarane-type tritre-pene-oligoglycosides, notoginsenoside-E,-G,-H,-I and-J, and a novel acetylenic fatty acid glycoside,notoginsenic acid $\beta-$ sophoroside,from the dried root of Panax notoginseng(Burk)F. H. Chen[J]. Chem Pharm Bull,1997, 45(6)：1056.

［10］Masayuki Y,Toshio M, Toshiyuki M, et al. Biactive saponins and glycosides. ⅩⅨ. notoginseng（3）：Immunologicl adjuvant activity of notoginsenosides and related saponinsstructures of notoginsenoside-L,-M,and -N from the root of Panax notoginseng (Burk) F. H. Chen[J]. Chem Pharm Bull,2001, 49(11)：1452.

［11］engRW, Li HZ, Zhang XM, et al. Two new dammarane glycosides from the acid hydrolysis product of Panax notoginseng[J]. Chinese Chem Soc Chinese Chem Lett,2001, 12(3)：239.

［12］林琦,赵霞,刘鹏,等. 三七脂溶性成分的研究[J].中草药,2002,33(6)：490.

［13］崔秀明,徐珞珊,王强,等. 三七糖类成分的含量及变化[J]. 现代中药研究与实践,2003年增刊,21.

［14］陈中坚,孙玉琴,董婷霞,等. 不同产地三七的氨基酸含量比较[J].中药材,2003,26(2)：86.

［15］LiuJH, Wang X, Cai SQ et al. Analysis of the Constituents in the Chinese Drug Notoginseng by Liquid Chromatography-Electrospray Mass Spectrometry[J]. J Chinese Pharm Sci,2004，13(4)：225.

［16］TengRW, Li HZ, Wang DZ, et al. Hydrolytic reaction of plant extracts to generate molecular diversity：New dammarane glycosides from the mild acid hydrolysate of root saponins of Panax notoginseng [J]. Helvetica Chimica

Acta,2004,87(5):1270.

[17] 李海舟,刘锡葵,杨崇仁. 三七茎叶的化学成分[J]. 药学实践杂志. 2000,18(5):354.

11. 三叉苦 *sān chà kǔ*

[拉] Folium et Ramulus Evodiae
[英] Thin Evodia Twig and Leaf

三叉苦,又名三叉虎、三丫苦、跌打王、三桠苦、三岔叶,为芸香科植物三叉苦 *Evodia lepta*(Spreng.)Merr. 的根、茎、叶。广西各地均有分布。具有清热解毒,祛风除湿,消肿止痛等功效,主要用于治疗流脑,感冒发热,咽喉肿痛,肺热咳嗽,胃痛,风湿痹痛,湿疹,疮疖肿毒,虫蛇咬伤,跌打损伤等病证。

【化学成分】

1. 生物碱类 吴茱萸春(evolitrine),香草木宁(kokusaginine),白鲜碱(dictamnine)[2],茵芋碱(skimmianine)[3]。全株:含左旋加锡弥罗果碱(edulinine),左旋 7 -去羟基日巴里尼定(ribalinine),右旋异普拉得斯碱(*iso*-platydesmine)[1]。

2. 香豆素类 补骨脂素(psoralen)[3]。

3. 甾体类 β-谷甾醇(β- sitosterol)[3]。

4. 脂肪酸类 蜡酸(hexacosanoic acid)[3]。

5. 挥发油 叶:含挥发油主要为 α-蒎烯(α- pinene)和糠醛(furfural)[4];还有十六酸(hexadecanoic acid),邻苯二甲酸二丁酯(dibutyl phthalate),叶绿醇(phytol),邻苯二甲酸二丁辛酯(butyl 2 - ethylhexyl phthalate),6,10 -二甲基- 2 -十一烷酮(6,10 - dimethyl - 2 - undecanone),双十一基邻苯二甲酸酯(diundecyl phthalate)[5],1 -(5,7,8 -三甲氧基- 2,2 -二甲基- 2H - 1 -苯并吡喃基- 6)-己酮[1 -(5,7,8 - trimethoxy - 2,2 - dimethyl - 2H - 1 - benzopyran - 6)- hexanone],1,2,4,5 -四异丙基-苯(1,2,4,5 - tetraisopropylbenzene),氧化丁香烯(caryophyllene oxide),α -丁香烯(α - caryophyllene),胡椒烯(copaene),4,11,11 -三甲基- 8 -亚甲基-二环-[7,2,0]-十一- 4 -烯(4,11,11 - trimethyl - 8 - methylene-dicyclo - [7,2,0]- 4 - undecene),1,2,3,5,6,8a -八氢- 4,7 -二甲基- 1 -(1 -甲乙基)-萘[1,2,3,5,6,8a - octahydro - 4,7 - dimethyl - 1 -(1 - methylethyl)- naphthalene]等成分[6]。

【主要化学成分结构式】

$C_{11}H_6O_3$(186.2)
psoralen
补骨脂素

$C_{12}H_9O_2N$(199.2)
dictamnine
白鲜碱

$C_{14}H_{13}O_4N$(259.3)
skimmianine
茵芋碱

【参考文献】

[1] Gunawardana Y,et al. C A[J],1988,109：190621t.
[2] 刁远明,高幼衡,彭新生. 三叉苦化学成分研究(Ⅰ).中草药,2004,35(10)：1098.
[3] 刁远明,高幼衡,彭新生. 三叉苦化学成分研究(Ⅱ).中草药,2006,37(9)：1309.
[4]《全国中草药汇编》编写组. 全国中草药汇编(上册)[M]. 北京：人民卫生出版社,1976：27.
[5] 刁远明,高幼衡. 广东产三叉苦叶挥发性成分的气相色谱-质谱联用分析[J]. 时珍国医国药,2008,19(3)：708.
[6] 毕和平,韩长日,韩建萍. 三叉苦叶挥发油的化学成分分析[J].中草药,2005,36(5)：663.

12. 三白草　sān bái cǎo

[拉] Herba Saururi
[英] Chinese Lizardtail Herb

三白草,又名过塘藕、百节藕、水木通、白水鸡、田三白。为三白草科植物三白草 *Saururus chinensis*（Lour.）Baill. 的地上部分。广西主要分布于宁明、邕宁、武鸣、马山、那坡、隆林、乐业等地。具有清热利湿、解毒消肿等功效,主要用于治疗水肿,黄疸,热淋,血淋,脚气,带下,痢疾,痈肿疮毒,湿疹,蛇咬伤等病证。

【化学成分】

1. 黄酮类　槲皮素,异槲皮苷,槲皮苷,金丝桃苷（hyperin）,瑞诺苷（reynoutrin）,阿芙苷（afzerin）,芦丁（rutin）,萹蓄苷（avicularin）,槲皮素-3-O-β-D-吡喃葡萄糖-(1→4)-α-L-吡喃鼠李糖苷[1-3]。

2. 木脂素类　三白脂素（saucernetin）,奥斯楚拜脂素-5（austrobailignan-5）,三白脂素-8（saucernetin-8）和三白脂素-7（saucernetin-7）,三白草素（sauchinin）,三白草酮（sauchinone）,三白草酮A（sauchinone A）,1'-表三白草酮（1'-epi-sauchinone）,2-O-甲基四氢愈创木素（2-O-methlte-trahydrofuriguaiacin）B,红楠素（machilin）D,4-甲氧基红楠素D及四氢呋喃型倍半木脂素[三白草醇A（saucerneol A）,三白草醇B（saucerneol B）,三白草醇C（saucerneol C）],三白草醇D（saucerneol D）,三白草醇E（saucerneol E）及四氢呋喃型二木脂素（manassantin A 和 manassantin B）,对-(8S,8'R)-2,2-二羟基-4,5,4',5'-双（亚甲二氧基）-8,8'-新木脂素[rel-(8S,8R)-2,2-dihydroxy-4,5,4',5'-bis(methylenedioxy)-8,8'-neolignan],8-O-4'-新木脂素（8-O-4'-type neolignan）[11],saurufuran[(2E,6E,10E)-2,6,10-trimethyl-12-(3-methyl-2-furyl)-2,6,10-dodecatrienoic acid]A、B[4-10]。

3. 生物碱类　马兜铃内酰胺AⅡ（aristolactam AⅡ）[2],10-氨甲基-3-羟基-4-甲氧基-菲羧酸内酰胺[9]。

4. 鞣质　全草含有可水解鞣质[12]。鞣质的主要化合物有鞣花酸（gallogen）、柯里拉京（coriagin）等[3]。

5. 挥发油　甲基正壬酮（methyl-onylketone）,肉豆蔻醚（myristicin）[11],硬脂酸,软脂

酸,油酸,亚油酸,α-蒎烯,茨烯,里哪醇,草烯(oxalene),β-丁香烯(β-caryophyellene),黄樟脑(safrol),1-烯丙基-3,4-亚甲二氧基-5-甲氧基苯等[12]。

【主要化学成分结构式】

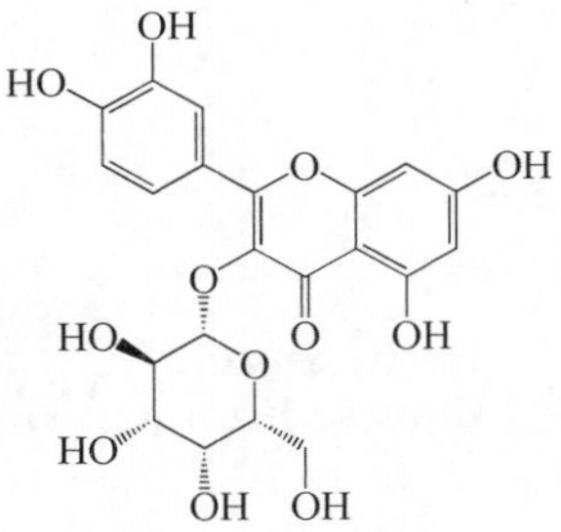

$C_{21}H_{20}O_{12}$ (464.4)
hyperin
金丝桃苷

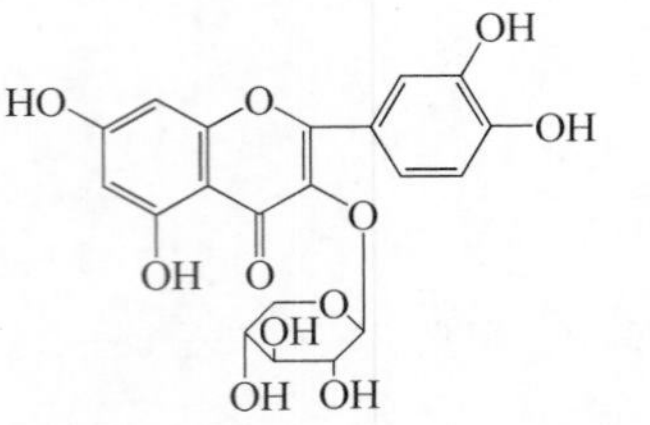

$C_{20}H_{18}O_{11}$ (434.4)
reynoutrin
瑞诺苷、虎杖素(槲皮素-3-木糖苷)

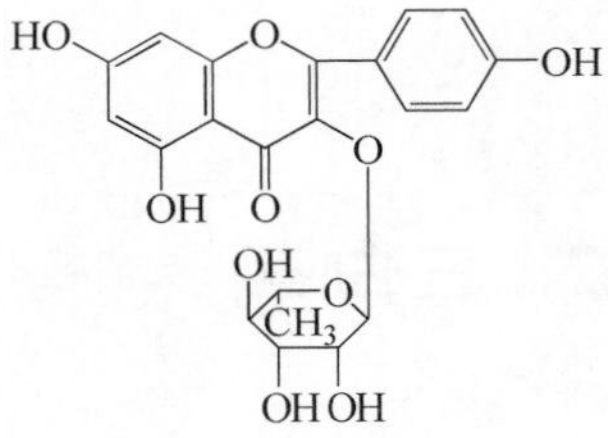

$C_{21}H_{20}O_{10}$ (432.4)
afzelin(afzerin)
阿福豆苷(阿芙苷)

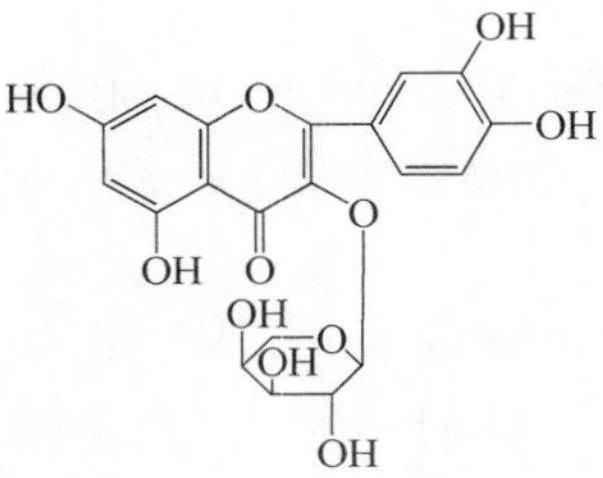

$C_{20}H_{18}O_{11}$ (434.4)
avicularin(quercetin-3-α-arabinoside)
萹蓄苷(槲皮素-3-α-阿拉伯糖苷)

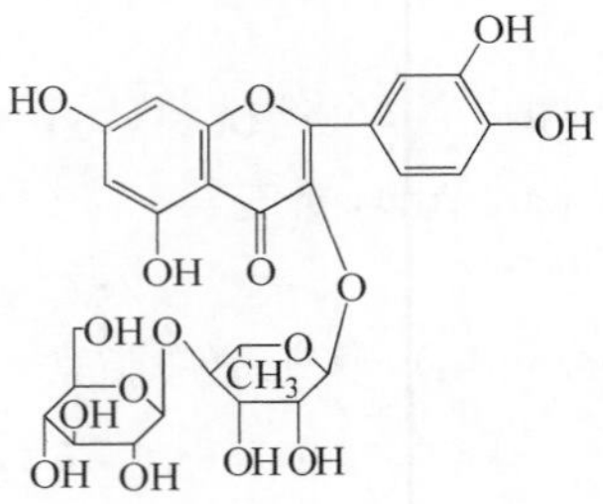

$C_{27}H_{30}O_{16}$ (610.5)
quercetin-3-O-β-D-glucopyranose-(1→4)-α-L-pyranrhamnoside
槲皮素-3-O-β-D-吡喃葡萄糖-(1→4)-α-L-吡喃鼠李糖苷

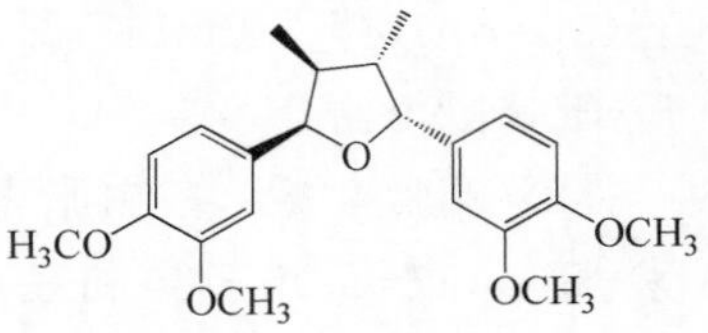

$C_{22}H_{28}O_5$ (372.5)
saucernetin
三白脂素

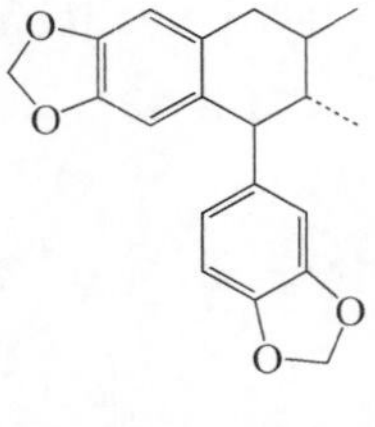

$C_{20}H_{20}O_4$ (324.4)
austrobailignan-5
奥斯楚拜脂素-5

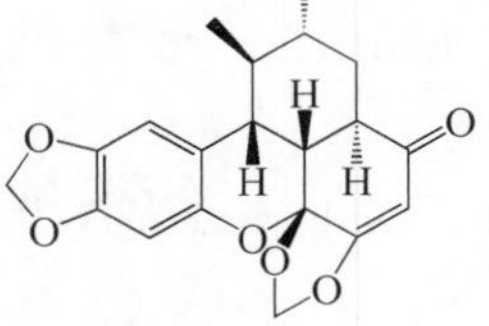

$C_{20}H_{20}O_6$ (356.4)
sauchinone
三白草酮

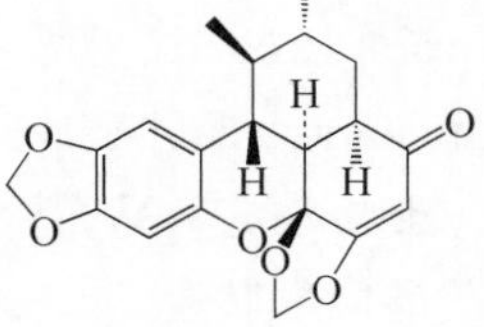

$C_{20}H_{20}O_6$ (356.4)
sauchinone A
三白草酮A

C$_{42}$H$_{52}$O$_{11}$(732.9)
saucernetin-8　　三白脂素-8

C$_{42}$H$_{52}$O$_{11}$(732.9)
saucernetin-7　　三白脂素-7

【参考文献】

［1］国家中医药管理局《中华本草》编委会. 中华本草［M］. 上海：上海科学技术出版社,1999，第3册：419(总2016).

［2］TomokoK,YouichiH. Pharmacognosticalstudiesof houttuyniae herba(Ⅰ) flavonoid glucoside content of houttuynia cordata thunb［J］. Nat Med,1994，48(3)：208.

［3］Sung S H, Kim Y C. Hepatoprotective diastereomeric lignans from Saururus chinensis herbs［J］. J Nat Prod,2000，63(7)：1019.

［4］马敏,阮金兰,Koppaka V Rao. 三白草化学成分研究(Ⅰ)［J］. 中草药,2001,32(1)：9.

［5］方伟,阮金兰,李辉敏. 三白草化学成分研究(Ⅱ)［J］. 中药材,2005，28(2)：96.

［6］文东旭. 三白草中具有保肝作用的非对映木脂素［J］. 国外医学·植物药分册,2001,16(4)：167.

［7］龚苏晓. 三白草中新的四氢呋喃型倍半木脂素［J］. 国外医学·中医中药分册,2002,24(3)：187.

［8］HwangBY, Lee JH, Nam JB, et al. Lignans from Saururus chinensis inhibiting the transcription factor NF-KB［J］. Phytochemistry,2003，64(3)：765.

［9］AhnBT, Lee S, Lee SB, et al. Low-density lipoprotein-antioxidant constituents of Saururus chinensis［J］. J Nat Prod,2001,64(12)：1562.

［10］HwangBY, Lee JH, Nam JB, et al. Two new furanoditerpenes from Saururus chineneseis and their effects on the activation of peroxisome proliferator-activated receptor gamma［J］. J Nat Prod,2002,65(4)：616.

［11］江年琼,邓毓芳. 三白草试种与开发利用［J］. 中药材,2000,23(4)：191.

［12］李人久,任丽娟. 三白草科植物的化学及药理研究［J］. 国外医药·植物药分册,1997,12(5)：207.

13. 千年健　qiān nián jiàn

［拉］Rhizoma Homalomenae
［英］Obscured Homalomena Rhizome

　　千年健,又名一包针、千颗针、丝棱线。为天南星科植物千年健 *Homalomena occulta* (Lour.) Schott［*Calla occulta* Lour.］的根茎。广西主要分布于百色、龙州。具有祛风湿,舒筋络,止痛,消肿等功效,主要用于治疗胃脘痛,风湿痹痛,肢节酸痛,筋骨痿软,跌打损伤,痈疮疮肿等病证。

【化学成分】

1. 甾体类　β-谷甾醇,β-胡萝卜苷[3]。

2. 倍半萜类　oplodiol[(1S)-1,2,3,4,4a,5,8,8aα-Octahydro-1,4$\alpha\beta$-dimethyl-7-isopropyl-1,4β-naphthalenediol],右旋日本刺参萜酮(oplopanone),千年健醇 C (homalomenol C),bullatantriol[(1R)-3aR,4R,7S,7aR-octahydro-1-(2-hydroxy-2-methylpropyl)-3a,7-dimethyl-1H-Indene-4,7-diol]和1β,4β,7α-三羟基桉叶烷(1β,4β,7α-trihydroxyeudesmane)[3]。

3. 挥发油　α-蒎烯(α-pinene),β-蒎烯(β-pinene),枸橼烯(limonene),芳樟醇(linalool),α-松油醇(α-terpineol),橙花醇(nerol),香叶醇(geraniol),丁香油酚(eugenol),香叶醛(geranial),β-松油醇(β-terpineol),异龙脑(isoborneol),松油烯-4-醇(terpinen-4-ol),广藿香醇(patchouli alcohol)[1],4-松油醇(4-terpineol),匙叶桉油烯醇(spathulenol),α-杜松醇,香柠檬醇(bergamol),库本醇(cubenol)等[2]。α-羟基二十五碳酸(α-hydroxypentacosanoic acid),棕榈酸(palmitic acid),十五碳酸(pentadecanoic)[4]。

4. 其他　葡萄糖,D-半乳糖醇(D-galactitol)及赤鲜醇(erythritol)[4]。

【主要化学成分结构式】

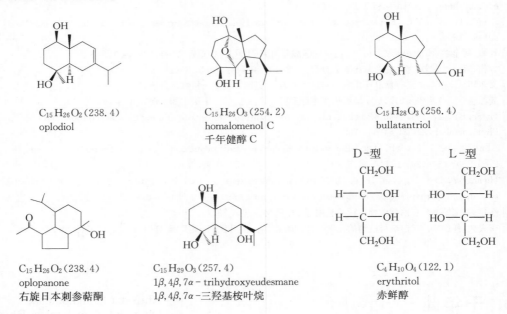

$C_{15}H_{26}O_2$(238.4)
oplodiol

$C_{15}H_{26}O_3$(254.2)
homalomenol C
千年健醇 C

$C_{15}H_{28}O_3$(256.4)
bullatantriol

$C_{15}H_{26}O_2$(238.4)
oplopanone
右旋日本刺参萜酮

$C_{15}H_{29}O_3$(257.4)
1β,4β,7α-trihydroxyeudesmane
1β,4β,7α-三羟基桉叶烷

$C_4H_{10}O_4$(122.1)
erythritol
赤鲜醇

【参考文献】

[1] 国家中医药管理局《中华本草》编委会. 中华本草[M]. 上海:上海科学技术出版社,1999,第 8 册:501(总 7649).

[2] 丁玉萍,邱琴,崔兆杰,等. 超临界二氧化碳流体萃取法与超声波溶剂萃取法提取千年健挥发油的研究[J]. 时珍国医国药,2006,17(4):533.

[3] 胡永美,杨中林,叶文才,等. 千年健化学成分的研究(Ⅰ)[J]. 中国中药杂志,2003,28(4):342.

[4] 胡永美,杨中林,叶文才,等. 千年健化学成分研究(Ⅱ)[J]. 中成药,2006,28(12):1794.

14. 千金子 qiān jīn zǐ

[拉] Caper Euphorbia Seed
[英] Semen Euphorbiae

千金子,又名续随子、打鼓子、一把伞、小巴豆、看园老。为大戟科植物续随子 *Euphorbia lathyris* L. 的干燥成熟种子。广西分布于那坡、凌云、乐业、南丹、融水、临桂。具有逐水消肿,破血消癥等功效,主要用于治疗水肿,痰饮,积滞胀满,二便不通,血瘀经闭,外治顽癣,疣赘等病证。

【化学成分】

1. 萜类及甾体类　5,10-二乙酰-3-苯甲酰基千金二萜醇(5,10-diacetyl-3-benzoyllathyrol),5,15-二乙酰-3-苯甲酰基千金二萜醇(5,15-diacetyl-3-benzoyllathyrol)[6],巨大戟二萜醇(ingenol)[5],巨大戟萜醇-1-H-3,4,5,8,9,13,14-七去氢-3-十四酸酯(ingenol-1-H-3,4,5,8,9,13,14-hepta-dehydro-3-tetradecanoate)[1],α-檀香萜醇(α-santalol)[8],千金子甾醇(euphobiasteroid)[1,2,3],菜油甾醇(campesterol),β-谷甾醇,豆甾醇,Δ⁷-豆甾醇(Δ⁷-stigmasterol),17-羟基-异千金藤醇-5,15,17-三-O-乙酸-3-O-苯甲酸酯(17-hydroxyisolathyrol-5,15,17-tri-O-acetate-3-O-benzoate),7-羟基-千金藤醇-5,15-二乙酸-3-苯甲酸-7-烟酸酯(7-hydroxylathyrol-5,15-diacetate-3-benzoate-7-nicostinate),7-羟基-千金藤醇-二乙酸-二苯甲酸酯(7-hydroxylathyrol-diacetate-dibenzoate),17-羟基岩大戟-15,17-二乙酸-3-O-桂皮酸酯(17-hydroxyjolkinol-15,17-diacetate-3-O-cinnamate),千金藤醇-3,15-二乙酸-5-烟酸酯(lathyrol-3,15-diacetate-5-nicotinate),千金藤醇-3,15-二乙酸-5-苯甲酸酯(lathyrol-3,15-diacetate-5-benzoate)[1],巨大戟萜醇-3-棕榈酸酯(ingenol-3-hexadecanoate)[1,5],巨大戟萜醇-20-棕榈酸酯(ingenol-20-hexadecanoate)[1,6],植醇(phytol)[7,8]。

2. 有机酸及酯类　亚油酸(linoleic acid),亚麻酸(linolenic acid)[1],油酸[1,9],棕榈酸[1,8]。2,6-双(3-甲基丁酸乙酯)[2,6-bis(3-methylbutanoate)][6]。

3. 香豆素类　七叶树内酯(aescuktin)[9],瑞香素(daphnetin),马栗树皮苷(esculin),千金子素(双七叶内酯,euphorbetin),异千金子素(isoeuphorbetin)[1,9]。

4. 烷烃类　三十一烷(hentriacontane),甲基环己烷(methylcyclohexane),2-甲基庚烷(2-methylheptane),2,5-二甲基己烷(2,5-dimethylhexane),3-甲基庚烷(3-methylheptane),1,1,3-三甲基环戊烷(1,1,3-trimethylcyclopentane)[8],正辛烷(octane),3-乙基戊烷(3-ethylpentane),正庚烷(n-heptane)[7,8]。

5. 糖及糖苷类　α-D-吡喃葡萄糖苷(α-D-glucopyranoside),3,4,6-三-O-(3-甲基-1-氧代丁基)-β-D-呋喃果糖[3,4,6-tri-O-(3-methyl-1-oxobutyl)-β-D-fructofuranosyl][6]。

【主要化学成分结构式】

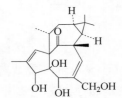

$C_{31}H_{38}O_7$ (522.6)
5,15 - diacetyl - 3 - benzoyllathyrol
5,15 -二乙酰- 3 -苯甲酰基千金二萜醇

$C_9H_6O_4$ (178.1)
daphnetin
瑞香素

$C_{20}H_{28}O_5$ (348.4)
ingenol
巨大戟二萜醇

$C_{15}H_{24}O$ (220.4)
α - santalol
α -檀香萜醇

$C_{32}H_{40}O_8$ (552.7)
euphobiasteroid
千金子甾醇,续随子甾醇
(6α, 20 - epoxylathyrol - 5, 15 - di - O - acetyl - 3 - phenylacetate
6α, 20 -环氧千金藤醇- 5,15 -二- O -乙酰基- 3 -苯乙酸酯)

$C_{28}H_{48}O$ (400.7)
campesterol
菜油甾醇

$C_{31}H_{37}O_7N$ (535.6)
lathyrol - 3, 15 - diacetate - 5 - nicotinate, ester L_8
千金藤醇- 3,15 -二乙酸- 5 -烟酸酯即酯 L_8

$C_{32}H_{38}O_7$ (534.6)
lathyrol - 3, 15 - diacetate - 5 - benzoate, esterL_3
千金藤醇- 3,15 -二乙酸- 5 -苯甲酸酯即酯 L_3

$C_{36}H_{58}O_6$ (586.8)
ingenol - 3 - hexadecanoate, ester L5
巨大戟萜醇- 3 -棕榈酸酯(酯 L5)

$C_{18}H_{10}O_8$ (354.3)
euphorbetin
千金子素(双七叶内酯)

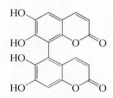

$C_{36}H_{58}O_6$ (586.8)
ingenol - 20 - hexadecanoate　　巨大戟萜醇- 20 -棕榈酸酯

$C_{18}H_{10}O_8$ (354.3)
isoeuphorbetin
异千金子素(异双七叶内酯)

$C_{15}Hl_6O_9$ (340.3)
esculin
马栗树皮苷(七叶树苷,七叶灵,七叶苷)

【参考文献】

[1] 国家中医药管理局《中华本草》编委会. 中华本草[M]. 上海：上海科学技术出版社,1999, 第 4 册：798(总 3582).
[2] Adolf W, Hecker E. Further new diterpene esters from the irritant and cocarcinogenic seed oil and latex of the caper spurge[J]. C A,1972,76：397.
[3] 石黑敏弘,近藤嘉和,竹本常松. 续随子成分的研究(第一报)：环氧续随子醇的离析及反应[J]. 药学杂志,1973,93 (8)：1052.
[4] 巢志茂. 续随子的抗肿瘤成分[J]. 国外医学·中医中药分册,1990, 12(2)：60.
[5] 杜海燕. 从续遂子种子中快速分离巨大戟二萜醇的方法研究[J]. 国外医学·中医中药分册,2000, 22(4)：243.
[6] Kim Cheong-Taek, Jung min-Hwan, Kim klyun-Sik, et al. Inhibitors of melanogenesis form Euphorbiae lathyridis Semen[J]. C A,2001, 134(10)：385.
[7] 杜天信,王中东,汪茂田. 千金子挥发性成分的分析研究[J]. 中国中药杂志,2004, 29(10)：1006.
[8] 杜天信,王中东,汪茂田. 千金子挥发性成分的分析研究[J]. 中国中药杂志,2004, 29(10)：1006.
[9] 危文亮,金梦阳,马冲. 续随子油脂肪酸组成分析[J].中国油脂,2007, 32(5)：70.

15. 土人参 tǔ rén shēn

[拉] Radix Talini Paniculati
[英] Panicled Fameflower Root

　　土人参,又名锥花土人参、假人参、飞来参、参草、土洋参。为马齿苋科植物锥花土人参 *Talinum paniculatum* (Jacq.) Gaertn. 的根。广西主要分布于武鸣、马山、南丹、灌阳、贺州、博白。具有补气润肺、止咳、调经等功效,主要用于治疗气虚劳倦,食少,泄泻；肺痨咳血,眩晕,潮热,盗汗,自汗,月经不调,带下,产妇乳汁不足等病证。

【化学成分】

　　1. 萜类及甾体类　齐墩果酸,胡萝卜苷,β-谷甾醇[1]。

2. 黄酮类　3,6-二甲氧基-6″-6″-二甲基苯并吡喃-(7,8,2″,3″)-黄酮［3,6-dimethoxy-6″-6″-dimethylchromeno-(7,8,2″,3″)-flavone]$^{[1]}$。

3. 其他　甘油单硬脂酸酯(glyceryl monostearate),蔗糖$^{[1]}$,多糖,维生素 C(vitamin C)$^{[2]}$。

【主要化学成分结构式】

$C_{30}H_{48}O_3$(456.7)
oleanolic acid
齐墩果酸

$C_7H_{10}O_5$(174.2)
vitamin C
维生素 C

【参考文献】

[1] 沈笑媛,杨小生,杨波,等. 苗药土人参的化学成分研究[J]. 中国中药杂志,2007,32(10):980.
[2] 张健,刘美艳. 土人参的抗氧化成分分析[J]. 江苏农业科学,2005,(1):109.

16. 土牛膝　tǔ niú xī

[拉] Herba Achyranthis Asperae
[英] Common Achyranthes Herb

土牛膝,又名倒钩草、倒扣草、牛七风、白牛七、倒挂草、倒刺草、粘身草、倒勒草。为苋科植物粗毛牛膝 *Achyranthes aspera* L. 的全草。广西主要分布于防城、宁明、马山、乐业、凤山、东兰、藤县。具有活血化瘀,利尿通淋,清热解表的功效,主要用于治疗经闭,痛经,月经不调,淋病,湿热带下,咽痛,痢疾,疟疾,外感发热,疔疮痈肿,风湿关节痛,水肿,跌打损伤等病证。

【化学成分】

1. 甾酮类　种子、根、茎和叶:含蜕［脱］皮甾酮(ecdysterone)$^{[1]}$。

2. 皂苷类　种子:含倒扣草皂苷(achyranthes saponin)A、倒扣草皂苷 B。未成熟的果实:含倒扣草皂苷 C 和倒扣草皂苷 D$^{[1]}$。

3. 氨基酸类　种子:含精氨酸,组氨酸,赖氨酸,蛋氨酸,脱氨酸,苏氨酸,苯丙氨酸,色氨酸,亮氨酸,异亮氨酸,缬氨酸$^{[1]}$。

4. 生物碱类　枝条:含倒扣草碱(achyranthine)$^{[1]}$。

5. 其他　种子:含蛋白质,碳氢化合物,纤维,磷,铁和氨基酸;枝条:含 36,47-二羟基五十一烷-4-酮(36,47-dihy-droxyhenpentacontan-4-one),三十三烷醇(tritriacontanol)$^{[1]}$。

【主要化学成分结构式】

$C_{27}H_{44}O_7$ (480.6)
β-ecdysterone　　β-蜕[脱]皮甾酮

$C_{48}H_{76}O_{18}$ (941.1)
achyranthes saponin A　　倒扣草皂苷 A

$C_{54}H_{88}O_{22}$ (1 089.3)
achyranthes saponin B　　倒扣草皂苷 B

$C_{48}H_{79}O_{17}$ (928.1)
achyranthes saponin C　　倒扣草皂苷 C

$C_{54}H_{86}O_{23}$ (1 103.2)
achyranthes saponin D　　倒扣草皂苷 D

【参考文献】

[1] 国家中医药管理局《中华本草》编委会. 中华本草[M]. 上海：上海科学技术出版社,1999,第 2 册：829（总 1409）.

17. 土茯苓　tǔ fú líng

[拉] Rhizoma Smilacis Glabrae
[英] Glabrous Greenbrier Rhizome

　　土茯苓,又名禹余粮、刺猪苓、冷饭头、土荟、尖光头、山奇良。为百合科植物土茯苓 *Smilax glabra* Roxb. 的根茎。广西主要分布于田林、都安、南宁、防城、博白、陆川、北流等地。具有清热除湿,泄浊解毒,通利关节等功效。主要用于治疗梅毒,淋浊,泄泻,筋骨挛痛,脚气,痈肿,疮癣,瘰疬,瘿瘤及汞中毒等病证。

【化学成分】

　　1. 黄酮类　落新妇苷(astilbin),黄杞苷(engeletin)[1],新落新妇苷(neoastilbin),异落新妇苷(isoastilbin),新异落新妇苷(neoisoastilbin),(2R,3R)-花旗松素- $3'$ - O - β - D -吡喃葡萄糖苷[2],柚皮素(naringenin)[3],7,6'-二羟基- $3'$ -甲氧基异黄酮(7,6'- dihydrox - $3'$ - methoxyisoflavone),花旗松素(taxifolin)[4]和(—)-表儿茶精[(—)- epicatechin][5]。

　　2. 糖苷类　2,4,6-三羟基苯乙酮-2,4-二- O - β - D -吡喃葡萄糖苷(2,4,6- trihydroxyacetophenone - 2,4 - di - O - β - D - glucopyranoside),3,4,5 - 三甲氧基苯基- 1 - O - β - D -吡喃葡萄糖苷(3,4,5 - trimethoxyphenyl - 1 - O - β - D - glucopyranoside),3,4,5 -三甲氧基苯基- 1 - O - [β - D -呋喃芹糖基(1→6)]- β - D -吡喃葡萄糖苷(3,4,5 - trimethoxyphenol - 1 - O - [β - D - apiofuranosyl(1→6)]- β - D - glucopyranoside),3,4 -二羟基苯乙醇- 3 - O - β - D - 吡喃葡萄糖苷(3,4 - dihydroxyphenothyl - 3 - O - β - D - glucopyranoside),8,8'-双二氢丁香苷元葡萄糖苷(8,8'- bisdihydrosyringenin glucoside),白藜芦醇- 3 - O - β - D -吡喃葡萄糖苷(resveratrol - 3 - O - β - D - glucopyranoside)[6]。正丁基- β - D -吡喃果糖苷(n - butyl - β - D - fructopyranoside),正丁基- α - D -呋喃果糖苷(n - butyl - α - D - fructofuranoside),正丁基- β - D -呋喃果糖苷(n - butyl - β - D - fructofuranoside)[7]。

　　3. 有机酸类　3 - O -咖啡酰莽草酸(3 - O - caffeoylshikimic acid),莽草酸(shikimic acid),阿魏酸(ferulic acid)[1]。

　　4. 甾体类　β -谷甾醇(β - sitosterol)[1]。

　　5. 二苯乙烯类　白藜芦醇(resveratrol)[3]。

　　6. 挥发油　根茎的挥发油：含棕榈酸,萜品烯- 4 -醇(terpinene - 4 - ol),亚油酸,正壬烷(nonane),8,11 -十八碳二烯酸甲酯(8,11 - octadecadieonic acid methyl ester),α -雪松醇(α - cedrol),甲基棕榈酯(methyl palmitate)等[8]。

　　7. 其他　葡萄糖[1],5 -羟甲基糠醛(5 - hydroxymethylfurfural)和烟酰胺(nicotinamide)[7]以及微量元素 Ca,Mg,Fe,Mn,Cd,K,Cu,Zn 等[9]。

【主要化学成分结构式】

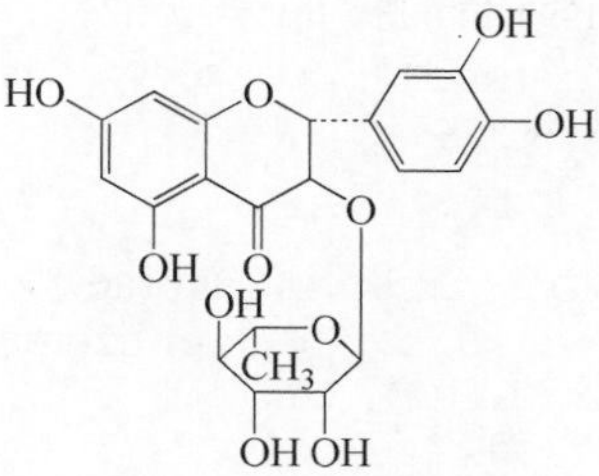

$C_{21}H_{22}O_{11}$ (450.4)
astilbin　落新妇苷

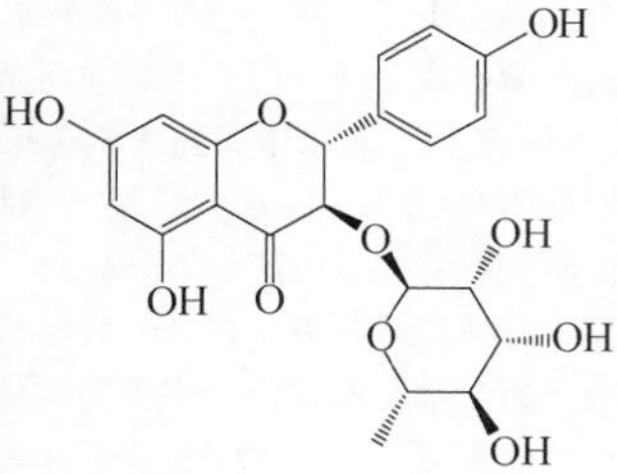

$C_{21}H_{22}O_{10}$ (434.4)
engeletin　黄杞苷

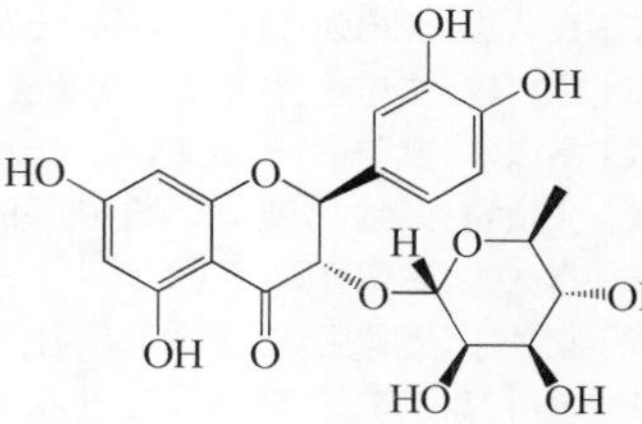

$C_{21}H_{22}O_{11}$ (450.4)
neoastilbin　新落新妇苷

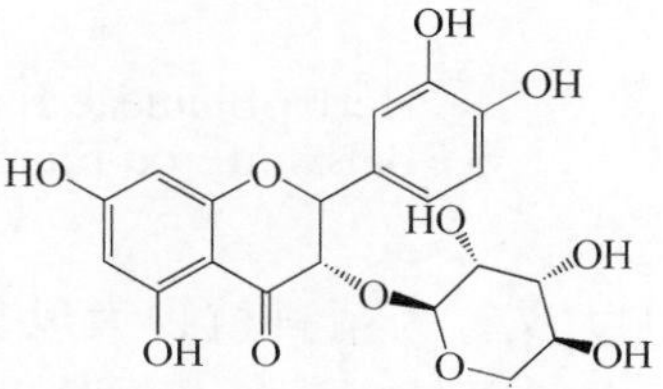

$C_{21}H_{22}O_{11}$ (450.4)
isoastilbin　异落新妇苷

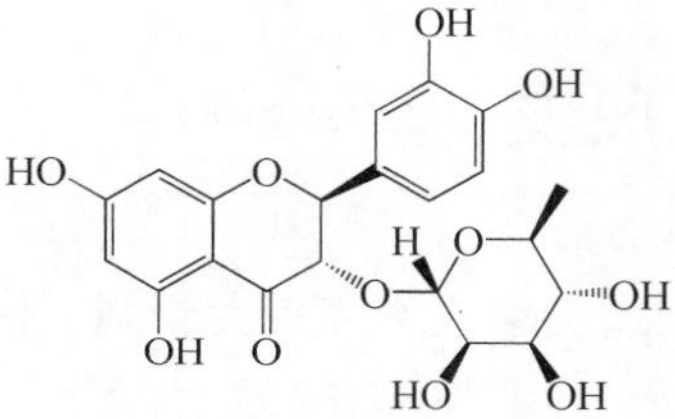

$C_{21}H_{22}O_{11}$ (450.4)
neoisoastilbin　新异落新妇苷

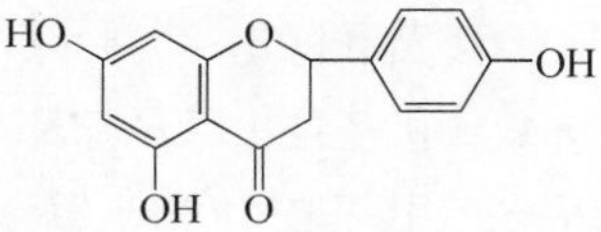

$C_{15}H_{12}O_5$ (272.2)
naringenin
柚皮素

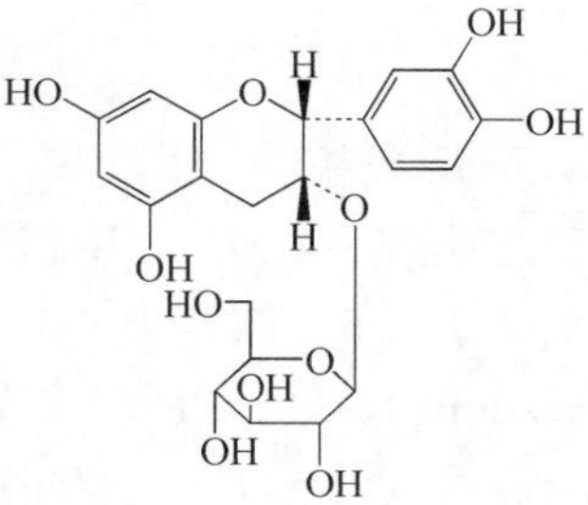

$C_{21}H_{23}O_{11}$ (451.4)
(-)- epicatechin - 3 - O - β - gluco-side
左旋-表儿茶精- 3 - O - β -葡萄糖苷

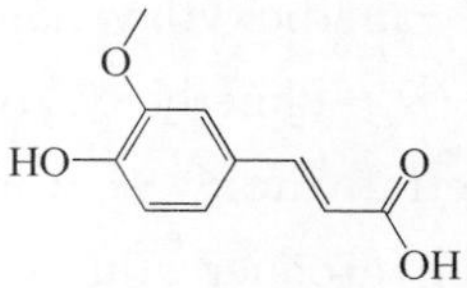

$C_{10}H_{10}O_4$ (194.2)
ferulic acid
阿魏酸

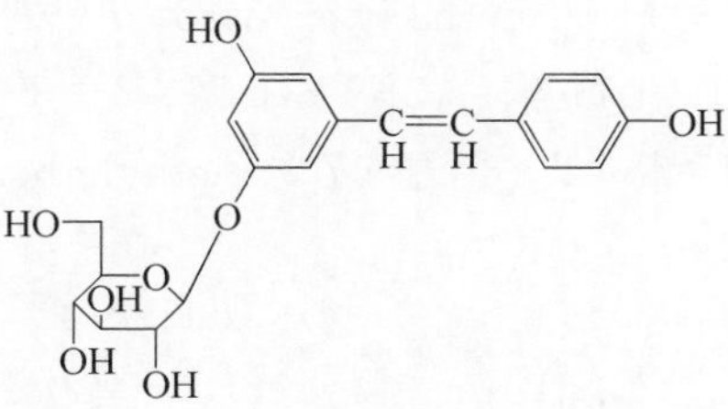

$C_{20}H_{22}O_8$ (390.4)
resveratrol - 3 - O - β - D - glucopyranoside
白藜芦醇- 3 - O - β - D -吡喃葡萄糖苷

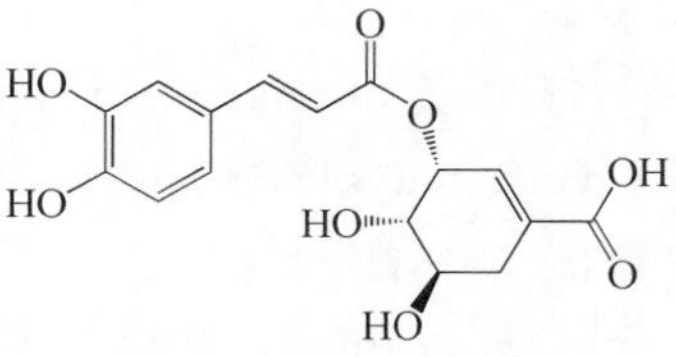

$C_{16}H_{16}O_8$ (336.3)
3 - O - caffeoylshikimic acid
3 - O -咖啡酰莽草酸

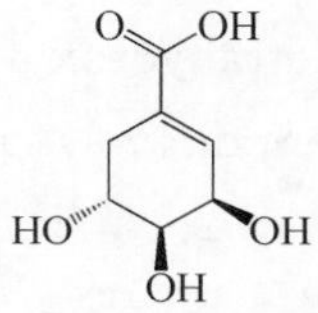

$C_7H_{10}O_5$ (174.2)
shikimic acid
莽草酸

【参考文献】

[1] 国家中医药管理局《中华本草》编委会.中华本草[M].上海:上海科学技术出版社,1999,第8册:161(总7215).
[2] 袁久志,窦德强,陈英杰,等. 土茯苓二氢黄酮醇类成分研究[J].中国中药杂志,2004,29(9):867.
[3] 陈广耀,沈连生,江佩芬. 土茯苓化学成分的研究[J].北京中医药大学学报,1996,19(1):44.
[4] 易以воhe,曹正中,杨大龙,等. 土茯苓化学成分研究(Ⅳ)[J].药学学报,1998,33(11):873.
[5] 张敏,李海棠,李苑,等. 土茯苓的化学成分研究(一)[J].中药材,1995,18(4):194.
[6] 袁久志,窦德强,陈英杰,等. 土茯苓酚苷类成分研究[J].中草药,2004,35(9):967.
[7] 袁久志,窦德强,陈英杰,等. 土茯苓化学成分的分离与鉴定[J].中国药物化学杂志,2004,14(5):291.
[8] 霍昕,高玉琼,刘建华,等. 土茯苓挥发性成分研究[J].生物技术,2006,16(3):60.
[9] 张颖,张立木,齐永秀,等. 土茯苓中部分无机元素含量的测定[J].泰山医学院学报,2003,24(4):376.

18. 大风艾　dà fēng ài

[拉] Herba Blumeae Balsamiferae
[英] Balsamiferou Blumea Herb

大风艾,又名艾纳香、大骨风、牛耳艾、冰片艾、山大艾。为菊科植物大风艾 *Blumea balsamifera* (L.) DC. 的地上部分。广西主要分布于龙州、那坡、百色、田林、凌云、天峨。具有祛风除湿,温中止泻,活血解毒等功效,主要用于治疗风寒感冒,头风头痛,风湿痹痛,寒湿泻痢,寸白虫病,毒蛇咬伤,跌打伤痛,癣疮等病证。

【化学成分】

1. 黄酮类　叶:含3,3′,5,7-四羟基-4′-甲氧基-二氢黄酮(3,3′,5,7 - tetrahydroxy - 4′- methoxyflavanone),3,3′,5-三羟基-4′,7-二甲氧基-二氢黄酮(3,3′,5 - trihydroxy - 4′,7 - dimethoxyflavanone),3,3′,4′,5-四羟基-7-甲氧基-二氢黄酮(3,3′,4′,5 - tetrahydroxy - 7 - methoxyflavanone),(2R, 3R)-二氢槲皮素-4′-甲基醚[(2R, 3R)- dihydroquercetin - 4′- methylether],(2R, 3R)-二氢槲皮素 4′,7-二甲基醚[(2R, 3R)- dihydroquercetin 4′,7 - dimethylether],艾纳香素(blumeatin)即5,3′,5′-三羟基-7-甲氢基二氢黄酮(5,3′,5′- trihdroxy - 7 - methoxy dihydroflavone),(2R, 3R)- 7,5′-二甲氧基- 3,5,2′-三羟基黄烷酮[(2R, 3R)- 7,5′- dimethoxy - 3,5,2′- trihydroxyflavanone],(2R, 3R)- 5′-甲基- 3, 5, 7, 2′-四羟基黄烷酮[(2R, 3R)- 5′- methoxy - 3, 5, 7, 2′- tetrahydroxyflavanone],(2S)- 5, 7, 2′, 5′-四羟基二氢黄酮[(2S)- 5, 7, 2′, 5′- tetrahydroxyflavanone],柽柳黄(tamarixetin),北美圣草素- 7 -甲醚(7 - methylether- eriodictyol),北美圣草素(eriodictyol),木犀草素(luteolin)[1-3]。

2. 甾体类　豆甾醇,*β*-谷甾醇[1-3]。

3. 萜类　商陆素(phytolaccanine),柳杉二醇(cryptomeridiol)[1-3]。

4. 苯乙酮类　花椒油素(xanthoxylin)[1-3]。

5. 内酯类　艾纳香内酯(blumealactone)A、B、C[1-3]。

6. 挥发油　叶:含龙脑(*d* - borneol),桉叶素(cineole),枸橼烯(limonene),倍半萜烯醇

（sesquiterpenol）等[1]。

【主要化学成分结构式】

$C_{16}H_{12}O_7$（316.3）
tamarixetin　柽柳素

$C_{15}H_{28}O_2$（240.4）
crytomeridiol　柳杉二醇

$C_{15}H_{10}O_6$（286.2）
luteolin　木犀草素

$C_{15}H_{12}O_6$（288.3）
eriodictyol　北美圣草素

$C_{32}H_{48}O_8$（560.7）
phytolaccanine　商陆素

【参考文献】

[1] 赵金华,康晖,姚光辉. 艾纳香化学成分研究[J]. 中草药,2007,38(3)：350.
[2] 朱廷春,文永新,王恒山. 艾纳香的化学成分研究[J]. 广西植物,28(1)：139.
[3] 国家中医药管理局《中华本草》编委会. 中华本草[M]. 上海：上海科学技术出版社,1999,第7册：738（总6765）.

19. 大血藤　dà xuè téng

［拉］Caulis Sargentodoxae
［英］Sargentgloryvine Stem

　　大血藤,又名血通、红藤、槟榔钻、大血通、大活血。为木通科植物大血藤 *Sargentodoxa cuneata*（Oliv.）Rehd. et Wils.［*Holboellia cuneata* Oliv.］的干燥藤茎。广西分布于金秀、恭城、全州。具有败毒消痈,活血通络,祛风杀虫等功效,主要用于治疗急、慢性阑尾炎,风湿痹痛,赤痢,血淋,月经不调,疳积,虫痛,跌扑损伤等病证。

【化学成分】

　　1. 蒽醌类　大黄酚（chrysophanol）,大黄素（emodin）,大黄素甲醚（physcion）[1]。

2. 苯丙素类　3,5-O-二甲基-没食子酸(3,5-O-dimethyl gallic acid)[1,5],N-(对-羟基苯乙基)阿魏酸酰胺(N-p-feruloyltyramine),绿原酸(caffeotannic acid)[11]。

3. 甾体类　β-谷甾醇[1,2],β-胡萝卜苷[1,2,10]。

4. 苷类　右旋丁香树脂酚二葡萄糖苷(syringaresinol bisglucoside)[1],无梗五加苷(acanthoside),鹅掌楸苷(liriodendrin)[3,10],野蔷薇苷(rosamultin)[7],毛柳苷[1,3],红藤苷(sargencuneside)[10],对-羟基苯乙醇(p-hydroxylphenylethyl alcohol),缩合鞣质 B$_2$[11],硬脂酸(stearic acid)[1,2]。

5. 酚酸类　香草酸,对-香豆酸-对羟基苯乙醇酯［p-hydroxyphenyl-ethanol-p-coumarate］[1,6]。

6. 生物碱类　鹅掌楸碱(liriodenine)[3]。

7. 多糖类　红藤多糖[1]。

8. 挥发油　菖蒲二烯(acoradiene),芳姜黄烯(arcurcumene),香橙烯(aromadendrene),红没药烯(β-bisabolene),龙脑(d-borneol),乙酸龙脑酯(bornyl acetate),荜澄茄-1,4-二烯(cadine-1,4-diene),δ-荜澄茄烯(δ-cadinen),α-白菖考烯(α-calacorene),莰烯(camphene),β-石竹烯(caryophyllene),石竹烯氧化物(caryophyllene oxide),α-胡椒烯(copaene),α-荜澄茄油烯(cubebene),花侧柏烯(cuparene),β-榄香烯(elemene),榄香醇(elemol),表二环倍半水芹烯(epibicyclesesquiphellandrene),表圆线藻烯(epizonarene),吉马烯-D(germacrene-D),吉马烯-B(germacrene-B),2-甲基-1-庚-6-(2-methyl-1-hepten-6-one),α-雪松烯(α-himachalene),α-葎草烯(α-humulene),刺柏烯(junipene),soledene,斯杷土烯(spathulenol),α-杜松醇,α-紫穗槐烯(α-muurolene),β-月桂烯(myrcene),T-紫穗槐醇(T-muurolol),β-广藿香烯,萜品烯-4-醇(tepinen-4-ol),α-萜品醇(α-terpineol),γ-萜品烯(γ-terpinene),罗汉柏烯(thujopsene),α-姜烯(α-zingiberene),枸橼烯(limomene),L-芳樟醇(L-linnalool),α-蛇床烯(α-selinene),β-蛇床烯(β-selinene),α-蒎烯(α-pinene),蒎烯(β-pinene),长叶龙脑(longiborneol)[12],1,8-桉叶素(cineole)[9],右旋二氢愈创木脂酸(dihydroguaiaretic acid)[1,5],(—)-表儿茶素［(—)-epicatechin][11],kajichigoside[7],崩大碗酸(madasiatic acid)[10],原儿茶酸(protocatechuic acid)[6,11]。

【主要化学成分结构式】

C$_{15}$H$_{10}$O$_4$(254.2)
chrysophanol　大黄酚

C$_{15}$H$_{10}$O$_5$(270.2)
emodin　大黄素

C$_{16}$H$_{12}$O$_5$(284.3)
physcion　大黄素甲醚

$C_{28}H_{36}O_{13}$(580.6)
acanthoside B　无梗五加苷 B

$C_{34}H_{46}O_{17}$(726.7)
liriodendrin　鹅掌楸苷

$C_{36}H_{58}O_{10}$(650.8)
rosamultin
野蔷薇苷

$C_{17}H_9O_3N$(275.2)
liriodenine(oxoushinsunine)
鹅掌楸碱(氧代黄心树宁碱)

【参考文献】

［1］国家中医药管理局《中华本草》编委会. 中华本草[M]. 上海：上海科学技术出版社,1999，第3册：338(总1935).

［2］王兆全,王先荣,杨志华. 红藤化学成分的研究[J]. 中草药,1982,13(3)：7.

［3］李珠莲,梁国建,徐光漪. 红藤化学成分的研究[J]. 中草药,1984,15(7)：9.

［4］Han Guiqiu, Michael N, Hwang San-Bao, et al. The investigation of lignans from sargentodoxa cuneata[J]. Acta Pharmaceutica Sinica,1986,21(1)：68.

［5］Han Gui-qiu, Michael N, Hwang San-Bao, et al. The investigation of lignans from sargentodoxa cuneata[J]. Acta Pharmaceutica Sinica,1986,21(1)：68.

［6］李珠莲,巢志茂,陈科. 红藤脂溶性成分的分离和鉴定[J]. 上海医科大学学报,1988,15(1)：68.

［7］Ruecker G, Mayer R, Shin-kin J S, et al. Triterpenesaponins from the Chinese drug "Daxueteng"（Caulis Sargentodoxae）[J]. Planta Medica,1991, 57(5)：468.

［8］Sakkakibara Itsuki, Yoshida Masamitu, Hayashi Koji, et al. Anti inflammatory activities of glycosides from sargentodoxa cuneata stems[J]. Jpn. Kokai Tokkyo Koho Jp 06,199,855[94 199,885] (cl. co7H15/ 203),1994 - 06 - 13.

［9］Sakkakibara Iwao, Hayashi Koji, Shimoda Yumi, et al. Extraction of vasodilating polycyclic phenolic compound from sargentodoxa cuneata stems[J]. Jpn. Kokai Tokkyo Koho Jp07, 149,630[95149,630] (cl. A61K31/05),1995 - 07 - 13.

[10] 苗抗立,张建中,王飞音,等. 红藤化学成分的研究[J]. 中草药,1995,26(4)：171.

[11] 毛水春,顾谦群,崔承彬,等. 中药大血藤中酚类化学成分及其抗肿瘤活性[J]. 中国药物化学杂志,2004,14(6)：326.

[12] 高玉琼,赵德刚,刘建华,等. 大血藤挥发性成分研究[J]. 中成药,2004,26(10)：843.

20. 大驳骨　dà bó gǔ

［拉］Herba Adhatodae vasicae
［英］Malabarnut Herb

　　大驳骨,又名鸭嘴花、大驳骨消、大驳骨丹、大接骨、大骨节草、大骨风、接骨木。为爵床科植物鸭嘴花 Adhatoda vasica Nees 的茎叶。广西主要分布于大新、南宁、陆川、玉林、桂平、来宾。具有活血止痛,接骨续伤,止血等功效,主要用于治疗瘀血肿痛,风湿痹痛,腰痛,月经过多,崩漏。筋伤骨折,扭伤等病证。

【化学成分】

　　1. 生物碱类　叶：含鸭嘴花酮碱（vasicinone）,鸭嘴花酚碱（vasicinol）,鸭嘴花碱（vasicine）,去氧鸭嘴花碱（deoxyvasicine）,脱氢鸭嘴花碱（vasakin）,羟基骆驼蓬碱（hydroxypeganine）和 1,2,3,9-四氢-5-甲氧基吡咯并[2,1-b]-喹唑啉-3-醇{1,2,3,9-tetrahydro-5-methoxypyrrolo[2,1-b]-quinazolin-3-ol}[1]；花和花序：含鸭嘴花碱,鸭嘴花酮碱,甜菜碱（betaine）,鸭嘴花灵（vasicoline）[1]；根：含鸭嘴花酚碱（vasicinol）,鸭嘴花醇碱（vasicol）,去氧鸭嘴花酮碱（deoxyvasicinone）,9-乙酰胺基-3,4-二氢吡啶并[3,4-b]吲哚{9-acetamido-3,4-dihydropyrido[3,4-b]indole}[1]；地上部分：含鸭嘴花考林碱（vasicoline）,鸭嘴花考林酮（vasicolinone）,安尼索碱（anisotine）,鸭嘴花定碱（adhatodine）和大驳骨酮碱（adhavasinone）[1]。

　　2. 黄酮类　花和花序：含山奈酚（kaempferol）,槲皮素,山奈酚-3-β-D-葡萄糖苷（kaempferol-3-β-D-glucoside）,山奈酚-3-槐糖苷（kaempferol-3-sophoroside）,2'-羟基-4-葡萄糖氧基查尔酮（2'-hydroxy-4-glucosyloxychalcone）[1]。

　　3. 萜类及甾体类　花和花序：含还含 β-谷甾醇,β-谷甾醇-D-葡萄糖苷（β-sitosterol-D-glucoside）,α-香树脂醇（α-amyrenol）；根：含谷甾醇-β-D-葡萄糖苷[1]。

　　4. 糖及糖苷类　D-半乳糖（D-galactose）,O-乙基-α-D-半乳糖苷（O-ethyl-α-D-galactoside）[1]。

　　5. 长链脂肪族类　根：含三十三烷[1]。地上部分：含 29-甲基-三十烷-1-醇（29-methyl-triacontan-1-ol）,37-羟基-四十六碳-1-烯-15-酮（37-hydroxy-hexatetracont-1-en-15-one）,37-羟基-四十一碳-19-酮（37-hydroxy-hentetracontan-19-one）和二十九烷（nonacosane）[1]。

　　6. 其他　大驳骨还含多种多糖类[2]和挥发油成分[3]。

【主要化学成分结构式】

C$_{11}$H$_{10}$N$_2$O$_2$(202.2)
vasicinone　　鸭嘴花酮碱

C$_{11}$H$_{12}$N$_2$O$_2$(204.2)
vasicinol　　鸭嘴花酚碱

C$_{11}$H$_{12}$N$_2$O(188.2)
vasicine　　鸭嘴花碱

C$_{11}$H$_{10}$N$_2$O(186.2)
deoxyvasicine　　去氧鸭嘴花碱

C$_{10}$H$_{14}$O$_4$N$_2$(226.2)
vasakin　　脱氢鸭嘴花碱

C$_5$H$_{11}$O$_2$N(117.1)
betaine　　甜菜碱

C$_{27}$H$_{30}$O$_{16}$(610.5)
kaempferol－3－sophoroside　　山柰酚－3－槐糖苷

C$_{20}$H$_{21}$N$_2$O$_2$(321.4)
adhatodine　　鸭嘴花定碱

【参考文献】

［1］国家中医药管理局《中华本草》编委会. 中华本草[M]. 上海：上海科学技术出版社,1999,第7册：434(总6447).

［2］Sarraf S,Tyagi S,ojha AC,et al. Phytochemical study of some medicinal plants[J]. Chem Asian J,1995,7(1)：229.

［3］Ahmed ES, Abd El-Megeed HF, Ali AM. Flavonoids and antimicrobial volatiles from Adhatoda vasica NEES[J]. Pharm Pharmacol Lett,1999,9(2)：52.

21. 大青　dà qīng

［拉］Folium Clerodendri Cyrtophylli
［英］Indigowoad Leaf

　　大青,又名牛屎青、路边青。为马鞭草科植物大青 *Clerodendrum cyrtophyllum* Turcz. 的茎,叶。广西主要分布于贵港、藤县、南宁、武鸣。具有清热解毒,凉血止血等功效,主要用于治疗咽喉肿痛,口疮,衄血,外感热病热盛烦渴,黄疸,热毒痢,急性肠炎,痈疽肿毒,血淋,外伤出血等病证。

【化学成分】

1. 黄酮类　叶：含大青苷(cyrtophyllin)[1]。

2. 萜类及甾体类　叶：含 γ-谷甾醇(γ - sitosterol)，豆甾醇，茎：含柳杉酚(sugiol)，无羁萜(friedelin)，大青酮(cyrtophyllone)A,B，赪酮甾醇(clerosterol)，5,22,25 -豆甾三烯- 3β-醇(stigma - 5,22,25 - trien - 3β- ol)[1]。

3. 烯酮类　茎：含石蚕文森酮(teuvincenone)F，桐二醇烯酮(clerodolone)。

4. 其他　叶：含正二十五烷(n - pentacosane)，蜂花醇(melissylalcohol)，异戊二烯聚合体(isoprene polymer)，半乳糖醇(galactitol)，鞣质。

【主要化学成分结构式】

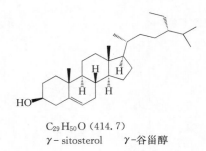

$C_{29}H_{50}O$ (414.7)
γ - sitosterol　　γ-谷甾醇

$C_6H_{14}O_6$ (182.2)
galactitol　　半乳糖醇

$C_{20}H_{28}O_2$ (300.4)
sugiol　　柳杉酚

$C_{30}H_{50}O$ (426.7)
friedelin　　无羁帖(木栓酮)

【参考文献】

[1] 国家中医药管理局《中华本草》编委会. 中华本草[M]. 上海：上海科学技术出版社，1999，第 6 册：566（总 5944）.

22. 大戟　dà jǐ

[拉] Radix Euphorbiae Pekinensis
[英] Peking Euphorbia Root

大戟，又名乳浆草、龙虎草、九头狮子草、将军草、膨胀草、黄花大戟、千层塔。为大戟科

植物大戟 *Euphorbia pekinensis* Rupr. 的根。广西主要分布于武鸣、罗城、全州、灌阳。具有泻水逐饮，消肿散结等功效，主要用于治疗胸腹积水，水肿，痰饮积聚，二便不利，痈肿，瘰疬等病证。

【化学成分】

1. 甾醇类　羊毛甾醇(lanosterol)，β-谷甾醇[1]。

2. 三萜类　大戟酮(euphorbon)。

3. 有机酸、酸酐及酯类　3,4-二甲氧基苯甲酸(3,4-dimethoxybenzoic acid)，2,2'-二甲氧基-3,3'-二羟基-5,5'-氧-6,6'-联苯二甲酸酐(2,2'-dimethoxy-3,3'-dihydroxy-5,5'-oxygen-6,6'-diphenic anhydride)，3,4-二羟基苯甲酸(3,4-dihydroxybenzoic acid)，3-甲氧基-4-羟基反式苯丙烯酸正十八醇酯(octadecanyl-3-methoxy-4-hydroxy-benzeneacrylate)[1]。

4. 黄酮类　槲皮素[1]。

5. 香豆素类　7-羟基香豆素(7-hydroxycoumarin)[1]。

6. 木脂素类　d-松脂素(d-pinoresinol)[1]。

7. 其他　生物碱，大戟色素体(euphorbia)A，B，C，树胶(gum)，树脂(resin)。新鲜叶含维生素 C[2]。

【主要化学成分结构式】

$C_{30}H_{50}O$ (426.7)　　　　　　　　　　　　　$C_8H_6O_3$ (150.1)
lanosterol　羊毛甾醇　　　　　　　　　　　　7-hydroxycoumarin　7-羟基香豆素

【参考文献】

[1] 孔令义，闵知大. 大戟根化学成分的研究[J]. 药学学报，1996，31(7)：524.

[2] 国家中医药管理局《中华本草》编委会. 中华本草[M]. 上海：上海科学技术出版社，1999，第 6 册：806(总 3592).

23. 女贞子　nǚ zhēn zǐ

[拉] Fructus Ligustri Lucidi
[英] Glossy Privet Fruit

女贞子，又名女贞实、冬青子、爆格蚤、白蜡树子、鼠梓子。为木犀科植物女贞

Ligustrum lucidum Ait. 的果实。广西主要分布于百色、河池、桂林。具有补益肝肾，清虚热，明目等功效，主要用于治疗头昏目眩，目暗不明，耳鸣，须发早白，腰膝酸软，遗精，骨蒸潮热等病证。

【化学成分】

1. 黄酮类　右旋-花旗松素(taxifolin)，槲皮素，外消旋-圣草素(eriodictyol)[1]，芹菜素-7-O-乙酰-β-D-葡萄糖苷(apigenin-7-O-acetyl-β-D-glucoside)，芹菜素-7-O-β-D-芦丁糖苷(apigenin-7-O-β-D-lutinoside)，木犀草素(luteolin)[2]，槲皮苷[4]；叶：含大波斯菊苷(cosmosiin)，木犀草素-7-葡萄糖苷(luteolin-7-glucoside)[1]。

2. 萜类及甾体类　乙酰齐墩果酸(acetyloleanolic acid)[5,15]，齐墩果酸(oleanolic acid)，熊果酸(ursolic acid)，乙酸熊果酸(acetylursolic acid)，委陵菜酸(tormentic acid)，β-谷甾醇[1]，α-乌索酸甲酯(α-ursolic acid methyl ester)[5]，2α-羟基齐墩果酸，羽扇豆醇(lupeol)，白桦脂醇(betulin)，达玛烯二醇(dammarenediol-Ⅱ)，3β-乙酰氧基-20, 25-环氧-24α-羟基-达玛烷(3β-acetyl-20, 25-epoxydammarane-24α-ol)，20, 25-环氧-3β, 24α-二羟基-达玛烷(25-epoxydammarane-3β, 24α-diol)，3β-乙酰氧基-达玛烯二醇(dammar-24-ene-3β-acetyl-20S-ol)，3β, 20S-二羟基-24R-过氧羟基-25-烯-达玛烷(20S, 24R-dammarane-25-ene-24-hydroperoxy-3β, 20-diol)，fouquierol，oliganthas A，达玛烯二醇3-O-棕榈酸酯(dammarenediol Ⅱ 3-O-palmitate)，拟人参皂苷元Ⅱ 3-O-棕榈酸酯(ocotillol Ⅱ 3-O-palmitate)，3β, 20S-二羟基-25-过氧羟基-23E-烯-达玛烷[(E)-25-hydroperoxydammar-23-ene-3β, 20-diol][10]；种子：含女贞子酸[1]；叶：含齐墩果酸，熊果酸(ursolic acid)[1]。

3. 苷类　女贞苷(ligustroside)，10-羟基女贞苷(10-hydroxy ligustroside)，女贞子苷(nuezhenide)，橄榄苦苷(oleuropein)，10-羟基橄榄苦苷(10-hydroxy oleuropein)，对-羟基苯乙基-β-D-葡萄糖苷(p-hydroxyphenethyl-β-D-glucoside)，3,4-二羟基苯乙基-β-葡萄糖苷(3,4-dihydrox-yphenethyl-β-D-glucoside)，甲基-α-D-吡喃半乳糖苷(methyl-α-D-galactopyranoside)，阿克替苷(acteoside)，新女贞子苷(neonuezhenide)，女贞苷酸(ligustrosidic acid)，橄榄苦苷酸(oleuropeinic acid)及代号为 GI-3 的裂环烯醚萜苷[1]。2-(3, 4-二羟基苯基)乙基-O-β-D 吡喃葡萄糖苷[2-(3, 4-dihydroxyphenyl)-ethyl-O-β-D-glucopyranoside]，北升麻宁(cimidahurinine)，osmanthuside H，毛蕊花苷(verbascoside)[10]。女贞：含 8-表金银花苷(8-epikingiside)[1]。叶：含丁香苷(syringin)[1]。

4. 苯乙醇类　对-羟基苯乙醇(p-hydroxyphenethyl alcohol)，3,4-二羟基苯乙醇(3, 4-dihydroxyphenethyl alcohol)[1]，对羟基苯乙醇-α-D-葡萄糖苷(p-hydroxyphenethyl-α-D-glucoside)[3]。3, 4-二羟基苯基乙醇[2-(3, 4-di-hydroxyphenyl)ethanol][10]；叶：含对-羟基苯乙醇[1]。

5. 脂肪酸类　组成为棕榈酸，棕榈油酸，硬脂酸，油酸，亚油酸，亚油酸(异构)

(linolelaidic acid)，α-亚麻酸。以油酸和亚油酸为主[6]。

6. 氨基酸类　天冬氨酸，丝氨酸，谷氨酸，缬氨酸，甲硫氨酸，异亮氨酸等[7]。

7. 挥发油　果实和花：含烃类，非萜醇醛酮类，酯类，卤代烃类。药用成分主要是桉油精(eucalyptol)，苯甲醇(benzenemethanol)，乙酸异龙脑酯(isoborneol-acetate)，三苯甲烷(triphenylmethane)等[8,9]。

8. 其他　由鼠李糖，阿拉伯糖，葡萄糖，岩藻糖组成的多糖，甘露醇(mannitol)[1]，磷脂类化合物，以及钾，钙，镁，钠，锌，铁，锰，铜，镍，铬，银等微量元素[1]。

【主要化学成分结构式】

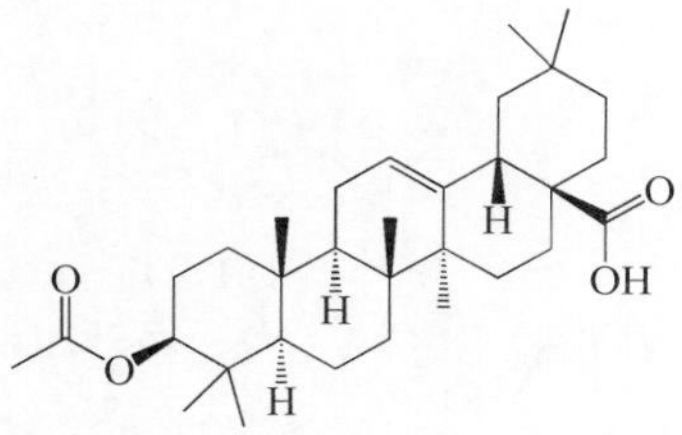

$C_{31}H_{50}O_4$ (486.7)

acetyloleanolic acid　　乙酰齐墩果酸

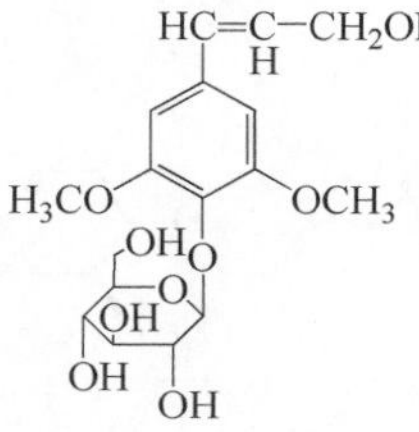

$C_{17}H_{24}O_9$ (372.3)

syringin
紫丁香苷，刺五加苷 B

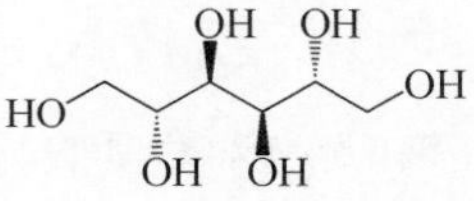

$C_6H_{14}O_6$ (182.2)
D - mannitol
D-甘露醇

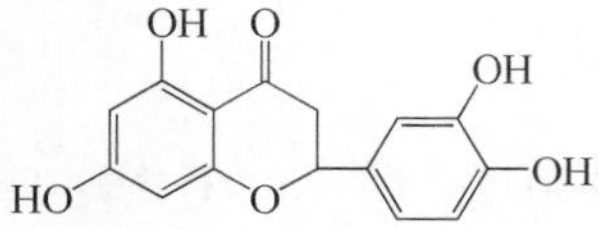

$C_{15}H_{12}O_6$ (288.2)
eriodictyol
外消旋-圣草素(北美圣草素，左旋圣草素)

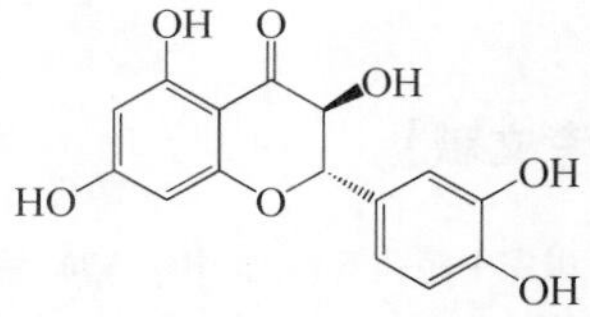

$C_{15}H_{12}O_7$ (304.2)
taxifolin［(2R, 3R)- dihydroquercetin］
花旗松素(黄杉素，二氢槲皮素，紫杉叶素)

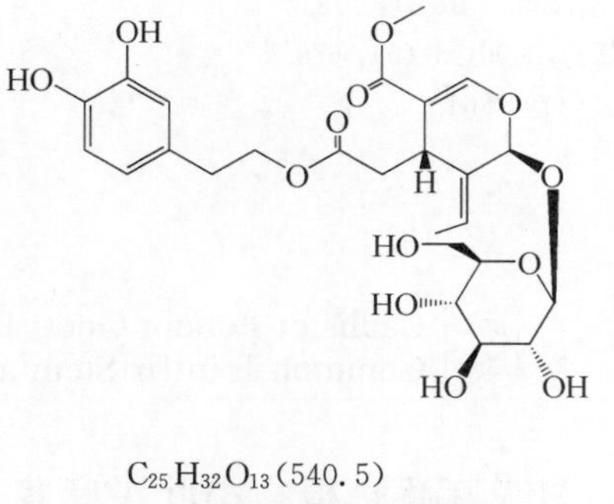

$C_{25}H_{32}O_{13}$ (540.5)
10 - hydroxy ligustroside
10 -羟基女贞苷

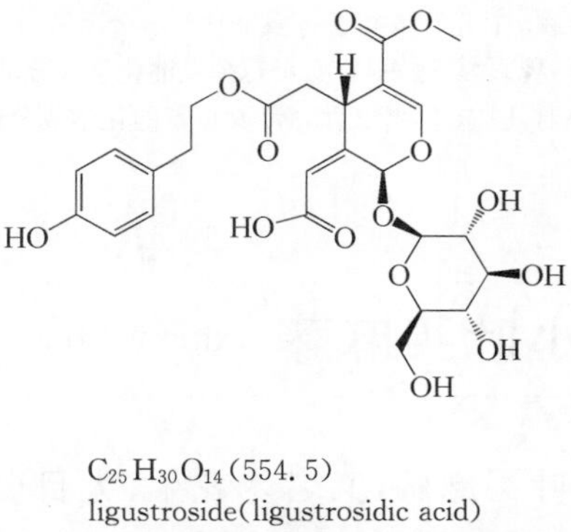

$C_{25}H_{30}O_{14}$ (554.5)
ligustroside(ligustrosidic acid)
女贞素苷(女贞苷)，女贞苷酸

C$_{25}$H$_{32}$O$_{13}$(540.5)
oleuropein
橄榄苦苷

C$_{14}$H$_{20}$O$_7$(300.3)
p - hydroxyphenethyl - β - D - glucoside
对-羟基苯乙基-β-D-葡萄糖苷

C$_{31}$H$_{42}$O$_{18}$(702.6)
neonuezhenide
新女贞子苷

C$_{30}$H$_{48}$O$_5$(488.7)
tormentic acid
委陵菜酸

C$_{21}$H$_{20}$O$_{10}$(432.4)
cosmosiin(apigetrin)(apigenin - 7 - O - β - D - glucoside)
芹菜素-7-O-β-D-葡萄糖苷(大波斯菊苷)

【参考文献】

［1］国家中医药管理局《中华本草》编委会. 中华本草［M］. 上海：上海科学技术出版社,1999,第6册：183(总5496).
［2］徐小花,杨念云,钱士辉,等. 女贞子黄酮类化合物的研究［J］. 中药材,2007,30(5)：538.
［3］石力夫,王鹏,陈海生,等. 中药女贞子水溶性化学成分的研究［J］. 药学学报,1995,30(12)：935.
［4］张兴辉,石力夫. 中药女贞子化学成分的研究(I)［J］. 第二军医大学学报,2004,25(3)：333.
［5］程晓阳,何明芳,张颖,等. 女贞子化学成分的研究［J］. 中国药科大学学报,2000,31(3)：169.
［6］武汉医学院. 营养与食品卫生学［M］. 北京：人民卫生出版社,1981：38.
［7］李曼玲,刘美兰. 女贞子及其炮制品中游离及水解氨基酸的分离测定［J］. 中药材,1995,18(1)：28.
［8］吕金顺. 甘肃产女贞子挥发油化学成分研究［J］. 中国药学杂志,2005,40(3)：178.
［9］杨静,魏彩霞,边军昌. 女贞花挥发油化学成分的研究［J］. 中草药,2006,37(5)：679.
［10］黄晓君,殷志琦,叶文才,等. 女贞子的化学成分研究［J］. 2010,35(7)：861.

24. 小叶买麻藤　xiǎo yè mǎi má téng

［拉］Caulis et Folium Gneti Parvifolii
［英］Common Jointfir Stem and Leaf

小叶买麻藤,又名木花生、大目藤、目仔藤。为买麻藤科植物小叶买麻藤 *Gnetum parvifolium*（Warb.）C. Y. Cheng 的茎叶。广西主要分布于上思、南宁、武鸣、邕宁、那坡、罗城、阳朔。具有祛风除湿,散挤止血,化痰止咳等功效,主要用于治疗溃疡病出血,慢性气管炎。风湿痹痛,腰痛,鹤膝风,跌打损伤等病证。

【化学成分】

1. 黄酮类　全株:含芹菜素(apigenin),金圣草黄素(chrysoeriol)[1],高圣草素(homoeriodictyol)[3]。

2. 甾体类　全株:含胡萝卜苷[1]。茎:含 β-谷甾醇(β- sitosterol)[2]。

3. 生物碱类　全株:含外消旋去甲基衡州乌药碱盐酸盐(dl - demethyl coclaurine hydrochloride)等[2]。

4. 木脂素类　丁香脂素(syringaresinol),lehmbachol D[3]。

5. 酚酸类　香草酸[3]。

6. 二苯乙烯类　买麻藤醇(gnetol),异丹叶大黄素(isorhapontigenin),gnetuhainin E,射干乙素(shegansu B)[3]。异丹叶大黄素-3- O - β - D -葡萄糖苷(isorhapontigenin - 3 - O - β - D - glucopyranoside)[3]。茎:含买麻藤素(gnetifolin)A、B、C、D、E、F,异丹叶大黄素(isorhapontigenin),白藜芦醇(resveratrol)[2]。

【主要化学成分结构式】

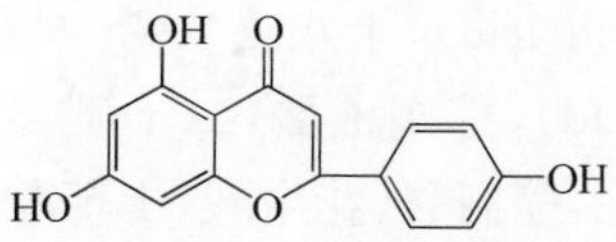

$C_{15}H_{10}O_5$ (270.2)
apigenin
芹菜素

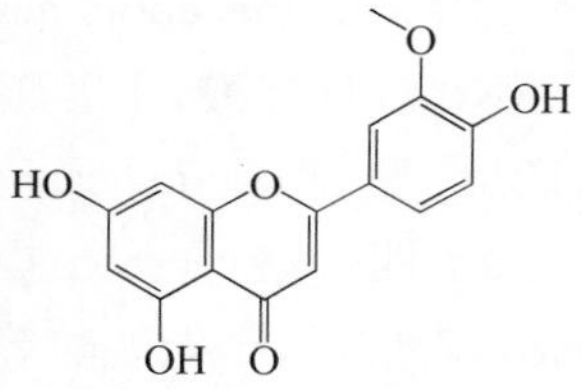

$C_{16}H_{12}O_6$ (300.3)
chrysoeriol
金圣草素

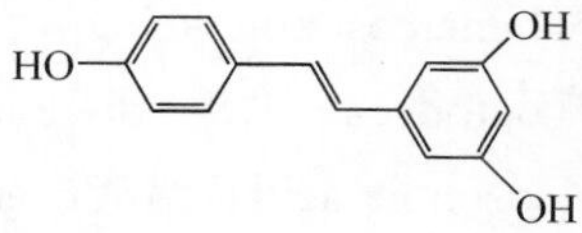

$C_{14}H_{12}O_3$ (228.2)
resveratrol
(E)-白藜芦醇

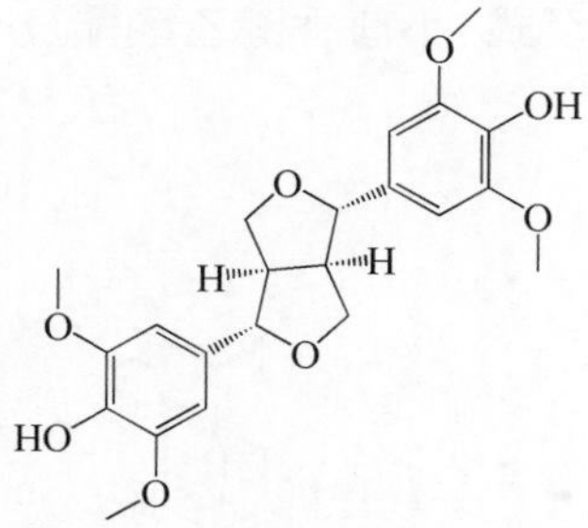

$C_{22}H_{26}O_8$ (418.4)
syringaresinol
丁香脂素,丁香树脂酚,丁香树脂醇

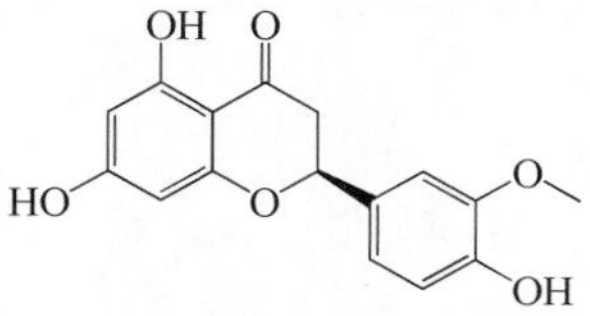

$C_{16}H_{14}O_6$ (302.3)
homoeriodictyol
高圣草素

【参考文献】

[1] 周祝,徐婷婷,胡昌奇. 小叶买麻藤藤茎化学成分的研究[J]. 中草药,2002,33(3):212.
[2] 国家中医药管理局《中华本草》编委会. 中华本草[M]. 上海:上海科学技术出版社,1999,第2册:358(总0832).
[3] 王健伟,梁敬钰,李丽. 小叶买麻藤的化学成分[J]. 中国天然药物,2006,4(6):432.

25. 小茴香　xiǎo huí xiāng

[拉] Fructus Foeniculi
[英] Fennel

　　小茴香,又名大茴香、野茴香、谷茴香、小茴香、土茴香。为伞形科植物茴香 *Foeniculum vulgare* Mill. 的果实。广西各地均有栽培。具有温肾暖肝,行气止痛,和胃等功效,主要用于治疗肾虚腰痛,寒疝腹痛,睾丸偏坠,胁痛,痛经,脘腹冷痛,食少吐泻等病证。

【化学成分】

　　1. **萜类及甾体类**　α-香树脂醇(α-amyrenol),豆甾醇,β-谷甾醇[2]。

　　2. **香豆素类**　伞形花内酯(umbelliferone),花椒毒素(xanthotoxin),欧前胡内酯(imperatorin),印度枸橘素(marmesine),香柑内酯(bergapten)[2]。

　　3. **脂肪酸类**　10-十八碳烯酸(10-octadecenoic acid),花生酸(arachic acid),棕榈酸,山萮酸(behenic acid),肉豆蔻酸,硬脂酸,月桂酸,十五碳酸(pentadecanoic acid),二十一碳酸(heneicosanoic acid)等[1],十八碳烯-5-酸(octadeca-5-enoic acid),十八碳二烯-6,9-酸(octodeca-6,9-dienoic acid),二十四烷酸(tetracosanoic acid),棕榈油酸,二十碳烯酸(eicosenoic acid),蜡酸(cerotic acid),亚麻酸,十七烷酸等,以及由棕榈酸、花生酸、山萮酸与大于十八碳的高级醇组成的蜡混合物[2]。

　　4. **挥发油**　反式-茴香脑(*trans*-anethole),枸橼烯,小茴香酮(fenchone),爱草脑(estragole),γ-松油烯,α-蒎烯,月桂烯,β-蒎烯,樟脑,樟烯,甲氧苯基丙酮(methoxyphenyl acetone);痕量的香桧烯(sabinene),α-水芹烯(α-phellandrene),对-聚伞花素(*p*-cymene),1,8-桉叶油素(1,8-cineole),4-松油醇,反式-小茴香醇乙酸酯(*trans*-fencho acetas),茴香醛(anisaldehyde)等[1]。

【主要化学成分结构式】

$C_{12}H_8O_4$ (216.2)
xanthotoxin　　花椒毒素

$C_{30}H_{50}O$ (426.7)
α-amyrenol(α-amyrin)　　α-香树素(α-香树脂醇)

$C_{16}H_{14}O_4$(270.3)
imperatorin(marmelosin)　欧前胡内酯(欧芹属素乙)

$C_{12}H_8O_4$(216.2)
bergapten　香柑内酯

【参考文献】

[1] 国家中医药管理局《中华本草》编委会. 中华本草[M]. 上海：上海科学技术出版社,1999,第5册：950(总5132).

[2] 杨天林,张抒峰,杨敏丽,等. 小茴香萃取物中脂肪酸成分的 GC-MS 分析[J]. 宁夏大学学报(自然科学版),2000,
21(3)：249.

26. 山芝麻　shān zhī mā

　　山芝麻,又名野芝麻、假芝麻、山油麻、白头公、苦麻。为梧桐科植物山芝麻 *Helicteres angustifolia* L. 的根。广西各地均有分布。具有清热解毒等功效,主要用于治疗感冒发热,肺热咳嗽,咽喉肿痛,麻疹,痄腮,肠炎,痢疾,瘰疬,痈肿,痔疮,毒蛇咬伤等病证。

【化学成分】

　　1. 萜类及甾体类　根：含 β-谷甾醇,白桦脂酸(betulic acid),齐墩果酸,山芝麻酸甲酯(methyl helicterate),山芝麻宁酸甲酯(methyl helicterilate),山芝麻宁酸(helicterilic acid)及山芝麻酸内酯(heliclactone)[1],3β-羟基-27-苯甲酰氧基齐墩果酸甲酯(methyl 3β-hydroxy-27-benzoyloxy-oleanolate),3β-O-对羟基-反-肉桂酰-齐墩果酸(3β-O-p-hydroxy-$trans$-cinnamoyl-oleanolic acid)[2],乌苏酸(ursolic acid),葫芦素 E(cucurbitacin E),3-O-[β-D-吡喃葡萄糖]谷甾-5-烯-3β-醇苷,麦角甾醇[3]。

　　根皮：含倍半萜醌类化合物曼宋酮(mansonone)E、F、H、M[1]。

　　2. 黄酮类　5,7,4$'$-三羟基-3$'$,5$'$-二甲氧基黄酮(5,7,4$'$-trihydroxy-3$'$,5$'$-dimethoxy flavone)[3]。

　　3. 醌类　2,6-二甲氧基对醌(2,6-dimethoxy-p-quinone)[3]。

【主要化学成分结构式】

$C_{30}H_{48}O_3$ (456.7)
betulic acid, betulinic acid　白桦脂酸, 桦木酸, 白桦酸

$C_{30}H_{48}O_3$ (456.7)
oleanolic acid　齐墩果酸

$C_{32}H_{44}O_8$ (556.7)
cucurbitacin E　葫芦素 E

$C_{30}H_{48}O_3$ (456.7)
ursolic acid　乌索酸(熊果酸)

【参考文献】

[1] 国家中医药管理局《中华本草》编委会.中华本草[M].上海:上海科学技术出版社,1999,第5册:383(总4399).
[2] 郭新东,安林坤,徐迪,等.山芝麻中的新三萜化合物[J].高等学校化学学报,2003,24(11):2022.
[3] 郭新东,安林坤,徐迪,等.中药山芝麻的化学成分研究(I)[J].中山大学学报(自然科学版),2003,42(2):52.

27. 山豆根　*shān dòu gēn*

[拉] Radix et Rhizoma Sophorae Tonkinensis
[英] Vietnamese Sophora Root

　　山豆根,又名山大豆根、黄结、苦豆根。为豆科植物越南槐 *Sophora tonkinensis* Gapnep. 的干燥根及根茎。广西主要分布于德保、靖西、那坡、乐业、天阳、河池。具有清热解毒,消肿利咽等功效,主要用于治疗火毒蕴结,咽喉肿痛,齿龈肿痛等病证。

【化学成分】

　　1. 黄酮类　大豆黄素(daidzein),7,4′-二羟基-6,8-双(3-甲基-2-丁烯)二氢黄酮[7,4′- dihydroxy - 6,8 - bis(3 - methyl - 2 - butenyl)flavanone],山豆根新色烯[2 -(2′,4′- dihydroxyphenyl)- 8,8′- dimethyl - 10 -(3 - methyl - 2 - butenyl)- 8H - pyrano[2,3 - d] chroman - 4 - one],山豆根苯并吡喃{2 -[(7′- hydroxy - 2′,2′- dimethyl - 2H -

benzopyran)-6′-yl]-7-hydroxy-8-(3-methyl-2-butenyl)chroman-4-one}，山豆根酮(sophoranone)，山豆根色烯(sophoradochromene)，山豆根酮色烯(sophoranochromene)，山豆根色满素{2-[3′-hydroxy-2′,2′-dimethyl-8′-(3-methyl-2-butenyl)chroman-6′-yl]-7-hydroxy-8-(3-methyl-2-butenyl)chroman-4-one}，山豆根色烯查耳酮{6-[3-(2′,4′-dihydroxyphenyl)acryloyl]-7-hydroxy-2,2-dimethyl-8-(3-methyl-2-butenyl)-2H-benzopyran}，左旋紫檀素(pterocarpin)，2′,4′,7-三羟基-6,8-双(3-甲基-2-丁烯)二氢黄酮[2′,4′,7-trihydroxy-6,8-bis(3-methyl-2-butenyl)flavanone]，山豆根查耳酮(sophoradin)，染料木素(genistein)，山豆根苯并二氢呋喃{2-[2′-(1-hydroxy-1-methylethyl)-7′-(3-methyl-2-butenyl)-2′,3′-dihydrobenzofuran]-5′-yl]-7-hydroxy-8-(3-methyl-2-butenyl)chroman-4-one}[1,2]，紫檀素(pterocarpine)，2′,4′,7-三羟基-6,8-顺[3-甲基-10-(3′-甲基-2-丁基八氢吡喃[2,3d]查耳酮)]{2′,4′,7-trihydroxy-6,8-cis[3-methyl-10-(3′-methyl-2-butyloctahydropyran[2,3d])chalcone]}，旋山槐素-β-D-单葡萄糖苷(l-maackiain-mono-β-D-glucoside)，右旋山槐素-β-D-单葡萄糖苷(d-maackiain-mono-β-D-glucoside)，消旋山槐素(dl-maackiain)，左旋朝鲜槐素(L-mauckiain)，广豆根黄酮苷A(sophoraflavone A)，广豆根黄酮苷B(sophoraflavone B)，黄甘草苷(glycyroside)，黑豆黄素(bayin)[2]，槲皮素(quercetin)，芦丁(rutin)，异鼠李素-3-芸香糖苷(isorhamnetin-3-rutinoside)[6]，刺芒柄花素(formononetin)[7]，左旋山槐素(L-maackiain)[1,2,6]。

2. 生物碱类　臭豆碱(anagyrine)，金雀花碱(cytisine)，甲基金雀花碱(methylcytisine)，苦参碱(matrine)，氧化苦参碱(oxymatrine)[1,2,5]，13,14-去氢槐醇(13,14-dehydrosophoranol)，氧化槐果碱(oxysophocarpine)[2]，槐花醇(sophoranol)[1]，槐根碱(sophocarpine)，槐根碱N-氧化物(sophocarpine N-oxide)，槐胺碱(sophoramine)[1,2]。

3. 皂苷类　相思子皂苷I(abrisaponin I)，去氢大豆皂苷I(dehydrosoyasaponin I)，葛根皂苷A₃(kudzusaponin A₃)，山豆根皂苷元(subprogenin)A、B、C、D，山豆根皂苷(subproside)Ⅰ、Ⅱ、Ⅲ、Ⅳ、Ⅴ、Ⅵ、Ⅶ[1,2,3]，葛根皂醇(kudzusapogenol)[1,2]，大豆皂苷Ⅱ(soyasaponinⅡ)[1,2,7]，大豆皂苷A₃甲醚(soyasaponin A₃ methyl ester)，大豆皂苷Ⅰ甲醚(soyasaponin Ⅰ methyl ester)，大豆皂苷Ⅱ甲醚(soyasaponinⅡ methyl ester)，槐花皂苷Ⅰ甲醚(kaikasaponin Ⅰ methyl ester)，槐花皂苷Ⅲ甲醚(kaikasaponin Ⅲ methyl ester)[2]。

4. 萜类及甾体类　羽扇豆醇(lupeol)，草木犀苷元(melilotigenin)，β-谷甾醇(β-sitosterol)，槐花二醇(sophoradiol)，大豆皂醇A(soyasapogenol A)，大豆皂醇B(soyasapogenol B)，广东相思子三醇(cantoniensistriol)，紫藤皂醇A(wistariasapogenol A)，相思子皂醇(abrisapogenol)C、D、E、H、I，大豆皂醇A甲醚(soyasapogenol A methyl ester)[1,2]。

5. 有机酸及其酯类　咖啡酸二十五醇酯(pentacosyl caffeate)，咖啡酸二十四醇酯(tetracosyl caffeate)，咖啡酸二十三醇酯(tricosyl caffeate)[1]，咖啡酸二十一醇酯(heneicosyl caffeate)，咖啡酸二十六醇酯(hexacosyl caffeate)，咖啡酸二十醇酯(eicosanyl

caffeate)[1,2]，咖啡酸二十二醇酯（docosyl caffeate）[1,2,7]，番石榴酸乙酯（piscidic acid monoethyl ester），对羟基苯甲酸（p - hydroxybenzoic acid），香草酸（vanillic acid）[7]。

6. 其他　羟基苯基苯二吡喃酮（hydroxyphenylbenzodipyranone），苦参醇（kushenol）[2]，麦芽酚（maltol），8 - 甲基雷杜辛（8 - methyl retusin）[7]，左旋三叶豆紫檀苷（trifolirhizin）[1,2,6,7]。

【主要化学成分结构式】

$C_{25}H_{28}O_4$（392.5）
7,4' - dihydroxy - 6,8 - bis(3 - methyl - 2 - butenyl)flavanone
7,4' - 二羟基- 6,8 - 双(3 - 甲基- 2 - 丁烯)二氢黄酮

$C_{17}H_{14}O_5$（298.3）
pterocarpin
左旋紫檀素

$C_{30}H_{36}O_4$（460.6）
sophoradin
山豆根查耳酮

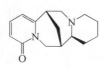

$C_{15}H_{10}O_5$（270.2）
genistein
染料木素

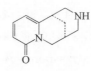

$C_{17}H_{14}O_5$（298.3）
pterocarpine
紫檀素

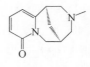

$C_{16}H_{12}O_4$（268.3）
formonone(formonetin，formononetin)
刺芒柄花素

$C_{15}H_{20}N_2O$（244.3）
anagyrine
臭豆碱

$C_{11}H_{14}N_2O$（190.2）
cytisine
金雀花碱

$C_{12}H_{16}ON_2$（204.3）
（—）N - methylcytisine(caulophylline)
N -甲基金雀花碱

$C_{15}H_{24}N_2O$（248.4）
α - matrine
苦参碱

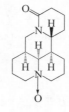

$C_{15}H_{24}O_2N_2$（264.4）
oxymatrine
氧化苦参碱

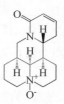

$C_{15}H_{20}O_2N_2$（260.3）
N - oxysophocarpine
N -氧化槐根碱

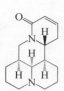

$C_{15}H_{22}ON_2(246.3)$
sophocarpine
槐根碱

$C_{15}H_{22}O_2N_2(262.3)$
sophocarpine N - oxide (N - oxysophocarpine)
槐根碱 N-氧化物（N-氧化槐果碱）

$C_{15}H_{20}ON_2(244.3)$
（—）- sophoramine
（—）-槐胺碱

$C_{15}H_{10}O_4(254.2)$
daidzein
大豆黄素（大豆素，大豆苷元）

$C_{17}H_{24}O_2(260.4)$
heneicosyl caffeate
咖啡酸二十一醇酯

$C_{48}H_{74}O_{20}(971.1)$
abrisaponin I   相思子皂苷 I

$C_{49}H_{76}O_{18}(953.1)$
dehydrosoyasaponin I   去氢大豆皂苷 I

$C_{30}H_{50}O_5(490.7)$
kudzusapogenol A   葛根皂醇 A

$C_{48}H_{75}O_{18}(940.1)$
soyasaponin I   大豆皂苷 I

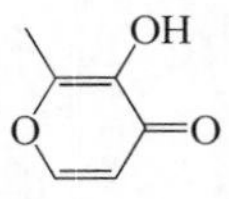

$C_6H_6O_3$ (126.1)
maltol
麦芽醇,麦芽酚,落叶松酸

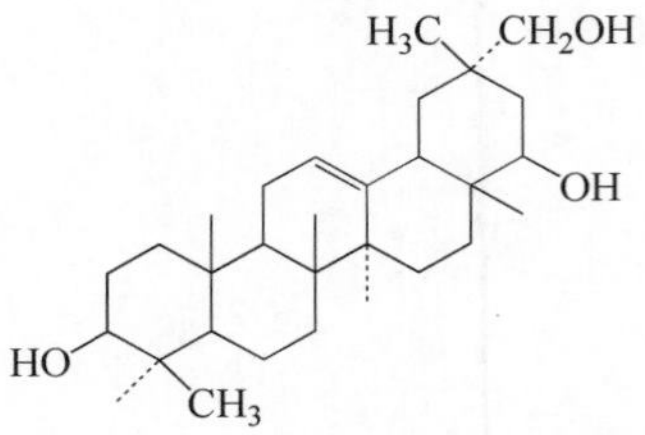

$C_{30}H_{50}O_3$ (458.7)
abrisapogenol A
相思子皂醇 A

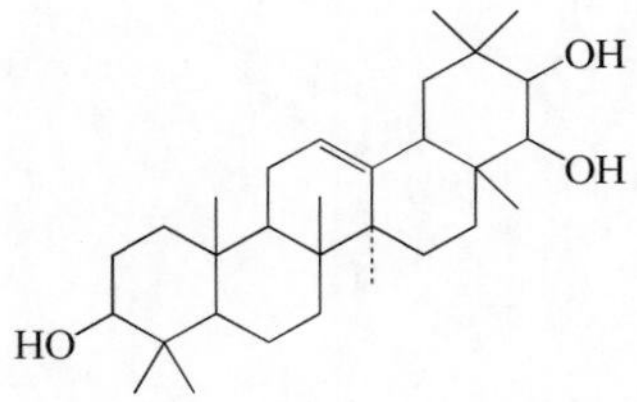

$C_{30}H_{50}O_3$ (458.7)
cantoniensistriol
广东相思子三醇(槐二醇,广东相思子醇)

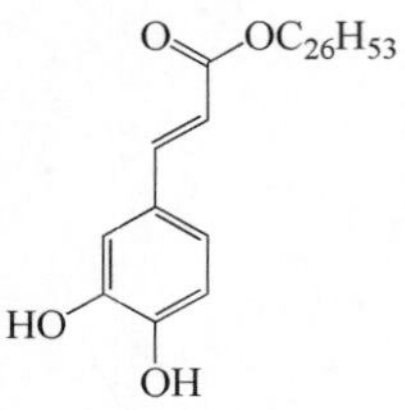

$C_{35}H_{60}O_4$ (544.9)
hexacosyl caffeate
咖啡酸二十六醇酯

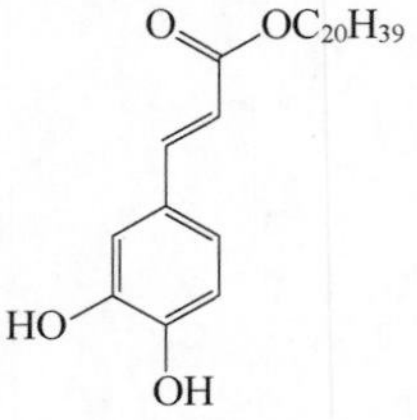

$C_{29}H_{46}O_4$ (458.7)
eicosanyl caffeate
咖啡酸二十醇

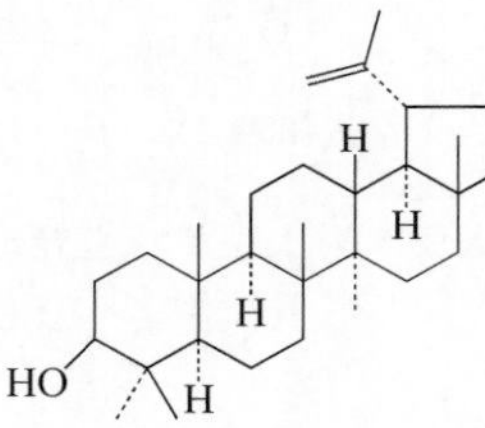

$C_{30}H_{50}O$ (426.7)
lupeol
羽扇豆醇

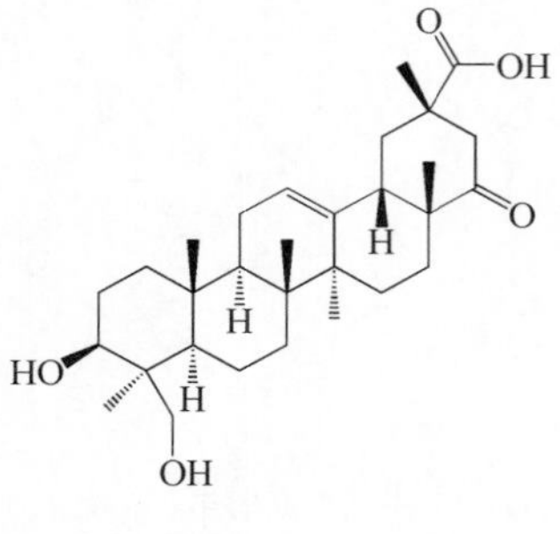

$C_{30}H_{46}O_5$ (486.7)
melilotigenin
草木犀苷元

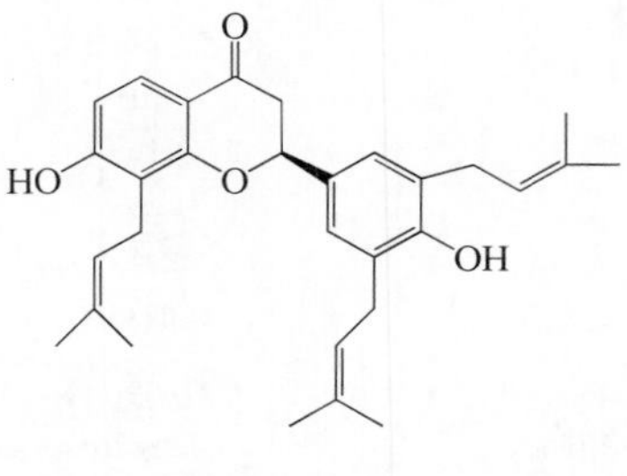

$C_{30}H_{36}O_4$ (460.6)
sophoranone
山豆根酮

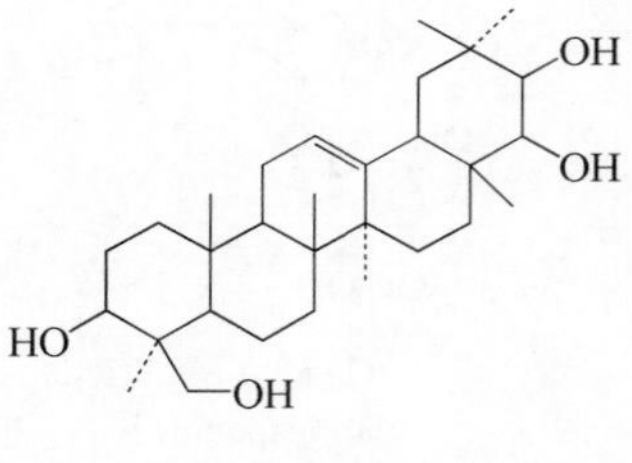

$C_{30}H_{50}O_4$ (474.7)
soyasapogenol A
大豆皂醇 A

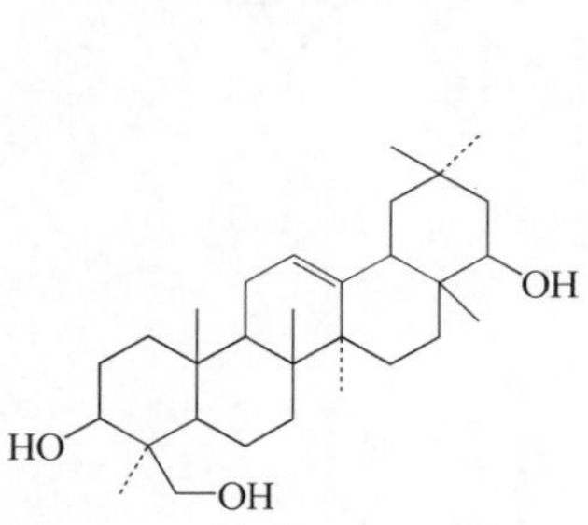

$C_{30}H_{50}O_3$ (458.7)
soyasapogenol B
大豆皂醇 B

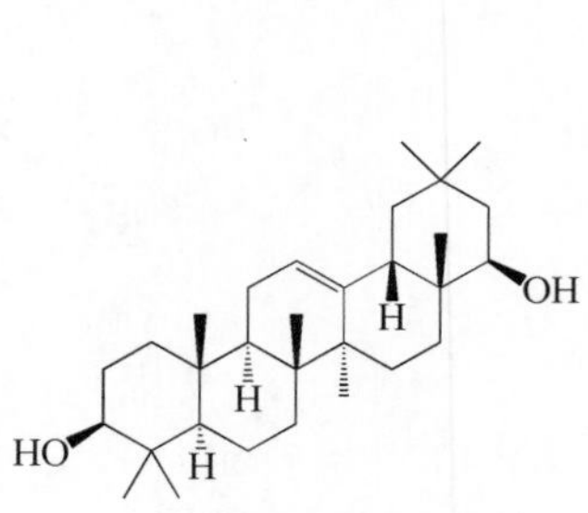

$C_{30}H_{50}O_2$ (442.7)
sophoradiol
槐花二醇

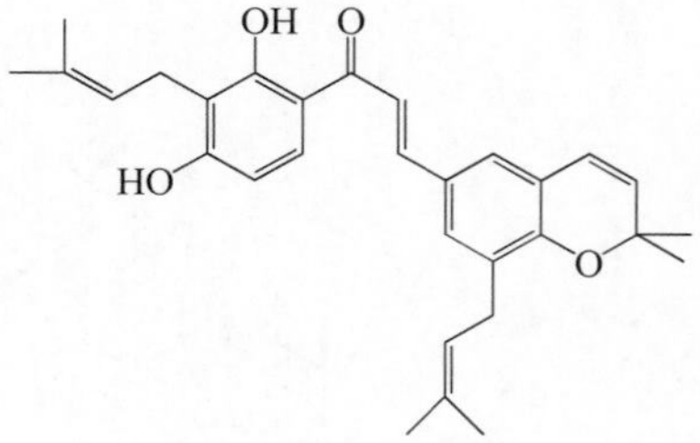

$C_{30}H_{34}O_4$ (458.6)
sophoradochromene
山豆根色烯

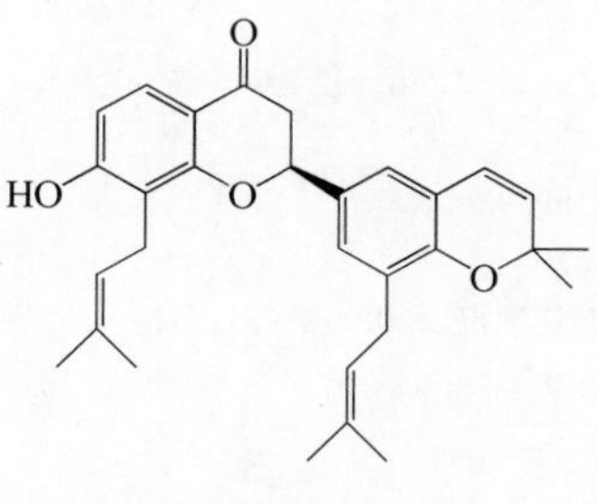

$C_{30}H_{34}O_4(458.6)$
sophoranochromene
山豆根酮色烯

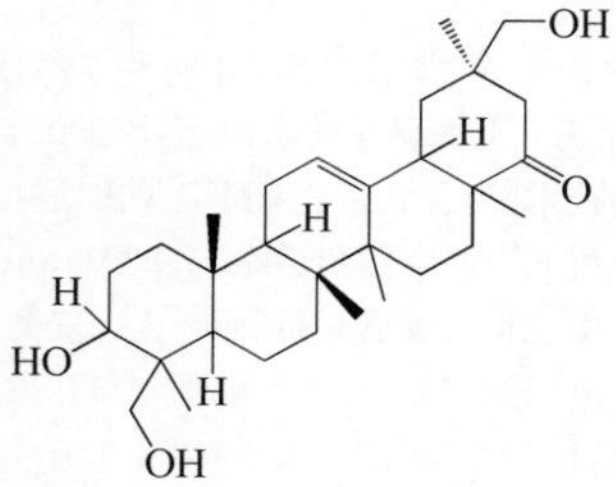

$C_{30}H_{48}O_4(472.7)$
wistariasapogenol A
紫藤皂醇 A

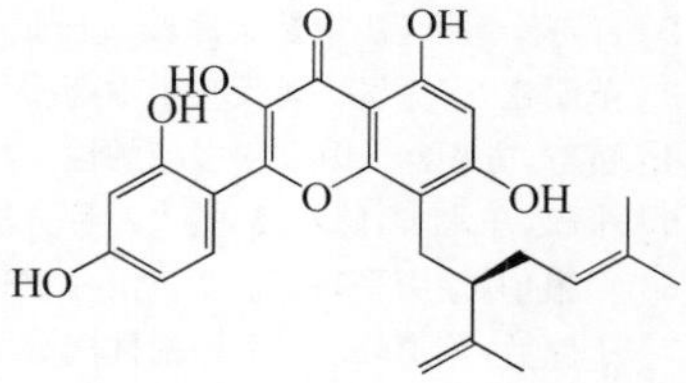

$C_{27}H_{26}O_7(462.5)$
kushenol I
苦参酚

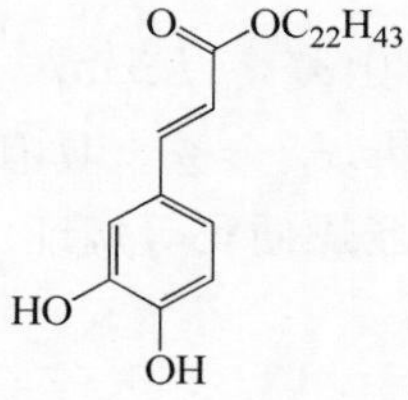

$C_{31}H_{50}O_4(486.7)$
docosyl caffeate
咖啡酸二十二醇酯

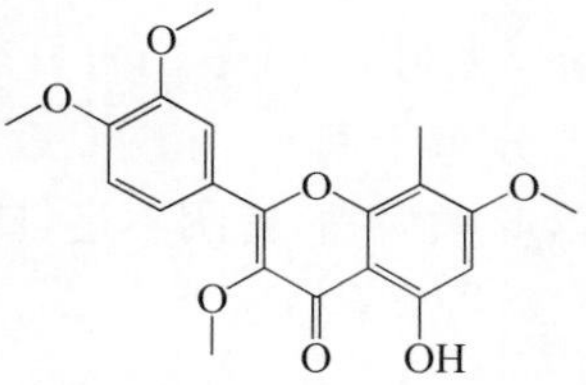

$C_{20}H_{20}O_7(372.4)$
8 – methyl retusin
8 -甲基雷杜辛

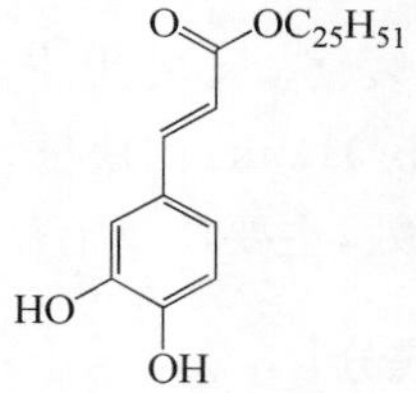

$C_{34}H_{58}O_4(530.8)$
pentacosyl caffeate
咖啡酸二十五醇酯

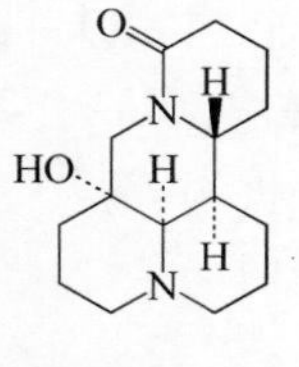

$C_{15}H_{24}O_2N_2(264.4)$
sophoranol　　槐花醇

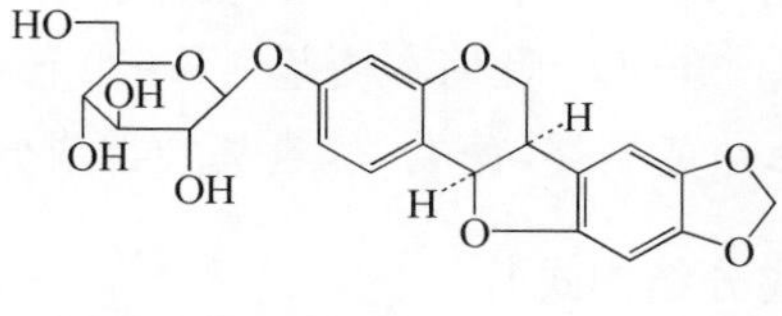

$C_{22}H_{22}O_{10}(446.4)$
trifolirhizin　　左旋三叶豆紫檀苷

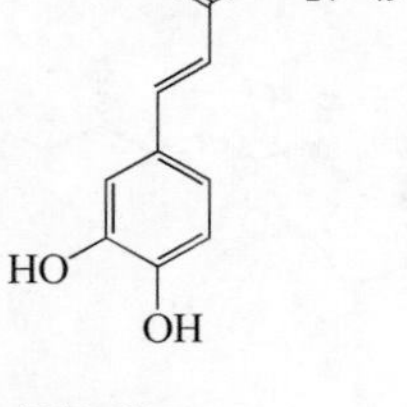

$C_{33}H_{56}O_4(516.8)$
tetracosyl caffeate　　咖啡酸二十四醇酯

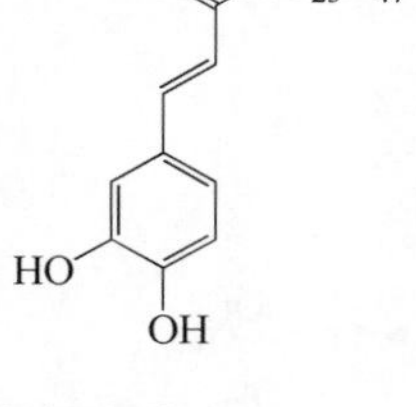

$C_{32}H_{54}O_4(502.8)$
tricosyl caffeate　　咖啡酸二十三醇酯

【参考文献】

[1] 国家中医药管理局《中华本草》编委会. 中华本草[M]. 上海：上海科学技术出版社,1999,第4册：652(总3394).

[2] 江苏新医学院. 中药大辞典. 上册[M],上海：上海科学技术出版社,2006,238.

[3] 苗明三,李振国. 现代实用中药质量控制技术[M],北京：人民卫生出版社,2000,90.

[4] 黄群,方积年. 山豆根多糖的性质和化学组成[J].中国药学杂志,2001,36(2)：85.

[5] 张超,汪水本,陈奉玲,等. 两种方法测定山豆根总碱含量的研究[J]. 安徽中医学院学报,2002,21(3)：51.

[6] 邓银华,徐康平,章为,等. 山豆根化学成分研究[J]. 天然产物研究与开发,2005,17(2)：172.

[7] 丁佩兰,陈道峰. 山豆根酚性成分的研究[J].中草药,2008,39(2)：186.

28. 山麦冬 *shān mài dōng*

[拉] Radix Liriopes Spicatae
[英] Creeping Liriope Root Tuber

山麦冬,又名土麦冬、麦门冬、大叶麦门冬。为百合科植物山麦冬 *Liriope spicata* (Thunb.)Lour. 的块根。广西主要分布于南丹、东兰、三江、融安、忻城、金秀。具有养阴生津等功效,主要用于治疗阴虚肺燥,咳嗽痰黏,胃阴不足,口燥咽干,肠燥便秘等病证。

【化学成分】

1. 甾体皂苷类　土麦冬皂苷(spicatoside)A,B,土麦冬皂苷A的原皂苷元Ⅱ(prosapogeninⅡ of spicatoside A)及原皂苷元Ⅲ(prosapogenin Ⅲ of spicatoside A),麦冬皂苷B(ophiopogonin B),β-谷甾醇葡萄糖苷[1],山麦冬皂苷C(LsS3)[2],25(R)鲁斯可皂苷元-1-O-β-D-吡喃葡萄糖-(1→2)-β-D-吡喃岩藻糖苷,25(R)鲁斯可皂苷元-1-O-β-D-吡喃木糖-(1→3)-β-D-吡喃岩藻糖苷,25(S)鲁斯可皂苷元-1-O-[α-L-吡喃鼠李糖基(1→2)][β-D-吡喃木糖基-(1→3)]-β-D-吡喃夫糖苷等[3]。

2. 其他　黄酮类,糖类[4],氨基酸类成分[5]以及多种微量元素[6]。

【主要化学成分结构式】

$C_{17}H_{26}O_6$(326.4)
spicatoside A　土麦冬皂苷A

$C_{51}H_{84}O_{23}$(1 065.2)
spicatoside B　土麦冬皂苷B

$C_{39}H_{62}O_{12}$ (722.9)
ophiopogonin B   麦冬皂苷 B

【参考文献】

[1] 国家中医药管理局《中华本草》编委会. 中华本草[M]. 上海：上海科学技术出版社,1999,第8册：118(总7190).
[2] 余伯阳,徐国均. 中药麦冬的资源利用研究[J]. 中草药,1995,26(4)：205.
[3] 刘伟,王著禄,梁华清. 湖北山麦冬化学成分的研究[J]. 药学学报. 1989,24(10)：749.
[4] 曾宪武,孙红祥,金亚玲. 麦冬类药材成分的比较分析[J]. 现代应用药学,1992,9(4)：156.
[5] 张敏红,李美琴,曾宪武. 麦冬类药材氨基酸分析. 基层中药杂志,2000,14(2)：7.
[6] 石磊,杨红兵. 不同产地麦冬微量元素分析比较. 实用中医药杂志,2004,20(4)：217.

29. 山奈 shān nài

[拉] Kaempferia galanga L.
[英] Rhizoma Kaempferiae

　　山奈,又名三奈子、三赖、三藾、沙姜、三柰、山辣。为姜科植物山奈 *Kaempferia galanga* L. 的干燥根茎。广西大部分地区有栽培。具有行气温中,消食,止痛等功效,主要用于治疗胸膈胀满,脘腹冷痛,饮食不消等病证。

【化学成分】

　　1. 黄酮类　山奈酚(kaempferol),山奈素(kaempferide),对-聚伞花素(p-cymene)[1,2]。

　　2. 挥发油　茴香醛,对-甲氧基苏合香烯(p-methoxystyrene),香桧烯(sabinene),δ-芹子烯(δ-selinene),β-松油醇,α-松油醇乙酸酯(α-terpinyl acetate),α-侧柏烯,2,4,6-三甲基辛烷(2,4,6-trimethyloctane),2,5,6-三甲基癸烷(2,5,6-trimethyl-decane),枸橼烯,β-榄香烯,9,12-十八碳二烯醛(9,12-octadecadienal),苯甲醛(benzaldehyde)[1],β-甜旗烯(β-calacorene),去氢松香烷(dehydroabietane),二甲基苏合香烯(dimethylstyrene),芳香醇(aromatic alcohol),对聚伞花-9-醇(p-cymen-9-ol),马鞭草烯酮(verbenone),γ-衣兰油烯(γ-muurolene),桃金娘烯醛(myrtenal)[2],樟烯(camphene),十六烷(hexadecane),异龙脑(isoborneol),α-及β-蒎烯(pinene),4-松油醇,α-松油醇,百里香酚(thymol),乙酸龙脑酯(bornyl acetate),1,8-桉叶素,α及β-水芹烯[1,2],莎草烯(cyperene),对聚伞花-8-醇(p-cymen-8-ol)[2,3],顺式及反式桂皮酸乙酯(ethyl cinnamate),对-甲氧

基桂皮酸乙酯（ethyl－p－methoxycinnamate），龙脑，十五烷（pentadecane），十七烷（heptadecane），优葛缕酮（优香芹酮，eucarvone）[1,2,3]，蓝桉醇（globulol），α－古芸烯（α－gurjunene），桉油精（eucalyptol），库贝醇（cubenol），8－十七碳烯（8－heptadecene）[3]，γ－荜澄茄烯，3－蒈烯（Δ^3－carene）[1,3]。

3. 其他　5－苯基噻唑（5－phenylthiazole），曲克芦丁（维生素 P）（Vitmin P），3－亚甲基－6－异丙基环己烯[3－methylene－6－(1－methylethyl)－cyclohexene]，3－(4－甲氧基苯基)－2－甲基－2－丙烯酸[3－(4－methyoxyphenyl)－2－methyl－2－acrylic acid]，1a,2,3,4,4a,5,6,7b－八氢化－1,1,4,7－四甲基－1H 环丙[e]薁[1a,2,3,4,4a,5,6,7b－octahydro－1,1,4,7－tetramethyl－1H－cycloprop[e]azulene][1]。

【主要化学成分结构式】

$C_{15}H_{10}O_6$ (286.2)
kaempferol
山奈酚

$C_{16}H_{12}O_6$ (300.3)
kaempferide
山奈素

C_9H_7NS (161.2)
5－phenylthiazole
5－苯基噻唑

$C_{10}H_{14}$ (134.2)
ρ－cymene
对－聚伞花素

【参考文献】

[1] 国家中医药管理局《中华本草》编委会. 中华本草[M]. 上海：上海科学技术出版社,1999,第 8 册：645(总 7774).
[2] 吴润,吴峻松,方洪钜,等. 山奈和苦山奈精油化学成分的比较研究[J]. 中药材,1994,17(10)：27.
[3] 张桂芝,顾玲燕. 山奈挥发油的红外光谱法与气相色谱质谱分析[J]. 时珍国医国药,2008,19(9)：2252.

30. 山菅兰　shān jiān lán

[拉] Rhizoma Dianellae Ensifoliae
[英] Swordleaf Dianella Rhizome

山菅兰，又名山猫儿、桔梗兰、假射干、蛇王修。为百合科植物山菅兰 *Dianella ensifolia* (L.) DC. 的根茎及根。广西主要分布于南宁、武鸣、邕宁、上思、龙州、宾阳、隆安、靖西、隆林、凌云、乐业、东兰、来宾、平南、博白。具有拔毒消肿，散瘀止痛，杀虫等功效，主要用于治疗跌打损伤，瘰疬，痈疽疮癣等病证。

【化学成分】

1. 黄酮类　根：含 5,7－二羟基－2,6,8－三甲基色酮（5,7－dihydroxy－2,6,8－trimethylchromone），5,7－二羟基－2,8－二甲基色酮（5,7－dihydroxy－2,8－

dimethylchromone)[1]。

2. 苯甲酸酯类 2,4-二羟基-3,5,6-三甲基苯甲酸甲酯(methyl 2,4-dihydroxy-3,5,6-trimethylbenzoate),2,4-二羟基-6-甲基苯甲酸甲酯即苔色酸甲酯(methyl 2,4-dihydroxy-6-methylbenzoate,methylorsellinate),2,4-二羟基-3,6-二甲基苯甲酸甲酯(methyl 2,4-dihydroxy-3,6-dimethylbenzoate)[1]。

3. 苯乙酮类 酸模素(musizin),2,4-二羟基-6-甲氧基-3-甲基苯乙酮(2,4-dihydroxy-6-methoxy-3-methylacetoph enone)[1]。

【主要化学成分结构式】

$C_{11}H_{14}O_4$ (210.2)
methyl 2,4-dihydroxy-3,5,6-trimethylbenzoate
2,4-二羟基-3,5,6-三甲基苯甲酸甲酯

$C_9H_{10}O_4$ (182.2)
methyl 2,4-dihydroxy-6-methylbenzoate,methylorsellinate
2,4-二羟基-6-甲基苯甲酸甲酯即苔色酸甲酯

$C_{11}H_{10}O_4$ (206.2)
5,7-dihydroxy-2,8-dimethylchromone
5,7-二羟基-2,8-二甲基色酮

$C_{12}H_{12}O_4$ (220.2)
5,7-dihydroxy-2,6,8-trimethylchromone
5,7-二羟基-2,6,8-三甲基色酮

【参考文献】

[1] 国家中医药管理局《中华本草》编委会. 中华本草[M]. 上海：上海科学技术出版社,1999,第8册:81(总7158).

31. 山银花 shān yín huā

[拉] Flos Lonicerae Confusae
[英] Wild Honeysuckle Flower

山银花,又名山花、南银花、山金银花、土忍冬、土银花。为忍冬科植物灰毡毛忍冬 *Lonicera macranthoides* Hand. Mazz.,红腺忍冬 *Lonicera hypoglauca* Miq. 或华南忍冬 *Lonicera confusa* DC. 的花蕾或初开的花。广西主要分布于桂林、宜州、梧州、柳州、南宁、百色。具有清热解毒,凉散风热等功效,主要用于治疗痈肿疔疮,喉痹,丹毒,热毒血痢,风热感冒,温病发热等病证。

【化学成分】

1. 黄酮类　木犀草素(luteolin),芦丁(rutin),苜蓿素(tricin),槲皮素(quercetin),金圣草素-7-O-新橙皮糖苷(chrysoeirol-7-O-neohesperidoside),苜蓿素-7-O-β-D-葡萄糖苷(tricin-7-O-β-D-glucoside),苜蓿素-7-O-新橙皮糖苷(tricin-7-O-neohesperidoside)[10],紫堇黄酮(corymbosin),5-羟基-3,3′,4′,-三甲基黄酮(5-hydroxy-3′,4′,7-trimethyl flavone)[6],金丝桃苷,木犀草素-7-O-α-D-葡萄糖苷(luteolin-7-O-α-D-glucoside),槲皮素-3-O-β-D-葡萄糖苷(quercetin-3-O-β-D-glucoside)[5],木犀草素-7-O-β-D-半乳糖苷(luteolin-7-O-β-D-galactoside)[5,10],忍冬苷(lonicerin)[12]。

2. 甾醇类　β-谷甾醇-D-葡萄糖苷,豆甾醇-D-葡萄糖苷[1],β-谷甾醇[1,15],豆甾醇[1,14]。

3. 三萜皂苷类　常春藤皂苷元-3-O-α-L-吡喃阿拉伯糖基(2→1)-O-α-L-吡喃鼠李糖苷[hederagenin-3-O-α-L-arabinopyranosyl(2→1)-O-α-L-rhamnopyranosider],常春藤皂苷元-28-O-β-D-吡喃葡萄糖基(6→1)-O-β-D-吡喃葡萄糖基酯[hederagenin-28-O-β-D-glucopyranosyl(6→1)-O-β-D-glucopyranosyl easter],川续断皂苷乙(dipsacoside B),灰毡毛忍冬皂苷甲(macranthoidin A),灰毡毛忍冬皂苷乙(macranthoidin B),灰毡毛忍冬次皂苷甲(macranthoside A),灰毡毛忍冬次皂苷乙(macranthoside B)[11]。

4. 苯丙素类　绿原酸(chlorogenic acid)[1,9],绿原酸甲酯(methyl chlorogenate)[9],异绿原酸(isochlorogenic acid)[1],咖啡酸(caffeic acid)[9],1-O-咖啡酰基奎宁酸(1-O-caffeoyl quinic acid),4-O-咖啡酰基奎宁酸(4-O-caffeoyl quinic acid)[15],5-O-咖啡酰基-奎宁酸丁酯(5-O-caffeoyl quinic acid butyl ester)[9,15],灰毡毛忍冬素F(macranthoin F),灰毡毛忍冬素G(macranthoin G)[3]。

5. 糖类　葡萄糖[12]。

6. 维生素类　肌醇(inositol)[15]。

7. 挥发油　苯甲醇(benzylalcohol),苯甲酸苄酯(benzylbenzoate),香荆芥酚(carvacrol),2-甲基-丁醇(2-methyl-1-butanol),顺-3-己烯-1-醇(cis-3-hexen-1-ol),顺-芳樟醇氧化物(cis-linalool oxide),β-荜澄茄油烯(β-cubebene),白果醇(ginnol),丁香油酚,亚油酸甲酯(methyl linoleate),亚麻酸乙酯(ethyl linolenate),3-甲基-2-(2-戊烯基)-2-环戊烯-1-酮[3-methyl-2-(2-pentenyl)-2-cyclopentene-1-one],左旋-顺-2,6,6-三甲基-2-乙烯基-5-羟基-四氢吡喃(L-cis-2,6,6-trimethyl-2-vinyl-5-hydroxy-tetrahydropyrane),苯乙醇(phenethylalcohol)[1],反-反金合欢醇(trans-trans-farnesol)[1],棕榈酸,二氢香苇醇(dihydrocarveol),二十四碳酸甲酯(methyl tetracosanoate),双花醇(shuanghuaol)[4],棕榈酸乙酯(ethyl palmitate),1,1′-联二环己烷(1,1′-bicyclohexyl)[1,2],牦牛儿醇(geraniol),芳樟醇(linalool)[1,4,14],正十九烷醇(n-nonadecyl alcohol)[15],三十四烷

（tetratriacontane）[12]，二十一烷醇（3 - Henen - 1 - ol），辛烯醇（1 - octen - 3 - ol）[14]，十八碳二烯酸乙酯（octadecadienoic acid ethyl ester）[7]，α－松油醇[1,14]，6，10，14－三甲基－2－十五烷酮（6，10，14 - trimethyl - 2 - pentadecanone）[8]，亚油酸，（Z，Z，Z）- 9，12，15 -十八碳三烯酸甲酯［（Z，Z，Z）- 9，12，15 - octadecatrienoic acid methyl ester］[13]。

【主要化学成分结构式】

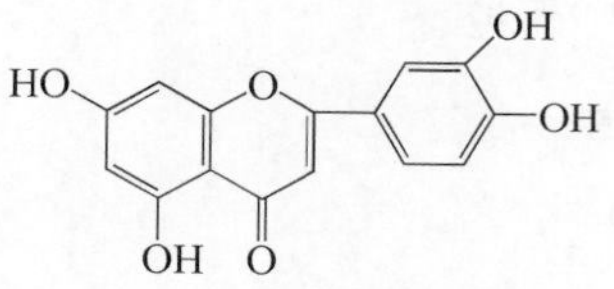

$C_{15}H_{10}O_6$（286.2）
luteolin，cyanidenon
木犀草素

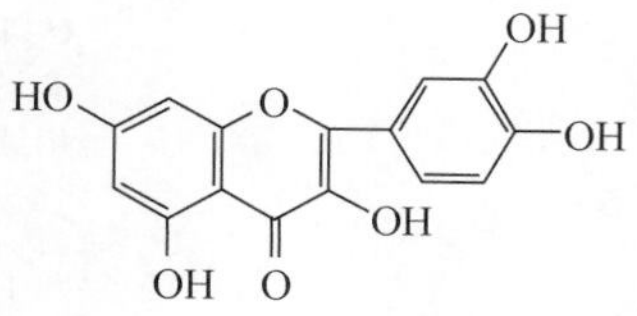

$C_{15}H_{10}O_7$（302.2）
quercetin
槲皮素

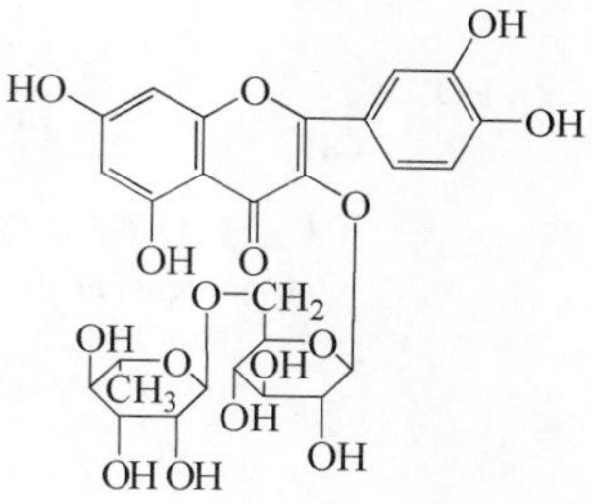

$C_{27}H_{30}O_{16}$（610.5）
rutin
芦丁

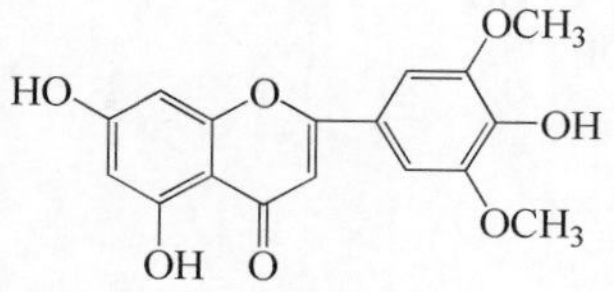

$C_{17}H_{14}O_7$（330.3）
tricin
苢蓿素

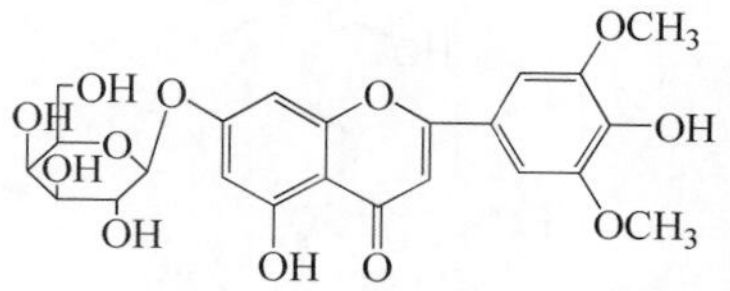

$C_{23}H_{24}O_{12}$（492.4）
tricin - 7 - O - β - D - glucoside
苢蓿素- 7 - O - β - D -葡萄糖苷（苢蓿苷）

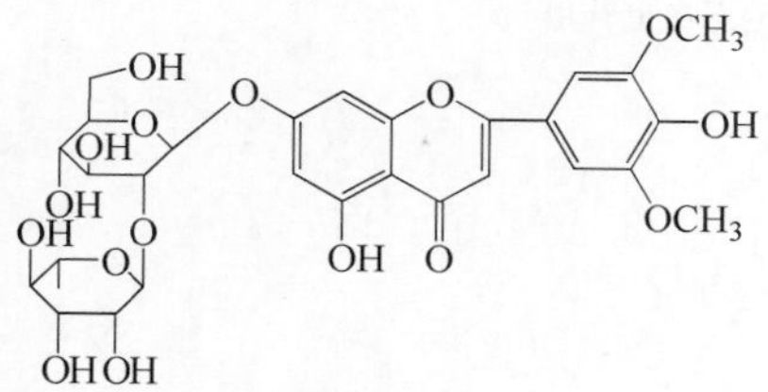

$C_{29}H_{34}O_{16}$（638.6）
tricin - 7 - O - neohesperidoside
苢蓿素- 7 - O -新橙皮糖苷

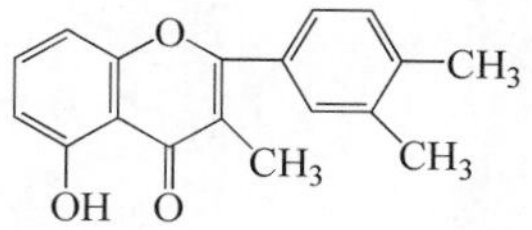

$C_{18}H_{16}O_3$（280.3）
5 - hydroxy - 3，3′，4′- trimethyl flavone
5 -羟基- 3，3′，4′-三甲基黄酮

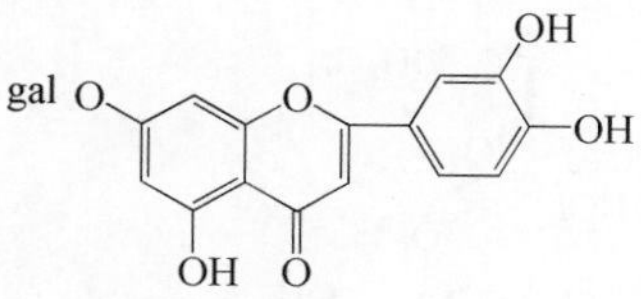

$C_{21}H_{20}O_{11}$（448.4）
luteolin - 7 - O - β - D - galactoside
木犀草素- 7 - O - β - D -半乳糖苷

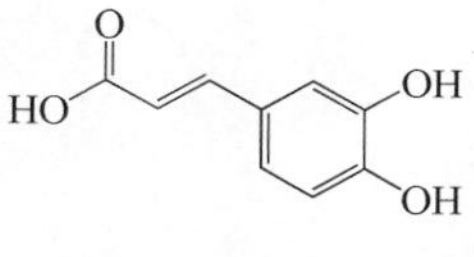

$C_9H_8O_4$（180.2）
caffeic acid（monocaffeoyltartaric acid）
咖啡酸（单咖啡酰酒石酸）

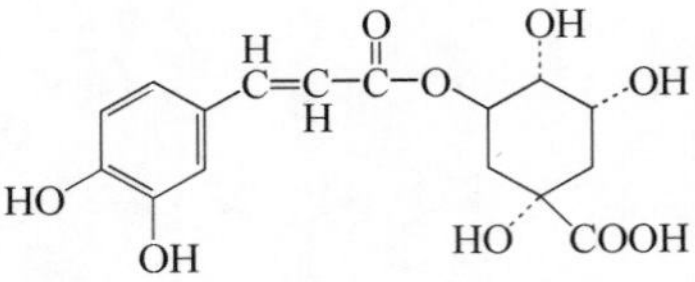

$C_{16}H_{18}O_9(354.3)$
chlorogenic acid
绿原酸

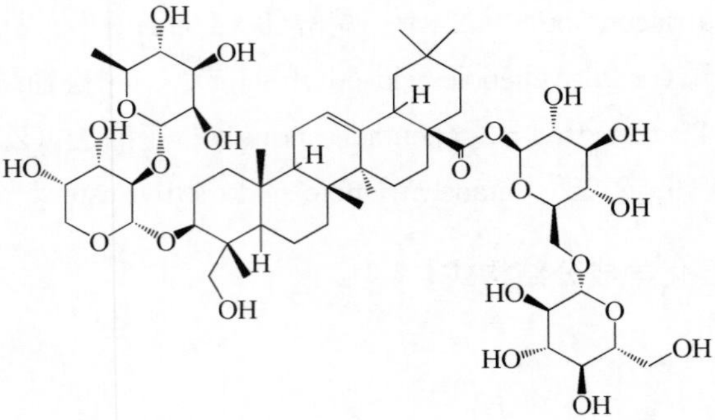

$C_{53}H_{86}O_{22}(1\ 075.2)$
dipsacoside B
川续断皂苷乙

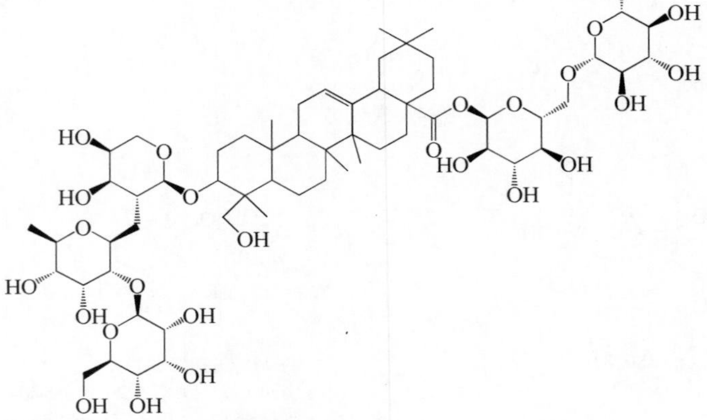

$C_{59}H_{96}O_{27}(1\ 237.4)$
macranthoidin A   灰毡毛忍冬皂苷甲

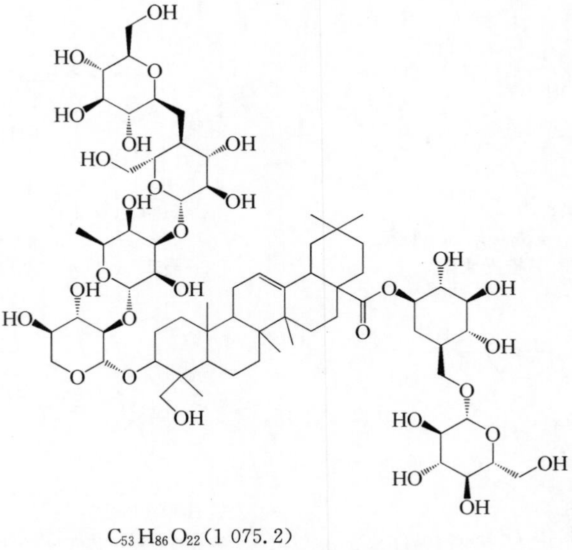

$C_{53}H_{86}O_{22}(1\ 075.2)$
macranthoidin B   灰毡毛忍冬皂苷乙

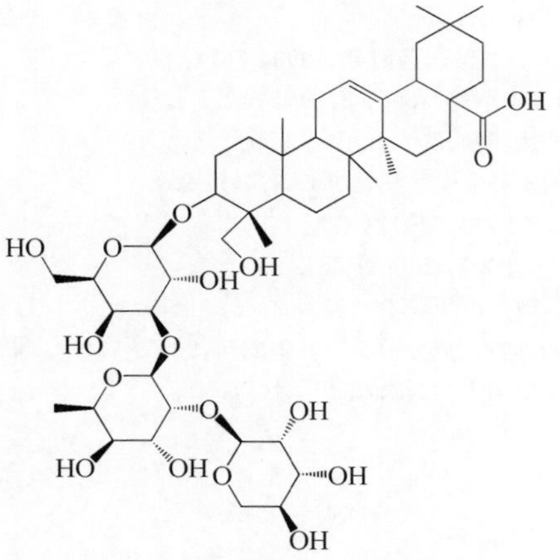

C_{47}H_{76}O_{17}(913.1)
macranthoside A
灰毡毛忍冬次皂苷甲

C_{53}H_{86}O_{22}(1 075.2)
macranthoside B
灰毡毛忍冬次皂苷乙

$C_{47}H_{76}O_{17}(913.1)$
macranthoside A
灰毡毛忍冬次皂苷甲

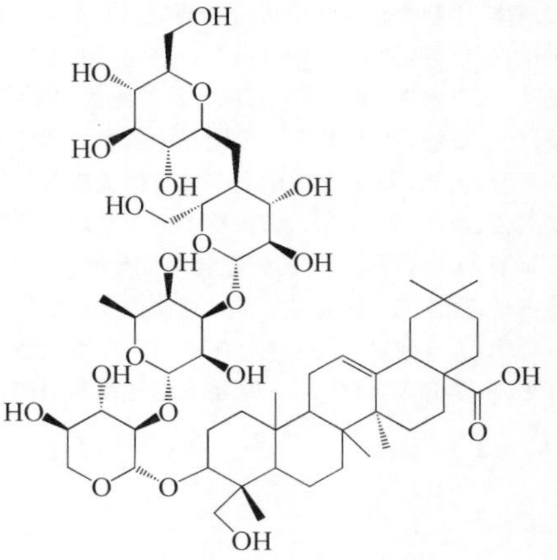

$C_{53}H_{86}O_{22}(1\ 075.2)$
macranthoside B
灰毡毛忍冬次皂苷乙

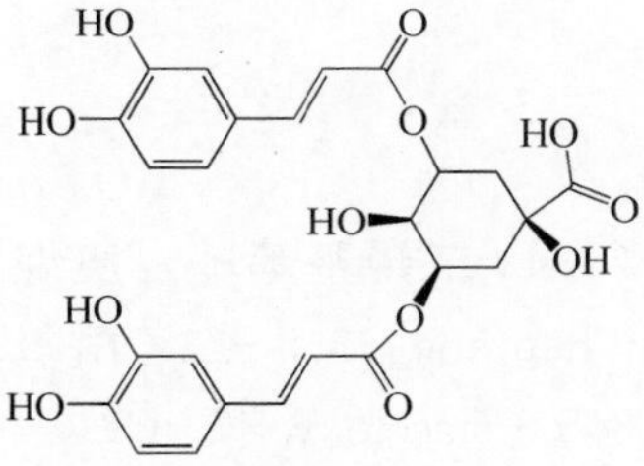

$C_{25}H_{24}O_{12}(516.4)$
isochlorogenic acid
异绿原酸

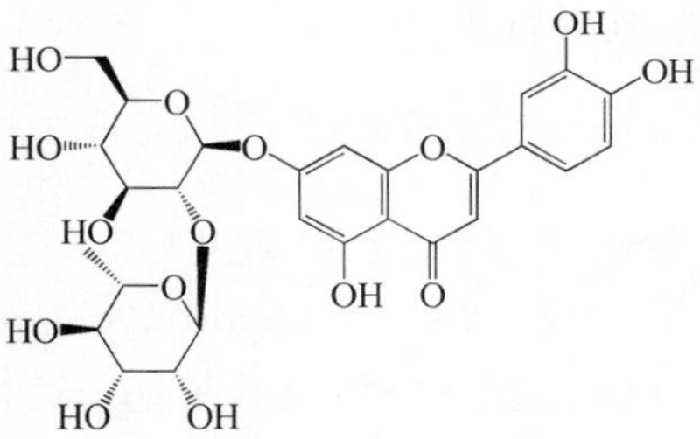

$C_{27}H_{30}O_{15}(594.5)$
lonicerin
忍冬苷

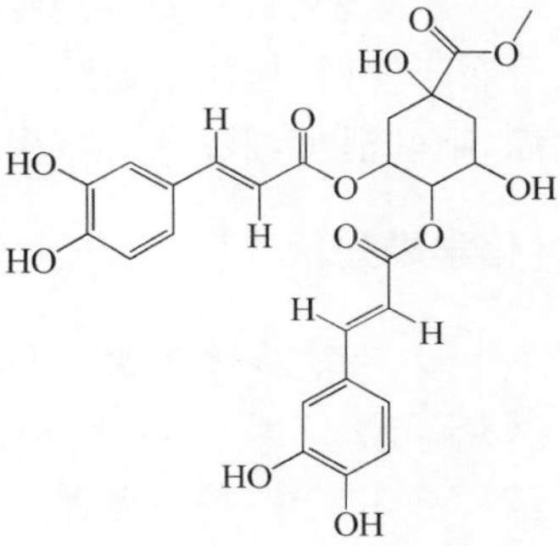

$C_{26}H_{26}O_{12}(530.5)$
macranthoin F
灰毡毛忍冬素 F

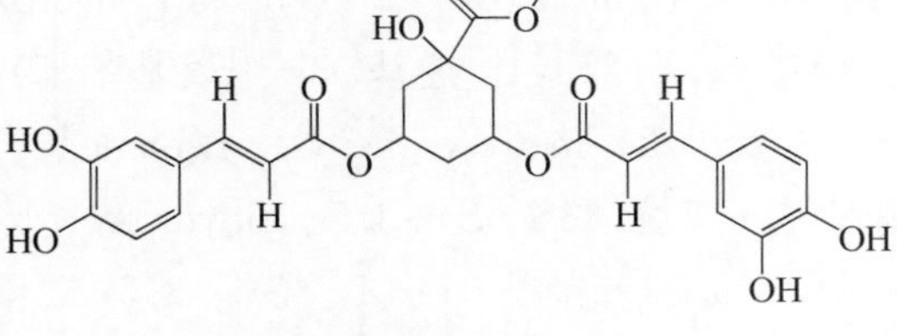

$C_{26}H_{26}O_{11}(514.5)$
macranthoin G   灰毡毛忍冬素 G

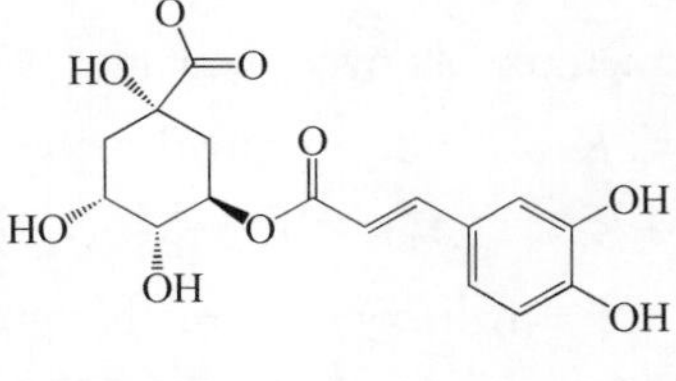

$C_{17}H_{20}O_9(368.3)$
methyl chlorogenate   绿原酸甲酯

【参考文献】

［1］国家中医药管理局《中华本草》编委会. 中华本草[M]. 上海：上海科学技术出版社,1999,第 7 册：529(总 6568).
［2］吉力,潘炯光. 忍冬挥发油的 GC/MS 分析[J]. 中国药学杂志,1990,15(11)：680.
［3］陈敏,吴威巍,沈国强,等. 灰毡毛忍冬化学成分研究 V 灰毡毛忍冬素 F 和 G 的结构测定[J]. 药学学报,1994,29(8)：617.
［4］张玲,彭广芳,林慧彬,等. 山东金银花挥发油化学成分研究[J]. 中国药学杂志,1995,30(11)：651.
［5］高玉敏. 金银花化学成分的研究[J]. 中草药,1995,26(11)：568.

［6］黄丽瑛. 中药金银花化学成分的研究［J］. 中草药,1996,27(11)：645.

［7］张玲,彭广芳,钟芳晓,等. 山东金银花挥发油化学成分分析［J］. 时珍国药研究,1996,7(2)：89.

［8］王天志,李永梅,王志霄. 灰毡毛忍冬花蕾挥发油成分研究［J］. 中草药,2000,31(9)：657.

［9］柴兴云,窦静,贺清辉,等. 山银花中酚酸类成分研［J］. 中国天然药物,2004,2(6)：559.

［10］柴兴云,王林,宋越,等. 山银花中黄酮类成分的研究［J］. 中国药科大学学报,2004,35(4)：299.

［11］柴兴云,李萍,窦静,等. 山银花中皂苷类成分研究［J］. 中国天然药物,2004,2(2)：85.

［12］柴兴云,李萍,唐力英. 山银花化学成分研究［J］. 中国中药杂志,2004,29(9)：865.

［13］苟占平,万德光. 红腺忍冬干燥花蕾挥发油成分研究［J］. 中国现代应用药学,2005,22(6)：475.

［14］童巧珍,周日宝,罗跃龙,等. 湖南3个产地灰毡毛忍冬花蕾的挥发油成分分析［J］. 中成药,2005,27(1)：52.

［15］许小方,李会军,李萍,等. 灰毡毛忍冬花蕾中的化学成分［J］. 中国天然药物,2006,4(1)：45.

32. 干姜 *gān jiāng*

［拉］Rhizoma Zingiberis Offixinale
［英］Dried Ginger

干姜,又名白姜、均姜,为姜科植物姜 *Zingiber offixinale* Rosc. 的干燥根茎。广西主要分布于桂西、桂西南地区。具有温中散寒,回阳通脉,燥湿消痰等功效,主要用于治疗脘腹冷痛,呕吐泄泻,肢冷脉微,痰饮喘咳等病证。

【化学成分】

1. 二芳基庚烷类   (3*S*, 5*S*)- 3,5 -二乙酰氧基- 1,7 -双-(3,4 -二羟基苯基)-庚烷［(3*S*, 5*S*)- 3,5 - diacetoxy - 1,7 - bis -(3,4 - dihydroxyphenyl)- heptane］,3,5 -二乙酰氧基- 7 -(3,4 -二羟基苯基)- 1 -(4 -羟基- 3 -甲氧基苯基)-庚烷［3,5 - diacetoxy - 7 -(3,4 - dihydroxyphenyl)- 1 -(4 - hydroxy - 3 - methoxyphenyl)- heptane］,3,5 -二乙酰氧基- 1 -(4 -羟基- 3,5 -二甲氧基苯基)- 7 -(4 -羟基- 3 -甲氧基苯基)-庚烷［3,5 - diacetoxy - 1 -(4 - hydroxy - 3,5 - dimethoxyphenyl)- 7 -(4 - hydroxy - 3 - methoxyphenyl)- heptane］,内消旋- 3,5 -二乙酰氧基- 1,7 -双-(4 -羟基- 3 -甲氧基苯基)-庚烷［meso - 3,5 - diacetoxy - 1,7 - bis -(4 - hydroxy - 3 - methoxyphenyl)- heptane］,(3*R*, 5*S*)- 3,5 -二羟基- 1,7 -双-(4 -羟基- 3 -甲氧基苯基)-庚烷［(3*R*, 5*S*)- 3,5 - dihydroxy - 1,7 - bis -(4 - hydroxy - 3 - methoxyphenyl)- heptane］,(3*S*, 5*S*)- 3,5 -二羟基- 1,7 -双-(4 -羟基- 3 -甲氧基苯基)-庚烷［(3*S*, 5*S*)- 3,5 - dihydroxy - 1,7 - bis -(4 - hydroxy - 3 - methoxyphenyl)- heptane］,(3*S*, 5*S*)-二羟基- 1 -(4 -羟基- 3,5 -二甲氧基苯基)- 7 -(4 -羟基- 3 -甲氧基苯基)-庚烷［(3*S*, 5*S*)- dihydroxy - 1 -(4 - hydroxy - 3,5 - dimethoxyphenyl)- 7 -(4 - hydroxy - 3 - methoxyphenyl)- heptane］,7 -(3,4 -二羟基苯基)- 1 -(4 -羟基- 3 -甲氧基苯基)- 4 -庚烯- 3 -酮［7 -(3,4 - dihydroxyphenyl)- 1 -(4 - hydroxy - 3 - methoxyphenyl)- hept - 4 - en - 3 - one］[1],2 -庚酮(2 - heptanone)[5],2 -庚醇(2 - heptanol)[4,5],乙酸- 2 -庚脂(2 - heptyl acetate)[4],5 -羟基- 7 -(4 -羟基- 3,5 -二甲氧基苯基)- 1 -(4 -羟基- 3 -甲氧基苯基)- 3 -庚酮［5 - hydroxy - 7 -(4 - hydroxy - 3,5 - dimethoxyphenyl)- 1 -(4 - hydroxy - 3 - methoxyphenyl)- 3 - heptanone］,5 -羟基- 1 -(4 -羟基- 3,5 -二甲氧基苯基)- 7 -(4 -羟基- 3 -甲氧基苯基)- 3 -庚酮［5 - hydroxy - 1 -(4 - hydroxy 3,5 -

dimethoxyphenyl)- 7 -(4 - hydroxy - 3 - methoxyphenyl)- 3 - heptanone],2,6-二甲基-5-庚烯醛(2,6 - dimethyl- 5 -heptenal),5-羟基- 7 -(4-羟基苯基)-1-(4 -羟基- 3 -甲氧基苯基)- 3 -庚酮[5 - hydroxy - 7 - (4 - hydroxyphenyl)- 1 - (4 - hydroxy - 3 - methoxyphenyl)- 3 - heptanone][1,4],4-甲基-5-庚烯- 2 -酮(4 - methyl - 5 - hepten - 2 - one)[4,8],6 -甲基-5-庚烯- 2 -酮(6 - methyl - 5 - hepten - 2 - one)[8]。

2. **甾醇类**　胡萝卜苷,β-谷甾醇(β- sitosterol)[6]。

3. **挥发油**　十六烷酸(hexadecanoic acid),甲基壬基酮(methylnonyl ketone),6 -姜辣二醇双乙酸酯(6 - gingediacetate),6 -姜辣二醇(6 - gingediol),6 -姜辣二醇- 3 -乙酸酯(6 - gingediol - 3 - acetate),6 -姜辣二醇-5-乙酸酯(6 - gingediol - 5 - acetate),6 -姜辣二酮(6 - gingerdione),姜烯酮(gingerenone)A、B、C,姜糖脂(gingerglycolipid)A、B、C,异姜烯酮 B(isogingerenone B),4 -姜辣醇(4 - gingerol),6 -姜辣醇(6 - gingerol),8 -姜辣醇(8 - gingerol),10 -姜辣醇(10 - gingerol),12 -姜辣醇(12 - gingerol),6 -姜辣磺酸(6 - gingesulfonic acid),5 -去氧- 6 -姜辣醇(6 - paradol)[1],黄树醇(xanthorrihizol),二十烷(eicosane),6,10,14 -三甲基- 2 -十五烷酮(6,10,14 - trimethyl - 2 - pentadecanone),邻苯二甲酸丁酯辛酯(1,2 - benzene-dicarboxylic acid butyl octyl ester),(Z)-瓜菊酮(Z)[(Z)- cinerone],β -石竹烯(β - caryophyllene),桉树脑(cineole),α -榄香烯,环丙基甲酮(cyclopropyl ketone),丁酸香茅酯(citronellol butanoate),榄香醇,δ -荜澄茄烯,柠檬醇(citrol),α -荜澄茄油烯(α - cubebene),α -绿叶烯(α - patchoulene),十五烷酸,β -侧柏烯[3],α -侧柏烯,顺-芳樟醇氧化物(cis - linalool oxide),对-丙烯基茴香醚(anethole),桃金娘醇,对聚伞花素-α -醇(p - cymen -α - ol),二甲基苏合香烯(dimethyl styrene),γ -松油烯,3 -甲基-丁醛(3 - methyl-butanal),2 -甲基- 3 -丁烯- 2 -醇(2 - methyl - 3 - buten - 2 - ol),2 -甲基-戊醛(2 - methyl-pentanal),反-胡椒醇($trans$ - piperitol)[4],邻苯二甲酸二丁酯(dibutylphthalate),二十一烷(heneicosane),正十七烷(n - heptadecane),姜酮(zingiberone),姜酚(zingerol),别香橙烯(alloaromadendrene),τ -荜澄茄醇(τ - cadinol)[5],棕榈酸,8 -姜辣烯酮(8 - shogaol),乙酸薄荷酯(menthylacetate),六氢姜黄素(hexahydrocurcumin),5 -外-羟基龙脑-2 -O-β-D -吡喃葡萄糖苷(angelicoidenol - 2 -O- β-D - glucopyranoside)[1],环丁二酸酐(butanedioic andydride)[6],α -佛手甘油烯(α - bergamotene),β -没药烯(β- bisabolene)[1,2,3,4,5,7,8],反-γ -没药烯($trans$ -γ - bisabolene),γ -异松油烯(γ - terpinolene),乙酸香茅酯(citronellol acetate),7 -表-α -芹子烯(7 -epi -α - selinene)[8],龙脑,芳樟醇[1,3,4,5,7,8],乙酸龙脑酯(bornyl acetate)[3,4,5],γ -荜澄茄烯(γ - cadinene),α -愈创木烯,6 -甲基姜辣二醇双乙酸酯(6 - methylgingediacetate),1 -甲基- 2 -异丙基苯[1 - methyl - 2(1 - methylethyl) - benzene],水芹醛(phellandral),氧化芳樟醇(linalool oxide),1-甲基- 2 -丙烯基苯[1 - methyl - 2 - propenyl - benzene],ε -衣兰油烯(ε - muurolene),正十八烷(n - octadecane),辛醛(octanal),癸醛(decanal),癸二醇(1,10 - decanediol)[7],莰烯(camphene)[1,4,5,7,8],樟脑(camphor)[4,5,7],δ - 3 -蒈烯[3,4],1,8 -桉叶素[1,2,4,5],香茅醇(citronellol)[3,4,5,7],香茅醛(citronellal)[3,8],香茅醇醋酸酯(citronellyl

acetate)[5,7]，α-柠檬醛（α-citral），胡椒烯（copaene）[3,7,8]，α-姜黄烯（α-curcumene）[1,3,5]，对-聚伞花素（p-cymene）[4,6]，β-榄香烯[5,8]，δ-榄香烯[3,5]，β-桉叶醇[3,5,7]，反-β-金合欢烯（$trans$-β-farnesene）[3,4,5,7,8]，α-小茴香醋酸酯（α-fenchyl acetate），茴香醇（fenchyl alcohol），α-异松油烯，α-松油烯，橙花基丙酯（neryl propionate），紫苏烯（perillene），正十九烷（n-nonadecane），壬酮（2-nonanone）[4,7]，牻牛儿醛（geranial）[1,2,4,5,8]，牻牛儿醇（geraniol）[1,2,3,4,7]，姜烯（zingiberene）[1,2,3,5,7,8]，姜醇（zingiberol），乙酸牻牛儿酯（geranyl acetate）[7,8]，己醛（hexanal）[4,5,8]，异龙脑（isoborneol）[1,4]，枸橼烯[1,8]，橙花醛（neral）[3,4]，橙花醇（nerol）[1,2]，橙花叔醇（nerolidol），2-十一酮（2-undecanone）[3,5,7,8]，γ-衣兰油烯（γ-muurolene），橙花醇乙酸酯（neryl acetate），姜烯酮A（shogaol A），6-姜辣烯酮（6-shogaol）[5]，月桂烯，α-水芹烯（α-phellandrene）[4,5,7,8]，β-水芹烯（β-phellandrene）[1,4,5]，α-蒎烯（α-pinene）[4,5,7]，β-蒎烯（β-pinene）[3,4,5,8]，香桧烯（sabinene）[3,4,5,7,8]，β-芹子烯（β-selinene），δ-芹子烯（δ-selinene）[7,8]，倍半水芹烯（sesquiphellandrene）[1,2,5,7]，松油烯-4-醇（terpinene-4-ol）[4,5]，α-松油醇[1,3,5,8]，异松油烯（α-terpinolene）[5,8]，反-芳樟醇氧化物（$trans$-linalool oxide），反-胡椒醇（$trans$-piperitol），三环烯（tricyclene）[4,5,8]，姜辣素（gingerol）[5,6]。

　　4. 其他　多种氨基酸[5]。

【主要化学成分结构式】

$C_{17}H_{28}O_4$（296.4）
6-gingediol　　　6-姜辣二醇

【参考文献】

［1］国家中医药管理局《中华本草》编委会. 中华本草［M］. 上海：上海科学技术出版社，1999，第8册：658（总7783）.

［2］Miyazawa M，et al. Agric Biol Chem，1988，52（11）：2961.

［3］王雪峰，陈青云，郑俊华. 干姜精油化学成分的研究［J］. 中药材，1995，18（2）：86.

［4］周宏雷，魏璐雪，雷海民. 干姜挥发油的GC-MS分析［J］. 中国中药杂志，1998，23（4）：234.

［5］李计萍，王跃生，马华，等. 干姜与生姜主要化学成分的比较研究［J］. 中国中药杂志，2001，26（11）：748.

［6］周洪雷，张义虎，魏璐雪. 干姜化学成分的研究［J］. 中医药学报，2001，29（4）：33.

［7］陈耕夫，郭晓玲，孟青. 干姜化学成分分析［J］. 氨基酸和生物资源，2002，24（2）：5.

［8］汪晓辉，卫莹芳，李隆云，等. 干姜与生姜挥发油成分的比较研究［J］. 成都中医药大学学报，2006，29（3）：541.

33. 广山药　guǎng shān yào

［拉］Rhezoma
［英］Dioscorea Opposita

　　广山药，又名山芋、薯蓣、修脆、玉延、署豫、署预、诸苧、诸署，为薯蓣科植物褐苞薯蓣

Dioscarea persimilis Prain et Burkill. 的干燥根茎。广西主要分布于陆川、玉林、桂平、平南、灵山。具有补脾养胃,生津益肺,补肾涩精等功效,主要用于治疗脾虚食少,久泻,肺虚喘咳,肾虚遗精,带下,尿频,虚热消渴,小儿痘发不起,神经衰弱,乳腺炎等病证。

【化学成分】

甾醇,脂肪酸,氨基酸等[1,2]。

【主要化学成分结构式】

见第二部分挥发油化学成分结构图库。

【参考文献】

[1] 黄桂东,钟先锋,易军鹏. 山药的研究概况[J]. 农产品加工学刊,2006,7:55.
[2] 袁书林. 山药的化学成分和生物活性作用研究进展[J]. 食品研究与开发,2008,29(3):176.

34. 广山楂　guǎng shān zhā

[拉] Fructus Mali Doumeri
[英] Chinese Pearleaf Crabapple Fruit

广山楂,又名山楂果、台湾林檎、台湾苹果、山仙查,为蔷薇科植物台湾林檎 *Malus doumeri* (Bois) Chev. [*Pirus doumeri* Bois. Malus *formosana* (Kaw. et Koidz) Kaw. et Koidz]的果实。广西主要分布于靖西、玉林等地。具有消食导滞,理气健脾等功效,主要用于治疗食积停滞,脘腹胀痛,泄泻等病证。

【化学成分】

1. 三萜酸类　熊果酸(ursolic acid),齐墩果酸(oleanolic acid)[1]。
2. 其他　黄酮类,有机酸类,鞣质,维生素类等成分[1]。

【主要化学成分结构式】

$C_{30}H_{48}O_3$(456.7)
oleanolic acid　齐墩果酸

$C_{30}H_{48}O_3$(456.7)
ursolic acid　熊果酸(乌索酸)

【参考文献】

[1] 陈勇,甄汉深,陆雪梅. 广山楂主要化学成分的定量研究[J]. 中药研究与信息,2000,2(11):18.

35. 广西血竭 guǎng xī xuè jié

[拉] Dracaena cochinchinensis
[英] Dragon's Blood

广西血竭,又名龙血竭、山竹蔗,为百合科龙血树属植物 *Dracaena cochinchinensis* (Lour) S. C. Chen 含脂木材的乙醇提取物。广西主要分布于靖西、龙州、凭祥、大新、宁明。具有散瘀定痛,止血生肌等功效,主要用于治疗跌打折损,内伤瘀痛;外伤出血不止,瘰疬,臁疮溃久不合等病证。

【化学成分】

1. 吡喃类　血竭红素(dracorubin),血竭素(dracorhodin),去甲血竭红素(nordracorubin),去甲血竭素(nordracorhodin)[1]。

2. 有机酸类　松脂酸,异松脂酸,松香酸,苯甲酸[1]。

3. 萜类及甾体类　紫檀醇,三萜类化合物[1],胆甾-4α-甲基-7-烯-3β-醇(cholest-4α-methyl-7-en-3β-ol),胆甾-4α-甲基-7-烯-3-酮(cholest-4α-methyl-7-en-3-one),胆甾-7-烯-3β-醇(cholest-7-en-3β-ol),胆甾-7-烯-3-酮(cholest-7-en-3-one)[4]。

4. 氯苯类　1,2,4,5-四氯-3,6-二甲氧基苯(1,2,4,5-tetrachloro-3,6-dimethoxybenzene)[4]。

5. 长链烃类　正二十六烷[4]。

6. 苯乙烯类　3,4′-二羟基-5-甲氧基对苯乙烯,4′-羟基-3,5-二甲氧基对苯乙烯,3,5,4′-三羟基对苯乙烯[5]。

7. 黄烷类　7-羟基-4′-甲氧基黄烷,7,4′-二羟基-8-甲基黄烷[5]。

8. 挥发油　2,2,3,3-四甲基丁烷,乙基环戊烷,1,2,4-三甲基-反,顺环戊烷,顺-1,2-二甲基环戊烷,1-乙烯基-1-甲基-2,4-二(1-甲基乙烯基)环戊烷,甲基环己烷,正庚烷,正十二烷,2,6,10-三甲基十四烷,正二十二烷,正二十七烷,八甲基-环四硅氧烷,β-甲代烯丙基醋酸乙酯,1,2,4,5-四氯-3,6-二甲氧基苯,2,3-二甲基-5-三氟甲基 1,4-苯二酚,二苯并噻吩,1,3,5-三乙基苯,联苯,3-甲基环戊烷苯,苯并环庚三烯,2-丙二烯基环丁烯,(Z)-2-己烯-1-醇,1,3,3-三甲基-2-(1-甲基丁基-1-烯-3-酮)环己烯,4-甲基-1-庚烯,3-甲基-1-庚烯,2,7-二甲基萘,α-甲基萘,1,2,4α,5,8,8α-六氢-4,7-二甲基-1-(1-甲基乙基)-[1S-(1α,4αβ,8αα)萘,1,2,3,4-四氢-1,6-二甲基-4-(1-甲基乙基)-(1S)-萘,1,2-二氢-1,4,6-三甲基萘,4-异丙基-1,6-二甲基萘,4-羟基-4-甲基-2-戊酮,6-甲基-5-庚烯-2-酮,法呢基丙酮,1-亚甲基-1H-茚,2-乙基-2,3-二氢-1H-茚,3-(2-甲基丙基)-1H-茚,蒽,荧蒽,9H-芴,2′,3,3,4′,5′-五甲基-3-[2-醌基]-戊醛,1a,9b-二氢-1H-

环丙烷菲，(+，−)-E-日榧醇，4,5,9,10-四氢异长叶烯，α-石竹烯，τ-衣兰油烯，佛波醇，角鲨烯，胆甾-4,6-二烯-3β-醇，胆甾-4-烯-3-酮[2]，金合欢酮，苯二羧酸二丁酯，四甲基十七烷乙基油酸酯，二十三烷，二十五烷，二十七烷，3,4-二甲基肉桂酸，十六烷酸，十七烷酸，11,14-十八二烯酸，2-环戊烯-1-十三烷酸[3]。

【主要化学成分结构式】

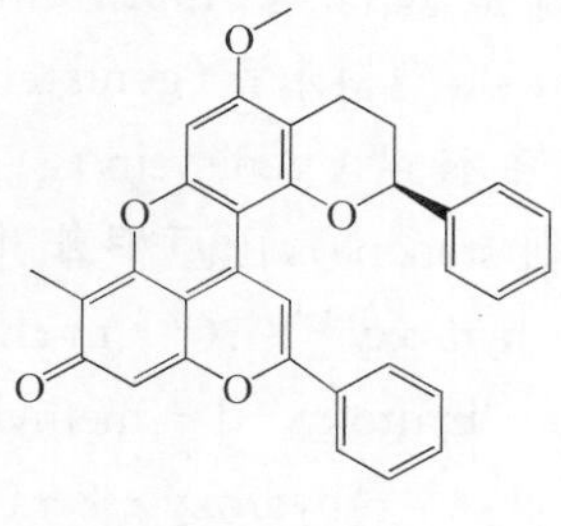

$C_{32}H_{24}O_5$(488.5)
dracorubin　血竭红素

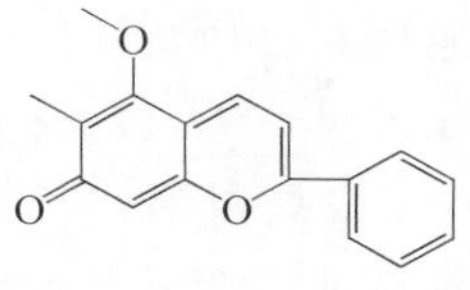

$C_{17}H_{14}O_3$(266.3)
dracorhodin　血竭素

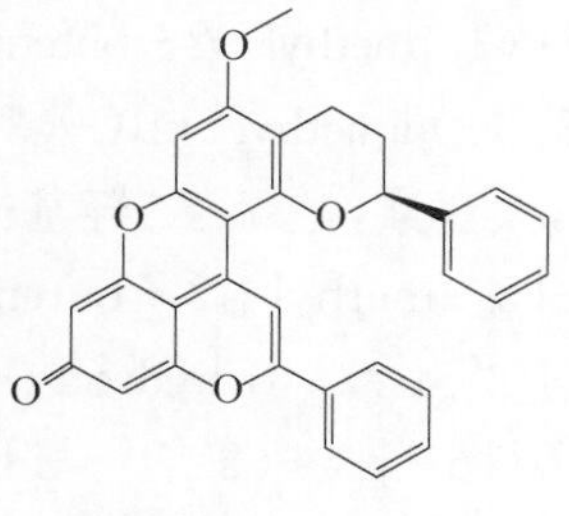

$C_{31}H_{22}O_5$(474.5)
nordracorubin　去甲血竭红素

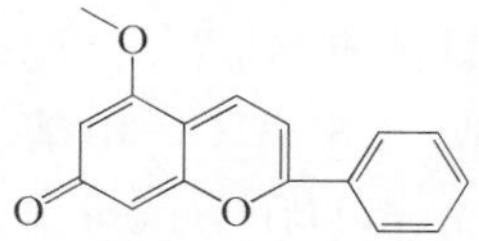

$C_{16}H_{12}O_3$(252.3)
nordracorhodin　去甲血竭素

【参考文献】

[1] 朱春，郭仲平. 血竭临床应用概述[J]. 山东中医杂志，2006，25(6)，429.
[2] 王竹红，王玉英，屠鹏飞，等. 广西血竭挥发油化学成分的 GC-MS 分析[J]. 中草药，2007，38(7)：997.
[3] Chen Y D, Li X L. Research of dragon's blood [J]. Chin Tradit Herb Drugs(中草药)，1987，18(4)：187.
[4] 申秀民，王竹红，陈程，何兰，屠鹏飞. 广西血竭化学成分的研究[J]. 中草药，2004，35(7)：728.
[5] 何兰，王竹红，李华民，何立新. 广西血竭化学成分的研究(Ⅱ)[J]. 中国中药杂志，2003，28(12)：1195.

36. 广豆根 guǎng dòu gēn

［拉］Radix Sophorae Tonkinensis
［英］Tonkin Sophora Root

广豆根，又名柔枝槐、山豆根、苦豆根，为豆科植物越南槐 *Sophora tonkinensis* Gagnep.（*S. subprostrata* Chun et T. Chen）的根。广西主要分布于武鸣、龙州、德保、靖西、那坡、田阳、田林、乐业、凤山，南丹、河池、都安、罗城。具有泻火解毒，利咽消肿，止痛杀虫等功效，主要用于治疗咽喉肿痛,齿龈肿痛,肺热咳嗽,烦渴,黄疸,热结便秘,肿瘤,热肿秃疮,痔疮癣疥,虫毒咬伤等病证。

【化学成分】

　　1. 生物碱类　苦参碱,氧化苦参碱,臭豆碱(anagyrine),甲基金雀花碱(methylcytisne),槐根碱(sophocarpine),槐根碱 N-氧化物(sophocarpine N-oxide),槐胺碱(sophoramine),槐花醇(sophoranol)[1]。

　　2. 黄酮类　越南槐醇(tonkinensisol),黄羽扇豆槐特酮(lupiwighteone),槐特酮(wighteone),8-异戊烯基山奈酚(8-prenylkaempferol),染料木素(genistein),左旋高丽槐素[(L)-maackiain][2],三槐素(maackiain),染料木素(genistein),三叶豆紫檀苷(trifolirhizin),紫檀素[pterocarpin(e)],山豆根酮(sophoranone),山豆根苯并吡喃{2-[(7′-hydroxy-2′-dimethyl-2H-benzopyran)-6′-yl]-7-hydroxy-8-(3-methyl-2-butenyl)chroman-4-one},山豆根苯并二氢呋喃(2-[{2′-(1-hydroxy-1-methylethyl)-7′-(3-methyl-2-butenyl)-2′,3′-dihydrobenzofuran}-5′-yl]-7-hydroxy-8-(3-methyl-2-butenyl)chroman-4-one),山豆根色烯(sophoranochromene),山豆根查耳酮(sophoradin),山豆根酮色烯(sophoranochromene),山豆根色满素(2-[{3′-hydroxy-2′,2′-dimethyl-8′-(3-methy-2-butenyl)}chroman-6′-yl]-7-hydroxy-8-(3-methyl-2-butenyl)chroman-4-one),山豆根新色烯{2-(2′,4′-dihydroxyphenyl)-8,8-dimethyl-10-(3-methyl-2-butenyl)-8H-pyreano[2,3-d]chroman-4-one},大豆素,4′,7-二羟基-6,8-双(3-甲基-2-丁烯)二氢黄酮[4′,7-trihydroxy-6,8-bis-(3-methyl-2-butenyl)flavanone],2′,4′,7-三羟基-6,8-双(3-甲基-2-丁烯)二氢黄酮[2′,4′,7-trihydroxy-6,8-bis-(3-methyl-2-butenyl)flavanone],山豆根色烯查耳酮{6-[3-(2′,4′-dihydroxyphenyl)acryloyl]-7-hydroxy-2,2-dimethyl-8-(3-methyl-2-butenyl)2H-benzopyrane}[1]。

　　3. 三萜类　羽扇豆醇,槐花二醇(sophoradiol),广东相思子三醇(cantoniensistriol),大豆皂醇(soyasapogenol)A 及 B,相思子皂醇(abrisapogenol)C、D、E、H、I,葛根皂醇(kudzusapogenol),紫藤皂醇 A(wistariasapogenol A)[1]。

　　4. 甾醇类　β-谷甾醇[1]。

　　5. 维生素类　维生素 C 和维生素 B_1[1]。

【主要化学成分结构式】

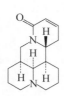

C$_{15}$H$_{22}$N$_2$O(246.3)
sophocarpine
槐根碱

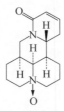

C$_{15}$H$_{22}$N$_2$O$_2$(262.3)
sophocarpine N-oxide(N-oxysophocarpine)
槐根碱 N-氧化物(N-氧化槐果碱)

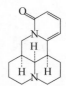

C$_{16}$H$_{22}$O (230.3)
(—)-sophoramine
(—)-槐胺碱

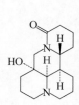

C$_{15}$H$_{24}$N$_2$O$_2$(264.3)
sophoranol
槐花醇

C$_{20}$H$_{18}$O$_5$(338.3)
lupiwighteone
黄羽扇豆魏特酮

C$_{15}$H$_{10}$O$_5$(270.2)
genistein
染料木素, 金雀异黄素

C$_{16}$H$_{12}$O$_5$(284.2)
maackiain　　山槐素, 高丽槐素

C$_{21}$H$_{16}$O$_4$(332.3)
trifolirhizin　　三叶豆紫檀苷

C$_{17}$H$_{14}$O$_5$(298.2)
pterocarpin(e)　　紫檀素

C$_{30}$H$_{36}$O$_4$(460.6)
sophoranone　　山豆根酮, 广豆根素, 柔枝槐酮

C$_{30}$H$_{34}$O$_4$(458.5)
sophoranochromene
山豆根酮色烯(环广豆根素, 柔枝槐酮色烯)

C$_{30}$H$_{36}$O$_4$(460.6)
sophoradin
山豆根查耳酮

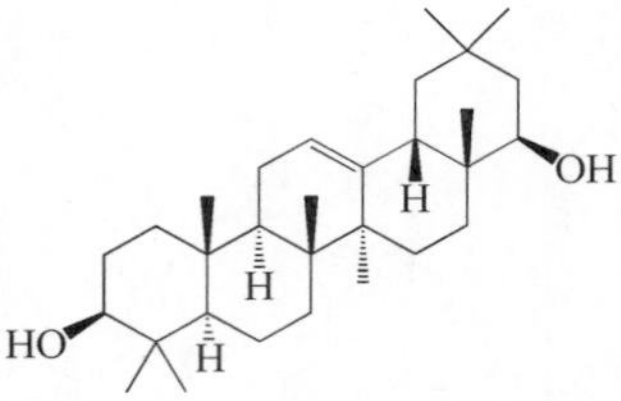

$C_{30}H_{48}O_2$ (440.7)

sophoradiol

槐花二醇

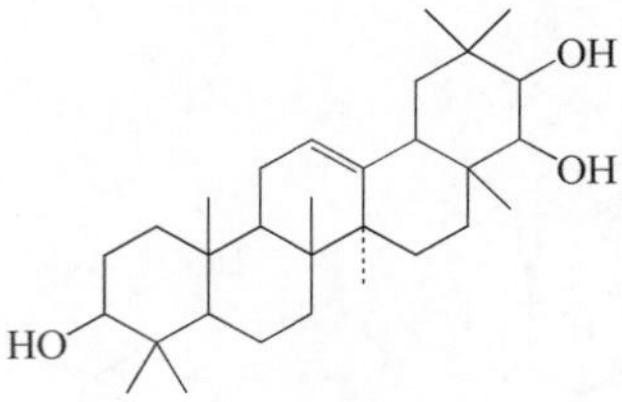

$C_{30}H_{50}O_5$ (490.7)

cantoniensistriol H

广东相思子三醇(槐二醇,广东相思子醇)

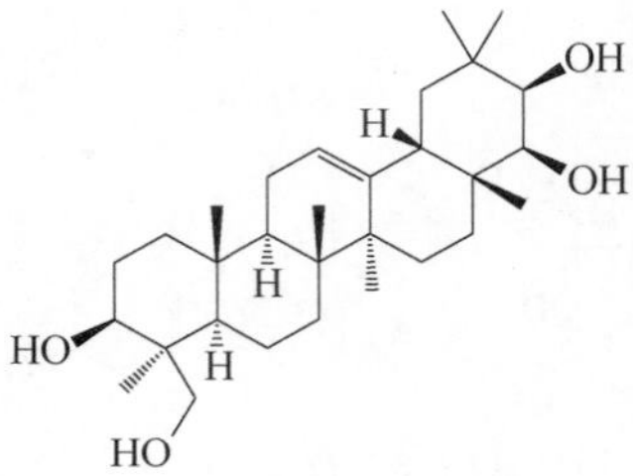

$C_{30}H_{50}O_4$ (474.7)

soyasapogenol A   大豆皂醇 A

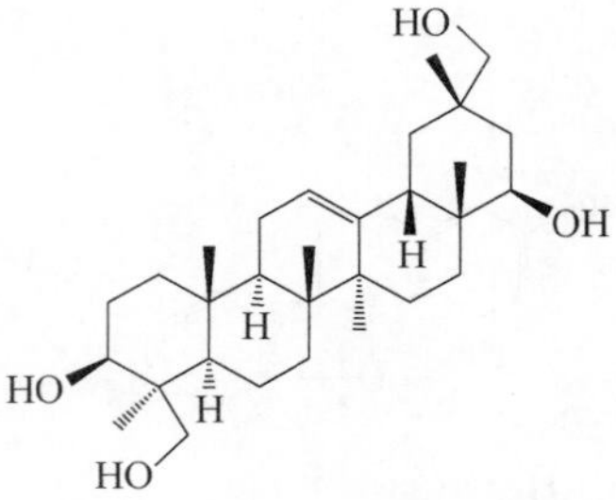

$C_{30}H_{50}O_3$ (458.7)

soyasapogenol B   大豆皂醇 B

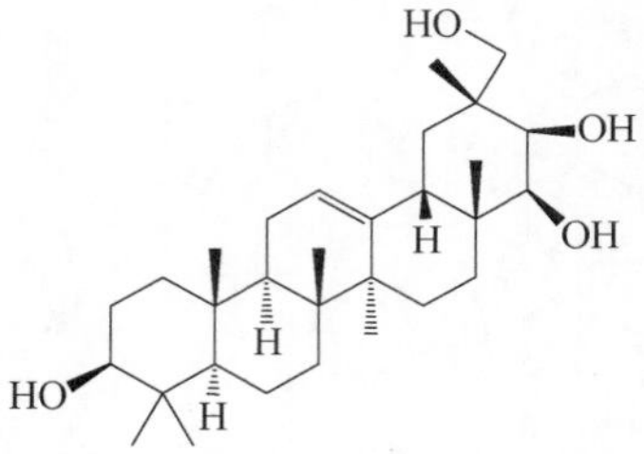

$C_{33}H_{60}O_5$ (536.8)

abrisapogenol C   相思子皂醇 C

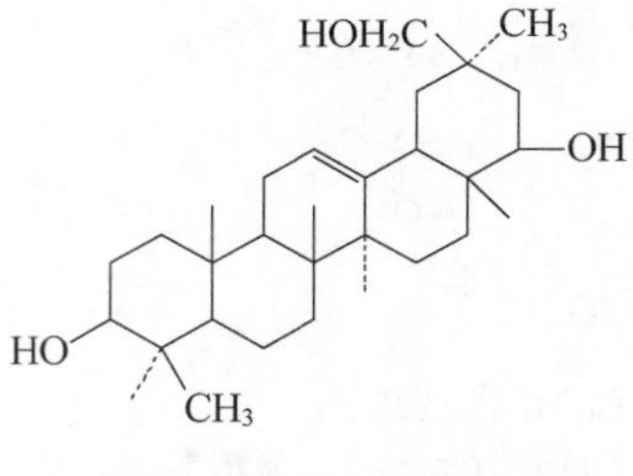

$C_{33}H_{58}O_3$ (502.8)

abrisapogenol D   相思子皂醇 D

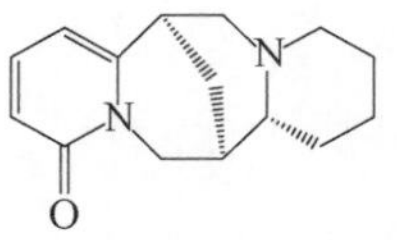

$C_{15}H_{20}N_2O$ (244.3)

anagyrine   臭豆碱

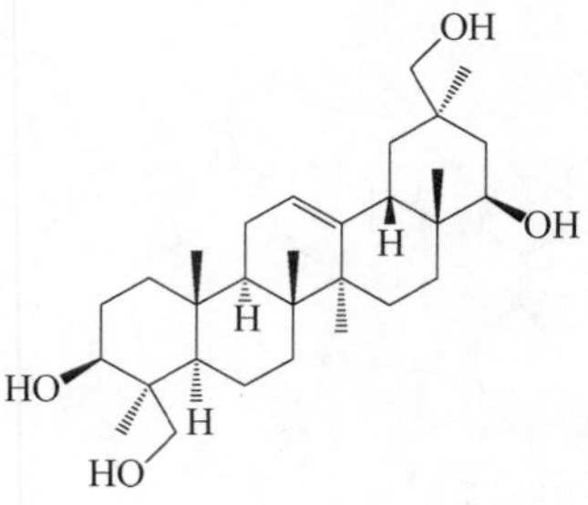

$C_{33}H_{58}O_4$ (518.8)

abrisapogenol E   相思子皂醇 E

$C_{33}H_{59}O_5$ (535.8)
kudzusapogenol A　　葛根皂醇 A

$C_{30}H_{48}O_4$ (472.6)
wistariasapogenol A　　紫藤皂醇 A

【参考文献】

［1］国家中医药管理局《中华本草》编委会. 中华本草[M]. 上海：上海科学技术出版社,1999，第 4 册：652(总 3394).

［2］杨瑞云,兰艳素,何瑞杰,等. 广豆根中黄酮类成分研究[J]. 时珍国医国药,2010,21(6)：1350.

37. 广枣　guǎng zǎo

［拉］Fructus Choerospondiatis
［英］Common Jujube

广枣，又名五眼果、山枣、人面子、山枣子,为漆树科植物南酸枣 *Choerospondias axillaris* (Roxb.)Burtt et Hill 的干燥成熟果实。分布于广西各地。具有行气活血,养心,安神等功效,主要用于治疗气滞血瘀,胸痹作痛,心悸气短,心神不安等病证。

【化学成分】

1. 黄酮类　山奈酚[3-5],槲皮素[2-5],双氢槲皮素(taxifolin)[2],儿茶素(catechin),金丝桃苷(hyperin)[3,4]。

2. 脂肪酸类　十六烷酸(hexadeeoieaeid)[3],亚油酸[5],棕榈酸[4],硬脂酸[2,4],三十烷酸(triacontanoic acid)[2]。

3. 有机酸及酯类　邻苯二甲酸二(2-乙基-己基)酯[bis(2-ethylhexyl)phthalate][1,4],鞣花酸(ellagic acid)[1], 3,3′-二甲氧基鞣花酸(3,3′-dimethoxy ellagic acid)[2],原儿茶酸(protocatechuic acid),没食子酸(gallic acid)[2,4],2-羟基-1,2,3-丙烷三羧酸-2-乙酯(2-hydroxy-1,2,3-propane tricarboxylicacid-2-ethyl ester),2-羟基-1,2,3-丙烷三羧酸-2-甲酯(2-hydroxy-1,2,3-propane tricarboxylic acid-2-methyl ester),枸橼酸(柠檬酸),水杨酸(salicylic acid)[4]。

4. 三萜及甾体类　β-谷甾醇[1,2,4],麦角甾醇,胡萝卜苷[2,4,5],豆甾烷-7-酮(stigmastan-7-one),熊果酸[5]。

5. 脂肪醇类　二十八烷醇(octacosyl alcohol)[2]。

【主要化学成分结构式】

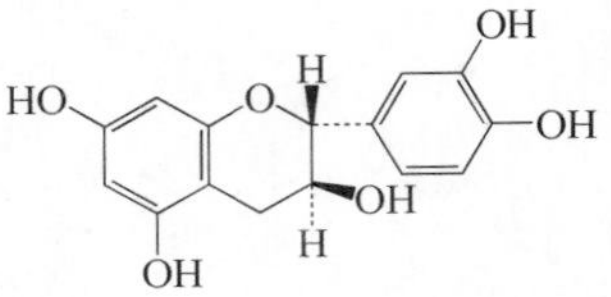

$C_{15}H_{14}O_6$（290.2）
catechin
左旋及消旋儿茶精（儿茶素）

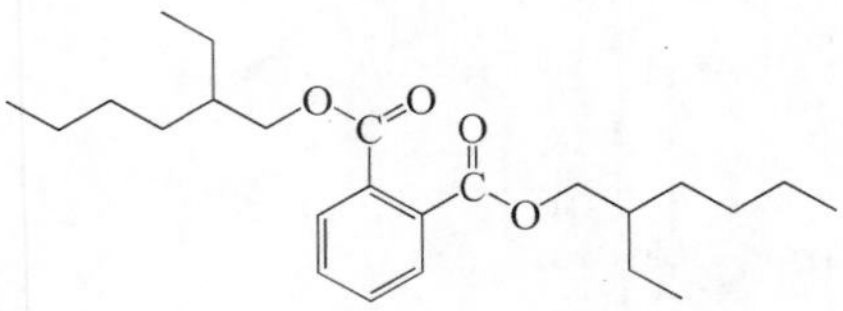

$C_{24}H_{38}O_4$（390.5）
bis（2 - ethylhexyl）phthalate
邻苯二甲酸二（2 -乙基-己基）酯

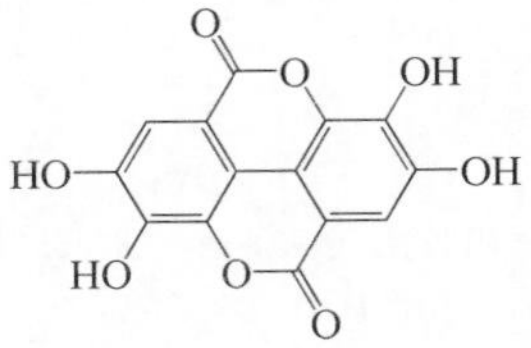

$C_{14}H_6O_8$（302.1）
ellagic acid
鞣花酸（并没食子酸）

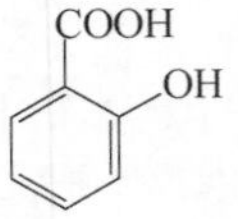

$C_7H_6O_3$（138.1）
salicylic acid
水杨酸

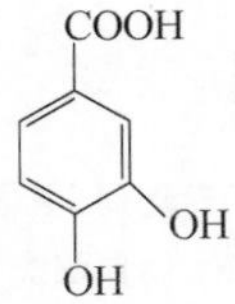

$C_7H_6O_4$（154.1）
protocatechuic acid
原儿茶酸

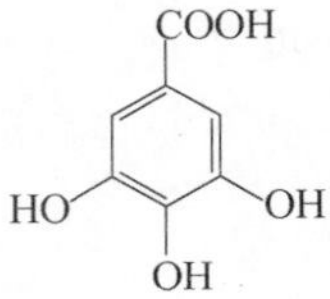

$C_7H_6O_5$（170.1）
gallic acid　没食子酸

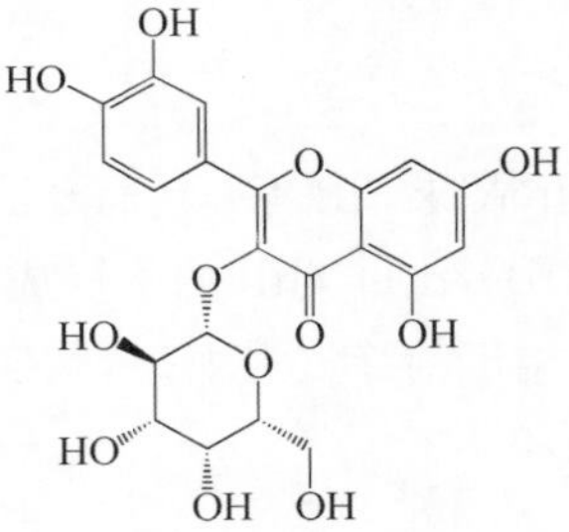

$C_{21}H_{20}O_{12}$（464.4）
hyperin　金丝桃苷

【参考文献】

[1] 钱浩,胡巧玲.中药广枣化学成分研究[J].现代应用药学,1992,9(5):212.
[2] 连珠,张承忠,李冲.蒙药广枣化学成分的研究[J].中药材,2003,26(1):23.
[3] 李国玉.广枣抗心肌缺血有效部位的化学成分研究[D].黑龙江哈尔滨:黑龙江中医药大学,2003.
[4] 唐丽.广枣和金洋花化学成分的研究[D].北京:北京中医药大学,2003.
[5] 田景民.广枣化学成分的研究[D].内蒙古:内蒙古医学院,2007.

38. 广金钱草　guǎng jīn qián cǎo

[拉] Herba Desmodii Styracifolii
[英] Snowbellleaf tickclover Herb

广金钱草,又名落地金钱草、假花生、山地豆,为豆科植物广金钱草 *Desmodium*

styraci folium(Osb.)Merr. 的干燥地上部分。分布于广西南宁、宾阳、玉林、岑溪。具有清热除湿,利尿通淋等功效,主要用于治疗热淋,砂淋,石淋,小便涩痛,水肿尿少,黄疸,尿赤,尿路结石等病证。

【化学成分】

1. 黄酮类　新西兰牡荆苷Ⅰ(vicenin Ⅰ),新西兰牡荆苷-3(vicenin 3)[1],夏佛塔雪轮苷(schaftoside)[1,3],异荭草素(isoorientin)[2,4,5],芹菜素(apigenin),芹菜素-6-*C*-葡萄糖-8-*C*-阿拉伯糖苷(apigenin-6-*C*-glucose-8-*C*-arabinoside),芹菜素-6-*C*-葡萄糖-8-*C*-葡萄糖苷(apigenin-6-*C*-glucose-8-*C*-glucoside),芹菜素-6-*C*-葡萄糖-8-*C*-木糖苷(apigenin-6-*C*-glucose-8-*C*-xyloside),木犀草素(luteolin),木犀草素-6-*C*-葡萄糖苷(luteolin-6-*C*-glucoside)[7],5,7-二羟基-2′,3′,4′-三甲氧基-二氢异黄酮(5,7-dihydroxy-2′,3′,4′-trimethoxyl-isoflavanone),5,7-二羟基-2′,3′,4′-三甲氧基-二氢异黄酮-7-*O*-*β*-吡喃葡萄糖基(5,7-dihydroxy-2′,3′,4′-trimethoxyl-isoflavanone-7-*O*-*β*-glucopyranosyl),5,7,4′-三羟基-2′,3′-二甲氧基-二氢异黄酮-7-*O*-*β*-吡喃葡萄糖基(5,7,4′-trihydroxy-2′,3′-dimethoxyl-isoflavanone-7-*O*-*β*-glucopyranosyl),5,7-二羟基-2′,4′-二甲氧基-二氢异黄酮-7-*O*-*β*-吡喃葡萄糖基(5,7-dihydroxy-2′,4′-dimethoxyl-isoflavanone-7-*O*-*β*-glucopyranosyl),异牡荆(黄)素(isovitexin),5,7-二羟基-2′-甲氧基-3′,4′-二氧亚甲基-二氢异黄酮-7-*O*-*β*-吡喃葡萄糖基(5,7-dihydroxy-2′-methoxyl-3′,4′-dioxymethylene-isoflavanone-7-*O*-*β*-glucopyranosyl)[8]。

2. 皂苷类　大豆皂苷 B,22-酮基大豆皂苷(22-ketosoyasaponin)[3],3-*O*-[*α*-*L*-吡喃鼠李糖基(1→2)-*β*-*D*-吡喃半乳糖基(1→2)-*β*-*D*-葡萄糖醛酸基]大豆皂醇 E{3-*O*-[*α*-*L*-rhamnopyranosyl(1→2)-*β*-*D*-galactopyranosyl(1→2)-*β*-*D*-glucuronopyranosyl]soyasapogenol E},大豆皂苷Ⅰ(soyasaponin Ⅰ)[1]。

3. 萜类及甾醇类　*β*-胡萝卜苷[7],羽扇豆醇,羽扇豆酮[lup-20(29)-en-3-one][2,4,5],豆甾醇-3-*O*-*β*-*D*-葡萄糖苷[7],*β*-谷甾醇[2,5,7]。

4. 有机酸类　乙二酸(ethanedioic acid),香草酸,水杨酸,阿魏酸[6]。

5. 内酯类　广金钱草内酯(desmodilactone),广金钱草碱(desmodimine)[2,4]。

6. 呋喃类　(3*α*,4*β*,5*α*)-4,5-二氢-3-(1-吡咯基)-4,5-二甲基-2(3*H*)-呋喃酮[(3*α*,4*β*,5*α*)-4,5-dihydro-3-(1-pyrrolyl)-4,5-dimethyl-2(3*H*)-furanone]。

7. 酚类　3,4-二甲氧基苯酚(3,4-dimethoxyphenol)[6]。

8. 挥发油　花生酸花生醇酯(arachic acid arachic alcohol ester),三十三烷(tritriacontane)[2,4],硬脂酸[2,5],4,8,12,16-四甲基十七烷-4-内酯(4,8,12,16-tetramethyl heptadecane-4-lactone),正十六酸(hexadecanoic acid),9,12-十八烷二烯酸(9,12-octadecadienoic acid)[5]。

【主要化学成分结构式】

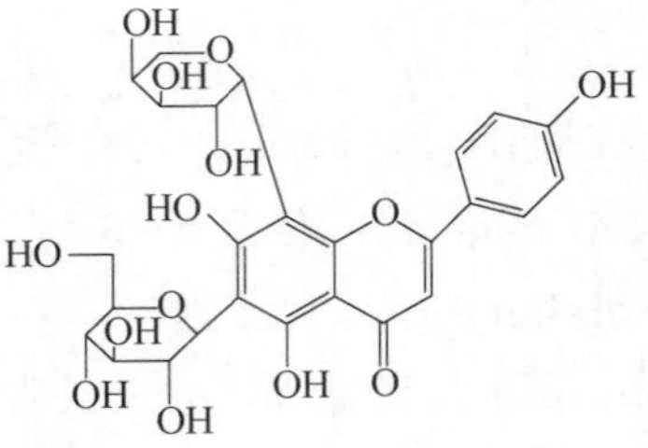

$C_{26}H_{28}O_{14}$ (564.5)
apigenin－6－C－glycopyranosyl－8－C－arabinosyl
芹菜素-6-C-葡萄糖-8-C-阿拉伯苷

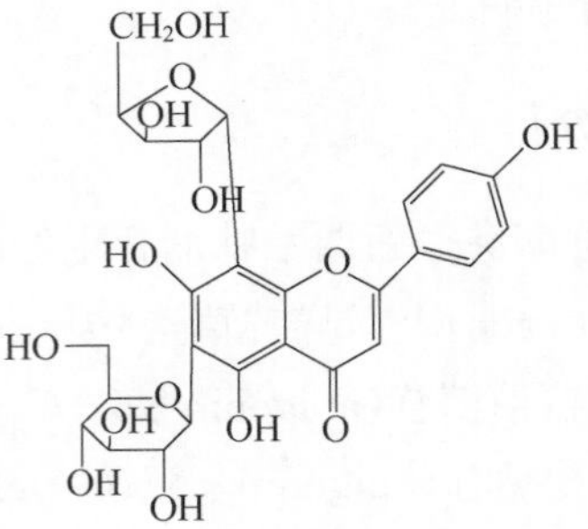

$C_{26}H_{28}O_{14}$ (564.5)
apigenin－6－C－glycopyranosyl－8－C－xyloeyl
芹菜素-6-C-葡萄糖-8-C-木糖苷

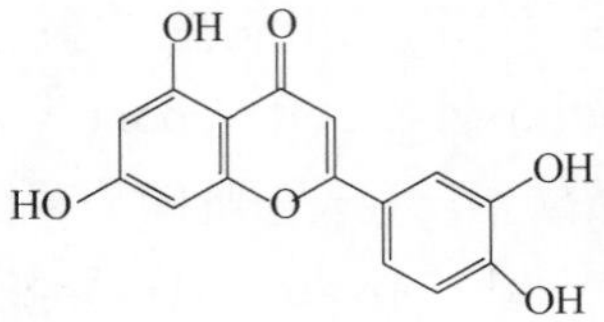

$C_{15}H_{10}O_6$ (286.2)
luteolin,cyanidenon　　木犀草素

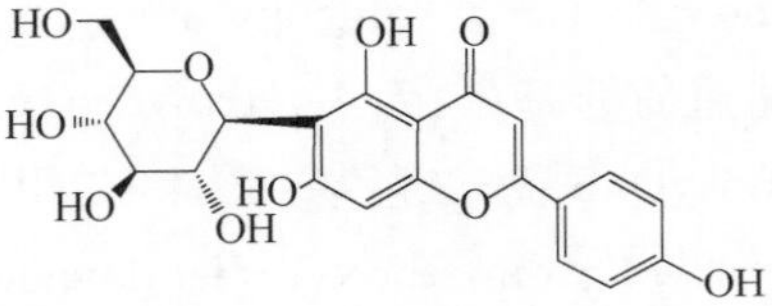

$C_{21}H_{20}O_{10}$ (432.3)
isovitexin　　异牡荆（黄）素

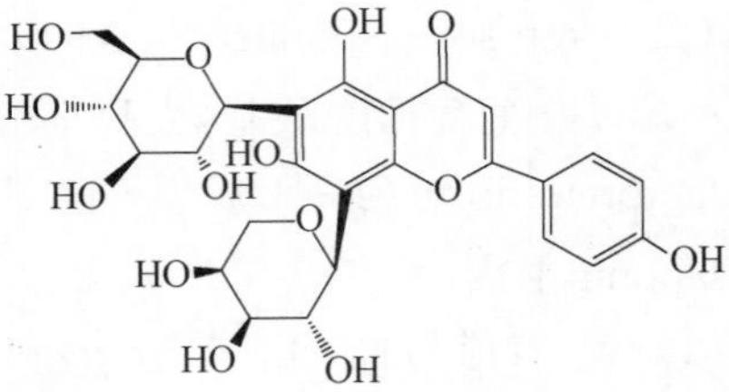

$C_{25}H_{26}O_{14}$ (550.4)
schaftoside　　夏弗塔雪轮苷

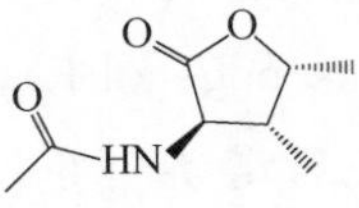

$C_8H_{13}NO_3$ (171.1)
desmodilactone　　广金钱草内酯

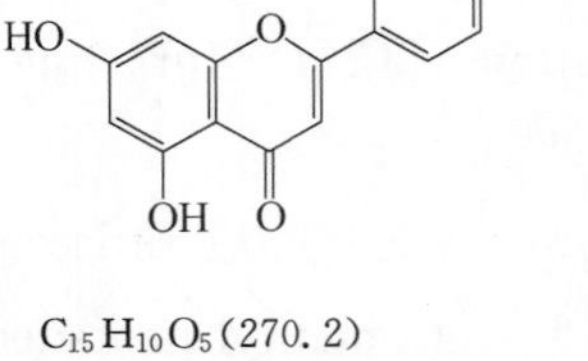

$C_{15}H_{10}O_5$ (270.2)
apigenin(pelargidenon 1449)
芹菜素

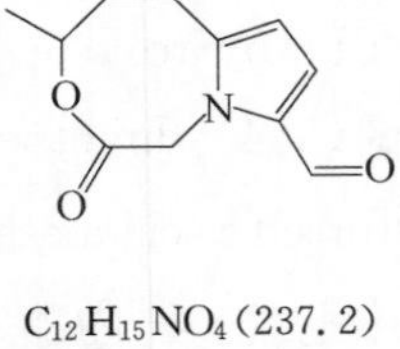

$C_{12}H_{15}NO_4$ (237.2)
desmodimine
广金钱草碱

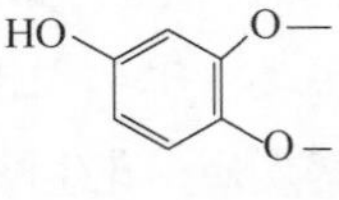

$C_8H_{10}O_3$ (154.1)
3,4－dimethoxyphenol
3,4－二甲氧基苯酚

$C_{21}H_{20}O_{11}$ (448.3)

isoorientin   异荭草素

$C_{48}H_{78}O_{18}$ (943.1)

soyasaponin Ⅰ   大豆皂苷 Ⅰ

【参考文献】

[1] 国家中医药管理局《中华本草》编委会. 中华本草[M]. 上海：上海科学技术出版社,1999,第4册：454(总3138).

[2] 杨俊山,苏亚伦,王玉兰. 广金钱草化学成分的研究[J]. 药学学报,1993,28(3)：197.

[3] 王植柔,白先忠,刘锋. 广金钱草化学成分的研究[J]. 广西医科大学学报,1998,15(3)：10.

[4] 高瑞英. 广金钱草化学成分的分离与鉴定[J]. 中药材,2001,24(10)：724.

[5] 陈丰连. 广金钱草挥发油的气相色谱-质谱分析[J]. 广州中医药大学学报,2005,22(4)：302.

[6] 刘茁,董焱,王宁,等. 广金钱草的化学成分[J]. 沈阳药科大学学报,2005,22(6)：422.

[7] 李晓亮,汪豪,刘戈,等. 广金钱草的化学成分研究[J]. 中药材,2007,30(7)：802.

[8] Zhao Ming, Duan Jin-Ao, Che Chun-Tao. Isoflavanones and their O-glycosides from Desmodium styracifolium[J]. Phytochemistry,2007,68(10)：1471.

---

39. 广藿香 guǎng huò xiāng

[拉] Herba Pogostemonis
[英] Cablin Potchouli Herb

广藿香,又名藿香、海藿香、枝香,为唇形科植物广藿香 *Pogostemon cablin*（Blanco）Benth. 的全草。广西各地均有栽培。具有芳香化湿,和胃止呕,祛暑解表等功效,主要用于治疗湿阻中焦之脘腹痞闷,食欲不振,呕吐,泄泻,外感暑湿之寒热头痛,湿温初起的发热身困,胸闷恶心,鼻渊,手足癣等病证。

【化学成分】

1. 黄酮类 芹菜素-7-O-β-葡萄糖苷（apigetrin）,芹菜素-7-O-β-D-(6″-对-香豆酰)-葡萄糖苷[apigenin-7-O-β-D-(6″-p-coumaroyl)-glucoside],商陆黄素（ombuin）,鼠李素（rhamnetin）,芹菜素（pelargidenon 1449）,藿香黄酮醇（pachypodol）[1,5]。

2. 挥发油 β-丁香烯,δ-荜澄茄烯,β-榄香烯,α-愈创木烯[1,2],乙酸甲酯（methyl

acetate),3-甲基丁酮(3-methyl butanone),3-甲基-3-丁烯酮(3-methyl-3-butenone)[1,8],δ-愈创木烯即α-布藜烯(α-bulnesene),α-广藿香烯(α-patchoulene),β-广藿香烯(β-patchoulene),西车烯(seychellene),广藿香醇(patchouli alcohol)[1,7],广藿香二醇(patchoulane,1,12-diol)[1,3],广藿香酮(pogostone)[1,3,7]。

【主要化学成分结构式】

$C_{21}H_{20}O_{10}$(432.4)
apigenin-7-O-β-D-glucoside
芹菜素-7-O-β-D-葡萄糖苷

$C_{17}H_{14}O_7$(330.2)
ombuin
商陆黄素

$C_{16}H_{12}O_7$(316.2)
rhamnetin
鼠李素

【参考文献】

[1] 国家中医药管理局《中华本草》编委会. 中华本草[M]. 上海：上海科学技术出版社,1999, 第 7 册：130(总 6149).

[2] M Rober N. J Org Chen, 1972,37(18)：2871.

[3] 广东省测试分析研究所一室. 广州市药品检验所中草药科. 中等广藿香抗菌成分-广藿香酮 Pogostone 的分离及结构测定[J]. 科学通报,1977,22(7)：318.

[4] Trililieff E. Phytochemistry,1980,19(11)：2467.

[5] ItokawaH,et al. Chem Pharm Bull,1981,29(1)：254.

[6] Duan L,et al. C A. 1992, 217：147123q.

[7] Guan L,et al. C A. 1993, 118：19183p.

[8] 李红军,等. 分析化学,21(1)：117.

[9] 张强,等. 广藿香挥发油成分的分析[J]. 华西药学杂志,1996,11(4)：249.

---

40. 飞龙掌血 fēi lóng zhǎng xuè

[拉] Radix Toddaliae Asiaticae
[英] Asiatic Toddalia Root

飞龙掌血,又名血莲肠、见血飞、血见愁、飞龙斩血、小金藤、散血丹,为芸香科植物飞龙掌血 *Toddalia asiatica* (L.) Lam. 的根。广西各地均有分布。具有祛风止痛,散瘀止血,解毒消肿等功效,主要用于治疗风湿痹痛,腰痛,胃痛,痛经,经闭,跌打损伤,劳伤吐血,衄血,瘀滞崩漏,疮痈肿毒等病证。

【化学成分】

1. **生物碱类** 根：含白屈菜红碱(chelerythrine),二红白屈菜红碱(dihydrochelerythrine),

茵芋碱(skimmianine)，小檗碱(berberine)以及飞龙掌血默碱(toddalidimerine)，8-羟基二氢白屈菜红碱(8-hydroxydihydrochelerythrine)，阿尔洛花椒酰胺(arnottianamide)，8-丙酮基-二氧白屈菜红碱(8-acetonyldihydroche-lerythrine)等生物碱[1]。根皮：含苯并菲啶类生物碱去-N-甲基白屈菜红碱(des-N-methylchelerythrine)，氧化白屈菜红碱(oxychelerythrine)，阿尔洛花椒酰胺(arnottianmide)，勒橙碱(avicine)，氧化勒橙碱(oxyavicine)，白屈某红碱(chele-rylhrine)，白屈菜红碱-φ-氰化物(chelerythrine-φ-cyanide)；喹啉类生物碱茵芋碱(skimmianine)，全缘喹诺酮(integriquinolone)，N-甲基芸香碱(N-methylflindersine)，4-甲氧基-1-甲基-2-喹诺酮(4-methoxy-1-methyl-2-quinolone)[1]。

2. 香豆精类　根：含去二羟基飞龙掌血内酯(toddaculin)，飞龙掌血双香豆精(toddasin)[1]；根皮：含香豆精化合物飞龙掌血内酯烯酮(toddalenone)，去二羟基飞龙掌血内酯(toddaculine)，九里香内酯(coumurrayin)，飞龙掌血内酯酮(toddanone)，8-(3,3-二甲基烯丙基)-6,7-二甲氧基香豆精[8-(3,3-dimethylal-lyl)-6,7-dimethoxycoumarin]，异茴芹香豆精(isopimpinellin)，6-(3-氯-2-羟基-3-甲丁基)-5,7-二甲氧基香豆精[6-(3-chloro-2-hydroxy-3-methylbutyl)5,7-dimethoxy coumarin]，6-甲酰基柠檬油素(6-formyllimettin)，5,7,8-甲氧基香豆精(5,7,8-trimethoxycoumarin)，飞龙掌血双香豆精(toddasin)，飞龙掌血内酯烯醇(toddalenol)，5-甲氧基苏北任酮(5-methoxysuberenon)，飞龙拳血新双香豆精(toddalosin)，右旋飞龙掌血内酯醇(tiddabik)，6-(2-羟基-3-甲氧基-3-甲丁基)-5,7-二甲氧基香豆精[6-(2-hydroxy-3-methoxy-3-methylbutyl)5,7-dimethoxy coumarin]；香豆精类化合物与生物碱二聚物飞龙掌血香豆喹啉酮(todda-coumalone)；香豆精与萘醌的二聚物飞龙掌血香豆醌(toddacoumaquinone)[1]。

3. 黄酮类　根皮：含香叶木苷(diosmin)，橙皮苷(hesperidin)[1]。

4. 三萜类　根皮：含β-香树脂醇(β-amyrin)[1]。

5. 甾醇类　β-谷甾醇。

6. 挥发油　根皮：含丁香油酚，香茅醇[1]。

7. 其他　树脂[1]。

【主要化学成分结构式】

$C_{21}H_{18}NO_4$ (348.4)
chelerythrine
白屈菜红碱

$C_{14}H_{17}NO_4$ (263.2)
skimmianine
茵芋碱

$C_{20}H_{18}O_4$ (322.3)
berberine
小檗碱

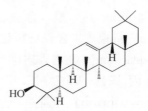

$C_{16}H_{17}NO_3$ (271.3)
N－methylflindersine
N－甲基弗林德碱

$C_{13}H_{11}O_5$ (247.2)
isopimpinellin
异茴芹香豆精,异茴芹内酯

$C_{28}H_{32}O_{15}$ (608.5)
diosmin
香叶木苷

$C_{28}H_{34}O_{16}$ (626.5)
hesperidin   橙皮苷

$C_{30}H_{49}O$ (425.7)
β－amyrenol(β－amyrin)
β－香树脂醇(β－香树素)

【参考文献】

[1] 国家中医药管理局《中华本草》编委会. 中华本草[M]. 上海：上海科学技术出版社,1999,第4册：965(总3785).

---

41. 马齿苋 mǎ chǐ xiàn

[拉] Herba Potulacae Oleraceae
[英] Purslane

马齿苋,又名马齿草、马苋、马踏菜、豆板菜、酸味菜、长寿菜,为马齿苋科植物马齿苋 *Portulaca oleracea* L. 的全草。广西主要分布于靖西、南宁、邕宁、博白、北流、平南等地。具有清热解毒,凉血止痢,除湿通淋等功效,主要用于治疗热毒泻痢,热淋,尿闭,赤白带下,崩漏,痔血,疮疡痈疖,丹毒,瘰疬,湿癣,白秃等病证。

【化学成分】

1. 黄酮类　槲皮素,山奈素,杨梅树皮素(myricetin),芹菜素和木犀草素[1,2]。

2. 花色苷类　马齿苋素甲,乙(oleracin Ⅰ,Ⅱ),酰化甜菜色苷(acyated beta-cyanins),甜菜苷配基-5-O-$β$-纤维二糖苷(5-O-$β$-cellobioside of betanidin),异甜菜苷配基-5-O-$β$-纤维二糖苷(5-O-$β$-cellobioside of isobetanidin)[5,7]。

3. 萜类及甾体类　$β$-香树脂醇($β$-amyrin),丁基迷帕醇(butyrospermol),帕克醇(parkeol),环木菠萝烯醇(cycloartenol),24-亚甲基-24-二氢帕克醇(24-methylene-24-

dihydroparkeol),24-亚甲基环木菠萝烷醇(24-methylenecycloartamol),羽扇豆醇,豆甾-4-烯-3-酮(stigmast-4-en-3-one),C22-C30 的游离醇二羟基单脂的二醇及 C20-C26 的游离二醇[3],四乙酰基芳樟醇葡萄糖苷(linalool tetraacetylglucoside)[5,7]。地上部分：含谷甾醇,豆甾醇,菜油甾醇[3,8]。

4. 有机酸类　α-2亚麻酸,羟基二丁酸(苹果酸,malic acid),枸橼酸(citric acid),烟酸(nicotinic acid)及微量游离草酸(oxalic acid)和草酸盐[4]。

5. 氨基酸类　天门冬氨酸,丙氨酸,谷氨酸,酪氨酸,苏氨酸,苯丙氨酸,丝氨酸,缬氨酸等[6]。

6. 邻苯二酚类　去甲肾上腺素(noradrenaline,NA),左旋去甲肾上腺素(L-norepinephrine),多巴胺(dopamine,DA)[5]。

7. 糖类　地上部分：含葡萄糖,果糖和蔗糖[3,8]。

8. 维生素类　地上部分：含维生素 E(Vitamin E)、维生素 C(Vitamin C)、维生素 B_1(Vitamin B_1)、维生素 B_2(Vitamin B_2)、维生素 A(Vitamin A),叶黄素(lutein),β-胡萝卜素,α-生育酚(α-tocopherol)[3,8]。

9. 无机成分　钾盐(硝酸钾,氯化钾,硫酸钾等),钙盐(亚硫酸钙,三硫化钙)[17]及 Fe,Zn,Sr,Ti,Al,Mo,Mg,Ca,K,P 等微量元素[6]。

10. 其他　地上部分：含蛋白质[3,8]。

【主要化学成分结构式】

$C_4H_6O_5$ (134.0)
malic acid
羟基丁二酸(苹果酸)

$C_6H_8O_7$ (192.1)
citric acid
枸橼酸

$C_{15}H_{10}O_8$ (318.2)
myricetin
杨梅树皮素

$C_{30}H_{53}O$ (429.7)
cycloartenol
环木菠萝烯醇

$C_2H_2O_4$ (90.0)
oxalic acid
草酸

$C_{12}H_{18}Cl_2N_3SO$ (323.2)
vitamin B_1(thiamine)
维生素 B_1(硫胺素)

$C_{17}H_{20}N_4O_6$(376.3)
vitamin B_2
维生素 B_2

$C_6H_5NO_2$(123.0)
nicotinic acid(niacin)
烟酸

$C_{29}H_{48}O_2$(428.6)
vitamin E
维生素 E

$C_{41}H_{57}O_2$(581.8)
lutein　叶黄素

【参考文献】

[1] 王仲英. 马齿苋中黄酮类化合物含量的测定[J]. 太原理工大学学报,2004,35(1):95.

[2] 王莉,顾承志,刘志勇. 新疆马齿苋中总黄酮的微波提取及含量测定[J]. 山西中医,2002,18(1):50.

[3] 阴健. 中药现代研究与临床应用(Ⅱ)[M]. 北京:北京中医古籍出版社,1995:37.

[4] LixiaLiu,Peter Howe,Ye-Fang Zhou,et al. Fatty acids and b-carotene in Australian purslane (Portulacaoleracea) varieties[J]. Chromatography A,2000,89(3):207.

[5] Rific V A,KhachadurianA K,Cell J Am. Determination of noradrenaline and dopamine in Chinese herbalextracts from Portu-laca oleraceaL by high-performanceliquid chromatography[J]. Nutr,1993,12:631.

[6] 王化运,曹共民,杨培全,等. 中药马齿苋的微量元素测定[J]. 华西药学杂志,1989,4(2):88.

[7] SAKALN. PortulosideA,AMonterpeneGlucoside,fromPortulacaleracea[J]. Phytochemistry,1996,42(6):1625.

[8] 谭丽霞,周求良,尹建国,等. 马齿苋的营养成份分析及其开发利用[J]. 中国野生植物资源,2000(2):49.

42. 马兜铃　mǎ dōu líng

[拉] Fructus Aristolochiae Contortae
[英] Dutchmanspipe Fruit

马兜铃,又名水马香果、三角草秋木香罐,为马兜铃科植物北马兜铃 *Aristolochia contorta* Bge. 或马兜铃 *Aristolochia debilis* Sieb. et Zucc. 的干燥成熟果实。广西主要分布于桂南龙州等县。具有清肺降气,止咳平喘,清肠消痔等功效,主要用于治疗肺热喘咳,痰中带血,肠热痔血,痔疮肿痛等病证。

【化学成分】

1. 有机酸类　马兜铃酸(aristolochic acid)A[1,2,3]、C、D[1,2]。

2. 生物碱类　木兰花碱(magnoflorine)[1,2]等季铵生物碱[1,3]。

3. 甾醇类　β-谷甾醇[1,2]。

【主要化学成分结构式】

$C_{17}H_{11}NO_7$ (341.2)
aristolochic acid　马兜铃酸

$C_{20}H_{24}NO_4$ (342.4)
magnoflorine　木兰花碱

【参考文献】

[1] 国家中医药管理局《中华本草》编委会. 中华本草[M]. 上海：上海科学技术出版社,1999,第3册：463(总2066).

[2] 房圣民,王非,佟新如,等. 人工栽培与野生北马兜铃的比较研究[J]中药材,1987,(3)：35.

[3] 江苏植物研究所,等. 新华本草纲要(第一册)[M]. 上海：上海科学技术出版社,1988：198.

43. 马缨丹　mǎ yīng dān

[拉] Folium Lantanae Camarae
[英] Common Lantana Leaf

　　马缨丹,又名五色梅、龙般花、臭冷风、五色花、五雷箭、穿墙风,为马鞭草科植物马缨丹 *Lantana camara* L. 的枝叶。广西主要分布于环江、百色、田阳、田东、平果、武鸣、南宁、宁明、龙州、贵港、平南、苍梧、昭平。具有清热,止血等功效,主要用于治疗肺痨咯血,腹痛吐泻,湿疹,阴痒等病证。

【化学成分】

　　1. 脂类　带花全草：含脂类,其脂肪酸组成有肉豆蔻酸(myristic acid),棕榈酸,花生酸,油酸,亚油酸等,其非皂化部分有 α-香树脂醇,β-谷甾醇及 1-三十烷醇(1-triacontanol)[1]。

　　2. 糖类　带花全草：含葡萄糖,麦芽糖,鼠李糖(rhamnose)[1]。根：含水苏糖,毛蕊(草,花)糖(verbascose),筋骨草糖(ajugose),毛蕊花四糖(verbascotetraose),马缨丹糖(lantanose)A,B[1]。

　　3. 环烯醚萜类　根：含黄花夹竹桃臭蚁苷甲(theveside),黄花夹竹桃臭蚁苷乙(theveiridoside),都桷子苷(geniposide),8-表马钱子苷(8-epiloganin),山栀苷甲酯(shanzhiside methyl ester)[1]。

4. 三萜类　茎、叶：含马缨丹烯(lantadene)A、B,马缨丹酸(lantanolic acid),马缨丹异酸(lantic acid),22-羟基马缨丹异酸(22-hydroxy-lantic acid),齐墩果酸(oleanolicacid),齐墩果酮酸(oleanonic acid),22β-羟基-3-氧代-12-齐墩果烯-28-酸(22β-hydroxy-3-keto-12-oleanene-28-oic acid),24-羟基-3-氧代-12-齐墩果烯-28-酸(24-hydroxy-3-keto-12-oleanene-28-oic acid),3-氧代-12-乌苏烯-28-酸(3-keto-12-en-28-oic acid),白桦脂酸(betulic acid),白桦脂酮酸(betulonic acid),马缨丹白桦脂酸(lantabetulic acid);根：含马缨丹酸(lantanolic acid),22β-O-当归酰齐墩果酸(22β-O-angeloyl-oleanolic acid),22β-羟基齐墩果酸(22β-hydroxyoleanolic acid),19α-羟基熊果酸(19α-hydroxyoleanolic acid),马缨丹熊果酸(lantaiursolic acid)即 3β-异戊酰基-19α-羟其熊果酸(3β-isovaleroyl-19α-hydroxyursolic acid)[1]。

5. 甾醇类　叶：含马缨丹甾醇(lancamarone)[1]。

6. 萘醌类　根：含牛膝叶马缨丹二酮(diodantunezone),异牛膝叶马缨丹二酮(isodiodantunezone),6-甲氧基牛膝叶马缨丹二酮(6-methoxydiodantunezone),7-甲氧基牛膝叶马缨丹二酮(7-methoxydiodantunezone),6-甲氧基异牛膝叶马缨丹二酮(6-methoxyisodiodantunezone),7-甲氧基异牛膝叶马缨丹二酮(7-methoxyisodiodantunezone)等[1]。

7. 黄酮类　叶：含马缨丹黄酮苷(camaroside)[1];茎叶：含毛花苷(lantanoside)、5,7-二羟基-4′,6-二甲氧基黄酮-7-O-β-D-吡喃葡萄糖苷(5,7-dihydroxy-4′,6-dimethoxyflavone-7-O-β-D-glucopyranoside)[4]。

8. 酚酸类　叶：含对-羟基苯甲酸(p-hydroxybenzoic acid),对-香豆酸(p-coumaric acid)及水杨酸等[1]。

9. 苯乙醇苷类　叶：含毛蕊花糖苷(verbascoside)[1]。

10. 挥发油　含桉树脑,反式-石竹烯(β-caryophyllene),β-蛇床烯(selinene)等[2]成分;叶片挥发油：含 α-子丁香烯和 β-子丁香烯等[3];花叶挥发油：含 α-水芹烯(α-phellandrene),二戊烯(dipentene),α-松油醇,牻牛儿醇,芳樟醇(linalool),桉叶素,丁香油酚,枸橼醛,糠醛,水芹酮(phellandrone),香芹酮(carvone),β-丁香烯,对-聚伞花素(p-cymene),α,β-蒎烯(pinene),1,4-樟烯(1,4-camphene),月桂烯(myrcene),香桧烯(sabinene)及 α-胡椒烯(α-copaene)等[1]。

【主要化学成分结构式】

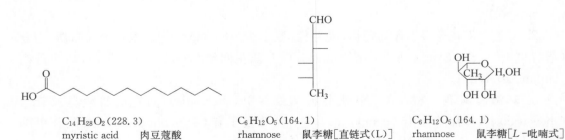

C$_{14}$H$_{28}$O$_2$(228.3)
myristic acid　肉豆蔻酸

C$_6$H$_{12}$O$_5$(164.1)
rhamnose　鼠李糖[直链式(L)]

C$_6$H$_{12}$O$_5$(164.1)
rhamnose　鼠李糖[L-吡喃式]

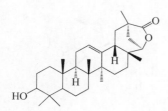

$C_{30}H_{44}O_3 (452.6)$
oleanonic acid　齐墩果酮酸

$C_{30}H_{44}O_3 (452.6)$
betulic acid, betulinic acid　白桦脂酸

$C_{30}H_{44}O_3 (452.6)$
betulonic acid (cratagolic acid)
白桦脂酮酸

$C_{29}H_{32}O_{15} (620.5)$
verbascoside
马鞭草新苷, 毛蕊糖苷

$C_7H_6O_3 (138.1)$
p - hydroxybenzoic acid
p-羟基苯甲酸

$C_9H_8O_3 (164.1)$
p - coumaric acid
对-香豆酸

$C_{30}H_{40}O_{26} (816.6)$
verbascoside
毛蕊花糖苷

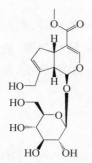

$C_{17}H_{23}O_{10} (387.3)$
geniposide　都桷子苷

$C_{17}H_{26}O_{11} (406.3)$
shanzhiside methyl ester　山栀苷甲酯

$C_{16}H_{22}O_{11} (390.4)$
theveside　黄花夹竹桃臭蚁苷甲

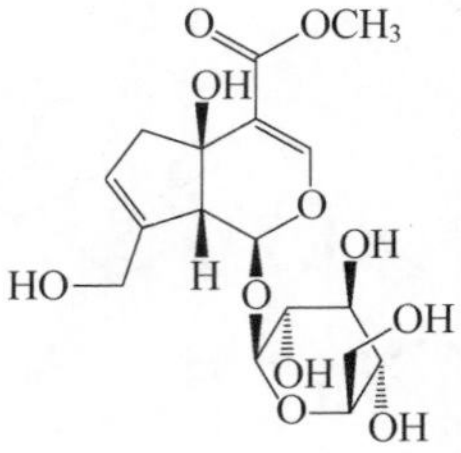

$C_{17}H_{24}O_{11}$(404.4)
theveiridoside　黄花夹竹桃臭蚁苷乙

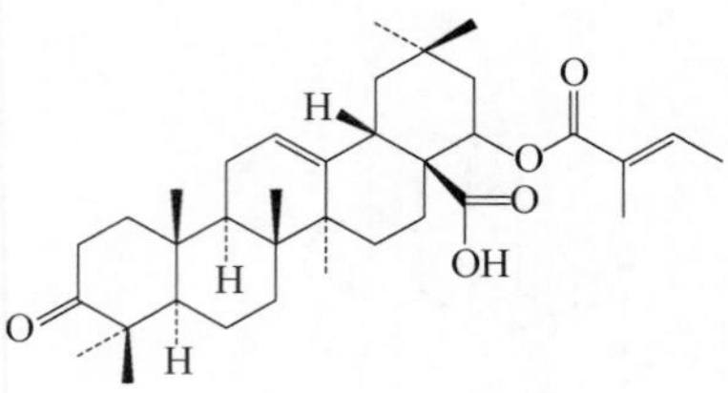

$C_{35}H_{52}O_5$(552.8)
lantadene A　马缨丹烯 A

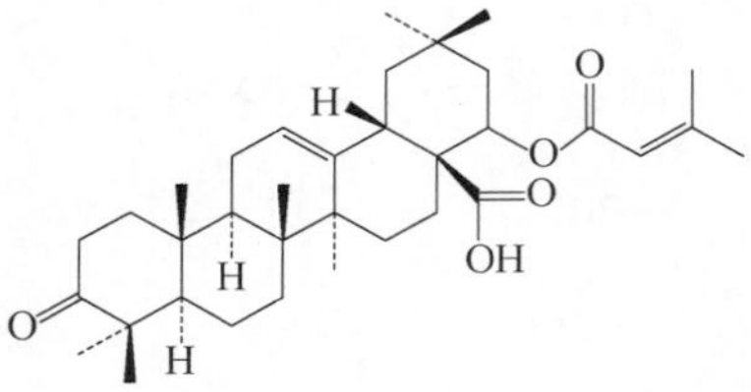

$C_{35}H_{52}O_5$(552.8)
lantadene B　马缨丹烯 B

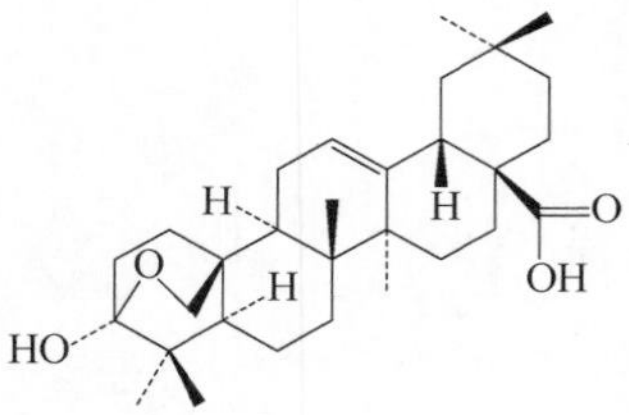

$C_{30}H_{46}O_4$(470.7)
lantanolic acid　马缨丹酸

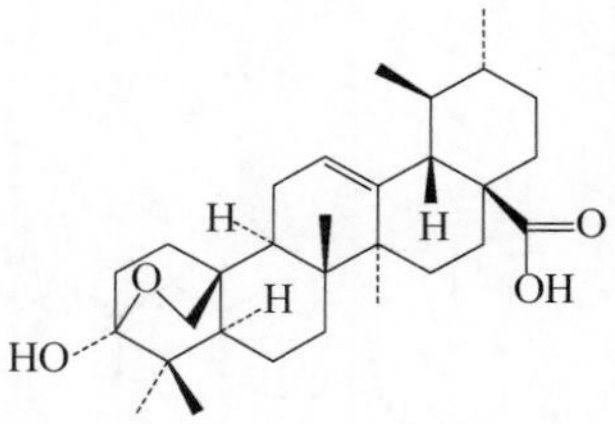

$C_{30}H_{46}O_4$(470.7)
lantic acid　马缨丹异酸

【参考文献】

[1] 国家中医药管理局《中华本草》编委会. 中华本草[M]. 上海：上海科学技术出版社，1999，第 6 册：582(总 5970).

[2] 任立云，曾玲，陆永跃，等. 马缨丹挥发油成分及其对美洲斑潜蝇成虫产卵，取食行为的影响[J]. 广西农业生物科学，2006，25(1)：43.

[3] 刘少群，贾正晖. 马缨丹叶片水提物与挥发油的生物活性及化学成分研究[J]. 广西植物，2002，22(2)：185.

[4] S Begum，A Wahab，BS Siddiqui，F Qamar. Nematicidal constituents of the aerial parts of Lantana camara. Journal of Natural Products. 2000，63(6)：765.

44. 马鞭草　mǎ biān cǎo

[拉] Herba Verbenae Officinalis
[英] European Verbena

马鞭草，又名马鞭、龙芽草、凤颈草、紫顶龙芽、铁马鞭、白马鞭、蜻蜓饭、铁扫帚，为马鞭草科植物马鞭草 *Verbena officinalis* L. 的全草。广西各地均有分布。具有清热解毒，活血通经，利水消肿，截疟等功效，主要用于治疗感冒发热，咽喉肿痛，牙龈肿痛，黄疸，痢疾，血瘀经闭，痛经，癥瘕，水肿，小便不利，疟疾。痈疮肿毒，跌打损伤等病证。

【化学成分】

1. 萜类及甾体类　全草：含马鞭草苷(verbenalin)，戟叶马鞭草苷(hastatoside)，羽扇豆醇，β-谷甾醇，熊果酸，桃叶珊瑚苷(aucubin)[1]；叶：含 3α,24-二羟基齐墩果酸(3α,24-dihydroxyolean-12-en-28-oicacid)，β-谷甾醇[1,2]。

2. 黄酮类　全草：含蒿黄素(artemetin)[1]。

3. 苯乙醇苷类　叶：含马鞭草新苷(verbascoside)[1,2]。

4. 糖类　根、茎：含水苏糖(stachyose)[1]。

5. 其他　叶：含腺苷(adenosine)，β-胡萝卜素，十六酸(hexodecanoic acid)[1,2]。

【主要化学成分结构式】

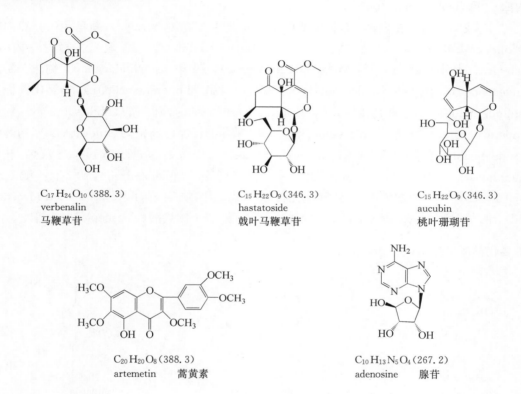

C$_{17}$H$_{24}$O$_{10}$(388.3)
verbenalin
马鞭草苷

C$_{15}$H$_{22}$O$_9$(346.3)
hastatoside
戟叶马鞭草苷

C$_{15}$H$_{22}$O$_9$(346.3)
aucubin
桃叶珊瑚苷

C$_{20}$H$_{20}$O$_8$(388.3)　artemetin　蒿黄素

C$_{10}$H$_{13}$N$_5$O$_4$(267.2)　adenosine　腺苷

【参考文献】

[1] 国家中医药管理局《中华本草》编委会. 中华本草[M]. 上海：上海科学技术出版社，1999，第6册：593(总5987).
[2] 邓家刚，周小雷. 马鞭草化学成分和药理作用研究进展[J]. 广西中医药. 2005，28(2)：1.

45. 乌药　wū yào

[拉] Radix Linderae
[英] Combined Spicebush Root

　　乌药，又名旁其、天台乌药、矮樟、矮樟根、铜钱柴、土木香、鸡骨香、白叶柴，为樟科植物乌药 *Lindera aggrigata*（Sims.）Kosterm. 的根。广西主要分布于邕宁、博白、陆川、玉林、梧州等地。具有行气止痛，温肾散寒等功效，主要用于治疗头痛，胸胁满闷，脘腹胀痛，寒疝疼痛，痛经及产后腹痛，尿频，遗尿等病证。

【化学成分】

1. **生物碱类**　根茎：含新木姜子碱(laurolitsine)，波尔定碱(boldine)，网叶番荔枝碱(reticuline)[1]。

2. **倍半萜类**　根茎：含钓樟环氧内酯(linderane)，钓樟内酯(linderalactone)，异乌药(钓樟)内酯(isolinderalactone)[1]。

3. **挥发油**　根茎挥发油：含钓樟醇(linderol，即左旋龙脑 borneol)，新乌药(钓樟)内酯(neolinderalactone)，钓樟揣内酯(lindestrenolide)，去氢钓樟揣内酯(dehydrolindestrenolide)，钓樟烯醇(linderene)，钓樟烯(lindenene)，钓樟烯酮(lindenenone)，钓樟揣烯(lindestrene)，钓樟烯醇乙酸酯(linderene acetate)，异氧化钓樟素(isolinderoxide)，异呋喃大牻牛儿烯(isofuranogermacrene)，乌药酸(linderaic acid)，钓樟(linderazulene)，兰香油(chamazulene)等[1]。根挥发油：含乌药根烯(lindestrene)，乌药烯醇(lindenenol)，乙酸乌药烯醇酯(lindenyl acetate)[1]，枸橼烯，β-荜草烯[2]，α-蒎烯，茨烯(camphene)，β-蒎烯(β-camphene)，α-菲兰烯(α-phellandren)，β-菲兰烯(β-phellandren)[3]，α-松油醇[4]。种子脂肪油：含顺式-十四碳-4-烯酸(cis-4-tetradecenoic acid)，十六碳烯酸(hexadecenoic acid)，油酸，亚油酸，二十碳烯酸(eicosenoic acid)等[2]。

【主要化学成分结构式】

$C_{15}H_{16}O_3$(244.2)
isolinderalactone
异乌药内酯

$C_{15}H_{16}O_3$(244.2)
neolinderalactone
新乌药内酯

$C_{18}H_{18}O_4$(298.3)
laurolitsine
新木姜子碱

$C_{19}H_{21}NO_4$(327.3)
boldine　　波尔定碱

$C_{19}H_{21}NO_4$(327.3)
reticuline　　网叶番荔枝碱

【参考文献】

[1] 国家中医药管理局《中华本草》编委会. 中华本草[M]. 上海：上海科学技术出版社，1999，第7册：56(总1642).

[2] 吴征镒，新华本草纲要(第一卷)[M]. 上海：上海科学技术出版社，1988：84.

[3] 杜志谦，夏华玲，江海肖，等. 乌药挥发油化学成分的 GC-MS 分析[J]. 中草药，2003，34(4)：308.

［4］董岩,刘洪玲,王新芳. 乌药挥发油化学成分的微波-蒸馏 GC - MS 分析［J］. 山东中医杂志材,2005，24(6)：70.

46. 乌梅　wū méi

［拉］Fructus seu Flos Mume
［英］Mumeplant Blossom or Fruit

乌梅,又名酸梅、黄仔、合汉梅、干枝梅,为蔷薇科植物梅 *Prunus mume* Sieb. et Zucc 的果实。广西各地均有栽培。具有敛肺,涩肠,生津,安蛔等功效,主要用于治疗肺虚久咳,久泻久痢,虚热消渴,蛔厥呕吐腹痛等病证。

【化学成分】

1. 有机酸类　果实：含枸橼酸,苹果酸,草酸,琥珀酸和延胡索酸,枸橼酸三甲酯(trimethyl citrate),3 -羟基- 3 -甲酯基戊酸(3 - hydroxyl - 3 - hydroxi valerate),3 -羧基- 3 -羟基戊二酸二甲酯(3 - carboxyl - 3 - hydroxyl hydroxi dimethyl)等。

2. 黄酮类　鼠李柠檬素- 3 - *O* -鼠李糖苷(rhamnocitrin - 3 - *O* - rhamnoside),山奈酚- 3 - *O* -鼠李糖苷(Kaempferol - 3 - *O* - rhamnopyranoside),鼠李素- 3 - *O* -鼠李糖苷,槲皮素- 3 - *O* -鼠李糖苷[2]。

3. 甾醇类　谷甾醇,豆甾醇,菜油甾醇,Δ^5 -燕麦甾醇(Δ^5 - avenasterols),胆甾醇及甾醇酯(sterol ester)[3]。

4. 三萜类及三萜脂肪酸酯类　含熊果酸等三萜类成分[3]及蛇麻脂醇- 20(29) -烯- 7,15 -二醇- 3 -棕榈酸酯(hoplipidalcohol - 20(29) - ene - 7,15 - glycol - 3 - palmitate),硬脂酸酯,花生四烯酸酯(peanut arachidonic acid ester),廿二酸酯(gandiacidester)和二十四烷酸酯(tetracosanoicacidester)的混合物等三萜脂肪酸酯[2]。

5. 挥发油　亚油酸,苯甲酸,邻苯二甲酸二乙酯,十二烷酸[2],苯甲醛,4 -松油烯醇(terpinen - 4 - ol),苯甲醇和十六烷酸(hexadecanoic acid)[3]等。

6. 其他　苦味酸(picric acid),超氧化物歧化酶(SOD)[1],5 -羟甲基- 2 -糠醛(5 - hydroxymethyl - 2 - furaldehyde)[7]。乌梅仁：含苦杏仁苷(amygdalin)[7]。

【主要化学成分结构式】

$C_{20}H_{27}NO_{11}$ (457.4)
amygdalin
苦杏仁苷

$C_{21}H_{20}O_{10}$ (432.4)
kaempferol - 3 - *O* - rhamnopyranoside
山奈酚- 3 - *O* -吡喃鼠李糖苷

【参考文献】

[1] 国家中医药管理局《中华本草》编委会. 中华本草[M]. 上海：上海科学技术出版社,1999,第 4 册：86(总 2563).
[2] 任少红,李志富,赵宇,等. 乌梅挥发油成分的气相色谱-质谱分析[J]. 泰山医学院学报,2004,25(6)：643.
[3] 沈红梅,乔传卓,苏中武. 乌梅的化学,药理及临床进展[J]. 中成药,1993,15(7)：35.

47. 乌蔹莓　*wū liǎn méi*

[拉] Herba Cayratiae Japonicae
[英] Japanese Cayratia Herb

乌蔹莓,又名五叶莓、乌蔹草、五叶藤、五爪龙、五爪龙草、母猪藤、五爪金龙、小母猪藤,为葡萄科植物乌蔹莓 *Cayratia japonicae* (Thunb.) Gagnep. 的地上部分。广西主要分布于乐业、那坡、德保、平果、隆安、马山、凭祥、桂平、武鸣。具有清热利湿,解毒消肿等功效,主要用于治疗热毒痈肿,疔疮,丹毒,咽喉肿痛,蛇虫咬伤,水火烫伤,风湿痹痛,黄疸,泻痢,白浊,尿血等病证。

【化学成分】

1. 黄酮类　芹菜素,木犀草素,木犀草素-7-O-葡萄糖苷 (luteolin-7-O-glucoside);果皮：含乌蔹色苷(cayratinin)即飞燕草素-3-对香豆酰槐糖苷-5-单葡萄糖苷 (delphinidin-3-p-coumaroylsophoroside-5-monoglucoside)[1]。

2. 萜类及甾体类　羽扇豆醇,β-谷甾醇[1],无羁萜(friedelin),无羁萜-3β-醇(friedelin-3β-ol)和胡萝卜苷[2]。

3. 挥发油　樟脑,香桧烯(sabinene),胡椒烯,β-波旁烯,别香橙烯(alloaromadendrene),β-榄烯,γ-和 δ-荜澄茄烯,δ-荜澄茄醇,檀香萜醇,4,8-二甲基喹啉(4,8-dimethyl quinoline),棕榈酸甲酯,α-水芹烯,乙酸龙脑酯(bornyl acetate),辣薄荷酮(piperitone),α-松油醇(α-terpineol),6,10,14-三甲基-2-十五烷酮(6,10,14-trimethyl-2-pentadecanone),1-二十烷炔(1-eicosyne),十甲基环己硅氧烷(decamethylcylohexasiloxane)[1]。

4. 其他　棕榈酸,阿拉伯聚糖(araban),黏液质,硝酸钾和氨基酸等[1],三十一烷(hentriacontane),硬脂酸[2]等。

【主要化学成分结构式】

$C_{21}H_{20}O_{11}$(448.3)
luteolin-7-O-glucoside
木犀草素-7-O-葡萄糖苷

$C_{31}H_{50}O$(438.7)
friedelin
无羁萜

$C_{42}H_{47}ClO_{24}$ (971.3)

cayratinin　乌蔹色苷

【参考文献】

[1] 国家中医药管理局《中华本草》编委会. 中华本草[M]. 上海：上海科学技术出版社,1999, 第5册：282(总4239).

[2] 李京民,王静苹,袁立明. 乌蔹莓化学成份的研究[J]. 中医药学报,1995(2)：52.

48. 五月艾　wǔ yuè ài

[拉] Folium Artemisiae Indicae
[英] Indian Wormwood Leaf

　　五月艾,又名 艾叶,为菊科植物五月艾 *Artemisia vulgaris* Linn. 的全草。广西各地均有分布。具有温经止血,散寒止痛,祛湿止痒等功效,主要用于治疗崩漏,妊娠下血,月经不调,痛经,胎动不安,心腹冷痛,吐血,衄血,咯血,便血,泄泻久痢,霍乱转筋,带下,湿疹,疥癣,痔疮,痈疮等病证。

【化学成分】

　　挥发油　α-蒎烯(α-pinene),桉油精(eucalyptol),侧柏酮(thujone),(1R)-1,7,7-三甲基-二环[2.2.1]-2-庚酮((1R)-1,7,7-trimethyl-bicyclo[2.2.1]-2-heptanone),龙脑(camphol),(+)-α-松油醇[(+)-α-terpineol],6,6-二甲基-二环[3.1.1]-2-庚烯-2-甲醇(6,6-dimethyl-bicyclo[3.1.1]-2-hepten-2-methanol),反式-2-甲基-5-(1-甲基乙烯基)-2-环己烯-1-醇[*trans*-2-methyl-5-(1-methyl vinyl)-2-cyclohexen-1-ol],(3R-反式)-4-甲基-4-乙烯基-3-(1-甲基乙烯基)-1-(1-甲乙基)-环己烯[(3R-*trans*)-4-methyl-4-vinyl-3-(1-methyl vinyl)-1-(1-methyl ethyl)-cyclohexene],α-荜澄茄油烯(α-cubebene),[1S-(1α,2β,4β)]-1-甲基-1-乙烯基-2,4-双(1-甲基乙烯基)-环己烯[1S-(1α,2β,4β)]-1-methyl-1-vinyl-2,4-bi(1-methyl vinyl)cyclohexene],[1R(1R*,4Z,9S*)]-4,11,11-三甲基-8-亚甲基-二环[7.2.0]-4-十一碳烯[1R(1R*,4Z,9S*)]-4,11,11-trimethyl-8-methylene-bicyclo[7.2.0]-4-

undece], 大根香叶烯 D(germacrene - D), [4aR -(4aα, 7α, 8aβ)]-十氢- 4a -甲基- 1 -亚甲基- 7 -(1 -甲基乙烯基)-萘[4aR -(4aα, 7α, 8aβ)]- decahydro - 4a - methyl - 1 - methylene - 1 -(1 - methyl vinyl)- naphthalene], 2, 6 -二甲基- 6 -(4 -甲基- 3 -戊烯基)-二环[3. 1. 1]- 2 -庚烯[2, 6 - dimethyl - 6 -(4 - methyl - 3 - pentenyl)- bicyclo[3. 1. 1]- 2 - heptene], (1S -顺式)-1, 2, 3, 5, 6, 8a -六氢-4, 7 -二甲基-1 -(1 -甲乙基)-萘[(1S - cis)- 1, 2, 3, 5, 6, 8a - hexahydro - 4, 7 - dimethyl - 1 -(1 - methyl ethyl)- naphthalene], [1aR -(1aα, 4aα, 7β, 7aβ, 7bα)]-十氢-1, 1, 7 -三甲基-4 -亚甲基-1H -环丙基[e]奥-7 -醇{[1aR -(1aα, 4aα, 7β, 7aβ, 7bα)]- decahydro - 1, 1, 7 - trimethyl - 4 - methylene - 1H - cyclopropyl[e]- 7 - ol}, 石竹烯氧化物(caryophyllene oxide), [1R -(1R ∗, 3E, 7E, 11R ∗)]- 1, 5, 5, 8 -四甲基- 12 -氧杂二环[9. 1. 0]- 3, 7 -十二碳二烯{[1R -(1R ∗, 3E, 7E, 11R ∗)]- 1, 5, 5, 8 - tetramethyl - 12 - oxabicyclo[9. 1. 0]- 3, 7 - dodecadiene}, (—)-斯巴醇[(—)- spathulenol], 绿花白千层醇(viridiforol), [4aR -(4aα, 7β, 8aα)]-八氢-4a, 8a -二甲基-7 -(1 -甲乙基)-1(2H)-萘酮{[4aR -(4aα, 7β, 8aα)]- octahydro - 4a, 8a - dimethyl - 7 -(1 - methyl ethyl) 1(2H)- naphthalone }, 植醇(phytol)[1]。

【主要化学成分结构式】

见下篇挥发油化学成分结构图库。

【参考文献】

[1] 韦志英, 吴怀恩, 梁海燕. 广西产五月艾挥发油的气相色谱-质谱联用分析[J]. 中国民族民间医药杂志, 2009, 18(1): 27.

49. 五加通　wǔ jiā tōng

[拉] Radix Heteropanacis Fragrandis
[英] Fragranas Heteropanax Root

五加通, 又名阿婆伞、幌伞枫, 为五加科植物幌伞枫 *Heteropanax fragranas*(Roxb.) Seem. 的根。广西主要分布于百色、桂林。具有清热解毒, 消肿止痛等功效, 主要用于治疗感冒发热, 中暑头痛, 痈疖肿毒。瘰疬, 风湿痹痛, 跌打损伤, 毒蛇咬伤等病证。

【化学成分】

萜类及甾体类　根含齐墩果酸, 胡萝卜苷, 白千层酸(melaleucic acid), 3β, 23 -二羟基- 20(29)-羽扇烯- 27, 28 -二酸[3β, 23 - dihydroxy - 20(29)- lupene - 27, 28 - dioic acid], 白千层酸- 28 - O -[α - L -吡喃鼠李糖基-(1→4)-β - D -吡喃葡萄糖基(1→6)]-β - D -吡喃葡萄糖苷{melaleuic acid - 28 - O -[α - L - rhamnopyranosyl(1→4)-β - D - glucpyranosyl -(1→6)]- β - D - glucopyranoside}[1]。

【主要化学成分结构式】

$C_{30}H_{46}O_5$（486.7）
melaleucic acid　　白千层酸

【参考文献】

[1] 南京中医药大学. 中药大辞典（上册）第 2 版［M］. 上海：上海科学技术出版社，2006：173.

50. 五指牛奶　wǔ zhǐ niú nǎi

［拉］Radix Fici Simplicissimae
［英］Hispid Fig Root

　　五指牛奶，又名五指毛桃、土黄芪、土五加皮、五爪龙、母猪奶，为桑科植物裂掌榕 *Ficus simphcissima* Lour. 的根。广西主要分布于南宁、邕宁、武鸣、平南、藤县、龙州、桂平。具有祛风除湿，祛瘀消肿等功效，主要用于治疗风湿痿痹，腰腿痛，水肿，痢疾，瘰疬，跌打损伤，带下，经闭等病证。

【化学成分】

　　1. 黄酮类　芹菜素，木犀草素，牡荆（黄）素[3]。

　　2. 萜类及甾体类　β-谷甾醇[2]，α-香树素乙酸酯（α - amyrin acetate），11 -氧基-α-香树脂醇乙酸酯（11 - oxo - α - amyrin acetate），β-胡萝卜苷，3β-羟基豆甾- 5 -烯- 7 -酮（3β-hydroxyl - stigmast - 5 - en - 7 - one）[3]。

　　3. 香豆素类　补骨脂素[2,5]，佛手柑内酯（bergapten）[3]。

　　4. 有机酸酯类　邻苯二甲酸二异丁酯（diisobutyl phthalate）[2]。

　　5. 蒽醌类　大黄素甲醚[3]。

　　6. 挥发油　油酸，亚油酸，十四酸，乙酸乙酯，2,3 -二丁醇（2,3 - dibutanol），2 -丁醇（1 - butanol），1,1 -二乙氧基乙烷等成分[4]。还含有十六酸，十八酸（octadecanoic acid）[3]，亚油酸酰胺，软脂酸酰胺（palmitic acid amide），硬脂酸酰胺（stearie acid amide），邻苯二甲酸二丁酯（dibutyl phthalate）等[5]。

【主要化学成分结构式】

$C_{12}H_8O_4$(216.1)
bergapten　佛手柑内酯

$C_{21}H_{20}O_{10}$(432.3)
vitexin(orientoside)　牡荆(黄)素(荭草苷)

【参考文献】

[1] 国家中医药管理局《中华本草》编委会. 中华本草[M]. 上海：上海科学技术出版社,1999,第2册：504(1068).
[2] 江滨,刘占强,曾元儿,等. 五指毛桃化学成分研究. 中草药,2005,36(8)：1141.
[3] 赵丽萍,狄斌,冯锋. 五指毛桃的化学成分. 药学与临床研究,2008,16(1)：5.
[4] 林励,钟小清,魏刚. 五指毛桃挥发性成分的 GC-MS 分析. 中药材,2000,23(4)：206.
[5] 刘春玲,魏刚,何建雄. 五指毛桃不同采收部位挥发油及醇提物成分的分析. 广州中医药大学学报,2004,21(3)：204.

51. 化橘红　huà jú hóng

[拉] Exocarpium Citri Grandis
[英] Tangerine Red Epicarp

化橘红,又名化皮、化州橘红、柚皮橘红、柚类橘红、兴化红、毛柑、毛化红、赖橘红,为芸香科植物化州柚 *Citrus grandis* Tomentosa 或柚 *C. grandis*（L.）Osbeck 的未成熟或近成熟的干燥外层果皮。广西主要分布于南宁、博白等地。具有散寒燥湿,理气化痰,宽中健胃等功效,主要用于治疗风寒咳嗽,痰多气逆,恶心呕吐,胸脘痞胀等病证。

【化学成分】

1. **黄酮类**　5,6,7,3′,4′-五甲氧基黄酮(5,6,7,3′,4′- pentamethoxy flavone),5,7,8,3′,4′-五甲氧基黄酮(5,7,8,3′,4′- pentamethoxy flavone),5,7,8,4′-四甲氧基黄酮(5,7,8,4′- tetramethoxy flavone),5,7,4′-三甲氧基黄酮(5,7,4′- trimethoxy flavone),川陈皮素(nobiletin)[1,6],柚皮苷元(naringenin),芹菜素[12],柚皮苷(naringin)[1,4,8,12],圆柚酮(nootkatone),枳属苷(poncirin),新橙皮苷(neohesperidin)[1,4,8],野漆树苷(rhoifolin)[1,8,12]。

2. **甾体类**　麦角甾-5-烯-3-醇(ergost-5-en-3-ol),4-麦角甾醇-3-酮(4-ergosterin-3-ketone),β-谷甾醇葡萄糖苷,4-豆甾醇-3-酮(4-stigmasterol-3-one),豆甾-4-烯-3-酮(stigmast-4-en-3-one),豆甾-5,22-二烯-3-醇(stigmasta-5,22-dien-3-ol),豆甾-4,22-二烯-3-酮(stigmasta-4,22-dien-3-one)[9]。

3. 香豆素类　伞形花内酯(umbelliferone)[7]，橙皮油内酯(aurapten)[7,11]。

4. 维生素类　烟酸，维生素 B_1、B_2[7]、E[9]。

5. 邻苯二酚类　焦性儿茶酚(pyrocatechol)[1,8,12]，原儿茶酸[12]。

6. 生物碱类　水苏碱(stachydrine)[7]。

7. 胺类及氨基酸类　甘氨酸[1,7]，腐胺(putrescine)[1,8,12]。

8. 挥发油　挥发油组成有胡萝卜素，番茄烃(lycopene)[7]，2 - 乙酰呋喃(2 - acetylfuran)，2 - 乙酰吡咯(2 - acetylpyrrole)，橙皮油内酯(aurapten)[7,11]，表-双环倍半水芹烯(epi - bicyclosesquiphellandrene)[9]，荜澄茄烯[1,2,9]，δ - 杜松烯[9,11]，丁香烯氧化物，二戊烯(dipentene)[1,2]，枸橼醛[1,3]，顺式-3-己烯醇(cis - 3 - hexenol)[1,2,3]，枸橼烯[1,5,10,11]，芳樟醇(linalool)[1,3,11]，芳樟醇单氧化物(linalool monoxide)[1,2,11]，邻氨基苯甲酸甲酯[1,4,8]，α - 蒎烯[1,5,10,11]，β - 蒎烯[10]，福橘素(tangeretin)[1,6]，γ - 松油烯[7,10,11]，牻牛儿醇[1,3,11]，β - 香叶烯[10,11]，顺-异丁子香酚(cis - isoeugenol)，4 - 乙基愈创木酚(4 - ethyl guaiacol)，丁子香酚，莰烯，苯乙醛，苯乙醇，苯甲酸，苄醇，3 - 蒈烯，顺-香芹醇(cis - carveol)，反-香芹醇(trans - carveol)，α - 雪松醇(α - cedrol)，榄香素，β - 榄香烯，L - 香芹酮(L - carvone)，癸酸(n - decanoic acid)，反式石竹烯(trans - caryophyllene)，侧柏烯，α - 松油烯，β - 罗勒烯(β - ocimene)，甲基丁香酚，5 - 甲基糠醛(5 - methylfurfural)，4 - 甲基愈创木酚，α - 水芹烯，糠醛，牻牛儿醛，桧烯(sabinene)，萜品醇(4 - terpineol)，异松油烯(α - terpinolene)，亚油酸甲酯，亚麻酸甲酯，棕榈酸甲酯，橙花醇乙酸酯(neryl acetate)，乙酸香叶酯(geraniol acetate)，壬酸，棕榈酸，十五烷酸，肉豆蔻酸，蒽(anthracene)[11]，吉马烯(germacrene)[9,11]，橙花叔醇(nerolidol)[9,10]。

9. 其他　二十九烷(nonacosane)，脂肪，钙，铁，磷，蛋白质，糖类[7]。

【主要化学成分结构式】

$C_{21}H_{22}O_8$(402.3)
nobiletin　川陈皮素

$C_{15}H_{12}O_5$(272.2)
naringenin　柚皮素

$C_{27}H_{32}O_{14}$(580.5)
naringin　柚皮苷

$C_{29}H_{34}O_{14}$(606.5)
poncirin　枳属苷

$C_{28}H_{34}O_{15}$（610.5）
neohesperidin　新橙皮苷

$C_{27}H_{30}O_{14}$（578.5）
rhoifolin　野漆树苷

$C_{40}H_{56}$（536.8）
lycopene　番茄烃

C_6H_7NO（109.1）
2－acetylpyrrole
2-乙酰吡咯

$C_{19}H_{22}O_3$（298.3）
aurapten
橙皮油内酯

$C_{20}H_{20}O_7$（372.3）
tangeretin
福橘素

$C_4H_{12}N_2$（88.1）
putrescine
腐胺

$C_6H_6O_2$（110.1）
pyrocatechol
焦性儿茶酚

$C_7H_{13}NO_2$（143.1）
stachydrine
水苏碱

$C_9H_6O_3$（162.1）
umbelliferone(dichrin A)
伞形花内酯（常山素 A）

【参考文献】

［1］国家中医药管理局《中华本草》编委会. 中华本草[M]. 上海：上海科学技术出版社, 1999, 第 4 册：902(总 3718).

［2］KarrerW. Konstitund Vorkom der Org Pflanzcnst, 1958：1129s.

［3］中华人民共和国商业部土产废品局, 等. 中国经济植物志[M]. 北京：科学出版社, 1961：1365.

［4］AlbaebR, et al. Phytochemistry, 1969, (8)：127.

［5］QuisumbingE. Mcdicinal Plants of The Philippines, 1978：452.

［6］MizunoM, et al. Chem Pharm Bull, 1991, 39(4)：945.

［7］中国医学科学院卫生研究所. 食物成分表. 北京：人民卫生出版社, 1977：170.

［8］黄美声, 沈玉刚. 反向高效液相色谱法测定化橘红中柚皮苷的含量[J]. 中草药, 1990, 21(5)：15.

［9］陈连剑, 李婷, 李成. 化橘红超临界 CO_2 萃取物的 GC－MS 分析[J]. 中药材, 2003, 26(8)：559.

［10］张立坚, 蔡春, 王秀季. 橘红珠, 橘红及化橘红挥发油成分的比较[J]. 广东医学院学报, 2006, 24(4)：344.

［11］李春, 向能军, 沈宏林, 等. 化橘红挥发油成分分析研究[J]. 精细化工中间体, 2009, 39(4)：65.

[12] 袁旭江,林励,陈志霞. 化橘红中酚性成分的研究[J]. 中草药,2004,35(5):498.

52. 天仙藤　tiān xiān téng

[拉] Herba Aristolochiae
[英] Dutchmanspipe vine

　　天仙藤,又名都淋藤、三百两银、兜铃苗、马兜铃藤、青木香藤、长痧藤、香藤,为马兜铃科植物马兜铃 *Aristolochia debilis* Sieb. et Zucc. 或北马兜铃 *A. contorta* Bge. 的干燥地上部分。广西主要分布于南部。具有行气活血,利水消肿,解毒等功效,主要用于治疗胃脘痛,疝气痛,妊娠水肿,产后血气腹痛,蛇虫咬伤等病证。

【化学成分】

1. 生物碱类　木兰花碱(magnoflorine)[1,2]。
2. 甾体类　β-谷甾醇[1,2]。
3. 有机酸类　马兜酸 D[1,2]。

【主要化学成分结构式】

$C_{20}H_{24}NO_4$ (342.4)
magnoflorine　木兰花碱

【参考文献】

[1] 国家中医药管理局《中华本草》编委会. 中华本草[M]. 上海:上海科学技术出版社,1999,第 3 册:469(总 2068).
[2] 房圣民,王玉琢,佟如新等. 栽培与野生天仙藤化学成分研究[J]. 中药材,1990,13(6):27.

53. 天冬　tiān dōng

[拉] Radix Asparagi
[英] Cochinchinese Asparagus Root Tuber

　　天冬,又名费冬、大当门根、天冬,为百合科植物天门冬 *Asparagus cochinchinensis* (Lour.)Merr. 的块根。广西各地均有栽培。具有滋阴润燥,清肺降火等功效,主要用于治疗燥热咳嗽,阴虚劳咳,热病伤阴,内热消渴,肠燥便秘,咽喉肿痛等病证。

【化学成分】

1. 皂苷及苷元类 薯蓣皂苷元（diosgenin）[1,3,7,11]，甲基原薯蓣皂苷（methylprotodioscin），伪原薯蓣皂苷（pseudprotodioscin），$3-O(\alpha-L-$吡喃鼠李糖基$(1\rightarrow4)-\beta-D-$吡喃葡萄糖基$)-26-O-(\beta-D-$吡喃葡萄糖基$)-(25R)-5,20-$呋甾二烯$-3\beta,26$二醇$[3-O-\alpha-L-$rhamnopyranosyl$(1\rightarrow4)-\beta-D-$glucopyranosyl$-26-O-(\beta-D-$glucopyranosyl$)-(25R)-$furosta$-5,20-\beta,26-$diol$]$[1,6]，菝葜皂苷元（sarsasapogenin）[1,7,11]，异菝葜皂苷元（smilagenin）[1,7,10]，雅姆皂苷元（yamogenin）[1,7]。薯蓣皂苷元$-3-O-\beta-D-$吡喃葡萄糖苷（diosgenin$-3-O-\beta-D-$glucopyranoside），$26-O-\beta-D-$吡喃葡萄糖基$-$呋甾$-3\beta,26-$二醇$-22-$甲氧基$-3-O-\alpha-L-$吡喃鼠李糖基$(1\rightarrow4)-O-\beta-D-$吡喃葡萄糖苷$[26-O-\beta-D-$glucopyranosyl$-$furost$-3\beta,26-$diol$-22-$methoxy$-3-O-\alpha-L-$rhamnopyranosy$(1\rightarrow4)-O-\beta-D-$glucopyranoside]，$26-O-\beta-D-$吡喃葡萄糖基$-$呋甾$-5-$烯$-3\beta,2\alpha,26-$三醇$-3-O-[\alpha-\alpha-$吡喃鼠李糖基$(1\rightarrow2)]-[\alpha-\alpha-$吡喃鼠李糖基$-(1\rightarrow4)]-\beta-D-$吡喃葡萄糖苷$\{26-O-\beta-D-$glucopyranosyl$-$furost$-5,20-en-3\beta,2\alpha,26-$triol$-3-O-[\alpha-\alpha-$rhamnopyranosyl$(1\rightarrow2)]-[\alpha-\alpha-$rhamnopyranosyl$-(1\rightarrow4)]-\beta-D-$glucopyranoside\}，$26-O-\beta-D-$吡喃葡萄糖基$-$呋甾$-3\beta,22,26-$三醇$-3-O-\beta-D-$吡喃葡萄糖基$(1\rightarrow2)-O-\beta-D-$吡喃葡萄糖苷$[26-O-\beta-D-$glucopyranosyl$-$furost$-3\beta,22,26-$triol$-3-O-\beta-D-$glucopyranosyl$(1\rightarrow2)-O-\beta-D-$glucopyranoside]$[10]，菝葜皂苷元$-3-O-[\alpha-L-$鼠李吡喃糖基$(1-4)]-\beta-D-$葡萄吡喃糖苷$\{3-O-[\alpha-L-$rhamnopyranosyl$(1-4)]-\beta-D-$glucopyranoside$-(25S)-5\beta-$spirostan$-3\beta-$ol$\}$[11]，天冬呋甾醇寡糖苷 Asp$-$Ⅳ、Asp$-$Ⅴ、Asp$-$Ⅵ、Asp$-$Ⅶ[1,5]。

2. 氨基酸类 丙氨酸，精氨酸，天冬氨酸，瓜氨酸，谷氨酸，甘氨酸，组氨酸，异亮氨酸，亮氨酸，赖氨酸，蛋氨酸，苯丙氨酸，脯氨酸，丝氨酸，天冬酰胺，苏氨酸，酪氨酸，缬氨酸[1,4,9]。

3. 糖类 天冬多糖（asparagus-polysaccharide）A、B、C、D[1,8]，葡萄糖[1,7]，鼠李糖[1,7]，蔗糖，寡糖（oligosaccharide）Ⅰ～Ⅷ，果糖[1,3]。

4. 甾体类 胡萝卜苷[11]，β-谷甾醇[1,2,11]。

5. 脂肪酸类 正$-$三十二碳酸（$n-$ethatriacontanoic acid），棕榈酸[11]。

6. 其他 9$-$二十七碳烯（9$-$heptacosylene）[11]，5$-$甲氧基甲基糖醛（5$-$methoxymethyl furfural）[1,2]。

【主要化学成分结构式】

$C_{27}H_{42}O_3(414.6)$

diosgenin 薯蓣皂苷元

C$_{46}$H$_{75}$O$_{18}$(916.0)
Asp-Ⅳ　天冬呋甾醇寡糖苷

C$_{46}$H$_{75}$O$_{18}$(916.0)
Asp-Ⅴ　天冬呋甾醇寡糖苷

C$_{51}$H$_{83}$O$_{22}$(1 048.1)
Asp-Ⅵ　天冬呋甾醇寡糖苷

C$_{57}$H$_{42}$O$_{27}$(1 158.9)
Asp-Ⅶ　天冬呋甾醇寡糖苷

C$_{52}$H$_{86}$O$_{22}$(1 063.2)
methylprotodioscin　甲基原薯蓣皂苷

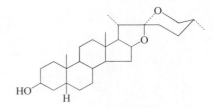

$C_{51}H_{82}O_{21}(1\ 031.1)$
pseudprotodioscin　伪原薯蓣皂苷

$C_{28}H_{45}O_3(429.6)$
sarsasapogenin　菝葜皂苷元

$C_{27}H_{42}O_3(414.6)$
smilagenin　异菝葜皂苷元

$C_{27}H_{40}O_3(412.6)$
yamogenin　雅姆皂干元

H_3COH_2C　CHO

$C_7H_8O_3(140.1)$
5 - methoxymethyl furfural　5 -甲氧基甲基糖醛

【参考文献】

［1］国家中医药管理局《中华本草》编委会. 中华本草[M]. 上海：上海科学技术出版社,1999,8：63(总 7143).

［2］小林正,等. 药学研究(日),1958,30：477.

［3］Masashi T,et al. Chem Pharm Bull,1974,22(10)：30677y.

［4］Masashi T,et al. Constituents of the Radix of Asparagus Cochinchinesis Ⅱ. The free amino Acids[J]. C A,1976,85：30677y.

［5］Tenji K,et al. Studies on the Constituents of Asparagi Radix Ⅰ. on the Furostanol Oligosides of Asparagus Cochinchinesis (Lour.) Merr. [J]. Chem Pharm Bull,1979,27(12)：3086.

［6］Liang Z Z,et al. Oligofurosides from Asparagus cochichinesis [J]. Planta Med,1988,54(4)：344.

［7］黑柳正典,等. 日本药学会第 107 次年会论文选辑[J]. 国外医学·中医中药分册,1988,10(1)：56.

［8］杜旭华,郭允珍. 抗癌植物药的开发研究-Ⅳ. 中药天冬的多糖类抗癌活性成分的提取与分离［J］. 沈阳药学学院学报,1990,7(3)：197.

［9］倪京满,等. 中药天门冬炮制前后氨基酸含量比较［J］. 中草药,1992,23(4)：182.

［10］沈阳,陈海生,王琼. 天冬化学成分的研究(Ⅱ)［J］. 第二军医大学学报,2007,28(11)：1241.

［11］徐从立,陈海生,谭兴起. 中药天冬的化学成分研究［J］. 天然产物研究与开发,2005,17(2)：128.

54. 天花粉　tiān huā fěn

［拉］Radix Trichosanthis
［英］Mongolian Snakegourd Root

　　天花粉,又名栝楼根、花粉、楼根、白药、瑞雪、天瓜粉、屎瓜根、栝蒌粉、蒌粉,为葫芦科植物栝楼 *Trichosanthes kirilowii* Maxim. 或双边栝楼 *T. rosthornii* Herms 的干燥根。广西主要分布于南宁、横县、邕宁、钦州、防城、上思。具有生津,止渴,降火,润燥,排脓,消肿等功效,主要用于治疗热病烦渴,肺热燥咳,内热消渴,疮疡肿毒等病证。

【化学成分】

　　1. 甾体类　泻根醇酸(bryonolic acid),葫芦苦素(cueurbitacin)B 及 D,23,24 -二氢葫芦苦素(23,24 - dihydrocucurbitacin)B,7 -豆甾烯 - 3β -醇(stigmasta - 7 - en - 3β - ol),7 -豆甾烯- 3β -醇- 3 - O - β - D -吡喃葡萄糖苷(stigmasta - 7 - en - 3β - ol - 3 - O - β - D - glucopyranoside)[1,4]。

　　2. 氨基酸类　缬氨酸,精氨酸,天冬氨酸,瓜氨酸,谷氨酸,甘氨酸,组氨酸,α -羟甲基丝氨酸(α - hydroxymethylserine),赖氨酸,鸟氨酸,苯丙氨酸,丝氨酸,苏氨酸,酪氨酸[1,3]。

　　3. 糖类　阿拉伯糖,果糖,甘露糖[1,6],半乳糖,葡萄糖,核糖(ribose),木糖(xylose)[1,3,6],栝楼根多糖(trichosan)[1,5]。

　　4. 其他　肽类(peptide),天花粉蛋白(trichosanthin)[1,2]。

【主要化学成分结构式】

$C_{30}H_{47}O_3$ (455.6)
bryonolic acid
泻根醇酸

$C_{32}H_{46}O_8$ (558.7)
cucurbitacin B
葫芦苦素 B(葫芦素 B)

$C_{30}H_{44}O_7$ (516.7)
cucurbitacin D
葫芦苦素 D(葫芦素 D)

$C_{29}H_{59}O$ (423.7)
stigmasta - 7 - en - 3β - ol
7 -豆甾烯- 3β -醇

$C_{35}H_{68}O_6$ (584.9)
stigmasta - 7 - en - 3β - ol - 3 - O - β - D - glucopyranoside
7 -豆甾烯- 3β -醇- 3 - O - β - D -吡喃葡萄糖苷

【参考文献】

[1] 国家中医药管理局《中华本草》编委会. 中华本草[M]. 上海：上海科学技术出版社,1999,第 5 册：587(总 4663).
[2] 金善炜,等. 化学学报,1981,39：911.
[3] 郭荣汉,等. 化学学报,1987,45(12)：1180.
[4] 北岛润一,等. 药学杂志(日),1989,129(9)：677.
[5] Hikino Hiroshi,eral. Planta Med,1989,55(4)：349.
[6] Chung Yeoun Bong. et al. CA,1991, 114：199202t.

55. 天南星　tiān nán xīng

[拉] Rhizoma Arisaematis
[英] Reddish Jackinthepulpit Tuber

天南星,又名南星、白南星、山苞米、蛇包谷、山棒子,为天南星科植物天南星 *Arisaema erubescens*（Wall.）Schott. ,异叶天南星 *A. heterophyllum* Bl. 或东北天南星 *A. amurense* Maxim. 的干燥块茎。广西分布于乐业、全州。具有燥湿化痰,祛风止痉,散结消肿等功效,主要用于治疗顽痰咳嗽,风痰眩晕,中风痰壅,口眼歪斜,半身不遂,癫痫,惊风,破伤风等病证。生用外治痈肿,蛇虫咬伤。

【化学成分】

1. 黄酮类　芹菜素- 6 - C -阿拉伯糖- 8 - C -半乳糖苷(apigenin - 6 - C - arabinosyl - 8 - C - galactoside),芹菜素- 6,8 -二- C -半乳糖苷(apigenin - 6,8 - di - C - galactoside),芹菜素- 6,8 -二- C -吡喃葡萄糖苷(apigenin - 6,8 - di - C - β - D - glucopyranoside),芹菜素- 6 - C -半乳糖- 8 - C -阿拉伯糖苷(apigenin - 6 - C - galactosyl - 8 - C - arabinoside)[4] ,异夏佛托苷(isoschaftoside),夏佛托苷(schaftoside)[1,2,3,4] 。

2. 脂肪酸类　二十六烷酸(hexacosoic acid),三十烷酸(triacontanoic acid)[9] 。

3. 氨基酸类　丝氨酸,缬氨酸,赖氨酸,脯氨酸[1,2] 等。

4. 含氧杂环类　2 -甲基- 3(Z -丙烯酸甲酯基)- 6 -亚甲脲基- 3 -烯-氢化吡喃[2 - methyl - 3 (Z - methylpropenoateyl) - 6 - methyleneureido - 3 - ene - hydropyran][7] ,2 -呋喃甲醇

乙酸酯(2 - furanmethanol acetate),2 -糠基- 5 -甲基呋喃(2 - furfuryl - 5 - methylfuran),2 -烯丙基呋喃(2 - propenyl furan),2,2′-次甲基呋喃(2,2′- methylene furan)[8]。

5. 链状萜烯醇类　芫妥醇(linalool)[8]。

6. 甾体类　β-谷甾醇[1,2,3,6,7,9],胡萝卜苷[5,6,7,9]。

7. 酚及酚酸类　间位甲酚(m - cresol)[8],没食子酸[1,2,3,4],没食子酸乙酯(ethyl gallate)[9]。

8. 糖类　蔗糖,松二糖(turanose)[1,2,3]。

9. 其他　苯乙烯(styrene)[8],甘露醇[7],四十烷烃(tetracontane),以及镁,铝,锌,铜,硒,钒,钴等 20 多种无机微量元素[1,2]。

【主要化学成分结构式】

$C_{26}H_{27}O_{14}$ (563.4)
apigenin - 6 - C - arabinosyl - 8 - C - galactoside
芹菜素- 6 - C -阿拉伯糖- 8 - C -半乳糖苷

$C_{27}H_{29}O_{15}$ (593.5)
apigenin - 6,8 - di - C - galactoside
芹菜素- 6,8 -二- C -半乳糖苷

$C_{27}H_{29}O_{15}$ (593.5)
apigenin - 6,8 - di - C - β - D - glycopyranoside
芹菜素 6,8 -二- C - β - L -吡喃葡糖苷

$C_{26}H_{27}O_{14}$ (563.4)
apigenin - 6 - C - galactosyl - 8 - C - arabinoside
芹菜素- 6 - C -半乳糖- 8 - C -阿拉伯糖苷

$C_{26}H_{27}O_{14}$ (563.4)
schaftoside　　夏弗塔雪轮苷

【参考文献】

[1] 国家中医药管理局《中华本草》编委会. 中华本草[M]. 上海：上海科学技术出版社,1999,第8：504(总7652).
[2] 季申,丁声颂,李颖. 10种药用天南星的化学成分分析[J]. 复旦大学学报(医学版),1989,16(3)：203.
[3] 王广树,刘银燕,陈滴,苏振丽,杨晓虹. 东北天南星块茎化学成分的研究[J]. 特产研究,2009,(2)：6.
[4] 杜树山,雷宁,徐艳春,等. 天南星黄酮成分的研究[J]. 中国药学杂志,2005,10(19)：1457.
[5] 杨中林,韦英杰,叶文才. 异叶南星的化学成分研究[J]. 中成药,2003,25(3)：228.
[6] 邹晓红,鲁岐,杨继祥,等. 天南星化学成分的研究[J]. 特产研究,1997,16(1)：29.
[7] 李绪文,尹建元,范波,等. 东北天南星化学成分的研究[J]. 中国药学杂志,2001,36(2)：89.
[8] 杨嘉,刘文炜,霍昕,等. 天南星挥发性成分研究[J]. 生物技术,2007,17(5)：52.
[9] 杜树山,徐艳春,魏璐雪. 天南星化学成分研究（Ⅰ）[J]. 中草药,34(4)：310.

56. 巴豆 bā dòu

[拉] Fructus Crotonis
[英] Purging Croton Seed

巴豆,又名巴菽、刚子、江子、老阳子、双眼龙、猛子仁、巴果、双眼虾,为大戟科植物巴豆 *Croton tiglium* L. 的果实。广西主要分布于桂平、玉林、上思、武鸣、龙州、天等、靖西、龙胜、邕宁。具有泻下寒积,逐水退肿,祛痰利咽,蚀疮杀虫等功效,主要用于治疗痰饮喘满,喉风喉痹,寒邪食积所致的胸腹胀满急痛,大便不通,泄泻痢疾,水肿腹大,癥瘕,痈疽,恶疮疥癣等病证。

【化学成分】

挥发油 2,4-壬二烯醛(2,4-nonadienal),癸酸(decanoic acid),肉豆蔻酸(myristic acid),12-甲基-十四碳酸甲酯(12-methyl-methylmyristate),棕榈酸,9,12-十六碳二烯酸甲酯(9,12-hexadecanoic acid methyl ester),9-十六碳烯酸甲酯(9-methyl palmitoleate),亚油酸,油酸,亚油酸甲酯,硬脂酸,13-二十二碳烯酸(13-docosenoic acid),花生酸[1]。

【主要化学成分结构式】

$C_{14}H_{28}O_2$(228.3)
myristic acid   肉豆蔻酸

【参考文献】

[1] 胡静,高文远,凌宁生等. 巴豆和巴豆霜挥发性成分的GC-MS分析[J]. 中国中药杂志,2008,33(4)：464.

57. 巴戟天　bā jǐ tiān

[拉] Radix Morindae Officinalis
[英] Medicinal Indionmulberry Root

巴戟天，又名鸡肠风、鸡眼藤、黑藤钻、兔仔肠、三角藤、糠藤，为茜草科植物巴戟天 *Morinda officinalis* How 的干燥根。广西主要分布于凭祥、钦州、上思。具有补肾阳，壮筋骨，祛风湿等功效，主要用于治疗阳痿，少腹冷痛，小便不禁，子宫虚冷，风寒湿痹，腰膝酸痛，筋骨痿软无力等病证。

【化学成分】

1. **挥发油**　龙脑，顺-9-十八烯酸(*cis* - 9 - octadecenoic acid)[12]，(-)-冰片基乙酸酯[(-)- bornyl acetas]，樟脑，α-雪松醇(α - cedrol)，桉叶素，香茅醇(citronelll)，香叶醇(geraniol)，α-紫穗槐烯(α - amorphene)，苯甲醛，β-没药烯，枸橼烯，α-蒎烯，聚伞花素，α-姜烯，松油烯-4-酮(terpinene - 4 - ketone)，(+)-α-萜品醇[(+)-α - terpineol]，β-倍半水芹烯(β - sesquiphellandrene)，正壬醛(*n* - nonana)，正辛醛(*n* - octaldehyde)，22-辛烯醛(22 - octenal)，正辛醇(*n* - octyl alcohol)，庚醛(oenanthal)，1-庚酮(1 - oenanthone)，苯乙醛(hyacinthin)，(*E*)-2-庚烯醛(顺式-2 - heptenal)，6，10，14-三甲基-十五烷基-2-酮(6，10，14 - trimethyl - pentadecyl - 2 - ketone)，2-十一酮(2 - undecanone)，2，6-二叔丁基-2-对甲苯酚(2，6 - di-tert-butyl - 2 - p - cresol)，橙花叔醇异构体(nerolidol isomer)，1-已醇(1 - hexanol)，6-甲基-5-庚烯-2-酮(6 - methyl - 5 - heptene - 2 - ketone)，2-甲基-6-对甲基苯基-2-庚烯(2 - methyl - 6 - *p* - methylphenyl - 2 - heptylene)[9]，棕榈酸[1,2,12]，十六酸乙酯(ethyl palmitate)[12]。

2. **蒽醌类**　1，6-二羟基-2，4-二甲氧基蒽醌(1，6 - dihydroxy - 2，4 - dimethoxylanthraquinone)，1，6-二羟基-2-甲氧基蒽醌(1，6 - dihydroxy - 2 - methoxyl - anthraquinone)，1-羟基蒽醌(1 - hydroxy-anthraquinone)，1-羟基-2-甲氧基蒽醌(1 - hydroxy - 2 - methoxylanthraquinone)[1,8]，2-羟基-3-羟甲基蒽醌(2 - hydroxy - 3 - hydroxymethylanthraquinone)[1,2]，1-羟基-2-甲基蒽醌(1 - hydroxy - 2 - methylanthraquinone)[9]，4-羟甲基-1，3-二甲氧基蒽醌(4 - hydroxymethyl - 1，3 - dimethoxylanthraquinone)[1]，2-甲基蒽醌(2 - methylanthraquinone)[1,7]，大黄素甲醚(physcion)，甲基异茜草素(rubiadin)[1,3,10]，甲基异茜草素-1-甲醚(rubiadin - 1 - methylether)[1,3]。

3. **糖类**　葡萄糖，甘露糖[1,3]，耐斯糖，1F-果呋喃基耐斯糖，葡淀粉型六聚糖和七聚糖等几种低聚糖[11]。

4. **环烯醚萜类**　水晶兰苷(monotropein)，四乙酰车叶草苷(tetraacetyl - asperuloside)[1,5]，5，15 - dimethyl morindol[14]。

　　5. 甾体类　24-乙基胆甾醇(24-ethyl cholesterol)[1,7],β-谷甾醇[1,3,10]。

　　6. 其他　2-戊基呋喃(2-pentylfuran),琥珀酸[11],维生素 C,十九烷(nonadecane)[1,2]。根皮含锌,锰,铁,铬等 23 种元素[1,4,6]。

【主要化学成分结构式】

$C_{14}H_8O_3$ (224.2)
1-hydroxy-anthraquinone
1-羟基蒽醌

$C_{15}H_{10}O_4$ (254.2)
2-hydroxy-3-hydroxymethylanthraquinone
2-羟基-3-羟甲基蒽醌

$C_{15}H_{10}O_3$ (238.2)
1-hydroxy-2-methylanthraquinone
1-羟基-2-甲基蒽醌

$C_{15}H_{10}O_2$ (222.2)
2-methylanthraquinone
2-甲基蒽醌

$C_{15}H_{10}O_4$ (254.2)
rubiadin
甲基异茜草素

$C_{16}H_{12}O_4$ (268.2)
rubiadin-l-methylether
甲基异茜草素-l-甲醚

$C_{16}H_{22}O_{11}$ (390.3)
monotropein
水晶兰苷

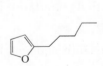

$C_9H_{14}O$ (138.2)
2-pentylfuran
2-戊基呋喃

【参考文献】

[1] 国家中医药管理局《中华本草》编委会. 中华本草[M]. 上海：上海科学技术出版社,1999,第 6 册：448(总 5804).

[2] 周法兴,等. 巴戟天的化学成分研究[J]. 中药通报,1986,11(9)：554.

[3] 王燕芳,吴照华,周新月,等. 巴戟天植物的化学成分[J]. 植物学报,1986,28(5)：556.

[4] 李赛,等. 巴戟天无机元素的光谱测定和临床药效分析[J]. 中国医药学报,1987,2(4)：2214.

[5] 陈玉武,薛智. 巴戟天化学成分研究[J]. 中药通报,1987,12(10)：613.

[6] 李赛. 巴戟天根皮与木心化学成分的比较[J]. 中药通报,1988,13(2)：17.

[7] 李赛,欧阳强,谈宣中,等. 巴戟天的化学成分研究[J]. 中国中药杂志,1991,16(11)：6757.

[8] 杨燕军,舒惠一. 巴戟天和恩施巴戟的蒽醌化合物[J]. 药学学报,1992,27(5)：3588.

［9］刘文炜,高玉琼,刘建华,等. 巴戟天挥发性成分研究[J]. 生物技术,2005,15(6):59.

［10］吴冬凡,房志坚. 巴戟天石油醚部位的化学成分研究[J]. 亚太传统医药,2005,5(11):42.

［11］崔承彬,杨明,姚志伟,等. 中药巴戟天抑郁活性成分的研究[J]. 中国中药杂志,1995,20(1):36.

［12］林励,徐鸿华,王淑英,等. 巴戟天挥发性成分的GC-MS分析[J]. 广州中医学院学报,1992,9(4):208.

58. 无患子　*wú huàn zǐ*

[拉] Sapindusmukorossi
[英] Chinese Soapberry Seed

　　无患子,又名油患子、苦患子、洗手果、木患树、肥皂树、肥珠子、洗衫子、黄目子、目浪子、苦枝子、槵子、木患子、菩提子、木桧子、有患子、圆肥皂、卢鬼木,为无患子科植物无患子 *Sapindus mukorossi* Gaertn. 的种子。广西各地均有分布。具有清热,祛痰,消积,杀虫等功效,主要用于治疗白喉症,精囊病,淋浊尿频,清热,祛痰,消积,杀虫,喉痹肿痛,咳喘,食滞,白带,疳积,疮癣,肿毒等病证。

【化学成分】

　　1. 三萜皂苷　3-O-α-L-鼠李吡喃糖基-(1→2)-[α-L-阿拉伯吡喃糖基-(1→3)]-β-D-葡萄吡喃糖基- 21,23R-环氧甘遂- 7,24R-二烯- 3β,21-二醇(Sapimukoside A),3-O-α-L-鼠李吡喃糖基-(1→6)-β-D-葡萄吡喃糖基- 21,23R-环氧甘遂- 7,24R-二烯-3β,21-二醇(Sapimukoside B)[2]。

　　2. 脂肪酸类　油酸、山嵛酸[1]。

　　3. 其他　无患子的表面活性物质中含萜类甾体皂苷、氨基酸、蛋白质、维生素、油脂等。种仁:含蛋白质、灰分、非纤维碳水化合物、聚糖、淀粉、粗纤维、脂肪酸。种子:含脂肪油及糖脂[1]。

【主要化学成分结构式】

$C_{47}H_{76}O_{16}$(897.1)
sapimukoside A
3-O-α-L-鼠李吡喃糖基-(1→2)-[α-L-阿拉伯吡喃糖基-(1→3)]-β-D-葡萄吡喃糖基- 21,23R-环氧甘遂- 7,24R-二烯- 3β,21-二醇

$C_{42}H_{68}O_{12}$(765.0)
sapimukoside B
3-O-α-L-鼠李吡喃糖基-(1→6)-β-D-葡萄吡喃糖基- 21,23R-环氧甘遂-7,24R-二烯- 3β,21-二醇

【参考文献】

[1] 国家中医药管理局《中华本草》编委会. 中华本草[M]. 上海：上海科学技术出版社,1999,第5册：121(总2030).

[2] Teng Rong_Wei, Ni Wei, HUAYan, Chen Chang_Xiang *. Two New Tirucallane_Type Triterpenoid Saponins fromSapindus mukorossi[J]. Adta Botanica Sinica,2003,45(3)：369.

59. 木通 mù tōng

[拉] Caulis Akebiae
[英] Akebia Stem

木通,又名通草、附支、丁翁、丁父、葍藤、王翁、万年、万年藤、燕覆、乌覆,为木通科植物木通 *Akebiae quinata* (Thunb.)Decne. ,三叶木通 *A. trifoliata* (Thunb.)Koidz. 或白木通 *A. trifoliata* (Thunb.) Koidz. var. Australis (Diels)Rehd. 的干燥藤茎。木通广西分布于金秀;三叶木通广西分布于全州;白木通广西分布于德保、那坡、隆林、南丹、罗城、鹿寨、资源、全州、灵川。具有泻火行水,通利血脉等功效,主要用于治疗小便赤涩,淋浊,水肿,胸中烦热,喉痹咽痛,遍身拘痛,妇女经闭,乳汁不通等病证。

【化学成分】

1. 三萜类 白桦脂醇,常春藤皂苷元(hederagenin)[1,5],齐墩果酸[1,3]。

2. 皂苷类 藤茎含木通皂苷(akeboside)St_a、St_b、St_c、St_d、St_e、St_f、St_{g1}、St_{g2}、St_h、St_j、St_k[1,4,6,7]。

3. 甾体类 豆甾醇,β-谷甾醇,胡萝卜苷[1,5]。

4. 其他 肌醇,蔗糖[1,5],钾盐[1,2]。

【主要化学成分结构式】

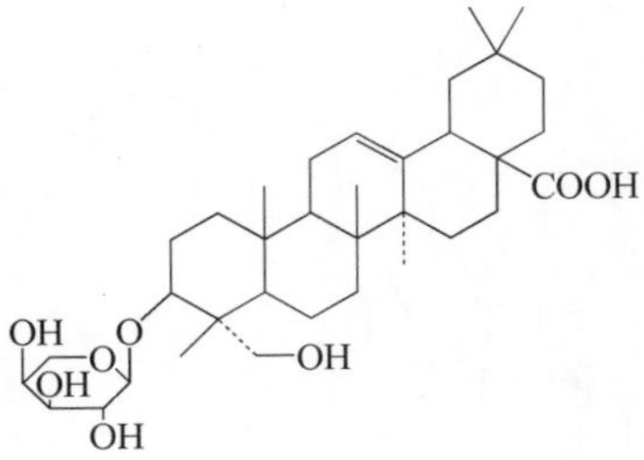

$C_{35}H_{55}O_8(604.2)$
akeboside St_a
木通皂苷 St_a

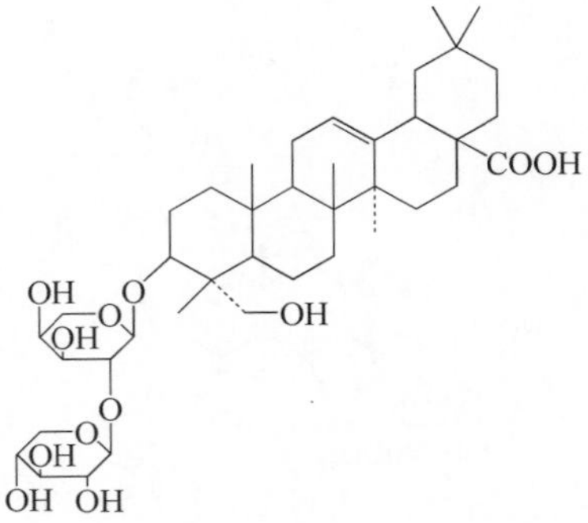

$C_{40}H_{63}O_{12}(736.2)$
akeboside St_b
木通皂苷 St_b

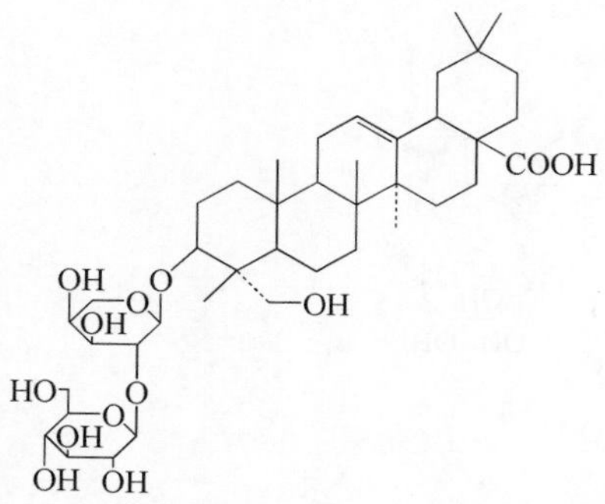

$C_{41}H_{65}O_{12}$ (750.2)
akeboside St_c
木通皂苷 St_c

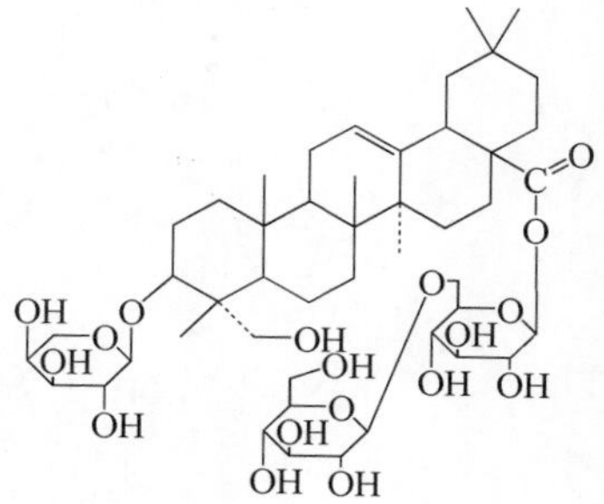

$C_{47}H_{75}O_{17}$ (912.2)
akeboside St_d
木通皂苷 St_d

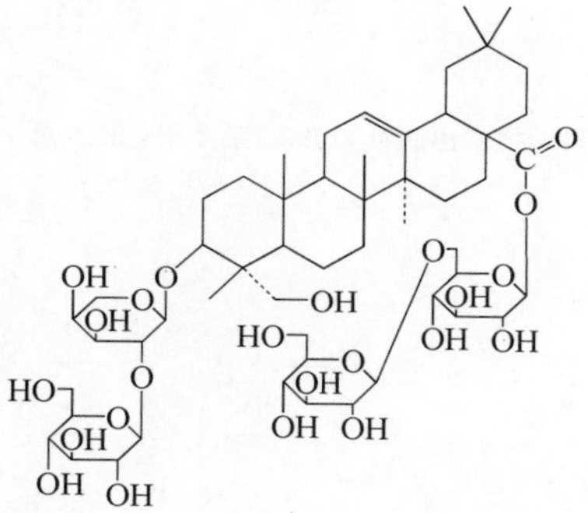

$C_{53}H_{76}O_{20}$ (1 033.2)
akeboside St_e
木通皂苷 St_e

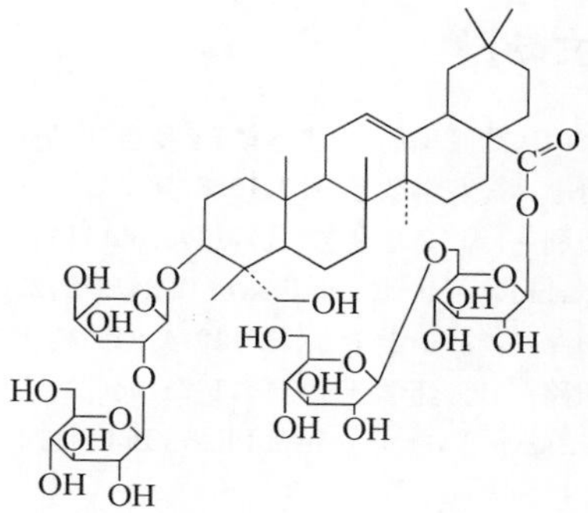

$C_{53}H_{76}O_{20}$ (1 033.2)
akeboside St_f
木通皂苷 St_f

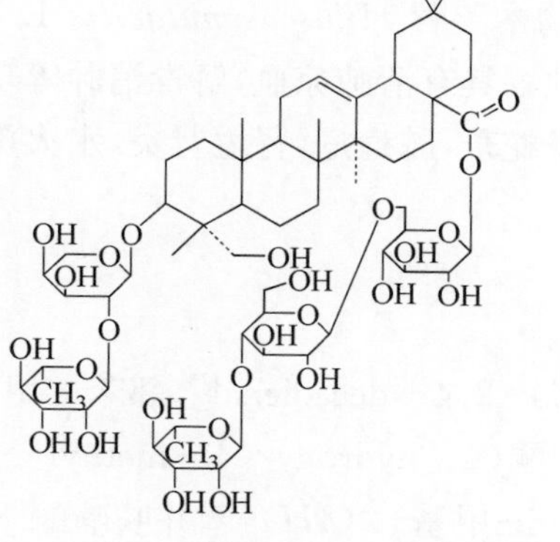

$C_{59}H_{96}O_{25}$ (1 205.4)
akeboside St_h
木通皂苷 St_h

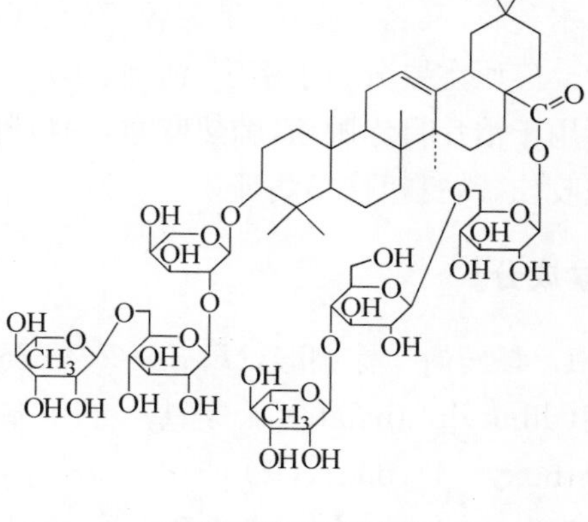

$C_{65}H_{106}O_{30}$ (1 367.6)
akeboside St_j
木通皂苷 St_j

$C_{65}H_{106}O_{30}$ (1 367.6)

akeboside St_k　　　木通皂苷 St_k

【参考文献】

［1］国家中医药管理局《中华本草》编委会. 中华本草［M］. 上海：上海科学技术出版社,1999，第 3 册：329(总 1928).

［2］河野孝,等. 药学杂志(日),1928,48(11)：1098.

［3］川口利一,等. 药学杂志(日),1940,60(11)：596.

［4］Higuchi R,et al. Chem Pharm Bull,1972,22(10)：2143.

［5］藤田路一,等. 药学杂志(日),1974,94(2)：189.

［6］藤田路一,等. 药学杂志(日),1974,94(2)：194.

［7］Kumekawa Y,et al. Chem Pharm Bull,1974,22(10)：2294.

60. 木芙蓉　mù fú róng

［拉］Flos Hibisci Mutabilis
［英］Cottonrose Hibiscus Flower

　　木芙蓉,又名七星花、旱芙蓉、三变花,为锦葵科植物木芙蓉 Hibiscus mutabilis L. 的花和叶。广西主要分布于南宁、河池、柳州、玉林、梧州等地。具有清肺凉血,解毒消肿等功效,主要用于治疗目赤肿痛,肺热咳嗽,痈疽肿毒,恶疮,缠身蛇丹,脓疱疮,肾盂肾炎,水火烫伤,毒蛇咬伤,跌打扭伤等病证。

【化学成分】

　　1. 挥发油　棕榈酸,(E,E)-2,4-葵二烯醛［(E,E)-2,4-decadienal］,邻苯二甲酸二丁酯(dibutylphthalate),4-羟基-4-甲基-4H-萘-1-酮(4-hydroxy-4-methyl-4H-naphthoxy-4-one),(R)-5,6,7,7a-四氢化-4,4,7a-三甲基-2(4H)-苯并呋喃酮［(R)-5,6,7,7a-tetrahydro-4,4,7a-trimethyl-2(4H)-benzofuran］,(E,E)-6,10,14-三甲基-5,9,13-十五三烯-2-酮［(E,E)-6,10,14-trimethyl-5,9,13-pentadecaenyl-2-one］,苯乙醛,植醇(phytol),6,10,14-三甲基-2-十五烷酮(6,10,14-trimethyl-2-

pentadecanone)等[1]。

2. 黄酮类　叶：含山奈酚-3-O-β-芸香糖苷(kaempferol-3-O-β-rutinoside)，山奈酚-3-O-β-刺槐双糖苷(kaempferol-3-O-β-robino binoside)及山奈酚-3-O-β-D(6-E-对羟基桂皮酰基)-葡萄糖苷[kaempferol-3-O-β-D-(6-E-p-hydroxycin namoyl)-glucopyranoside][2]，芦丁[3]，花：异槲皮苷，金丝桃苷，芸香苷，槲皮素-4′-葡萄糖苷(quercetin-4′-glucoside)即绣线菊苷(spiraeoside)，槲皮黄苷，矢车菊素3,5-二葡萄糖苷(cyanidin 3,5-diglucoside)，矢车菊素-3-芸香糖苷-5-葡萄糖苷(cyanidin-3-rutinoside-5-glucoside)，矢车菊素-3-接骨木二糖苷(cyanidin-3-sambubioside)，槲皮素，山奈酚[4]。

3. 蒽醌类　大黄素[2]。

4. 萜类及甾体类　叶：含β-谷甾醇，胡萝卜苷，水杨酸[2]。花：含β-谷甾醇，白桦脂酸(betulinic acid)，豆甾-3,7-二酮(stigmasta-3,7-dione)，豆甾-4-烯-3-酮(stigmasta-4-ene-3-one)[4]。

5. 有机酸及酯类　叶：含二十四烷酸(tetracosanoic acid)，水杨酸[2]，延胡索酸[3]；花：含硬脂酸己酯(hexyl stearate)[4]。

6. 长链脂肪族类　二十九烷(nonacosane)，三十四烷醇(tetratriacontanol)[4]。

【主要化学成分结构式】

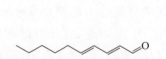

$C_{10}H_{16}O(152.2)$
(E,E)-2,4-decadienal
(E,E)-2,4-癸二烯醛

$C_{16}H_{22}O_4(278.3)$
dibutylphthalate
(酞酸丁酯)邻苯二甲酸二丁酯

$C_{18}H_{36}O(268.4)$
6,10,14-trimethyl-2-pentadecanone
6,10,14-三甲基-2-十五烷酮

$C_{30}H_{47}O_3(455.6)$
betulic acid
白桦脂酸

$C_{30}H_{49}O_2(441.7)$
stigmasta-3,7-dione
豆甾-3,7-二酮

$C_{30}H_{47}O(423.6)$
stigmasta-4-ene-3-one
豆甾-4-烯-3-酮

$C_{28}H_{33}O_{15}$（609.6）
cyanidin 3,5 - diglucoside
矢车菊素 3,5 -二葡萄糖苷

$C_{34}H_{43}O_{19}$（755.7）
cyanidin - 3 - rutinoside - 5 - glucoside
矢车菊素 - 3 -芸香糖苷 - 5 -葡萄糖苷

【参考文献】

[1] 郭华,侯冬岩,回瑞华. 超临界二氧化碳萃取木芙蓉叶油的研究. 中国中药杂志,2006,31(14)：1203.

[2] 姚莉韵,陆阳,等. 木芙蓉叶化学成分研究[J]. 中草药,2003,34(3)：201.

[3] 国家中医药管理局《中华本草》编委会. 中华本草[M]. 上海：上海科学技术出版社,1999,第5册：349(总4352).

[4] 国家中医药管理局《中华本草》编委会. 中华本草[M]. 上海：上海科学技术出版社,1999,第5册：347(总4351).

61. 木蝴蝶 *mù hú dié*

[拉] Semen Oroxyli
[英] Indian Trum etflower Seed

　　木蝴蝶,又名玉蝴蝶、千层纸、千张纸、白故子、破布子,为紫葳科植物木蝴蝶 *Oroxylum indicum*（L.）Vent. 的种子。广西主要分布于柳州、玉林、钦州、南宁、百色、宜州等地。具有利咽润肺止咳,疏肝和胃止痛,敛疮生肌等功效,主要用于治疗咽痛喉痹,声音嘶哑,肺痨燥咳,百日咳、咳嗽,肝胃气痛,疮疡久溃不敛,浸淫疮等病证。

【化学成分】

　　1. 黄酮类　白杨素(chrysin),黄芩苷元(黄芩素,baicalein),5 -羟基- 6,7 -二甲氧基黄酮(5 - hydroxy - 6,7 - dimethoxyflavone),5,6 -二羟基- 7 -甲氧基黄酮(5,6 - dihydroxy - 7 -methoxyflavone),粗毛豚草素(hispidulin),特土苷(黄芩苷元 - 6 -葡萄糖苷,tetuin),芹菜素,高山黄芩素(scutellarein),白杨素 - 7 - O - β - D -葡萄糖苷(chrysin - 7 - O - β - D - glucopyranoside),白杨素 - 7 - O - β - D -葡萄糖醛酸苷(chrysin - 7 - O - β - D - glucuronopyranoside),白杨素 - 7 - O - β -龙胆二糖苷(chrysin - 7 - O - β - gentiobioside),黄芩苷(baicalin),高山黄芩苷(scutellarin,即灯盏乙素或黄芩苷),木蝴蝶素 A(oroxylin A),木蝴蝶苷(oroxin)A、B,木蝴蝶定(oroxindin)即汉黄芩素 - 7 - O - β - D -葡萄糖醛酸苷(wogonin - 7 - O - β - D - glucuronide)[1],槲皮素 - 3 - O - β - D -阿拉伯吡喃糖苷(quercetin - 3 - O - β - D - arabinopyranoside)[2]。

2. 脂肪油类　脂肪油中大部分为油酸。

3. 其他　苯甲酸[1]，反-1-(2′-羟乙基)环己烷-1,4-二醇[anti-1-(2′-hydroxyethyl) cyclohexane-1,4-diol][2]。

【主要化学成分结构式】

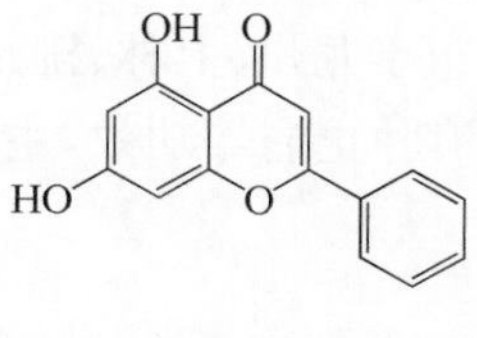

$C_{15}H_{10}O_4$ (254.2)
chrysin　白杨素

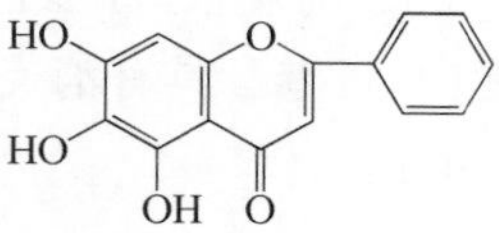

$C_{15}H_{10}O_5$ (270.2)
baicalein　黄芩苷元

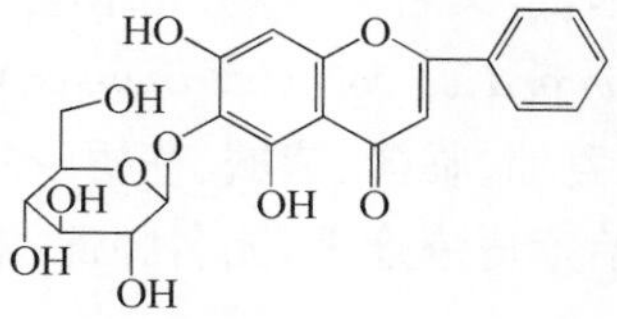

$C_{21}H_{19}O_{10}$ (431.3)
tetuin　特土苷（即黄芩苷元-6-葡萄糖苷）

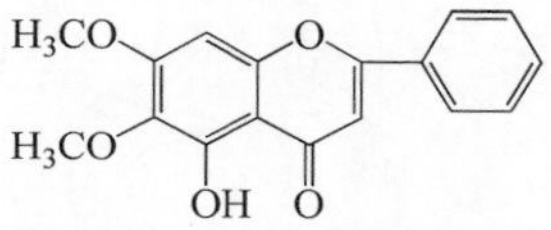

$C_{17}H_{14}O_5$ (298.2)
5-hydroxy-6,7-dimethoxyflavone
5-羟基-6,7-二甲氧基黄酮

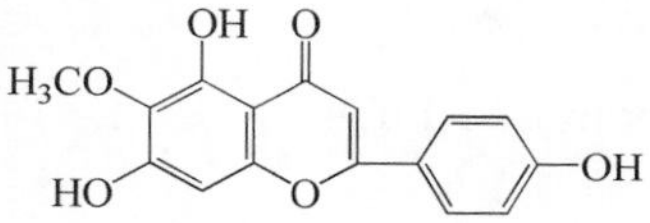

$C_{16}H_{12}O_6$ (300.2)
hispidulin
粗毛豚草素

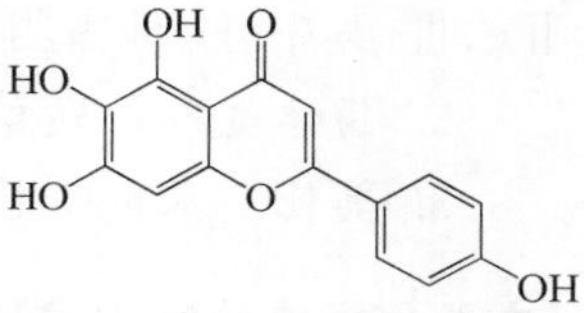

$C_{15}H_{10}O_6$ (286.2)
scutellarein
高山黄芩素

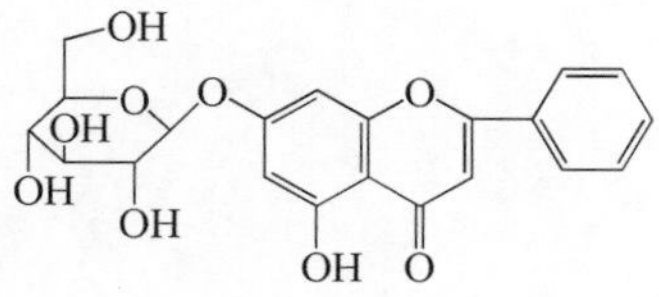

$C_{21}H_{19}O_{10}$ (431.3)
chrysin-7-O-β-D-glucopyranoside
白杨素-7-O-β-D-吡喃葡萄糖苷

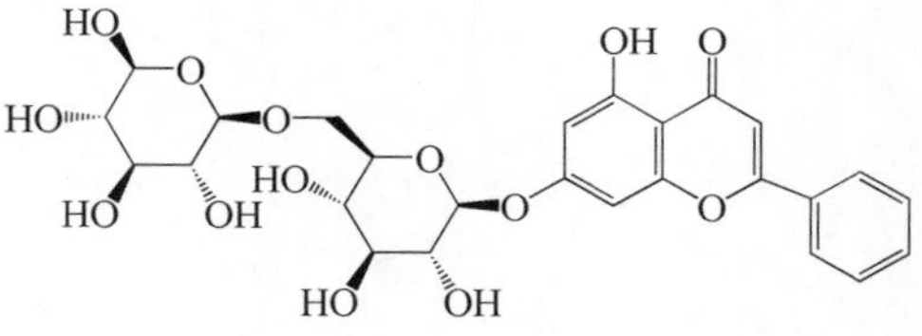

$C_{27}H_{29}O_{15}$ (593.5)
chrysin-7-O-β-gentiobioside
白杨素-7-O-β-龙胆二糖苷

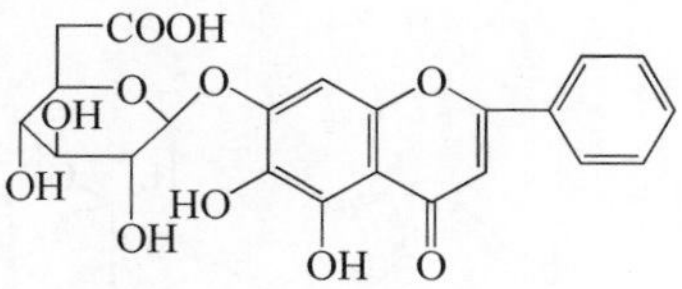

$C_{21}H_{18}O_{11}$ (446.3)
baicalin　黄芩苷

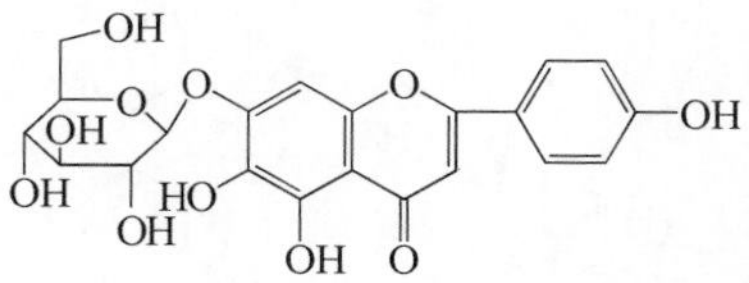

$C_{21}H_{18}O_{12}$ (462.3)
scutellarin　高山黄芩苷

【参考文献】

[1] 国家中医药管理局《中华本草》编委会. 中华本草[M]. 上海：上海科学技术出版社,1999,第7册：429(总6440).

[2] 陈亮亮,宋晓凯,侯文彬,等. 木蝴蝶化学成分的研究[J]. 中草药,2007,(2)：186.

62. 木鳖 mù biē

[拉] Radix Momordicae cochinchinensis
[英] Root of Cochinchina Momordica

木鳖,又名土木鳖、壳木鳖、漏苓子、地桐子、藤桐子、鸭屎瓜子、木鳖瓜,为葫芦科植物木鳖 *Momordica cochinchinensis* (Lour.) Spreng. 的块根。广西主要分布于龙州、上林、柳州、金秀、荔浦、临桂、恭城、苍梧、岑溪、容县、博白、贵港。具有消炎解毒,消肿止痛等功效,主要用于治疗痔疮疔毒,无名肿毒,淋巴结炎等病证。

【化学成分】

1. 萜类 根:含木鳖子苷(momordin)Ⅰ、Ⅰa、Ⅰb、Ⅰc、Ⅰd、Ⅰe、Ⅱ、Ⅱa、Ⅱb、Ⅱc、Ⅱd、Ⅱe、Ⅲ,其中Ⅱc即雪胆苷(hemsloside)Ma$_2$,防己内酯(columbin),齐墩果酸,木鳖子酸[1]。

2. 甾体类 α-菠菜甾醇[1]。

3. 其他 木鳖糖蛋白(momorcochin)[1]。

【主要化学成分结构式】

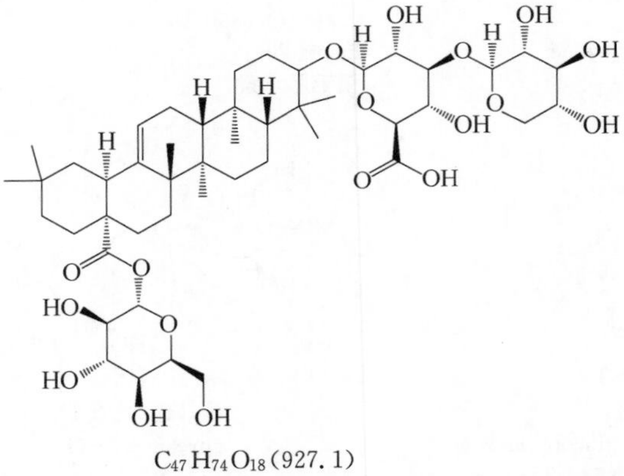

$C_{47}H_{74}O_{18}$(927.1)
momordin Ⅱ　木鳖子苷Ⅱ

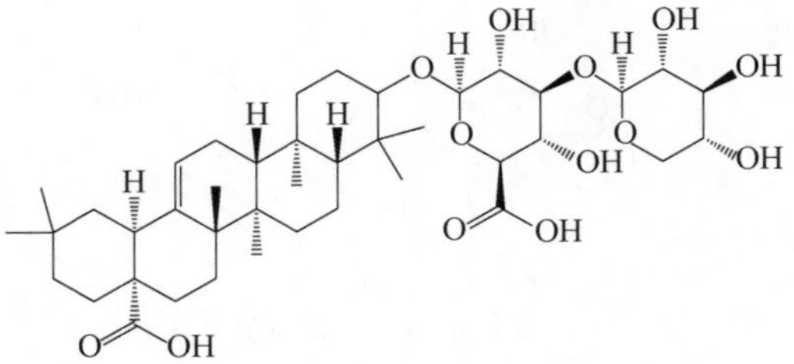

$C_{41}H_{64}O_{13}$(764.9)
momordin Ⅰc　木鳖子苷Ⅰc

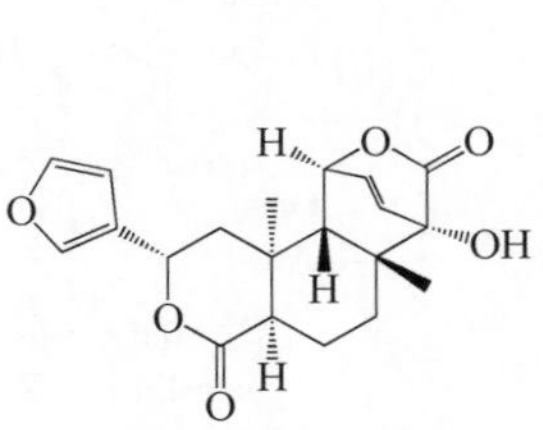

$C_{20}H_{22}O_6$(358.3)
columbin　防己内酯

【参考文献】

[1] 国家中医药管理局《中华本草》编委会. 中华本草[M]. 上海:上海科学技术出版社,1999,第5册:566(总4642).

63. 木鳖子　mù biē zǐ

[拉] Semen Momordicae
[英] Cochinchina Momordica Seed

木鳖子,又名土木鳖、壳木鳖、漏苓子、地桐子、藤桐子、鸭屎瓜子、木鳖瓜,为葫芦科植物木鳖 *Momordica cochinchinensis* (Lour.) Spreng. 的种子。广西主要分布于龙州、上林、柳州、金秀、荔浦、临桂、恭城、苍梧、岑溪、容县、博白、贵港。具有祛风止痛,消肿散结,解毒等功效,主要用于治疗牙龈肿痛,痈肿,无名肿毒,乳腺炎,淋巴结结核,关节疼痛,筋脉拘挛等病证。

【化学成分】

1. 糖苷类　$3-O-\beta-D$-吡喃半乳糖基$(1\rightarrow2)-[\alpha-L$-吡喃鼠李糖基$(1\rightarrow3)]\beta-D$-吡喃葡萄糖酸基$-28-O-\beta-D$-吡喃木糖基$(1\rightarrow2)-\beta-D$-吡喃葡萄糖基$(1\rightarrow3)-[\beta-D$-吡喃木糖基$(1\rightarrow4)]-\alpha-L$-吡喃鼠李糖基$(1\rightarrow2)-\beta-D$-吡喃岩藻糖苷$\{3-O-\beta-D-$galactopyranosyl$(1\rightarrow2)-[\alpha-L-$rhamnopyranosyl$(1\rightarrow3)]-\beta-D-$glucuronopyranosido$-28-O-\beta-D-$xylopyranosyl$(1\rightarrow2)\beta-D-$glucopyranosyl$(1\rightarrow3)-[\beta-D-$xylopyranosyl$(1\rightarrow4)]-\alpha-L-$rhamnopyranosyl$(1\rightarrow2)-\beta-D-$fucopyranosotle$\}$[1,6]。

2. 萜类　木鳖子酸(momordic acid)[1,4,6],齐墩果酸[1,4],棉根皂苷元(gypsogenin),木鳖子皂苷(cochinchina momordica seed saponin),皂皮酸(quillaic acid)[1,6],栝楼仁二醇,异栝楼仁二醇,5-脱氢栝楼仁二醇,7-氧代二氢栝楼仁二醇[10]。

3. 甾体类　α-菠菜甾醇(α-spinasterol,chondrillasterol,bessisterol)[1,3],β-谷甾醇,豆甾-7-烯-3β醇,豆甾-7,22-二烯-3β醇[10]。

4. 糖及蛋白质类　另含木鳖子素(cochinchinin)[1,9]木鳖糖蛋白(momorcochin)S[1,7,8],海藻糖(mycose)[1,2]。

5. 脂肪酸类　α-桐酸(α-eleostearic acid)[1,5],亚油酸,(Z)-13-十八(碳)烯酸,11-二十(碳)烯酸[11,12]。

【主要化学成分结构式】

$C_{18}H_{30}O_2$(278.4)
α-eleostearic acid　α-桐酸

$C_{30}H_{46}O_5$(486.7)
quillaic acid　皂皮酸

$C_{30}H_{46}O_4$ (470.6)
gypsogenin　棉根皂苷元

$C_{30}H_{46}O_4$ (470.6)
momordic acid　木鳖子酸

【参考文献】

[1] 国家中医药管理局《中华本草》编委会. 中华本草[M]. 上海：上海科学技术出版社,1999,第 5 册：564(总 4642).

[2] 中尾万三. 藥学杂志(日),1919,453：897.

[3] Kumada S,et al. 藥学杂志(日),1940,60：581.

[4] Turakmi T,et al. Tetra Lett,1966,5137.

[5] Hopkons C Y,et al. C A,1969,71：10287d.

[6] MassyoI,et al. Studies on the Constituents of Momordicaco Chinchinensis Spreng I. Isolation and Characterization on the Seeds Aponins, momordica Saponins Ⅰ and Ⅱ [J]. Chem Pharm Bull,1985,33(2)：464.

[7] Bolognesi A,et al. C A,1990, 112：72697m.

[8] Stirpe F,et al. C A,1991, 115：24777c.

[9] 郑硕,等. 木鳖子素的纯化和性质研究[J]. 生物化学与生物物理学学报,1992,24(4)：311.

[10] 阙连娣,胡全,巢志茂,等.木鳖子脂肪油不皂化物质的化学分研究[J].中国中药杂志, 2006, 31(17)：1441.

[11] 丁旭光,张捷莉,郑杰,等. 中药木鳖子中脂肪酸的气相色谱质谱联用分析[J]. 时珍国医国药, 2005, 16(3)：202.

[12] WangWe,i Niu Zhiduo, WangYongqi. Studies on Fatty Acid Compsition in the Oilof Momordica Cochinchinensis[J]. ChineseTradition and Herbaldrugs, 2000, 31(10)：727.

64. 水半夏　shuǐ bàn xià

[拉] Rhizoma Typhonii Flagelliformis
[英] Whipformed Typhonium Tuber

水半夏,又名山慈姑、土田七、戟叶半夏,为天南星科植物鞭檐犁头尖 *Typhonium flagelliforme*(Lood.)Bl. 的块茎。广西主要分布于天等、贵港、平南。具有燥湿化痰,解毒消肿,止血等功效,主要用于治疗咳嗽痰多,痛疮疔肿,无名肿毒,毒虫蟹伤,外伤出血等病证。

【化学成分】

1. 氨基酸类　天门冬氨酸,苏氨酸,谷氨酸,丙氨酸,亮氨酸,酪氨酸[2]。

2. 甾体类　β-谷甾醇和β-胡萝卜苷[3]。

3. 苷类　1－O－β-吡喃葡萄糖基-2-[(羟基十八酰基)氨基]-48-十八烷二烯-1,3-二醇[1－O－β- glucopyranosyl - 2 -[(hydroxyloctadecanoyl)amido]- 48 - octadecadiene -

1,3 - diol］，松柏苷(coniferin)[3]。

4. **挥发油** 主要为脂肪烃类和脂肪酸类，其中主要有 4 - 羟基- 4 - 甲基- 2 - 戊酮(4 - hydroxy - 4 - methyl - 2 - pentanone)，十六碳酸，8，11 - 十八碳二烯酸(8，11 - octadecedienoic acid)等[1]。

【主要化学成分结构式】

$C_{16}H_{22}O_8$(342.3)
coniferin   松柏苷

【参考文献】

[1] 刘布鸣，梁凯妮，黄平. 中药水半夏挥发油化学成分分析[J]. 广西科学，2004，11(1)：52.

[2] 刘布鸣，梁凯妮，黄平，等. 鲜品水半夏和水半夏药材中氨基酸成分分析[J]. 广西中医药，2003，26(6)：51.

[3] 黄平. 水半夏化学成分研究[J]. 中药材，2004，27(3)：173.

65. 水团花 shuǐ tuán huā

［拉］Radix Adinae Piluliferae
［英］Pilular Adina Root

水团花，又名 水黄凿，青龙珠，穿鱼柳，假杨梅，溪棉条，满山香，球花水杨梅，为茜草科植物水团花 *Adina pilulifera* (Lam.)Franch. ex Drake 的根。广西各地均有分布。具有清热祛湿，散瘀止痛，止血敛疮等功效，主要用于治疗痢疾，肠炎，浮肿，痈肿疮毒，湿疹，溃疡不敛，创伤出血等病证。

【化学成分】

1. **萜类及甾体类** 叶：含 β-谷甾醇(β - sitosterol)，豆甾醇(stigmasterol)等为苷元的皂苷[1,3]。茎叶：含 β-谷甾醇(β - sitosterol)，豆甾醇(stigmasterol)，奎诺酸(quinovic acid)，摸绕醇酸(morolic acid)，白桦脂酸(betulinic acid)，金鸡纳酸(cinchonic acid)[1]，辛可利酸(cincholic acid)[3]；根：含 β-谷甾醇(β - sitosterol)[3]。

2. **色原酮及其苷类** 根：含去甲丁子香宁(nor-eugenin)[3]，undulatoside B 和 5,7 -二羟基- 2 -甲基色酮- 7 - O - β - D -芹糖(1→6)- β - D -葡萄糖[2]，2 -甲基- 5,7 -二羟基色原

酮(2 - methyl - 5,7 - dihydroxychromone),莫诺苷(morroniside)[4]。

　　3. 生物碱类　　根：含乌檀苷(naucleoside)。

　　4. 黄酮类　　柚皮素(naringenin),圣草酚(eriodictyol),槲皮素(quercetin),柚皮素- 7 - $O - \beta - D$ -葡萄糖苷(naringenin - 7 - $O - \beta - D$ - glucopyranside),圣草酚- 7 - $O - \beta - D$ -葡萄糖苷(eriodictyol - 7 - $O - \beta - D$ - glucopyranside),槲皮素- 3 - $O - \beta - D$ -葡萄糖苷(quercetin - 3 - $O - \beta - D$ - glucopyranside)[5]。

　　5. 其他　　瓶子草素(sarracenin)[4],棕榈酸(palmitic acid),挥发油,鞣质,氨基酸,还原糖[3]。

【主要化学成分结构式】

$C_{17}H_{26}O_{11}$(406.4)
morroniside　莫诺苷

$C_{15}H_{10}O_{7}$(302.2)
quercetin　槲皮素

$C_{10}H_{8}O_{4}$(192.2)
2 - methyl - 5,7 - dihydroxychromone
2 -甲基- 5,7 -二羟基色原酮

$C_{21}H_{20}O_{12}$(464.4)
quercetin - 3 - $O - \beta - D$ - glucoside
槲皮素- 3 - $O - \beta - D$ -葡萄糖苷

【参考文献】

[1] 国家中医药管理局《中华本草》编委会. 中华本草[M]. 上海：上海科学技术出版社,1999,第 6 册：397(总5737).

[2] 郭跃伟,黄伟晖,宋国强,等. 中药水团花(Adina pilulifera)中 2 个色酮苷的 NMR 化学位移全归属[J].波谱学杂志,2003,20(3)：265.

[3] 朱华旭,闵知大. 水团花含量测定方法的研究[J].中成药,2005,27(11)：1332.

[4] 薛珺一,李药兰,范兆永,等. 水团花化学成分研究[J].中药材,2007,30(9)：1084.

[5] 李药兰,王辉,范兆永,等. 水团花黄酮类成分及其体外抗病毒活性[J].天然产物研究与开发,2009,21：740.

66. 水红花子　*shuǐ hóng huā zǐ*

〔拉〕Fructus Polygoni Orientalis
〔英〕Prince's feather Fruit

水红花子,又名水荭子、荭草实、河蓼子、川蓼子、水红子,为蓼科植物红蓼 *Polygonum orientale* L. 的干燥成熟果实。广西分布于隆林、邕宁、隆安、南丹、河池、都安、金秀、藤县、阳朔、全州。具有化癥散结,清热止痛等功效,主要用于治疗痞块腹胀,肝脾肿大,颈淋巴结核,消渴,胃脘痛等病证。

【化学成分】

1. 黄酮类　异牡荆素,槲皮素[1,2,7],槲皮素-3-O-葡萄糖苷,槲皮素-3-O-鼠李糖苷,槲皮素-7-O-鼠李糖苷(quercetin-7-O-rhamnoside),异鼠李素,芦丁[3],槲皮苷,吴茱萸苦素(rutaevin),吴茱萸苦素乙酸酯(rutaevin acetate),牡荆素,荭草素(orientin),异荭草素(isoorientin),异槲皮苷[5],花旗松素(taxifolin)[1,2,5,7],花旗松素-3-O-β-D-吡喃葡萄糖苷(taxifolin-3-O-β-D-glucopyranoside)[4],3,5,7 三羟基色原酮(3,5,7-trihydrochromone)[7]。

2. 苯丙素类　脱羧诺米林(dacetylnomilin),诺米林(nomilin)5,4-二羟基-2-O-葡萄糖基-β-O-鼠李糖基二苯乙烯(5,4-dihydroxy-2-O-glucosyl-O-rhamnosyltoluylene),对香豆酸对羟基乙醇酯(p-hydroxy-ethylcoumarate),阿魏酸对羟基苯乙醇酯(p-hydroxy-phenylethyl ferulate)[7],polygonumin A Ⅰ,polygonumin B Ⅱ[6]。

【主要化学成分结构式】

$C_{26}H_{30}O_9$(486.5)
rutaevin
吴茱萸苦素

$C_{28}H_{32}O_{10}$(528.5)
rutaevin acetate
吴茱萸苦素乙酸酯

$C_{21}H_{20}O_{11}$(448.3)
isoorientin
异荭草素

$C_{15}H_{11}O_7$(303.2)
taxifolin〔(2*R*, 3*R*)- dihydroquercetin)〕
花旗松素

$C_{28}H_{34}O_9$(514.5)
nomilin
诺米林

$C_{19}H_{18}O_{11}$(422.3)
orientin
荭草素

【参考文献】

[1] 国家中医药管理局《中华本草》编委会. 中华本草[M]. 上海：上海科学技术出版社,1999,第 2 册：682(总 1324).

[2] 张继振,等. 红蓼果实化学成分的研究[J]. 中草药,1990,21(8)：78.

[3] 郑尚珍. 莛草中的黄酮类化合物[J]. 西北师范大学学报,1999,35(4)：3741.

[4] 郑尚珍,王定勇,刘武霞,等. 红蓼籽中的黄酮类化合物[J]. 西北师范大学学报(自然版),1999,35(4)：42.

[5] 夏光成,李德华. 抗癌动、植、矿物彩色图鉴及其应用[M]. 天津：天津科技出版社,1999,267.

[6] Jiaming Liu. Two new limonoids from *Polygonum Orientale* L[J]. Indian Journal of Chemistry, Section B, Organic Including Medicinal,2001,40B(7)：644.

[7] 杨国勋. 红蓼果实化学成分的研究[J]. 中国药学杂志,2003,38(5)：338 - 340.

67. 火麻仁 huǒ má rén

[拉] Fructus Cannabis
[英] Semen cannabis

火麻仁,又名大麻仁、火麻、线麻子、冬麻子、麻子、麻子仁、麻仁、大麻子,为桑科植物大麻 *Cannabis sativa* L. 的干燥成熟果实。广西主要分布于巴马。具有润燥滑肠通便等功效,主要用于治疗血虚津亏,肠燥便秘等病证。

【化学成分】

1. 黄酮类　莛草苷(orientoside)[8],芹菜素[11],芹菜素-7 - O - β - D -葡萄糖(apigenin - 7 - O - β - D - glucoside),牡荆素,木犀草素,木犀草素-7 - O - β - D -葡萄糖苷(luteolin -7 - O - β - D - glucoside)[21]。

2. 萜酚类　大麻二酚 (cannabidiol),大麻酚 (cannabinnol),四氢大麻酚 (tetrahydrocannabiol)[8],大麻素(cannabinoid)[16],大麻酰胺(cannabisin)A[12]、B、C、D[17]、E、F、G[18],大麻黄酮甲(cannflavin A)[13],大麻异戊烯(cannabiprene)[9]。

3. 苯丙素类　N -反-咖啡酰酪胺(N - trans - caffeoyltyramine),N -反-阿魏酰酪胺(N - trans - feruloyltyramine),N -对-香豆酰酪胺(N - p - coumaroyltyramine)[15],山萮酸 (docosanoic acid)[10]。

4. 脂肪酸类　亚油酸,油酸,亚麻酸[1,2],棕榈酸,硬脂酸,花生酸,木蜡酸(lignoceric acid),豆蔻酸(myristic acid)[10]。

5. 氨基酸类　L-右旋异亮氨酸三甲铵乙内酯[L(d)- isoleucine betaine][1,3],精氨酸,谷氨酸,组氨酸[20]。

6. 生物碱类　葫芦巴碱(trigonelline)[1,6]。

7. 酰胺类　大海米酰胺(grossamide)[15],玉蜀黍嘌呤(zeatin)[1,6]。

8. 其他　玉米素核苷(zeatin nucleoside),毒草素,麻仁球朊酶(edesinase),麻仁球蛋白 (edestin),苦杏仁酶(emulsin)[11],Fe,Al,Mn,Zn[20],挥发油,树脂,卵磷脂,葡萄糖醛酸[19]。

【主要化学成分结构式】

C₁₇H₁₇NO₄（299.3）
N-trans-caffeoyltyramine
N-反-咖啡酰酪胺

C₁₈H₁₉NO₄（313.3）
N-trans-feruloyltyramine
N-反-阿魏酰酪胺，穆坪马兜铃酰胺

C₁₇H₁₇NO₃（283.3）
N-p-coumaroyltyramine
N-对-香豆酰酪胺

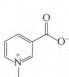

C₆H₈NO₂（126.1）
trigonelline
葫芦巴碱

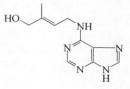

C₉H₁₃N₅O（207.2）
zeatin
玉蜀黍嘌呤

C₃₆H₃₉N₂O₆（595.7）
grossamide　大海米酰胺

【参考文献】

［1］国家中医药管理局《中华本草》编委会. 中华本草［M］. 上海：上海科学技术出版社,1999, 第 2 册：475（总 1027）.

［2］Mole M L,et al. Phytochemical Screening of Cannabis sativa L. ,Ⅱ：Choline and Neurine in the Roots of a Mexican Variant Acta［J］. Acta Pharm Jugoslav,1973,23(4)：203.

［3］Lotter H L, et al. Cannabisativine：A New Alkaloid from Cannabis sativa L. Root［J］. Tetra Lett, 1975, (33)：2815.

［4］Itokawa H,et al. 生藥学杂志（日）,1975,29(2)：106.

［5］Slatkin D J,et al. Phytochemistry,1975,14(2)：580.

［6］Sethi V K,et al. Chemical Investigation of Wild Cannabis sativa L. roots［J］. Planta Med,1977,32(4)：378.

[7] Elsohly M A, et al. Anhydrocannabisativine, a New Alkaloid from Cannabis Sativa L[J]. J Pharm Sci, 1978, 67(1): 124.

[8] 李凤春. 大麻仁油中毒 122 例临床分析[J]. 山西医药杂志, 1978, (6): 33.

[9] Leslie Crombie, W Mary L. Crombie. Dihydrostilbenes of Thailand Cannabis[J]. Tetra Lett, 1978. (47): 4711.

[10] M Malingre, S Batterman, et al. The essential oil of *Cannabis sativa* L [J]. Pharmaceutisch Weekblad, 1978, 113: 413.

[11] Carlton E, Turner, Mahmoud A. Elsohly, Edward G. Boeren. Constituents of *Cannabis sativa* L. ⅩⅤⅡ. a review of the natural constituents[J]. J Nat Prod, 1980, 43(2): 169.

[12] Turner C E, et al. J Nat Prod 1981, 44(1): 27.

[13] Barrett M L, Gordon D, Evans F J. Canflavin A and B, prenylated flavones from *Cannabis sativa* L[J]. Experientia, 1986, 42(4): 452.

[14] Iwan Sakakibara, Takao Katsuhara, Yukinobu Ikeya, et al. Cannabisin A. arlarylnapthalene ligananamide from fruits of *Cannabis sativa*[J]. Phytochemistry, 1991, 30(9): 3013.

[15] Iwan Sakakibara, Takao Katsuhara, Yukinobu Ikeya, et al. Cannabisin A. arlarylnapthalene ligananamide from fruits of *Cannabis sativa*[J]. Phytochemistry, 1991, 30(9): 3013.

[16] Meehoulam R. A random walk through a Cannabis field[J]. Pharm Bio Behav, 1991, 40(3): 461.

[17] IwaoSakkaibara, Yukinobu Ikeya, Koji Hayashi, et al. Threephenyldihyar onaphthalene ignanamides from fruits of *Cannabis sativa*[J]. Phytochemistry, 1992, 31(9): 3129.

[18] LwaoSakakibara, Yukinobu Ikeya, Koji Hayashi, et al. Three acyclic bisphenylpropane 1ignamides from fruits of *Cannabis sativa*[J]. Phytochemistry, 1995, 38(4): 1003.

[19] 张民庆, 龚惠明. 抗肿瘤中药的临床应用. 北京: 人民卫生出版社, 1998. 129.

[20] 杨永红, 白巍. 大麻果实中氨基酸和元素分析[J]. 中国麻业, 2001, 4: 1.

[21] G Vanh Oenacker, RP all, KD De, et al. Chemotaxonomic features associated with flavonoids of eannabinoid free eannabis (*Cannabis sativa* subsp. sativa L.) in relation to hops (Humulus lupulus L)[J]. Nat Prod Lett, 2002, 16(1): 57.

68. 牛白藤 niú bái téng

[拉] Herba Hedyotidis Hedyotideae
[英] Hedyotidous Hedyotis Herb

牛白藤, 又名有毛鸡屎藤、脓见消、癍痧藤、凉茶藤、白藤草, 为茜草科植物牛白藤 *Hedyotis hedyotidea* DC. 的茎叶。广西各地均有分布。具有清热解毒等功效, 主要用于治疗风热冒, 肺热咳嗽, 中暑高热, 肠炎, 皮肤湿疹, 带状疱疹, 痈疮肿毒, 风湿性腰腿痛, 痔疮出血, 跌打损伤等病证。

【化学成分】

1. 三萜类 全草含有表白桦脂酸(epibetulic acid), 白桦脂酸(betulinic acid), 乌苏酸 (ursolic acid)[1]。

2. 甾体类 β-谷甾醇, 胡萝卜苷[1]。

3. 香豆素类 东莨菪苷(scopolin), 东莨菪内酯(scopoletin)[1]。

4. 苷类 大叶芸香苷 A, 鹅掌楸苷(liriodendrin)[1]。

5. 脂肪族苷类 三十一烷[1]。

【主要化学成分结构式】

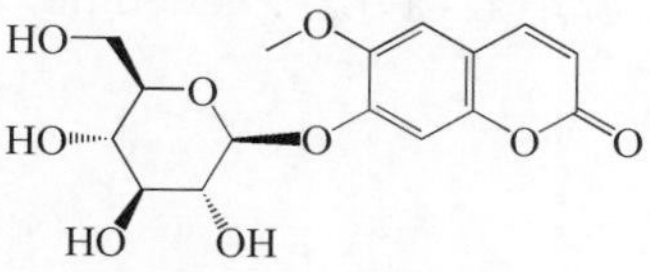

$C_{16}H_{18}O_9$(354.3)
scopolin
东莨菪苷(东莨菪素-7-葡萄糖苷)

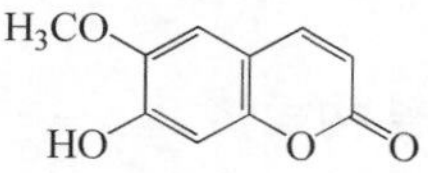

$C_{10}H_8O_4$(192.1)
scopoletin
东莨菪内酯

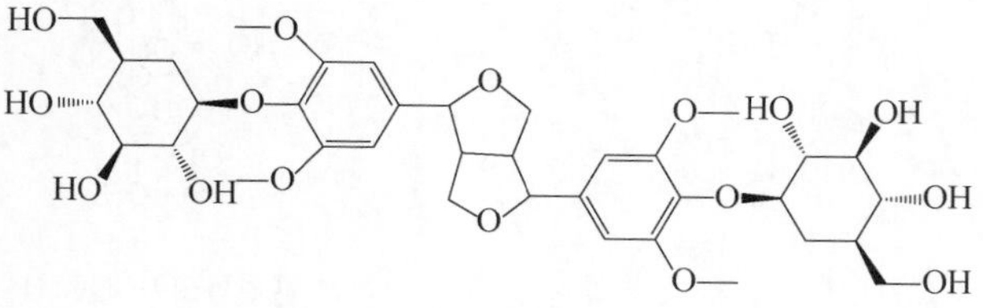

$C_{33}H_{42}O_{17}$(710.6)
liriodendrin 鹅掌楸苷

【参考文献】

[1] 彭江南,冯孝章. 耳草属植物化学成分的研究Ⅵ[J]. 牛白藤化学成分的研究. 中草药,1997, 28(10): 45.

69. 车前子 chē qián zǐ

[拉] Plantaginis Semen
[英] Asiatic Plantain Seed

车前子,又名车前实、虾蟆衣子、猪耳朵穗子、凤眼前仁,为车前科植物车前 *Plantago asiatica* L.或平车前 *P. depresses* Wind.的种子。广西主要分布于那坡、隆林、乐业、天峨、柳江等地。具有清热利尿通淋,渗湿止泻,明目,祛痰等功效,主要用于治疗热淋涩痛,水肿胀满,暑湿泄泻,目赤肿痛,痰热咳嗽等病证。

【化学成分】

1. 黄酮类 芹菜素,木犀草素,黄芹素,6-羟基木犀草素(6-hydroxy luteolin),大波斯菊苷(cosmos glycoside),木犀草素-7-*O*-葡萄糖苷(luteolin-7-*O*-glucoside),车前子苷(plantago glycoside),6-羟基木犀草素-7-*O*-葡萄糖苷(6-luteolin-7-*O*-glucoside)[1],消旋-车前子苷(plantagoside)[2]。

2. 萜类 桃叶珊瑚苷(aucubin),都桷子苷酸(geniposidic acid),车前子酸(plantenolic acid)[2]。

3. 甾体类　β-谷甾醇，β-谷甾醇-3-O-β-D-吡喃葡萄糖苷（β-sitosteryl-3-O-β-D-glucopyranoside）[2]。

4. 其他　车前黏多糖（plantago-mulilage）A，琥珀酸，腺嘌呤（adenine），胆碱（choline）及脂肪油[2]。

【主要化学成分结构式】

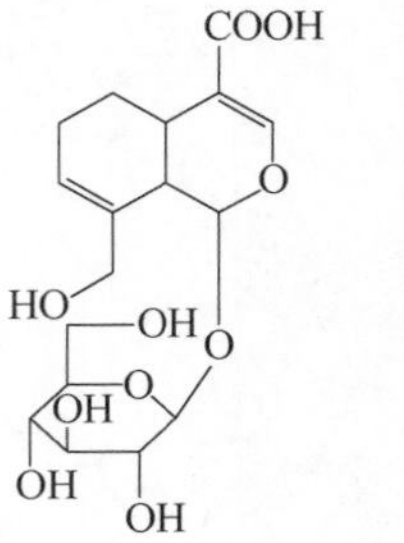

$C_{17}H_{21}O_{10}$（385.3）
geniposidic acid
都桅子苷酸（京尼平苷酸）

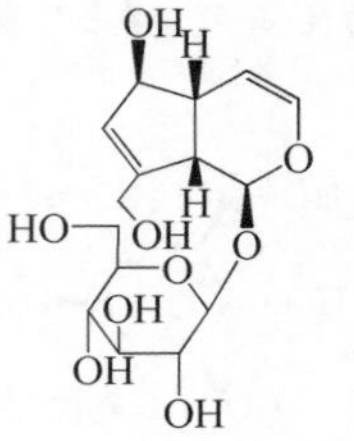

$C_{15}H_{22}O_9$（346.3）
aucubin
桃叶珊瑚苷

$$\overset{OH^-}{(CH_3)N^+CH_2CH_2OH}$$

$C_5H_{15}NO_2$（121.1）
choline
胆碱

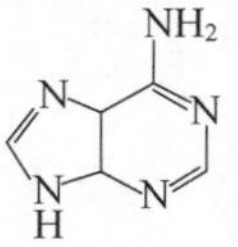

$C_5H_5N_5$（135.1）
adenine
腺嘌呤

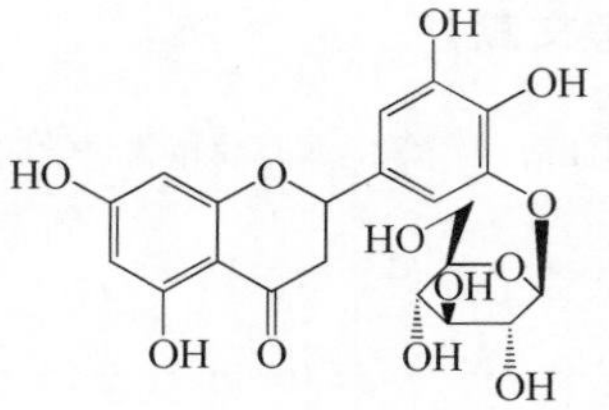

$C_{21}H_{22}O_{12}$（466.3）
plantagoside
消旋-车前子苷

【参考文献】

[1] 国外医学·中医中药分册，1997，19，(1)：47.
[2] 国家中医药管理局《中华本草》编委会. 中华本草[M]. 上海：上海科学技术出版社，1999，第7册：517(总6557).

70. 车前草　chē qián cǎo

[拉] Herba Plantaginis
[英] Plantain Seed

车前子，又名车轮菜、猪肚菜、灰盆草、车轱辘菜，为车前科植物车前 *Plantago asiatica* L. 或平车前 *Plantago depressa* Willd. 的干燥全草。广西主要分布于那坡、隆林、乐业、天峨、柳江等地。具有清热利尿，祛痰，凉血，解毒等功效，主要用于治疗水肿尿少，热淋涩痛，暑湿泻痢,痰热咳嗽,吐血衄血,痈肿疮毒等病证。

【化学成分】

1. 黄酮类　芹菜素[11],车前黄酮苷(plantaginin)[1,8],高车前苷(homoplantaginin)[11]。

2. 甾体类　β-谷甾醇棕榈酸酯(β-sitosteryl palmitate),豆甾醇棕榈酸酯(stigmasteryl palmitate),β-谷甾醇,豆甾醇[1,4],胡萝卜苷[11],熊果酸[1,4,11]。

3. 萜类　梓醇(catalpol)[1,3],3,4-二羟基桃叶珊瑚苷(3,4-dioxyhydroxy aucubin),6-O-β-葡萄糖桃叶珊瑚苷(6-O-β-glucose aucubin)[1,6],桃叶珊瑚苷[1,9],京尼平苷酸(geniposidic acid)[12]。

4. 苯丙素类　7″-羟基大车前苷(hellicoside),大车前苷(plantamajoside)[1,8],去鼠李糖异洋丁香酚苷 B(calceorioside B)即 3,4-二羟基苯乙醇-6-O-咖啡酰基-β-D-葡萄糖苷,洋丁香酚苷(acteoside),异洋丁香酚苷(isoacteoside),异角胡麻苷(isomartynoside),天人草苷(leucosceptoside)A,角胡麻苷(martynoside),车前草苷(plantainoside)A、B、C、D、E、F[1,10],去鼠李糖洋丁香酚苷(desrhamnosyl acteoside)[1,8,10]。

5. 糖类　棉子糖(raffinose),蔗糖[1,3],水苏糖(stachyose)[3]。

6. 其他　2,6-二叔丁基对甲酚(2,6-butylatedhydroxytoluene)[1,3],棕榈酸,正三十一烷(n-hentriacontane)[1,4],3-叔丁基-4-羟基茴香醚(3-tertbutyl-4-hydroxy-anisole)[12]。

【主要化学成分结构式】

$C_{21}H_{20}O_{11}$ (448.3)
plantaginin
车前黄酮苷

$C_{15}H_{24}O$ (220.3)
2,6-butylatedhydroxytoluene
2,6-二叔丁基对甲酚

$C_{45}H_{76}O_2$ (649.0)
stigmasteryl palmitate　豆甾醇棕榈酸酯

$C_{23}H_{26}O_{11}$ (478.4)
calceorioside B　去鼠李糖异洋丁香酚苷 B

$C_{29}H_{35}O_{15}$（623.5）
acteoside　　洋丁香酚苷

$C_{29}H_{35}O_{15}$（623.5）
isoacteoside　　异洋丁香酚苷

$C_{30}H_{37}O_{15}$（637.5）
isomartynoside　　异角胡麻苷

$C_{29}H_{35}O_{15}$（623.5）
leucosceptoside A　　天人草苷 A

$C_{29}H_{35}O_{15}$（623.5）
martynoside　　角胡麻苷

$C_{23}H_{26}O_{11}$（478.44）
plantainoside A　　车前草苷 A

$C_{31}H_{40}O_{16}$（668.63）
plantainoside B　　车前草苷 B

$C_{30}H_{37}O_{15}$（635.5）
plantagin C　　车前草苷 C

$C_{29}H_{36}O_{15}$（640.58）
plantainoside D　　车前草苷 D

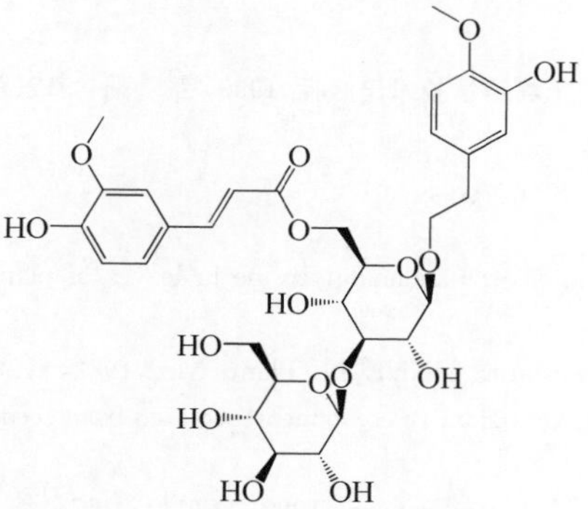

$C_{31}H_{40}O_{16}$ (668.63)

plantainoside E 车前草苷 E

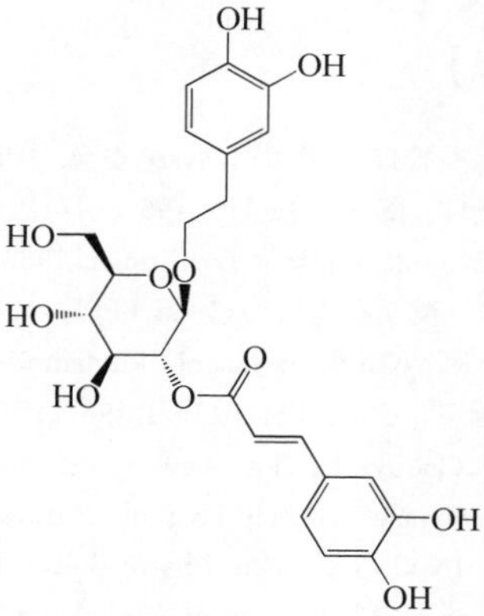

$C_{23}H_{26}O_{11}$ (478.44)

plantainoside F 车前草苷 F

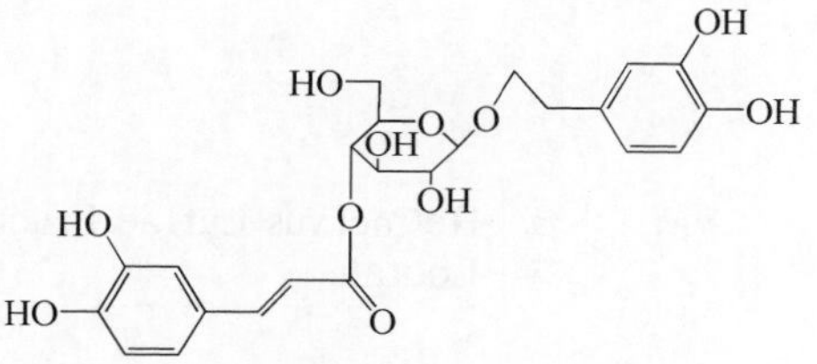

$C_{23}H_{26}O_{11}$ (478.44)

desrhamnosyl acteoside 去鼠李糖洋丁香酚苷

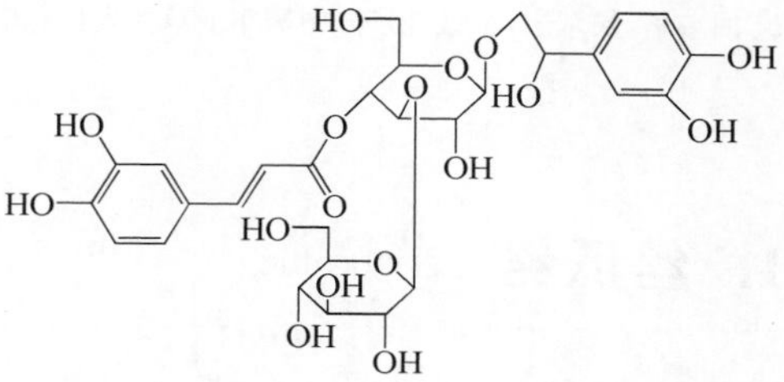

$C_{29}H_{36}O_{17}$ (656.5)

hellicoside 7″-羟基大车前苷

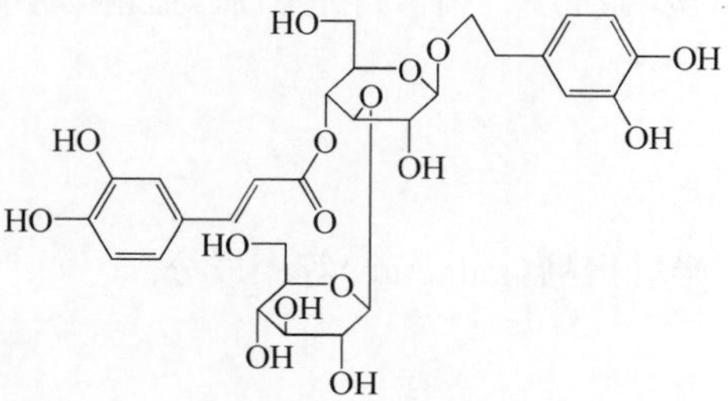

$C_{29}H_{36}O_{16}$ (640.5)

plantamajoside 大车前苷

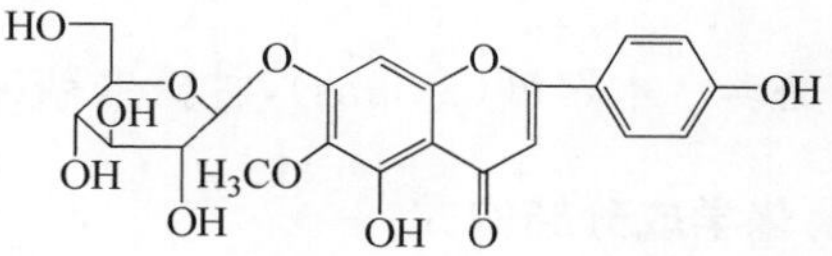

$C_{22}H_{22}O_{11}$ (462.4)

homoplantaginin 高车前苷

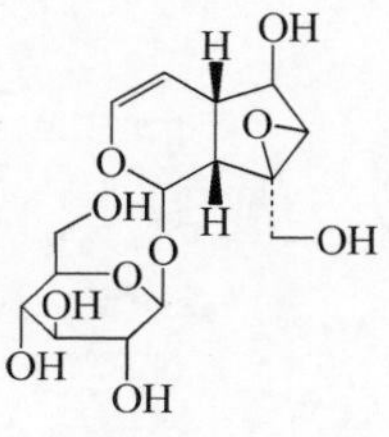

$C_{15}H_{22}O_{10}$ (362.3)

catalpol 梓醇

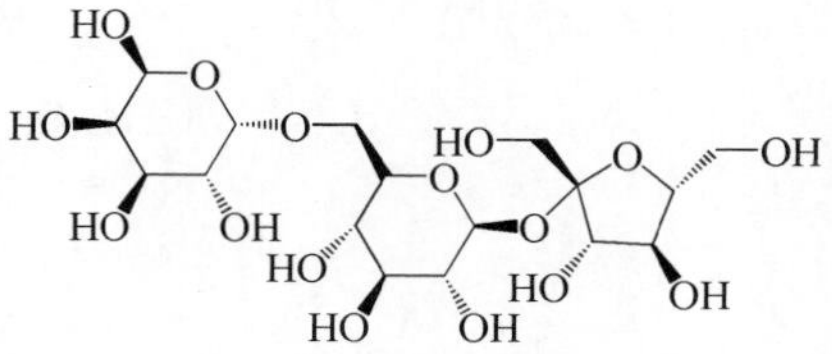

$C_{18}H_{32}O_{16}$ (504.4)

raffinose 棉子糖

【参考文献】

[1] 国家中医药管理局《中华本草》编委会. 中华本草[M]. 上海：上海科学技术出版社,1999,第 7 册：517(总 6557).

[2] 中冲太七郎. 藥学杂志(日),1961,81(12)：1697.

[3] Robert B,et al. Bull Soc Bot France,1963,110(3－4)：107.

[4] 鸟越泰义. 藥学杂志(日),1965,85(1)：176.

[5] Aritomi M. Kurokami-machi, kumamoto. Homoplantaginin. New flavonoidglycoside in leaves of plantago asiatica Linnaeus[J]. Chem Pharm Bull,1967,15(4)：432.

[6] Oshio H,Onouye H. Two new iridoid glycosides of plantago asiatica LINNE[J]. Plants Med,1982,44(4)：204.

[7] Toda S,Miylase T,Arichi H,et al. Natural antioxidants[J]. Antioxidative components isolated from seeds of plantago asiatica LINNE[J]. Chem Pharm Bull,1985,33(3)：1270.

[8] Ravn H,et al. Phenolic compounds from Plantago asiatica[J]. Phytochemietry,1990, 29(11)：3627.

[9] Noro Y,et al. 生藥学杂志(日),1990,44(1)：17.

[10] Miyase T,et al. Phenylethanoid Glycosides form Plantago asiatica[J]. Phytochemiety,1991, 30(6)：2015.

[11] 董杰明,袁昌鲁. 车前草及芒苞车前草化学成分及其形态学研究[J]. 辽宁中医学院学报,2002,4(3)：229.

[12] 回瑞华,侯东岩,李铁纯,等. 中国车前草挥发性化学成分分析[J]. 分析实验室,2004,23(8).

71. 丝瓜络　sī guā luò

[拉] Retinervus Luffae Fructus
[英] Loofah

丝瓜络,又名天丝瓜、绵瓜、天罗瓜、天络丝、洗锅罗瓜、菜瓜、水瓜,为葫芦科植物丝瓜 *Luffa cylindrica*(L.)M. J. Roem. 果实的维管束。广西各地均有栽培。具有清热化痰,凉血解毒等功效,主要用于治疗热病身热烦渴,咳嗽痰喘,肠风下血,痔疮出血,血淋,崩漏,痛疽疮疡,乳汁不通,无名肿毒,水肿等病证。

【化学成分】

糖类　木聚糖(xylans),甘露聚糖(mannan),半乳聚糖(galactan)等[1]成分。

【主要化学成分结构式】

$C_{22}H_{38}O_{17}$
xylans　　木聚糖

【参考文献】

[1] 国家中医药管理局《中华本草》编委会. 中华本草[M]. 上海：上海科学技术出版社,1999,第 5 册：553(总 4627).

72. 仙人掌　xiān rén zhǎng

［拉］Caulis Opuntiae Dillenii
［英］Cholla Stem

仙人掌,又名凤尾簕、龙舌、平虑草、老鸦舌、神仙掌、观音刺、观音掌、佛手刺,为仙人掌科植物仙人掌 *Opuntia dillenii*（Ker-Gaw.）Haw. 的茎。广西各地均有栽培。具有行气活血,凉血止血,解毒消肿等功效,主要用于治疗喉痛,肺热咳嗽,肺痨咯血,疰腮,胃脘痛,痞块,痢疾,吐血,痔血,乳痈,疮疡疔疖,癣疾,蛇虫咬伤,烫伤,冻伤等病证。

【化学成分】

1. 甾体类　β-谷甾醇,豆甾醇,豆甾-3,6-二酮（stigmast-3,6-dione）,胡萝卜苷,β-D-葡萄糖（β-D-glucose）[1]。

2. 萜类　全草:含无羁萜酮（friedelin）,无羁萜-3α-醇（friedelan-3α-ol）,蒲公英赛酮（taraxerone）和蒲公英赛醇（taraxerol）[2]。

3. 吡喃酮类　仙人掌醇（opuntiol）[1]。

4. 其他　硬脂酸[1],同时含有果胶多糖和胶渗出物[2]。

【主要化学成分结构式】

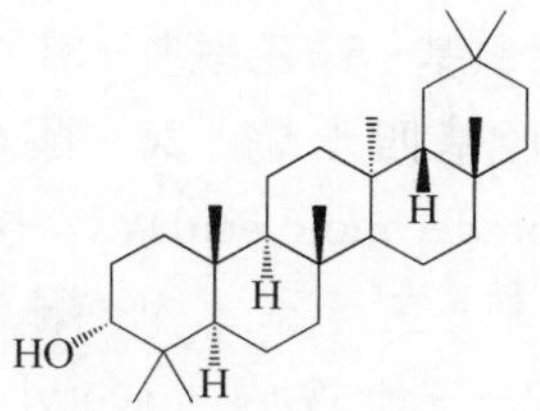

$C_{30}H_{50}O$（426.7）
taraxerol
蒲公英赛醇

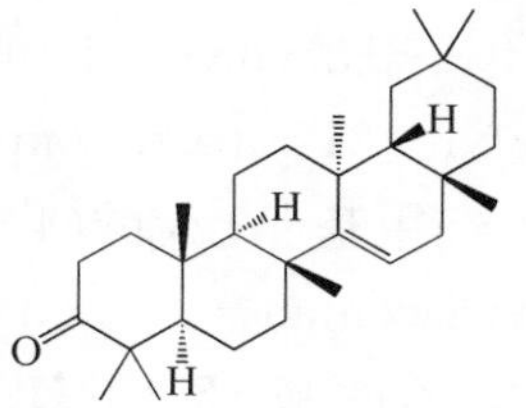

$C_{30}H_{48}O$（424.7）
taraxerone
蒲公英赛酮

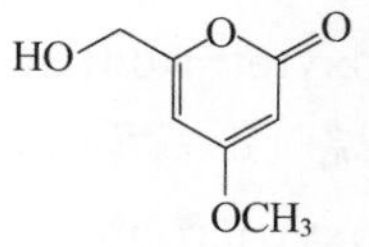

$C_{30}H_{50}O$（426.7）
opuntiol
仙人掌醇

【参考文献】

[1] 蒋建勤,向先旭. 仙人掌化学成分的研究Ⅰ[J]. 中国药学杂志,2000,35(12):805.
[2] 国家中医药管理局《中华本草》编委会. 中华本草[M]. 上海:上海科学技术出版社,1999,第3册:866(总1523).

73. 仙茅　xiān máo

［拉］Rhizoma Curculiginis
［英］Common Curculigo Rhizoome

仙茅,又名独茅根、茅爪子、婆罗门参、独脚仙茅、蟠龙草、风苔草、冷饭草、小地棕根、地棕根、仙茅参、独脚丝茅、黄茅参、独脚黄茅、独足绿茅根、天棕、山棕、土白芍、平肝薯、盘棕、山兰花,为仙茅科植物仙茅 *Curculigo orchioides* Gaertn. 的根茎。广西各地均有分布。具有补肾阳,强筋骨,祛寒湿等功效,主要用于治疗阳痿精冷,筋骨痿软,腰膝冷痛,阳虚冷泻等病证。

【化学成分】

1. 酚苷类　仙茅苷(cutculigoside)A、B,地衣二醇葡萄糖苷(orcinol glucoside),地衣二醇-3-木糖葡萄糖苷 A(corchioside A)。

2. 皂苷及其苷元类　仙茅皂苷(curculigosaponin)A、B、C、D、E、F、K、L、M,仙茅素(curculigine)A、B、C,仙茅皂苷元(curculigenin)A、B、C,仙茅萜醇(curculigol),丝兰苷元(yuccagerun)。

3. 黄酮类　5,7-二甲氧基杨梅树皮素-3-$O-\alpha-L$-吡喃木糖基$(4 \rightarrow 1)-O-\beta-D$-吡喃葡萄糖苷(5,7-dimethoxymyricetin-3-$O-\alpha-L$-xylopyranosyl$(4 \rightarrow 1)-O-\beta-D$-glucopyranoside)[1]。

4. 含氮化合物　石蒜碱(lycorine),N-乙酰基-N-羟基-2-氨基甲酸甲酯(N-acetyl-N-hydroxy-2-carbamic acid methylester),3-乙酰基-5-甲酯基-$2H$-3,4,5,6-四氢-1-氧杂-2,3,5,6-四嗪(3-acetyl-5-carbomethoxy-$2H$-3,4,5,6-tetrahydro-1-oxa-2,3,5,6-tetrazine),N,N,N',N'-四甲基琥珀酰胺(N,N,N',N'-tetramethylsuccinamide)。

5. 甾醇类　环木菠萝烯醇(cycloartenol),β-谷甾醇,豆甾醇。

6. 长链脂肪族化合物　三十一烷醇(hentriacontanol),3-甲氧基-5-乙酰基-31-三十三碳烯(3-methoxy-5-acetyl-31-tritriacontene),21-羟基四十烷-20-酮(21-hydroxytetracontan-20-one),4-甲基十七烷酸(4-methylheptadecanoic acid),27-羟基-三十烷-6-酮(27-hydroxytriacontan-6-one),23-羟基-三十烷-6-酮(23-hydroxytriacontan-6-one),4-乙酰基-2-甲氧基-5-甲基-三十烷(4-acetyl-2-methoxy-5-methyltriacontane),25-羟基-33-甲基-三十五烷-6-酮(25-hydroxy-33-methylpentatriacontan-6-one)[1]。

【主要化学成分结构式】

$C_{13}H_{18}O_7$ (286.2)
orcinol glucoside
地衣二醇葡萄糖苷(苔黑酚葡萄糖苷)

$C_{18}H_{26}O_{12}$ (420.3)
corchioside A
地衣二醇-3-木糖葡萄糖苷 A

$C_{34}H_{60}O_9$ (612.8)
curculigosaponin A　　仙茅皂苷 A

$C_{33}H_{58}O_9$ (598.8)
curculigosaponin B　　仙茅皂苷 B

$C_{39}H_{68}O_{14}$ (760.9)
curculigosaponin C　　仙茅皂苷 C

$C_{39}H_{68}O_{14}$ (760.9)
curculigosaponin D　　仙茅皂苷 D

$C_{45}H_{78}O_{18}$ (907.0)
curculigosaponin E　　仙茅皂苷 E

$C_{40}H_{70}O_{14}$ (775.0)
curculigosaponin F　　仙茅皂苷 F

$C_{46}H_{80}O_{19}(937.1)$
curculigosaponin K   仙茅皂苷 K

$C_{40}H_{70}O_{14}(774.975\ 4)$
curculigosaponin L   仙茅皂苷 L

$C_{51}H_{88}O_{23}(1\ 069.2)$
curculigosaponin M   仙茅皂苷 M

$C_{20}H_{28}Cl_2O_{12}(531.3)$
curculigine A
仙茅素 A

$C_{19}H_{26}Cl_2O_{11}(501.3)$
curculigine B
仙茅素 B

$C_{19}H_{25}Cl_3O_{11}(535.7)$
curculigine C
仙茅素 C

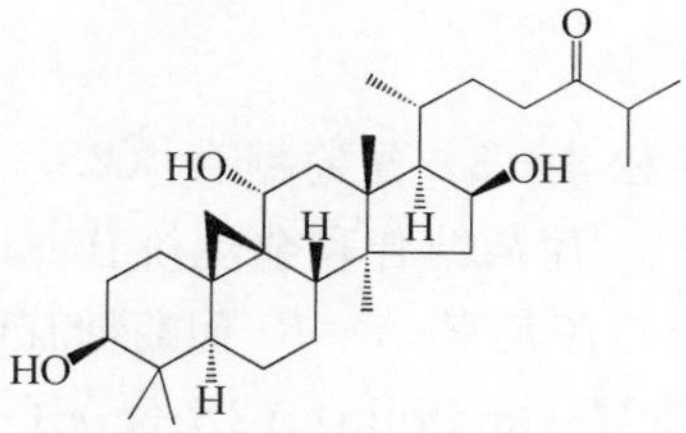

$C_{30}H_{50}O_4$ (474.7)

curculigenin A   仙茅皂苷元 A

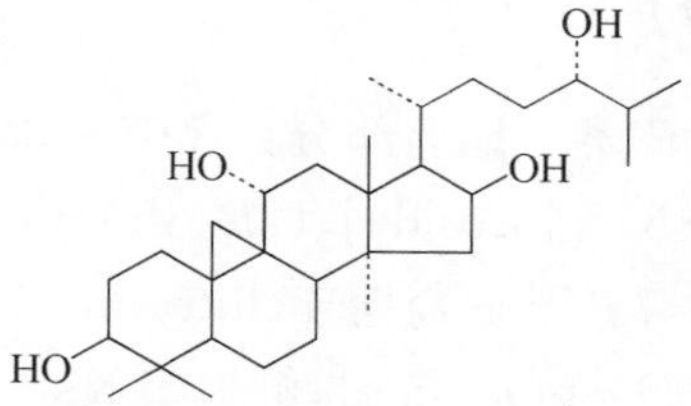

$C_{30}H_{52}O_4$ (476.7)

curculigenin B   仙茅皂苷元 B

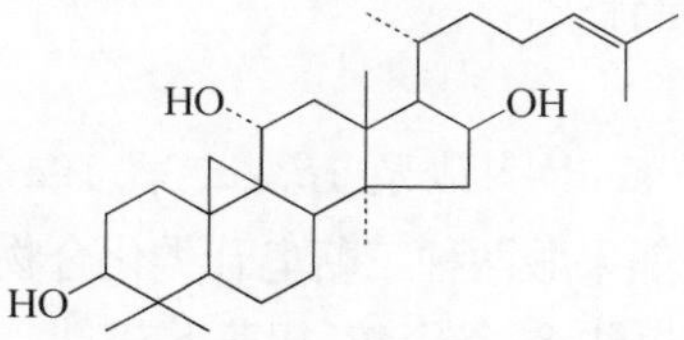

$C_{30}H_{50}O_3$ (458.7)

curculigenin C

仙茅皂苷元 C

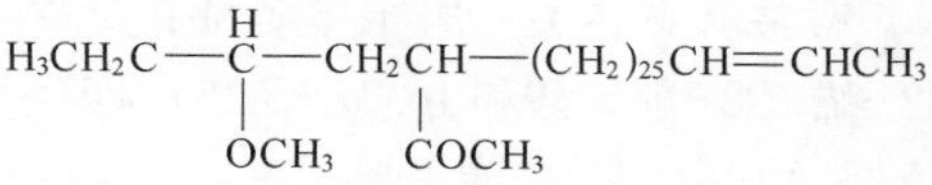

$C_{36}H_{70}O_2$ (534.9)

3 - methoxy - 5 - acetyl - 31 - tritriacontene

3 - 甲氧基 - 5 - 乙酰基 - 31 - 三十三碳烯

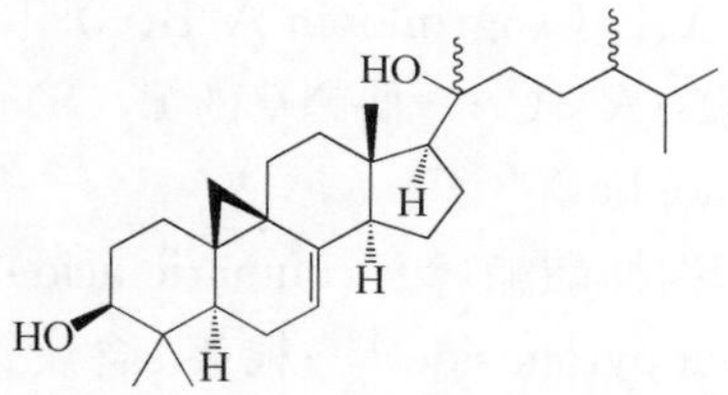

$C_{31}H_{52}O_2$ (456.7)

curculigol   仙茅萜醇

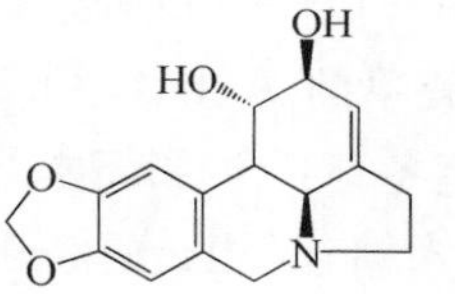

$C_{16}H_{17}NO_4$ (287.3)

lycorine   石蒜碱

【参考文献】

[1]国家中医药管理局《中华本草》编委会. 中华本草[M]. 上海：上海科学技术出版社,1999,第8册：216(总7846).

74. 仙鹤草 xiān hè cǎo

[拉] Herba Agrimoniae
[英] Hairyvein Agrimonia Herb

仙鹤草,又名龙牙草、狼牙草、老鹳嘴、子母草、毛脚茵,为蔷薇科植物龙芽草 *Agrimonia pilosa* Ledeb. 的地上部分。广西主要分布于乐业、靖西、马山、南宁、宾阳、贵港、平南、玉林、博白、陆川、北流、岑溪、苍梧、富川、平乐、恭城、灌阳、三江。具有收敛止血,止痢,杀虫等功效,主要用于治疗咯血,吐血,衄血,尿血,便血,崩漏及外伤出血,腹泻,痢疾,脱力劳伤,疟疾,滴虫性阴道炎等病证。

【化学成分】

1. 黄酮类　地上部分：含(2S, 3S)-(—)-花旗松素-3-葡萄糖苷[(2S, 3S)-(—)-taxifolin-3-glucoside],(2R, 3R)-(＋)-花旗松素-3-葡萄糖苷和金丝桃苷[1]；茎、叶：含木犀草素-7-β-葡萄糖苷(luteolin-7-β-glucoside),芹菜素-7-β-葡萄糖苷(apigenin-7-O-β-D-glucoside)；鲜根茎冬芽：含l-花旗松素(l-taxifolin),(2S, 3S)-(—)-花旗松素-3-O-β-D-葡萄糖苷[(2S, 3S)-(—)-taxifoliol-3-O-β-D-glucoside][2]；全草：含木犀草素-7-D-葡萄糖苷(luteolin-7-D-glucoside),大波斯菊苷(cosmosiin)[2]；根芽：含(2S, 3S)-(—)-花旗松素-3-O-β-D-吡喃葡萄糖苷[4]。

2. 维生素类　茎、叶：含维生素C、K[2]。

3. 萜类及甾体类　鲜根茎冬芽：委陵菜酸(tormentic acid)[2]以及1β,2α,3β,19α-四羟基-12-烯-28-熊果酸和1β,2α,3β,19α-四羟基-12-烯-28-熊果酸两种三萜皂苷类化合物[3]；根芽：含2α,19α-二羟基-熊果酸-(28-1)-B-D-吡喃葡萄糖苷[3],β-谷甾醇,胡萝卜苷[5]。

4. 酚类　鲜根茎冬芽：含鹤草酚(agrimophol),仙鹤草内酯(agrimonolide),伪绵马素(pseudoaspidin),仙鹤草内酯-6-O-β-D-葡萄糖苷(agrimonolide-6-O-β-D-glucoside)；全草：含仙鹤草素(agrimonine),仙鹤草内酯(agrimonolide),仙鹤草酚 F(agrimol F),仙鹤草酚 G(agrimol G),仙鹤草素 A、B、C(agrimonin A、B、C)[2]。根芽：含仙鹤草内酯-6-O-β-D-吡喃葡萄糖[5],伪绵马素,(R)-(—)-仙鹤草酚 B,(S)-(＋)-仙鹤草酚 B[6],仙鹤草酚 A、B、C、D、E[7,8],鹤草酚(agrimophol)[9]。

鲜根茎冬芽：含香草酸,鞣花酸,反式对羟基肉桂酸酯(p-coumaric acid),鞣花酸-4-O-β-D-木糖苷(ellagic acid-4-O-β-D-xylopyranoside)[2]；根芽：含反式对羟基肉桂酸 C22、C24-32、C34,直链一元饱和醇的酯类化合物[5],鞣花酸-4-O-β-D-吡喃木糖苷,鞣花酸[10],仙鹤草鞣酸(agrimoniin),仙鹤草酚酸 A、B[11]。

5. 其他　根芽：含正廿九烷[5]；全草：含鞣质[2],挥发油[2]。仙鹤草还含有以钙,磷为主的多种微量元素[12]。

【主要化学成分结构式】

C21H21O12(465.3)
(2S,3S)-(—)- taxifolin-3-glucoside
(2S,3S)-(—)-花旗松素-3-葡萄糖苷

C18H18O5(314.3)
agrimonolide
仙鹤草内酯

$C_{30}H_{46}O_5(486.6)$
tormentic acid
委陵菜酸

$C_{36}H_{44}O_{12}(668.7)$
agrimol F
仙鹤草酚 F

$C_{36}H_{44}O_{12}(668.7)$
agrimol G
仙鹤草酚 G

$C_{21}H_{20}O_{10}(432.3)$
cosmosiin(apigetrin)(apigenin $-7-O-\beta-D-$ glucoside)
芹菜素$-7-O-\beta-D-$葡萄糖苷(大波斯菊苷)

【参考文献】

[1] 李霞,叶敏,余修祥,等. 仙鹤草化学成分的研究. 北京医科大学学报,1995,27(1):60.

[2] 国家中医药管理局《中华本草》编委会. 中华本草[M]. 上海:上海科学技术出版社,1999,第4册:67(总2544).

[3] Kounoisao Baba naosuke. Triterpenoide fornl Agrlmoniapilosa[J]. Phytochemistry. 1988,27(1):297.

[4] 裴月湖,李铣,朱延儒,等. 仙鹤草根芽中新二氢黄酮醇苷的结构研究[J]. 药学学报,1990,25(4):267.

[5] 裴月湖,李铣,朱延儒. 仙鹤草中新异香豆精苷的结构研究[J]. 药学学报,1989,24(11):837.

[6] 裴月湖,李铣,朱延儒. 仙鹤草根芽中化学成分的研究[J]. 药学学报,1989,24(6):431.

[7] 陈仲良,朱大元,王洪城,等. 仙鹤草有效成分的研究[J]. 化学学报,1978,36(1):35.

[8] 李良泉,郑亚平,路佩琳,等. 仙鹤草有效成分的研究[J]. 化学学报,1978,36(1):43.

[9] 沈阳药学院,辽宁省药物研究所,中国医科院药物研究所[J]. 鹤草酚的结构研究. 化学学报,1977,35(1,2):87.

[10] 裴月湖,李铣,朱延儒. 仙鹤草根芽中新鞣花酸苷的结构研究[J]. 药学学报,1990,25(10):798.

[11] Shizuo kasai, Sayaka watanabe, Jun kawabata. Antimicrobial catechin derivatives of agrimo niapilosa [J]. Phytochemistry,1992,31(3):787.

[12] 孙磊,贾俊梅,李秀珍. 仙鹤草微量元素的测定分析[J]. 微量元素与健康研究,2000,17(2):42.

75. 冬瓜皮 dōng guā pí

[拉] Exocarpium Benincasae
[英] Chinese Waxgourd Peel

冬瓜皮,又名白瓜、水芝、蔬巨、白冬瓜、苦冬瓜、东瓜、枕瓜,为葫芦科植物冬瓜 *Benincasa*

hispida(Thunb.)Cogn. 的外果皮。广西各地均有栽培。具有健脾祛湿,止血等功效,主要用于治疗消化不良,急性胃肠炎,肝炎,咳嗽咯血,关节疼痛,跌打损伤等病证。

【化学成分】

1. 三萜类   5,24-葫芦二烯醇(5,24-cucurbitdienol),黏霉烯醇(glutenol),乙酸异多花独尾草烯醇酯(isomultiflorenyl acetate),西米杜鹃醇(simiarenol)[1]。

2. 甾醇类   24-乙基胆甾-7,22-二烯醇(24-ethylcholest-7,22-dienol),24-乙基胆甾-7,25-二烯醇(24-ethylcholest-7,25-dienol),24-乙基胆甾-7-烯醇(24-ethylcholest-7-enol),24-乙基胆甾-7,22,25-三烯醇(24-ethylcholest-7,22,25-trienol)[1]。

3. 挥发油   2,6-二甲基吡嗪(2,6-dimethylpyrazine),2,5-二甲基吡嗪(2,5-dimethylpyrazine),2-乙基-5-甲基吡嗪(2-ethyl-5-methyl pyrazine),E-2-己烯醛(E-2-hexenal),正己烯醛(n-hexenal),甲酸正己醇酯(n-hexyl formate),2-甲基吡嗪(2-methyl pyrazine),2,3,5-三甲基吡嗪(2,3,5-trimethylpyrazine)[1]。

4. 糖类   果糖,葡萄糖,蔗糖。

5. 维生素类   烟酸,维生素 B_1、B_2、C,胡萝卜素。

6. 无机成分   Na,K,Ca,Fe,Mn,Zn[1]。

【主要化学成分结构式】

$C_{30}H_{49}O$ (425.7)
glutenol(α-glutenol)
黏霉烯醇(α-黏霉烯醇)

$C_{30}H_{50}O$ (426.7)
simiarenol
西米杜鹃醇

$C_6H_8N_2$ (108.1)
2,6-dimethylpyrazine
2,6-二甲基吡嗪

$C_6H_8N_2$ (108.1)
2,5-dimethylpyrazine
2,5-二甲基吡嗪

$C_7H_{10}N_2$ (122.1)
2-ethyl-5-methyl pyrazine
2-乙基-5-甲基吡嗪

$C_6H_{10}O$ (98.1)
E-2-hexenal (E-α-hexenal)
E-2-己烯醛(E-α-己烯醛)

$C_7H_{14}O_2$ (130.1)
n-hexyl formate
甲酸正己醇酯

$C_5H_6N_2$ (94.1)
2-methyl pyrazine
2-甲基吡嗪

$C_7H_{10}N_2$ (122.1)
2,3,5-trimethylpyrazine
2,3,5-三甲基吡嗪

【参考文献】

[1] 国家中医药管理局《中华本草》编委会. 中华本草[M]. 上海：上海科学技术出版社,1999，第 5 册：508（总 4569）.

76. 功劳木　gōng láo mù

［拉］Caulis Mahoniae
［英］Broadleaf Mahonia Stem

　　功劳木，又名土黄柏、黄柏、黄天竹、鼠不爬、山黄柏、大叶黄连、十大功劳、伞把黄连、大老鼠黄、老鼠黄、老鼠刺、刺黄连、黄杨木、羊角莲、土黄芩、羊角黄连、八角羊、土黄连，为小檗科植物阔叶十大功劳 *Mahonia beale*（Fort.）Carr. 或细叶十大功劳 *Mahonia fortunei*（Lindl.）Fedde 的干燥茎。广西主要分布于宾阳、靖西、凤山、融水、全州、平乐、昭平、平南。具有清热，燥湿，解毒等功效，主要用于治疗肺热咳嗽，黄疸，泄泻，痢疾，目赤肿痛，疮疡，湿疹，烫伤等病证。

【化学成分】

　　1. 生物碱类　小檗胺（berbamine），小檗碱（berberine），非洲防己碱（columbamine），黄连碱（coptisine），异粉防己碱或异汉防己甲素（isotetrandrine），药根碱（jatrorrhizine），木兰花碱，尖刺碱（oxyacanthine），巴马亭或掌叶防己碱（palmatine）[1,2]。

　　2. 挥发油　桉油醇，环柠檬醛（cyclocitralum），3，7－二甲基辛－7－烯醛（3，7－dimethylocto－7－enal），1，1－二乙氧基己烷（1，1－disethoxy hexane），薄荷烯醇（menthenol），十六烷（*R*）－4－甲基－1－（1－甲基）乙基－3－环己烯－1－醇[（*R*）－4－methyl－1－（1－methyl）ethyl－3－cyclohexene－1－ol]，13－甲基十五烷酸甲酯（13－methyl pentadecane acid methyl ester），酸乙醋（hexadecanoic acid acetic acid），异环柠檬醛（isocyclocitral），2－十一酮（2－hendecanone），4－（2，6，6－三甲基－1－环己烯－1－基）－3－丁烯－2－酮[4－（2，6，6－trimethyl－1－cyclohexene－1－yl）－3－butene－2－one]，4－（2，6，6－三甲基－2－环己烯－1－基）－3－丁烯-酮[4－（2，6，6－trimethyl－2－cyclohexene－1－yl）－3－butylene-one]，6，10，14－三甲基－5，9，13－十五烷三烯－2－酮（6，10，14－trimethyl－5，9，13－pentade-cane-triene－2－one），甲烯基环庚醇（2－methene cycloheptaitol），（反）－香叶基丙酮（*trans*－geranylacetone），（—）－斯巴醇即匙叶桉油烯醇[（—）－spathulenol]，顺式－13－十八烯酮（*cis*－13－octadeca olefinen ketone），1－[（2，6，6）三甲基－（1，3）-环己二烯－1－基]－2－丁烯－1－酮{1－[（2，6，6）trimethyl－（1，3）－cyclohexadiene－1－yl]－2－butylene－1－one}[4]，（顺）－香叶基丙酮（*cis*－geranylacetone），戊二酸（1－甲基）丙酯[glutaric acid（1－methyl）propyl ester]，（*E*，*E*）－2，4－癸二烯醛[（*E*，*E*）－2，4－decadienal aldehyde]，正十六烷酸（软脂酸）（n－hexadecanoic acid），2[1－甲基－1－（4－甲基－3－环己烯－1－基）]乙醇{[1－methyl－1－（4－methyl－3－cyclohexene－1－yl）]ethanol}，5－甲基－2－（1－甲基）乙基环己醇[5－methyl－2－（1－methyl）ethyl cyclohexanol]，（*Z*，*Z*）－9，12－十八碳二烯酸（亚油酸）[（*Z*，*Z*）－9，12－octadecadienoic acid]，丁二酸二（2－甲基）丙酯（succinic acid bis（2－methyl）propyl ester），[（2，2，3－三甲基）－3－

环己烯-1-基]乙醛{[(2,2,3 - trimethyl)- 3 - cyclo - hexene - 1 - yl]aldehyde},(E,E)- 2,4 -十二碳二烯酮[(E,E)- 2,4 - dodecadienone],[1-甲基-1-(5-甲基-5-乙烯基)四氢呋喃-2-基]乙醇{[1 - menthyl - 1 - (5 - methy - 1 - 5 - ethenyl) THF - 2 - yl]ethanol}[3],异龙脑(isoborneol),樟脑,石竹烯氧化物(caryophyllene oxide),沉香醇(linalool),(E,E)- 2,4 -十二碳二烯醛[(E,E)- 2,4 - dodecadienal],1 -(2 -呋喃基)己酮[1 -(2 - furyl)hexanone],罗丁醇(rhodinol),6,10,14 -三甲基- 2 -十五烷酮(植酮)(6,10,14 - trimethyl- 2 - pentadecanone)[3,4]。

【主要化学成分结构式】

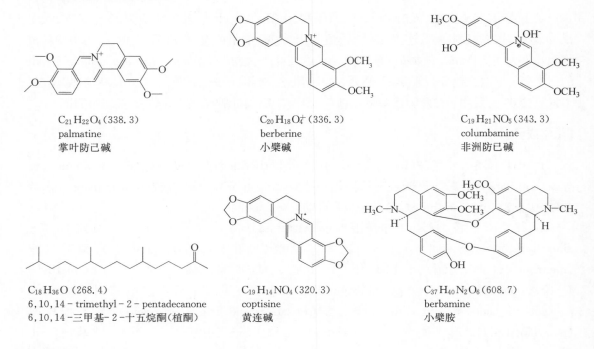

C$_{21}$H$_{22}$O$_4$(338.3)
palmatine
掌叶防己碱

C$_{20}$H$_{18}$O$_4^+$(336.3)
berberine
小檗碱

C$_{19}$H$_{21}$NO$_5$(343.3)
columbamine
非洲防己碱

C$_{18}$H$_{36}$O(268.4)
6,10,14 - trimethyl - 2 - pentadecanone
6,10,14 -三甲基- 2 -十五烷酮(植酮)

C$_{19}$H$_{14}$NO$_4$(320.3)
coptisine
黄连碱

C$_{37}$H$_{40}$N$_2$O$_6$(608.7)
berbamine
小檗胺

【参考文献】

[1] 国家中医药管理局《中华本草》编委会. 中华本草[M]. 上海:上海科学技术出版社,1999,第 3 册:317(总 1914).
[2] 顾关云,蒋昱. 十大功劳属植物化学成分与生物活性. 国外医药[J]. 植物药分册,2005,20(5):185.
[3] 董雷,杨晓虹,王勇,等. 阔叶十大功劳茎中挥发油成分 GC/MS 分析[J]. 长春中医药大学学报,2006,22(3):43.
[4] 董雷,牟凤辉,杨晓虹,等. 阔叶十大功劳叶挥发油成分 GC - MS 分析[J]. 特产研究,2008,1:50.

77. 半边莲　bàn biān lián

[拉] Herba Lobeliae Chinensis
[英] Chinese Lobelia Herb

半边莲,又名急解索、半边花、细米草、瓜仁草、长虫草、蛇舌草,为桔梗科植物半边莲 Lobelia chinensis Louv. 的带根全草。广西主要分布于平乐、梧州、岑溪、北流、陆川、桂平、南宁、隆林。具有利尿消肿,清热解毒等功效主要用于治疗大腹水肿,面足浮肿,痈肿疔疮,蛇虫咬伤等病证。

【化学成分】

1. 黄酮类　主要是黄酮苷[1]。

2. 生物碱类　异氢化半边莲碱(异山梗菜酮碱 isolobelanine)即去甲山梗菜酮碱,氧化半边莲碱(山梗菜醇碱 lobelanidine),去氢半边莲碱(山梗菜酮碱 lobelanine),半边莲碱(山梗菜碱 lobeline),L-山梗菜碱(L-lobeline)[1]。

3. 有机酸类　延胡索酸,对羟基苯甲酸,琥珀酸[1]。

4. 氨基酸类　丙氨酸,精氨酸,天门冬氨酸,胱氨酸,谷氨酸,甘氨酸,异亮氨酸,赖氨酸,脯氨酸,丝氨酸,苏氨酸,缬氨酸[2]。

5. 糖类　菊糖(inulin),半边莲果聚糖(lobelinin)[1]。

【主要化学成分结构式】

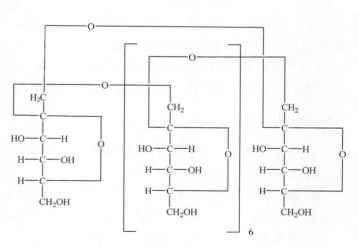

$C_{21}H_{23}NO_2$(321.4)
isolobelanine
异山梗菜酮碱(异氢化半边莲碱)

$C_{22}H_{25}NO_2$(335.4)
lobelanidine
氧化半边莲碱(山梗菜醇碱)

$C_{22}H_{25}NO_2$(335.4)
lobelanine
去氢半边莲碱(山梗菜酮碱)

$C_{22}H_{27}NO_2$(337.4)
lobeline
半边莲碱(山梗菜碱)

$(C_6H_{10}O_5)_nXH_2O$
inulin
菊糖

$C_{75}H_{81}O_{42}$(1 654.4)
lobelinin
半边莲果聚糖

【参考文献】

[1] 国家中医药管理局《中华本草》编委会. 中华本草[M]. 上海：上海科学技术出版社,1999,第7册：613(总6655).
[2] 刘法佛,刘顺,讲洪,等. 半边莲中氨基酸成分的研究[J]. 湖南中医杂志,1992,(4)：48.

78. 古钩藤 gǔ gōu téng

[拉] Radix Cryptolepis Buchananii
[英] Buchanan Cryptolepis Root

古钩藤,又名白叶藤、白马连鞍、牛角藤、半架牛、大暗消、白浆藤、大奶浆藤、海上霸王,为萝摩科植物古钩藤 *Cryptolepis buchananii* Roem. et Schult. 的根。广西主要分布于上思、龙州、上林、马山、靖西、那坡、百色、乐业。具有舒筋活络,消肿解毒,利尿等功效,主要用于治疗腰痛,腹痛,水肿,跌打骨折,痈疮,疥癣等病证。

【化学成分】

根含白叶藤苷(cryptolepisin)[1]。

【参考文献】

[1] 国家中医药局《中华本草》编委会. 中华本草[M]. 上海：上海科学技术出版社,1999,第6册：327(总5649).

79. 玉叶金花 yù yè jīn huā

[拉] Caulis Mussaendae Pubescentis
[英] Buddha's Lamp Stem

玉叶金花,又名山甘草、白茶、生肌藤、粘雀藤、土甘草、凉藤、黄蜂藤、白头公,为茜草科植物玉叶金花 *Mussaenda pubescens* Ait. f. 的茎叶。广西主要分布于桂平、北流、博白、陆川、北海等地。具有清热利湿,解毒消肿等功效,主要用于治疗中暑发热,感冒,咳嗽,咽喉肿痛,泄泻,痢疾,肾炎水肿,湿热小便不利,疮疡脓肿,毒蛇咬伤等病证。

【化学成分】

1. 三萜及其皂苷类　茎：含熊果酸,海恩西阿苷元(heinsiagenin) A,阿江榄仁酸(arjunolic acid)。

2. 环烯醚萜及其皂苷类　茎：含玉叶金花苷(mussaendoside) A、B、C、M;叶：含玉叶金花苷酸甲酯(mussaenoside),山栀苷甲酯(shanzhiside methyl ester)[1]。

3. 甾醇类　茎叶：含 β-谷甾醇,豆甾醇[1]。

4. 酚酸类　叶：含咖啡酸(caffeic acid),对-香豆酸(p-coumaric acid),阿魏酸[1]。

5. 其他　叶：含氨基酸,糖类,高级脂肪醇[1]。

【主要化学成分结构式】

$C_9H_8O_4$ (180.1)
caffeic acid　　咖啡酸

$C_{17}H_{26}O_{11}$ (406.3)
shanzhiside methyl ester　　山栀苷甲酯

$C_9H_8O_3$ (164.1)
p - coumaric acid　　对-香豆酸

$C_{30}H_{48}O_5$ (488.6)
arjunolic acid　　阿江榄仁酸

【参考文献】

[1] 国家中医药管理局《中华本草》编委会. 中华本草[M]. 上海：上海科学技术出版社,1999，第 6 册：454(总 5810).

80. 瓜蒌 guā lóu

[拉] Fructus Trichosanthis
[英] Rosthorn Snakegourd Seed

瓜蒌,又名芦山龟、栝楼,为葫芦科植物双边栝楼 *Trichosanthes kirilowii* Maxim. 的根。广西主要分布于钦州、防城、上思、德保、那坡、环江、罗城等地。具有清肺化痰,滑肠通便等功效,主要用于治疗痰热咳嗽,肺虚燥咳,肠燥便秘,痈疮肿毒等病证。

【化学成分】

1. 三萜皂苷类　D：C-异齐墩果-5,7,9(11)-三烯-3α,29-二醇[D：C-isooleam-5,7,9(11)- triene-3α,29 - diol],7-氧代 D：C-异齐墩果-8-烯-3α,29-二醇(7 - oxo - D：C - isooleam - 8 - 3α,29 - diol),7-氧代-D：C-异齐墩果-8-烯-3β-醇(7 - oxo - D：C -

isooleam - 8 - ene - 3β- ol)$^{[1,5]}$。

2. 黄酮类　香叶木素-7-O-β-D-葡萄糖苷(diosmetin - 7 - O - β - D - heteroside)$^{[6]}$，11-甲氧基-去甲基洋蒿宁(11 - methoxy-noryangonin)$^{[5]}$，苜蓿素(tricin)$^{[12]}$。

3. 甾醇类　3,29-二苯甲酰基栝楼仁三醇(3,29 - dibenzoylkarounitriol)$^{[8]}$，3-表栝楼仁二醇(3 - epi karounidiol)，异栝楼仁二醇(isokarounidiol)，7-氧代-10α-葫芦二烯醇(7 - oxo - 10α - cucurbitadienol)，7-氧代二氢栝楼仁二醇(7 - oxodihydrokarooudiol)，7-油菜甾醇，10α-葫芦二烯醇(10α - cucurbitadienol)，多孔甾-5-烯-3β,4β-二醇(porosity-steroid - 5 - alkene - 3β,4β - diol)，多孔甾-5,25-二烯-3β,4β-二醇(porosity-steroid - 5,25 - diene - 3β,4β - diol)，豆甾-3β,6α-二醇(stigmastane - 3β,6α - diol)，豆甾-5-烯-3β,4β-二醇(stigmastane - 5 - ene - 3β,4β - diol)，豆甾烷醇(stigmastanol)，7,22,25-豆甾三烯醇(7,22,25 - stigmastatrienol)，7-豆甾烯醇(7 - stigmastenol)，Δ^7-豆甾烯醇酮-3(Δ^7 - stigmastenol - 3 - one)，Δ^7-豆甾烯醇(Δ^7 - stigmastenol)，Δ^7-豆甾烯醇-3-O-β-D-葡萄糖苷(Δ^7 - stigmastenol - 3 - O - β - D - glucoside)，7-豆甾醇(7 - stigmasterol)，豆甾醇，7,24-豆甾双烯醇(7,24 - stigmastadienol)，7,25-豆甾双烯醇(7,25 - stigmastadienol)，5,25-豆甾双烯醇(5,25 - stigmastadienol)，谷甾醇$^{[5]}$，α-菠菜甾醇，菠菜甾醇，栝楼仁二醇(karounidiol)，5-脱氢栝楼仁二醇(5 - dehydrokarounidiol)$^{[10]}$，豆甾-7,22二烯-3-O-β-D-葡萄糖苷(stigmastane - 7,22 - diene - 3 - O - β - D - glucoside)，豆甾-7,22-二烯-3β-醇(stigmastane - 7,22 - diene - 3β-ol)，豆甾-7-烯-3β-醇(stigmastane - 7 - ene - 3β- ol)，2,4-二氢-10α-葫芦二烯醇(2,4 - dihydro - 10α - gourddienol)$^{[11]}$。

4. 有机酸及酯类　蜡酸(cerin)，香草酸，α-桐酸(α - oleostearic acid)，L-(—)-α-棕榈酸甘油酯[L -(—)-α - palmitin]，蜂花酸(melissic acid)，木蜡酸(lignoceric acid)$^{[12]}$，亚油酸乙酯(ethyllinoleate)，亚麻酸乙酯(ethyl linolenate)，棕榈酸乙酯(ethylpalmitate)$^{[2]}$，棕榈酸，月桂酸，肉豆蔻酸，栝楼酸$^{[3]}$，4-羟基-2-甲氧基苯甲酸(4 - hydroxyl - 2 - methoxybenzoic acid)，4-羟基-烟酸(4 - hydroxyl - micotinamide)$^{[6]}$，亚油酸，亚麻酸$^{[3,7]}$，棕榈酸甲酯$^{[2,9,15]}$，亚油酸甲酯$^{[2,9]}$，亚麻酸甲酯$^{[2,9]}$，油酸甲酯，硬脂酸甲酯$^{[9]}$，油酸$^{[7]}$，十五烷酸，壬酸$^{[5]}$，1-栝楼酸-2,3-二亚麻酸甘油酯(1 - trichosanic acid - 2,3 - dilinolenate glyceride)，1-栝楼酸-2-亚麻酸-3-棕榈酸甘油酯(1 - trichosanic acid - 2 - linolenic acid - 3 - glyceride)$^{[2,4]}$，3-苯甲酸酯(3 - benzoate)$^{[10]}$，栝楼酯碱即α(苯甲酰胺)-苯丙酸-3-[(1-苯基）亚乙基]氨-2-羟基丙酯(trichosanthis ester)$^{[14]}$，邻苯二甲酸二丁酯(dibutylphthalate)$^{[15]}$。

5. 氨基酸类　丙氨酸，精氨酸，天冬氨酸，半胱氨酸，谷氨酸，甘氨酸，组氨酸，异亮氨酸，亮氨酸，赖氨酸，蛋氨酸，苯丙氨酸，脯氨酸，丝氨酸，氨酸蛋白酶(serine protease)A 和 B，苏氨酸，色氨酸，酪氨酸，缬氨酸$^{[1]}$。

6. 糖类　半乳糖酸γ-内酯(galactonic acid - γ - lactone)，半乳糖$^{[13]}$。

7. 其他　十六醛(hexadecanoyl)，六氢丙酮(hexahydroacetone)$^{[2]}$，十九烷，三十一烷，二十七醇(heptacosyl alcohol)$^{[5]}$，5,5'-双氧甲基呋喃醛(5,5' - dioxygen-methfurfural)，N-

苯基苯二甲酰亚胺(N - phenyl - phthalimid)[6],蒽,3 -甲基- l -丁醇(3 - methyl - l - butyl alcohol),3 -甲基菲(3 - methylphenanthrene),荧蒽(fluoranthracene),菲[15],K,Na,Ca,Mg,Cu,Zn,Fe,Mn,Co,Ni,Sr[1]。

【主要化学成分结构式】

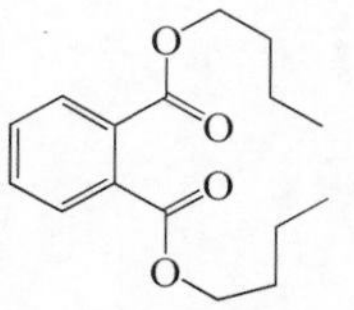

C$_{16}$H$_{22}$O$_4$(278.3)
dibutylphthalate　　邻苯二甲酸二丁酯

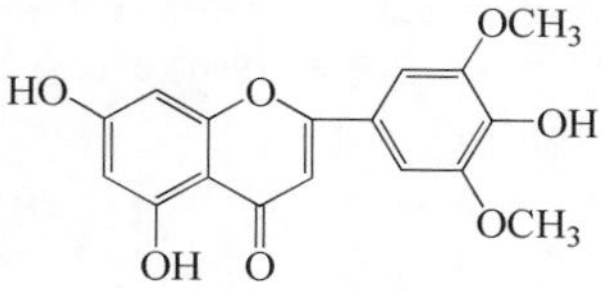

C$_{17}$H$_{14}$O$_7$(330.2)
tricin　　苜蓿素

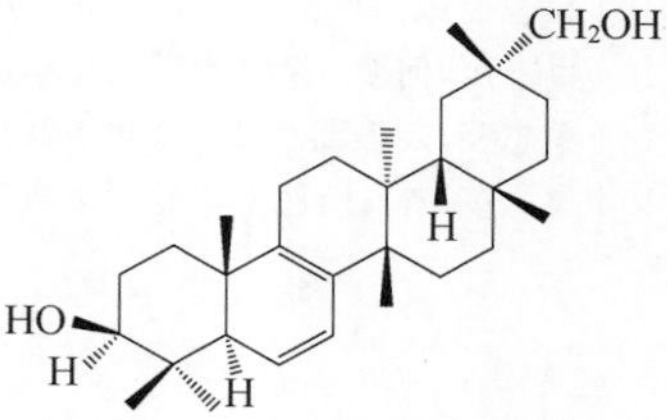

C$_{30}$H$_{48}$O$_2$(440.7)
isokarounidiol　　异栝楼仁二醇

CH$_3$(CH$_2$)$_{28}$CH$_2$OH

C$_{30}$H$_{60}$O$_2$(452.7)
melissic acid
蜂花酸

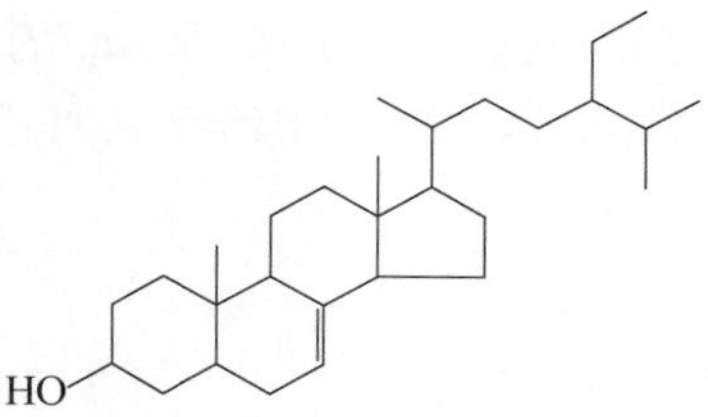

C$_{29}$H$_{52}$O(416.7)
5α - stigmast - 7 - en - 3β - ol(Δ^7 - stigmastenol)
Δ^7-豆甾烯醇

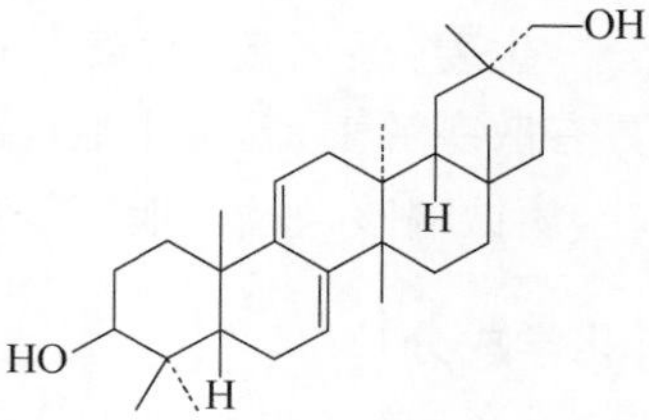

C$_{30}$H$_{48}$O$_2$(440.7)
karounidiol
栝楼仁二醇

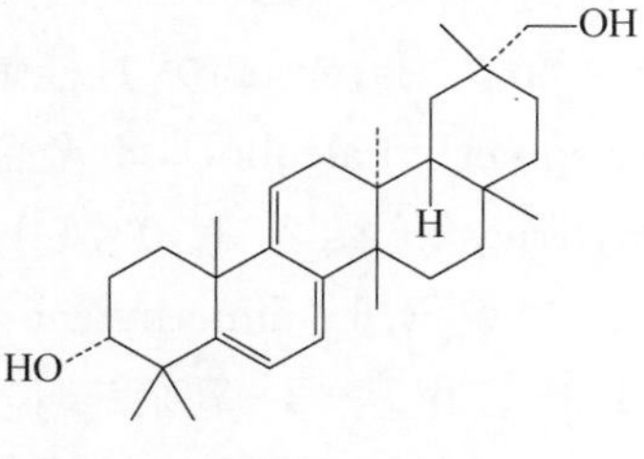

C$_{30}$H$_{46}$O$_2$(438.7)
5 - dehydrokarounidiol
5 -脱氢栝楼仁二醇

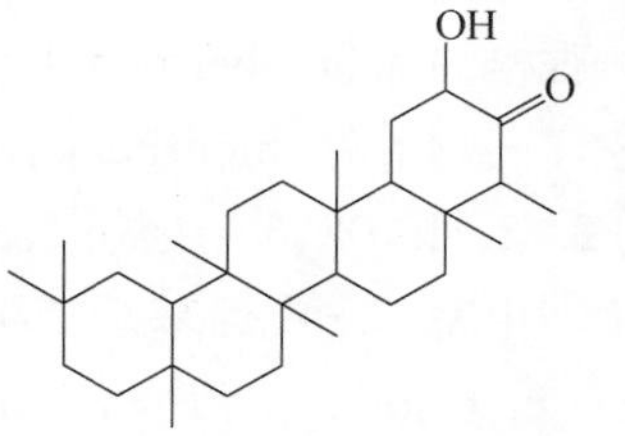

C$_{26}$H$_{52}$O$_2$(396.6)
cerin
蜡酸

【参考文献】

［1］国家中医药管理局《中华本草》编委会. 中华本草[M]. 上海：上海科学技术出版社,1999,第 5 册：578(总 4660).

［2］Iketani Y. 日本公开特许公报,JP62108844,1987, 126.

［3］巢志茂,刘静明,王伏华,等. 五种瓜蒌皮挥发性有机酸的分析[J]. 中国中药杂志,1992,17(11)：673.

［4］阴健,郭力弓. 中药现代研究与临床应用(1)[M]. 北京：学苑出版社,1993, 260.

［5］巢志茂,何波,敖平. 瓜蒌的化学成分研究进展[J]. 国外医学·中医中药分册,1998,20(2)：7.

[6] 刘岱琳,曲戈霞,王乃利,等. 瓜蒌的抗血小板聚集活性成分研究[J]. 中草药,2004,35(12):1334.

[7] 中国油脂植物编写委员会. 中国油脂植物[M]. 北京:科学出版社,1987,525.

[8] 修彦凤,程雪梅,刘蕾,等. 不同瓜蒌子饮片的成分比较[J]. 中草药,2005,36(1):33.

[9] 尹航,普文жу. 气相色谱法同时测量瓜蒌仁中五种主要脂肪酸含量[J]. 贵州医药,2007,31(3):266.

[10] AkihisaT,Yasukawa K,Kimura Y,et al. 栝楼中的一种新的三萜5-去氢 karounidiol[D:C-异齐墩果-5,7,9(11)-三烯-3α,29-二醇][J]. 国外医学·中医中药分册,1994,16(1):41.

[11] 吴玉蓉,翟成尘,莫尚武,等. 四川瓜蒌具钙拮抗作用化学成分的光谱研究[J]. 化学研究与应用,2001,27(2):203.

[12] 巢志茂,刘静明. 双边栝楼化学成分研究[J]. 中国中药杂志,1991,16(2):97.

[13] 巢志茂,何波. 栝楼果实的化学成分研究[J]. 中国中药杂志,1999,24(10):612.

[14] 巢志茂,刘静明. 双边栝楼中栝楼酯碱的结构研究[J]. 药学学报,1995,30(7):517.

[15] 巢志茂,等. 栝楼果实的化学成分研究[J]. 中国中药杂志,1996,21(6):357.

81. 生姜 shēng jiāng

[拉] Rhizoma Zingiberis Recens
[英] Fresh Ginger

生姜,又名姜,为姜科植物姜 *Zingiber officinale* Rosc. 的根茎。广西各地均有栽培。具有散寒解表,温胃止呕,温肺止咳等功效,主要用于治疗风寒感冒,恶寒发热,头痛鼻塞,呕吐,痰饮喘咳,胀满,泄泻等病证。

【化学成分】

1. 氨基酸类 天冬氨酸,谷氨酸,丝氨酸等[1]。

2. 挥发油 α-姜烯,β-檀香萜醇(β-santalol),β-水芹烯(β-phellandrene),β-甜没药烯(β-bisabolene),α-姜黄烯(α-curcumene),姜醇,紫苏醛(perillaldehyde),橙花醛(neral),牻牛儿醛,2-蒈醇(2-caraneol),3-蒈醇,樟烯(camphene),β-罗勒烯(β-ocimene),α-香柑油烯(α-bergamotene),β-金合欢烯(β-farnesene),月桂烯,β-蒎烯,2-龙脑,枸橼醛,7-孟烯[7-menthene],异小茴香醇(isofenchyl alcohol),α-金合欢烯,1,3,3-三甲基三环[2.2.1.0²,⁶]-庚烷[1,3,3-trimethyltricyclo[2.2.1.0²,⁶]heptane],2,6-二甲基-6-(4-甲基-3-戊烯基)-二环[3.1.1]-2-庚烷[2,6-dimethyl-6-(4-methyl-3-pentenyl)-bicyclo[3.1.1]-2-heptene],1,3,3-三甲基-2-氧杂二环[2.2.2]辛烷[1,3,3-trimethyl-2-oxabicyclo[2.2.2]octane],1-(1,5-二甲基-4-己烯基)-4-甲基苯[1-(1,5-eimethyl-4-hexenyl)-4-methylbenzene]及高良姜萜内酯(galanolactone)等数十种;辛辣成分:6-姜辣醇(6-gingerol),3-姜辣醇,4-姜辣醇,5-姜辣醇,8-姜辣醇,10-姜辣醇,12-姜辣醇,6-姜辣二醇(6-gingediol),4-姜辣二醇,8-姜辣二醇,10-姜辣二醇,6-甲基姜辣二醇(6-gingediol),4-姜辣二醇双乙酸酯(4-gingediacetate),6-姜辣二醇双乙酸酯,6-甲基姜二醇双乙酸(6-methylgingediacetate),6-姜辣二酮(6-gingerdione),10-姜辣二酮,6-去氢姜辣二酮(6-dehydrogingerdiong),10-去氢姜辣二酮,6-乙酰姜辣醇(6-acetylgingerol),6-姜辣烯酮(6-shogaol),呋喃大牻牛儿酮(furanogermenone),2-哌啶酸(pipecolic acid)[1]。

【主要化学成分结构式】

见下篇挥发油化学成分结构图库。

【参考文献】

[1] 国家中医药管理局《中华本草》编委会. 中华本草[M]. 上海：上海科学技术出版社,1999,第 8 册：652(总 7782).

82. 田七 tián qī

[拉] Radix Notoginseng
[英] Sanchi

田七,又名三七、山漆、金不换、血参、人参三七、参三七、滇三七,为五加科植物三七 *Panax notoginseng* (Burk.) F. H. Chen ex C. Chow 的根。广西主要分布于田东、德保、靖西、那坡等地。具有止血散瘀,消肿定痛等功效,主要用于治疗各种出血症,跌扑瘀肿,胸痹绞痛,血瘀经闭,痛经,产后瘀阻腹痛,疮痈肿痛等病证。

【化学成分】

1. 达玛烷型四环三萜皂苷类　根：含人参皂苷- Rb_1、- Rd、- Re、- Rg_1、- Rg_2、- Rh_1、20 - O - 葡萄糖人参皂苷 Rf(20 - O - glucoginsenoside Rf),田七皂苷- R_1、- R_2、- R_3、- R_4、- R_6、- R_7,绞股蓝苷(gypenoside) XVII[1-5];块状根茎：含人参皂苷- Rb_1、- Rb_2、- Rd、- Re、- Rg_1 和田七皂苷 R_1 (notoginsenoside R_1)[4];绒根：含人参皂苷- Rb_1、- Rg_1、- Rh_1 和达玛- 20(22)-烯- 3β,12β,25 -三醇- 6 - O - β - D -吡喃葡萄糖苷[dammar - 20(22)- ene - 3β,12β,25 - trio 1 - 6 - O - β - D - glucopyranoside][6,7]等;芦头：含人参皂苷 Rb_1、Rd、Re、Rg_1、Rg_2、Rh_1,田七皂苷 R_1、R_2、R_4[8]。

2. 达玛烷型三萜皂低聚葡萄糖苷类　田七皂苷- A、- B、- C、- D、- E、- G、- H、- I、- J 炔烃脂肪酸葡萄糖苷[20],田七酸 β-槐糖苷[20],3 - O -[β - D -葡聚糖(1→2)- β - D -葡聚糖]- 20 - O -[β - D -葡聚糖(1→6)- β - D -葡聚糖]3β,12β,20(S),25 -四羟基达玛树脂- 23 -烯[20],3 - O -[β - D -葡聚糖(1→2)- β - D -葡聚糖]- 20 - O -[β - D -葡聚糖(1→6)- β - D -葡聚糖]3β,12β,20(S)-三羟基达玛树脂- 25 -烯- 24 -酮[20],3 - O -[β - D -葡聚糖(1→2)-β - D -葡聚糖]- 20 - O -[β - D -葡聚糖(1→6)- β - D -葡聚糖]3β,12β,20S -三羟基- 24δ-过氧达玛树脂- 25 -烯[20],3 - O -[β - D -吡喃木糖基(1→2)- β - D -葡聚糖(1→2)- β - D -葡聚糖]- 20 - O -[β - D -吡喃木糖基(1→6)- β - D -葡聚糖(1→6)- β - D -葡聚糖]20(S)-原人参二醇[20]。

3. 肽类　含 14 种环二肽成分[13]。

4. 聚炔醇类　人参炔三醇(panaxytriol)[5],法卡林二醇(falcarindiol),人参三醇(panatriol)[14],人参炔醇(panaxynol),人参环氧炔醇(panaxydol)[15]。

5. 糖类　蔗糖[6],田七多糖 A(sanchian - A)[16]。

6. 黄酮类　槲皮素以及槲皮素和木糖,葡萄糖,葡萄糖醛酸所成的苷[19]。

7. 甾体类　β-谷甾醇,胡萝卜苷[6]。

8. 氨基酸类 根：含田七氨酸(dencichine)，即田七素，β-N-草酰基-L-α-β-二氨基丙酸(β-N-oxalo-L-α-β-diaminopropionic acid)；β-N-草酰基-D-α-β-二氨基丙酸(β-N-oxalo-D-α-β-diaminopropionic acid)[9]；天冬氨酸，谷氨酸，精氨酸，赖氨酸，亮氨酸等 16 种氨基酸[10]。

9. 无机成分 铁，铜，钴，锰，锌，镍，钒，钼，氟等无机元素[17,18]。

10. 挥发油 根的挥发油：含 α-和 γ-依兰油烯(muurolene)，香附子烯(cyperene)，α-，β-和 γ-橄香烯，γ-和 δ-荜澄茄烯，α-古云烯(α-gurjunene)，α，β-及 δ-愈创木烯，α-古巴烯(α-copaene)，β-荜澄茄油烯，丁香烯，α-柏木烯(α-cedrene)，花侧柏烯(cuparene)，1,9,9-三甲基-4,7-二亚甲基-2,3,5,6,7,8-六氢薁(1,9,9-trimethyl-4,7-dimethano-2,3,5,6,7,8-hxahydroazulene)，1,1,5,5-四甲基-4-亚甲基-2,3,4,6,7,10-六氢萘(1,1,5,5-tetramethyl-4-methano-2,3,4,6,7,10-hexahydronaphthalene)，2,6-二叔丁基-4-甲基苯酚(2,6-diterbutyl-4-methylphenol)，2,8-二甲基-5-乙酰基双环[5,3,0]癸-1,8-二烯[2,8-dimethyl-5-acetyl-bicyclo(5,3,10-dimethoxy-2-one-7-acetylene decahydronaphthalene)]，棕榈酸甲酯，棕榈酸乙酯，十七碳二烯酸甲酯(methyl heptadecadienoate)，十八碳二烯酸甲酯(methyl octadecadienoate)，十八碳二烯酸乙酯(ethyl octadecadienoate)，邻苯二甲酸二叔丁酯(di terbutyl phthalate)，邻苯二甲酸二辛酯(dicapryl phthalate)，邻苯二甲酸二异辛酯(diisocapryl phthalate)，乙酸，庚酸，辛酸，壬酸，棕榈酸，异丙基苯(isoallylbenzene)，苯乙酮(phenylethanone)，十八碳二烯酸(octadecadienoic aicd)，壬-3-烯-2-酮(non-3-en-2-one)，环十二碳酮(cylododecanone)，反式-2-壬烯醛(trans-2-nonenal)，十三烯(tridecene)，1-甲基-4-过氧甲硫基双环[2,2,2]辛烷[1-methyl-4-dioximethylthino-bicyclo(2,2,2)octane]，十四烷(tetradecane)，十五烷(pentadecane)，十六烷(hexadecane)，十七烷(heptadecane)，十八烷(octadecane)，十九烷(nonadecane)，二十烷(eicosane)，二十一烷(heneicosane)，二十二烷(docosane)，二十三烷(tricosane)，α，α-二甲基苯甲醇(α，α-dimethyl benzenemethanol)，2,2,2-三乙氧基乙醇(2,2,2-triethoxyethanol)，1-甲基-4-丙烯基环己烷(1-methyl-4-isoallyl-cyclohexane)，1-甲氧基乙基苯(1-methoxy ethylbenzene)[11,12]。

【主要化学成分结构式】

$C_{48}H_{85}O_{18}$(950.1)

gypenoside   绞股蓝苷 XVII

$C_{47}H_{80}O_{18}$(933.1)

notoginsenoside R1   三七皂苷 R1

$C_{17}H_{26}O_3(278.3)$
panaxytriol
人参炔三醇

$C_5H_8N_2O_5(176.1)$
dencichine($\beta - N - oxalyl - L - \alpha, \beta - $ diaminopropionic acid)
田七氨酸(三七素,$\beta - N -$草酰基$-L - \alpha, \beta -$二氨基丙酸)

【参考文献】

［1］真田修一. 中药三七的化学成分研究[J]. 生藥学杂志(日),1978,(32)：96.

［2］伍明珠. 滇产植物皂素成分研究及中药三七的两种皂苷[J]. 云南植物研究,1979,(1)：119.

［3］Jun Zhou, Ming-zhu Wu, Shingenori Taniyasu, et al. Dammaranesaponins of Sanchi-Genseng, Root of panax notoginseng F. H. Chen：Structure of New Saponin, Notoginsenoside - R1 and R2, and Identification of Ginsenoside - Rg2 and - Rh1[J]. Chem. Pharm. Bull,1981,29(10)：2844.

［4］HirmichiMatsuura,Ryoji Kasai,Osamu Tanaka, et al. Further Studies on Dammarane-saponins of Sanchi-Genseng [J]. Chem Pharm Bull,1983,31(7)：2281.

［5］赵平,刘玉清,杨崇仁. Minor constituents from the roots of Panax notoginseng(1)[J]. Acta Bot Yunnan (云南植物研究),1993, 15(4)：409.

［6］魏均娴. 三七的化学研究[J]. 药学学报,1980,15(6)：359.

［7］魏均娴,王良安,杜华. 三七绒根中皂苷和的分离和鉴定[J]. 药学学报,1985,20(4)：288.

［8］杨崇仁,王国燕,伍明珠,等. 三七芦头的皂苷成分[J]. 药学通报,1985,20(6)：337.

［9］小菅卓夫,横田正富,落合明男,等. 止血成分に用じうゐ生藥の有效成分にする研究(第2報),田七の止血作用について[J]. 藥學雑志,1981,101(7)：629.

［10］鲁歧,李向高. 三七止血成分的分离鉴定与含量测定[J]. 中成药,1988,(9)：34.

［11］鲁歧,李向高. 三七挥发油成分的研究[J]. 药学学报,1987,22(9)：528.

［12］鲁歧,李向高. 人参三七根挥发油中性成分的研究[J]. 中草药,1988,19(1)：5.

［13］谭宁华,王双明,杨亚滨,等. 三七环二肽成分和人参内酰胺成分[J]. 云南植物研究,2003, 25(3)：366.

［14］饶高雄,王兴文,金文. 三七总苷中聚炔醇成分[J]. 中药材,1997, 20(6)：298.

［15］林琦,赵霞,刘鹏,等. 三七脂溶性成分的研究[J]. 中草药,2002, 33(6)：490.

［16］OhtaniK, Mizutani K, Hatono S,et al. Sanchinan - A, a reticuloendothelial system activating arabinogalactan from sanchi-ginseng (roots of Panax notoginseng)[J]. Phanta Med,1987,53(2)：166.

［17］王世民,等. 六种参类补益中药微量元素含量的比较[J]. 山西中医,1989,5(2)：42.

［18］郝南明,田洪,荀丽. 三七生长初期不同部位微量元素的含量测定[J]. 广东微量元素科学,2004, 11(6)：31.

［19］Yoshikawa M, Morikawa T, Yashiro K, et al. Bioactive saponins and glycosides. ⅩⅨ. Notoginseng (3)：immunological adjuvant activity of notoginsenosides and related saponins：structures of notoginsenosides-L, -M, and-N from the roots of Panax notoginseng (Burk.) F. H. Chen[J]. Chem pharm Bull,2001, 49(11)：1452.

［20］Yoshikawa M,Murakami T,Ueno T,et al. Bioactive saponins and glycosides. Ⅷ. Notoginseng (1)：new dammarane-type triterpene oligoglycosides,notoginsenosides-A,-B,-C,and -D,from the dried root of Panax notoginseng (Burk.) FH Chen[J]. Chem Pharm Bull (Tokyo),1997, 45(6)：1039.

83. 白兰花　bái lán huā

［拉］Flos Micheliae Albae Immaturus
［英］Bailan Flower Bud

白兰花,又名白缅花、白木兰、缅桂花,为木兰科植物白兰 *Michelia alba* DC. 的花。广西各地均有栽培。具有止咳,化湿,行气等功效,主要用于治疗咳嗽,胸闷腹胀,前列腺炎,白带,中暑等病证。

【化学成分】

1. **生物碱类**　柳叶木兰碱(salicifoline),去甲含笑碱 A(michelalbine;normicheline),鹅掌楸碱(oxoushinsunine),黄心数宁碱(micheline A;ushinsunine)[1]。

2. **挥发油**　花的挥发油:主成分为 $d,l-α$-甲基丁酸甲酯($d,l-α$-methyl butyrate),另含芳樟醇,$α$-甲基丁酸乙酯($α$-methyl ethyl butyrate),乙醛,乙酸甲酯,丙酸甲酯,异丁酸甲酯,丙酸乙酯,丁酸甲酯,己酸甲酯,戊酸丁酯,$α$-水芹烯,$β$-蒎烯,月桂烯,枸橼烯,苯甲酸甲酯,沉香醇,罗勒烯,别罗勒烯(alloccimene),3-甲基丁酸乙酯(3-methyl ethyl butyrate),顺式-氧化芳樟醇(cis-linalool oxide),甲基丁香油酚,甲基异丁香酚等[2]。

【主要化学成分结构式】

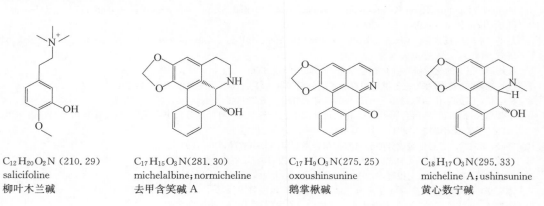

C$_{12}$H$_{20}$O$_2$N (210.29)
salicifoline
柳叶木兰碱

C$_{17}$H$_{15}$O$_3$N(281.30)
michelalbine;normicheline
去甲含笑碱 A

C$_{17}$H$_9$O$_3$N(275.25)
oxoushinsunine
鹅掌楸碱

C$_{18}$H$_{17}$O$_3$N(295.33)
micheline A;ushinsunine
黄心数宁碱

【参考文献】

[1] 惠永正.中药天然产物大全[M].上海:上海科学技术出版社,2011,第 10 册:7570.

[2] 国家中医药管理局《中华本草》编委会.中华本草[M].上海:上海科学技术出版社,1999,第 6 册:892(总 1545).

84. 白花丹　*bái huā dān*

[拉] Herba Plumbaginis Zeylanicae
[英] Whiteflower Leadword Herb

白花丹,又名千槟榔、照药、天槟榔、火灵丹、猛老虎、一见消、山坡岭、白雪花,为白花丹科植物白花丹 *Plumbago zeylanica* L. 的全草。广西主要分布于凌云、那坡、博白、陆川、贵港、桂平、岑溪、恭城。具有祛风除湿,行气活血,解毒消肿等功效,主要用于治疗风湿痹痛,心胃气痛,肝脾肿大,血瘀经闭,跌打扭伤,痈肿瘰疬,疥癣瘙痒,毒蛇咬伤等病证。

【化学成分】

1. 萘醌类   全草：含白花丹素（plumbagin）；地上部分：含白花丹醌（isoshinanolone），3,6′-双白花丹素[2]；根：含白花丹素（plumbagin），3-氯白花丹素（3-chloroplumbagin），3,3-双白花丹素（3,3′-biplumbagin），茅膏醌（droserone），毛鱼藤酮（elliptinone），异白花丹酮（isozeylanone），白花丹酮（zeylanone），3,6′-双白花丹素（chitranone），马替柿醌（maritinone），2-甲基-5,8-二羟基萘醌（2-methylnaphthazarin），亚甲基-3,3′-双白花丹素（methylene-3,3′-biplumbagin），白花丹醌（plumbazey-lanone），异柿萘醇酮（isoshinanolone）及 1,2(3)-四氢-3,3′-双白花丹素[1,2(3)-tetrahydro-3,3′-biplumbagin][1]。

2. 酚酸类   全草：含香草酸及白花丹酸（plumbagic acid）[1]；地上部分：含反式桂皮酸，香兰子酸[2]。

3. 三萜类   地上部分：含羽扇豆醇，α-和β-香树脂醇（α-,β-amyrin）[2]。

4. 甾醇类   根和全草：含有β-谷甾醇[1]；地上部分：含蒲公英甾醇（taraxasterol）及Ψ-蒲公英甾醇（Ψ-taraxasterol）[1]。

5. 醛类   地上部分：含对羟基苯甲醛（p-hydroxy benzaldehyde），3-吲哚甲醛[2]。

6. 色原酮类   地上部分：含2,5-二甲基-7-羟基-色原酮[2]。

【主要化学成分结构式】

$C_{11}H_8O_3$ (188.2)
plumbagin   白花丹素

$C_{30}H_{50}O$ (426.7)
taraxasterol   蒲公英甾醇

$C_{30}H_{50}O$ (426.7)
Ψ-taraxasterol Ψ-蒲公英甾醇

$C_{11}H_{14}O_4$ (210.2)
plumbagic acid   白花丹酸

【参考文献】

[1] 国家中医药管理局《中华本草》编委会. 中华本草[M]. 上海：上海科学技术出版社，1999，第 6 册：132（总 5419）.

[2] 张倩睿，梅之南，杨光忠，等. 白花丹化学成分的研究[J]. 中药材，2007，30（5）：558.

85. 白花蛇舌草 bái huā shé shé cǎo

[拉] Herba Hedyotidis
[英] Spreading Hedyotis Herb

白花蛇舌草，又名蛇舌草、矮脚白花蛇利草、羊须草、千打捶，为茜草科植物白花蛇舌草 *Hedyotis diffusa* Willd. 的全草。广西主要分布于贺州、岑溪、容县、玉林、贵港、平南、金秀。具有清热解毒，利湿等功效，主要用于治疗肺热喘嗽，咽喉肿痛，湿热黄疸，痢疾，肠炎，肠痈，热淋涩痛，水肿，疔肿疮疡，毒蛇咬伤，癌肿等病证。

【化学成分】

1. 黄酮类　山奈酚，山奈酚 $-3-O-\beta-D-$ 葡萄吡喃糖苷，山奈酚 $-3-O-(6''-D-$ 鼠李糖基$)-\beta-D-$ 葡萄吡喃糖苷，槲皮素 $-3-O-\beta-D-$ 葡萄吡喃糖苷和槲皮素 $-3-O-(2-O-$ 葡萄糖基$)-\beta-D-$ 葡萄吡喃糖苷[1]，quercetin $-3-O-12-O-(6-O-E-$ sinapoyl$)-\beta-D-$ glucopyranosyl $-\beta-D-$ glucopyranoside，kaempferol $-3-O-[2-O-(6-O-E-$ feruloyl$)-]-$ $\beta-D-$ glucopyranosyl $-\beta-D-$ galactopyranoside，quercetin $-3-O-[2-O-(6-O-E-$ feruloyl$)-\beta-$ glucopyranosyl$]-\beta-D-$ glucopyranoside，quercetin $-3-O-$ acambubioside[2]，槲皮素[11]。

2. 蒽醌类　2 -甲基 -3 -羟基蒽醌（2 - hydroxy - 3 - methyl），2 -甲基 -3 -甲氧基蒽醌，2 -甲基 -3 -羟基 -4 -甲氧基蒽醌，2,3 -二甲氧基 -6 -甲基蒽醌[4,6]。

3. 挥发油　十六酸，亚油酸，9 -十八碳烯酸（9 - octadecenoic acid），龙脑，6,10,14 -三甲基 -2 -十五（烷）酮，4 -乙烯基 -2 -甲氧基苯酚等[3]。

4. 萜类　熊果酸，齐墩果酸即土当归酸[4,5]，京尼平苷酸，乙酰车叶苷酸，车叶草苷酸（asperulosidic acid），$E-6-O-$p $-$ coumaroyl scandoside methyl ester，$Z-6-O-$p $-$ coumaroyl scandoside methyl ester，scandoside methyl ester[4]，鸡屎藤次苷（scandoside），车叶草糖苷（asperuloside），6 $-O-$ 阿魏酰鸡屎藤次苷甲酯（6 $-O-$ feruloyl scandoside methyl ester），6 $-O-$ 对 -甲氧基桂皮酰鸡屎藤次苷甲酯（6 $-O-$p $-$ methoxycinnamlyl scandoside methyl ester）[4,8]，鸡屎藤次苷甲酯（scandoside methyl ester），6 $-O-$ 对羟基桂皮酰鸡屎藤次苷甲酯（6 $-O-$p $-$ hydroxycinnamoyl scandoside methyl ester）[8]。

5. 甾醇类　豆甾醇，β -谷甾醇，β -谷甾醇 $-\beta-D-$ 葡萄糖苷[6]，豆甾醇 $-5,22-$ 二烯 $-3\beta,$ $7\alpha-$ 二醇（stigmasta $-5,22-$ diene $-3\beta,7\alpha-$ diol），豆甾醇 $-5,22-$ 二烯 $-3\beta,7\beta-$ 二醇（stigmasta $-5,22-$ diene $-3\beta,7\beta-$ diol）[7]，胡萝卜苷[11]。

6. 有机酸类　4,4$'$ -二羟基 $-\alpha$ -古柯间二酸[4,5]，对位香豆酸（$p-$ coumaric acid）[4]。

7. 多糖类　白花蛇舌草多糖含有葡萄糖,半乳糖和阿拉伯糖等[9,10]。

8. 香豆精类　东莨菪内酯(scopoletin)[11],白花蛇舌草素[4]。

9. 其他　生物碱[4]以及 Fe,Mn,Mg,Al,Si,Ca,Ti 等元素[12]。

【主要化学成分结构式】

$C_{15}H_{10}O_3 (238.2)$
2 - hydroxy - 3 - methyl
2 -甲基- 3 -羟基蒽醌

$C_{16}H_{22}O_{11} (390.4)$
scandoside
鸡屎藤次苷

【参考文献】

[1] 张海娟,陈业高,黄荣. 白花蛇舌草黄酮成分的研究[J]. 中药材,2005, 28(5):385.
[2] 任凤芝,刘刚叁,张丽,等. 白花蛇舌草黄酮类化学成分研究[J].中国药学杂志,2005,40(7):502.
[3] 刘志刚,罗佳波,陈飞龙. 不同产地白花蛇舌草挥发性成分初步研究[J].中药新药与临床药理,2005,16(2):132.
[4] 方岩雄,张永成,陈敏敏,等. 抗肿瘤药物白花蛇舌草及其活性成分[J].中成药,2004,26(7):577.
[5] 吕华冲,何军. 白花蛇舌草化学成分的研究[J]. 天然产物研究与开发,1996,8(1):34.
[6] 逯萍,戴乾圜. 白花蛇舌草化学成分研究进展[J]. 北京工业大学学报,2000,26(3):68.
[7] 潭宁华,王双明,杨亚滨,等. 白花蛇舌草抗肿瘤活性和初步化学研究[J]. 天然产物研究与开发,2004,14(5):33.
[8] 马超,朴惠善. 白花蛇舌草的研究进展[J]. 时珍国医国药,2006,17(2):269.
[9] 夏文娟,陈幸.中药白花蛇舌草类多糖的含量测定[J]. 基层中药杂志,1996,10(4):29.
[10] 昊厚铭,黄胜余,劳霞飞,等. 白花蛇舌草免疫多糖结构的研究[J]. 有机化学,1992,12(4):428.
[11] 斯建勇,陈迪华,潘瑞乐,等. 白花蛇舌草的化学成分研究[J]. 天然产物研究与开发,2006,18:942.
[12] 周建波,龙斯毕,黄存礼. 白花蛇舌草的微量元素分析(简报)[J].中国中药杂志,1990,15(12):36.

86. 白果　bái guǒ

[拉] Semen Ginkgo
[英] Ginkgo Seed

白果,又名鸭脚子、灵眼、佛指甲、佛指柑,为银杏科植物银杏 *Ginkgo biloba* L. 除去外种皮的种子。广西桂北有栽培。具有敛肺定喘,止带缩尿等功效,主要用于治疗痰多喘咳,带下白浊,遗尿尿频等病证。

【化学成分】

1. 黄酮类　叶:含山奈酚,木犀草素,杨梅树皮素,槲皮素,异鼠李素,丁香黄素

（syringetin），山奈酚－3－鼠李葡萄糖苷（kaempferol－3－rhamnoglucoside），山奈酚－3－6‴-对香豆酰葡萄糖基-β-1,4-鼠李糖苷[kaempferol－3－6‴－p－coumaroylglucosyl－β-1,4－rhamnoside)]，山奈酚－3－O-(2″－O-β-D-吡喃葡萄糖基)-α-L-吡喃鼠李糖苷[kaempfer－ol－3－O(2″－O-β-D－glucopyranosyl)-α-L－rhamnopyranoside]，山奈酚－3－O-[2″－O-6″-O-[对-(7‴‴－O-β-D-吡喃葡萄糖基)香豆酰基]-β-D-吡喃葡萄糖基]-α-L-吡喃鼠李糖苷{kaempferol－3－O-[2‴－O-6″-O[p-(7‴‴－O-β-D-glucopyranosyl)coumaroyl]-β-D－glucopyranosyl]-α-L－rhamnopyranoside}，山奈酚－3－O-(2″-O-α-L-吡喃鼠李糖基-6″-O-α-D-吡喃葡萄糖苷)[kaempferol－3－O-(2″-O-α-L－rhamnopyranosyl-6″-O-α-D－glucopyranoside)]，3′-O-甲基杨梅树皮素(3′-O-methylmyricetin)，槲皮素-3－O-(2″－O-β-D-吡喃葡萄糖基)-α-L-吡喃鼠李糖苷[quercetin－3－O-(2″－O-β-D－glucopyranosyl)-α-L－rhamnopyranoside]，槲皮素-3－O-[2″-O-6‴-O-[对(-7‴‴-O-β-D-吡喃葡萄糖基)香豆酰基]β-D-吡喃葡萄糖基]-α-L-吡喃鼠李糖苷{quercetin－3－O-[2″－O-6‴－O-[p-(7‴‴－O-β-D－glucopyranosyl)coumaroyl]β-D－glucopyranosyl]-α-L－rhamnopyranoside}，槲皮素-3－O-[2″-O-(6‴-O-对香豆酰基)β-D-吡喃葡萄糖基]-α-L-吡喃鼠李糖基-7－O-β-D-吡喃葡萄糖苷{quercetin－3－O-[2″-O-(6‴-O-p－coumaroyl)-β-D－glucopyranosyl]-α-L－rhamnopyanosyl-7-O-β-D－glucopyranoside}，槲皮素-3－O-(2″-O-α-L-吡喃鼠李糖基-6″-O-α-D-吡喃鼠李糖基-β-D-吡喃葡萄糖苷[quercetin－3－O-(2″-O-α-L-rhamnopyranosyl-6″-O-α-D-rhamnopyranosyl-β-D-glucopyranoside)]，槲皮素-3－O-α-6‴-对香豆酰葡萄糖基-β-1,4-鼠李糖苷[quercetin－3－O-α-(6‴-p-cumaroyl-glucosyl-β-1,4-rhamnoside)]，槲皮素-3－O-芸香糖苷，异鼠李素-3－O-芸香糖苷，丁香黄素-3-芸香糖苷(syringetin-3-rutinoside)[2]，异鼠李素3－O-β-D-葡萄糖基(1-2)-α-L-鼠李糖苷[3]等；双黄酮类成分有：穗花杉双黄酮(amentoflavone)，银杏双黄酮(bilobetin)，白果双黄酮(ginkgetin)，异白果双黄酮(isoginkgetin)，金松双黄酮(sciadopitysin)，5′-甲氧基银杏双黄酮(5′-methoxybilobetin)[2]。

2. 儿茶精类　叶：含左旋及消旋右旋儿茶精，儿茶素(catechin)，左旋表儿茶精(epicatechin)，右旋没食子儿茶精(gallocatechin)，左旋表没食子儿茶精(epigallocatechin)[2]。

3. 苦味萜类　叶：含白果苦内酯(ginkgolide)A，B，C，J，M 及银杏内酯 A(bilobalide A)[2]。

4. 生物碱类　叶：含6-羟基犬尿酸(6-hydroxykynurenic acid)[2]。

5. 有机酸及酯类　叶：含白果酸(ginkgolic acid)，氢化白果酸(hydroginkgolic acid)，氢化白果亚酸(hydroginkgolinic acid)，腰果酸(anacardic acid)，莽草酸，奎宁酸，抗坏血酸，6-羟基-2-十四烷基苯甲酸(6-hydroxy-2-tetradecylbenzoic acid)，亚麻酸，6-十五碳烯基水杨酸(6-pentadecenyl salicylic acid)，水杨酸-6-十七烯醇酯(6-heptadecenyl salicylic acid)[2]，6-(8′-Z,11′Z-17碳二烯)-水杨酸[3]；种子：含6-(8-十五碳烯基)-2,4-二羟基

苯甲酸[6-(8-pentadecen)-2,4-dihydroxybenzoic acid],6-十三烷基-2,4-二羟基苯甲酸(6-tridecyl-2,4-dihydroxybenzoic acid),腰果酸(anacaridc acid)[4]。

6. 醇、酚、醛、酮类　叶:含白果醇(ginnol),正二十八醇(1-octacosanol),正二十六醇(1-hexacosanol),红杉醇(sequoyitol),α-己烯醛(α-hexenal),白果酮(ginnone),银杏酮(bilobanone),白果酚(ginkgol),藨立醇(pinite),β-谷甾醇,聚异戊烯醇(polyprenol)化合物,(Z,Z)-1,5-二对羟苯基-1,4-戊二烯[(Z,Z)-1,5-dihydroxyphenyl-1,4-pentadiene][2]。

7. 氨基酸类　叶:含苏氨酸,缬氨酸,蛋氨酸,亮氨酸,异亮氨酸,苯丙氨酸和赖氨酸[2]。

8. 木质体类　叶:含芝麻素(α-sesamin)[2]。

9. 无机微量元素　叶:含钾,钙,镁,锌,锰,磷,锶,铁,铝,钡等[2];种子:含钾,钙,镁,锌,磷,铜[4]。

10. 多糖类　叶:含水溶性中性多糖 GF_1,酸性多糖 GF_2,GF_3[2]。

11. 挥发油　叶:含顺式-3-己烯-l-醇(3-hexen-l-ol),对-聚伞花素(p-cymene),反式芳樟醇氧化物(linalooloxide),α-及β-紫罗兰酮(ionone),百里香酚(thymol)等成分[2]。

12. 其他　种子:含有毒成分,为4-O-甲基吡哆醇(4-O-methylpyridoxine),称为银杏毒素(ginkgotoxin)。种仁:含蛋白质,脂肪,碳水化合物,糖等[4]。

【主要化学成分结构式】

$C_{17}H_{14}O_8$ (346.2)
syringetin　丁香黄素

$C_{22}H_{34}O_3$ (346.5)
ginkgolic acid　白果酸

$C_{31}H_{20}O_{10}$ (552.4)
bilobetin　银杏双黄酮

$C_{32}H_{22}O_{10}$ (566.5)
isoginkegetin　异白果双黄酮

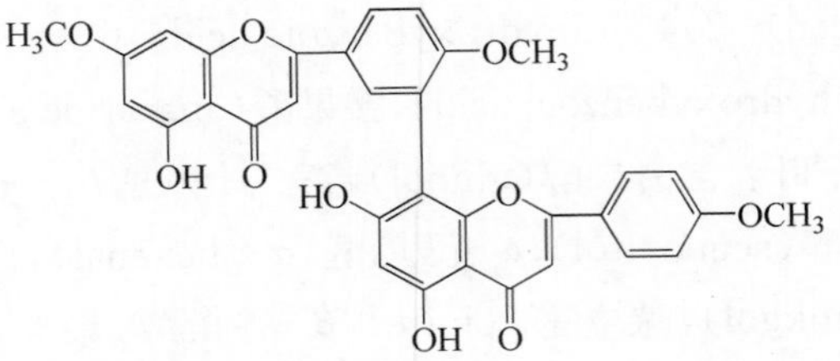

$C_{33}H_{24}O_{10}$ (580.5)
sciadopitysin   金松双黄酮

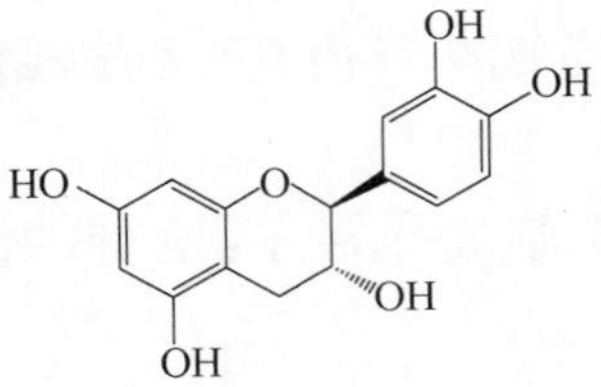

$C_{15}H_{14}O_6$ (290.2)
catechin
左旋及消旋儿茶精(儿茶素)

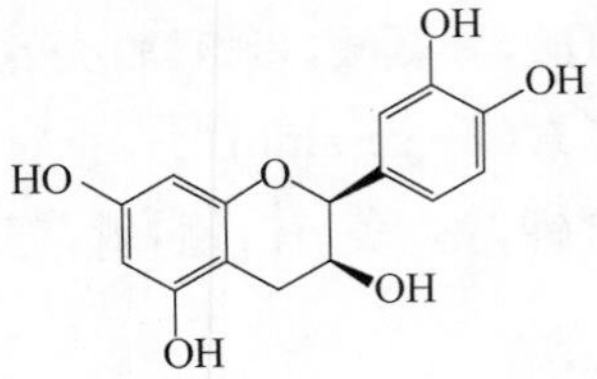

$C_{15}H_{14}O_6$ (290.2)
epicatechin
左旋及消旋表儿茶精

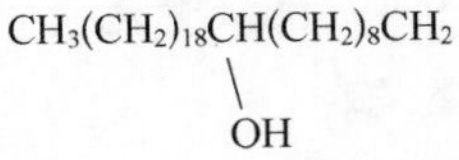

$CH_3(CH_2)_{18}CH(CH_2)_8CH_2$
OH

$C_{29}H_{60}O$ (424.7)
ginnol
白果醇

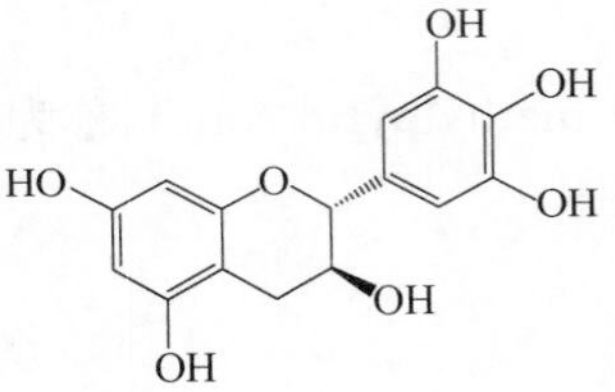

$C_{15}H_{14}O_7$ (306.2)
gallocatechin
右旋没食子儿茶素精

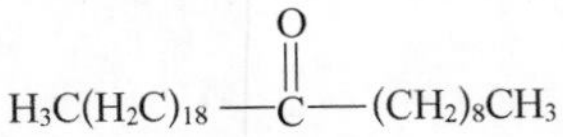

$H_3C(H_2C)_{18}-C-(CH_2)_8CH_3$

$C_{29}H_{58}O$ (422.7)
ginnone
白果酮

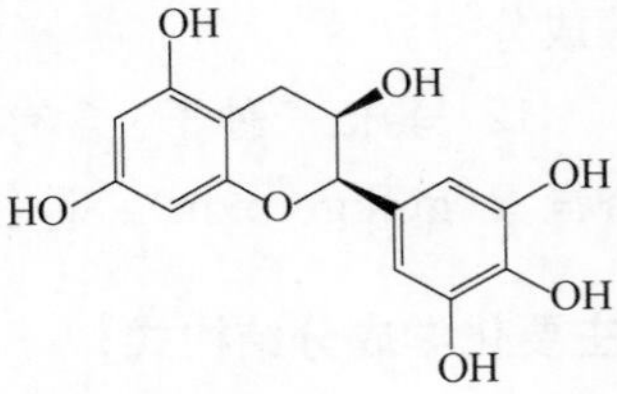

$C_{15}H_{14}O_7$ (306.2)
epigallocatechin
表没食子儿茶精

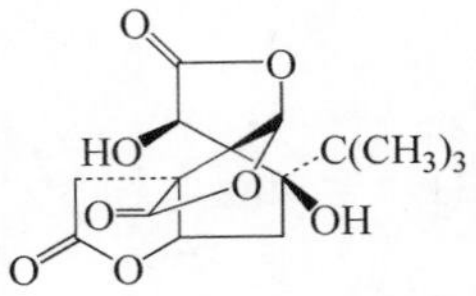

$C_{15}H_{18}O_8$ (326.3)
bilobalide A
银杏内酯 A

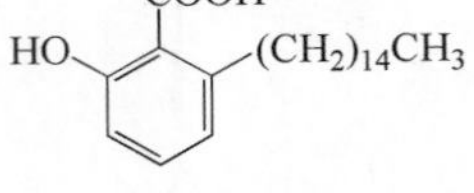

$COOH$ $(CH_2)_{14}CH_3$

$C_{22}H_{36}O_3$ (348.5)
hydroginkgolic acid
氢化白果酸

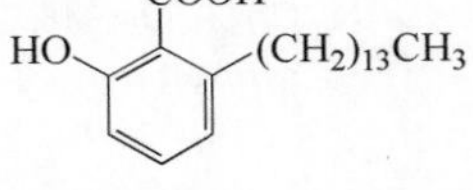

$COOH$ $(CH_2)_{13}CH_3$

$C_{21}H_{34}O_3$ (334.4)
hydroginkgolinic acid
氢化白果亚酸

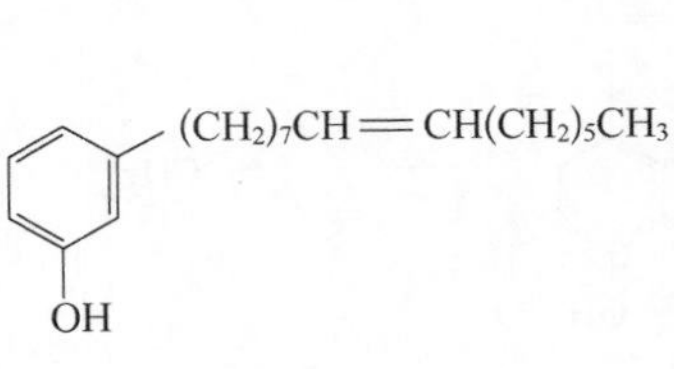

$(CH_2)_7CH=CH(CH_2)_5CH_3$

$C_{21}H_{34}O$ (302.4)
ginkgol
白果酚

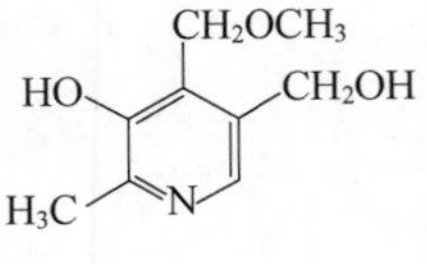

CH_2OCH_3
CH_2OH
H_3C

$C_9H_{13}NO_3$ (183.2)
ginkgotoxin(4-O-methylpyridoxine)
银杏毒素(4-O-甲基吡哆醇)

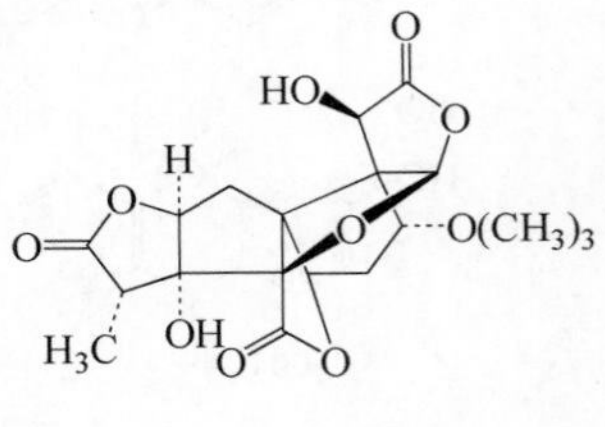

$O(CH_3)_3$

$C_{20}H_{24}O_9$ (408.3)
ginkgolide A
银杏苦内酯 A

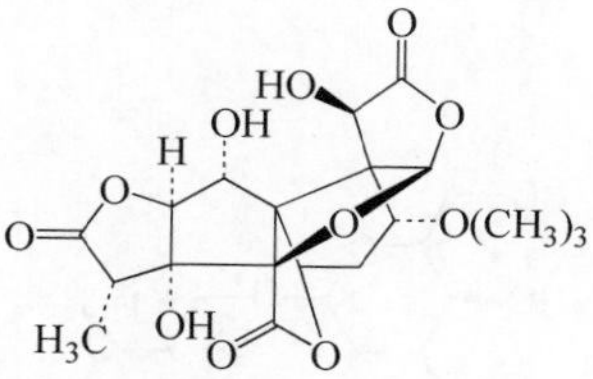

C$_{20}$H$_{24}$O$_{10}$(424.3)
ginkgolide B   银杏苦内酯 B

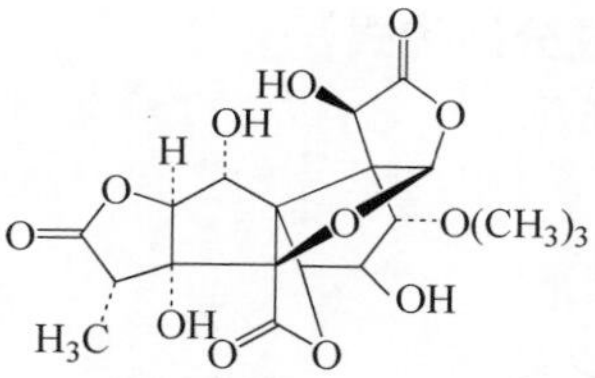

C$_{20}$H$_{24}$O$_{11}$(440.3)
ginkgolide C   银杏苦内酯 C

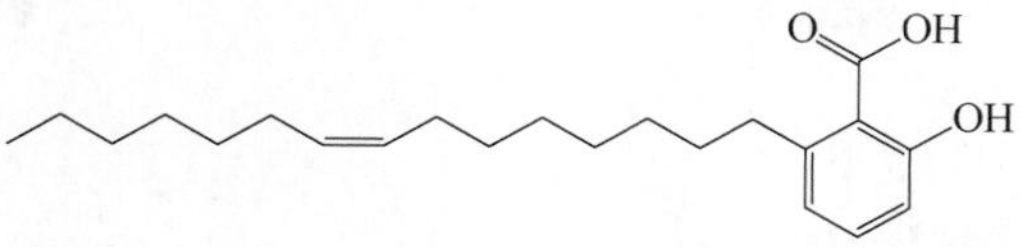

C$_{22}$H$_{34}$O$_3$(346.5)
anacardic acid   腰果酸

【参考文献】

[1] 梁光义,罗波,吴孔云,等. 银杏叶中酚酸类化合物的研究[J]. 中国药学杂志,2003,3(38),178.

[2] 国家中医药管理局《中华本草》编委会. 中华本草[M]. 上海:上海科学技术出版社,1999,第2册:280(总0745).

[3] 唐于平,王颖,楼凤昌,等. 银杏叶中的黄酮醇苷类成分[J]. 药学学报. 2000,35(5):363.

[4] 国家中医药管理局《中华本草》编委会. 中华本草[M]. 上海:上海科学技术出版社,1999,第2册:276(总0745).

87. 白扁豆 bái biǎn dòu

[拉] Semen Lablab Album
[英] Hyacinth Bean

白扁豆,又名藊豆、白藊豆、南扁豆、沿篱豆、蛾眉豆、羊眼豆、白藊豆子,为豆科植物扁豆 *Dolichos lablab* Linn. 的种子。广西各地均有栽培。具有健脾,化湿,消暑等功效,主要用于治疗脾虚生湿,食少便溏,白带过多,暑湿吐泻,烦渴胸闷等病证。

【化学成分】

1. 生物碱类   葫芦巴碱(trigonelline)。

2. 有机酸类   花生酸,山葡酸,反油酸(elaidic acid),亚油酸,*L*-2-哌啶酸(*L*-2-nipecoticacid),油酸,棕榈酸,硬脂酸。

3. 氨基酸类   亮氨酸,蛋氨酸,苏氨酸。

4. 糖类   葡萄糖,麦芽糖,棉子糖(raffinose),水苏糖(stachyose),蔗糖。

5. 其他   胡萝卜素,植物凝集素(phytoagglutinin),维生素 B$_1$ 及维生素 C[1]。

【主要化学成分结构式】

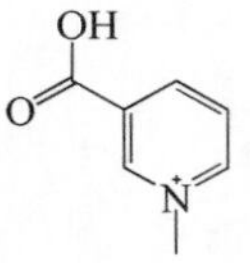

$C_7H_7NO_2(137.1)$
trigonelline
葫芦巴碱

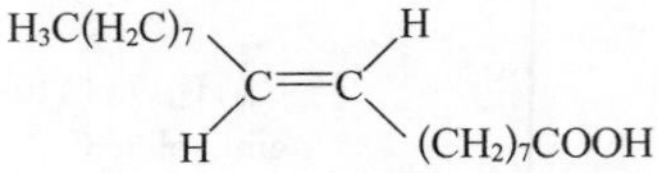

$C_{18}H_{34}O_2(282.4)$
elaidic aicd
反油酸

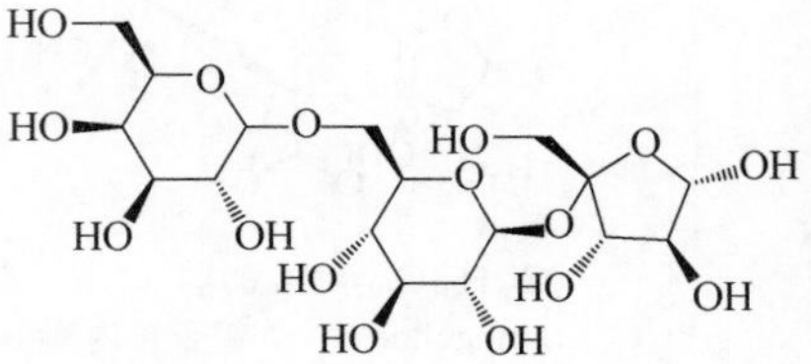

$C_{18}H_{32}O_{16}(504.5)$
raffinose
棉子糖

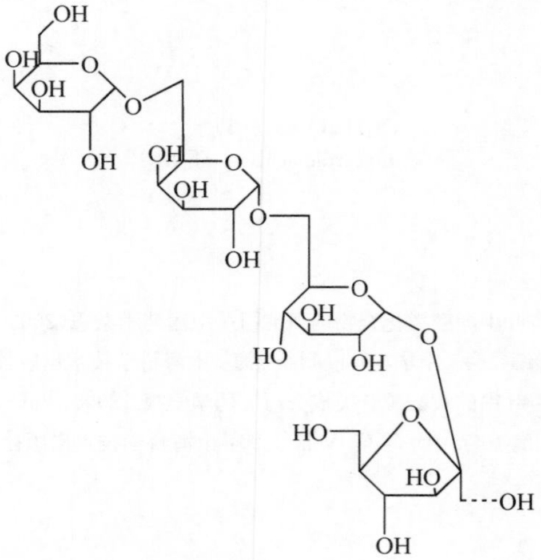

$C_{24}H_{42}O_{21}(666.5)$
stachyose   水苏糖

【参考文献】

[1] 国家中医药管理局《中华本草》编委会. 中华本草[M]. 上海：上海科学技术出版社，1999，第 4 册：457（总 3142）.

88. 白背叶 bái bèi yè

［拉］Folium Malloti Apeltae
［英］Whitebackleaf Mallotus Leaf

　　白背叶，又名白鹤叶、白面戟、白面风、白桃叶，为大戟科植物白背叶 *Mallotus apelta* (Lour.) Muell.-Arg. 的叶。广西各地均有分布。具有清热，解毒，祛湿，止血等功效，主要用于治疗蜂窝织炎，化脓性中耳炎，鹅口疮，湿疹，跌打损伤，外伤出血等病证。

【化学成分】

1. 萜类及甾体类　根：含熊果酸乙酸酯（ursolic acid acetate），古柯二醇-3-乙酸酯（erythrodiol-3-acetas），β-谷甾醇，2β,29-二羟基羽扇烷（2β,29-dihydroxylupane），胡萝卜苷[3]。

2. 黄酮类　叶：含葫芦巴苷Ⅱ（vicenin Ⅱ）[1]，大黄酚[2]。

3. 维生素类　叶：含烟酸[2]。

4. 香豆素类　叶：含异东莨菪内酯[2]。

5. 有机酸类　叶：含对甲氧基苯甲酸[2]；根：含4,5,4′-三甲基并没食子酸（4,5,4′-trimethylellagic acid）[3]。

6. 其他　根：含白背叶氰碱（malloapeltine），白背叶脑苷（mallocerebroside），白背叶酰胺（malloceramide），白背叶素（malloapeltin）[3]。

【主要化学成分结构式】

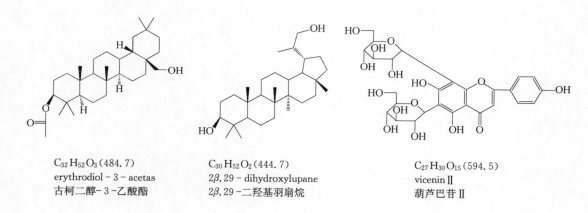

$C_{32}H_{52}O_3$（484.7）
erythrodiol-3-acetas
古柯二醇-3-乙酸酯

$C_{30}H_{52}O_2$（444.7）
2β,29-dihydroxylupane
2β,29-二羟基羽扇烷

$C_{27}H_{30}O_{15}$（594.5）
vicenin Ⅱ
葫芦巴苷Ⅱ

【参考文献】

[1] 朱斌,白桂昌,蒋受军,等. 白背叶化学成分和含量测定研究[J]. 中国中药杂志,2007,32(10)：932.

[2] 康飞,吕华冲. 广西白背叶植物叶的化学成分[J]. 广东药学院学报,2007,25(2)：121.

[3] 国家中医药管理局《中华本草》编委会. 中华本草[M]. 上海：上海科学技术出版社,1999,第4册：828（总3627）.

89. 石刁柏　shí diāo bó

[拉] Radix Asparagi officinalis
[英] Common Asparagus Root

石刁柏，又名小百部、山文竹，为百合科植物石刁柏 *Asparagus officinalis* L. 的块根。广西各地均有栽培。具有润肺镇咳，祛痰杀虫等功效，主要用于治疗肺热咳嗽，杀疳虫等病证；外治皮肤疥癣及寄生虫。

【化学成分】

1. 螺甾烷类　3-O-[[β-D-吡喃葡萄糖基(1→2)-][β-D-吡喃木糖基(1→4)-β-D-吡喃葡萄糖基]]-25S-5β-螺甾烷-3β-醇(3-O-[[β-D-glucopyranosyl(1→2)][β-D-xylopyranosyl(1→4)-β-D-glucopyranosyl]]-25S-5β-spirostan-3β-ol)[1]。

2. 黄酮类　槲皮素,山奈酚,异鼠李素等[1]。

3. 糖及其衍生物类　单糖类:果糖,葡萄糖,果糖吡咯烷酮酸(fructose pyrrolidonic acid),果糖谷氨酸环合物(cyclization of fructose glutamic acid),果糖谷氨酰胺(fructose glutamine)等;三糖类:蔗果三糖(kestode),新蔗果三糖(neokestose)等;多糖:芦笋多糖(asparagosin),是一种果聚糖(fructan)。

4. 有机酸类　咖啡酸[1]。

5. 维生素类　维生素 B_1、B_2、B_6、C 和类胡萝卜素(carotenoid)[1]。

【主要化学成分结构式】

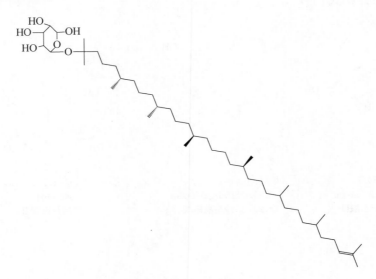

$C_{46}H_{92}O_6$(741.2)
carotenoid　类胡萝卜素

【参考文献】

[1] 国家中医药管理局《中华本草》编委会. 中华本草[M]. 上海:上海科学技术出版社,1999,第 8 册:71(总 7846).

---

90. 石韦　shí wéi

[拉] Folium Pyrrosiae
[英] Japanese Felt Fern

石韦,又名飞刀剑、一枝剑,为水龙骨科植物石韦 *Pyrrosia lingua*（Thunb.）Farw. 的全草。广西各地均有分布。具有利水通淋,清肺泄热等功效,主要用于治疗淋痛,尿血,尿路结石,肾炎,崩漏,痢疾,肺热咳嗽,慢性气管炎,金疮,痈疽等病证。

【化学成分】

1. 黄酮类　叶:含山奈酚,槲皮素,异槲皮素,三叶豆苷(trifolin)[1]。
2. 萜类及甾体类　叶:含 β-谷甾醇[1];全草:含里白烯(diploptene),β-谷甾醇。
3. 氧杂蒽酮类　全草:含杧果苷(mangiferin),异杧果苷(isomangiferin)[1]。
4. 有机酸类　全草及叶:含绿原酸(chlorogenic acid)。
5. 糖类　叶:含蔗糖[1]。

【主要化学成分结构式】

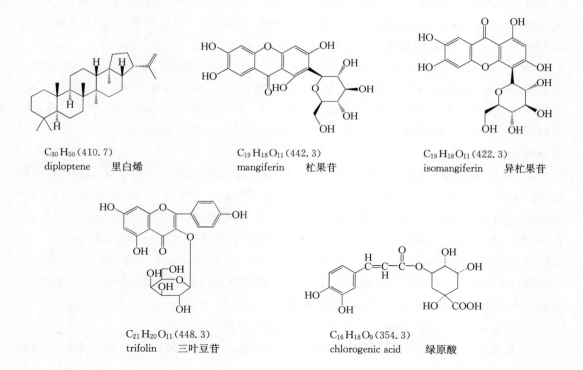

C$_{30}$H$_{50}$(410.7)
diploptene　里白烯

C$_{19}$H$_{18}$O$_{11}$(442.3)
mangiferin　杧果苷

C$_{19}$H$_{18}$O$_{11}$(422.3)
isomangiferin　异杧果苷

C$_{21}$H$_{20}$O$_{11}$(448.3)
trifolin　三叶豆苷

C$_{16}$H$_{18}$O$_{9}$(354.3)
chlorogenic acid　绿原酸

【参考文献】

[1] 国家中医药管理局《中华本草》编委会. 中华本草[M]. 上海:上海科学技术出版社,1999,第 4 册:253.

91. 石斛　shí hú

[拉] Caulis Dendrobii
[英] Dendrobium Stem

石斛,又名林兰、禁生、杜兰、石蓫、金钗花、千年润、黄草、吊兰花,为兰科植物金钗石斛

Dendrobium nobile Lindl.，铁皮石斛 *D. candidum* Wall. ex Lindl. 或马鞭石斛 *D. fimbriatum* Hook. var. *ocula-tum* Hook 及其近似种的新鲜或干燥茎。金钗石斛广西主要分布于兴安、桂林、金秀、平南、武鸣、靖西、德保、百色。铁皮石斛广西主要分布于西林、隆林、南丹、东兰、巴马、宜山、融水、平乐、钟山。具有益胃生津，滋阴清热等功效，主要用于治疗热病津伤，口干烦渴，胃阴不足，食少于呕，病后虚热不退，阴虚火旺，骨蒸劳热，目暗不明，筋骨痿软等病证。

【化学成分】

1. 生物碱类　玫瑰石斛胺（crepidamine），玫瑰石斛定碱（crepidine），石斛酯碱（dendrine），石斛碱（dendrobine），石斛碱 N -氧化物（dendrobine N - oxide），顺式和反式的束花石斛碱（dendrochrvsine），玫瑰石斛碱（dendrocrepine），石斛醚碱（dendroxine），6 -羟基石斛碱（6 - hydroxydendrobine）又名石斛胺（dendramine），4 -羟基石斛醚碱（4 - hydroxy dendroxine），6 -羟基石斛醚碱（6 - hydroxydendroxine），3 -羟基- 2 -氧-石斛碱（3 - hydroxy - 2 - oxy - dendrobine ），古豆碱（hygrine），N - 异戊烯基石斛季铵碱（N - isopentenyldendrobinium），N -异戊烯基石斛醚季铵碱（N - isopentenyldendroxinium），N -异戊烯基- 6 -羟基石斛醚季铵（N - isopentenyl - 6 - hydroxydendroxinium），N -甲基石斛季铵碱（N - methyldendrobinium），石斛酮碱（nobilonine），石斛宁定碱（shihunidin），石斛宁碱（shihunine）[1]。

2. 菲及菲醌类　毛兰菲（confusarin），流苏菲（fimbriatone）[2]，金钗石斛菲醌（denbinobin）[1]，2，5 -二羧基- 3，4 -二甲氧基菲（2，5 - dicarboxy - 3，4 - dimethoxylphenanthrene），2，7 -羧基- 3，4，8 -三甲氧基菲（2，7 - carboxy - 3，4，8 - trimethoxylphenanthrene），3，5 -二羧基- 2，4 -二甲氧基菲（3，5 - dicarboxy - 2，4 - dimethoxyphenanthrene），2，5 -二羧基- 3，4 -二甲基菲（2，5 - dicarboxy - 3，4 - dimethylphenanthrene），1，5 -二羧基- 1，2，3，4 -四甲氧基菲（1，5 - dicarboxy - 1，2，3，4 - tetramethoxylphenanthrene），2，3，4，7 -四甲氧基菲（2，3，4，7 - tetramethoxyphenanthrene）[10]。

3. 蒽醌类　大黄酸（rhein）[2]，大黄酚[5]，大黄素甲醚[2,11]。

4. 萜类及甾醇类　钩状石斛素（aduncin），亚甲基金钗石斛素（nobilomethylene），齐墩果酸[1]，豆甾醇[3]，金钗石斛素（bullatantirol），dendrobane A，dendrobiumane A，dendrodensiflorol，金钗石斛素 J（dendronobilin J），6α，10，12 - trihydroxypicrotoxane，10，12 -dihydroxypicrotoxane，10β，13，14 - trihydroxyalloaromadendrane[7]，胡萝卜苷[8,9]，海松二烯（pimaradiene）[3,11]，β-谷甾醇[1,5,11]。

5. 联苄衍生物类　石斛酚（dendrophenol）[1]，玫瑰石斛素（crepidatin）[2]。

6. 香豆素类　补骨脂素[1]，泽兰内酯（aiapin），6，7 -亚甲二氧基香豆素（6，7 - methylenedioxycoumarin），滨蒿内酯（scoparone），6，7 -二甲氧基香豆素（6，7 - scoparone）[2]。

7. 酚酸及其酯类　对羟基顺式肉桂酸三十一醇酯（hentriacontyl *trans - p -*

coumarate),对羟基反式肉桂酸三十一醇酯(hentriacontyl $trans-p-$coumarate),对羟基顺式肉桂酸二十七醇酯(heptacosyl $trans-p-$coumarate),对羟基反式肉桂酸二十七醇酯(heptacosyl $trans-p-$coumarate),二十六醇酯(hexacosanol ester),对羟基顺式肉桂酸二十五醇酯(pentacosyl $trans-p-$coumarate),对羟基反式肉桂酸二十五醇酯(pentacosyl $trans-p-$coumarate),对羟基顺式肉桂酸三十三醇酯(psyllostearyl $trans-p-$coumarate),对羟基反式肉桂酸三十三醇酯(psyllostearyl $trans-p-$coumarate),东莨菪素甲醚(scopolin methyl ether),对羟基顺式肉桂酸三十四醇酯(tetratriacontyl $trans-p-$coumarate),对羟基反式肉桂酸三十四醇酯(tetratriacontyl $trans-p-$coumarate),三十二醇酯(laccerol ester),对羟基顺式肉桂酸二十九醇酯(nonacosanyl $trans-p-$coumarate),对羟基反式肉桂酸二十九醇酯(nonacosanyl $trans-p-$coumarate)[1],对羟基顺式肉桂酸二十四烷酯($n-$tetracosyl $trans-p-$coumarate),对羟基反式肉桂酸二十四烷酯($n-$tetracosyl $trans-p-$coumarate),对羟基顺式肉桂酸二十八烷酯($n-$octacosyl $trans-p-$coumarate),对羟基反式肉桂酸二十八烷酯($n-$octacosyl $trans-p-$coumarate)[1,3],对羟基反式肉桂酸二十六烷酯($n-$hexacosyl $trans-p-$coumarate),3-甲氧基-4-羟基反式肉桂酸二十二烷酯(3-methoxyl-4-hydroxyl-$cis-$cinnamic acid docosane ester),3-甲氧基-4-羟基反式肉桂酸二十四烷酯(3-methoxyl-4-hydroxyl-$trans-$cinnamic acid-$n-$tetracosyl ester),对羟基反式肉桂酸三十烷酯(defuscin)或($p-$hydroxyl-$trans-$cinnamic acid triacontane ester)[3],对羟基顺式肉桂酸三十烷酯($n-$triacontyl cis$-p-$coumarate)[1,3,12],二氢松柏醇二氢对羟基桂皮酸酯(dihydroconiferyl dihydro-$p-$coumarate)[8],对羟基苯丙酸($p-$hydroxyphenylpropionic acid),对羟基苯甲酸,丁香酸(syringic acid)[9]。

8. 酚类　罗布麻宁(acetovanillone)[8,9]。

9. 肉桂酸苷类　密花石斛苷(densifloroside)[1]。

10. 醇、醛、酮类　正二十八烷醇($n-$octacosy alcohol),正二十六烷醇($n-$hexacosyl alcohol),正三十烷醇($n-$triacontyl alcohol)[3],对羟基苯甲醛($p-$hydroxybenzaldehyde),二氢松柏醇(dihydroconiferyl alcohol),3-羟基-4-甲氧基苯乙醇(3-hydroxy-4-methoxy-phenylethanol)[8,9],2-羟基苯丙醇(2-hydroxyphenylpropanol),$\alpha-$羟基丁香丙酮($\alpha-$hydroxy propiosyringylone)[8],果香菊素 A、B、C(nobilin A、B、C),丁香醛(syringaldehyde),丁香乙酮(syringylethanone)[9]。

11. 芴酮类　密花石斛芴三酚(dendroflorin)[1],2,4,7-三羟基-5-甲基芴酮(2,4,7-trihydroxy-5-methoxy-9-fluorenone),2,5-二羟基-4-甲氧基芴酮(2,5-dihydroxy-4-methoxyl fluorenone)[5]。

12. 有机酸盐类　正二十八烷基阿魏酸盐($n-$octacosyl ferulate)[2]。

13. 挥发油　2-戊基呋喃(2-amylfuran),芳基姜黄烯(arcurcumene),苯甲醛,$\beta-$红没药烯($\beta-$bisabolene),龙脑,$l-$冰片基乙酸酯($l-$bornylacetas),$\delta-$杜松烯,莰烯,$\alpha-$龙脑醛,$\delta-$3-蒈烯,香芹醇(carveol),石竹烯,蒈烷-4-酮(carane-4-one),石竹烯氧化物(caryophylleneoxide),$\alpha-$胡椒烯($\alpha-$copaene),癸烯醛(decenal),对-聚伞花素($p-$

cymene),雪松烯(cedrene),α-雪松醇(α- cedrol),2-二壬酮(2- dinonanone),2,6-二叔丁基苯醌(2,6- di-tertbutylquinone),桉树脑(1,8- eucalyptole),β-桉叶油醇,丁子香酚,庚醇,正己醇(n- hexanol),2-庚酮(2- heptanone),2-庚烯醛(2- heptenal),α-葎草烯(α- humulene),2-羟基-对-甲氧基苯甲醛(2- hydroxy - p - anisaldehyde),枸橼烯也称苎烯(limonene),β-芳樟醇(β- linalool),2-甲基-4-乙酰基间苯二酚(2 - methyl - 4 - acetylresorcinol),对-甲基-异丙基苯-8-醇(p- methyl - cumene-8- ol),(E)-6-甲基-3,5-庚二烯-2-酮(E-6 - methyl - 3,5 - heptadien - 2 - one),6-甲基-5-庚烯-2-酮(6- methyl - 5 - hepten - 2 - one),壬醇,α-蒎烯,β-蒎烯,长叶薄荷酮(pulegone),桧萜水合物(sabinene hydrate),l-萜品醇(l- terpineol),辛醇(octanol),2-壬烯醛(2- nonenehyde),诺蒎酮(nopinone),正辛醛(n- octanal),α-萜品烯(α- terpinene),大根香叶烯(germacrene),γ-古芸烯(γ- gurjunene),丁子香粉-甲醚(eugeno-methyl oxide)[6],樟脑,癸醛(capraldehyde),十六烷(hexadecane),异土木香内酯(isoalantolactone),2,4-壬二烯醛(2,4 - nonadienal),反-2-壬烯醛($trans$ - 2 - nonenehyde),十八烷(octadecane),辛醛(octaldehyde),1-辛烯-3-醇(1- octylene-3- ol),1-辛烯-3-酮(1- octylene-3- one),对伞花烃(paracymene),正二十五烷(pentacosane),十五烷(pentadecane),2-戊基呋喃(2- pentylfuran),苯基酮(phenylketone),β-佛尔酮(β- phorone),反-2-庚醛($trans$ - 2 - heptanal),4-甲基-2,6-二叔丁基苯酚(4- methyl - 2,6 - ditertbutylphenol),4-甲基-辛烷(4- methyl - octane),4-甲基十四烷(4- methyl - tetradecane),4-甲基-5-十一烯(4- methyl-5- hendecene),(E)-2-己烯醛[(E)- 2 - hexenal],2,5-己二酮(2,5 - hexanedione),正二十四烷(tetracosane),正二十三烷(tricosane),2,6,11-三甲基十二烷(2,6,11 - trimethyldodecane),蒎烯,十四烷(tetradecane),马鞭草烯醇(verbenol),对二甲苯(p-xylene),β-环柠檬醛(β- cyclogeranial),2,4-二甲基庚烷(2,4 - dimethylheptane),2,4-二甲基-1-庚烯(2,4 - dimethyl - 1 - heptene),3,6-二甲基癸烷(3,6 - dimethyldecane),桉叶-5,11-二烯-8,12-交酯(eudesm - 5,11 - diene - 8,12 - olide),2,4-庚二烯醛(2,4 - heptadienehyde),十七烷(heptadecane),香叶基丙酮(geranylacetone),十一烯醛(hendecenehyde),2,6-二甲基癸烷(2,6 - dimethyldecane),反-2-癸烯醛($trans$ - 2 - decenehyde),1-乙基-1-甲基-环戊烷(1- ethyl - 1 - methyl - cyclopentane),2,4-癸二烯醛(2,4 - decadienehyde),2,6-二叔丁基-4-亚甲基-2,5-己二烯-1-酮(2,6 - ditertbutyl - 4 - methene - 2,5 - hexadiene - 1 - one),7,9-二叔丁基-1-氧杂螺[4,5]-6,9-二烯-2,8-二酮(7,9 - ditertbutyl - 1 - oxaspiro[4,5]- 6,9 - diene - 2,8 - dione),正二十二烷(docosane)[12],α-红没药醇(α- bisabolol),植醇(phytol),α-萜品醇(α- terpineol)[4,6],α-香枸橼烯(α- bergamotene),香叶醇(geraniol),六氢金合欢基丙酮(hexahydropopanaxacetone),2-羟基-4-甲氧基苯乙酮(2- hydroxy - 4 - methoxyl hypnone),芳樟醇(linalool),γ-依兰油烯(γ- muurolene),橙花醇,氧化芳樟醇(oxy-linalool),金合欢烯,邻苯二甲酸二丁酯(dibutylphthalate)[4],β-石竹烯(β- caryophyllene),正庚醛(n- heptanal),γ-萜品烯,4-萜品醇(4- terpineol),α-萜品油烯(α- terpinolene),薄荷脑,壬醛,β-榄香烯[6,12],松柏醛

（coniferyl aldehyde），香草醛[8,9]，正三十一烷醇（n - hentriacontyl alcohol），正三十二烷醇
（n - dotriacontylalcohol)[3]，β-芹子烯[1,6]。

【主要化学成分结构式】

$C_{19}H_{25}NO_2$（287.4）
crepidamine　　玫瑰石斛胺

$C_{21}H_{29}NO_3$（343.4）
crepidine　　玫瑰石斛定碱

$C_{19}H_{29}NO_4$（335.4）
dendrine　　石斛酯碱

$C_{16}H_{25}NO_2$（263.3）
dendrobine
石斛碱

$C_{16}H_{25}NO_3$（279.3）
dendrobine N - oxide
石斛碱 N -氧化物

$C_{21}H_{27}N_2O_2$（339.4）
cis - dendrochrvsine
顺-束花石斛碱

$C_{21}H_{28}N_2O_2$（340.4）
$trans$ - dendrochrvsine
反-束花石斛碱

$C_{33}H_{00}N_2O_3$（472.3）
dendrocrepine
玫瑰石斛碱

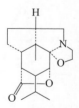

$C_{17}H_{25}NO_3$（291.3）
dendroxine
石斛醚碱

$C_{16}H_{25}NO_3$（279.3）
6 - hydroxydendrobine
6 -羟基石斛碱

$C_{17}H_{25}NO_4$（307.3）
4 - hydroxy dendroxine
4 -羟基石斛醚碱

$C_{16}H_{23}NO_4$（293.3）
3 - hydroxy - 2 - oxy - dendrobine
3 -羟基-2-氧-石斛碱

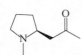

C₈H₁₅NO(141.2)

hygrine

古豆碱

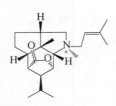

C₂₀H₃₄NO₂(320.4)

N-isopentenyl dendrobinium

N-异戊烯基石斛季铵碱

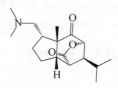

C₁₇H₂₇NO₃(293.4)

nobilonine

石斛酮碱

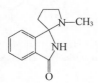

C₁₂H₁₄N₂O₁(202.2)

shihunidin

石斛宁定碱

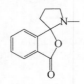

C₁₂H₁₃NO₂(203.2)

shihunine

石斛宁碱

C₁₄H₁₀O₅(258.2)

confusarin

毛兰菲

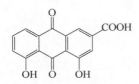

C₁₅H₈O₆(284.2)

rhein

大黄酸

C₁₆H₁₂O₅(284.2)

denbinobin

金钗石斛菲醌

C₁₈H₁₈O₄(298.3)

2,3,4,7 - tetramethoxyphenanthrene

2,3,4,7 -四甲氧基菲

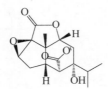

C₁₅H₁₈O₆(294.2)

aduncin

钩状石斛素

C₁₅H₂₀O₃(248.3)

nobilomethylene

亚甲基金钗石斛素

C₁₀H₆O₄(190.1)

aiapin

泽兰内酯

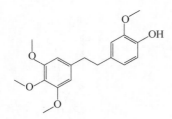

C₁₈H₂₂O₅(318.3)

crepidatin

玫瑰石斛素

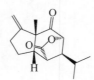

C₁₁H₁₀O₄(206.2)

scoparone

滨蒿内酯

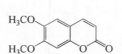

C₁₀H₁₄O₃(182.2)

dihydroconiferyl alcohol

二氢松柏醇

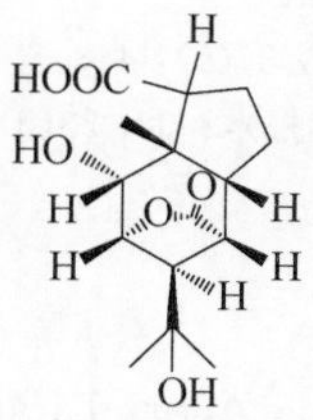

C₉H₁₀O₃(166.1)
acetovanillone
乙酰香草酮(3-甲氧基-4-羟基苯乙酮)

$C_{15}H_{22}O_6(298.3)$
dendronobilin J
金钗石斛素 J

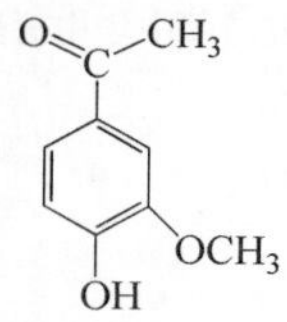

$C_9H_{10}O_3(166.1)$
acetovanillone
乙酰香草酮(3-甲氧基-4-羟基苯乙酮)

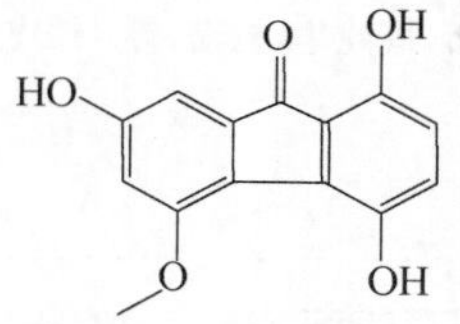

$C_{13}H_{10}O_5(246.2)$
dendroflorin
密花石斛芴三酚

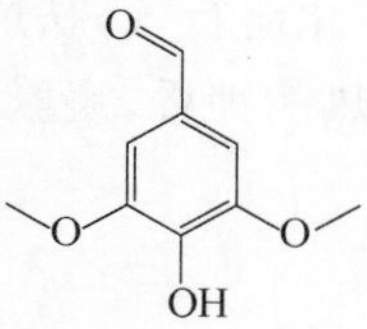

$C_9H_{10}O_4(182.1)$
syringaldehyde
丁香醛

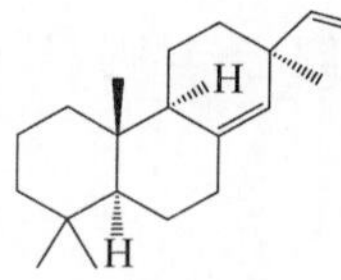

$C_{20}H_{33}(273.5)$
pimaradiene
海松二烯

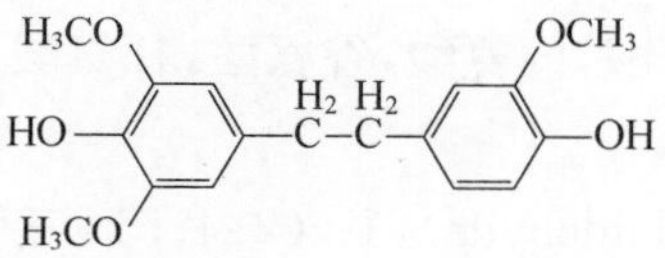

$C_{17}H_{20}O_5(304.3)$
dendrophenol
石斛酚

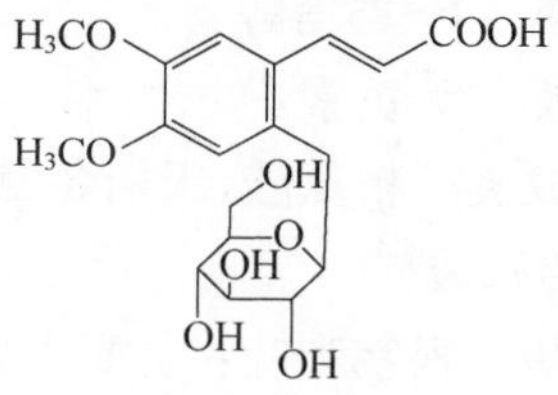

$C_{18}H_{24}O_9(384.4)$
densifloroside
密花石斛苷

【参考文献】

［1］国家中医药管理局《中华本草》编委会. 中华本草[M]. 上海：上海科学技术出版社,1999,第 8 册：705(总 7846).

［2］毕志明,王峥涛,徐珞珊,等. 流苏石斛化学成分研究[J]. 药学学报,2003,38(7)：526.

［3］舒莹,郭顺星,陈晓梅,等. 金钗石斛化学成分的研究[J].中国药学杂志,2004,39(6)：421.

［4］郭孟璧,田茂军,等. 流苏石斛挥发油化学成分的研究[C].中国化学会第四届有机化学学术会议论文集(上册)[C],
2005,25(4).

［5］杨薇薇,辛浩. 金钗石斛化学成分研究[J]. 分析测试技术与仪器,2006,12(2)：98.

［6］刘建华,高玉琼,霍昕,等. 金钗石斛,环草石斛挥发性成分研究[J].中成药,2006,28(9)：1339.

［7］张雪,高昊,韩慧英,等. 金钗石斛中的倍半萜类化合物[J].中草药,2007,38(12)：1771.

［8］张雪,高昊,王乃利,等. 金钗石斛中的酚性成分[J].中草药,2007,37(5)：652.

［9］张雪,续洁琨,王乃利,等. 金钗石斛中联苄类和酚酸类成分的抗氧化活性研究[J].中国药学杂志,2008,
43(11)：829.

[10] 李榕生,杨欣,何平,等. 铁皮石斛根茎中菲类化学成分分析[J]. 中药材,2009,32(2):221.

[11] 徐应淑,谭莉莉,马忠先. 贵州药材金钗石斛的化学成分研究[J]. 遵义医学院学报,2008,31(5):448.

[12] 霍昕,周建华,杨嘉,等. 铁皮石斛花挥发性成分研究[J]. 中华中医药杂志(原中国医药学报),2008,23(8):735.

92. 石菖蒲　shí chāng pú

[拉] Rhizoma Acori Tatarinowii
[英] Grassleaf Sweelflag Rhizome

石菖蒲,又名野韭菜、水蜈蚣、香草、山菖蒲、苦菖蒲,为天南星科植物石菖蒲 *Acorus tatarinowii* Schott 的根茎。广西主要分布于宁明、武鸣、马山、德保、隆林、乐业、东兰、南丹、罗城、资源、昭平、陆川、博白、灵山、上思。具有化痰开窍,化湿行气,祛风利痹,消肿止痛等功效,主要用于治疗健忘,耳鸣,耳聋,脘腹胀痛,噤口痢,热病神昏,痰厥,风湿痹痛,跌打损伤,痈疽疥癣等病证。

【化学成分】

1. 黄酮类　8-异戊二烯基山奈酚(8-prenylkaempferol)[1]。

2. 内酯类　香柑内酯(bergapten),异紫花前胡内酯(marmesine),异茴香内酯(isopimpinellin)[1]。

3. 甾体类　β-谷甾醇[1]。

4. 蒽醌类　大黄素[1]。

5. 氨基酸类　精氨酸,天门冬氨酸,γ-氨基丁酸,丙氨酸,谷氨酸,甘氨酸,丝氨酸,苏氨酸,赖氨酸,酪氨酸[3]。

6. 挥发油　根茎和叶:主要含细辛醛(asarylaldehyde),1-(2,4,5)-三甲氧基苯基丙烷-1,2-二酮[1-(2,4,5)-trimethoxyphenyl-propane-1,2-dione][1,2],β-细辛醚(β-asarone),α-细辛醚(α-asarone),其次为石竹烯,γ-细辛醚(γ-asarone),α-葎草烯,石菖醚(sekishone),1-烯丙基-2,4,5-三甲基苯(1-allyl-2,4,5-trimethylbenzene);顺式甲基异丁香酚(*cis*-methyl-isoeugenol),榄香素,二聚细辛醚(bisasaricin),d-δ-杜松烯,百里香酚,豆蔻酸,1,2-二甲氧基-4-(E-3′-甲基环氧乙烷)苯[1,2-dimethoxy-4(E-3′-methyl-ethylene oxide)benzene]等成分[2];桧烯(sabinene),桂叶烯(myrcene),对伞花烃(*p*-isopropyltoluene),薄荷二烯(menthadiene),α-榄香烯,β-波旁烯(β-bourbonene),反-金合欢烯(trans-farnesene),β-荜澄茄油烯,(—)-δ-杜松醇[(—)-δ-cadinol],δ-杜松醇,$\Delta^{(10)}$马兜铃烯-2-酮($\Delta^{(10)}$aristolenone-2-ketone),(—)-δ-β-羟基-杜松烯[(—)-δ-β-hydroxyl-cadinenol],δ-杜松-8-醇(δ-8-cadinol),2-异丙基烯-6-异丙基-菖蒲素,邻苯二甲酸二丁酯(dibutyl phthalate),1-十八碳烯(1-octadecene),叶绿醇(phytol),9,12,15-十八三烯酸甲酯(methyl linolenate),正二十三烷(*n*-tricosane),7-去甲基-2-甲氯基-卡达烯(7-demethyl-2-meclo-cadalene),黄樟油脑(safrol),西克酮(sekishone),樟脑。另含三环性新的倍半萜成分以及菖蒲烯二醇(calamendiol),异水菖蒲烯二醇

(isocalamendiol)[2]。

【主要化学成分结构式】

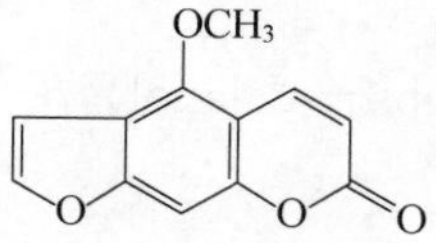

C₁₂H₈O₄(216.2)
bergapten
香柑内酯

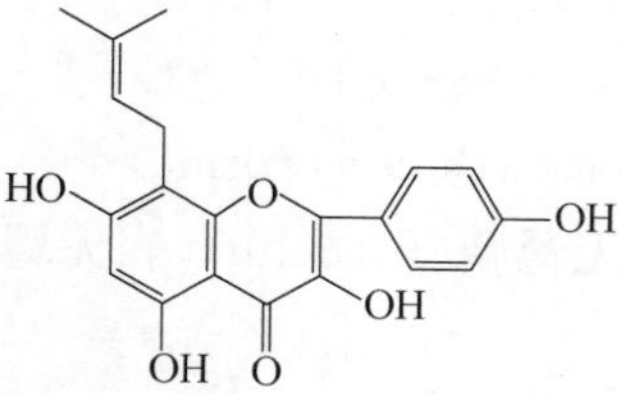

C₂₀H₁₈O₆(354.3)
8 - prenylkeampferol
8-异戊烯基山柰酚

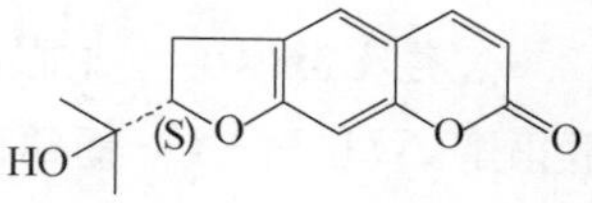

C₁₄H₁₃O₄(245.2)
marmesin
异紫花前胡内酯

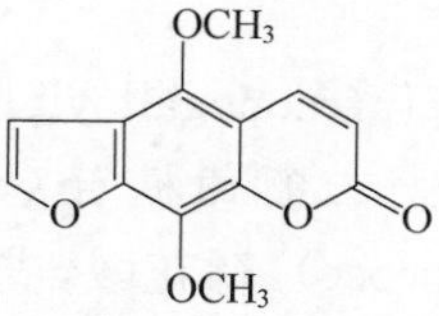

C₁₃H₁₀O₅(246.2)
isopimpinellin
异茴芹香豆精

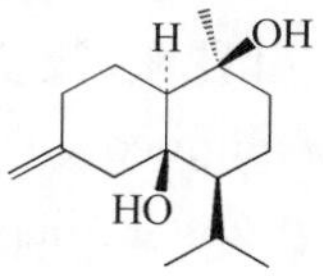

C₁₅H₂₆O₂(238.3)
calamendiol
菖蒲烯二醇

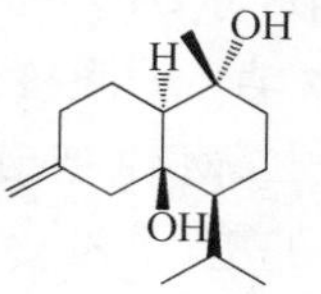

C₁₅H₂₆O₂(238.3)
isocalamendiol
异菖蒲烯二醇

【参考文献】

[1] 陶宏,朱恩圆,王峥涛. 石菖蒲的化学成分[J]. 中国天然药物,2006,4(2):159.
[2] 杜毅,陈瑞军,赵丽蓉,等. 石菖蒲的化学与药理研究新进展[J]. 山西中医,2000,16(1):53.
[3] 董玉,石任兵,孙玉博. 石菖蒲的氨基酸成分分析[J]. 内蒙古大学学报(自然科学版),2007,38(3):296.

93. 龙眼肉　lóng yǎn ròu

[拉] Arillus Longan
[英] Dried Longan Pulp

龙眼肉,又名桂圆、比目、亚荔枝、圆眼、蜜脾、元眼肉,为无患子科植物龙眼 *Dimocarpus longan* Lour. 的假种皮。广西桂东、桂南、桂中等地均有栽培。具有补心脾,益气血,安心神等功效,主要用于治疗心脾两虚,气血不足所致的惊悸,怔忡,失眠健忘,血虚萎黄,月经不调,崩漏等病证。

【化学成分】

1. **磷脂和糖基鞘脂类**　大豆脑苷Ⅰ(soyacerebroside Ⅰ),大豆脑苷Ⅱ,龙眼脑苷Ⅰ[1-

$O-\beta-D-$ glucopyranosyl $-(2S, 3R, 4E, 8E)-2-(2'-$ lignoceroylamino$)-4,8-$ octadecadiene $-1,3-$ dio1]，龙眼脑苷 II $[1-O-\beta-D-$ glucopyranosyl $-(2S, 3R, 4E, 8E)-2-(2'-$ lignoceroylamino$)-4,8-$ octadecadiene $-1,3-$ diol]，苦瓜脑苷（momor cerebroside），$8(E)-N-(2'-D-$羟基-二十四烷酰基$)-1-O-\beta-D-$吡喃葡萄糖基$-8-$烯-十八鞘氨醇$\{8[E]-N-(2'-$ hydroxytetracosoyl$)-1-O-\beta-D-$ glucopyranosyl $-8-$ en $-$ octadecasphingenine$\}$，商陆脑苷（phytolacca cerebroside）[1]。

2. 萜类及甾体类　龙眼叶：含无羁萜（friedelin），表无羁萜醇（epifriedelanol），$\beta-$谷甾醇，豆甾醇，豆甾醇$-D-$葡萄糖苷[3]。

3. 氨基酸类　龙眼种子：含氨基酸[6]，2－氨基－4－甲基－己炔（5）酸（2 - amino - 4 - methylhex - 5 - ynoic acid），2－氨基－4－羟甲基－己炔（5）酸（2 - amino - 4 - hydroxymethylhex - 5 - ynoix acid），2－氨基－4－羟基－庚炔（6）酸（2 - amino - 4 - hydroxyhept - 6 - ynoic acid)等[7]。龙眼核：含至少 17 种以上的氨基酸，以谷氨酸，天冬氨酸，精氨酸，苏氨酸等为主。

4. 酚类　龙眼核：含没食子酸，鞣花酸，没食子酰-葡萄糖苷（monogalloylglucose），没食子酰－二葡萄糖苷（monogalloy-ldiglucose），二没食子酰－二葡萄糖苷（digalloyl - diglucose），五-七没食子酰-葡萄糖苷（penta-heptagalloyl - glucose），鞣花酸-戊糖轭合物（ellagic acid-pentose conjugate），没食子酰-六羟基二酚酰-吡喃（型）葡萄糖苷（galloyl - HHDP(Hexahydroxydiphenoyl)- glucopyranose），五没食子酰-六羟基二基-吡喃（型）葡萄糖苷（pentagalloy-HHDP-glucopyranose）[5]。

5. 黄酮类　龙眼核：含原花青素 A 型二聚体（procyanidin A-type dimer），原花青素 B_2（procyanidin B_2）和槲皮素$-3-O-$鼠李糖苷（quercetin $- 3 - O -$ rhamnoside）[5]。

6. 脂肪油类　龙眼核：含丰富的脂肪油，油中含大量连接有长短不同碳链的环丙烷类脂肪酸（cyclopropanoid fatty acids）和二氢苹婆酸（dihydrosterculic acid）[4]。

7. 挥发油　鲜龙眼肉：含苯并噻唑，苯并异噻唑，新戊酸 6 -苧烯脂等[2]。龙眼叶：含三十一烷醇（hentriacontanol）等成分[3]。

【主要化学成分结构式】

$C_{40}H_{65}NO_9(703.9)$
soyacerebroside Ⅰ
大豆脑苷 Ⅰ

C$_{30}$H$_{50}$O(426.7)
friedelin
无羁萜

C$_{30}$H$_{26}$O$_{12}$(578.5)
procyanidin B$_2$
原花青素 B$_2$

【参考文献】

[1] Ryu J,Kin J S,Kang S S. Cerebrosides from Longan Arillus[J]. Arch Pharm,2003,26(2):138.

[2] 杨晓红,侯瑞瑞,张平. 鲜龙眼肉挥发性化学成分的 GC/MS 分析[J]. 食品科学,2002,23(7):123.

[3] Mahato SB,Sahu NP,Chakravarti RN. Cheroical investigation of leaves of Euphoria Iongana[J]. Phytochemistry, 1971,10(11):2847(Eng).

[4] Kleiman Robert,Eaele Fontaine R,Wolff Ivan A. Dihydrosterculic acid,a major fatty acid component of Euphoria Longana seed oid[J]. Lipids 1969,4(5):317.

[5] Soong YY,Barlow PJ. Isolation and structure elucidation of phenolic compounds from Longan(*Dimocarpus Longan* Lour.)seed by high-performance liquid chromatography-electrosprayionization mass spectrometry [J]. Journal Chromatography A. 2005,2,1085(2):270.

[6] Sung Maylin. Phytochemistry,1969,8:1227.

[7] 李升锋,肖更生,陈卫东,等. 龙眼果实资源研究与开发利用[J]. 四川食品与发酵,2004,40(4):35.

94. 龙船花　lóng chuán huā

　　龙船花,又名卖子木、红绣球、山丹、五月花、番海棠、大将军,为茜草科植物龙船花 *Ixora chinensis* Lam.［*Paveta chinensis* Roem.］的花。广西主要分布于南宁、防城、合浦、博白、岑溪。具有清热凉血,散瘀止痛等功效,主要用于治疗高血压,月经不调,闭经,跌打损伤,疮疡疖肿等病证。

【化学成分】

　　叶含酚类,氨基酸,有机酸,糖类[1]。

【参考文献】

[1] 邓家刚,韦松基. 桂药原色图鉴. 上海:上海科学技术出版社,2008:126.

95. 冰糖草　*bīng táng cǎo*

[拉] Herba Scoparia Dulcis
[英] Sweet Broomwort Herb

冰糖草，又名野甘草、土甘草、节节珠、米碎草、叶上珠、通花草，为玄参科植物冰糖草 *Scoparia dulcis* L. 的全草。广西主要分布于武鸣、南宁、合浦、博白、北流、桂平、平南、藤县、岑溪。具有清热解毒，利尿消肿等功效，主要用于治疗肺热咳嗽，暑热泄泻，脚气浮肿，小儿麻痹，湿疹，热痱，喉炎，丹毒等病证。

【化学成分】

1. 黄酮类　全株：含 5,7 -二羟基- 3′,4′,6,8 -四甲氧基黄酮(5,7 - dihydroxy - 3′,4′, 6,8 - tetramethoxyflavone),5,7,8,3′,4′,5′-六羟基黄酮- 7 - O - β - D -葡萄糖醛酸苷(5,7, 8,3′,4′,5′- hexahydroxyflavone - 7 - O - β - D - glucuronide),芹菜素(apigenin),高山黄芩素(scutellarein),木犀草素,6,8 -二- C -葡萄糖基芹菜素(vicenin - 2),蒙花苷(linarin),牡荆素,异牡荆素,高山黄芩苷(scutellarin),高山黄芩苷甲酯(scutellarin methylester),木犀草素- 7 -葡萄糖苷(luteolin - 7 - glucosid),刺槐素(金合欢素 acacetin);叶：含刺槐素[1]。

2. 萜类及甾体类　全株：含无羁萜,β-黏霉烯醇(赤杨醇 glutinol),α -香树脂醇,白桦脂酸,依弗酸(ifflaionic acid),野甘草种酸(dulcioic acid),野甘草属酸(scoparic acid)A、B、C,野甘草酸(scopadulcic acid)A、B,野甘草都林(scopadulin),野甘草属醇(scoparinol),野甘草种醇(dulcinol);地上部分：含野甘草属二醇(scopadiol);根：含 β-谷甾醇;叶：含 β-黏霉烯醇,野甘草酸 B 及野甘草属酸 A;全株、地上部分、叶：含阿迈灵(amellin)[1]。

3. 苯并噁唑啉酮类　苯并噁唑啉酮(benzoxazolinone),6 -甲氧基苯并噁唑啉酮(6 - methoxybenzoxazolinone);叶：含 6 -甲氧基苯并噁唑啉酮(6 - methoxybenzoxazolinone);根：含 6 -甲氧基苯并噁唑啉酮[1]。

4. 有机酸类　全株：含反式-对-香豆酸(*trans - p* - coumaric acid),根：含依弗酸。

5. 醇类　根：含二十六醇,*D* -甘露醇。

6. 内酰胺类　薏苡素(coixol)。

7. 氧杂蒽酮类　全株、地上部分、叶：含野甘草醇(dulciol)。

【主要化学成分结构式】

C$_{30}$H$_{50}$O(426.7)
glutinol
β-黏霉烯醇(赤杨醇)

C$_{15}$H$_{10}$O$_5$(270.2)
apigenin(pelargidenon 1449)
芹菜素

C$_{15}$H$_{10}$O$_6$(286.2)
scutellarein
高山黄芩素

$C_{16}H_{12}O_5$ (284.2)
acacetin
刺槐素（金合欢素）

$C_9H_8O_3$ (164.1)
trans - *p* - coumaric acid
反式-对-香豆酸

$C_8H_7NO_3$ (165.1)
coixol
薏苡素

$C_{28}H_{32}O_{14}$ (592.5)
linarin(acaciin)　蒙花苷（刺槐苷）

$C_{21}H_{18}O_{12}$ (462.3)
scutellarin　高山黄芩苷

【参考文献】

[1] 南京中医药大学. 中药大辞典（下册）[M]. 第 2 版. 上海：上海科学技术出版社，2006：2954.

96. 决明子　jué míng zǐ

[拉] Semen Cassiae Obtusifoliae
[英] Obtuseleaf Senna Seed

决明子，又名草决明、羊明、羊角、马蹄决明、还瞳子、狗屎豆、假花生、似绿豆，为豆科植物小决明 *Cassia tora* L. 的种子。广西各地均有分布。具有清肝明目，利水通便等功效，主要用于治疗目赤肿痛，羞明泪多，青盲，雀目，头痛头晕，视物昏暗，肝硬化腹水，小便不利，习惯性便秘，肿毒，癣疾等病证。

【化学成分】

1. 蒽醌类　大黄酚，大黄素甲醚，大黄酸（rhein），大黄素，芦荟大黄素（aloe-emodin），大黄酚-9-蒽酮（chrysophanol-9-anthrone），大黄素-8-甲醚（questin），大黄素甲醚-8-O-葡萄糖苷（physcion-8-O-β-D-glucopyranoside），1,3-二羟基-3-甲基蒽醌（1,3-dihydroxy-3-methylanthraquinone），意大利鼠李蒽醌-1-O-葡萄糖苷（alaternin-1-O-β-D-glucopyranoside），大黄酚-1-O-三葡萄糖苷｛chrysophanol-1-O-[β-D-glucopyranosyl(1→3)-O-β-D-glucopyranosyl-(1→6)-O-β-D-glucopyranoside]｝，大黄酚-1-O-四葡萄糖苷[chrysophanol-1-O-β-D-glucopyranosyl-(1→3)-O-β-D-glucopyanosyl-(1→3)-O-β-D-

glucopyranosyl $-(1\to 6)-O-\beta-D-$ glucopyranoside]，美决明子素（obtusifolin），黄决明素（chrysoobtusin），决明素（obtusin），橙黄决明素（aurantioobtusin），葡萄糖基美决明子素（glucoobtusifolin），葡萄糖基黄决明素（glucochrysoobtusin），葡萄糖基橙黄决明素（gluco-aurantioobtusin），l-去甲基决明素（l-desmethylobtusin），l-去甲基橙黄决明素（l-desmethylaurantio-obtusin），l-去甲基黄决明素（l-desmethylchryso-obtusin），大黄酚-10,10$'$-联蒽酮（chrysophanol-10,10$'$-bianthrone）[1]，大黄酚，大黄素甲醚，大黄素[2]。

2. 萘并吡酮类衍生物　决明蒽酮（torosachrysone），决明子苷（cassiaside），决明子苷（cassiaside）B 及 C，红镰玫素（rubrofusarin），去甲基红镰玫素（nor-rubrofusarin），红镰玫素-6-O-龙胆二糖苷（rubrofusarin-6-O-gentiobioside），红镰玫素-6-O-芹糖葡萄糖苷[6-($\alpha-D-$apiofuranosyl-$O-\beta-D-$glucopyranosyloxy)-rubrofusarin][1]。

3. 内酯类　决明种内酯（toralactone），异决明种内酯（isotoralactone），决明子内酯（cassialactone），决明种内酯（toralartone），决明种内酯-9-β-龙胆二糖苷（toralactone-9-β-gentiobiobioside）即是决明子苷 C，美决明子素-2-O-葡萄糖苷（obtusifolin-2-$O-\beta-D-$glucopyranoside）[1]。

4. 苯醌类　2,5-二甲氧基苯醌（2,5-dimethoxy-benzoquinone）[1]。

5. 糖类　半乳糖甘露聚糖，葡萄糖，半乳糖，木糖，棉子糖[1]。

6. 氨基酸类　胱氨酸，天冬氨酸，γ-羟基精氨酸等[1]。

7. 有机酸类　苯甲酸（benzoic acid）[1]；种子油：含少量锦葵酸（malvalic acid），苹婆酸（sterculic acid）[1]。

8. 甾体类　胆甾醇，豆甾醇，β-谷甾醇[1]；种子油：含菜油甾醇，β-谷甾醇等甾醇类化合物[1]。

9. 无机类　根、叶、茎：含 Ca，Mg，K，Na，Fe，Mn，Cu，Zn，Sr，Cr 等[3]。

10. 挥发油　棕榈酸，硬脂酸，油酸，亚油酸，二氢猕猴桃内酯（dihydroactinodiolide），间-甲酚（m-cresol），2-羟基-4-甲氧基苯乙酮（2-hydroxy-4-methoxy-acetophenone），棕榈酸甲酯，油酸甲酯，C_{16}-C_{31} 烷[1]。

【主要化学成分结构式】

$C_{16}H_{12}O_5$（284.2）
obtusifolin
美决明子素

$C_{19}H_{18}O_7$（358.3）
chrysoobtusin
黄决明素

$C_{18}H_{16}O_7$（344.3）
obtusin
决明素

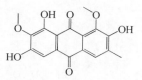

$C_{17}H_{14}O_7$(330.2)
aurantioobtusin
橙黄决明素

$C_{22}H_{22}O_{10}$(446.4)
glucoobtusifolin
葡萄糖基美决明子素

$C_{16}H_{12}O_5$(284.2)
questin
大黄素-8-甲醚

$C_{25}H_{28}O_{12}$(520.4)
glucochrysoobtusin
葡萄糖基黄决明素

$C_{23}H_{24}O_{12}$(492.4)
glucoaurantioobtusin
葡萄糖基橙黄决明素

．葡萄糖

（糖的位置未定）

$C_{15}H_{12}O_5$(272.2)
rubrofusarin
红镰玫素

$C_{20}H_{20}O_9$(404.3)
cassiaside
决明子苷

$C_{16}H_{16}O_5$(288.2)
torosachrysone
决明蒽酮

$C_{15}H_{12}O_5$(272.2)
isotoralactone
异决明种内酯

$C_{16}H_{16}O_6$(304.2)
cassialactone
决明子内酯

$C_{15}H_{12}O_5$(272.2)
toralactone
决明种内酯

$C_{15}H_{10}O_5$(270.2)
aloe-emodin
芦荟大黄素

$C_{18}H_{16}O_7$(344.3)
l-desmethyl obtusin
l-去甲基决明素

$C_{17}H_{14}O_7$(330.2)
l-desmethylaurantio-obtusin
l-去甲基橙黄决明素

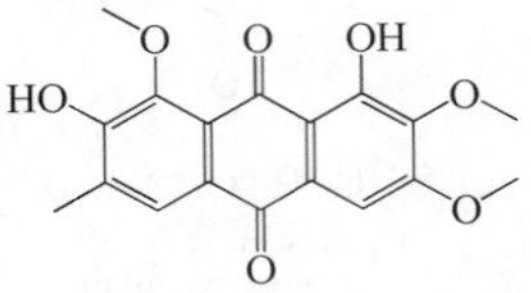

$C_{18}H_{16}O_7$ (344.3)
1 - desmethylchrysoobtusin
1-去甲基黄决明素

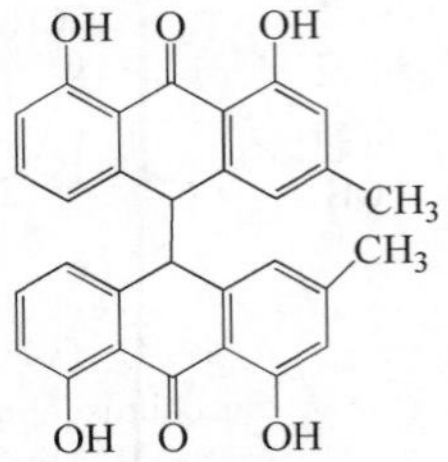

$C_{30}H_{20}O_6$ (476.4)
chrysophanol - 10, 10' - di-bianthrone
大黄酚- 10, 10'-联蒽酮

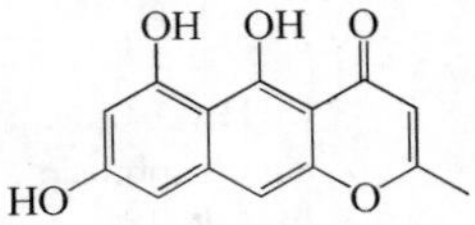

$C_{14}H_{10}O_5$ (258.2)
nor-rubrofusarin
去甲基红镰玫素

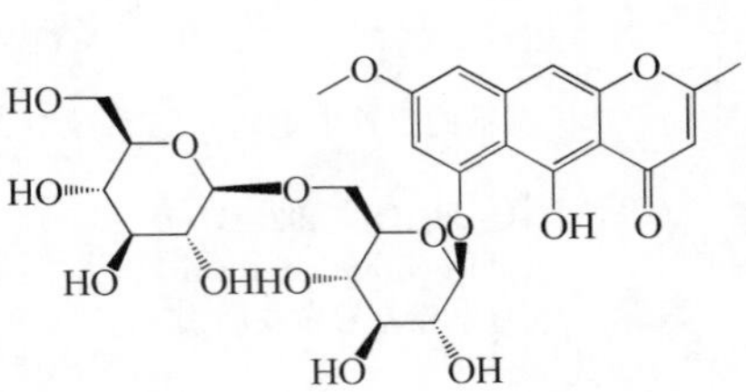

$C_{27}H_{32}O_{15}$ (596.5)
rubrofusarin - 6 - O - gentiobioside
红镰玫素- 6 - O-龙胆二糖苷

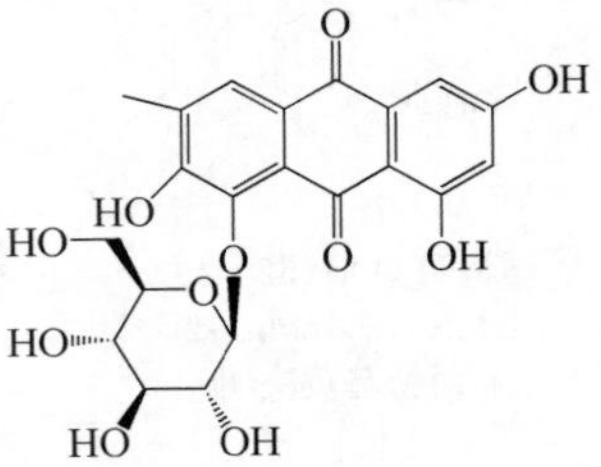

$C_{21}H_{20}O_{11}$ (448.3)
alaternin - 1 - O - β - D - glucopyranoside
意大利鼠李蒽醌-1-O-β-D-吡喃葡萄糖苷

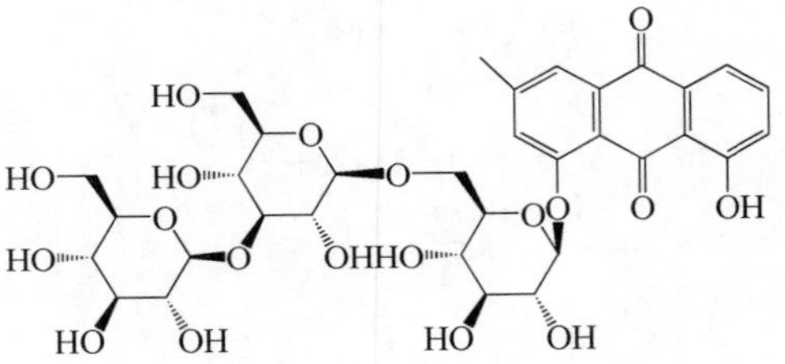

$C_{33}H_{40}O_{19}$ (740.6)
chrysophanol - 1 - O - [β - D - glucopyranosyl ($1 \rightarrow 3$) - O - β - D -
glucopyranosyl -($1 \rightarrow 6$)- O - β - D - glucopyranoside
大黄酚-1-O-三葡萄糖苷

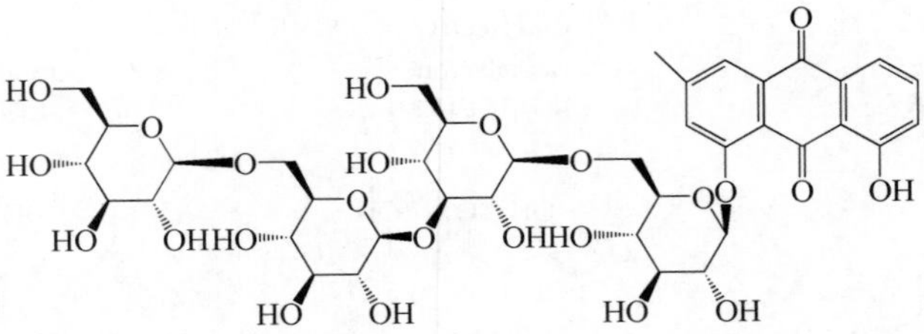

$C_{39}H_{50}O_{24}$ (902.7)
chrysophanol - 1 - O - β - D - glucopyranosyl -($1 \rightarrow 3$)- O - β - D - glu-copyanosyl -($1 \rightarrow$
3)- O - β - D - glucopyranosyl -($1 \rightarrow 6$)- O - β - D - glucopyranoside
大黄酚-1-O-四葡萄糖苷

C$_{18}$H$_{32}$O$_2$(280.4)
malvic acid　锦葵酸

C$_{19}$H$_{34}$O$_2$(294.4)
sterculicacid　苹婆酸

【参考文献】

［1］国家中医药管理局《中华本草》编委会. 中华本草[M]. 上海：上海科学技术出版社,1999,第4册：405(总3056).
［2］郝延军,桑育黎,赵余庆. 决明子蒽醌类化学成分研究[J]. 中草药,2003,34(1)：18.
［3］张颖,张立木,杨志孝,等. 草决明不同部位中无机元素的含量测定[J]. 泰山医学院学报,2004,25(1)：33.

97. 刘寄奴　liú jì nú

［拉］Herba Artemisiae Anomalae
［英］Diverse Wormwood Herb

刘寄奴,又名刘寄奴草、金寄奴、白花尾、炭包包、千粒米、斑枣子、细白花草、九牛草,为菊科植物奇蒿 *Artemisia Anomala* S. Moore 的干燥全草。广西分布于全州、灌阳、灵川、桂林、平乐、富川、贺县、昭平、金秀、来宾、柳江、鹿寨、融安、罗城、宜山、环江。具有活血疗伤,通经,止痛,止血等功效,主要用于治疗跌打损伤,肿痛出血,血瘀经闭,产后淤滞腹痛,治食积等病证。

【化学成分】

1. 黄酮类　奇蒿黄酮(arteanoflavone),异泽兰黄素(eupatilin)[2],苜蓿素[3]。

2. 香豆素类　7-甲氧基香豆素(herniarin)[1,2],东莨菪亭(scopoletin)[1,3],异嗪皮啶(isofraxidin)[1],香豆精[2]。

3. 萜类　环丁酮(cyclobalanone),sorghumol,伪新乌药醚内酯(pseudo-neolinderane),木栓酮(friedelin)[1],奇蒿内酯(arteanomalactone),西米杜鹃醇(simiarenol)[2]。

4. 甾体类　β-谷甾醇(β-sitosterol),胡萝卜苷(daucosterol)[1]。

5. 有机酸类　咖啡酸(caffeic acid)[1],软脂酸,反式邻羟基桂皮酸(*trans*-hydroxycinnamic acid),反式邻羟基对甲氨基桂皮酸(*trans-o*-hydroxy-*p*-methxoycinnamic acid)[3]。

6. 酰胺类　橙黄胡椒酰胺(aurantiamide acesate)[2]。

7. 挥发油　环己六醇单甲醚(cyclohexanhexol monomethylether)[3],2,4-二甲基己烷(2,4-dimethyl hexane),2,2,3,3-四甲基己烷(2,2,3,3-tetramethyl hexane),苯甲醛,2-己酮(2-hexanone),桉叶素,樟脑,1,2-二硫戊环-3-戊酸(1,2-dithiolane-3-pentanoic acid)[4]。

【主要化学成分结构式】

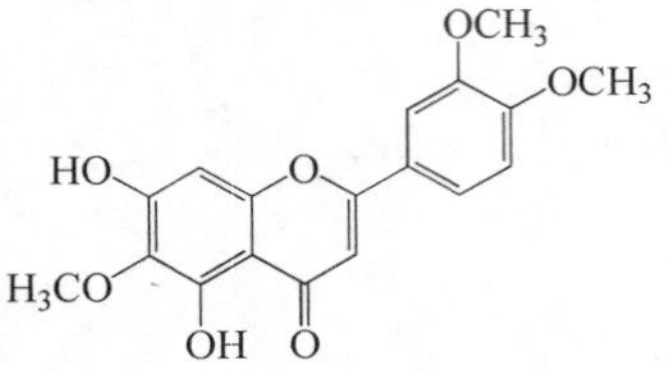

$C_{18}H_{16}O_7$（344.3）
eupatilin　异泽兰黄素

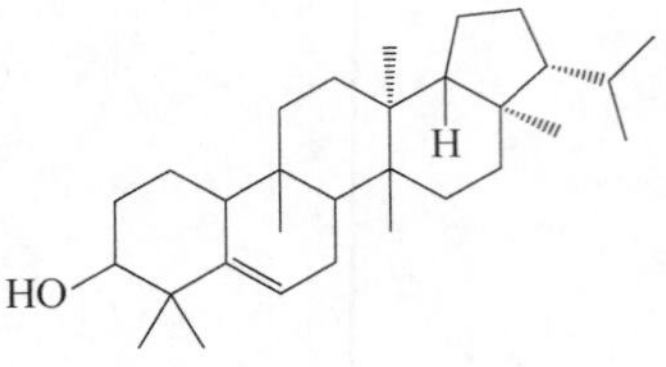

$C_{30}H_{50}O$（426.7）
simiarenol　西米杜鹃醇

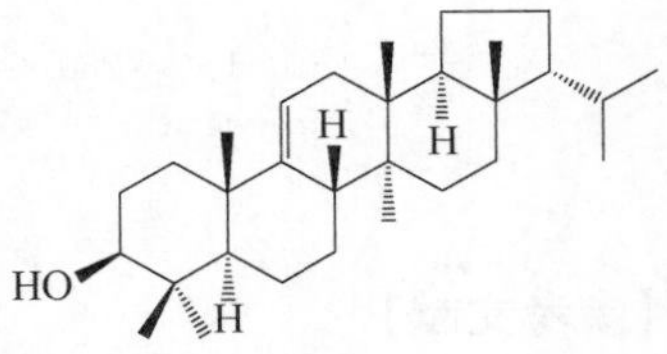

$C_{30}H_{50}O$（426.7）
sorghumol　伪新乌药醚内酯

【参考文献】

[1] 田富饶,张琳,田景奎,等. 南刘寄奴的化学成分研究[J].中国药物化学杂志,2008,18(5)：362.
[2] 肖永庆. 蒿属中药南刘寄奴脂溶性成分的分离鉴定[J].药学学报,1984,19(12)：909.
[3] 肖永庆. 中药南刘寄奴化学成分研究[J].植物学报,1986,28(3)：307.
[4] 许怀勇. 奇蒿中挥发油的分析[J].中成药,1999,21(5)：252.

98. 合萌　hé méng

[拉] Herba Aeschynomenes Indicae
[英] Common Aeschynomene Herb

　　合萌,又名水茸角、合明草、田皂角、野皂角、野含羞草、野槐树、夜关门、野豆萁,为豆科植物田皂角 *Aeschynomene indica* L. 的地上部分。广西主要分布于凌云、武鸣、贵港、南宁、玉林、昭平、钟山、全州、三江。具有清热利湿,祛风明目,通乳等功效,主要用于治疗热淋,血淋,水肿,泄泻,痢疾,疮疥,目赤肿痛,眼生云翳,夜盲,关节疼痛,产后乳少等病证。

【化学成分】

　　黄酮类　叶：含 6,8-二-C-葡萄糖基芹菜素（vicenin Ⅱ）,瑞诺苷（reynoutrin）,芸香苷,杨梅树皮苷（myricitrin）,洋槐苷（robinin）[1],杨梅苷（myricitrin）。

【主要化学成分结构式】

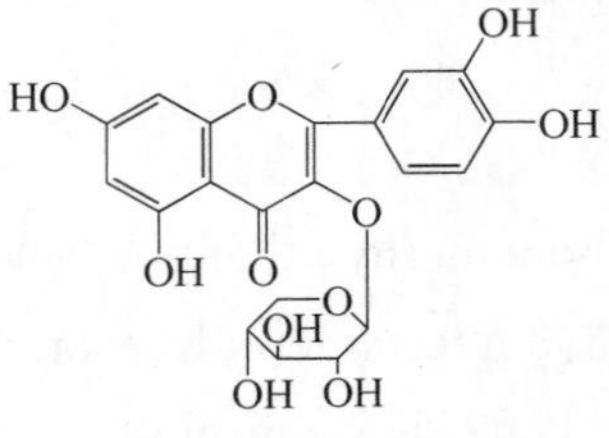

$C_{20}H_{18}O_{11}$（434.3）
reynoutrin　瑞诺苷

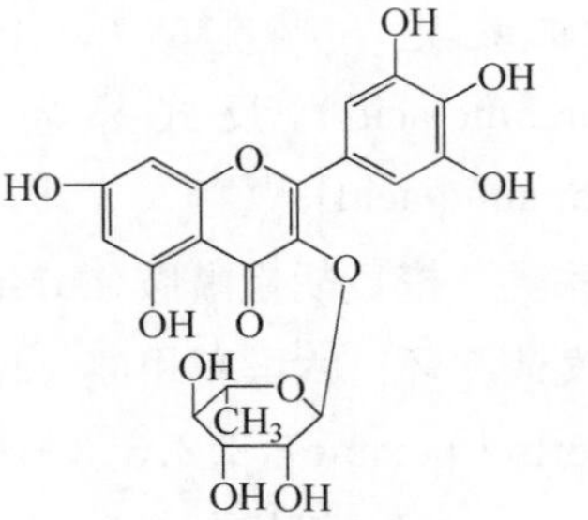

$C_{21}H_{20}O_{12}$（464.3）
myricitrin　杨梅苷

【参考文献】

[1] 国家中医药管理局《中华本草》编委会. 中华本草[M]. 上海：上海科学技术出版社,1999,第 6 册：317(总 2942).

99. 地枫皮　dì fēng pí

[拉] Cortex Illicii Difengpi
[英] Difengpi Anisetree Bark

　　地枫皮,又名枫榔、矮丁香、钻地枫、追地枫,为木兰科植物地枫皮 *Illicium difengpi* K. I. B. et K. I. M. 的茎皮。广西主要分布于田东、那坡、德保、龙州、马山、都安、巴马。具有祛风除湿,行气止痛等功效,主要用于治疗风湿关节痛,腰肌劳损,蜈蚣咬伤等病证。

【化学成分】

　　1. 苯丙素类　地枫皮素（4 - allyl - 2,6 - dimethoxy-phenol cinnamate）,厚朴酚（magnolol）[1]。

　　2. 甾体类　β-谷甾醇[1]。

　　3. 挥发油　α, β-蒎烯,樟烯,1,8-桉叶素,芳樟醇(linalool),黄樟醚(safrole),樟脑,乙酸龙脑酯(bornyl acetate),月桂烯等成分[2]。

【主要化学成分结构式】

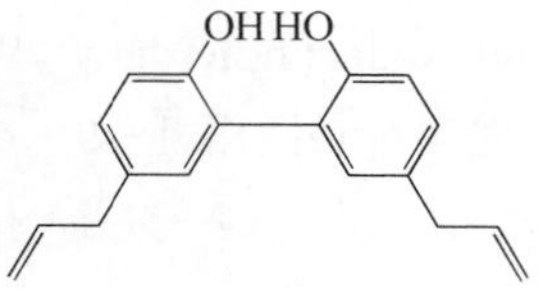

$C_{18}H_{18}O_2$（266.3）
magnolol　　厚朴酚

【参考文献】

[1] 黄平,西正敏. 地枫皮的化学成分研究[J]. 中国药学-英文版,1997,6(3)：129.
[2] 国家中医药管理局《中华本草》编委会. 中华本草[M]. 上海：上海科学技术出版社,1999,第 4 册：919(总 1575).

100. 地肤子　dì fū zǐ

[拉] Fructus Kochiae Scopariae
[英] Belvedere Fruit

　　地肤子,又名地葵、地麦、益明、落帚子、独扫子、竹帚子、千头子、帚菜子,为藜科植物

地肤 *Kochia scoparia*(L.)Schrad. 的果实。广西各地均有栽培。具有清热利湿,祛风止痒等功效,主要用于治疗小便不利,淋浊,带下,血痢,风疹,湿疹,疥癣,皮肤瘙痒,疮毒等病证。

【化学成分】

1. 萜类及其苷类　果实:含齐墩果酸,3 - O - [β - D -吡喃木糖基(1→3)β - D -吡喃葡萄糖醛酸基]齐墩果酸{3 - O - [β - D - xylopyranosyl(1→3)β - D - glucuronopyranosyl]-oleanolic acid},3 - O - [β - D -吡喃木糖基(1→3)β - D -吡喃葡萄糖醛酸甲酯基]齐墩果酸(3 - O - [β - D - xylopyranosyl(1→3)β - D - methylglucuronopyranosylate]oleanolic acid),3 - O[β - D -吡喃木糖基(1→3)β - D -吡喃葡萄糖醛酸基]齐墩果酸- 28 - O - β - D -吡喃葡萄糖苷(3 - O - [β - D - xylopyranosyl(1→3)β - D - glucuronopyranosyl] oleanolic acid -28 - O - β - D - glucopyranoside),齐墩果酸 28 - O - β - D -吡喃葡萄糖酯苷(oleanolic acid - 28 - O - β - D - glucopyranosyl ester),齐墩果酸 3 - O - β - D -吡喃葡萄糖醛酸甲酯苷(oleanolic acid - 3 - O - β - D - glucopyranoside methyl ester)[1]。

2. 甾体类　果实:含豆甾醇 3 - O - β - D -吡喃葡萄糖苷[1];20 -羟基蜕皮素(20 - hydroxyecdysone),5,20 -二羟基蜕皮素(5,20 - dihydroxy ecdysone),20 -羟基- 24 -亚甲基蜕皮素(20 - hydroxy - 24 - methyleneecdysone),20 -羟基- 24 -甲基蜕皮素(20 - hydroxy - 24 - methyl ecdysone)[2]。

3. 挥发油　正三十烷醇,一些饱和脂肪酸混合物[2],9,12 -十八碳二烯酸(9,12 - octadecadienoic acid),9 -十八碳烯酸(9 - octadecadienoic acid),十六碳烯酸乙酯(ethyl hexadecenoate),十六碳烯酸甲酯(methyl hexadecenoate),十六碳酸甲酯(methyl hexadecanoate),9 -十六碳烯酸(9 - hexadecenoic acid),9,12,15 -十八碳三烯酸(9,12,15 - octadecatrienoic acid),9 -十八碳烯酸甲酯(methyl - 9 - octadecenoate),9 -十八碳烯酸乙酯(ethyl - 9 - octadecenoate),十八碳酸,α -蒎烯,2 -莰烯[3]。

【主要化学成分结构式】

$C_{27}H_{44}O_7$(480.6)
20 - hydroxyecdysone
20 -羟基蜕皮素

$C_{27}H_{44}O_7$(480.6)
5,20 - dihydroxy ecdysone
5,20 -二羟基蜕皮素

$C_{28}H_{44}O_7$ (492.6)
20 - hydroxy - 24 - methylene ecdysone
20 -羟基- 24 -亚甲基蜕皮素

$C_{28}H_{46}O_7$ (494.6)
20 - hydroxy - 24 - methyl ecdysone
20 -羟基- 24 -甲基蜕皮素

【参考文献】

[1] 汪豪,范春林,王蓓. 中药地肤子的三萜和皂苷成分研究[J]. 中国天然药物,2003,1(3): 134.

[2] 国家中医药管理局《中华本草》编委会. 中华本草[M]. 上海:上海科学技术出版社,1999,第 6 册:818(总 1471).

[3] 杨敏,李菁,蔡洁,等. 地肤子油的超临界 CO_2 萃取及 GC - MS 分析[J]. 中药材,2003,26(7):494.

101. 地桃花　dì táo huā

[拉] Radix seu Herba Urenae Lobatae
[英] Rose Mallow Root or Herb

　　地桃花,又名野桃花、梵尚花、虱麻头、刀伤药、三角风、桃子草、刺头婆,为锦葵科植物地桃花 *Urena lobata* Linn. 的根或全草。广西主要分布于百色、南宁、玉林、梧州等地。具有祛风利湿,活血消肿,清热解毒等功效,主要用于治疗感冒,风湿痹痛,痢疾,泄泻,淋证,带下,月经不调,跌打肿痛,喉痹,乳痛,疮疖,毒蛇咬伤等病证。

【化学成分】

　　1. 有机酸类　全草:含丁香酸,水杨酸,原儿茶酸,原儿茶酸甲酯(protocatechuic acid methylester),咖啡酸,马来酸(maleic acid),三十六碳酸(hexatriacontanoicacid),十五碳酸(pentadecanoic acid),十六碳酸(hexadecanoic acid),十七碳酸(heptadecanoic acid)[1],丁香酸葡萄糖苷(glucosyringic acid),邻苯二甲酸异丁酯(diisobutyl phthalate)[1,2],苯甲酸[2]。

　　2. 黄酮类　全草:含芹菜素 - 6 - C - α - L -鼠李糖苷(6 - C - β - L - rhamnosylopigenin,即 isofurcatain),6, 8 -二羟基-山柰酚 - 3 - O - β - D -葡萄糖苷(6, 8 - dihydroxy kaempferol - 3 - O - β - D - glycoside),黄芩素- 7 - O - α - L -鼠李糖苷(baicalein - 7 - O - α - L - rhamnoside),槲皮素- 4′ - O -芸香糖苷[quercetin 4′ - O - α - L - rhamnosyl (1→6)- O - β - D - glycoside][2],山柰酚,芦丁,槲皮素,阿福豆苷(afzelin),东莨菪素(scopoletin),紫云英苷(astragalin),银椴苷(tiliroside),过山蕨素,山柰酚- 3 - O - β - D -吡

喃葡萄糖基-7-O-α-L-鼠李糖苷(kaempferol-3-O-β-D-glycopyranoside-7-O-α-L-rhamnoside),山柰酚-7-O-α-L-鼠李糖苷(kaempferol-7-O-α-L-rhamnoside),山柰酚-7-O-α-L-鼠李糖-$4'$-O-β-D-吡哺葡萄糖苷(kaempferol-7-O-α-L-rhamnoside-$4'$-O-β-D-glycopyranoside),大花红景天苷(crenuloside)[3]。

3. 香豆素类 全草:含东莨菪亭(scopoletin),梣皮素(fraxitin),马栗树皮苷(七叶苷,esculin)[2]。

4. 内酰胺类 全草:含己内酰胺(caprolactam)[2]。

【主要化学成分结构式】

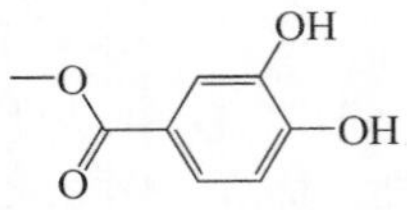

$C_7H_6O_4$(154.1)
protocatechuic acid methyl ester
原儿茶酸甲酯

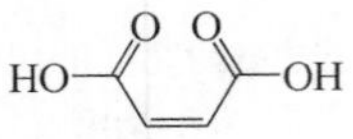

$C_4H_4O_4$(116.0)
maleic acid
马来酸

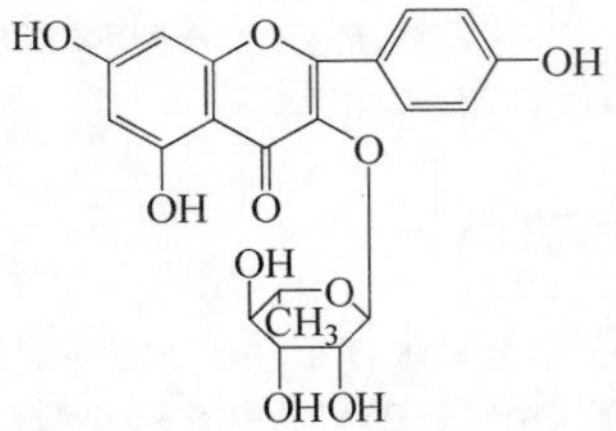

$C_{21}H_{20}O_{10}$(432.3)
afzelin(afzerin)
阿福豆苷(阿芙苷)

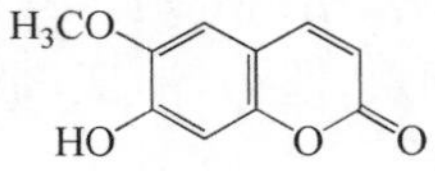

$C_{10}H_8O_4$(192.1)
scopoletin
东莨菪素

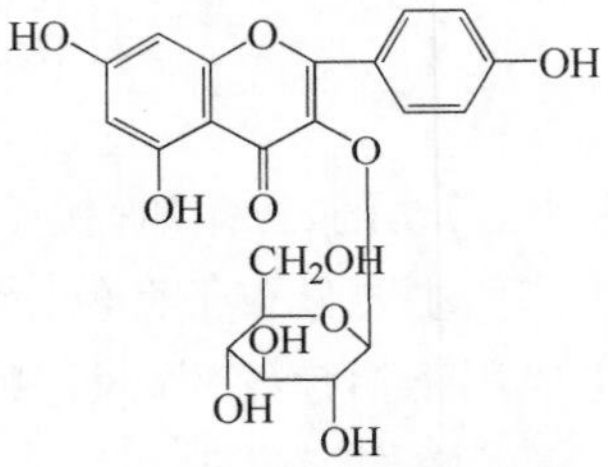

$C_{21}H_{20}O_{11}$(448.3)
astragalin
紫云英苷

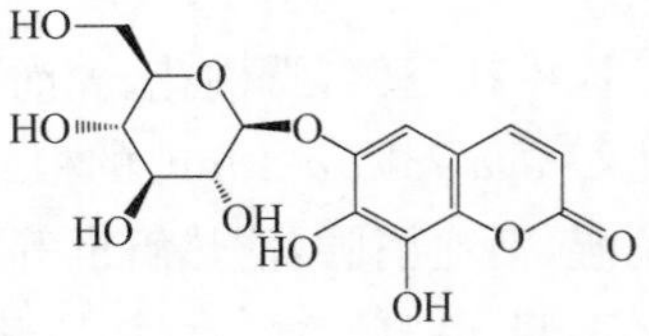

$C_{15}H_{16}O_9$(340.2)
esculin
七叶苷

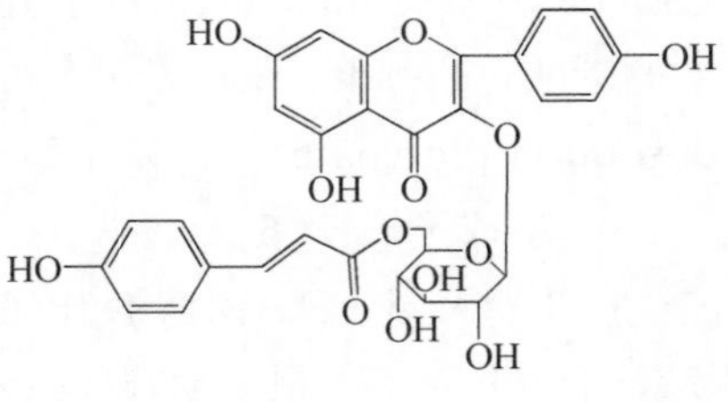

$C_{30}H_{26}O_{13}$(594.5)
tiliroside
银椴苷

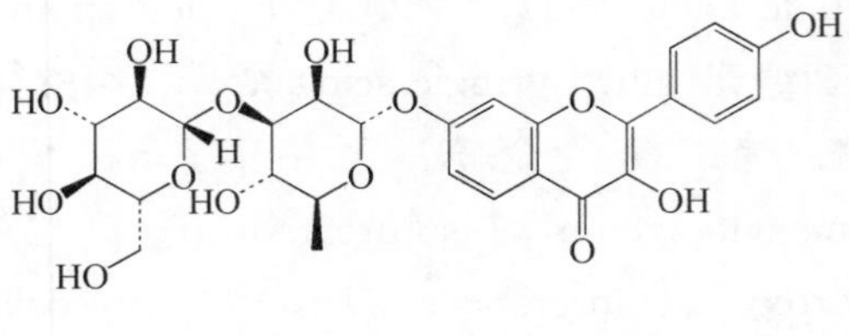

$C_{27}H_{30}O_{15}$(594.5)
crenuloside
大花红景天苷

【参考文献】

[1] 贾陆,郭海波,敬林林,等. 地桃花化学成分研究Ⅱ. 酚酸类等化学成分. 中国医药工业杂志. 2009, 40(10): 746.
[2] 贾陆,毕跃峰,敬林林,等. 桃花化学成分研究. 中国药学杂志. 2010, 45(14): 1054.
[3] 贾陆,敬林林,周胜安,等. 地桃花化学成分研究Ⅰ. 黄酮类化学成分. 中国医药工业杂志. 2009, 40(9): 662.

102. 安息香　ān xī xiāng

［拉］Benzoinum
［英］Chinese Benzoin

　　安息香,又名白背安息香、白脉安息香、大青安息香、青山安息香、白花木,为安息香科植物中华安息香 *Styrax chinensis* Pierre 的树脂。广西主要分布于上思、上林、宁明、凭祥、龙州、大新、南丹、罗城、龙胜、金秀、博白。具有开窍醒神,豁痰辟秽,行气活血,止痛等功效,主要用于治疗中风痰厥,惊痫昏迷,产后血晕,心腹疼痛,风痹肢节痛等病证。

【化学成分】

　　1. 有机酸及酯类　3-桂皮酰苏门树脂酸酯(3-cinnamoyl sumaresinolic acid),松柏醇桂皮酸酯(coniferyl cinnamate),苏合香素(styracin cinnamoylcin-namate),桂皮酸苯丙醇酯(phenylpropyl cinnamate),游离苯甲酸和桂皮酸等[1]。

　　2. 醛类　香草醛[1]。

【主要化学成分结构式】

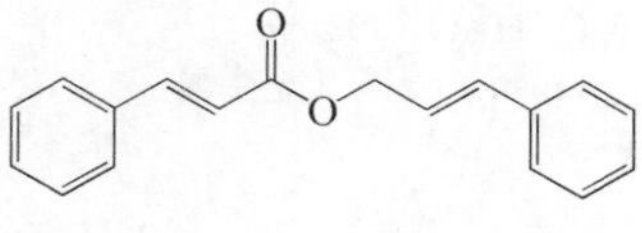

$C_{18}H_{16}O_2$ (264.3)
styracin cinnamoylcin-namate (styracin)
苏合香素

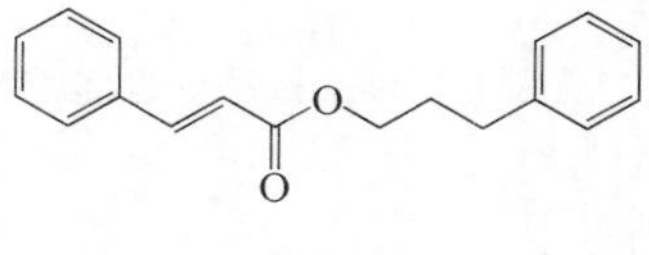

$C_{18}H_{18}O_2$ (266.3)
phenylpropyl cinnamate
桂皮酸苯丙醇酯

【参考文献】

[1] 国家中医药管理局《中华本草》编委会. 中华本草[M]. 上海:上海科学技术出版社,1999,第6册:114(总5440).

103. 朱砂根　zhū shā gēn

［拉］Radix Ardisiae Crenatae
［英］Coral Ardisia Root

　　朱砂根,又名硃砂根、土丹皮、小罗伞、紫金牛,为紫金牛科植物朱砂根 *Ardisia crenata*

Sims. 的根。广西各地均有分布。具有清热解毒,活血止痛等功效,主要用于治疗咽喉肿痛,风湿热痹,黄疸,痢疾,跌打损伤,流火,乳腺炎,睾丸炎等病证。

【化学成分】

1. 三萜及三萜皂苷类　　根:含无羁萜,朱砂根苷(ardicrenin),朱砂根新苷(ardisiacrenoside)A,B,百两金皂苷(ardisiacrispin)A,B,以及次生单糖苷 3-O-$α$-L-仙客来皂苷元 A -吡喃阿拉伯糖苷(3-O-$α$-L-cyclamiretin A - arabinopyranoside)[1]。

2. 甾体类　　$β$-谷甾醇,胡萝卜苷,菠菜甾醇[1]。

3. 岩白菜素及其衍生物　　岩白菜素(bergenin),11-O-没食子酰基岩白菜素(11-O-galloylbergenin),11-O-丁香酰基岩白菜素(11-O- syringyl bergenin),11-O-香草酰基岩白菜素(11-O- vanilloylbergenin),11-O-(3′,4′-二甲基没食子酰基岩白菜素)[11-O-(3′,4′- dimethylgalloyl) bergenin],去甲岩白菜素(demethyl bergenin)[1]。

4. 其他　　紫金牛醌(rapanone),含 18~30 个碳原子的系列脂肪酸,蔗糖和一种环状缩酚酸肽 FR900359[1]。还含铜,铁,锌,锰等多种微量元素[2]。

【主要化学成分结构式】

$C_{14}H_{16}O_9$ (328. 2)
bergenin　岩白菜素

$C_{19}H_{30}O_4$ (322. 4)
rapanone　紫金牛醌

【参考文献】

[1] 国家中医药管理局《中华本草》编委会. 中华本草[M]. 上海:上海科学技术出版社,1999,第 6 册:57(总 5039).
[2] 何志坚,王秀峰,唐天君,等. 红凉伞和朱砂根不同部位 Cu Fe Zn Mn 的测定[J]. 微量元素与健康研究,2009,26(1):25.

104. 百部　bǎi bù

[拉] Radix Stemonae Tuberosae
[英] Large Tuber Stemona Root

百部,又名大叶百部、大春根菜、虱蚤草、穿山薯、大百部,为百部科植物对叶百部 *Stemona tuberose* Lour 的根。广西主要分布于隆林、凌云、龙州、防城、容县、梧州、桂林等地。具有润肺止咳,杀虫灭虱等功效,主要用于治疗新久咳嗽,肺痨,百日咳,蛲虫病,体虱,癣疥等病证。

【化学成分】

1. 生物碱类　根：含百部碱(stemonine)，百部次碱(stenine)，对叶百部碱(tuberostemonine)，异对叶百部碱(isotuberostemonine)，次对叶百部碱(hypotuberostemonine)，氧代对叶百部碱(keto-tuberostemonine)，滇百部碱(stemotinine)，异滇百部碱(isostematinine)，对叶百部醇碱（tuberostemonol），对叶百部酰胺（stemoamide），对叶百部螺碱(tuberostemvspimnine)，二去氢对叶百部碱(didehydrotuberostemnnine)[1]，对叶百部酮碱(tuberostemonone)[1,2]，对叶百部烯酮(tuberostemoenone)，N-氧-对叶百部碱(N-oxy-tuberostemonine)，异脱氢对叶百部碱（isodehydrotuberostemonine），脱氢对叶百部碱(dehydrotuberostemonine)，氧代对叶百部碱(oxotuberostemonine)[2]。

2. 有机酸类　甲酸，乙酸，苹果酸，枸橼酸，琥珀酸，草酸等[1]。

3. 其他　糖，脂类，蛋白质，灰分[1]。

【主要化学成分结构式】

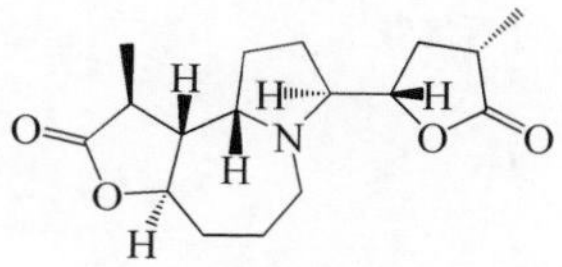

$C_{17}H_{25}NO_4$(307.3)
stemonine　百部碱

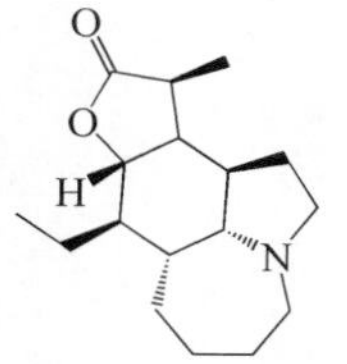

$C_{17}H_{27}NO_2$(277.4)
stenine　百部次碱

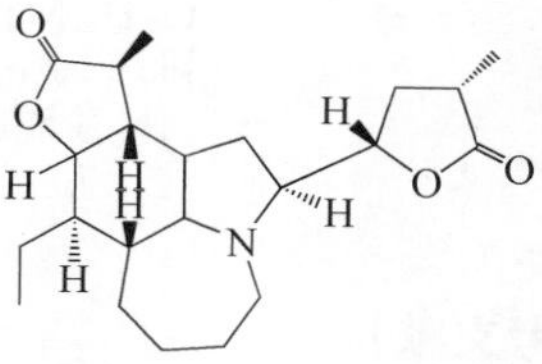

$C_{22}H_{33}NO_4$(375.5)
tuberostemonine　对叶百部碱

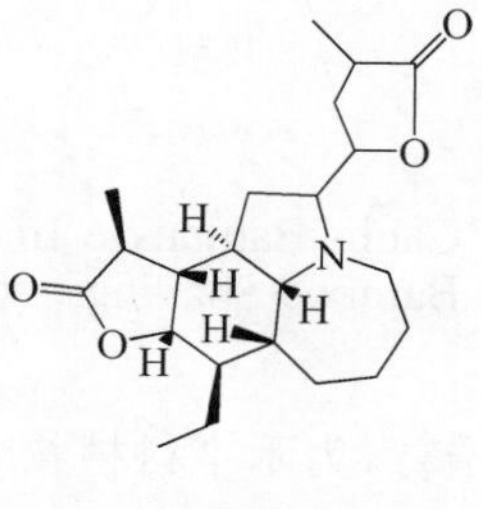

$C_{22}H_{33}NO_4$(375.5)
isotuberostemonine
异对叶百部碱

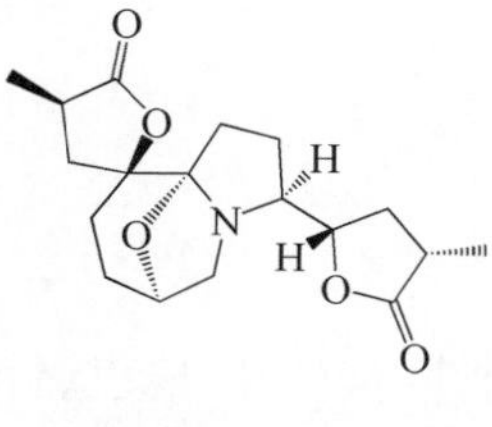

$C_{18}H_{25}NO_5$(335.3)
stemotinine
滇百部碱

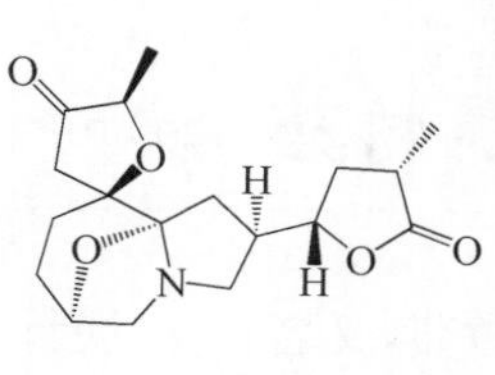

$C_{18}H_{25}NO_5$(335.3)
isostemotinine
异滇百部碱

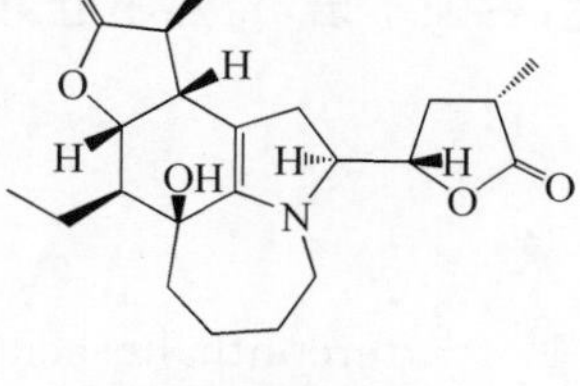

$C_{22}H_{31}NO_5$(389.4)
tuberostemonol
对叶百部醇碱

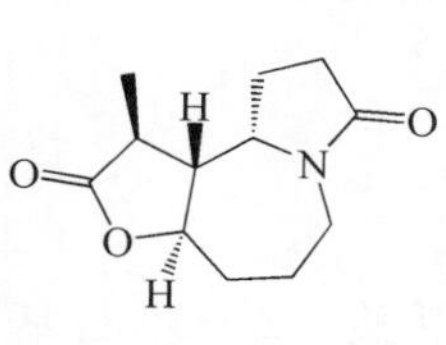

$C_{12}H_{17}NO_3$(223.2)
stemoamide
对叶百部酰胺

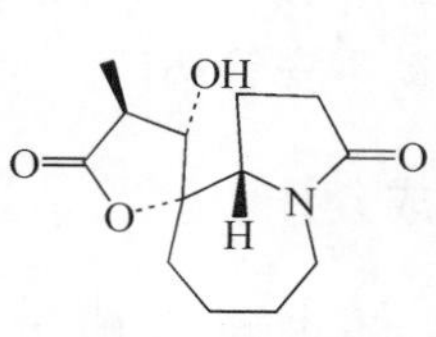

$C_{13}H_{19}NO_4$(253.2)
tuberostemospironine
对叶百部螺碱

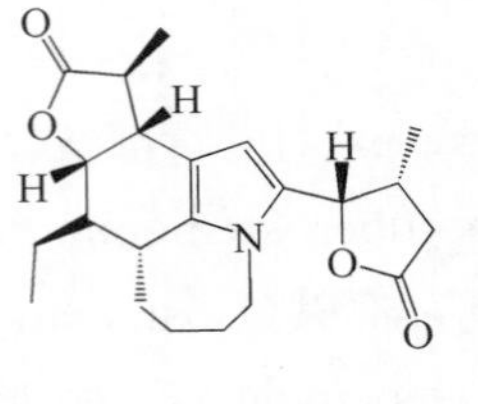

$C_{22}H_{29}NO_4$（371.4）
didehydrotuberostemonine
二去氢对叶百部碱

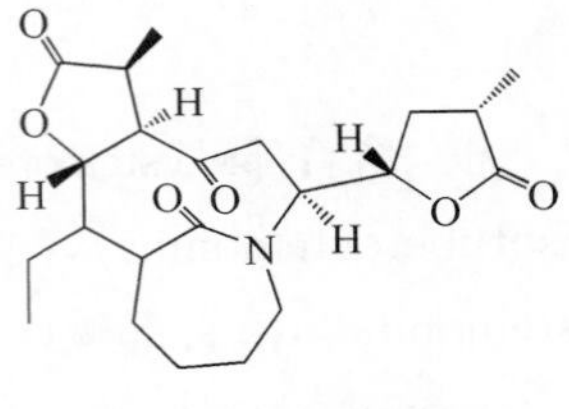

$C_{22}H_{27}NO_6$（401.4）
tuberostemonone
对叶百部酮碱

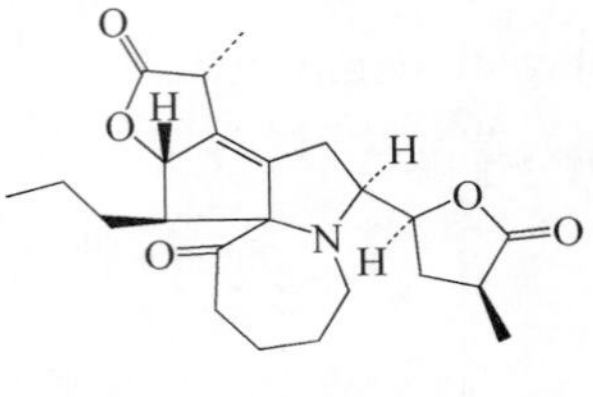

$C_{22}H_{29}NO_5$（387.4）
tuberostemoenone
对叶百部烯酮

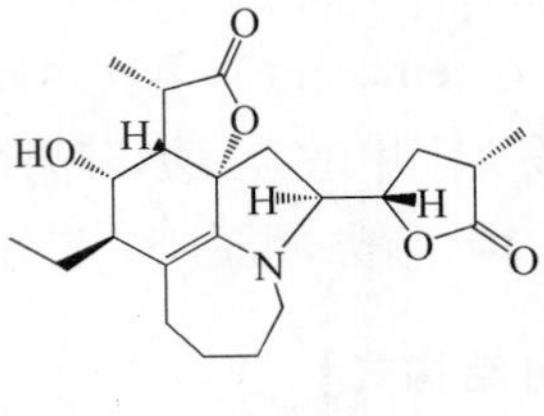

$C_{22}H_{31}NO_5$（389.4）
oxotuberostemonine
氧代对叶百部碱

【参考文献】

[1] 国家中医药管理局《中华本草》编委会. 中华本草[M]. 上海：上海科学技术出版社，1999，第 8 册：189（总 7241）.
[2] 林文翰，付宏征. 对叶百部的新化学成分研究. 中国药学（英文版），1999，8（1）：1.

105. 竹茹　zhú rú

[拉] Caulis Bambusae In Taenia
[英] Bamboo Shavings

竹茹，又名竹皮、淡竹皮茹、青竹茹、淡竹茹、麻巴、竹二青、竹子青，为禾本科植物青竿竹 *Bambusa tuldoides* Munro，大头典竹 *Sinocalamus beecheyanus*（Munro）McClure var. pubescens P. F. Li 或淡竹 *Phyllostachys nigra*（Lodd.）Munro var. *henonis*（Mitf.）Stapf ex Rendle 的茎秆的干燥中间层。淡竹分布于桂林。具有清热化痰，除烦止呕等功效，主要用于治疗痰热咳嗽，胆火挟痰，烦热呕吐，惊悸失眠，中风痰迷，舌强不语，胃热呕吐，妊娠恶阻，胎动不安等病证。

【化学成分】

1. 有机酸及酯　对苯二甲酸-2′-羟乙基甲基酯（1,4 - terephthalic acid - 2′- hydroxyethylmethylester）[1]，对-香豆酸，阿魏酸，香荚兰酸（vanillic acid）[2]，香草酸（vanillic acid）。

2. **醛、醌类** 松柏醛(coniferylaldehyde),对-羟基苯甲醛,丁香醛,2,5-二甲氧基-对-苯醌(2,5-dimethoxy-p-benzoquinone)[1,2]。

【主要化学成分结构式】

$C_8H_8O_4(168.1)$
vanillic acid　香草酸

【参考文献】

[1] 国家中医药管理局《中华本草》编委会. 中华本草[M]. 上海:上海科学技术出版社,1999,第8册:397(总7510).
[2] 孙媛. 竹茹现代研究概况[J]. 黑龙江医药,2008,21(6):78.

106. 红豆蔻 *hóng dòu kòu*

[拉] Fructus Galangae
[英] Galanga Galangal Seed

红豆蔻,又名红扣、红蔻、良姜于,为姜科植物大高良姜 *Alpinia galanga* (L.)Willd. 的果实。广西主要分布于隆林、百色、田东、天峨、凤山、马山、上林、南宁、邕宁、龙州、防城、桂平、平南、容县、岑溪、藤县、昭平。具有温中燥湿,醒脾消食等功效,主要用于治疗脘腹冷痛、食积腹胀,呕吐泄泻,噎膈反胃等病证。

【化学成分】

1. **酯类** 果实:含消旋 1'-乙酰氧基胡椒酚乙酸酯(DL-1'-acetoxychavicol acetate),1'-乙酰氧基丁香油酚乙酸酯(1'-acetoxyeugenol acetate);种子:含 1'-乙酰氧基胡椒酚乙酸酯,1'-乙酰氧基丁香油酚乙酸酯。

2. **苯丙素类** 果实:含反式 3,4-二甲氧基桂皮醇(*trans*-3,4-dimethoxycinnamyl alcohol),反式-4-甲氧基桂皮醇(*trans*-4-methoxycinnamyl alcohol),对-羟基桂皮醛[1]。

3. **萜类** 种子:含高良姜萜醛(galanal)A 和 B,高良姜萜内酯(galanolactone),E-8(17),12-半日花二烯-15,16-二醛[E-8(17),12-labdiene-15,16-dial],E-8(17)-环氧-12-半日花二烯-15,16-二醛[E-8β(17)-epoxylabd-12-ene-15,16-dial][1]。

4. **挥发油** 果实挥发油:主要成分有 Δ^3-蒈烯(Δ^3-carene),6-甲基-5-庚烯-2-酮

［(*E*)-6-methylhepta-5-en-2-one］,1,8-桉叶素,芳樟醇氧化物,芳樟醇,壬醛,正丁酸反式-2-己烯酯(*trans*-2-hexenyl-*n*-butyrate),(*E*)-6-甲基-3,5-庚二烯-2-酮［(*E*)-6-methyl-3,5-heptadien-2-one］,辛酸,乙酸正辛酯(*n*-octyl acetate),4-松油烯醇,α-松油醇,2-(2-丙烯基)苯酚［2-(2-propenyl)phenol］,胡椒烯,荜澄茄烯,β-榄香烯,乙酸正癸酯(*n*-decyl acetate),正十五烷,α-香柑油烯,丁香油酚,α-葎草烯,别香橙烯,顺式-丁香烯(*cis*-caryophyllene),γ-依兰油烯,β-甜没药烯,乙酸桂皮酯(cinnamyl acetate),菖蒲烯,丁香烯醇(Ⅰ或Ⅱ)(caryophyllenol Ⅰ or Ⅱ),橙花叔醇(nerolidol),荜澄茄烯醇(cadinene);种子:含丁香烯氧化物(caryophyllene oxide),丁香烯醇Ⅰ及Ⅱ[1]。

【主要化学成分结构式】

$C_{11}H_{14}O_3$ (194.2)
trans-3,4-dimethoxy cinnamylol
反式3,4-二甲氧基桂皮醇

$C_{10}H_{12}O_2$ (164.2)
trans-4-methoxycinnamylalcohol
反式-4-甲氧基桂皮醇

$C_{20}H_{30}O_3$ (318.4)
galanal A
高良姜萜醛 A

$C_{20}H_{30}O_3$ (318.4)
E-8β(17)-epoxylabd-12-ene-15,16-dial
E-8(17)-环氧-12-半日花二烯-15,16-二醛

$C_{20}H_{30}O_3$ (318.4)
galanal B
高良姜萜醛 B

$C_{20}H_{30}O_3$ (318.4)
galanolactone
高良姜萜内酯

$C_{20}H_{30}O_2$ (302.4)
E-8(17),12-labdiene-15,16-dial
8(17),12-半日花二烯-15,16-二醛

【参考文献】

［1］国家中医药管理局《中华本草》编委会. 中华本草[M]. 上海:上海科学技术出版社,1999,第8册:590(总7743).

107. 肉桂 ròu guì

［拉］Cortex Cinnamomi
［英］Chinese Cinnamcn

肉桂，又名牡桂、紫桂、大桂、辣桂、桂皮、玉桂，为樟科植物肉桂 *Cinnamomum cassia* Presl 的干燥树皮。广西主要分布于桂南、桂东南。具有补火助阳，引火归源，散寒止痛，活血通经等功效，主要用于治疗阳痿，宫冷，腰膝冷痛，肾虚作喘，阳虚眩晕，目赤咽痛，心腹冷痛，虚寒吐泻，寒疝，奔豚，经闭，痛经等病证。

【化学成分】

1. 黄酮类　原矢车菊素（procyanidin）C_1、B_1、B_2、B_5、B_7、A_2，原矢车菊素 B_2-8-C-β-D-葡萄糖苷（procyanidin-B_2-8-C-β-D-glucoside），原矢车菊素 B_2-6-C-β-D-葡萄糖苷（procyanidin-B_2-6-C-β-D-glucoside），7,4'-二甲基-右旋-儿茶精（7,4'-dimethyl-（＋）-catechin），5,7-二甲基-3',4'-二氧亚甲基-消旋-表儿茶精［5,7-dimethyl-3',4'-di-O-methylene-（±）-epicatechin］，左旋-表儿茶精［（—）-epicatechin］，4'-甲基-右旋-儿茶精［4'-O-methyl-（＋）-catechin］，3'-甲基-左旋-表儿茶精［3'-O-methyl-（—）-epicatechin］，5,7,3'-三甲氧基-左旋-表儿茶精［5,7,3'-trimethoxyl-（—）-epicatechin］，5,7,4'-三甲基-右旋-儿茶精（5,7,4'-trimethyl-（＋）-catechin）[1]，左旋-表儿茶精-3-O-β-葡萄糖苷［（—）-epicatechin-3-O-β-glucoside］，左旋-表儿茶精-8-β-葡萄糖苷［（—）-epicatechin-8-β-glucoside］，左旋-表儿茶精-6-β-葡萄糖苷［（—）-epicatechin-6-β-glucoside][1,2,6]，前矢车菊素 B_2、B_3、B_4（procyuidin B_2、B_3、B_4），表儿茶精，儿茶精[7]。

2. 二萜及其苷类　辛卡西醇（cinncassiol）A、B、C_1、C_2、C_3、D_1、D_2、D_3，辛卡西醇 A-19-O-β-D-吡喃葡萄糖苷（cinncassiol A-19-O-β-D-glucopyranoside），辛卡西醇 B-19-O-β-D-吡喃葡萄糖苷（cinncassiolB-19-O-β-D-glucopyranoside），辛卡西醇 C_1-葡萄糖苷（cinncassiol C_1-glucoside），辛卡西醇 D_1-葡萄糖苷（cinncassiol D_1-glucoside），辛卡西醇 D_2-葡萄糖苷（cinncassiol D_2-glucoside），3,4,5-三甲氧基酚-1-O-β-D洋芫荽糖呋喃酰-（1→6）-β-D-吡喃葡萄糖苷（3,4,5-trimethoxylphenol-1-O-β-D-apiose furan-oyl-（1→6）-β-D-glucopyranoside）[7]，锡兰肉桂素（cinnzeylanine），锡兰肉桂醇（cinnzeylanol），肉桂新醇（cinncassiol）A、B、C_1、C_2、C_3、D_1、D_2、D_3、D_4、E 葡萄糖苷，肉桂新醇 A、B、C_1、D_2、的-19-O-β-D-吡喃葡萄糖苷，肉桂新醇 D_4 的-2-O-β-D-葡萄糖苷[1]。

3. 苷类　南烛木树脂酚-3α-O-β-D-葡萄糖苷（lyoniresinol-3α-O-β-D-glucoside），3,4,5-三甲氧基酚-β-D-洋芫荽糖（1→6）-β-D-葡萄糖苷［3,4,5-trimethoxyl-phenol-β-D-apiose（1→6）-β-D-glucoside][1]，肉桂苷，桂皮苷[1,7]。

4. 有机酸类　反式桂皮酸（*trans*-cinnamic acid）[1,7]，十六酸，亚油酸，十八酸[6]，原儿茶酸[1,7]，香草酸[7]。

5. **苯丙素类**　桂皮醛环丙三醇(1,3)缩醛[cinnamalcycloglycerol(1,3)acetal]，β-谷甾醇，胆碱[7]，肉桂醛环甘油-1,3-缩醛(9,2′-反式)[cinnamicaldehyde cyclo glycerin-1,3-acetal(9,2′-*trans*)]，肉桂醛环甘油-1,3-缩醛(9,2′-顺式)[cinnamicaldehyde cyclo glycerin-1,3-acetal(9,2′-*cis*)]，消旋-丁香树脂酚(syringaresinol)[1]，香豆精[1,3,5,6,7]。

6. **挥发油**　反式-茴香脑(*trans*-anethole)，反式-γ-没药烯(*trans*-γ-bisabolene)，别香橙烯(alloaromadendrene)，邻苯二甲酸二异丁酯(diisobutyl phthalate)，β-荜澄茄烯，τ-荜澄茄醇，α-白菖考烯(α-calacorene)，香橙烯，1,2,3,4,4α,7-六氢-1,6-二甲基-4-(1-甲乙基)萘-(1,2,3,4,4α,7-hexahydro-1,6-dimethyl-4-(1-methylethyl)-naphthalene)，反式-β-金合欢烯，γ-依兰油烯，T-依兰油醇，月桂烯，6-甲基-5-庚烯-2-酮(6-methyl-5-hepten-2-one)，2-甲基苯乙酮(2-methylacetophenone)，1,8-桉树脑，β-芹子烯，4-松油醇，油酸，4-松油烯，α-松油烯，veridiflorol，α-依兰烯[6]，脱水锡兰桂皮素(anhydrocinnzeylanine)，脱水锡兰肉桂醇(anhydration cinnazeylanol)[1]，橙花叔醇(nerolidol)，苯亚甲基苯甲醛(benzylidene benzaidehyde)，薄荷醇，金刚烷(adamantane)，甲酸苯乙酯(phenylethyl formate)，2-苯丙醛(2-phenylpropylaldehyde)，氧化石竹烯，萜品烯醇-4(terpinen-4-ol)，水杨酸甲酯(gaultherolin)，9氢-芴醇-9(9H-fluoren-9-ol)，甲酸苯甲酯(formicacid phenylmethyl ester)，苯并呋喃(benzofuran)，苯甲醇[2]，苯乙酮(acetophenone)[2,4,10]，苯乙醇[3,5,10]，苯丙醛[4,5,6,8,10]，柠檬醛，苯丙烯醇，苯乙醛，苯丙醇，对伞花烃(paracymene)，丁香酚，2-甲氧基苯酚，3-甲基苯乙酮，枸橼烯，2′-羟基苯乙酮(2′-hydroxy acetophenone)，反式莰醇(*trans*-camphol)，4-乙酰基-1-甲基环己烯(4-acetyl-1-methyl cyclohexene)[10]，α-紫穗槐烯(α-amorphene)[6,8]，肉桂醇 D_1、D_2、D_3(cinnamonol D_1、D_2、D_3)，肉桂醚(cinnamic ether)[7]，苯甲醛[1,2,3,4,5,8,9,10]，4-苯基-异噻唑(4-benz-isothiazole)，棕榈醛，双环大牦牛儿烯(bicyclogermacrene)，异喇叭烯(isoledene)，白柠檬油(lemonoil)，1S,*cis*-去氢去菖蒲烯(1S,*cis*-dehydro-decalamene)，3,7(11)-二烯芹子烷(3,7(11)-dieneselinane)，α-荜澄茄苦素(α-cubebene)，β-金合欢烯，13-十四烯(13-tetradecene)，麝香草酚(thymol)，α-甜没药萜醇，正十四烷，香芹酚，Ⅱ-石竹烯醇(Ⅱ-caryophyllenol)，1-甲基-3-(1-甲乙酮)苯酚[1-methyl-3-(1-methylethylketone)phenol]，γ-杜松醇[8]，苯甲酸苄酯(benzylbenzoate)[1,6]，α-佛手柑油烯(α-bergamotene)[5,8]，β-没药烯[4,6,8]，龙脑[4,5,9]，冰片烯[3]，β、δ-杜松烯[3,6]，γ-杜松烯[4,6,8,10]，杜松-5,8-二烯(cadinene-5,8-diene)，樟脑，α,α,4-三甲基环己烯-3-甲醇(α,α,4-trimethyl-cyclohexene-3-methanol)，葑醇(fenchol)，顺-1,4-二甲基金刚烷(*cis*-1,4-dimethyl adamantane)，1,4-二甲基苯甲醇(1,4-dimethyl-benzenemethanol)，α-金合欢烯，3-(4-羟丁基)-2-甲基-环己酮[3-(4-hyhroxy butyl)-2-methylcyclohexanone]，己醛(hexanal)，α-蛇麻烯，α-水芹烯，5,3′-二甲基-左旋-表儿茶精[5,3′-dimethyl-(-)-epicatechin]，十二烷(dodecane)，松油烯-4-醇(terpinene-4-ol)[4]，α-杜松醇(α-cadinol)[3,4]，菖蒲烯[1,3]，莰烯[4,9]，龙脑[3,8]，反式-石竹烯(*trans*-caryophyllene)[6,8]，石竹

烯[2,9]，α-石竹烯[5,8,9]，反式肉桂醛[3,5,6,9,10]，顺式肉桂醛[3,5,9]，乙酸桂皮酯（cinnamylacetate）[1,3,4,6,8]，胡椒烯[3,4,9,10]，α-胡椒烯，姜黄烯[5,8]，（＋）-环异菖蒲烯[（＋）-cycloisosativene][6,9]，β-榄香烯[1,6,8]，γ-榄香烯[7]，桂皮酸乙酯或肉桂酸乙酯（ethylcinnamate）[1,2,6]，桉叶油素或桉树脑[4,9]，丁香酚[5,6]，醋酸金合欢醇酯（farnesyl acetate）[7,8]，β-大香叶烯（β-gemmcrane）[3]，α-古香油烯（α-gurjunene）[6,8]，苯甲酸E-2-己烯酯（E-2-hexenyl benzoate），α-雪松烯（α-himachalene），异丁香烯（isocaryophyllene），对-烯丙基茴香醚（p-allyl anisole），苯乙烯（cinnamene），匙叶桉油烯醇，反式肉桂醇（trans-cinnamonol），邻甲氧基顺式肉桂醛（o-methoxy-cis-cinnamaldehyde），邻甲氧基反式肉桂醛（o-methoxy-trans-cinnamaldehyde）[5]，α-葎草烯[6,8]，蒜头素（sativene）[6,8]，3-（2-羟基苯基）丙酸（3-（2-hydroxy phenyl）propionicacid）[7]，苧烯或苎烯（limonene）[4,9]，邻-甲氧基肉桂醛（o-methoxy-Cinnamaldehyde），（1S-顺）-1,2,3,4-四氢-1,6-二甲基-4-（1-甲基乙基）-萘[（1S,cis）-1,2,3,4-tetrahydro-1,6-dimethyl-4-（1-methylethyl）-naphthalene]，1,2,3,4,4a,5,6,8a-八氢-7-甲基-4-亚甲基-1-（1-甲基乙基）-萘[1,2,3,4,4a,5,6,8a-octa hydro-7-methyl-4-methylene-1-（1-methylethyl）-naphthalene]，氢化肉桂醛（hydrocinnamaldehyde），桉烷-4（14），11-二烯（eudesma-4（14），11-diene）[9]，2-甲氧基肉桂醛（邻甲氧基肉桂醛）（2-methoxycinnamic aldehyde）[2,4]，2-甲基苯并呋喃（2-methyl benzofuran）[2,10]，α-依兰油烯[6,8,9]，α-荜澄茄油烯，邻氧基肉桂醛（o-oxo-cinnamal）[3]，呋喃甲醛（furfural）[4,7]，乙酸苯乙酯[5,7]，α-蒎烯[4,6,9,10]，β-蒎烯，α-松油醇[6,9,10]，苯乙烯[2,4,6,10]，α-雪松烯（α-cedrene），2-羟基苯甲醛[5,10]，肉桂醇[4,8]，伞花烃[2,5]，2-甲氧基苯甲醛（2-methoxy-benzaldehyde）[2,5,10]。

7. 其他　桂皮多糖AX（cinnaman AX），桂皮鞣质（cinnamtannin）A₂，A₃，A₄[1]。

【主要化学成分结构式】

C₃₀H₂₆O₁₃（594.5）
procyanidin
原矢车菊素

C₃₀H₂₆O₁₂（578.5）
procyanidin B₇
原矢车菊素 B₇

C₃₀H₂₆O₁₂（578.5）
procyanidin B₅
原矢车菊素 B₅

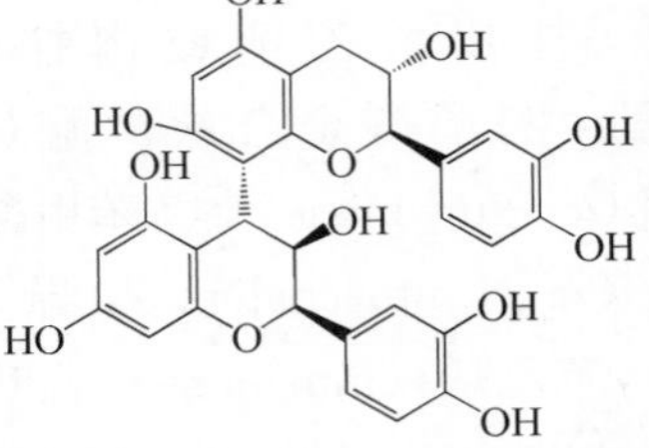

$C_{30}H_{26}O_{12}$ (578.5)

procyanidin B_1　原矢车菊素 B_1

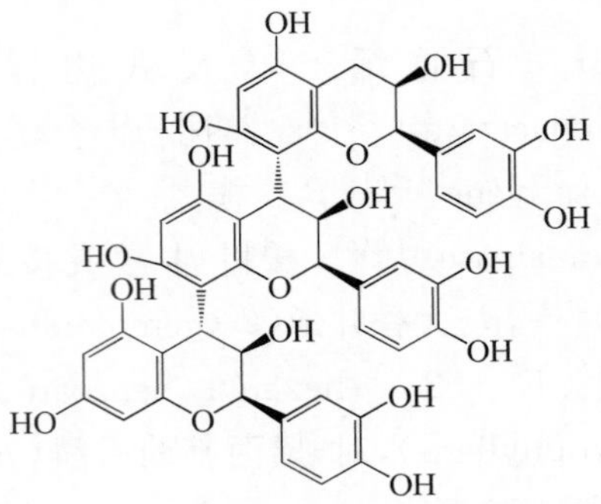

$C_{45}H_{38}O_{18}$ (866.7)

procyanidin C_1　原矢车菊素 C_1

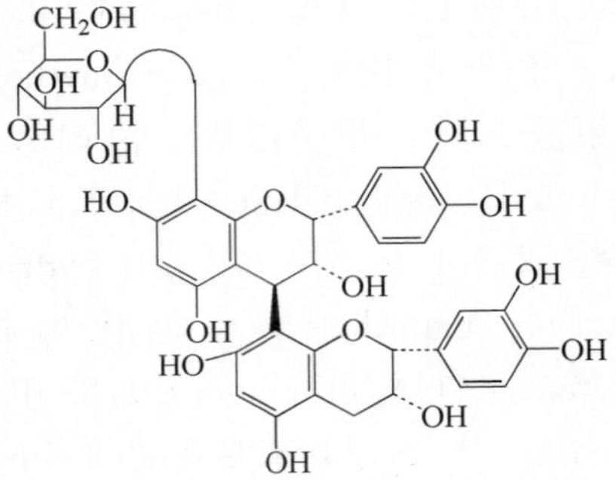

$C_{36}H_{39}O_{17}$ (743.6)

procyanidin $-B_2-8-C-\beta-D-$glucoside
原矢车菊素 $B_2-8-C-\beta-D-$葡萄糖苷

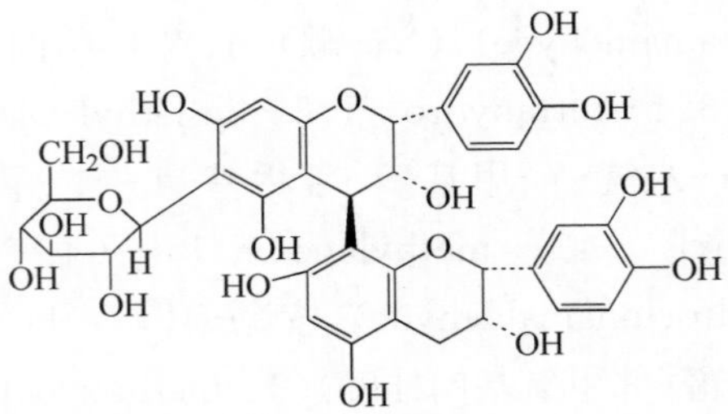

$C_{36}H_{39}O_{17}$ (743.6)

procyanidin $-B_2-6-C-\beta-D-$glucoside
原矢车菊素 $B_2-6-C-\beta-D-$葡萄糖苷

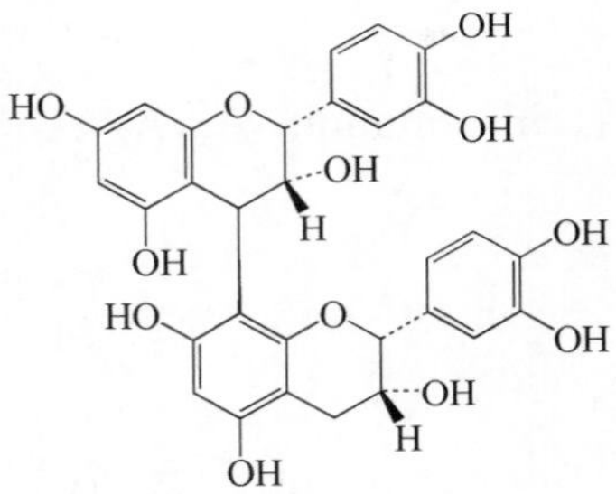

$C_{30}H_{26}O_{12}$ (578.5)

procyanidin B_2　原矢车菊素 B_2

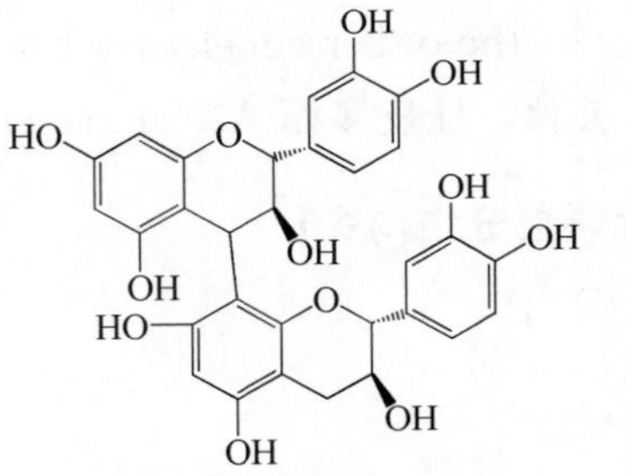

$C_{30}H_{26}O_{12}$ (578.5)

procyanidin $B-3$　前矢车菊素 $B-3$

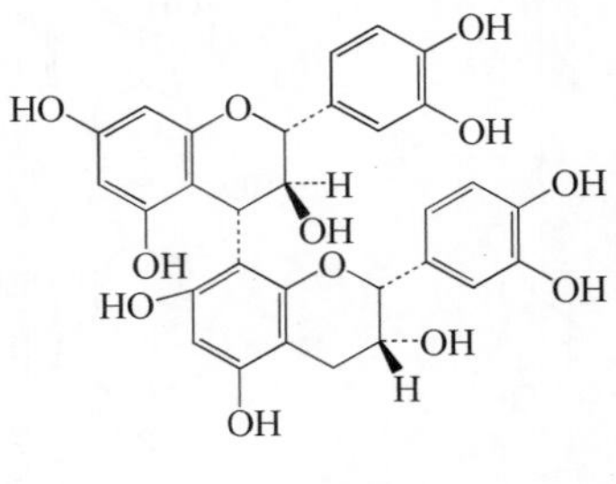

$C_{30}H_{26}O_{12}$ (578.5)

procyuidin B_4
前矢车菊素 B_4

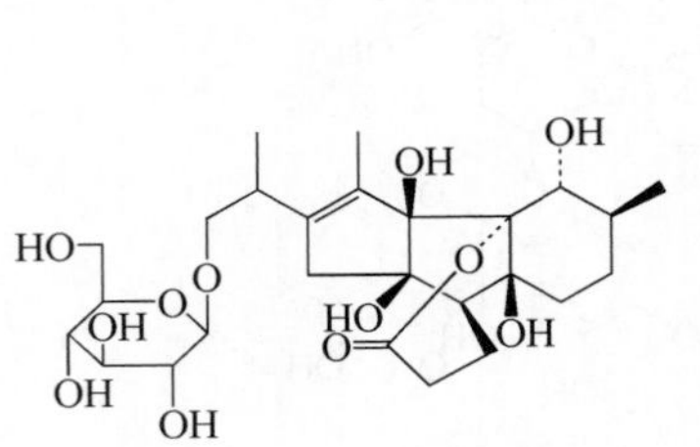

$C_{26}H_{41}O_{12}$ (545.5)

cinncassiol $A-19-O-\beta-D-$glucopyranoside
肉桂新醇 $A-19-O-\beta-D-$吡喃葡萄糖苷

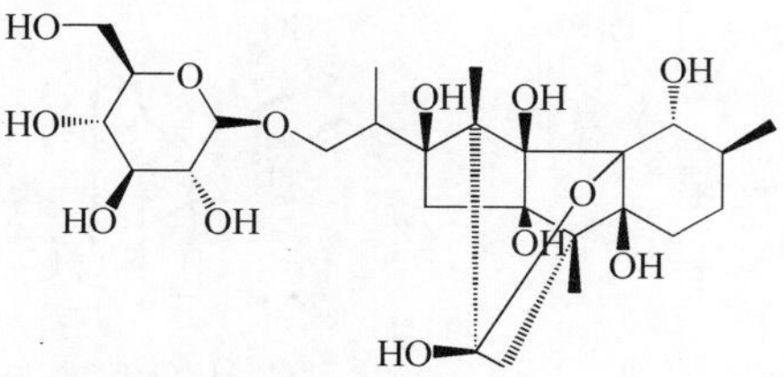

$C_{26}H_{41}O_{13}(561.5)$
cinncassiol B $-19-O-\beta-D-$ glucopyranoside
肉桂新醇 B $-19-O-\beta-D-$ 吡喃葡萄糖苷

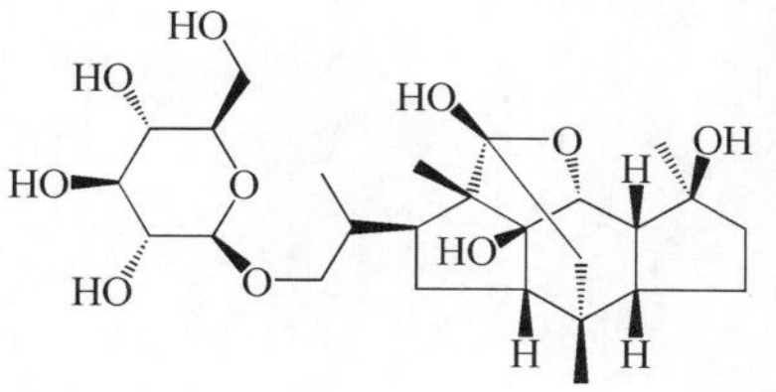

$C_{26}H_{42}O_{10}(514.6)$
cinncassiol D_1- glucoside
肉桂新醇 D_1- 葡萄糖苷

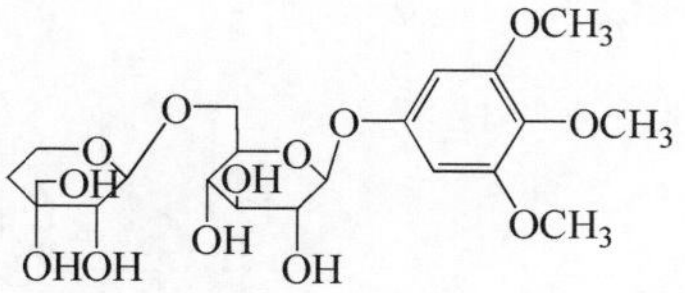

$C_{21}H_{32}O_{13}(492.4)$
3,4,5 − trimethoxylphenol − 1 − O − β − D − apiose furan-
osyl −(1→6)− β − D − glucopyranoside
3,4,5 −三甲氧基酚 − 1 − O − β − D 洋芫荽糖呋喃酰 −(1→
6)− β − D −吡喃葡萄糖苷

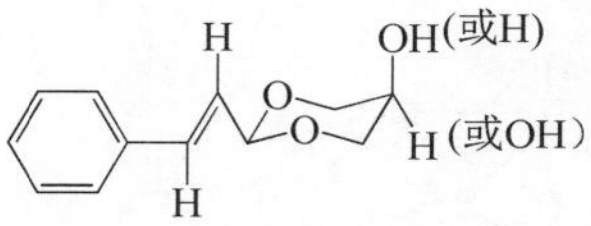

$C_{12}H_{12}O_3(204.2)$
cinnamalcycloglycerol(1,3)acetal
桂皮醛环丙三醇(1,3)缩醛

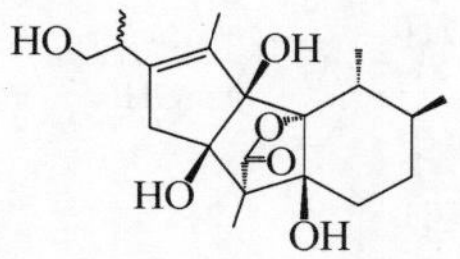

$C_{20}H_{30}O_7(382.4)$
cinncassiol A   肉桂新醇 A

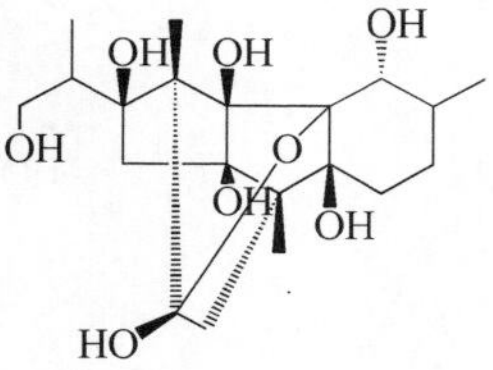

$C_{20}H_{32}O_8(400.4)$
cinncassiol B   肉桂新醇 B

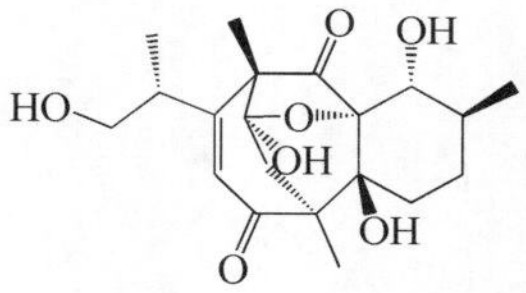

$C_{20}H_{28}O_7(380.4)$
cinncassiol C_1 肉桂新醇 C_1

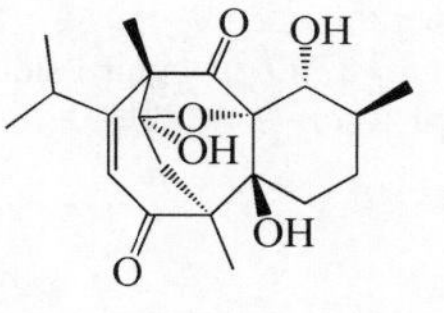

$C_{20}H_{28}O_5(348.4)$
cinncassiol C_2 肉桂新醇 C_2

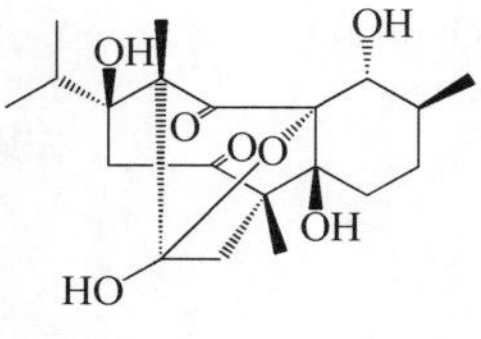

$C_{20}H_{31}O_7(383.4)$
cinncassiol C_3 肉桂新醇 C_3

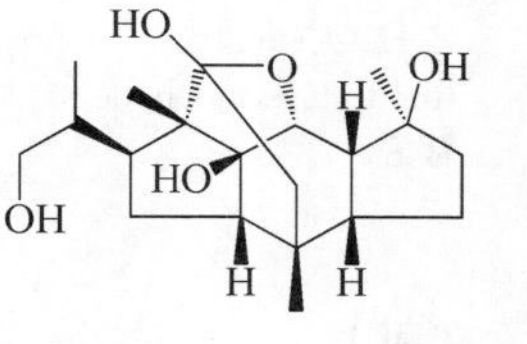

$C_{20}H_{32}O_5(352.4)$
cinncassiol D_1 肉桂新醇 D_1

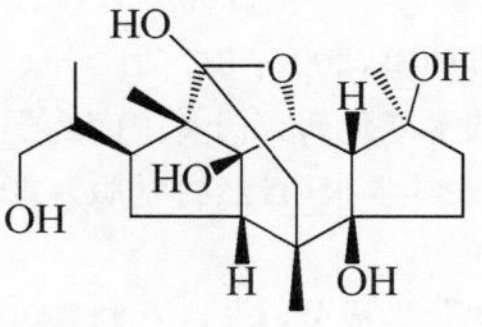

$C_{20}H_{32}O_6(368.4)$
cinncassiol D_2 肉桂新醇 D_2

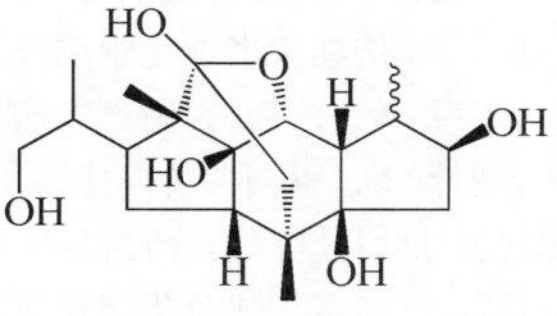

$C_{20}H_{32}O_6(368.4)$
cinncassiol D_3 肉桂新醇 D_3

$C_{18}H_{20}O_6(332.3)$
5,7,3′-trimethoxy-(−)-epicatechin
5,7,3′-三甲氧基-左旋-表儿茶精

$C_{18}H_{20}O_3(284.3)$
5,7,4′-trimethyl-(＋)-catechin
5,7,4′-三甲基-右旋-儿茶精

$C_{20}H_{32}O_5(352.4)$
cinncassiol D_4
肉桂新醇 D_4

$C_{20}H_{30}O_8(398.4)$
cinncassiol E
肉桂新醇 E

$C_{22}H_{34}O_8(426.5)$
cinnzeylanine
锡兰肉桂素

$C_{20}H_{32}O_7(384.4)$
cinnzeylanol
锡兰肉桂醇

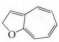

$C_5H_4O_2(96.0)$
furfural(furaldehyde)
糠醛

$C_9H_8O(132.1)$
benzofuran
香豆酮

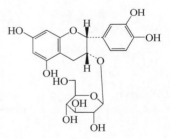

$C_{21}H_{24}O_{11}(452.4)$
(−)-epicatechin-3-O-β-gluco-side
左旋-表儿茶精-3-O-β-葡萄糖苷

【参考文献】

［1］国家中医药管理局《中华本草》编委会.中华本草［M］.上海：上海科学技术出版社,1999,第 3 册：34(总 1625).
［2］李玲玲,袁文杰.肉桂油气相色谱与气质联用分析［J］.药物分析杂志.2000,2(20)：116.
［3］邱琴,崔兆杰,韦栋梁,等.肉桂挥发油化学成分的研究［J］.上海中医药大学学报,2003,3(17)：49.
［4］董岩,魏兴国,刘明成.肉桂挥发油化学成分的 GC/MS 分析［J］.齐鲁药事,2004：34.
［5］韩亚明,蒋林,黄正恩,等.广西,云南产肉桂油化学成分及分子蒸馏技术纯化研究［J］.中南药学,2005,4(3)：215.
［6］黄亚非,黄际薇,陶玲,等.不同树龄肉桂挥发油的成分比较［J］.中山大学学报(自然科学版),2005,44(1)：82.
［7］方芳.肉桂的研究进展［J］.中药新药与临床药理,2007,3(18)：249.
［8］刘莉,刘怒云,刘强.气质联用法分析肉桂普通粉及超微粉中挥发油的化学成分［J］.中药材,2008,3(31)：379.
［9］梁忠云,刘虹,文彩琳,等.肉桂皮挥发油的化学成分研究［J］.香料香精化妆品,2008,(1)：7.
［10］沈群,陈飞龙,罗佳波.桂枝,肉桂挥发油化学成分 GC−MS 分析［J］.中药材,2002,25(4)：257.

108. 血竭　xuè jié

［拉］Sanguis Draconis
［英］Dragon's Blood

　　血竭,又名麒麟竭、海蜡、麒麟血、木血竭,为棕榈科植物麒麟竭 *Daemonorops draco* BL. 果实和藤茎中的树脂。广西主要分布于靖西、龙州、凭祥、大新、宁明。具有祛瘀定痛,止血生肌等功效,主要用于治疗跌扑折损,内伤瘀痛,外伤出血不止等病证。

【化学成分】

　　1. 黄酮类　果实表面鳞片所分泌的树脂:含血竭素(dracorhodin),血竭红素(dracorubin),去甲基血竭素(nordracorhodin),去甲基血竭红素(nordracorubin),(2S)- 5 - 甲氧基黄烷- 7 -醇[(2S)- 5 - methoxylflavane - 7 - ol],(2S)- 5 -甲氧基- 6 -甲基黄烷- 7 -醇[(2S)- 5 - methoxy - 6 - methylflavane - 7 - ol],2,4 -二羟基- 5 -甲基- 6 -甲氧基查尔酮,2, 4 - 二 羟 基 - 6 -甲氧基查尔酮,血竭黄烷(dracoflavan)A,血竭二氧杂庚醚(dracooxepine)[1]。

　　2. 有机酸类　松香酸(abietic acid),去氢松香酸(dehydroabietic acid),异海松酸(isopimaric acid),海松酸(pimaric acid),山达海松酸(sandaracopimaric acid)[1]。

【主要化学成分结构式】

$C_{16}H_{14}O_4$(270. 2)
2,4 - dihydroxy - 6 - methoxylchalcone
2,4 -二羟基- 6 -甲氧基查耳酮

$C_{17}H_{16}O_4$(284. 3)
2,4 - dihydroxy - 5 - methyl - 6 - methoxylchalcone
2,4 -二羟基- 5 -甲基- 6 -甲氧基查耳酮

$C_{17}H_{18}O_3$(270. 3)
dracorhodin
血竭素

$C_{32}H_{24}O_5$(488. 5)
dracorubin
血竭红素

$C_{16}H_{16}O_3$(256. 2)
nordracorhodin
去甲基血竭素

$C_{31}H_{22}O_5$(474. 5)
nordracorubin
去甲基血竭红素

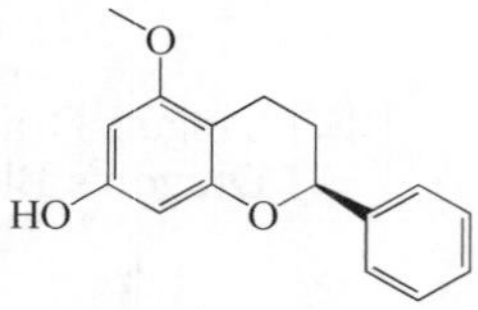

$C_{16}H_{16}O_3$(256.2)
(2S)-5-methoxyflavane-7-ol
(2S)-5-甲氧基黄烷-7-醇

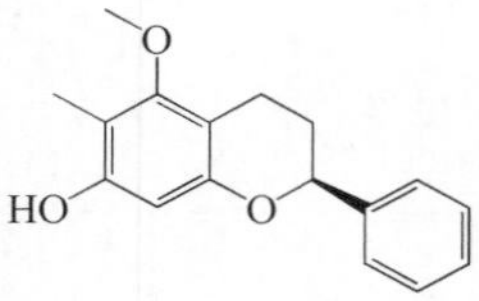

$C_{17}H_{18}O_3$(270.3)
(2S)-5-methoxy-6-methylflavane-7-ol
(2S)-5-甲氧基-6-甲基黄烷-7-醇

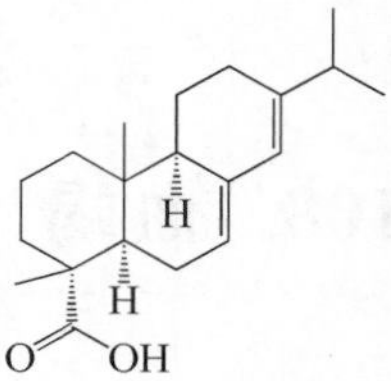

$C_{20}H_{30}O_2$(302.4)
abietic acid
松香酸

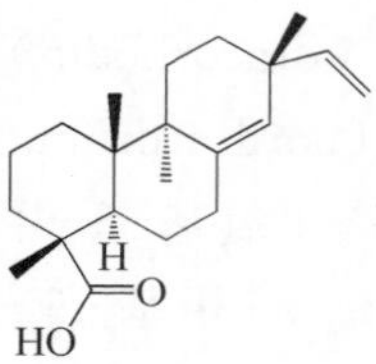

$C_{20}H_{30}O_2$(302.4)
sandaracopimaric acid
山达海松酸

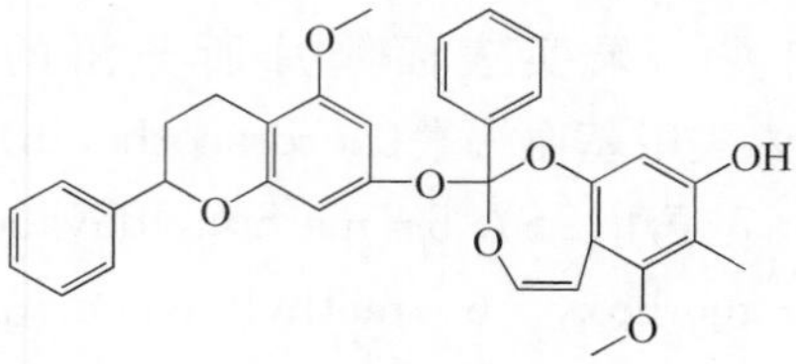

$C_{33}H_{30}O_7$(538.5)
dracooxepine
血竭二氧杂庚醚

【参考文献】

[1] 国家中医药管理局《中华本草》编委会. 中华本草[M]. 上海：上海科学技术出版社,1999,第8册：455(总7599).

109. 西瓜霜　xī guā shuāng

[拉] Mirabilitum Praeparatum
[英] Citrulli Degelatinatum

　　西瓜霜,又名西瓜白霜,为葫芦科植物西瓜 *Citrullus lanatus*（Thunb.）Martsumu. et Nakai 的成熟新鲜果实与皮硝经加工制成。广西各地均有栽培。具有清热泻火、消肿止痛等功效,主要用于治疗肺胃火热上蒸引起咽喉红肿、喉痹疼痛、喉结红肿、咽痛乳蛾、口舌生疮、牙龈宣肿、水浆不下等病证。

【化学成分】

　　1. 氨基酸类　丙氨酸,γ-氨基酸,精氨酸,天门冬氨酸,胱氨酸,酪氨酸,谷氨酸,甘氨酸,组氨酸,异亮氨酸,亮氨酸,赖氨酸,蛋氨酸,苯丙氨酸,脯氨酸,丝氨酸,苏氨酸,缬氨酸[1]。

　　2. 无机成分　Al,Fe,Si,Mg,Mn,Ca,Ts,Cu,Na[1]。

【参考文献】

[1] 邹节明,李昆,祝长青. 西瓜霜化学成分分析[J]. 中成药,1988,23(6):30.

---

110. 闭鞘姜　bì qiào jiāng

[拉] Rhizoma Costi Speciosi
[英] Canereed Spiralflag Rhizome

闭鞘姜,又名观音姜、山冬笋、横柯、樟柳头,为姜科植物闭鞘姜 *Costus speciosus* (koen.) Smith. 的根茎。广西主要分布于凌云、百色、田东、平果、上林、南宁、龙州、防城、北流、桂平、平南、岑溪、苍梧、梧州、钟山。具有利水消肿,清热解毒等功效,主要用于治疗水肿臌胀,淋症,白浊,痈肿恶疮等病证。

【化学成分】

1. 甾醇及皂苷类　环阿尔廷醇(cycloartanol),25 -烯-环阿尔廷醇(25 - en-cycloartenol)[1],谷甾醇,β-谷甾醇,β-谷甾醇-β-D-葡萄糖苷,胆甾醇,菜油甾醇,豆甾醇,羊毛甾醇,5α-9(11)-豆甾烯-3β-醇[5α- stigmast - 9(11)- en - 3β- ol],31 -去甲环木菠萝烷酮(31 - norcycloartanone),环木菠萝烷醇,环木菠萝烯醇,环鸦片甾烯酮(不劳顿醇,cyclolaudenol),薯蓣皂苷元,替告皂苷元(tigogenin),甲基原薯蓣皂苷(methylprotodioscin),薯蓣皂苷的前苷元 A(prosapogenin A of dioscin),薯蓣皂苷的前苷元 B(prosapogenin B of dioscin),薯蓣皂苷,纤细薯蓣皂苷(gracillin)[2]。

2. 二酮类　姜黄素[2]。

3. 有机酸及酯类　二十八烷酸[1],3 -(4 -羟基苯基)-(E)-2 -丙烯酸甲酯[methyl - 3 - (4 - hydroxyphenyl)- 2 (E)- propenoate],邻苯二甲酸双(2 -乙基己醇)酯[bis (2 - ethylhexylphthalate],13 -甲基-十五(烷)酸十四醇酯(tetradecyl - 13 - methylpentadecanoate),11 -甲基十三(烷)酸十四醇酯(tetradecyl - 11 - methyl - tridecanoate),14 -氧代二十七(烷)酸(14 - oxoheptacosanoic acid),14 -氧代二十三(烷)酸 (14 - oxotricosanoic acid),15 -氧代二十八(烷)酸(15 - oxooctacosanoic acid),三十(烷)酸,三十(烷)醇,三十三(烷)酸甲酯(methyltritriacontanate),三十(烷)酸甲酯 (methyltriacontanoate)[2]。

4. 氨基酸类　天冬氨酸,亮氨酸,苏氨酸,丝氨酸,苯丙氨酸,谷氨酸,甘氨酸,丙氨酸,缬氨酸,蛋氨酸,异亮氨酸,赖氨酸,组氨酸,精氨酸,脯氨酸,酪氨酸,色氨酸[3]。

5. 长链脂肪族类　8 -羟基三十烷- 25 -酮(8 - hydroxytriacontan - 25 - one),24 -羟基三十一烷- 27 -酮(24 - hydroxyhentriacontan - 27 - one),24 -羟基三十烷- 26 -酮(24 - hydroxytriacontan - 26 - one),葡萄糖,鼠李糖及多种生物碱[2]。

6. 维生素类　维生素 B_1、B_2、C、E 及胡萝卜素[3]。

7. 无机成分　Se,K,Na,Ca,Mg,Fe,Mn,Zn,P[3]。

【主要化学成分结构式】

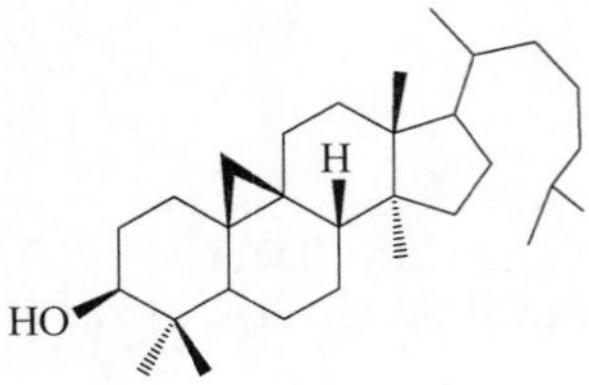

$C_{30}H_{52}O(428.7)$
cycloartanol
环阿尔廷醇

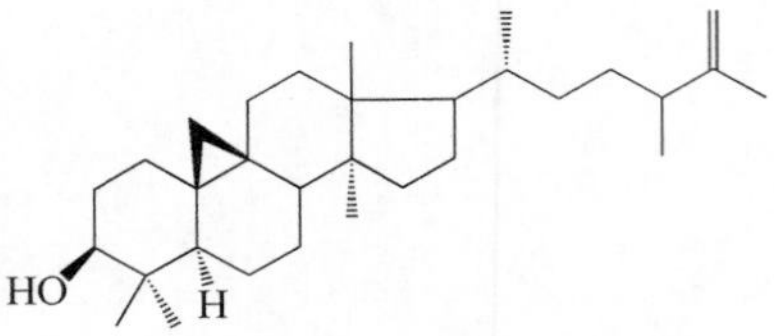

$C_{31}H_{52}O(440.7)$
cyclolaudenol
环鸦片甾烯酮

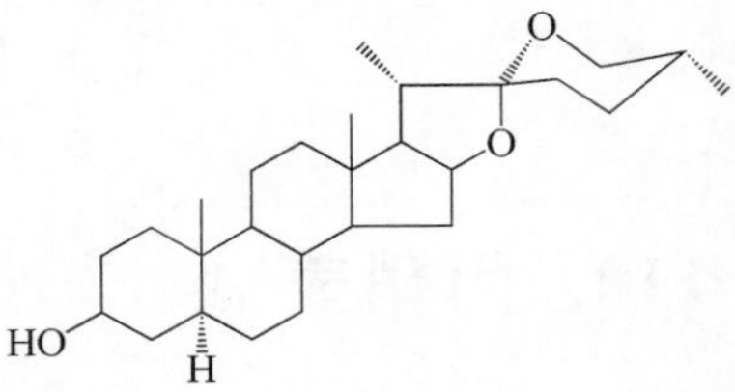

$C_{27}H_{44}O_3(416.6)$
tigogenin
替告皂苷元

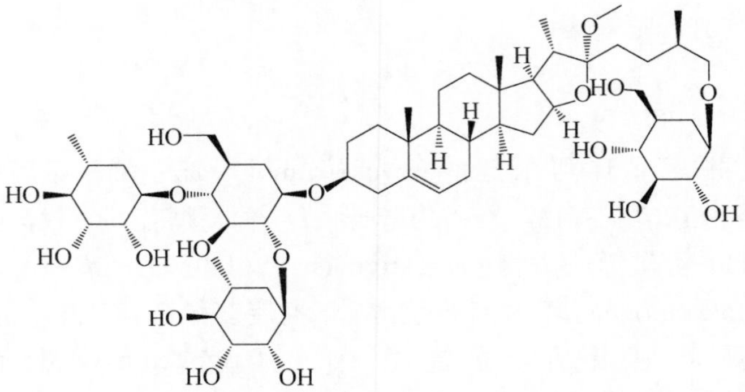

$C_{52}H_{86}O_{22}(1\,063.2)$
methylprotodioscin　　甲基原薯蓣皂苷

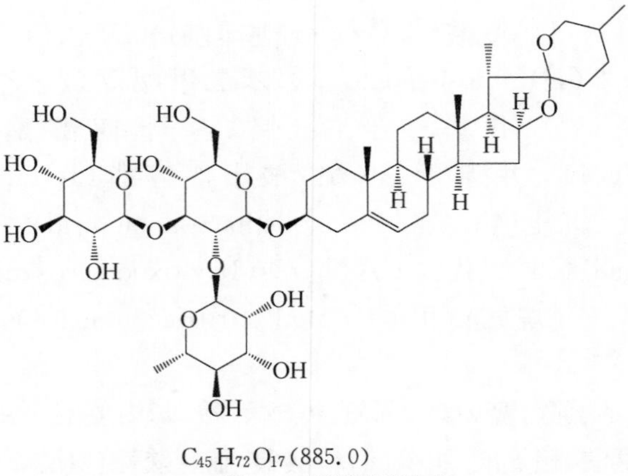

$C_{45}H_{72}O_{17}(885.0)$
gracillin　　纤细薯蓣皂苷

【参考文献】

［1］乔春峰,李秋文,董辉,等. 闭鞘姜属两种植物的化学成分研究［J］. 中国中药杂志,2002,27(2)：123.

［2］国家中医药管理局《中华本草》编委会. 中华本草［M］. 上海：上海科学技术出版社,1999,第 14 册：623(总 7763).

［3］赵天瑞,樊建,李永生,等. 云南野生闭鞘姜的营养成分研究［J］. 西南农业大学学报(自然科学版),2004,26(4)：456.

111. 阳桃 *yáng táo*

［拉］Fructus Averrhoae Carambolae
［英］Common Averrhoa Fruit

阳桃,又名杨桃、五敛子、羊桃、洋桃、五敛、酸五棱,为酢浆草科植物阳桃 *Averrhoa carambola* L. 的果实。广西各地均有栽培。具有清热生津,利水解毒,下气和中,利尿通淋等功效,主要用于治疗风热咳嗽,咽痛,烦渴,石淋,口糜,牙痛,疟母,小便不通等病证。

【化学成分】

1. 胡萝卜素类　六氢番茄烃(phytofluene),β-胡萝卜素,ζ-胡萝卜素,β-隐黄素(β-cryptoxanthine),玉米黄素(mutaoxanthin),β-阿朴-8′-胡萝卜醛(β-apo-8′-carotenal),β-隐黄质(β-cryptoxanthin),叶黄素和隐色素(β-crptochrome)等[1]。

2. 有机酸类　果汁:含草酸,枸橼酸,苹果酸[1]。

3. 糖类　果汁:含蔗糖,果糖,葡萄糖等[1]。

4. 挥发油　1-二十三碳烯(tricos-1-ene),亚油酸,十六碳酸,1-二十五碳烯,γ-十二碳内酯(γ-dodecalactone),3,7,11,15-四甲基十六碳-1,3,6,10,14-五烯(3,7,11,15-tetramethyhlexadeca-1,3,6,10,14-pentaene),十四碳酸,2,6-二叔丁基-4-甲基苯酚(2,6-diterbutyl-4-methylphenol);起主要芳香作用的是多种酯类和一些类胡萝卜素前体化合物,有1,1,5-三甲基-6-亚丁烯基-4-环乙烯(megastigma-4,6,8-triene)的4个异构体,顺式和反式1,1,5-三甲基-6-(2-丁烯基)-5-环己烯-4酮(megastigma-5,8-[*E*] and[*Z*]-diene-4-one),1,1,5-三甲基-6-亚丁烯基-4-己烯-3-醇(megastigma-4,6,8-triene-3-ol),2,2,6,7-四甲基二环[4,3,0]壬-1(9),4,7-三烯[2,2,6,7-teramethylbicyclo[4,3,0]nona-1(9),4,7-triene]及其异构体,顺式和反式茶螺烷(theaspiranes)等[1]。

5. 其他　(1′*S*,4*E*)-2,3-二氢止权醇[(1′*S*,4*E*)-2,3-dihydroabscisicalcohol]。果汁:含4-(1′,4′-二羟基-2′,2′,6′-三甲基环己基)3-丁烯-2-醇-2-*O*-β-*D*-吡喃葡萄糖苷[4-(1′,4′-dihydroxy-2′,2′,6′-trimethylcyclohexyl)but-3-en-2-ol-2-*O*-β-*D*-glucopyranoside],维生素 C[1]。

【主要化学成分结构式】

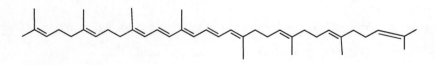

$C_{40}H_{62}$(542.9)
phytofluene　六氢番茄烃

【参考文献】

[1] 国家中医药管理局《中华本草》编委会.中华本草[M].上海：上海科学技术出版社,1999,第 4 册：713(总 3484).

112. 两面针　liǎng miàn zhēn

[拉] Radix Zanthoxyli Nitidi
[英] Shinyleaf Pricklyash Root

　　两面针,又名蔓椒、猪椒、花椒刺、出山虎、入山虎、光叶花椒,为芸香科植物两面针 *Zanthoxylum nitidum*(Roxb.)DC. 的根。广西主要分布于邕宁、武鸣、龙州、防城、博白、容县、桂平、平南。具有祛风通络,胜湿止痛,消肿解毒等功效,主要用于治疗风寒湿痹,筋骨疼痛,咽喉肿痛,牙痛,胃痛,蛔厥腹痛,疝痛,跌打骨折,疮痈,烫伤等病证。

【化学成分】

　　1. 生物碱类　光叶花椒碱(nitidine),光叶花椒酮碱(oxynitidine),氧化白屈菜红碱(oxychelerythrine),去-N-甲基白屈菜红碱(des-N-methylcheletythrine),白屈菜红碱(chelerythrine),阿尔洛花椒酰胺(arnottianamide),鹅掌楸碱,博落回醇碱(bocconoline),德卡林碱(decarine),氧化特日哈宁碱(oxyterihanine),全缘叶花椒酰胺(integriamide),异阿尔洛花椒酰胺(isoarnottianamide)[1],6-乙氧基白屈菜红碱(6-ethoxychelerythrine),N-去甲基白屈菜红碱(N-demethylcheletythrine),α-别隐品碱(α-allocryptopine),菌芋碱(skimmianine)[2],二氢两面针碱(dihydronitidine)[3],2,4-二羟基嘧啶(2,4-dihydroxypyrimidine)[5],7-去甲基-6-甲氧基-5,6-二氢白屈菜红碱(7-demethyl-6-methoxy-5,6-dihydrochelerythrine)[4]。

　　2. 木脂素类　芝麻素(sesamin),左旋丁香树脂酚(syringaresinol),左旋细辛素[(—)asarinin][1]。

　　3. 黄酮类　地奥司明,香叶柑(diosmin),牡荆素[1]。

　　4. 香豆精类　马栗树皮素二甲醚(aesculetindimethylether),5,6,7-三甲氧基香豆素(5,6,7-trimethoxycoumarin)[5]。

　　5. 甾体类　β-谷甾醇,豆甾-9(11)-烯-3-醇[stigmast-9(11)-en-3-ol],胡萝卜苷[5]。

　　6. 有机酸类　丁香酸,对羟基苯甲酸,对羟基苯甲酸乙酯,顺-3-(2,3,4-三甲氧基苯基)丙烯酸[(Z)-3-(2,3,4-trimethoxyphenyl)acrylic acid][5]。

　　7. 醌类　2,6-二甲氧基对苯醌(2,6-dimethoxy-1,4-benzoquinone)[5]。

　　8. 无机成分　根：含 Zn,Cu,Fe,Ca,Mn,Mg 等微量元素[6]。

【主要化学成分结构式】

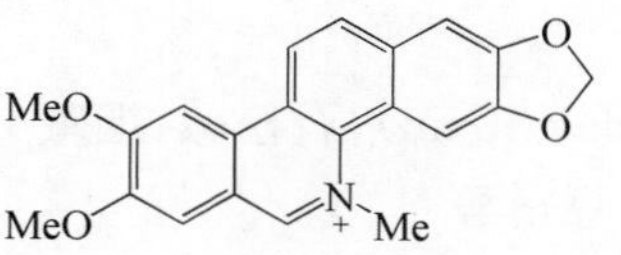

C₂₁H₁₈NO₄（348.3）

$C_{21}H_{18}NO_4$（348.3）

nitidine

光叶花椒碱

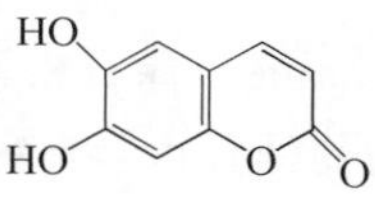

C₉H₆O₄（178.1）

$C_9H_6O_4$（178.1）

aesculetindimethylether

马栗树皮素二甲醚

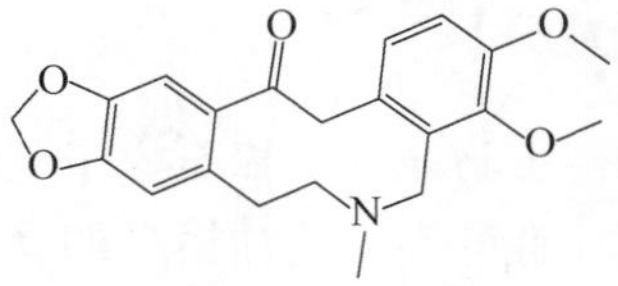

$C_{21}H_{23}NO_5$（369.4）

α - allocryptopine

α -别隐品碱

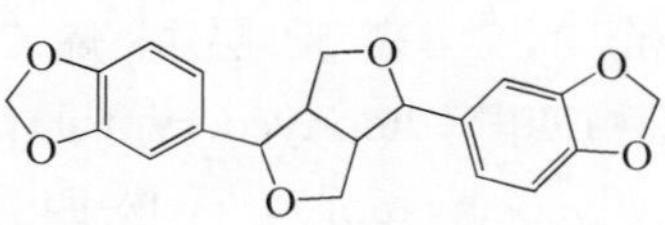

$C_{20}H_{18}O_6$（354.3）

（－）- asarinin

（－）-细辛脂素

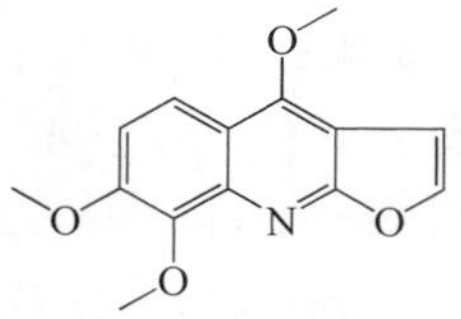

$C_{14}H_{13}NO_4$（259.2）

skimmianine

茵芋碱

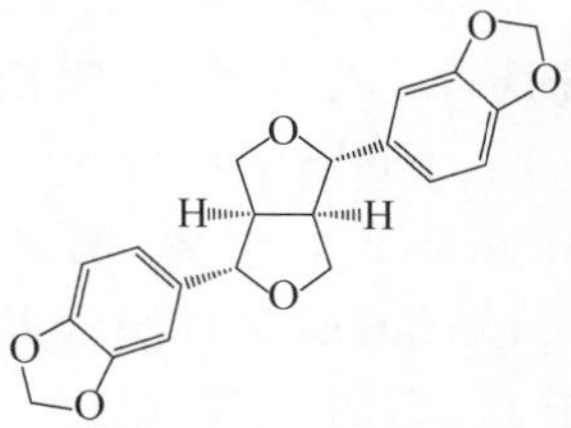

$C_{20}H_{18}O_6$（354.3）

sesamin

芝麻素

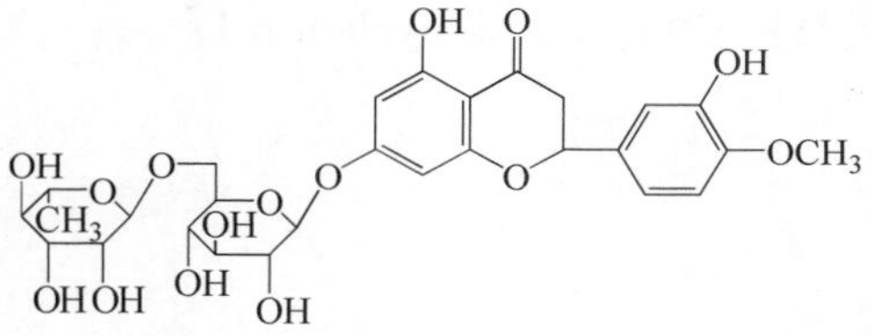

$C_{28}H_{32}O_{15}$（608.5）

diosmin　香叶木苷

【参考文献】

［1］石井水. 台湾产两面针的成分（Ⅰ）-皮部生物碱成分的研究［J］. 国外医学·中医中药分册,1985,4：32.

［2］王玫馨. 两面针中具有抗癌活性生物碱的分离和生物碱丙的结构研究［J］. 药学通报,1981,16(2)：114.

［3］陈元柱,黄治勋,徐本杰,等. 两面针植物中的新生物碱 7-去甲-6-甲氧基-5,6-二氢白屈菜红碱的晶体结构［J］. 化学学报,1989,4(11)：1048.

［4］黄治勋,李志和. 两面针抗肿瘤有效成分的研究［J］. 化学学报,1980,38(6)：535.

［5］胡疆,张卫东,柳润辉,等. 两面针的化学成分研究［J］. 中国中药杂志,2006,31(20)：1689.

［6］国家中医药管理局《中华本草》编委会. 中华本草［M］. 上海：上海科学技术出版社,1999,第 4 册：991(总 3821).

113. 伸筋草　shēn jīn cǎo

［拉］Herba Lycopodii
［英］Common Clubmoss Herb

伸筋草,又名牛尾菜、大顺筋藤、大伸筋、百部伸筋、水摇竹,为石松科植物石松

Lycopodium japonicum Thunb. 的干燥全草。广西主要分布于西南部。具有祛风除湿,舒筋活络等功效,主要用于治疗关节酸痛,屈伸不利等病证。

【化学成分】

1. 生物碱类　棒石松宁碱(clavolonine),棒石松毒碱(clavatoxin),石松碱,烟碱[1]。
2. 甾醇类　菜油甾醇的 $\beta-D$-葡萄糖苷[1],β-谷甾醇,豆甾醇[3]。
3. 有机酸类　癸酸[3],十六烷酸,葵酸,9,12-十八烷二烯酸(9,12-octadecadienoicacid)[2],阿魏酸,壬二酸(杜鹃花酸,azelaic acid),香草酸[1]。
4. 蒽醌类　大黄素-甲醚[1]。
5. 挥发油　白菖蒲油烯,α-杜松烯,α-姜黄烯,α-古芸烯(α-gurjunen),β-马榄烯,α-蛇床烯,反-石竹烯,α-雪松醇(α-cedrol)[3],2-甲基-5-异丙基苯酚[phenol,2-methyl-5-(1-methylethyl)-],1,2-邻苯二甲酸二丁酯[1,2-benzenedicarboxvlic acid,dibutylester],十八烷,二十烷[2],棒石松醇(clavatol),二表千层塔烯二醇(diepiserratenediol),千层塔烯二醇(serratendiol),二表石松稳四醇(diepilycocryptol),21-表千层塔烯二醇(21-episerratenediol),石松三醇(lycoclavanol),石松四醇酮(lycoclavanin),石松四醇(lyclaninol),α-芒柄花醇(α-onocerin),16-氧代二表千层塔烯二醇(16-oxodiepiserratenediol),16-氧代-21-表千层塔烯二醇(16-oxo-21-episerratenediol),16-氧代千层塔烯二醇(16-oxoserratenediol),16-氧代石松三醇(16-oxolycoclavanol),16-氧代石松五醇(16-oxolyclanitin)[1]。

【主要化学成分结构式】

$C_{16}H_{25}NO_2(263.3)$
clavolonine　棒石松宁碱

HOOCCH$_2$(CH$_2$)$_5$CH$_2$COOH

$C_9H_{16}O_4(188.2)$
azelaic acid　壬二酸

【参考文献】

[1] 国家中医药管理局《中华本草》编委会.中华本草[M].上海:上海科学技术出版社,1999,第2册:38(总0368).
[2] 冯毅凡,郭晓玲,韩亮.伸筋草挥发性成分GC-MS分析[J].广东药学院学报,2005,21(5):515.
[3] 杨再波,钟才宁,孙成斌,等.伸筋草挥发油成分的固相微萃取分析[J].中国医院药学杂志,2008,28(13):1067.

114. 何首乌　hé shǒu wū

[拉] Radix Polygoni Mulriflori
[英] Tuber Fleeceflower Root

何首乌,又名田猪头、铁秤砣、赤首乌、山首乌、药首乌,为蓼科植物何首乌 *Polygonum*

multiflorum Thunb. 的块根。广西主要分布于南宁、武鸣、崇左、那坡、百色、乐业、南丹、平乐、富川、钟山、贺州、昭平、藤县。具有养血滋阴，润肠通便，截疟，祛风，解毒等功效，主要用于治疗血虚头昏目眩，心悸，失眠，肝肾阴虚之腰膝酸软，须发早白，耳鸣，遗精，肠燥便秘，久疟体虚，风疹瘙痒，疮痈，瘰疬，痔疮等病证。

【化学成分】

1. 蒽醌类　大黄素，大黄酚，大黄素甲醚，大黄酸，大黄酚蒽酮。

2. 芪类　白藜芦醇(resveratrol)，云杉新苷(piceid)，2,3,5,4′-四羟基芪-2-O-β-D-葡萄糖苷(2,3,5,4′-tetrahydroxystilbene-2-O-β-D-glucopyranoside)，2,3,5,4′-四羟基芪-2-O-葡萄糖苷-2″-O-没食子酸酯(2,3,5,4′-tetrahydroxystilbene-2-O-β-D-glucopyranoside-2″-O-monogalloyl ester)，2,3,5,4′-四羟基芪-2-O-葡萄糖苷-3″-O-没食子酸酯(2,3,5,4′-tetrahydroxystilbene-2-O-β-D-glucopyranoside-3″-O-monogalloyl ester)。

3. 黄酮类　右旋儿茶精，右旋表儿茶精，3-O-没食子酰(—)-儿茶精[3-O-galloyl(—)-catechin]，3-O-没食子酰(—)-表儿茶精[3-O-galloyl(—)-epicatechin]，3-O-没食子酰原矢车菊素(3-O-galloyl-procyanidin)B-2,3,3′-二-O-没食子酰原矢车菊素(3,3′-di-O-galloyl-procyanidin)B-2[1]。

4. 糖苷类　决明酮-8-O-β-D-吡喃葡萄糖苷，2,3,5,4′-四羟基反式二苯乙烯-2-O-β-D-吡喃葡萄糖苷，2,3,5,4′-四羟基反式二苯乙烯-2,3-二-O-β-D-吡喃葡萄糖苷，正丁基-β-D-吡喃果糖苷，1,3-二羟基-6,7-二甲基桴酮-1-O-β-D-吡喃葡萄糖苷，1,3-二羟基-6,7-二甲基氧杂蒽酮-1-O-β-D-吡喃葡萄糖苷[2]。

5. 其他　没食子酸，β-谷甾醇，卵磷脂[1]，对羟基苯甲醛[2]。

【主要化学成分结构式】

$C_{14}H_{12}O_3$(228.2)
resveratrol　白藜芦醇

$C_{20}H_{22}O_8$(390.3)
piceid　云杉新苷

【参考文献】

[1] 国家中医药管理局《中华本草》编委会. 中华本草[M]. 上海：上海科学技术出版社，1999，第2册：671(总1317).
[2] 张志国，吕泰省，姚庆强. 何首乌中的非蒽醌类化学成分[J]. 中国中药杂志，2006，31(12)：1027.

115. 余甘子　yú gān zǐ

［拉］Fructus Phyllanthi Emblicae
［英］Emblic Leafflower Fruit

余甘子，又名牛甘子、喉甘子、鱼木果、油甘子，为大戟科植物余甘子 *Phyllanthus emblica* L. 的果实。广西主要分布于南宁、百色等地。具有化痰，生津，止咳，解毒等功效，主要用于治疗感冒发热，咳嗽咽痛，白喉，烦热口干等病证。

【化学成分】

1. **鞣质类**　果实：含葡萄糖没食子鞣苷，没食子酸，鞣料云实精（corilagin），原诃子酸（terchebin），诃黎勒酸（chebulagic acid），诃子酸（chebulinic acid），诃子次酸（chebulic acid），3,6-二没食子酰葡萄糖（3,6-digalloylglucose）[1]，鞣花酸[1,2]，异小木麻黄素（isostrictiniin），1-O-没食子酰基-β-D-葡萄糖（1-O-galloyl-β-D-glucose），3,6-二-O-没食子酰基-D-葡萄糖（3,6-di-O-galloyl-β-D-glucose），3-乙基没食子酸（3-ethylgallic acid），1,6-二-O-没食子酰基-β-D-葡萄糖（1,6-di-O-galloyl-β-D-glucose）[2]，L-苹果酸-2-O-没食子酸酯（L-malic acid 2-O-gallate），黏酸-2-O-没食子酸酯（mucic acid-2-O-gallate），粘酸-1,4-内酯 2-O-没食子酸酯（mucic acid-1,4-lactone 2-O-gallate）[5]；根：含没食子酸[3]；叶：含鞣质，鞣花酸[3]；干果：含油柑酸（phyllemblic acid），余甘子酚（emblicol）[1]。

2. **黄酮类**　槲皮素[2]，柚皮素（naringenin），圣草酚（eriodictyol），山奈酚（kaempferol），二氢山奈酚（dihydrokaempferol），槲皮素（quercetin），樱桃苷（prunin），芦丁（rutin），tuberonic acid glucoside[4]；叶：含山奈醇，山奈醇-3-葡萄糖苷[3]。

3. **有机酸类**　干果：含黏酸（mucic acid），种子：含亚麻酸，亚油酸，油酸，硬脂酸，棕榈酸，肉豆蔻酸等[1]。

4. **萜类及甾醇类**　根：含羽扇豆醇，β-谷甾醇[3]；叶：含β-谷甾醇，羽扇豆醇[3]。

【主要化学成分结构式】

C_{27}H_{22}O_{18}（634.4）

corilagin　鞣料云实精

C_{41}H_{30}O_{27}（954.6）

terchebin　原诃子酸

【参考文献】

[1] 国家中医药管理局《中华本草》编委会. 中华本草[M]. 上海：上海科学技术出版社,1999,第4册：836(总3642).

[2] 张兰珍,赵文华,郭亚健,等. 藏药余甘子化学成分研究[J]. 中国中药杂志,2003,28(10)：940.

[3] CA. 1959,53：5416e.

[4] Zhang YJ, Abe T, Tanaka T, et al. Two new acylated flavanone glycosides from the leaves and branches of Phyllanthus emblica[J]. Chem Phar Bull. 2002, 50(6)：841.

[5] Y J Zhang, T Tanaka, CR Yang, et al. New phenolic constituents from the fruit juice of Phyllanthus emblica. Chem Phar Bull. 2001, 49(5)：537.

116. 佛手　fó shǒu

[拉] Fructus Citri Sarcodactylis
[英] Finger citron

　　佛手,又名佛手柑、手柑,为芸香科植物佛手 *Citrus medica L. var. sarcodactylis* Swingle 的干燥果实。广西主要分布于田林、东业、隆林等地。具有舒肝理气,和胃止痛等功效,主要用于治疗肝胃气滞,胸胁胀痛,胃脘痞满,食少呕吐等病证。

【化学成分】

　　1. 黄酮类　　3,5,8-三羟基-4',7-二甲氧基黄酮(3,5,8-trihydroxy-4',7-dimethoxy-flavone),3,5,6-三羟基-4',7-二甲氧基黄酮(3,5,6-trihydroxy-4',7-dimethoxyflavone),3,5,6-三羟基-7,3',4'-三甲氧基黄酮(3,5,6-trihydroxy-7,3',4'-trimethoxyflavone),香叶木苷(diosmin),橙皮苷(hesperidin)[1]。

　　2. 香豆素类　　滨蒿内酯(scoparone),5-异戊烯氧基-7-甲氧基香豆素(7-methoxy-5-prenyloxy-eoumarin),白当归素(byakangelicin)[2],香叶木素(diosmetin)[3],6,7-二甲氧基香豆精(6,7-dimethoxycoumarin)[1]。

　　3. 甾醇类　　β-谷甾醇,胡萝卜苷[1],Δ5,22-豆甾烯醇(Δ5,22-stigmastenol)[5]。

　　4. 三萜类　　柠檬苦素(limonin),闹米林(nomillin)[1],黄柏酮-7-酮(obacunone-7-one)[3]。

　　5. 有机酸类　　3-甲氧基-4-羟基苯丙烯酸(ferulic acid),3,4-二羟基苯甲酸,3-甲氧基-4-羟基苯甲酸(vanillic acid)[3]。

　　6. 挥发油　　顺式-头-尾3,4,3',4'-柠檬油素二聚体(*cis*-head-to-tail-limettin dimer),顺式-头-头-3,4,3',4'-柠檬油素二聚体(*cis*-head-to-headh-limettin dimer),棕榈酸,对-羟基苯丙烯酸,琥珀酸,柠檬油素(citropten limettin)[1]。

　　7. 其他　　4-甲氧基联苄[1-(4-methoxyphenyl)-2-phenylethane],单棕榈酸甘油酯(monopalmitin)[4],5-甲氧基糠醛(5-methoxyfudura),avipm,5-羟基-2-羟甲基-4H-吡喃-4-酮(5-hydroxy-2-hydroxymethyl-4H-pyran-4-one)[3]。

【主要化学成分结构式】

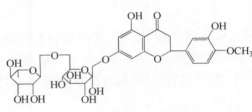

$C_{11}H_{10}O_4$（206.1）
scoparone
滨蒿内酯

$C_{26}H_{30}O_8$（470.5）
limonin
柠檬苦素

$C_{11}H_{10}O_4$（206.1）
6,7 – dimethoxycoumarin
6,7 –二甲氧基香豆精

$C_{17}H_{18}O_7$（334.3）
byakangelicin　白当归素

$C_{28}H_{34}O_{15}$（610.5）
hesperidin　橙皮苷

$C_{28}H_{32}O_{15}$（608.5）
diosmin　香叶木苷

【参考文献】

[1] 国家中医药管理局《中华本草》编委会. 中华本草[M]. 上海：上海科学技术出版社,1999, 第 4 册：911(总 3728).
[2] 崔红花,高幼衡,梁盛林,等. 川佛手化学成分研究（Ⅰ）[J]. 中草药,2007, 38(9)：1304.
[3] 尹锋,成亮,楼凤昌. 佛手化学成分的研究[J]. 中国天然药物,2004, 2(3)：149.
[4] 张颖,孔令义. 佛手化学成分的研究[J]. 中国现代中药,2006, 8(6)：16.
[5] 高幼衡,徐鸿华,刁远明,等. 佛手化学成分的研究（Ⅰ）[J]. 中药新药与临床药理,2002, 13(5)：315.

117. 含羞草　hán xiū cǎo

[拉] Herba Mimosae Pudicae
[英] Sensitiveplant Herb

含羞草,又名知羞草、怕羞草、喝呼草、惧内草、怕丑草、望江南、感应草,为豆科植物含羞

草 *Mimosa pudica* L. 的全草。广西各地均有分布。具有凉血解毒,清热利湿,镇静安神等功效,主要用于治疗劳伤咳血,鼻衄,血尿,感冒,小儿高热,支气管炎,肝炎,胃炎,肠炎,结膜炎,泌尿系结石,水肿,神经衰弱,失眠,疮疡肿毒,带状疹,跌打损伤等病证。

【化学成分】

1. 生物碱类　全草、叶:含含羞草碱(mimosine),含羞草苷(mimoside)[1]。
2. 硒化合物类　全草、种子油,叶[1]、根[2]:含硒化合物(selenium compound),其中一种为亚硒酸盐(selenite)。
3. 黄酮类　2″-O-鼠李糖基荭草素(2″-O-rhamnosylorientin)和2″-O-鼠李糖基异荭草素(2″-O-rhamnosy lisoorientin)[1]。
4. 脂肪酸类　种子油:含亚麻酸,亚油酸,油酸,棕榈酸,山萮酸,硬脂酸[1]。
5. 糖醇类　全草:含D-松醇(D-pinitol)[1]。
6. 甾醇类　种子油:含谷甾醇[1]。
7. 其他　全草:含蛋白质,鞣质[1];叶:含收缩性蛋白质(contractile protein),三磷酰腺苷(ATP,adenosine triphosphate)和三磷酰腺苷酶(ATPase,adenosine triphosphatase)[1];种子油:含黏液质(phlegm)[1];根:含血红蛋白(hemoglobin)[1]。

【主要化学成分结构式】

$C_{27}H_{30}O_{15}$(594.5)
2″-O-rhamnosylorientin
2″-O-鼠李糖基荭草素

$C_8H_{10}N_2O_4$(198.2)
mimosine
含羞草碱

$C_{27}H_{30}O_{15}$(594.5)
2″-O-rhamnosy lisoorientin
2″-O-鼠李糖基异荭草素

【参考文献】

[1] 国家中医药管理局《中华本草》编委会. 中华本草[M]. 上海:上海科学技术出版社,1999,第4册:574(总3299).

118. 吴茱萸　wú zhū yú

[拉] Fructus Evodiae
[英] Medcinal Evodia Fruit

吴茱萸,又名茶辣、食茱萸、吴萸,为芸香科植物吴茱萸 *Evodia rutaecarpa*（Juss.）

Benth. 的果实。广西主要分布于田林、凌云、乐业、天峨、都安、融水、龙胜、全州、灵川、阳朔、武鸣、邕宁、南宁。具有散寒止痛,疏肝下气,温中燥湿等功效,主要用于治疗厥阴头痛,脘腹冷痛,疝痛,痛经,脚气肿痛,寒湿泄泻等病证。

【化学成分】

1. 生物碱类　吴茱萸碱(evodiamine),吴茱萸次碱(rutaecarpine),吴茱萸卡品碱(evocarpine),羟基吴茱萸碱(hydroxyevodiamine),吴茱萸因碱(wuchuyine),罗勒烯(ocimene),吴茱萸啶酮(evodinone),吴茱萸精(evogin),吴茱萸苦素(rutaevin),7 -羧基吴茱萸碱(7 - carboxyevodiamine),二氢吴茱萸次碱(dihydrorutaecarpine),14 -甲酸吴茱萸次碱(14 - formyl rutaecarpine),1 -甲基-2 -壬基-4(1H)-喹诺酮[1 - methyl - 2 - nonyl - 4(1H) - quinolone],N, N -二甲基-5 -甲氧基色胺(N, N - dimethyl - 5 - methoxytryptamine),N -甲基邻氨基苯甲酰胺(N - methylanthranoylamide),辛弗林(synephrine),去氢吴茱萸碱 (dehydroevodiamine),吴茱萸酰胺(evodiamide),去甲基吴茱萸酰胺(demethylevodiamide),1 -甲基-2[(Z)-6 -十一碳烯]-4(1H)-喹诺酮{1 - methyl - 2[(Z)- 6 - undecenyl]- 4(1H) - quinolone},1 -甲基- 2 -[(Z)- 10 -十五碳烯]-4(1H)-喹诺酮{1 - methyl - 2 -[(Z)- 10 - pentadecenyl]- 4(1H) - quinolone},1 -甲基- 2 -[(Z)- 6 -十五碳烯]- 4(1H)-喹诺酮{1 - methyl - 2 -[(Z)- 6 - pentadecenyl]- 4(1H) - quinolone},1 -甲基- 2 -[(6Z, 9Z)- 6,9 -十五碳二烯]- 4(1H)-喹诺酮{1 - methyl - 2 -[(6Z, 9Z)- 6, 9 - pentadecadienyl]- 4(1H) - quinolone},1 -甲基- 2 -[(4Z, 7Z)- 4,7 -十三碳二烯]-4(1H)-喹诺酮{1 - methyl - 2 -[(4Z, 7Z)- 4, 7 - tridecadienyl]- 4(1H) - quinolone},吴茱萸果酰胺Ⅰ、Ⅱ(goshuyuamide Ⅰ、Ⅱ)[1],吴茱萸酰胺Ⅰ(wuchuyuamide Ⅰ)[3],7β-羟基吴茱萸次碱(7β - hydroxyrutaecarpine),N^{14} -甲酰二氢吴茱萸次碱(N^{14} - formyl dihydrorutaecarpine)[4]。

2. 萜类　6α-乙酰氧基-5 -表柠檬苦素(6α - acetoxy - 5 - epi - limonin),6β-乙酰氧基-5 -表柠檬苦素(6β - acetoxy - 5 - epi - limonin),12α -羟基柠檬苦素(12α - hydroxylimonin),黄柏酮(obacunone),罗旦梅交酯(jangomolide),吴茱萸苦素乙酸酯(rutaevin acetate),臭辣树交酯 A(graucin A),12α -羟基吴茱萸内酯醇(12α - hydroxyevodol)[1],柠檬苦素(limonin),齐墩果酸[3]。

3. 氨基酸类　天冬氨酸,色氨酸,苏氨酸,丝氨酸,及胱氨酸等多种氨基酸[1]。

4. 甾体类　β-谷甾醇[2],胡萝卜苷[3]。

5. 黄酮类　槲皮素[2],金丝桃苷[4]。

6. 挥发油　吴茱萸烯,吴茱萸内酯醇,柠檬苦素[1],正十八烷醇,正二十七烷醇,三十碳酸,二十九烷[3],β-榄香烯,石竹烯氧化物,α-杜松油醇,D-枸橼烯和芳樟醇等成分[5]。

【主要化学成分结构式】

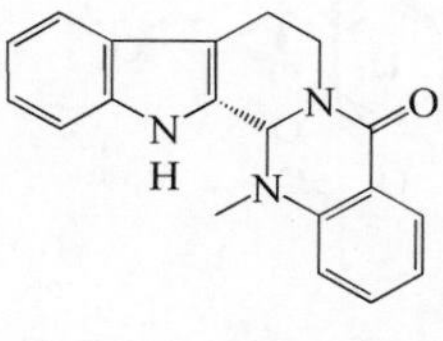

$C_{19}H_{17}N_3O(303.3)$
evodiamine
吴茱萸碱

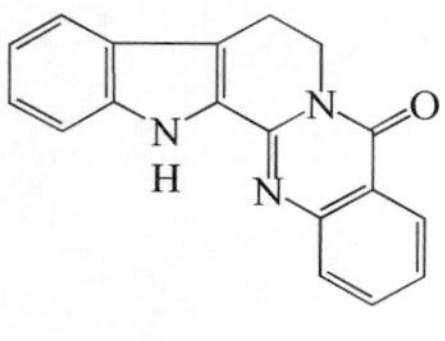

$C_{18}H_{13}N_4O(287.3)$
rutaecarpine
吴茱萸次碱

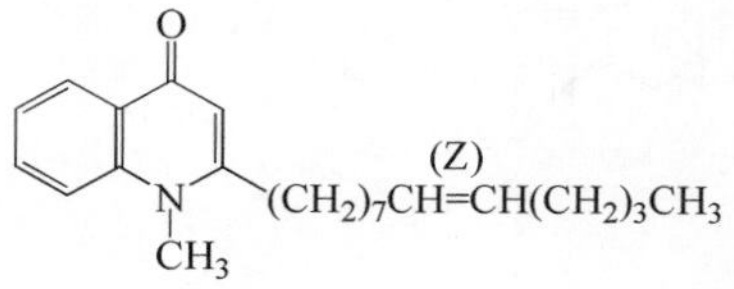

$C_{23}H_{33}NO(339.5)$
evocarpine
吴茱萸卡品碱

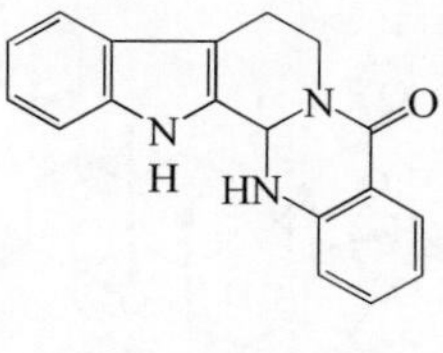

$C_{18}H_{15}N_3O(289.3)$
dihydrorutaecarpine
二氢吴茱萸次碱

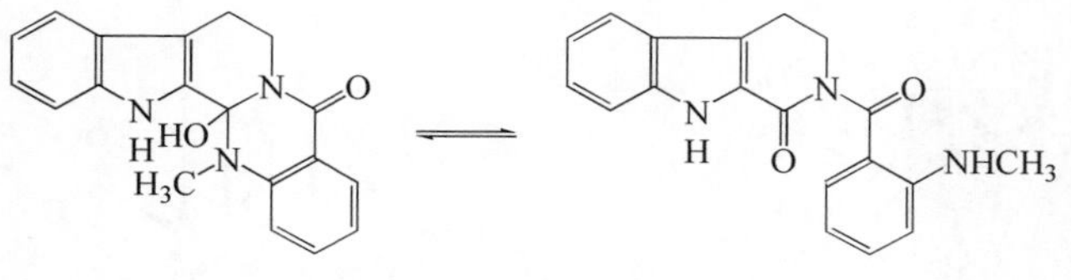

$C_{19}H_{17}N_3O(303.3)$
hydroxyevodiamine
羟基吴茱萸碱

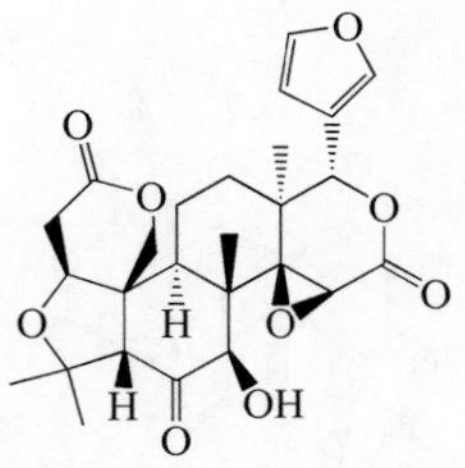

$C_{26}H_{30}O_9(486.5)$
rutaevin
吴茱萸苦素

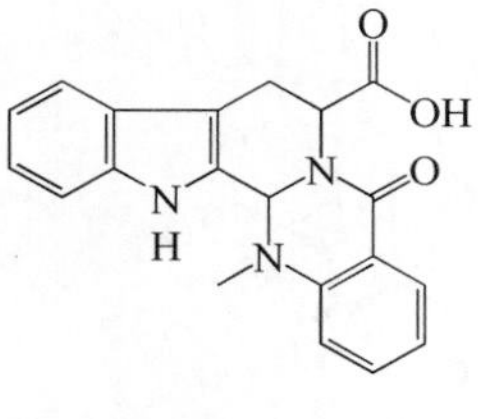

$C_{20}H_{17}N_3O_3(347.3)$
7 - carboxyevodiamine
7 -羧基吴茱萸碱

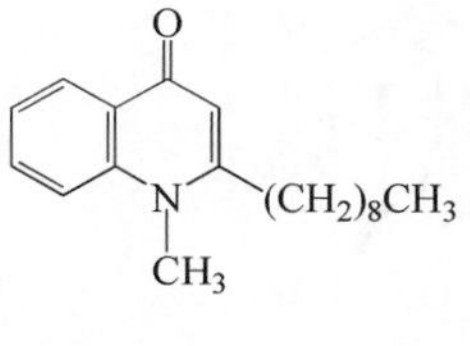

$C_{19}H_{27}NO(285.4)$
1 - methyl - 2 - nonyl - 4(1H)- quinolone
1 -甲基- 2 -壬基- 4(1H)-喹诺酮

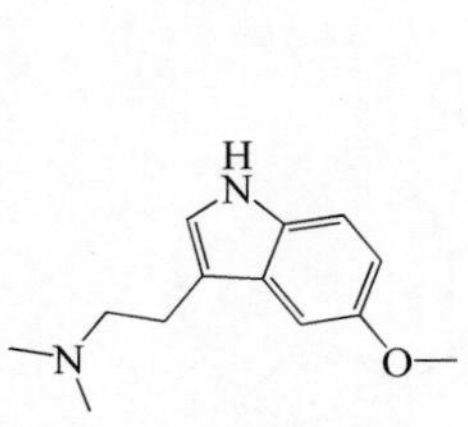

$C_{13}H_{18}N_2O(218.2)$
N, N - dimethyl - 5 - methoxytryptamine
N, N -二甲基- 5 -甲氧基色胺

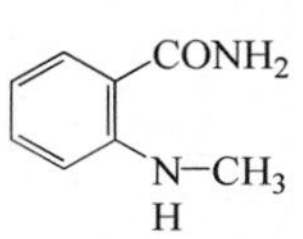

$C_8H_{10}N_2O(150.1)$
N - methylanthranoylamide
N -甲基邻氨基苯甲酸胺

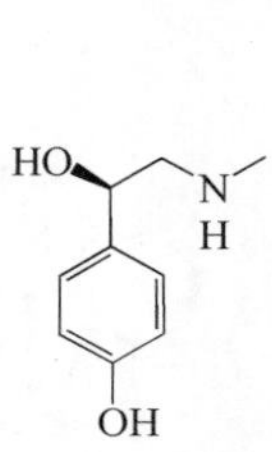

$C_9H_{13}NO_2(167.2)$
synephrine
辛弗林

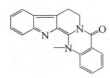

C₁₉H₁₆N₃O(302.3)
dehydroevodiamine
去氢吴茱萸碱

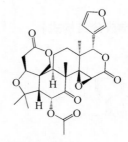

C₁₉H₂₁N₃O(307.3)
evodiamide
吴茱萸酰胺

C₂₈H₃₂O₁₀(528.5)
6α - acetoxy - 5 - epi - limonin
6α-乙酸氧基-5-表柠檬苦素

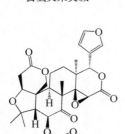

C₂₈H₃₂O₁₀(528.5)
6β - acetoxy - 5 - epi - limonin
6β-乙酰氧基-5-表柠檬苦素

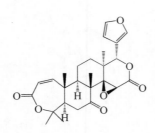

C₂₆H₃₀O₇(454.5)
obacunone
黄柏酮

C₂₆H₃₀O₇(454.5)
jangomolide
罗旦梅交酯

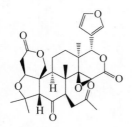

C₂₉H₃₃O₉(525.5)
rutaevin acetate
吴茱萸苦素乙酸酯

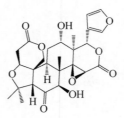

C₂₆H₃₀O₁₀(502.5)
graucin A
臭辣树交酯 A

C₂₆H₃₀O₁₁(518.5)
12α - hydroxylimonin
12α-羟基柠檬苦素

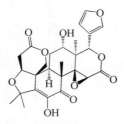

C₂₆H₂₈O₁₁(516.4)
12α - hydroxyevodol
12α-羟基吴茱萸内酯醇

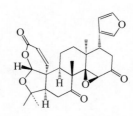

C₂₁H₂₉NO (311.4)
1 - methyl - 2[(Z)- 6 - undecenyl]- 4(1H)- quinolone
1-甲基-2[(Z)-6-十一碳烯]-4(1H)-喹诺酮

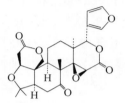

$C_{25}H_{37}NO(367.5)$
1 - methyl - 2 - [(*Z*)- 10 - pentadecenyl]- 4(1*H*)- quinolone
1 - 甲基 - 2 - [(*Z*)- 10 - 十五碳烯]- 4(1*H*)-喹诺酮

$C_{19}H_{19}N_{3}O(305.3)$
goshuyuamide Ⅰ
吴茱萸果酰胺 Ⅰ

$C_{19}H_{17}N_{3}O_{2}(319.3)$
goshuyuamide Ⅱ
吴茱萸果酰胺 Ⅱ

$C_{26}H_{30}O_{8}(470.5)$
limonin
柠檬苦素

【参考文献】

[1] 国家中医药管理局《中华本草》编委会. 中华本草[M]. 上海：上海科学技术出版社，1999，第 4 册：927(3750).
[2] 周伟，周欣，龚小见，等. 黔产吴茱萸化学成分的研究. 时珍国医国药，2008，19(6)：1334.
[3] 王奇志，梁敬钰，陈军. 吴茱萸化学成分研究Ⅱ.中国药科大学学报，2005，36(6)：520.
[4] 杨秀伟，张虎，胡俊. 疏毛吴茱萸化学成分的研究. 热带亚热带植物学报，2008，16(3)：244.
[5] 滕杰，杨秀伟，陶海燕，等. 疏毛吴茱萸果实挥发油成分的气-质联用分析.中草药，2003，34(6)：504.

119. 岗松　gǎng sōng

[拉] Herba Baeckeae Frutescentis
[英] Shrubby Baeckea Herb

岗松，又名观音扫、长松、沙松、扫把枝、松毛枝、鸡儿松，为桃金娘科植物岗松 *Baeckea frutescens* L. 的枝叶。广西主要分布于南宁、武鸣、博白、北流、贵港、岑溪、苍梧。具有化瘀止痛，清热解毒，利尿通淋，杀虫止痒等功效，主要用于治疗跌打瘀肿，肝硬化，热泻，热淋，小便不利，阴痒，脚气，湿疹，皮肤瘙痒，疥癣，水火烫伤，虫蛇咬伤等病证。

【化学成分】

1. 萜类及甾体类　地上部分：含白桦脂酸，齐墩果酸，β-谷甾醇[1]，熊果酸[2]。

2. 黄酮类　地上部分：含 5 -羟基- 6 -甲基- 7 -甲氧基-二氢黄酮（5 - hydroxy - 6 - methyl - 7 - methoxyflavanone），5 -羟基- 7 -甲氧基- 8 -甲基二氢黄酮（5 - hydroxy - 7 -

methoxy - 8 - methylflavanone)，5 -羟基- 7 -甲氧基- 2 -异丙基色原酮（5 - hydroxy - 7 - methoxy - 2 - isopropylchromone）[1]6,8 -二甲基山奈酚- 3 - $O-\alpha-L$ -鼠李糖苷（6,8 - dimethylkaempferol - 3 - $O-\alpha-L$ - rhamnoside），槲皮素（quercetin），槲皮素- 3 - $O-\alpha-L$ - 鼠李糖苷（myricitrin），杨梅素（myricetin），杨梅素- 3 - $O-\alpha-L$ -鼠李糖苷（myricetin - 3 - $O-\alpha-L$ - rhamnoside）[2]。

3. 有机酸类　地上部分：含没食子酸乙酯[1]，没食子酸（gallicacid）[2]。

4. 挥发油　叶挥发油：主要成分为 α -蒎烯，对聚伞花素，反式香苇醇（$trans$ - carveol），桃金娘醛（myrtenal），桉叶素，葛缕酮（d - carnone），枸橼烯，α -胡椒烯，芳樟醇，4 -松油烯醇，金钟析醇（occidentalol），愈创薁，龙脑，榄香醇，橙花醇，百里香酚，丁香烯，草蒲烯，荜澄茄醇等[3]；枝叶挥发油：含 α -侧柏烯，α -蒎烯，β -蒎烯，聚伞花素，1，8 -桉叶素，蒈烯，芳樟醇，松油醇- 4 ，α -松油醇，石竹烯，葎草烯，水芹烯，杜松烯等[4]。

5. 其他　地上部分：含1,3 -二羟基- 2 -(2′-甲基丙酰基)- 5 -甲氧基- 6 -甲基苯[1,3 - dihydroxy - 2 -(2′ - methylpropionyl)- 5 - methoxy - 6 - methylbenzene][2]。

【主要化学成分结构式】

$C_{21}H_{20}O_{12}$(464. 3)
myricetin - 3 - $O-\alpha-L$ - rhamnoside(myricitrin)
杨梅树皮素- 3 - $O-\alpha-L$ -鼠李糖苷

$C_7H_6O_5$(170. 1)
gallic acid
没食子酸

$C_{15}H_{10}O_7$(302. 2)
quercetin　槲皮素

$C_{15}H_{10}O_8$(318. 2)
myricetin　杨梅素

【参考文献】

[1] 陈家源,牙启康,卢文杰,等. 岗松化学成分的研究[J]. 天然产物研究与开发,2008, 20(5)：827.
[2] 卢文杰,牙启康,陈家源,等. 岗松中的一个新黄酮醇苷类化合物[J]. 药学学报,2008,43(10)：1302.

［3］国家中医药管理局《中华本草》编委会. 中华本草［M］. 上海：上海科学技术出版社，1999，第 5 册：625（总 4709）.

［4］刘布鸣，赖茂祥，梁凯妮，等. 岗松油的质量分析研究［J］. 中国中药杂志，2004，26（6）：539.

120. 忍冬藤　*rěn dōng téng*

［拉］Caulis LoniceraeJaponicae
［英］Japanese Honeysuckle Stem

忍冬藤，又名忍冬、银花藤、金银藤、老翁须、金钗股、大薜荔、水杨藤、千金藤、鸳鸯草、通灵草、蜜桶藤、金银花藤、甜藤、二花秧等，为忍冬科植物忍冬 *Lonicera japonica* Thumb. 的干燥茎枝。广西主要分布于桂林、梧州、玉林、柳州、河池、南宁、百色等地。具有清热解毒，疏风通络等功效，主要用于治疗温病发热，热毒血痢，痈肿疮疡，风湿热痹，关节红肿热痛等病证。

【化学成分】

1. 三萜皂苷类　常春藤皂苷元-3-O-α-L-吡喃阿拉伯糖苷（hederagenin-3-O-α-L-arbinopyranoside），常春藤皂苷元-3-O-β-D-吡喃葡萄糖基（1→2）-α-L-吡喃阿拉伯糖苷［hederagenin-3-O-β-D-glucopyranosyl（1→2）-α-L-arabinopyranoside］，常春藤皂苷元-3-O-α-L-吡喃阿拉伯糖基-28-O-β-D-吡喃葡萄糖基（1→6）-β-D-吡喃葡萄糖苷［hederagenin-3-O-α-L-arabinopyranosyl-28-O-β-D-glucopyranosyl（1→6）-β-D-glucopyranoside］，常春藤皂苷元-3-O-β-D-吡喃葡萄糖基（1→6）-β-D-吡喃葡萄糖苷［hederagenin-3-O-β-D-glucpyranosyl（1→6）-β-D-glucopy-ranoside］，常春藤皂苷元-3-O-α-L-吡喃鼠李糖基（1→2）-α-L-吡喃阿拉伯糖基-28-O-β-D-吡喃葡萄糖苷［hederagenin-3-O-α-L-rhamnopyranosyl（1→2）-α-L-arabinopyranosyl-28-O-β-D-glucopy-ranoside］，常春藤皂苷元-3-O-α-L-吡喃鼠李糖基（1→2）-α-L-吡喃阿拉伯糖基-28-O-β-D-吡喃葡萄糖基（1→6）-β-D-吡喃葡萄糖苷［hederagenin-3-O-α-L-rhamnopyranosyl（1→2）-α-L-arabinopyran-nosyl-28-O-β-D-glucopyrananosyl（1→6）-β-D-glucopyranoside］，常春藤皂苷元-3-O-α-L-吡喃鼠李糖基（1→2）-α-L-吡喃阿拉伯糖基-28-O-3-乙酰基-β-D-吡喃葡萄糖基（1→6）-β-D-吡喃葡萄糖苷［hederagenin-3-O-α-L-rhamnopyranosyl（1→2）-α-L-arabinopyran-nosyl-28-O-6-acetyl-β-D-glucopranosyl（1→6）-β-O-glucpyrano-side］，常春藤皂苷元-3-O-α-L-吡喃鼠李糖基（1→2）-α-L-吡喃阿拉伯糖基-28-O-3-乙酰基-β-D-吡喃木糖基（1→6）-β-D-吡喃葡萄糖苷［hederagenin-3-O-α-L-rhamnopyranosyl（1→2）-α-L-arabinopyranosyl-28-O-3-acetyl-β-D-xylopyranosyl（1→6）-β-D-glucopyranoside］，常春藤皂苷元-3-O-α-L-吡喃鼠李糖基（1→2）-α-L-吡喃阿拉伯糖基-28-O-β-D-吡喃木糖基（1→6）-β-D-吡喃葡萄糖糖苷［hederagenin-3-O-α-L-rhamnopyrranosyl（1→2）-α-L-

arabinopyranosyl $-28-O-\beta-D-$ xylopyranosyl$(1\rightarrow6)-\beta-D-$ glucopyranoside]，齐墩果酸$-3-O-\beta-D-$吡喃葡萄糖基$(1\rightarrow2)-\alpha-L-$吡喃阿拉伯糖苷[oleanolic acid $-3-O-\beta-D-$ glucopyrannoside$(1\rightarrow2)-\beta-D-$ glucopyranosyl]，齐墩果酸$-3-O-\alpha-L-$吡喃阿拉伯糖苷$-28-O-\beta-D-$吡喃葡萄糖基$(1\rightarrow6)-\beta-D-$吡喃葡萄糖苷[oleanolic acid$-3-O-\alpha-L-$ ara-binopyranosyl $-28-O-\beta-D-$ glucopyranosyl $(1\rightarrow6)-\beta-D-$ glucopyrannoside]，齐墩果酸$-3-O-\beta-D-$吡喃葡萄糖基$(1\rightarrow2)-\alpha-L-$吡喃阿拉伯糖基$-28-O-\beta-D-$吡喃葡萄糖基$(1\rightarrow6)-\beta-D-$吡喃葡萄糖苷[oleanolic acid$-3-O-\beta-D-$ glucopyansoyl$(1\rightarrow2)-\alpha-L-$ arabinopyran-nosyl $-28-O-\beta-D-$ glucopyranosyl$(1\rightarrow6)-\beta-D-$ glucopyranoside]，齐墩果酸$-3-O-\alpha-L-$吡喃鼠李糖基$(1\rightarrow2)-\alpha-L-$吡喃阿拉伯糖基$-28-O-\beta-D-$吡喃葡萄糖基$(1\rightarrow6)-\beta-D-$吡喃葡萄糖苷[oleanolic acid$-3-O-\alpha-L-$ rhamnopyranosyl$(1\rightarrow2)-\alpha-L-$ arabinopyranosyl $-28-O-\beta-D-$ glu-copyranosyl$(1\rightarrow6)-\beta-D-$ glucopyranoside][1]。

2. 有机酸类　绿原酸,异绿原酸[1]。

3. 黄酮类　木犀草素[2]。

4. 单萜类　马钱子苷(loganin)[1]。

5. 无机成分　铁,钡,锰,锌,钛,锶,铜[1]。

6. 挥发油　苯甲醛,芳樟醇,壬醛,3-羟基-1-辛烯(1-oeten-3-ol),正庚醛丹皮酚(paeonal),3-乙烯基吡啶(3-vinylpyridine)[3],断马钱子苷二甲基缩醛(secologanin dimethylacetal),表断马钱子苷半缩醛内酯(epivogeloside),断马钱子苷半缩醛内酯(vogeloside)[1],忍冬醇(japenol)[2]。

【主要化学成分结构式】

$C_{46}H_{74}O_{19}(931.0)$
hederagenin $-3-O-\alpha-L-$ arabinopyranosyl $-28-O-\beta-D-$ glucopyranosyl$(1\rightarrow6)-\beta-D-$ glucopyranoside
常春藤皂苷元$-3-O-\alpha-L-$吡喃阿拉伯糖基$-28-O-\beta-D-$吡喃葡萄糖基$(1\rightarrow6)-\beta-D-$吡喃葡萄糖苷

$C_{47}H_{76}O_{17}(913.1)$
hederagenin $-3-O-\alpha-L-$ rhamnopyranosyl$(1\rightarrow2)-\alpha-L-$ arabinopyranosyl $-28-O-\beta-D-$ glucopyranoside
常春藤皂苷元$-3-O-\alpha-L-$吡喃鼠李糖基$(1\rightarrow2)-\alpha-L-$吡喃阿拉伯糖基$-28-O-\beta-D-$吡喃葡萄糖苷

$C_{52}H_{81}O_{22}$(1 058.2)

hederagenin - 3 - O - α - L - rhamnopyranosyl(1→2)-α - L - arabinopyran-nosyl - 28 - O - β - D - glucopyranosyl (1→6)- β - D - glucopyranoside

常春藤皂苷元 - 3 - O - α - L -吡喃鼠李糖基(1→2)- α - L -吡喃阿拉伯糖基 - 28 - O - β - D -吡喃葡萄糖基(1→6)- β - D -吡喃葡萄糖苷

$C_{53}H_{86}O_{23}$(1 091.2)

hederagenin - 3 - O - α - L - rhamnopyranosyl(1→2)- α - L - arabinopyranosyl - 28 - O - 6 - acetyl - β - D -glucopranosyl(1→6)- β - O - glucpyrano-side

常春藤皂苷元 - 3 - O - α - L -吡喃鼠李糖基(1→2)- α - L -吡喃阿拉伯糖基 - 28 - O - 3 -乙酰基 - β - D -吡喃葡萄糖基(1→6)- β - D -吡喃葡萄糖苷

$C_{53}H_{84}O_{22}$(1 073.2)

hederagenin - 3 - O - α - L - rhamnopyranosyl(1→2)- α - L - arabinopyranosyl - 28 - O - 3 - acetyl - β - D - xylopyranosyl(1→6)- β - D - glucopyranoside

常春藤皂苷元 - 3 - O - α - L -吡喃鼠李糖基(1→2)- α - L -吡喃阿拉伯糖基 - 28 - O - 3 -乙酰基 - β - D -吡喃木糖基(1→6)- β - D -吡喃葡萄糖苷

$C_{51}H_{81}O_{21}$(1 030.2)

hederagenin - 3 - O - α - L - rhamnopyrranosyl(1→2)- α - L - arabinopyranosyl - 28 - O - β - D - xylopyranosyl(1→6)- β - D - glucopyranoside

常春藤皂苷元 - 3 - O - α - L -吡喃鼠李糖基(1→2)- α - L -吡喃阿拉伯糖基 - 28 - O - β - D -吡喃木糖基(1→6)- β - D -吡喃葡萄糖糖苷

$C_{41}H_{66}O_{12}$(751.0)

oleanolic acid - 3 - O - β - D - glucopyrannoside(1→2)- β - D - glucopyranosyl

齐墩果酸 - 3 - O - β - D -吡喃葡萄糖基(1→2)- α - L -吡喃阿拉伯糖苷

$C_{46}H_{73}O_{17}$(898.1)

oleanolic acid - 3 - O - α - L - arabinopyranosyl - 28 - O - β - D - glucopyranosyl (1→6)- β - D - glucopyranoside

齐墩果酸 - 3 - O - α - L -吡喃阿拉伯糖苷 - 28 - O - β - D -吡喃葡萄糖基(1→6)- β - D -吡喃葡萄糖苷

$C_{52}H_{84}O_{22}(1\,061.2)$

oleanolic acid $- 3 - O - \beta - D -$ glucopyansoyl$(1{\rightarrow}2)-$ $\alpha - L -$ arabinopyran-nosyl $- 28 - O - \beta - D -$ glucopyranosyl$(1{\rightarrow}6)-\beta - D -$ glucopyranoside

齐墩果酸$-3 - O - \beta - D -$吡喃葡萄糖基$(1{\rightarrow}2)-\alpha - L -$吡喃阿拉伯糖基$-28 - O - \beta - D -$吡喃葡萄糖基$(1{\rightarrow}6)-\beta - D -$吡喃葡萄糖苷

$C_{52}H_{84}O_{21}(1\,045.2)$

oleanolic acid $- 3 - O - \alpha - L -$ rhamnopyranosyl$(1{\rightarrow}2)]-\alpha - L -$ arabinopyranosyl $- 28 - O - \beta - D -$ glucopyranosyl$(1{\rightarrow}6)-\beta - D -$ glucopyranoside

齐墩果酸$-3 - O - \alpha - L -$吡喃鼠李糖基$(1{\rightarrow}2)-\alpha - L -$吡喃阿拉伯糖基$-28 - O - \beta - D -$吡喃葡萄糖基$(1{\rightarrow}6)-\beta - D -$吡喃葡萄糖苷

$C_7H_7N\,(105.1)$

3 - vinylpyridine　3 -乙烯基吡啶

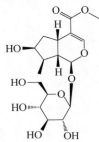

$C_{17}H_{26}O_{10}(390.4)$

loganin　马钱子苷（番木鳖苷）

【参考文献】

[1] 国家中医药管理局《中华本草》编委会.中华本草[M].上海：上海科学技术出版社,1999,第7册：537(总6571).

[2] 赵夏娜,韩英梅,付晓丽.忍冬藤的化学成分研究[J].中草药,2007,38(12)：1774.

[3] 杨迺嘉,刘文炜,霍昕,等.忍冬藤挥发性成分研究[J].生物技术,2008,18(3)：53.

121. 扶芳藤　fú fāng téng

［拉］Caulis et Folium Euonymi Fortunei
［英］Fortune Euonymus Stem and Leaf

　　扶芳藤,又名千斤藤、山百足、过墙风、爬行卫矛、小藤仲,为卫矛科植物扶芳藤 *Euonymus fortunei*（Turcz.）Hand.-Mazz.的带叶茎枝。广西主要分布于那坡、宁明、上林、罗城、永福、兴安、恭城。具有益肾壮腰,舒筋活络,止血消瘀等功效,主要用于治疗肾虚腰膝酸痛,风湿痹痛,小儿惊风,咯血,吐血,血崩,月经不调,子宫脱垂,创伤出血,跌打骨折等病证。

【化学成分】

1. 有机酸类　全草：含 3 -吡啶甲酸，丁香酸，没食子酸，原儿茶酸[2]。

2. 黄酮类　全草：含 3′,4′,7 -四羟基二氢黄酮，表儿茶素（epicatechin），儿茶素（catechin），没食子儿茶素，7 - O - α - L -吡喃鼠李糖基山奈酚（7 - O - α - L - rhamnopyranosyl - kaempferol）[4]。

3. 木脂素类　全草：含刺苞木脂素 A（flagelignanins A）[1]，丁香脂素（dulcitol）[2,3]。

4. 萜类　全草：含 3 - O -咖啡酰基白桦酯醇（3 - O - caffeoyl betulin），3 - O -咖啡酰基羽扇豆醇（3 - O - caffeoyl lupeol）[1]。

5. 其他　全草：含卫矛醇（dulcitol），1,4 -二羟基- 2 -甲氧基苯（1,4 - dihydroxy - 2 - methoxyl benzene），胡萝卜苷[1]；种子：含前番茄红素（prolycopene），前- γ -胡萝卜素（pro- γ - carotene）[4]，1α,2α,6β,9α,15 -五乙酰基- 8α -苯甲酰基-六元二氢沉香呋喃酯（1α,2α,6β, 9α,15 - pentaacetyl - 8α - benzoyl - dihydroagarofuran - 6 - ester）[5]。

【主要化学成分结构式】

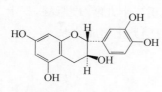

$C_{15}H_{14}O_6$(290.3)
catechin　儿茶素

$C_{15}H_{14}O_6$(290.3)
epicatechin　表儿茶素

$C_{22}H_{26}O_8$(418.4)
syringaresinol　丁香脂素

$C_6H_{14}O_6$(182.2)
dulcitol　卫矛醇

【参考文献】

[1] 瞿发林,丁青龙,张汉民. 扶芳藤化学成分研究[J]. 南京军医学院学报,2001,23(4):221.

[2] 廖矛川,杨颖达,杨光忠,等. 扶芳藤芳香类成分[J]. 中南民族大学学报(自然科学版),2009,28(4):51.

[3] 瞿发林,丁青龙,张汉民. 扶芳藤化学成分研究(Ⅱ)[J]. 西南国防医药,2002,12(4):349.

[4] 国家中医药管理局《中华本草》编委会. 中华本草[M]. 上海:上海科学技术出版社,1999,第 5 册:182(总 4090).

[5] 袁晓,吴晓军. 扶芳藤种油中的拒食活性化合物的 X-射线晶体结构分析[J]. 天然产物研究与开发,1994,6(2):37.

122. 旱莲草　*hàn lián cǎo*

［拉］Herba Ecliptae Prostratae
［英］Yerbadetajo Herb

旱莲草,又名黑墨草、墨旱莲、旱莲子、白旱莲、猪牙草、旱莲蓬、猢狲头、莲草,为菊科植物鳢肠 *Eclipta prostrata*(L.)Linn. 的全草。广西各地均有分布。具有补益肝肾,凉血止血。主治肝肾不足等功效,主要用于治疗头晕目眩,须发早白,吐血,咯血,衄血,便血,血痢,崩漏,外伤出血等病证。

【化学成分】

1. 香豆素类　蟛蜞菊内酯(wedelolactone),去甲蟛蜞菊内酯(demethylwedelolactone),异去甲蟛蜞菊内酯(isodemethylwedelolactone),吕宋果内酯(strychnolactone)[1]。

2. 萜类及甾体类　β-谷甾醇[1],旱莲苷 A、B、C(ecliptasaponin A、B、C)[3],胡萝卜苷,豆甾醇-3-氧-葡萄糖苷(stigmasterol-3-O-glucoside)[2],刺囊酸(echinocystic acid),齐墩果酸[3]。

3. 其他　α-醛基三聚噻吩(α-formylterthienyl),正二十九醇,硬脂酸,三十二碳酸,龙胆酸(2,5-dihydroxybenzoic acid)和脂肪烃以及脂肪酸酯类化学成分[1]。

【主要化学成分结构式】

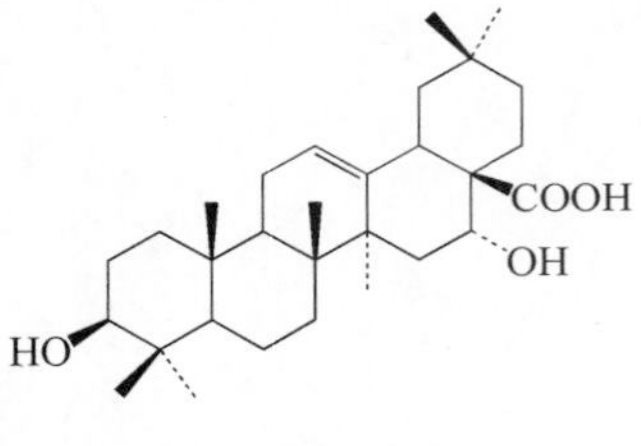

$C_{30}H_{48}O_4$(472.7)
echinocystic acid
刺囊酸

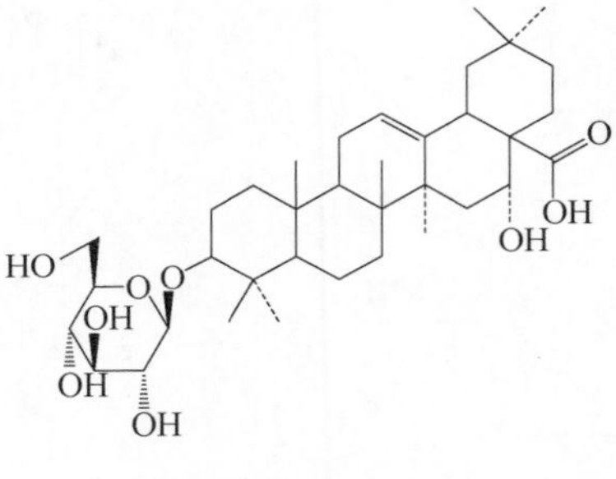

$C_{36}H_{58}O_9$(634.9)
ecliptasaponin A
旱莲苷 A

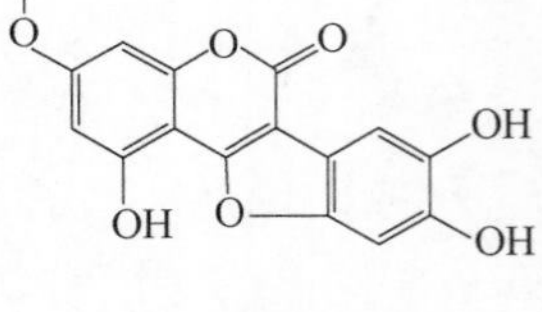

$C_{16}H_{10}O_7$(314)
wedelolactone
蟛蜞菊内酯

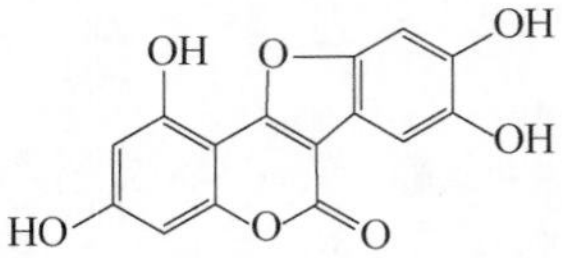

$C_{15}H_8O_7$(300.2)
demethylwedelolactone　去甲基蟛蜞菊内酯

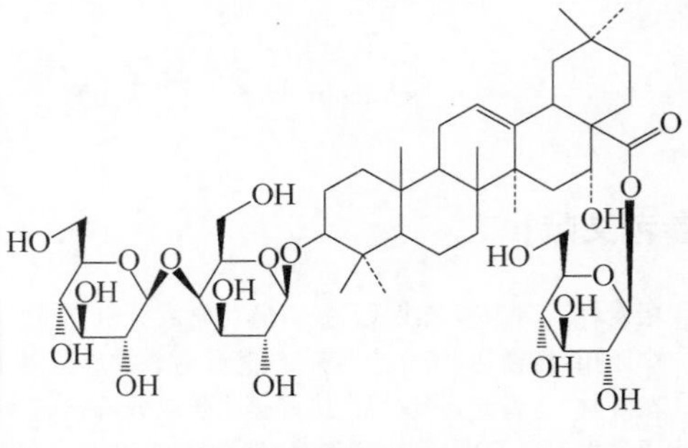

$C_{46}H_{78}O_{19}$(959.2)
ecliptasaponin B　旱莲苷 B

【参考文献】

［1］张金生，郭倩明. 旱莲草化学成分的研究［J］. 药学学报，2001，36（1）：34.

［2］张梅，陈雅妍. 旱莲草化学成分的研究［J］. 中国中药杂志，1996，21（8）：480.

［3］张梅，陈雅妍. 旱莲草化学成分旱莲苷 A 和旱莲苷 B 的分离和鉴定［J］. 药学学报，1996，31（3）：196.

123. 杜仲 dù zhòng

［拉］Cortex Eucommiae
［英］Eucommia Bark

杜仲，又名思仙、石思仙、扯丝皮、丝连皮、玉丝皮，为杜仲科植物杜仲 *Eucommia ulmoides* Oliv. 的树皮。广西各地均有栽培。具有补肝肾，强筋骨，安胎等功效，主要用于治疗腰膝酸痛，阳痿，尿频，小便余沥，风湿痹痛，胎动不安，习惯性流产等病证。

【化学成分】

1. **木脂素及其苷类** 右旋丁香树脂酚，右旋丁香树脂酚葡萄糖苷，丁香丙三醇-β-丁香树脂酚醚 4″, 4‴-双葡萄糖苷（syringylglycerol-β-syringaresinol ether 4″, 4‴-di-O-β-D-glucopyranoside）；右旋松脂酚（pinoresinol），右旋表松脂酚，右旋松脂酚葡萄糖苷，右旋松脂酚双葡萄糖苷（pinoresinol-di-O-β-D-glucopyranoside），右旋 *l*-羟基松脂酚（*l*-hydroxypinoresinol），右旋 *l*-羟基松脂酚-4′-葡萄糖苷（*l*-hydroxypinoresinol-4′-O-β-D-glucopyranoside），右旋 *l*-羟基松脂酚-4″-葡萄糖苷（*l*-hydroxypinoresinol-4″-O-β-D-glucopyranside），右旋 *l*-羟基松脂酚-4′, 4″-双葡萄糖苷（*l*-hydroxypinoresinol-4′, 4″-di-O-β-D-glucopyranoside），二氢去氢二松柏醇（dihydrodehydrodiconiferylalcohol），苏式二羟基去氢二松柏醇（threo-dihydroxydehydrodiconiferyl alcohol），赤式二羟基去氢二松柏醇（erytho-dihydroxydehyrodiconiferyl alcohol），去氢二松柏醇-4, r′-二葡萄糖苷（dehydrodiconiferyl alcohol-4, r′-di-O-β-D-glucopyranoside），左旋橄榄树脂素（L-olivil），左旋橄榄树脂素-4′-葡萄糖苷（olivil-4′-O-β-D-glucopyranoside），左旋橄榄树脂素-4″-葡萄糖苷（olivil-4″-O-β-D-glucopyranoside），左旋橄榄树脂素-4′, 4″-双葡萄糖苷（olivil-4′, 4″-di-O-β-D-glucopyranoside），右旋环橄榄树脂素（cycloolivil），右旋杜仲树脂酚（medioresinol），右旋杜仲树脂酚双葡萄糖苷（杜仲素 A，medioresinol-di-O-β-D-glucopyranoside），耳草脂醇 C-4″, 4″-双葡萄糖苷（hedyotol C-4″, 4″-di-O-β-D-glucopyranoside），鹅掌楸苷，柑属苷 B（citrusin B）。

2. **环烯醚萜类** 桃叶珊瑚苷，杜仲苷（ulmoside），都桶子素（genipin），都桶子苷（geniposide），都桶子苷酸（geniposidic acid），筋骨草苷（ajugoside），哈帕苷乙酸酯（harpagide acetate），匍匐筋骨草苷（reptoside），杜仲醇，杜仲醇苷 I（eucommioside I）等[1]。

3. **酚及酚酸类** 消旋的苏式 l -(4 -愈创木酚基)甘油,消旋的赤式 l -(4 -愈创木酚基)甘油(erythro-guaiacyl glycerol),赤式 l -(4 -愈创木酚基)甘油 - β -松柏醛醚(erythro-guaiacyl glycerol - β - coniferyl aldehydeether),苏式 l -(4 -愈创木酚基)甘油 - β -松柏醛醚(threo-guaiacylglycerol - β - coniferylaldehyde ether),绿原酸甲酯,香草酸[1],咖啡酸,绿原酸[1,2]。

4. **三萜类及甾体类** 白桦脂醇,白桦脂酸,熊果酸,β -谷甾醇,胡萝卜苷[1]。

5. **氨基酸类** 苯丙氨酸,赖氨酸,色氨酸,蛋氨酸,苏氨酸,缬氨酸,亮氨酸,异亮氨酸,谷氨酸,胱氨酸,组氨酸[1]。

6. **黄酮类** 山奈酚[1],表儿茶素,儿茶素,芦丁[2]。

7. **其他** 杜仲烯醇,酒石酸,半乳糖醇,正三十烷醇,正二十九烷,杜仲胶[1],正二十八烷酸,二十四烷酸甘油酯(tetracosanoic - 2,3 - dihydroxypropyl ester)[2],锗,硒等微量元素[1]。

【主要化学成分结构式】

$C_{20}H_{21}O_6$ (357.4)
(+)- pinoresinol
(+)-松脂素

$C_{20}H_{23}O_7$ (375.4)
l - hydroxypinoresinol
右旋 l -羟基松脂酚

$C_{32}H_{42}O_{16}$ (682.7)
pinoresinol - di - O - β - D - glucopyranoside
右旋松脂酚双葡萄糖苷

$C_{18}H_{19}O_6$ (331.3)
dihydrodehydrodiconiferylalcohol
二氢去氢二松柏醇

$C_{20}H_{23}O_7$ (375.4)
L - olivil
左旋橄榄脂素

$C_{26}H_{36}O_{12}$ (538.6)
olivil - 4' - O - β - D - glucopyranoside
左旋橄榄树脂素- 4' -葡萄糖苷

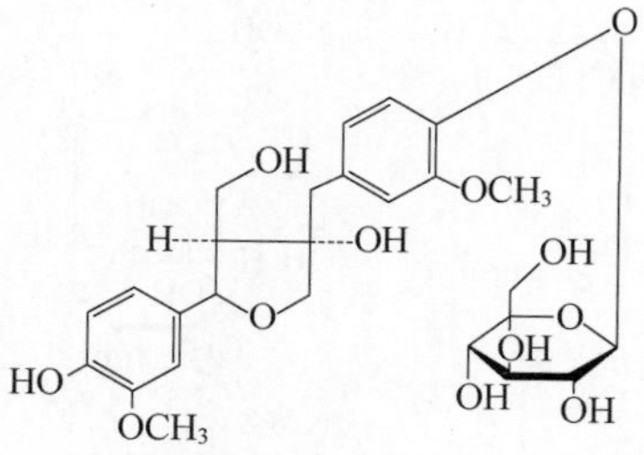

C_{26}H_{34}O_{12}(538.5)
olivil - 4″- O - β - D - glucopyranoside
左旋橄榄树脂素- 4″-葡萄糖苷

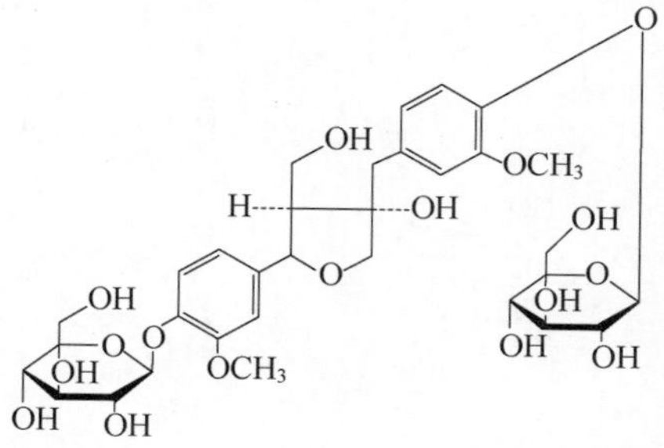

C_{32}H_{44}O_{17}(700.7)
olivil - 4′, 4″- di - O - β - D - glucopyranoside
左旋橄榄树脂素- 4′, 4″-双葡萄糖苷

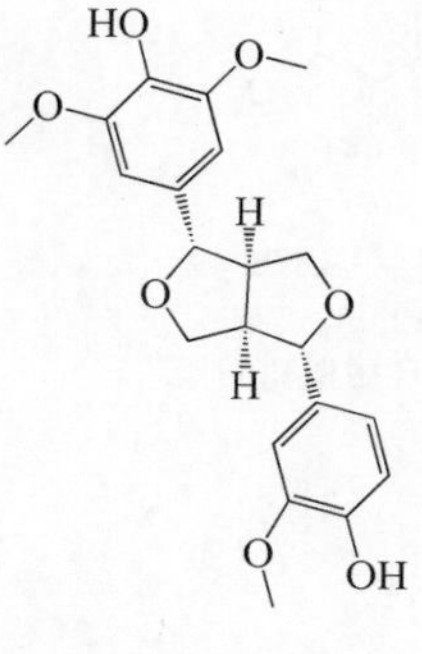

C_{21}H_{24}O_7(388.4)
medioresinol
右旋杜仲树脂酚(梣皮树脂醇)

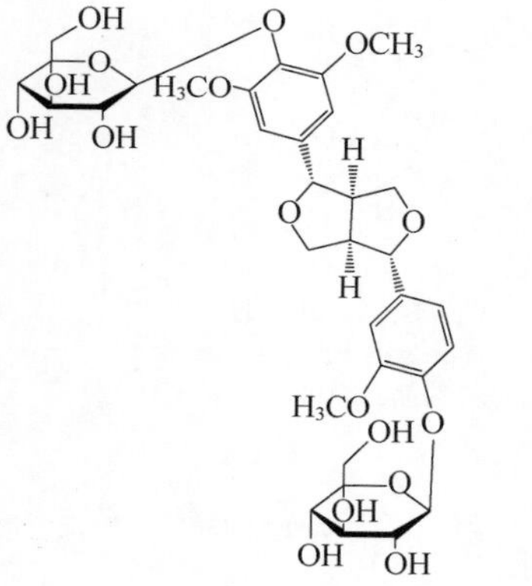

C_{33}H_{44}O_{17}(712.7)
medioresinol - di - O - β - D - glucopyranoside
右旋杜仲树脂酚双葡萄糖苷(杜仲素 A)

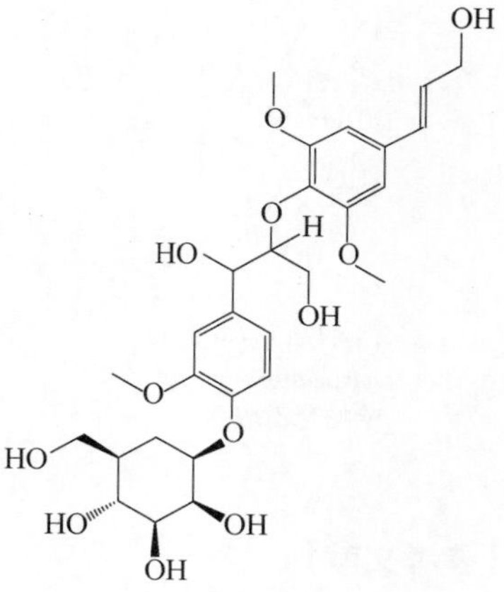

C_{27}H_{36}O_{13}(568.6)
citrusin B
柑属苷 B

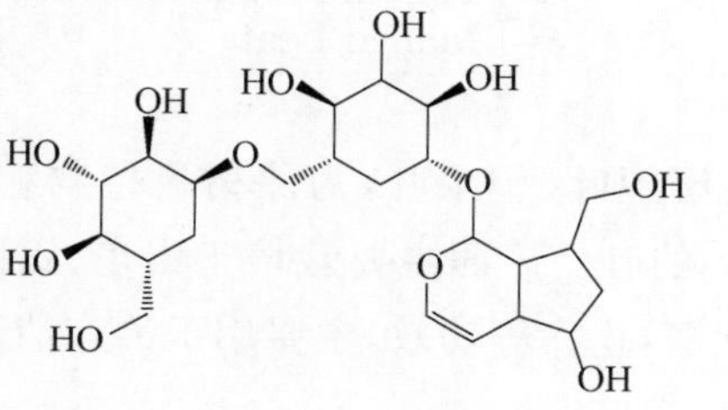

C_{27}H_{36}O_{13}(568.6)
ulmoside
杜仲苷

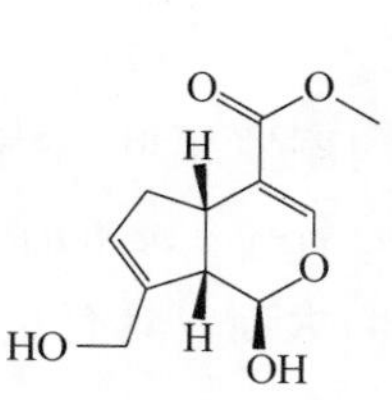

C_{11}H_{12}O_5(224.2)
genipin
都桷子素

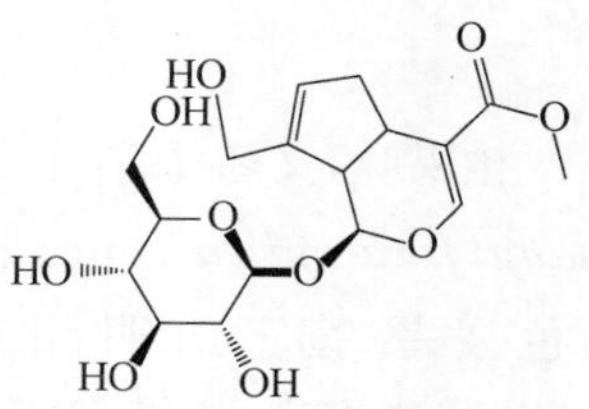

C_{15}H_{21}O_{10}(361.3)
geniposide
都桷子苷

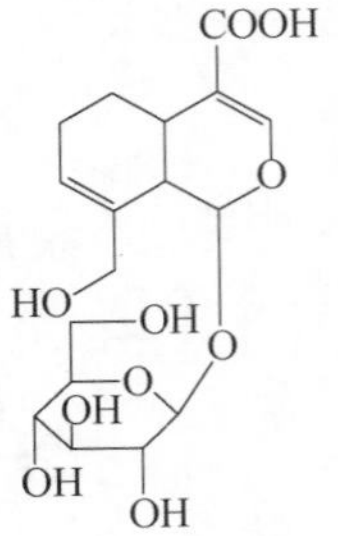

$C_{16}H_{22}O_{10}$(374.4)
geniposidic acid
都桷子苷酸(京尼平苷酸)

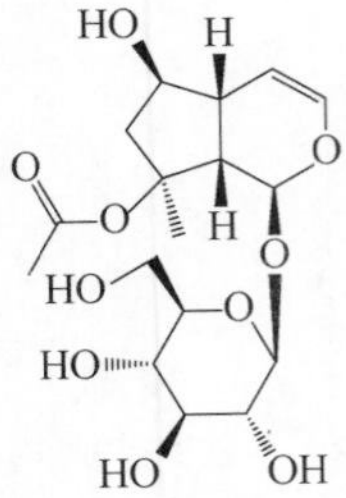

$C_{17}H_{26}O_{10}$(390.4)
ajugoside
筋骨草苷

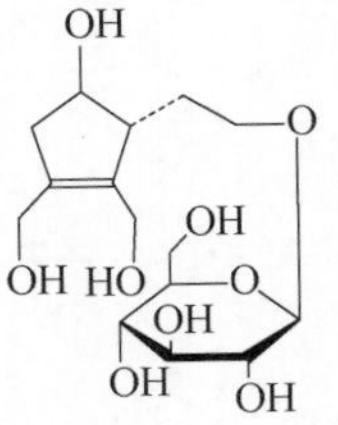

$C_{15}H_{26}O_9$(350.4)
eucommioside Ⅰ
杜仲醇苷Ⅰ

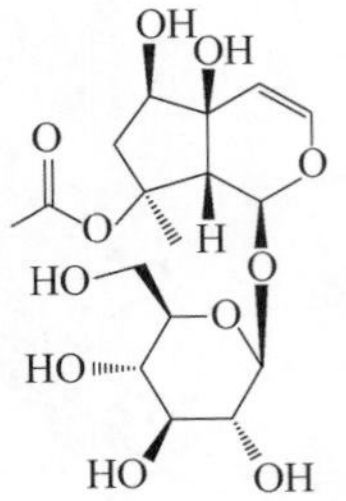

$C_{17}H_{26}O_{11}$(406.4)
harpagide acetate
哈帕苷乙酸酯

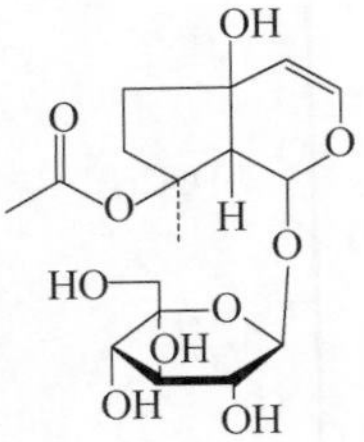

$C_{17}H_{26}O_{10}$(390.4)
reptoside
匍匐筋骨草苷

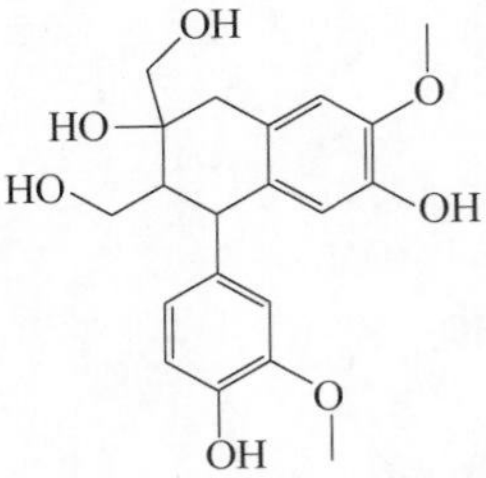

$C_{20}H_{24}O_7$(376.4)
cycloolivil
右旋环橄榄树脂素

【参考文献】

［1］国家中医药管理局《中华本草》编委会. 中华本草［M］. 上海：上海科学技术出版社,1999,第2册：458(总1005).

［2］孙燕荣,董俊兴,吴曙光. 杜仲化学成分研究［J］.中药材,2004,27(5)：341.

---

124. 杜果叶 *máng guǒ yè*

［拉］Folium Mangiferae Indicae
［英］Mango Leaf

杜果叶,又名杜果叶、芒果叶、庵罗果叶、香盖叶、蜜望叶、望果叶,为漆树科植物杜果 *Mangifera indica* Linn. ［*M. austro-yunnanensis* Hu］的叶。广西主要栽培于田东、田阳、百色、平果、南宁、宁明、凭祥、龙州、大新。具有止咳,化滞,止痒等功效,主要用于治疗消渴,疳积,湿疹瘙痒,疣等病证。

【化学成分】

1. 氧杂蒽酮类　叶：含杜果苷(mangiferin),高杜果苷(raw medicine of mangiferin),异

杜果苷(isomangiferin)[1]；果实：含杜果苷(mangiferin)[2]。

　　2. 黄酮类　叶：含槲皮素，山柰酚，杨梅素[1]；果实：含槲皮素，异槲皮苷[2]。

　　叶：含β-谷甾醇[1]。果实：含异杜果醇酸(isomangiferolic acid)，阿波醇酸(ambolic acid)，阿波酮酸(ambonic acid)，杜果酮酸(mangiferonic acid)[2]。

　　3. 萜类　果实：含月桂烯，枸橼烯，α-蒎烯，β-蒎烯，小茴香酮(fenchone)，堇黄素(violaxanthin)[2]。

　　4. 有机酸类　果实：含没食子酸，间-二没食子酸(m-digallic acid)，并没食子酸；杜果干：含酒石酸，枸橼酸，草酸[2]。

　　5. 糖类　果实、杜果干：含葡萄糖；果汁：含蔗糖，葡萄糖，果糖等；未成熟的果实：含葡聚糖，阿聚糖，聚半乳糖醛酸(galacturonan)；带皮果实：含糖[2]。

　　6. 维生素类　果实：含维生素 B_1(硫胺素，thiamine)，维生素 B_2(核黄素)，β-胡萝卜素，叶酸等；带皮果实：含维生素 C。

　　7. 其他　果实：含内消旋肌醇(mesoinositol)，异戊醇(isoamyl alcohol)，没食子鞣质。带皮果实：含蛋白质，粗纤维。

【主要化学成分结构式】

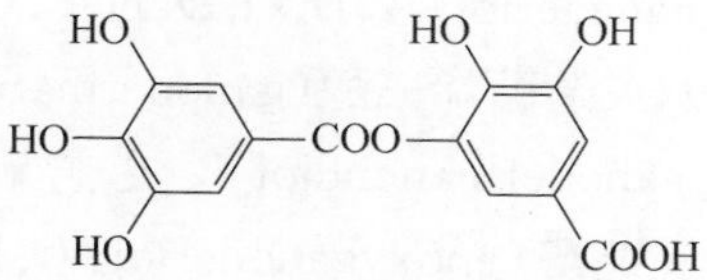

$C_{14}H_{10}O_9$(322.2)
m-digallic acid
间-二没食子酸

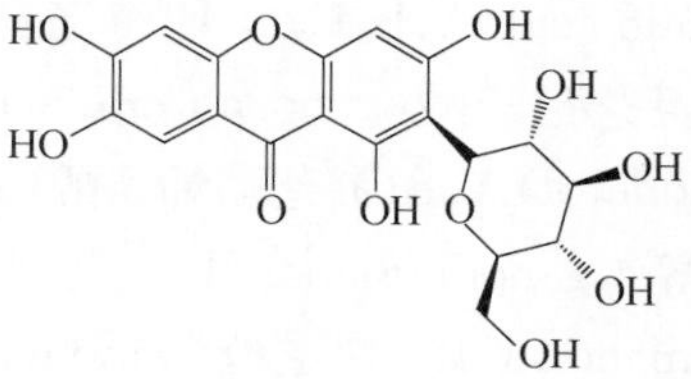

$C_{19}H_{18}O_{11}$(422.4)
mangiferin
杜果苷

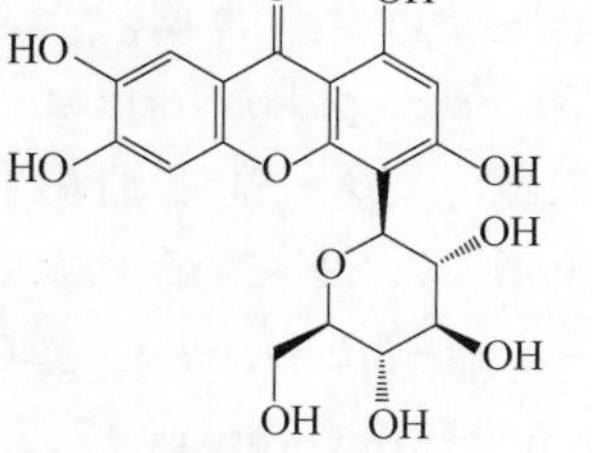

$C_{29}H_{46}O_3$(442.7)
isomangiferin
异杜果苷

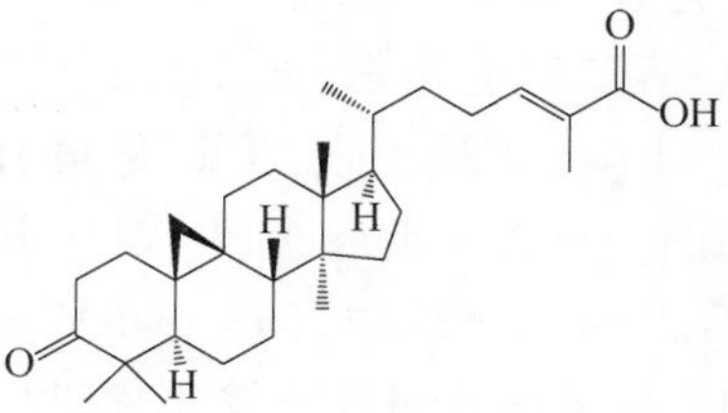

$C_{30}H_{46}O_3$(454.7)
mangiferonic acid
杜果酮酸

【参考文献】

[1] 胡彦君,刘燊,王定勇. 芒果叶的化学成分的研究[J]. 亚太传统医药,2010,6(2):18.

[2] 国家中医药管理局《中华本草》编委会. 中华本草[M]. 上海：上海科学技术出版社,1999，第 5 册：79(总 3919).

125. 灵芝　líng zhī

[拉] Ganoderma Lucidum
[英] Lucid Ganoderma

灵芝，又名三秀、菌、芝、灵芝草、木灵芝、菌灵芝，为多孔菌科真菌灵芝 *Ganoderma lucidum*（Leyss. ex Fr.）Karst 的子实体。广西主要分布于西林、隆林、那坡、靖西。具有益气血，安心神，健脾胃等功效，主要用于治疗头晕，久咳气喘，心悸，失眠，虚劳，神疲乏力，矽肺，冠心病，肿瘤等病证。

【化学成分】

1. 甾体类　灵芝酸(ganoderic acid)A、B、C_1、C_2、E、F、G、H、I、J、K、L、M、M_a、M_b、M_c、M_d、M_e、M_f、M_g、M_h、M_i、M_j、M_k、N、O、P、Q、R、S、T、U、V、W、X、Y、Z；灵芝-22-烯酸(ganoderenic acid)a、b、c、d；灵芝草酸(sanedermic acid)J_a、J_b、N、O、P_1、P_2、Q、R、S、T-N、T-O、T-Q、22,23-二亚甲基灵芝草酸(22,23-dimethylene ganodermic acid)R、S；丹芝酸(ganolucidic acid)A、B、C、D、E；赤芝酸(lucidenic acid)A、B、C、D_1、D_2、E_1、E_2、F、G、H、I、J、K、L、M；灵芝孢子酸(ganosporeric acid)A；丹芝醇(ganederiol)A、B、C、D、E、F、G、H、I；灵芝醇(ganoderol)A、B；灵芝萜烯二醇(ganodermadiol)，灵芝萜烯三醇(ganodermatriol)，灵芝萜烯酮醇（ganodermenonol），灵芝萜酮二醇（ganodermanondiol），灵芝萜酮三醇(ganodermanontriol)；灵芝醛(ganoderal)A、B；环氧灵芝醇(epoxyganoderiol)A、B、C；赤芝萜酮(lucidone)A、B、C；赤芝孢子内酯(ganosporelactone)A、B；灵芝甾酮(ganodosterone)，麦角甾醇棕榈酸酯(ergosterol-palmitate)，麦角甾-7,22-二烯-3β-醇(ergosta-7,22-dien-3β-ol)，麦角甾-7,22-二烯-3β-醇亚油酸酯(ergosta-7,22-dien-3β-ol-linoleate)，麦角甾-7,22-二烯-3β-醇棕榈酸酯(ergosta-7,22-dien-3β-ol-palmitate)，8,9-环氧麦角在-5,22-二烯-3β,15-二醇(8,9-epoxyergosta-5,22-dien-3β,15-diol)，5α,8α-表二氧麦角甾-6,11,22-三烯-3β-醇[5α,8α-epidioxyergosta-6,11,22-trien-3β-ol]，5α,8α-表二氧麦角在-6,22-二烯-3β-醇亚油酸酯（5α,8α-epidioxyergosta-6,22-dien-3β-ol-linoleate)，麦角甾-7,22-二烯-2β,3α,9α-三醇(ergosta-7,22-dien-2β,3α,9α-triol)，麦角甾-7,22-二烯-3β,5α,6α-三醇(ergosta-7,22-dien-3β,5α,6α-triol)，麦角甾-7,22-二烯-3β,5α,6β-三醇(ergosta-7,22-dien-3β,5α,6β-triol)，麦角甾-7,9(11),22-三烯-3β,5α,6α-三醇[ergosta-7,9(11),22-trien-3β,5α,6α-triol]，22β-乙酰氧基-3α,15α-二羟基羊毛甾-7,9(11),24-三烯-26-羧酸[22β-acetoxy-3α,15α-dihydroxylanosta-7,9(11),24-trien-26-carboxylic acid]，22β-乙酰氧基-3β,15α-二羟基羊毛甾-7,9(11),24-三烯-26-羧酸[22β-acetoxy-3β,15α-dihydroxylanosta-7,9(11),24-trien-26-carboxylic acid]，3β,15α-二乙酰氧基-22α-羟基羊毛甾-7,9(11),24-三烯-26-羧酸[3β,15α-diacetoxy-22α-hydroxylanosta-7,9

(11),24 - trien - 26 - carboxylic acid]，羊毛甾-79(11),24 -三烯- 3α -乙酰氧基- 15α -羟基- 23 -氧- 26 -羧酸[lanosta - 7,9(11),24 - trien - 3α - acetoxy - 15α - hydroxy - 23 - oxo - 26 - carboxylic acid]，羊毛甾- 7,9(11),24 -三烯- 3α -乙酰氧基- 15α,22β -二羟基- 26 -羧酸[lanosta - 7,9(11),24 - trien - 3α - acetoxy - 15α,22β - dihydroxy - 26 - carboxylic acid]，羊毛甾- 7,9(11),24 -三烯- 3α -乙酰氧基- 26 -羧酸[lanosta - 7,9(11),24 - trien - 3α - acetoxy - 26 - carboxylic acid]，羊毛甾- 7,9(11),24 -三烯- 15α -乙酰氧基- 3α -羟基- 23 -氧- 26 -羧酸[lanosta - 7,9(11),24 - trien - 15α - acetoxy - 3α - hydroxy - 23 - oxo - 26 - carboxylic acid]，羊毛甾- 7,9(11),24 -三烯- 3α,15α -二乙酰氧基- 23 -氧- 26 -羧酸[lanosta - 7,9(11),24 - trien - 3α,15α - diacetoxy - 23 - oxo - 26 - carboxylic acid]，3β,15α,22β -三羟基羊毛甾- 7,9(11),24 -三烯- 26 -羧酸[3β,15α,22β - trihydroxy-lanosta - 7,9(11),24 - trien - 26 - carboxylic acid]，3α,15α,22,α -三羟基羊毛甾- 7,9(11),24 -三烯- 26 -羧酸[3α,15α,22α - trihydroxylancota - 7,9(11),24 - trien - 26 - carboxylic acid]，3α,15α -二乙酰氧基- 22α -羟基羊毛甾- 7,9(11),24 -三烯- 26 -羧酸[3α,15α - diacetoxy - 22α - hydroxy lanosta - 7,9(11),24 - trien - 26 - carboxylic acid]，3β,15α -二乙酰氧基羊毛甾- 8,24 -二烯- 26 -羧酸(3β,15α - diacetoxy - 8,24 - dien - 26 - carboxylic acid)，麦角甾- 7,22 -二烯- 3 -酮(ergosta - 7,22 - dien - 3 - one)，麦角甾- 4,7,22 -三烯- 3,6 -二酮(ergosta - 4,7,22 - trien - 3,6 - dione)，麦角甾- 4,6,8(14),22 -四烯- 3 -酮[ergosta - 4,6,8(14),22 - tetraen - 3 - one]，6α -羟基麦角甾- 4,7,22 -三烯- 3 -酮(6α - hydroxyergosta - 4,7,22 - trien - 3 - one)，6β -羟基麦角甾- 4,7,22 -三烯- 3 -酮(6β - hydroxyergosta - 4,7,22 - trien - 3 - one)，24 -甲基胆甾- 7 -烯- 3β -醇(24 - methylcholesta - 7 - en - 3β - ol)，24 -甲基胆甾- 7,22 -二烯- 3β -醇(24 - methylcholesta - 7,22 - dien - 3β - ol)，24 -甲基胆甾- 5,7,22 -三烯- 3β -醇(24 - methylcholesta - 5,7,22 - trien - 3β - ol)，β -谷甾醇[1]，灵芝酸 D 甲酯(methyl ganoderate D，即 methyl 7β - hydroxy - 3,11,15,23 - tetraoxo - 5α - lanost - 8 - en - 26 - oate)和赤芝酸 D 甲酯(methyl lucidenate D，即 methyl 12β - acetoxy - 3,7,11,15 - tetraoxo - 5α - lanost - 8 - en - 24 - oate)[2]，灵芝烯酸 G(ganoderenic acid G)[3]。

2. 黄酮类　山奈酚，金雀异黄素(genistein)[3]。

3. 多糖及肽多糖类　$BN_3 B_1$，$BN_3 B_3$，$BN_3 B_4$，$BN_3 B_5$[5]，$BN_3 C1$，$BN_3 C_3$[6]，GLA_2，GLA_4，GLA_6，GLA_7，GLA_8，GLB_2，GLB_3，GLB_4，GLB_6，GLB_7，GLB_9，GLB_{10}，GLC_1，GLC_2[7]，$TGLB_1$，$TGLB_8$，$TGLB_{10}$[8]，$GLSP_1$，$GLSP_2$，$GLSP_3$[9]，TGLP - 2，TGL P - 3，TGLP - 6，TGLP - 7[10]。

4. 氨基酸及蛋白质类　天冬氨酸、苏氨酸、谷氨酸、丙氨酸、甘氨酸、胱氨酸、缬氨酸、丝氨酸、蛋氨酸、异亮氨酸、亮氨酸、酪氨酸、苯丙氨酸、赖氨酸、组氨酸、精氨酸、脯氨酸、免疫蛋白 LZ - 8 和多种酶[11,12]。

5. 无机成分　钼、锌、镉、铅、钴、镍、锰、铁、磷、硼、镁、钙、铜、铬、钒、铍、镱、钇、镧、钪、铈、锶、钡、锗[11]。

6. 其他　腺苷[1]，2 -(2′-羟基二十二酰胺基)十八烷- 1,3,4 -三醇[2 -(2′-

hydroxydocosanoylamino)octadecane－1,3,4－triol][4]。

【主要化学成分结构式】

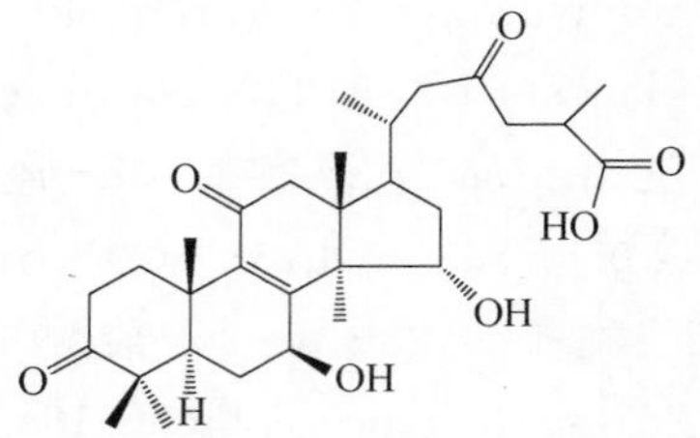

$C_{30}H_{44}O_7$ (516.7)
ganoderic acid A
灵芝酸 A

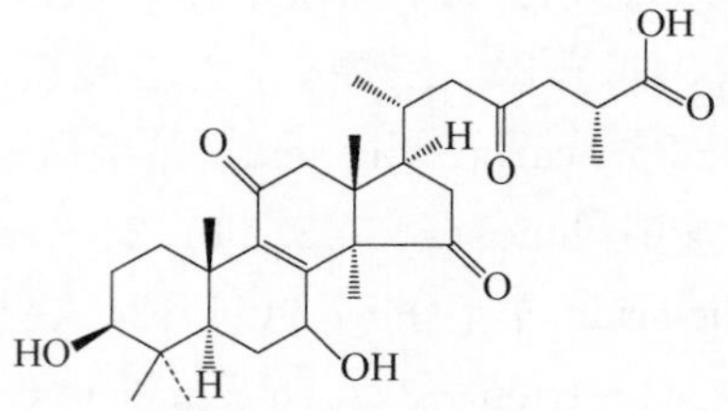

$C_{30}H_{44}O_7$ (516.7)
ganoderic acid B
灵芝酸 B

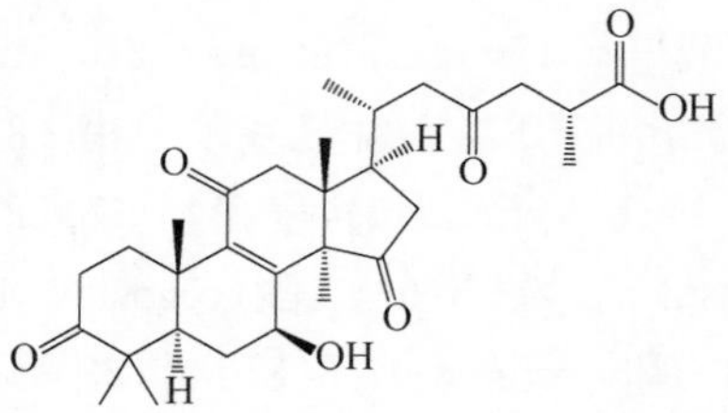

$C_{30}H_{42}O_7$ (514.7)
ganoderic acid C_1
灵芝酸 C_1

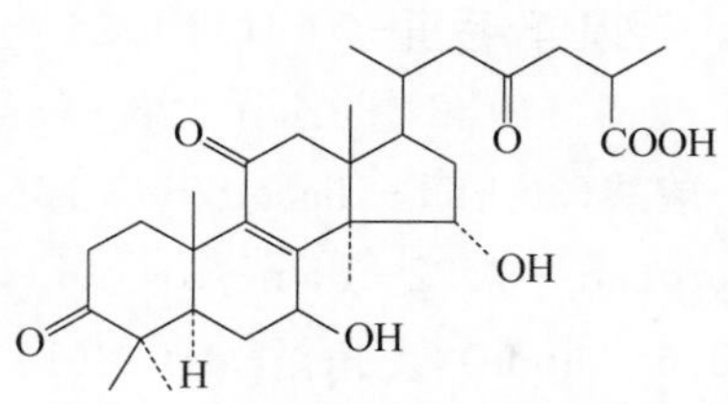

$C_{30}H_{43}O_7$ (515.7)
ganoderic acid C_2
灵芝酸 C_2

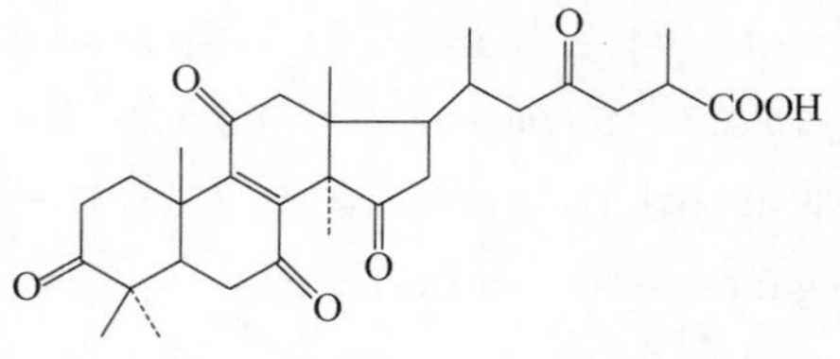

$C_{30}H_{40}O_7$ (512.6)
ganoderic acid E
灵芝酸 E

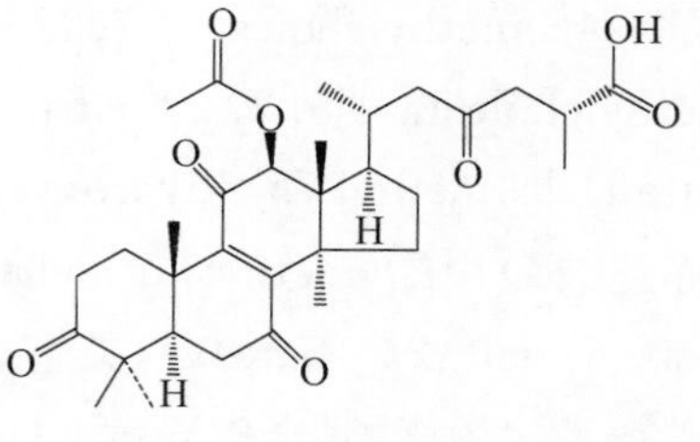

$C_{32}H_{43}O_9$ (571.7)
ganoderic acid F
灵芝酸 F

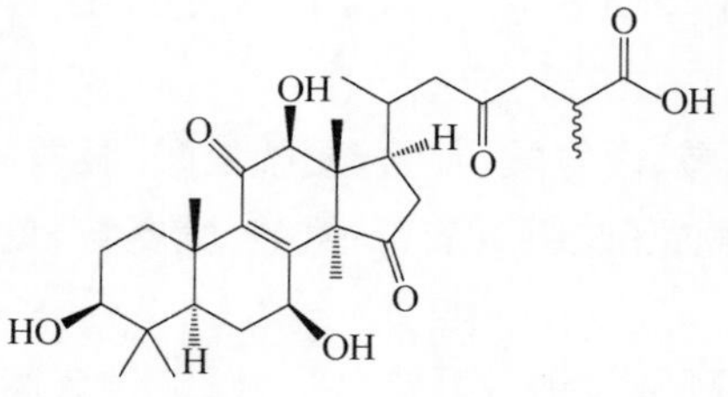

$C_{30}H_{44}O_8$ (532.6)
ganoderic acid G
灵芝酸 G

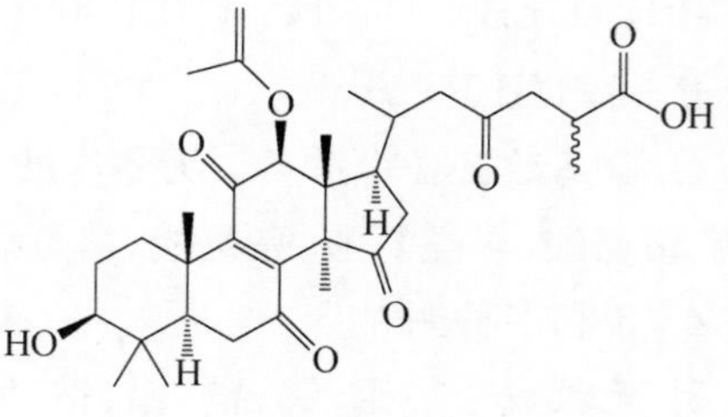

$C_{31}H_{44}O_6$ (512.7)
ganoderic acid H
灵芝酸 H

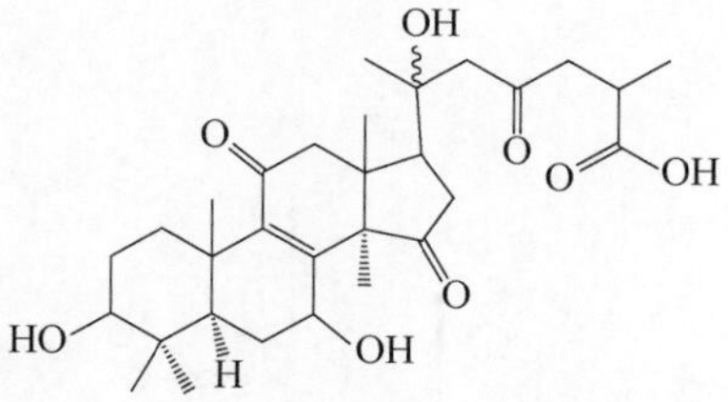

$C_{30}H_{44}O_8$ (532.7)
ganoderic acid I
灵芝酸 I

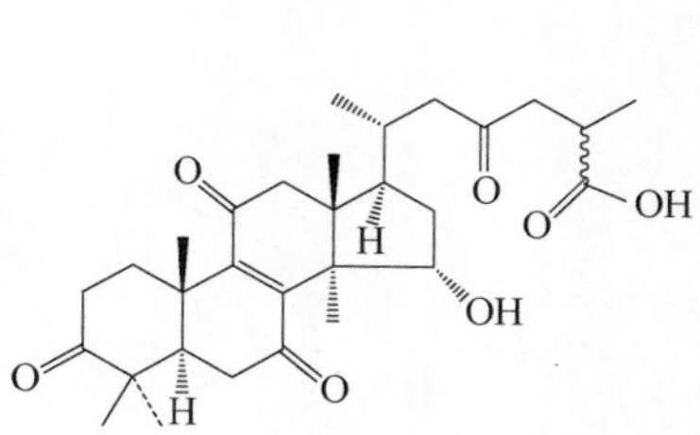

$C_{30}H_{42}O_7$ (514.7)
ganoderic acid J
灵芝酸 J

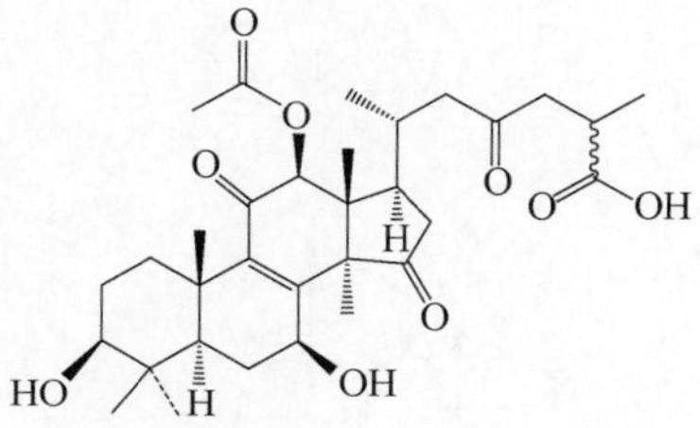

$C_{32}H_{46}O_9$ (574.7)
ganoderic acid K
灵芝酸 K

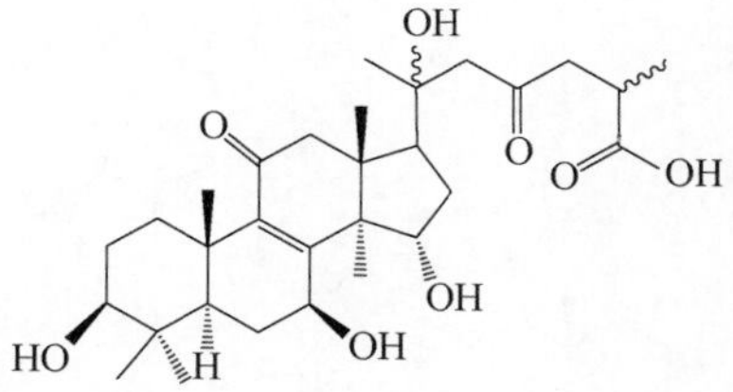

$C_{31}H_{46}O_8$ (546.7)
ganoderic acid L
灵芝酸 L

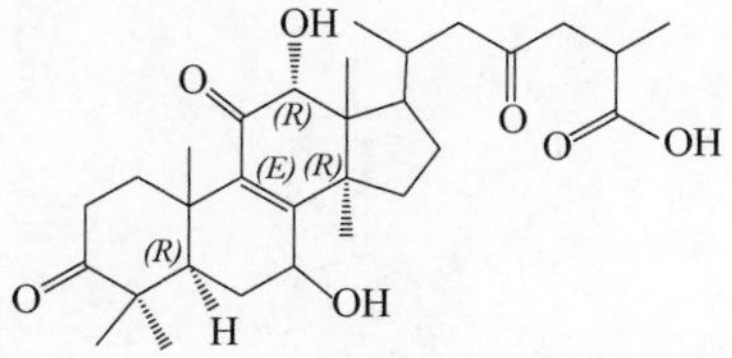

$C_{31}H_{45}O_8$ (545.7)
ganoderic acid M
灵芝酸 M

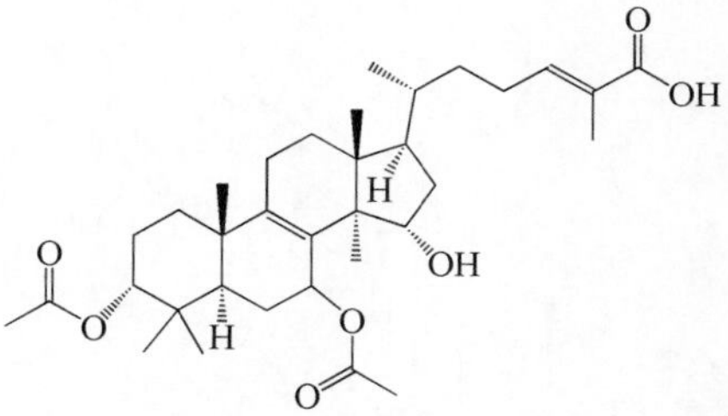

$C_{33}H_{51}O_5$ (527.8)
ganoderic acid Ma
灵芝酸 M_a

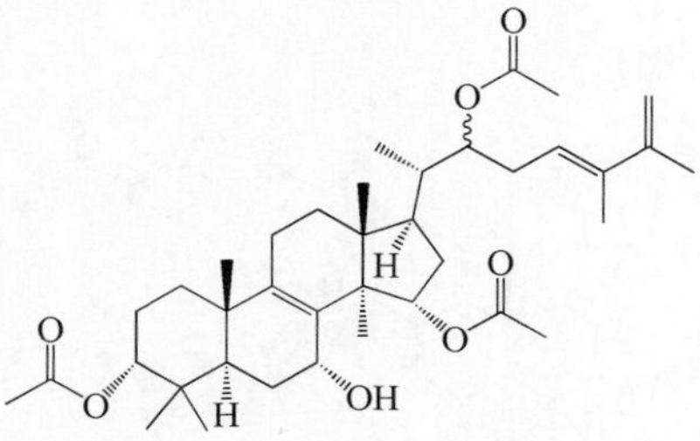

$C_{36}H_{54}O_9$ (630.8)
ganoderic acid Mb
灵芝酸 M_b

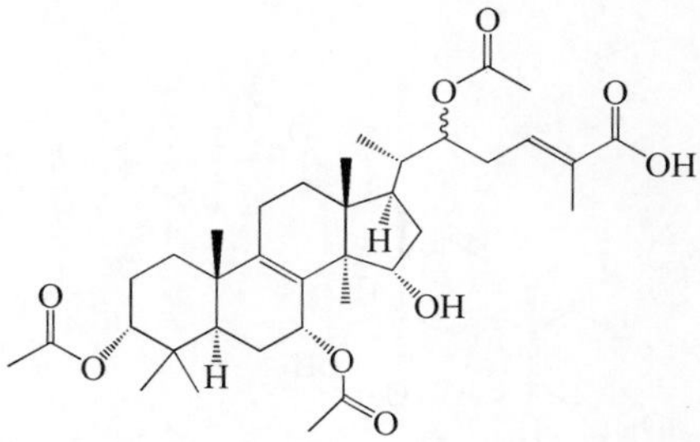

$C_{36}H_{51}O_9$ (627.8)
ganoderic acid Mc
灵芝酸 M_c

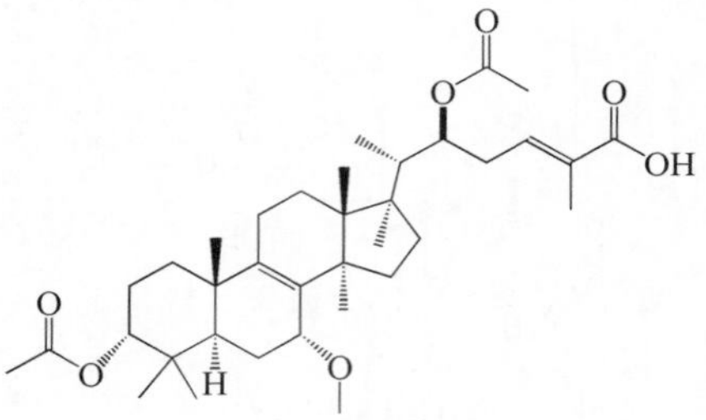

$C_{35}H_{54}O_7$ (586.8)
ganoderic acid Md
灵芝酸 M_d

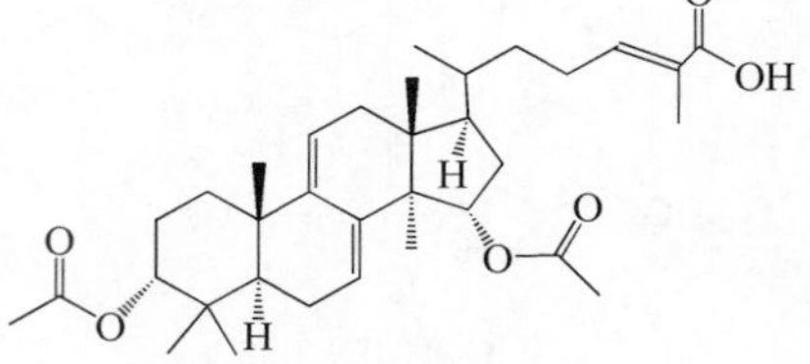

$C_{34}H_{50}O_6$ (554.8)
ganoderic acid Me
灵芝酸 M_e

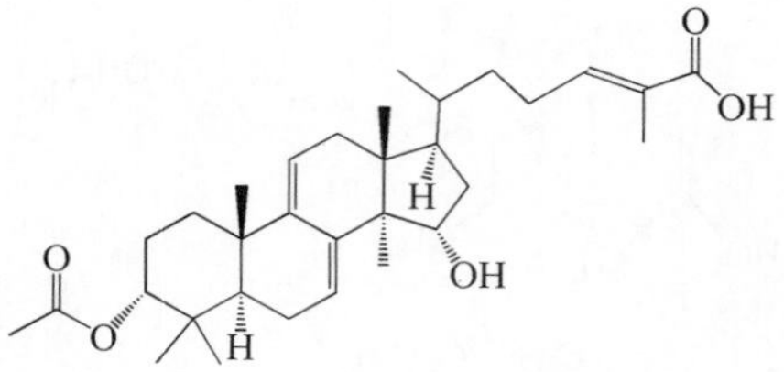

$C_{32}H_{48}O_5$ (512.7)
ganoderic acid Mf
灵芝酸 M_f

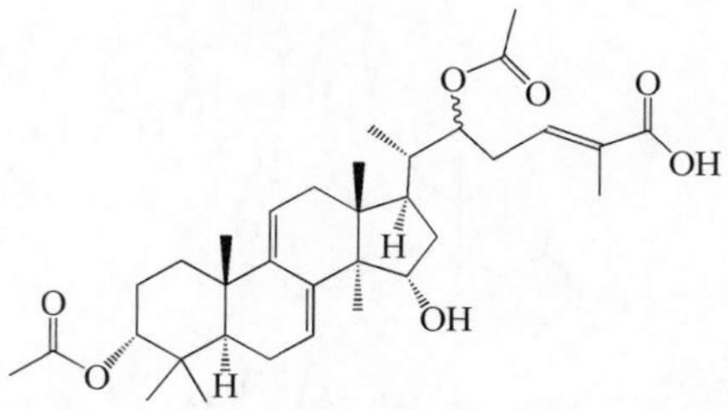

$C_{35}H_{54}O_8$ (602.8)
ganoderic acid Mg
灵芝酸 M_g

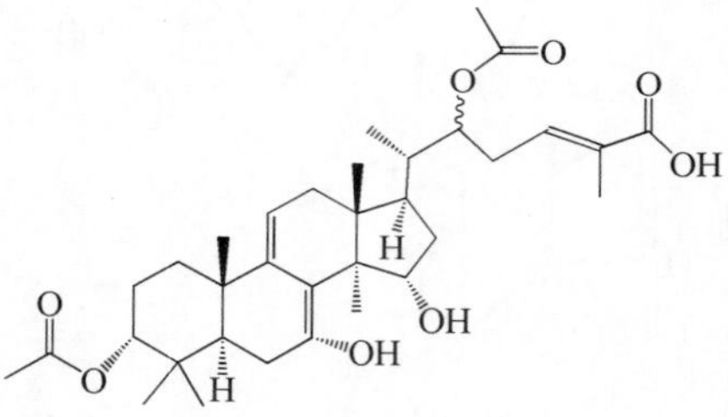

$C_{34}H_{52}O_8$ (588.8)
ganoderic acid Mh
灵芝酸 M_h

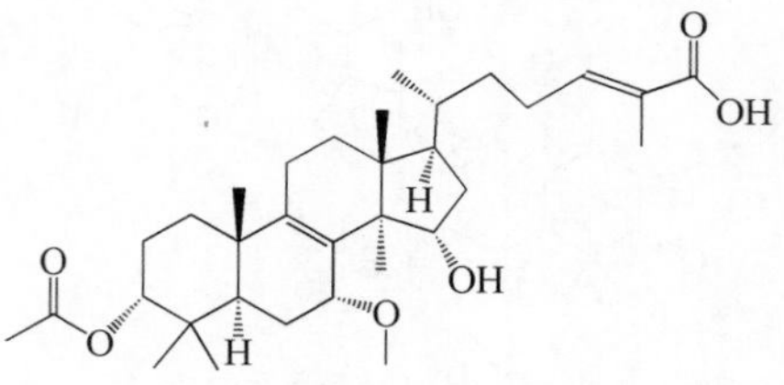

$C_{33}H_{52}O_6$ (544.8)
ganoderic acid Mi
灵芝酸 M_i

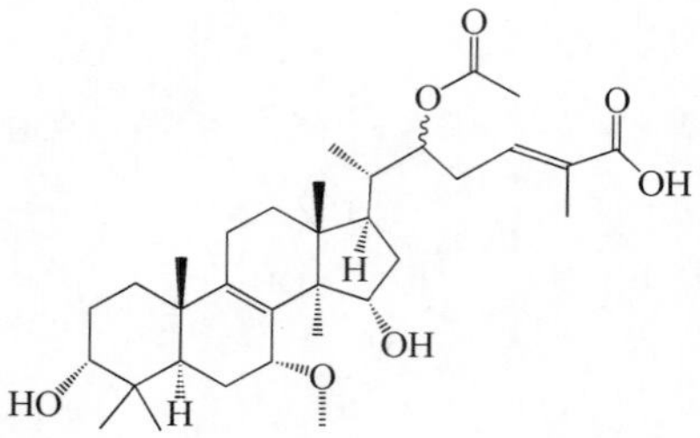

$C_{32}H_{50}O_6$ (530.7)
ganoderic acid Mj
灵芝酸 M_j

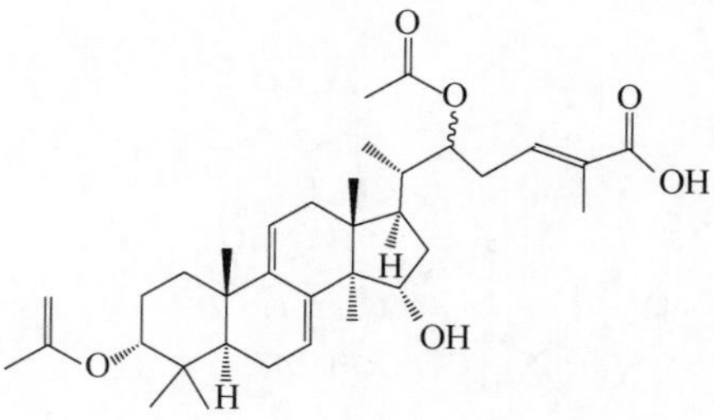

$C_{34}H_{53}O_7$ (573.8)
ganoderic acid Mk
灵芝酸 M_k

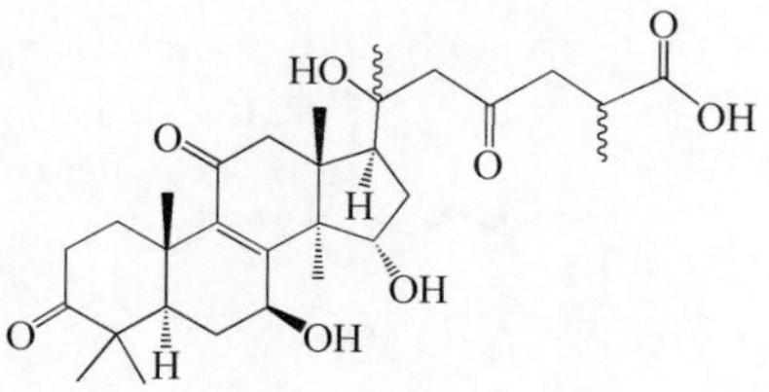

$C_{30}H_{42}O_8$ (530.6)
ganoderic acid N
灵芝酸 N

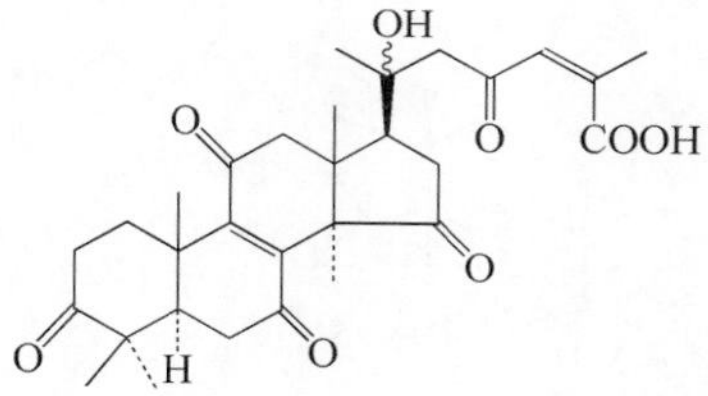

$C_{30}H_{41}O_8$ (529.6)
ganoderic acid O
灵芝酸 O

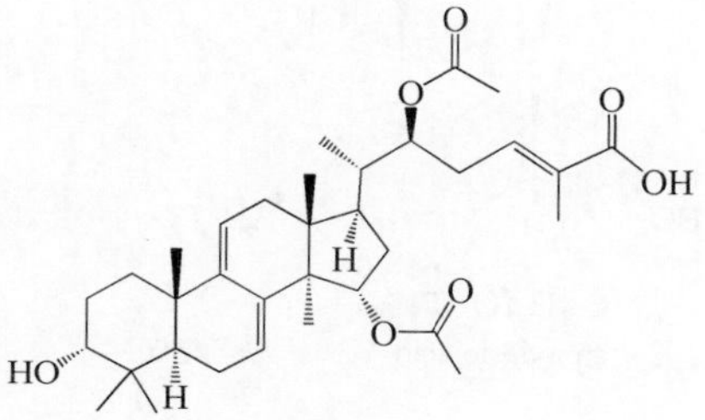

$C_{34}H_{50}O_7$ (570.8)
ganoderic acid P
灵芝酸 P

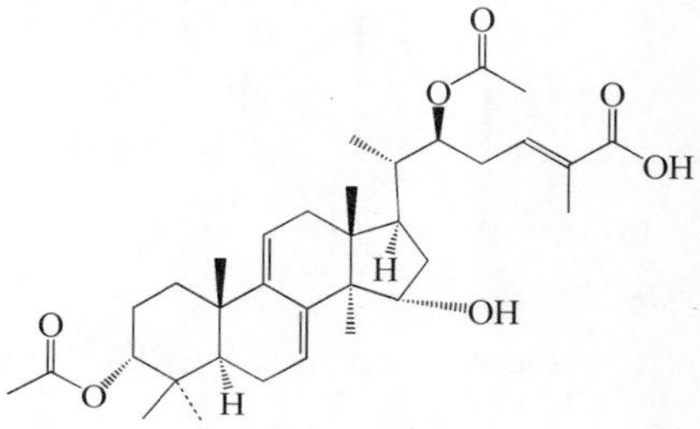

$C_{34}H_{50}O_7$ (570.8)
ganoderic acid Q
灵芝酸 Q

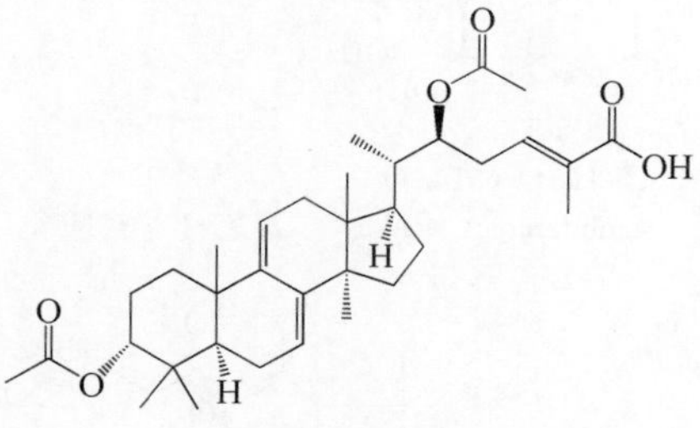

$C_{34}H_{50}O_6$ (554.8)
ganoderic acid R
灵芝酸 R

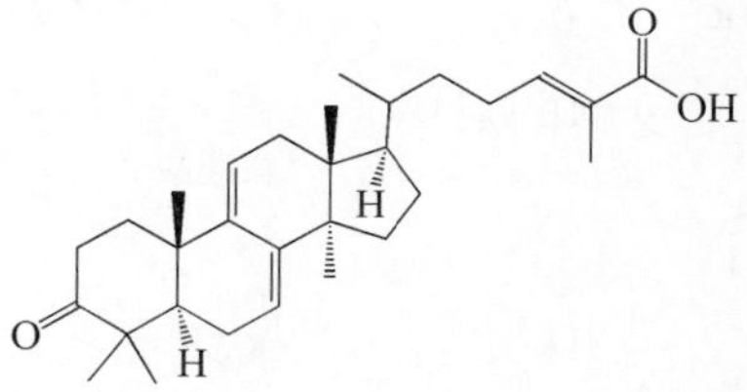

$C_{30}H_{45}O_3$ (453.7)
ganoderic acid S
灵芝酸 S

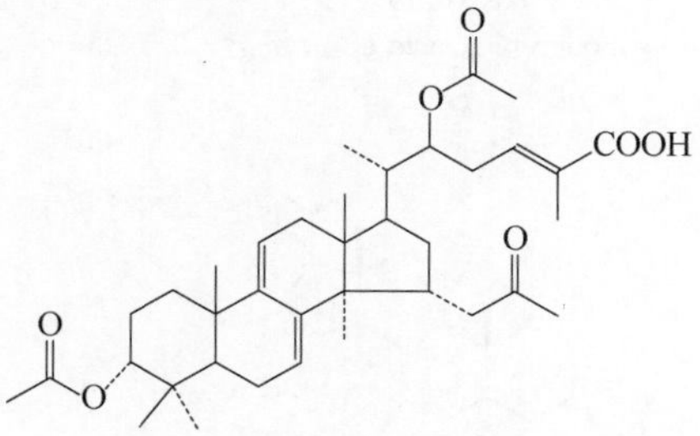

$C_{37}H_{55}O_7$ (611.3)
ganoderic acid T
灵芝酸 T

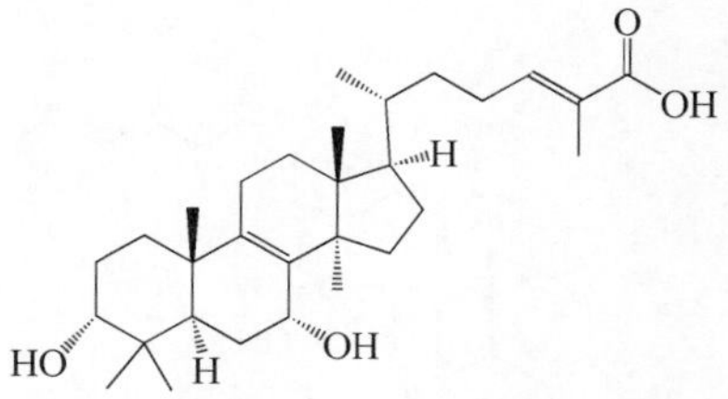

$C_{30}H_{48}O_4$ (472.7)
ganoderic acid U
灵芝酸 U

$C_{33}H_{46}O_5$(522.7)
ganoderic acid V　　灵芝酸 V

$C_{35}H_{54}O_6$(570.8)
ganoderic acid W　　灵芝酸 W

$C_{33}H_{50}O_5$(526.7)
ganoderic acid X　　灵芝酸 X

$C_{30}H_{44}O_7$(516.7)
ganoderic acid Y　　灵芝酸 Y

$C_{30}H_{42}O_3$(450.7)
ganoderic acid Z　　灵芝酸 Z

$C_{30}H_{42}O_7$(514.7)
ganoderenic acid a　　灵芝-22-烯酸 a

$C_{30}H_{44}O_5$(484.7)
ganoderenic acid b　　灵芝-22-烯酸 b

$C_{30}H_{44}O_7$(516.7)
ganoderenic acid c　　灵芝-22-烯酸 c

$C_{30}H_{46}O_4$(470.7)
ganodermic acid J_a　　灵芝草酸 J_a

$C_{30}H_{46}O_4$(470.7)
ganodermic acid J_b　　灵芝草酸 J_b

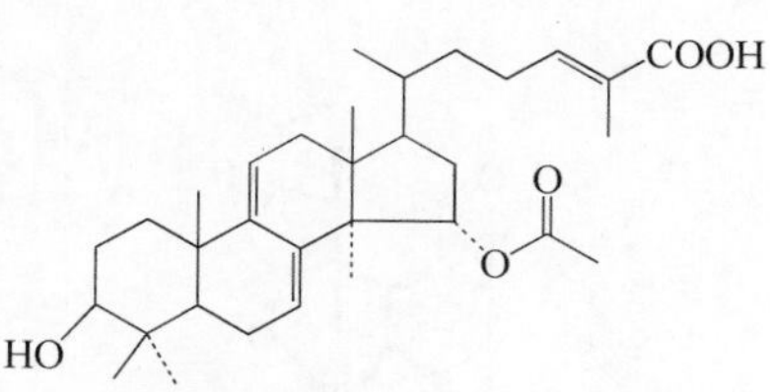

$C_{32}H_{48}O_5$ (512.7)
ganodermic acid N　灵芝草酸 N

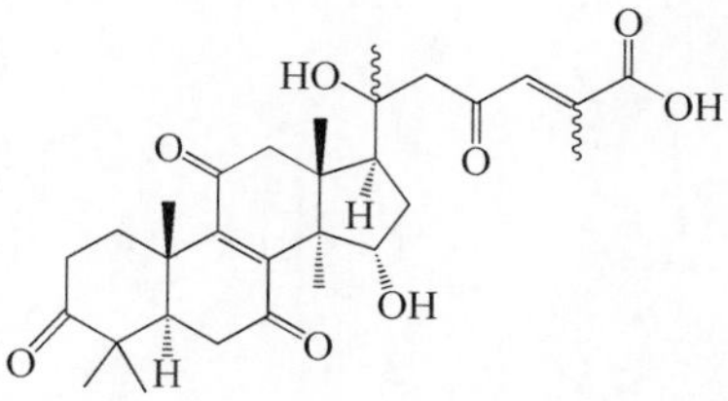

$C_{32}H_{48}O_5$ (512.7)
ganodermic acid O　灵芝草酸 O

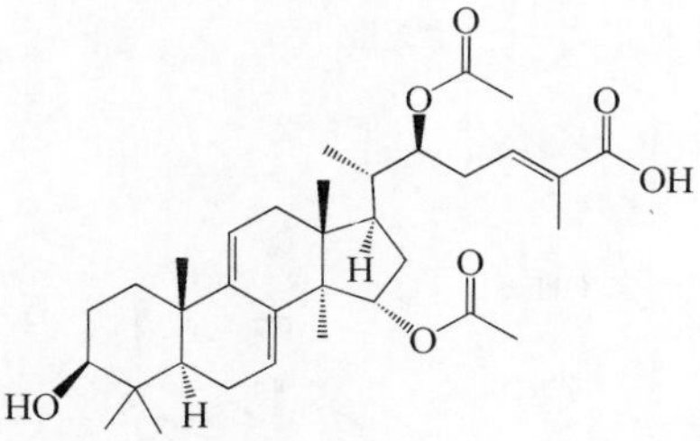

$C_{34}H_{50}O_7$ (570.8)
ganodermic acid P_2　灵芝草酸 P_2

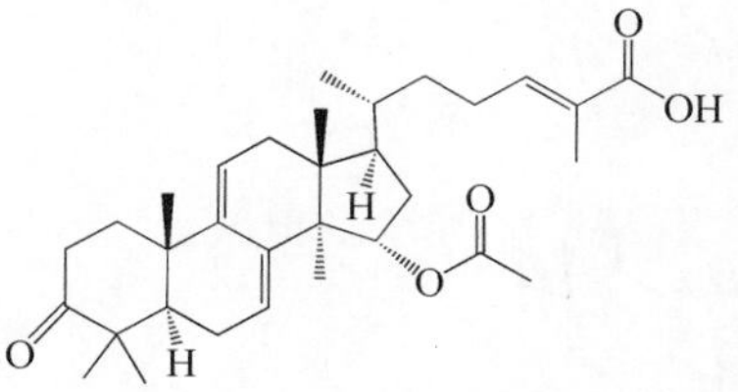

$C_{32}H_{47}O_5$ (511.7)
ganodermic acid Q　灵芝草酸 Q

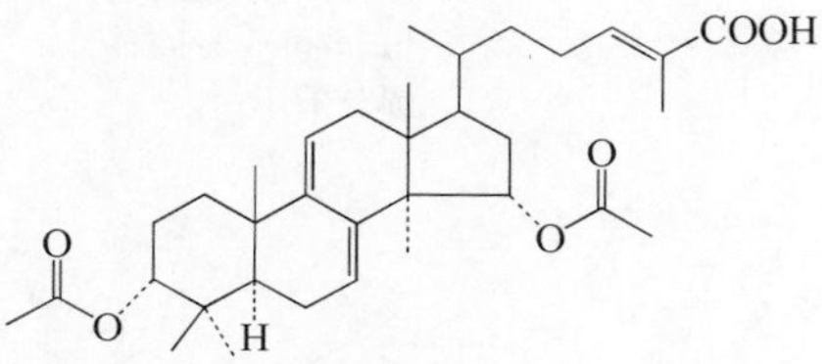

$C_{34}H_{50}O_6$ (554.8)
ganodermic acid R　灵芝草酸 R

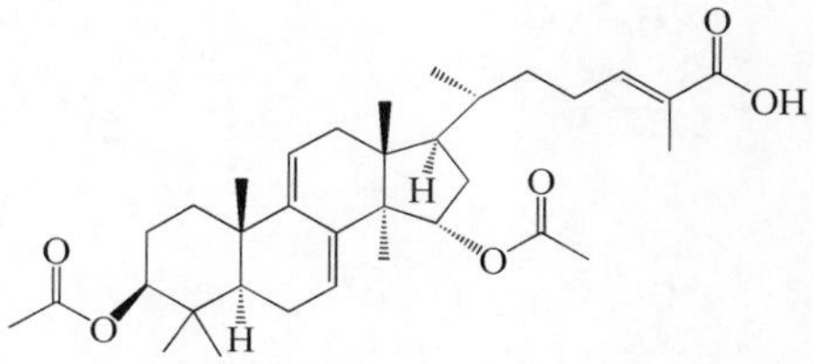

$C_{34}H_{50}O_6$ (554.8)
ganodermic acid S　灵芝草酸 S

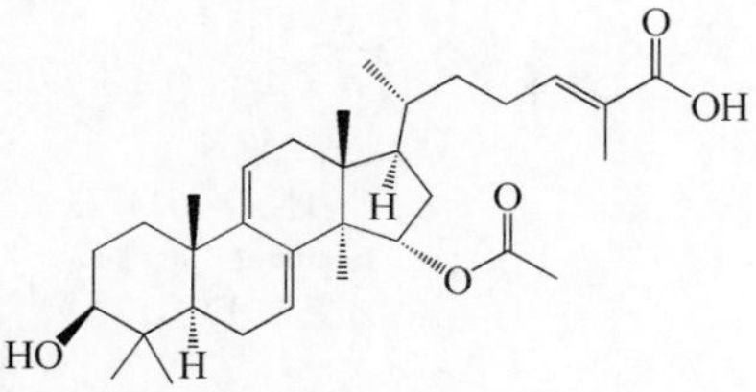

$C_{32}H_{48}O_5$ (512.7)
ganodermic acid T－N　灵芝草酸 T－N

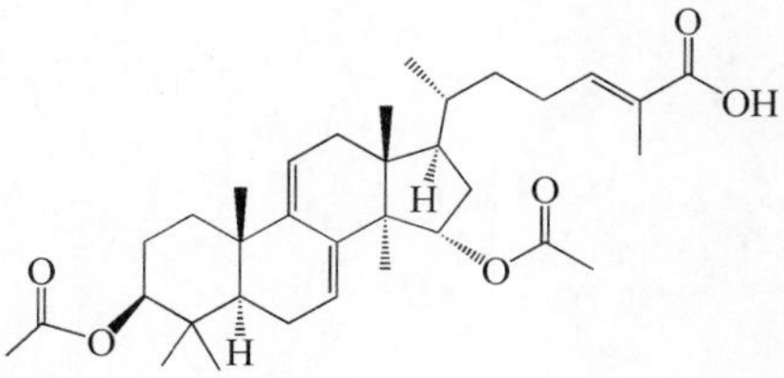

$C_{32}H_{48}O_5$ (512.7)
ganodermic acid T－O　灵芝草酸 T－O

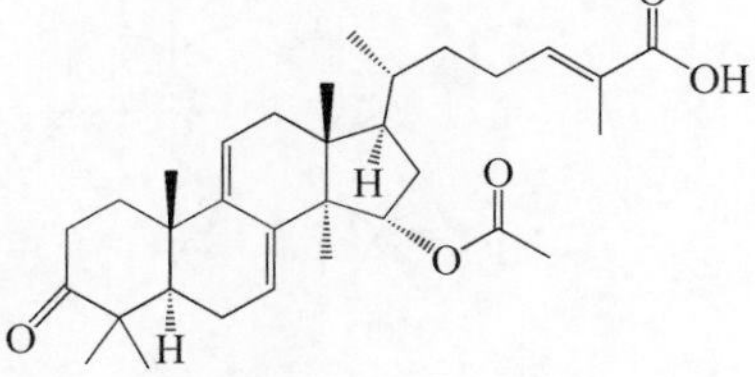

$C_{32}H_{47}O_5$ (511.7)
ganodermic acid T－Q
灵芝草酸 T－Q

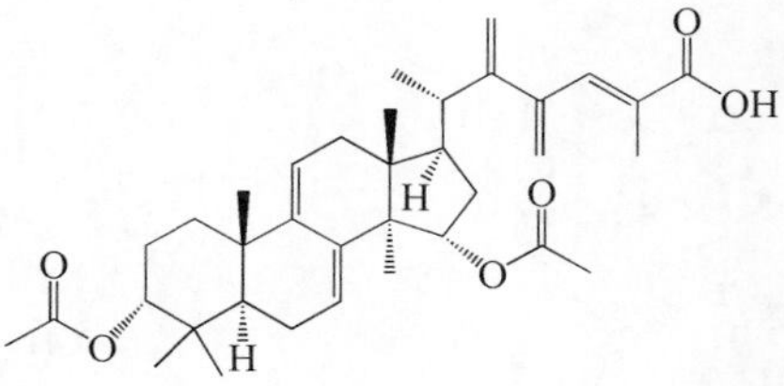

$C_{36}H_{49}O_6$ (577.8)
22,23－dimethylene ganodermic acid R
22,23－二亚甲基灵芝草酸 R

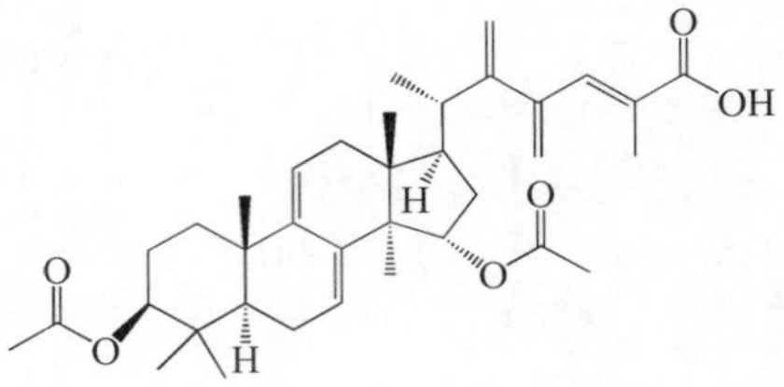

$C_{36}H_{49}O_6$（577.8）
22,23 - dimethylene ganodermic acid S
22,23 -二亚甲基灵芝草酸 S

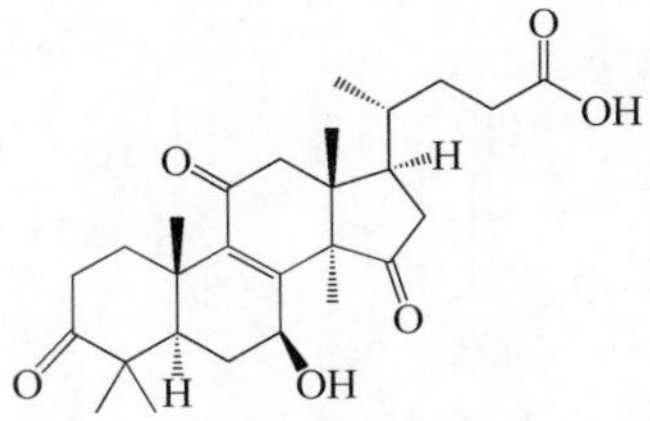

$C_{27}H_{38}O_6$（548.6）
lucidenic acid
赤芝酸 A

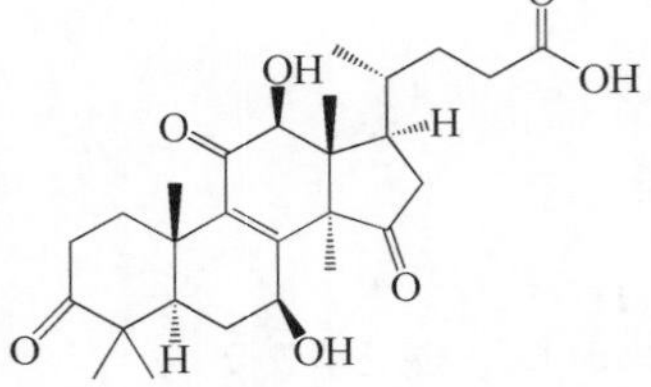

$C_{27}H_{38}O_7$（474.6）
lucidenic acid B
赤芝酸 B

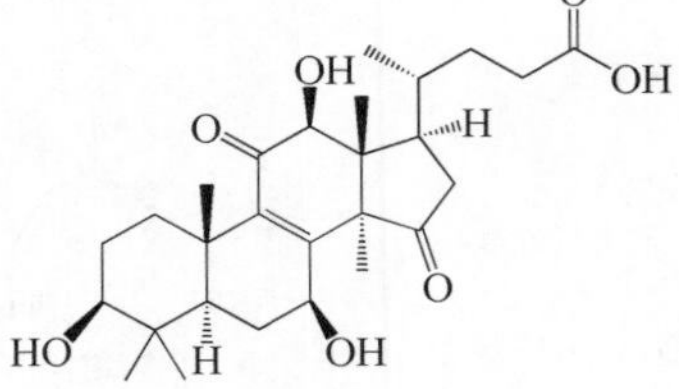

$C_{27}H_{39}O_6$（459.6）
lucidenic acid C
赤芝酸 C

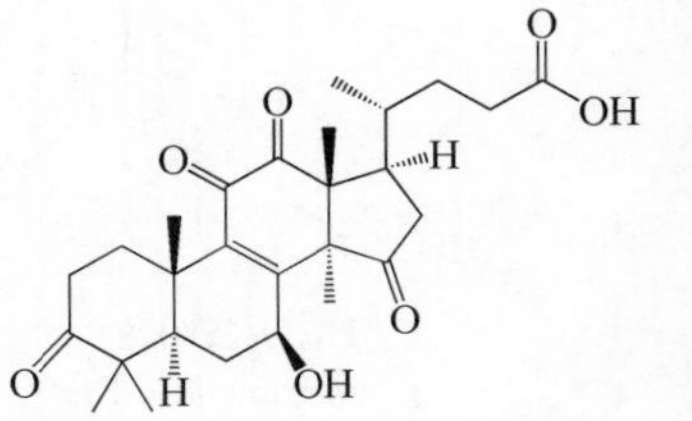

$C_{27}H_{33}O_7$（469.5）
lucidenic acid D_1
赤芝酸 D_1

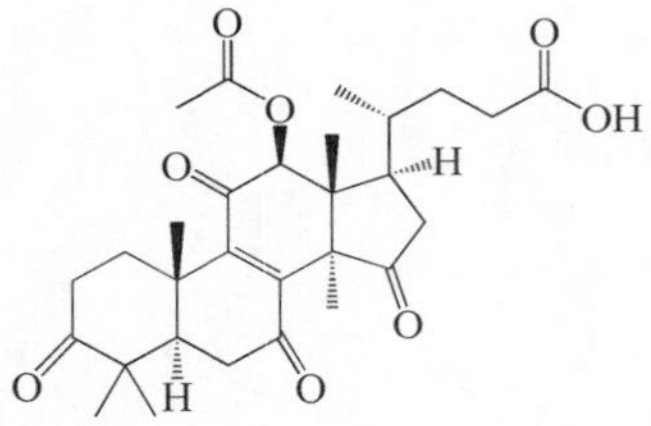

$C_{29}H_{38}O_8$（512.4）
lucidenic acid D_2
赤芝酸 D_2

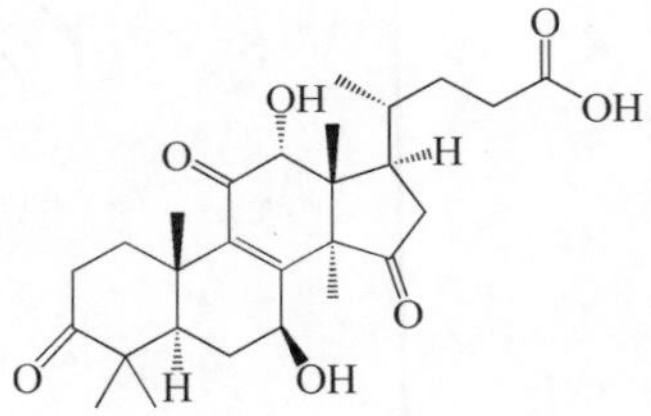

$C_{27}H_{38}O_7$（474.6）
lucidenic acid E_1
赤芝酸 E_1

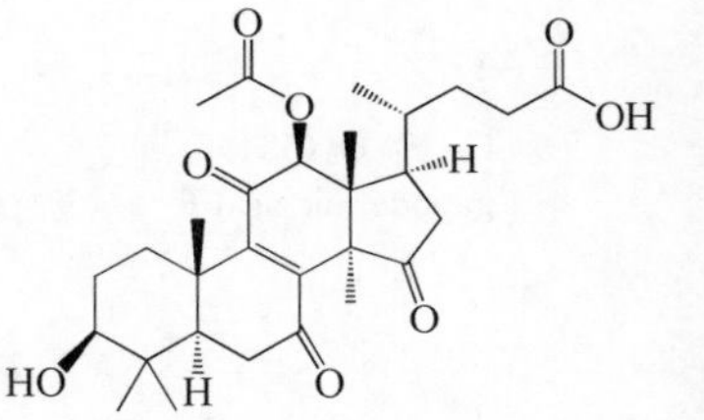

$C_{30}H_{42}O_7$（514.7）
lucidenic acid E_2
赤芝酸 E_2

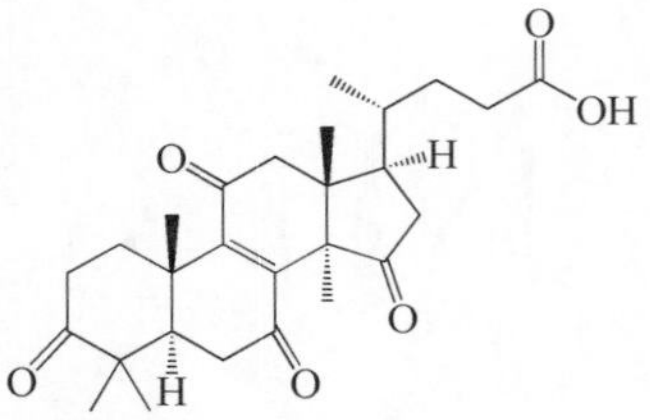

$C_{27}H_{36}O_6$（456.6）
lucidenic acid F
赤芝酸 F

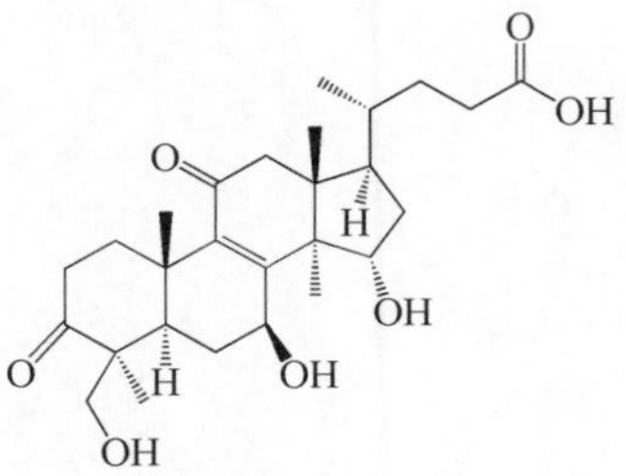

$C_{28}H_{42}O_7$（490.6）
lucidenic acid G
赤芝酸 G

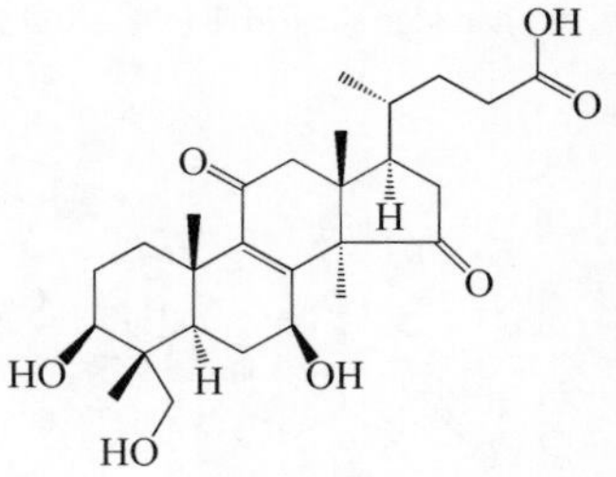

$C_{28}H_{42}O_7$（490.6）
lucidenic acid H
赤芝酸 H

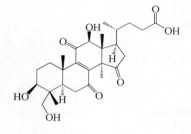

$C_{27}H_{38}O_7$ (474. 6)
lucidenic　acid I
赤芝酸 I

$C_{27}H_{38}O_8$ (490. 6)
lucidenic　acid J
赤芝酸 J

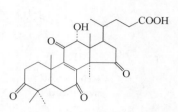

$C_{28}H_{42}O_7$ (490. 6)
lucidenic　acid K
赤芝酸 K

$C_{27}H_{38}O_7$ (474. 6)
lucidenic　acid L
赤芝酸 L

$C_{27}H_{42}O_6$ (462. 2)
lucidenic　acid M
赤芝酸 M

$C_{30}H_{48}O_2$ (440. 7)
ganoderol B
丹芝醇 B

$C_{30}H_{50}O_4$ (474. 7)
ganederiol A
灵芝醇 A

$C_{30}H_{46}O_3$ (454. 7)
ganederiol B
灵芝醇 B

$C_{30}H_{48}O_2$ (440. 7)
ganodermadiol
灵芝萜烯二醇

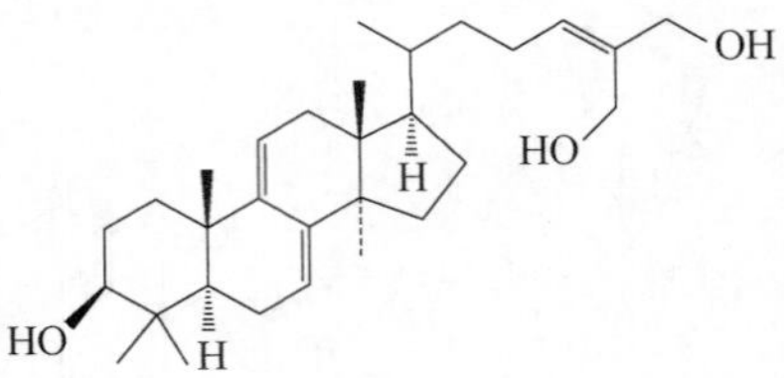

$C_{30}H_{48}O_3$ (456.7)
ganodermatriol　　灵芝萜烯三醇

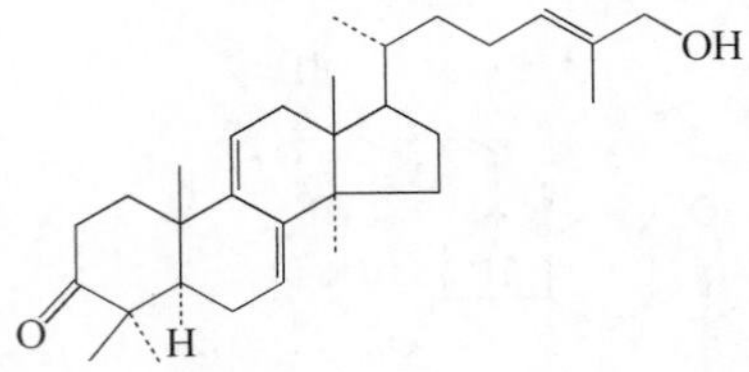

$C_{30}H_{46}O_2$ (438.7)
ganodermenonol　　灵芝萜烯酮醇

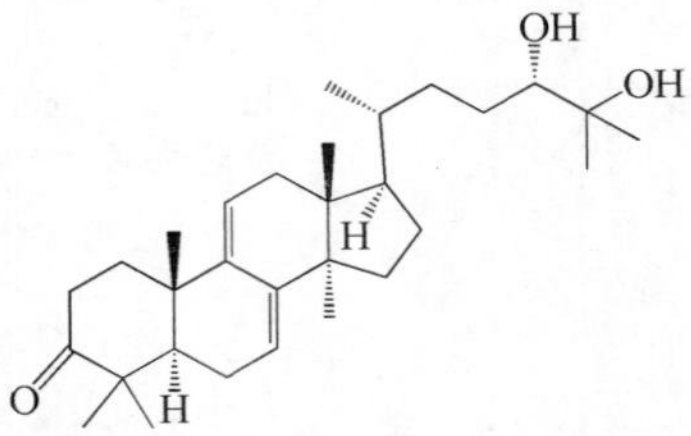

$C_{30}H_{48}O_3$ (456.7)
ganodermanondiol　　灵芝萜酮二醇

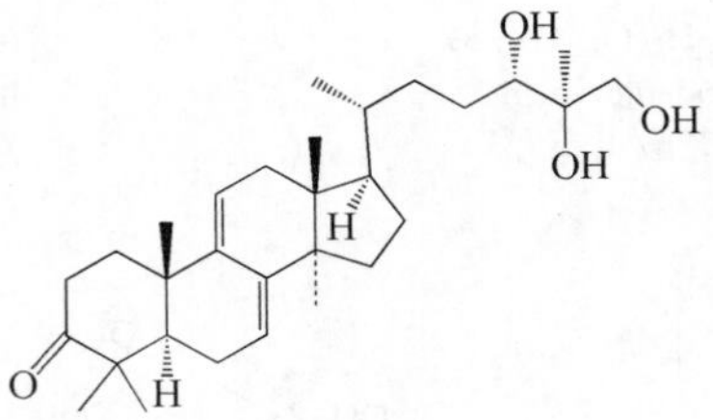

$C_{30}H_{48}O_4$ (472.7)
ganodermanontriol　　灵芝萜酮三醇

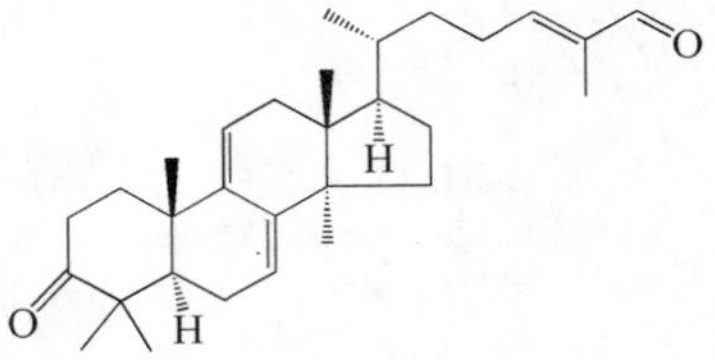

$C_{30}H_{44}O_2$ (436.7)
ganoderal A　　灵芝醛 A

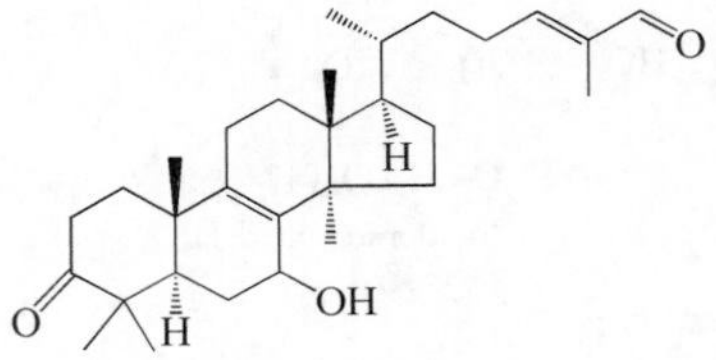

$C_{30}H_{44}O_2$ (436.7)
ganoderal B　　灵芝醛 B

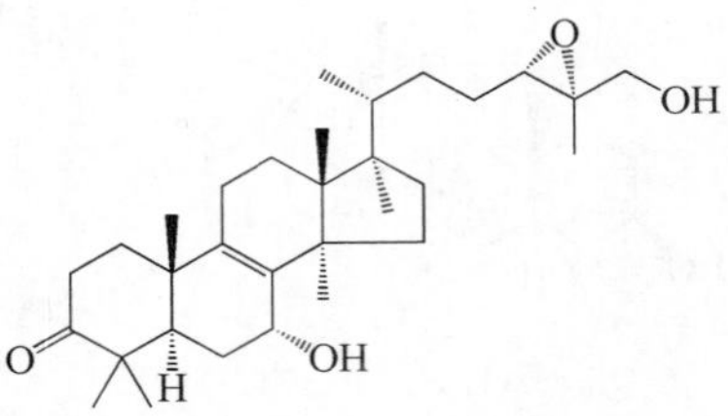

$C_{30}H_{48}O_4$ (472.7)
epoxyganoderiol A　　环氧灵芝醇 A

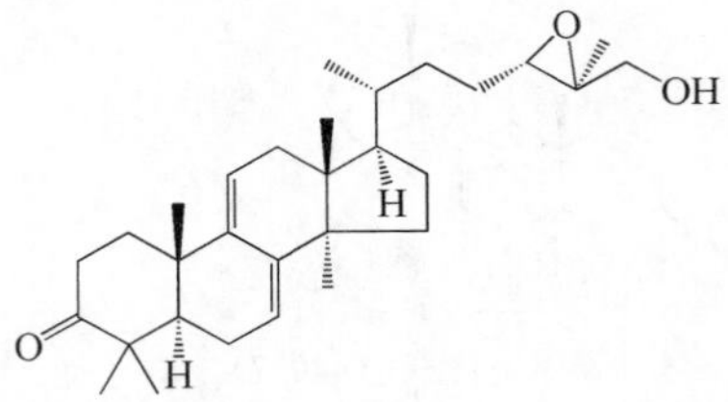

$C_{30}H_{42}O_3$ (450.7)
epoxyganoderiol B　　环氧灵芝醇 B

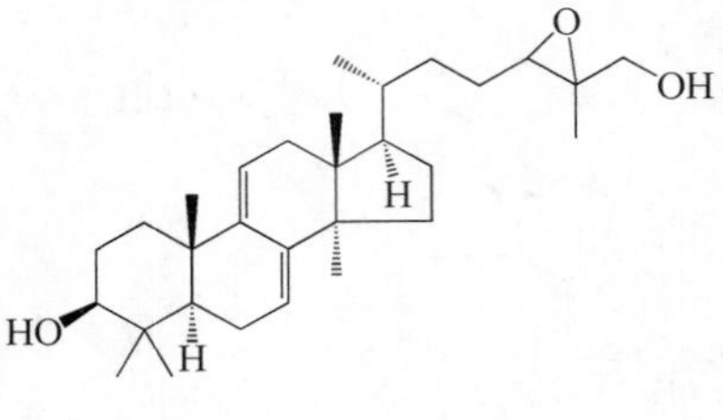

$C_{30}H_{44}O_3$ (452.7)
epoxyganoderiol C
环氧灵芝醇 C

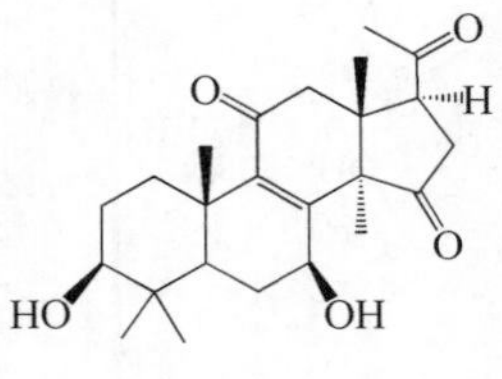

$C_{29}H_{32}O_5$ (460.6)
lucidone A
赤芝萜酮 A

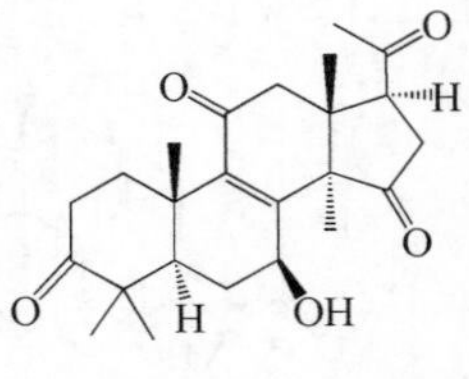

$C_{29}H_{30}O_5$ (458.5)
lucidone B
赤芝萜酮 B

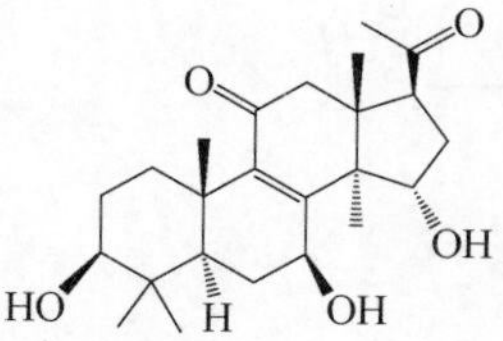

$C_{29}H_{34}O_5$ (462.6)
lucidone C
赤芝萜酮 C

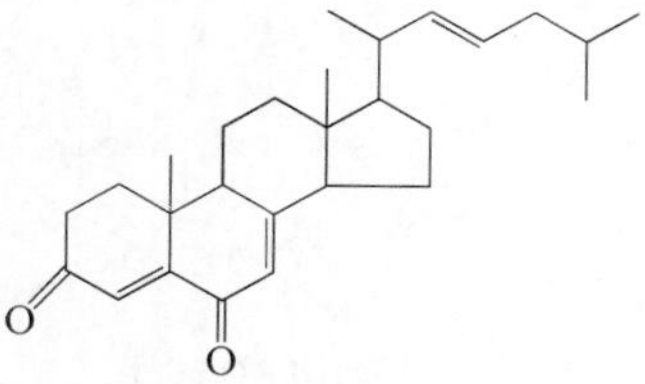

$C_{27}H_{38}O_2$ (394.6)
ganodosterone
灵芝甾酮

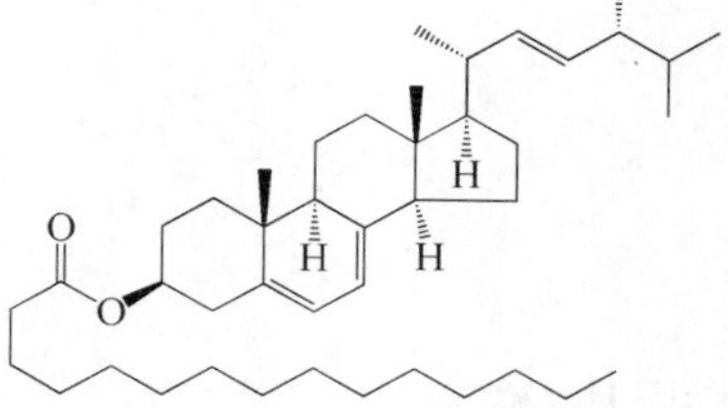

$C_{44}H_{73}O_2$ (634.0)
ergosterol - palmitate
麦角甾醇棕榈酸酯

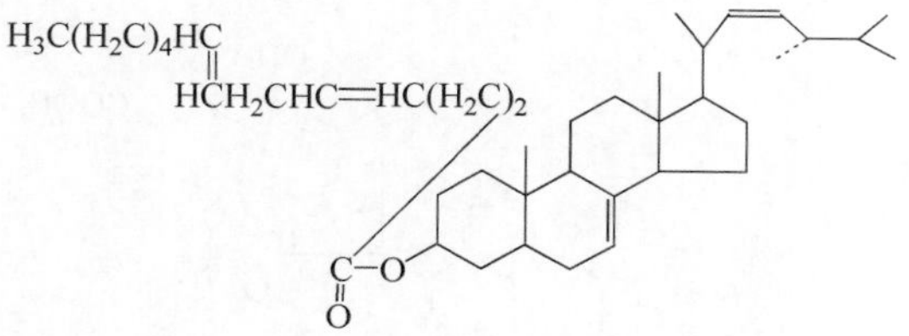

$H_3C(H_2C)_4HC$
$HCH_2CHC=HC(H_2C)_2$

$C_{29}H_{63}O_2$ (443.8)
ergosta - 7,22 - dien - 3β - yl - linoleate
麦角甾- 7,22 -二烯- 3β-醇亚油酸酯

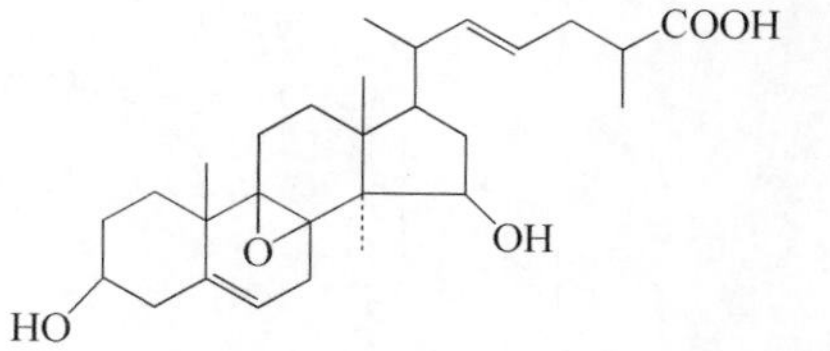

$C_{28}H_{42}O_5$ (458.6)
8,9 - epoxyergosta - 5,22 - dien - 3β,15 - diol
8,9 -环氧麦角在- 5,22 -二烯- 3β,15 -二醇

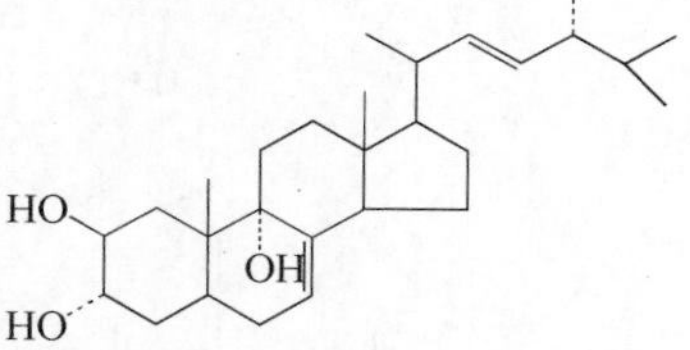

$C_{29}H_{46}O_3$ (442.7)
ergcota - 7,22 - dien - 2β,3α,9α - triol
麦角甾- 7,22 -二烯- 2β,3α,9α -三醇

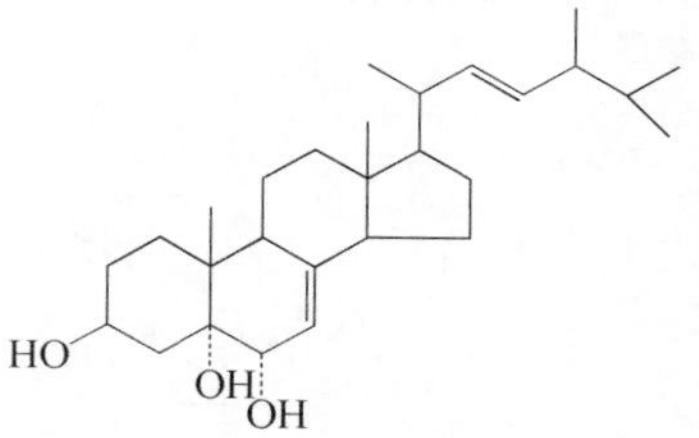

$C_{29}H_{46}O_3$ (442.7)
ergosta - 7,22 - dien - 3β,5α,6α - triol
麦角甾- 7,22 -二烯- 3β,5α,6α -三醇

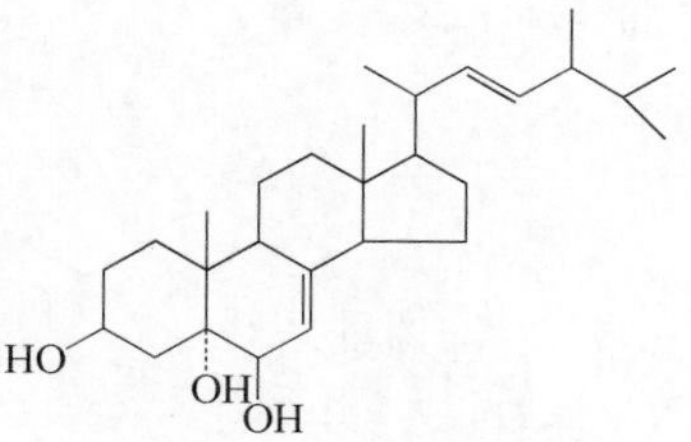

$C_{29}H_{46}O_3$ (442.7)
ergosta - 7,22 - dien - 3β,5α,6β - triol
麦角甾- 7,22 -二烯- 3β,5α,6β -三醇

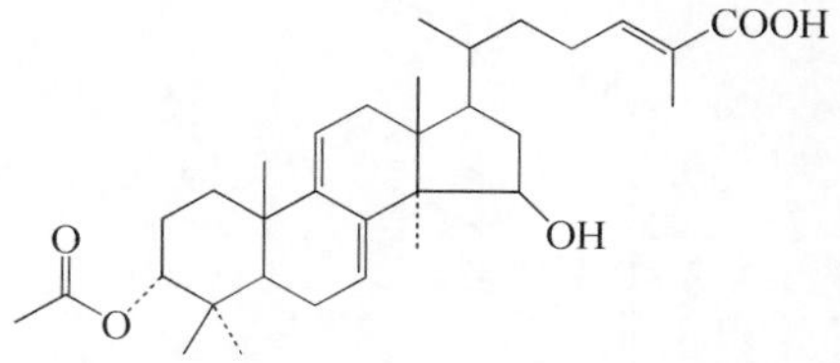

$C_{32}H_{46}O_5$ (510.7)
lanosta - 7,9(11),24 - trien - 3α - acetoxy - 15α,
22β - dihydroxy - 26 - oic acid
羊毛甾- 7,9(11),24 -三烯- 3α-乙酰氧基- 15α,
22β-二羟基- 26 -羧酸

$C_{32}H_{44}O_6(524.7)$
lanosta – 7,9(11),24 – trien – 15α – acetoxy – 3α – hydroxy – 23 – oxo – 26 – oic acid
羊毛甾-7,9(11),24-三烯-15α-乙酰氧基-3α-羟基-23-氧-26-羧酸

$C_{34}H_{46}O_7(566.7)$
lanosta – 7,9(11),24 – trien – 3α,15α – diacetoxy – 23 – oxo – 26 – oic acid
羊毛甾-7,9(11),24-三烯-3α,15α-二乙酰氧基-23-氧-26-羧酸

$C_{30}H_{44}O_5(484.7)$
3β,15α,22β – trihydroxy-lanosta – 7,9(11),24 – trien – 26 – oic acid
3β,15α,22β-三羟基羊毛甾-7,9(11),24-三烯-26-羧酸

$C_{32}H_{48}O_7(544.7)$
3α,15α – diacetoxy – 22α – hydroxy lanosta – 7,9(11),24 – trien – 26 – oic acid
3α,15α-二乙酰氧基-22α-羟基羊毛甾-7,9(11),24-三烯-26-羧酸

$C_{32}H_{48}O_6(528.7)$
3β,15α – diacetoxylanosta – 8,24 – dien – 26 – oic acid
3β,15α-二乙酰氧基羊毛甾-8,24-二烯-26-羧酸

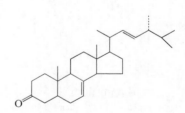

$C_{28}H_{43}O(395.6)$
ergosta – 7,22 – dien – 3 – one 麦角甾-7,22-二烯-3-酮

$C_{28}H_{40}O(392.6)$
ergosta – 4,7,22 – trien – 3,6 – dione
麦角甾-4,7,22-三烯-3,6-二酮

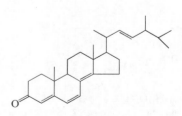

$C_{28}H_{40}O(392.6)$
ergosta – 4,6,8(14),22 – tetraen – 3 – one
麦角甾-4,6,8(14),22-四烯-3-酮

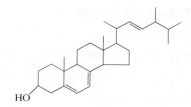

$C_{28}H_{39}O_2(407.6)$
6α - hydroxyergosta - 4, 7, 22 - trien - 3 - one
6α -羟基麦角甾- 4, 7, 22 -三烯- 3 -酮

$C_{28}H_{39}O_2(407.6)$
6β - hydroxyergosta - 4, 7, 22 - trien - 3 - one
6β -羟基麦角甾- 4, 7, 22 -三烯- 3 -酮

$C_{28}H_{41}O(393.6)$
24 - methylcholesta - 7 - en - 3β - ol
24 -甲基胆甾- 7 -烯- 3β -醇

$C_{28}H_{43}O(395.6)$
24 - methylcholesta - 7, 22 - dien - 3β - ol
24 -甲基胆甾- 7, 22 -二烯- 3β -醇

$C_{28}H_{43}O(395.6)$
24 - methylcholesta - 5, 7, 22 - trien - 3β - ol
24 -甲基胆甾- 5, 7, 22 -三烯- 3β -醇

【参考文献】

[1] 国家中医药管理局《中华本草》编委会. 中华本草[M]. 上海：上海科学技术出版社,1999, 第 1 册：534(总 0214).
[2] 郝瑞霞,张劲松,唐庆九,等. 灵芝子实体中两个新的天然三萜类化学成分的分离[J],纯化和鉴定. 菌物学报,2006, 25(4)：599.
[3] 刘思好,王艳,何蓉蓉,等. 灵芝的化学成分[J]. 沈阳药科大学学报,2008,25(3)：183.
[4] 王艳丽,张晓琦,王国才,等. 灵芝子实体的化学成分研究[J]. 江苏药学与临床研究,2006,14(6)：349.
[5] 何云庆,李荣芷,陈琪,等. 灵芝免疫多糖的化学研究[J]. 中国中药杂志,1992,17(4)：226.
[6] 何云庆. 灵芝扶正固本有效成分灵芝多糖的化学研究[J]. 北京医科大学学报,1989,21(3)：225.
[7] 李荣芷. 灵芝抗衰老机理与活性成分灵芝多糖的化学与构效研究[J]. 北京医科大学学报,1991,23(6)：473.
[8] 何云庆,李荣芷,邹明,等. 泰山赤灵芝免疫活性多糖的化学研究[J]. 北京医科大学学报,1995,27(1)：58.
[9] 何云庆,李荣芷,蔡廷威,等. 灵芝肽多糖的化学研究[J]. 中草药,1994,25(8)：395.
[10] 黎铁立,何云庆,李荣芷,等. 泰山赤灵芝肽多糖的化学研究[J]. 中国中药杂志,1997,22(8)：487.
[11] 陈体强,李开本,何修金,等. 灵芝浸膏粉微量元素与氨基酸测试分析简报[J]. 中国中药杂志,1994,19(2)：97.
[12] 文磊,郑有顺. 灵芝-8—一种新的免疫调节蛋白[J]. 国外医学·中医中药分册,1998,20(1)：13.

126. 牡荆叶　mǔ jīng yè

［拉］Folium Viticis Cannabifoliae
［英］Hempleaf Negundo Chastetree Leaf

　　牡荆叶,又名小荆实、牡荆实、荆条果、黄荆子,为马鞭草科植物牡荆 *Vitex negundo* L.

var. *cannabifolia*（Sieb. et Zucc.）Hand. -Mazz. 的叶。广西主要分布于南宁、梧州等地。具有解表化湿，祛痰平喘，解毒等功效，主要用于治疗伤风感冒，咳嗽哮喘，胃痛，腹痛，暑湿泻痢，脚气肿胀，风疹瘙痒，脚癣等病证。

【化学成分】

1. 挥发油　主成分为 β-丁香烯，其次为香桧烯（sabinene），还含 α-侧柏烯 α-及 β-蒎烯，樟烯，月桂烯，α-水芹烯，对-聚伞花素，枸橼烯，1,8-桉叶素，α-及 γ-松油烯，异松油烯，芳樟醇，4-松油烯醇，α-松油醇，乙酸龙脑酯（bornyl acetate），乙酸橙花醇酯（meryl acetate），β-及 δ-榄香烯，乙酸松油醇酯（terpinyl acetate），胡椒烯（copaene），β-波旁烯（β-bourbonene），荜草烯，γ-前兰油烯，β-荜澄茄油烯，佛术烯，β-甜没药烯，δ-荜澄茄烯，菖蒲烯，丁香烯氧化物，β-桉叶醇[1-2]。

2. 黄酮类　木犀草素-6-C-葡萄糖（luteolin-6-C-glucoside），木犀草素-7-O-β-D-吡喃葡萄糖苷（luteolin-7-O-β-D-glucoside），5-羟基-3,3,4,7-四甲氧基黄酮（5-hydroxy-3,3,4,7-tetramethoxyfla-vone），3,4,5,6,8-五甲氧基黄酮（3,4,5,6,8-pentamethoxy-flavone）[3]。

3. 萜类　牡荆苷（agnoside），牡荆黄酮苷（negundoside），牡荆内酯（vitexilactone）[3]。

4. 甾类　22,23-二氢豆甾醇（verosterol）[3]。

【主要化学成分结构式】

$C_{21}H_{20}O_{11}$（448.37）
luteolin-6-C-glucoside
木犀草素-6-C-葡萄糖

$C_{21}H_{20}O_{11}$（448.37）
luteolin-6-C-glucoside
木犀草素-6-C-葡萄糖

$C_{21}H_{20}O_{11}$（448.37）
luteolin-7-O-β-D-glucoside B
木犀草素-7-O-β-D-吡喃葡萄糖苷

$C_{19}H_{18}O_7$（358.33）
5-hydroxy-3,3',4',7-tetramethoxyfla-vone
5-羟基-3,3',4',7-四甲氧基黄酮

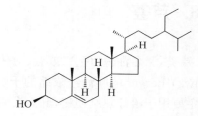

C$_{20}$H$_{20}$O$_7$(372.36)
3′,4′,5,6,8 - pentamethoxy-flavone
3′,4′,5,6,8 -五甲氧基黄酮

C$_{22}$H$_{26}$O$_{11}$(466.43)
agnoside
牡荆苷

C$_{23}$H$_{28}$O$_{12}$(496.45)
negundoside
牡荆黄酮苷

C$_{22}$H$_{34}$O$_5$(378.49)
vitexilactone
牡荆内酯

C$_{33}$H$_{58}$O(470.79)
verosterol
22,23 -二氢豆甾醇

【参考文献】

［1］国家中医药管理局《中华本草》编委会. 中华本草. 上海：上海科学技术出版社,1999, 6：602(总 5994).
［2］黄琼,林翠梧,黄克建. 牡荆叶茎和花挥发油成分分析. 时珍国医国药. 2007, 18(4)：807.
［3］惠永正. 中药天然产物大全[M]. 上海：上海科学技术出版社,2011,第 11 册：8313.

127. 皂角刺 zào jiǎo cì

［拉］Gleditsiae Spina
［英］Chinese Honeylocust Spine

皂角刺,又名皂荚刺、皂刺、天丁、皂角针、皂针,为豆科植物皂荚 *Gleditsia sinensis* Lam. 的棘刺。广西主要分布于阳朔。具有拔毒,消肿,溃脓,下乳等功效,主要用于治疗疮疖痈肿,恶疮,痰核,产后乳汁不下等病证。

【化学成分】

萜及皂苷类　刺：含刺囊酸(echinocystic acid)和皂荚皂苷 C(gleditsia saponin C)[1]。

【主要化学成分结构式】

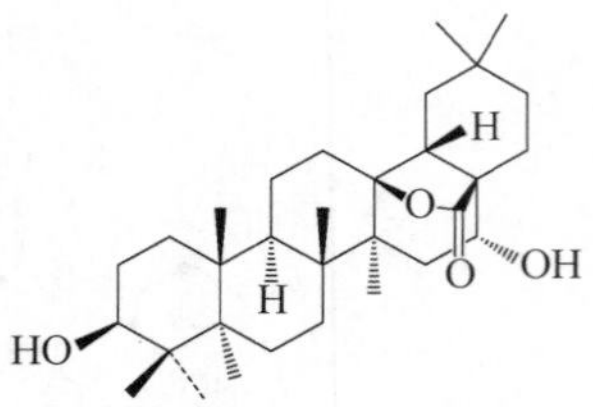

C$_{30}$H$_{46}$O$_4$(470.7)
echinocystic acid　　刺囊酸

【参考文献】

[1] 李万华,傅建熙,范代娣,等. 皂角刺化学成分的研究. 西北大学学报(自然科学版),2004,30(2):137.

128. 芦荟　lú huì

[拉] Aloë
[英] Aloes

芦荟,又名油葱、卢会、奴会、劳伟,为百合科植物斑纹芦荟 *Aloe vera* L. var. *chinensis* (Haw.) Berger 的叶汁经浓缩的干燥品。广西各地均有栽培。具有泻下,清肝,杀虫等功效,主要用于治疗热结便秘,肝火头痛,目赤惊风,虫积腹痛,疥癣,痔瘘等病证。

【化学成分】

1. 蒽醌类　叶:含芦荟苦素(aloesin),异芦荟苦素(isoaloesin),芦荟大黄素(aloe-emodin)[1,2]。

2. 内酯类　叶:含芦荟宁(aloenin)[1,2]。

3. 萘酮类　叶:含 2,5 - 二甲基 8 - C - β - D -吡喃葡萄糖- 7 -羟基对氧萘酮(2,5 - dimethyl - 8 - C - β - D - glucopyranosy - 7 - hydroxy-chromone)[1,2]。

4. 有机酸类　叶:含月桂酸,肉豆蔻酸,棕榈酸,硬脂酸,棕榈油酸,十六碳二烯酸(hexadecadienoic acid),油酸,亚油酸,亚麻酸,葡萄糖酸[1,2]。

5. 维生素类　维生素 B$_1$、B$_2$、C、D、E、烟酰胺,β-胡萝卜素[1,2]。

6. 其他　多糖[1,2]。

【主要化学成分结构式】

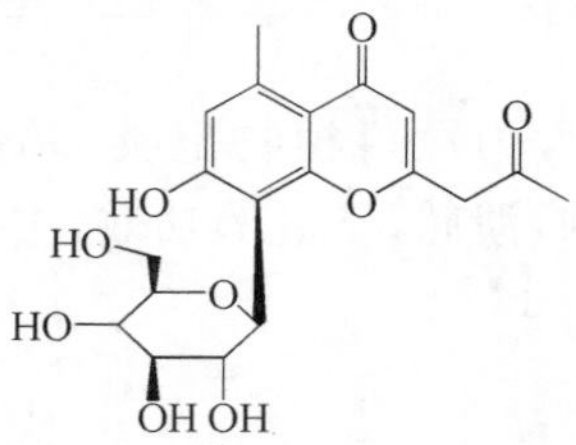

C$_{12}$H$_{20}$O$_9$(308.3)
aloesin　　芦荟苦素

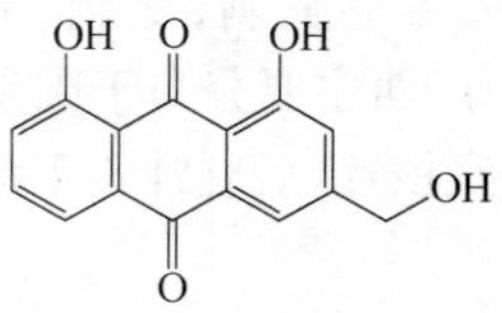

C$_{15}$H$_{10}$O$_5$(270.3)
aloe-emodin　　芦荟大黄素

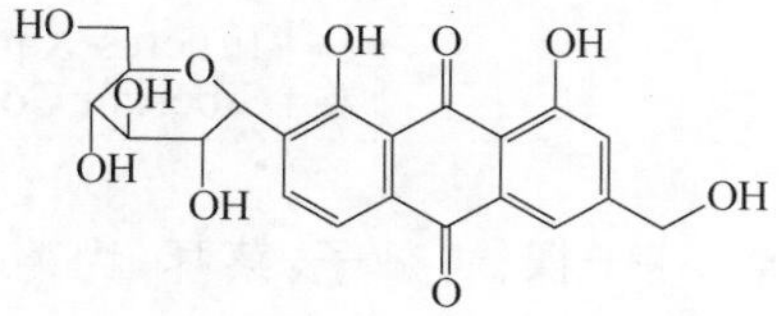

$C_{21}H_{20}O_{10}$（432.4）
isoaloesin　异芦荟苦素

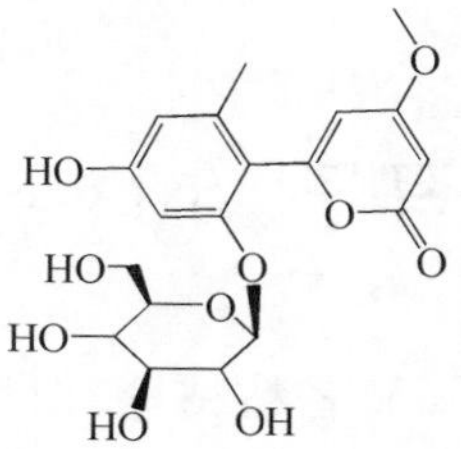

$C_{19}H_{22}O_{10}$（410.4）
aloenin　芦荟宁

【参考文献】

［1］国家中医药管理局《中华本草》编委会. 中华本草［M］. 上海：上海科学技术出版社，1999，第 8 册：51（总 7137）.
［2］袁阿兴，康书华，草凌，等. 斑纹芦荟的化学成分研究［J］. 中草药，1994，25（7）：339.

129. 芦根　lú gēn

［拉］Rhizoma Phragmitis
［英］Reed Rhizome

芦根，又名苇、芦竹、蒲苇、苇子草，为禾本科植物芦苇 *Phragmites communis* Trin. 的根茎。广西主要分布于南宁、北流、永福等地。具有清热泻火，生津止渴，除烦，止呕，利尿等功效，主要用于治疗热病烦渴，胃热呕吐，肺热咳嗽，肺痈吐脓，热淋涩痛等病证。

【化学成分】

无机盐，糖，植物碱，鞣质（tannin），脂肪，蜡（wax），色素（colorant）类物质[1]。

【主要化学成分结构式】

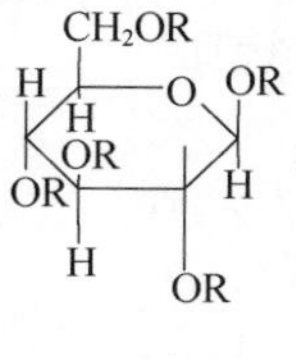

tannin　鞣质

【参考文献】

［1］唐艳军，刘秉钺，李友明，等. 芦苇化学成分及其化学机械浆性能研究［J］. 林产化学与工业，2006，26（2）：69.

130. 苍耳子　cāng'ěr zǐ

［拉］Fructus Xanthii
［英］Siberian Cocklebur Fruit

苍耳子,又名粘粘葵、白痴头婆、狗耳朵草、苍子棵、青棘子、菜耳,为菊科植物苍耳 *Xanthium sibiricum* Patr. 的带总苞的果实。广西各地均有分布。具有散风寒,通鼻窍,祛风湿,止痒等功效,主要用于治疗鼻渊,风寒头痛,风湿痹痛,风疹,湿疹,疥癣等病证。

【化学成分】

1. 萜类及甾醇类　全草:含苍耳子苷(strumaroside,即 β-谷甾醇 β-D 葡萄糖苷)[1]。果实:含蜡醇(ceryl alcohol),β-谷甾醇,γ-谷甾醇,ε-谷甾醇等[2]。

2. 黄酮类　全草:含 8-(3-异戊烯基)-5,7,3,4-四羟基黄酮[8-(3-isopen-tenyl)-5,7,3,4-tetrahydroxy-flavone],查耳酮衍生物[1]。

3. 有机酸类　全草:含咖啡酸,酒石酸,琥珀酸,延胡索酸,苹果酸,1,4-二咖啡酰奎宁酸(1,4-dicaffeoylquinic acid)[1]。种仁:含酚酸类化合物包括 6 个咖啡酰奎宁酸类化合物,以及咖啡酸,阿魏酸[2]。

4. 糖类　全草:含葡萄糖,果糖[1]。

5. 脂肪酸类　果实:亚油酸,油酸,棕榈酸,硬脂酸[2];种仁:含亚油酸,油酸,硬脂酸,棕榈酸[2]等。

6. 水溶性苷类　苍术苷(atractyloside),羧基苍术苷(carboxyatractyloside),及其他苷类衍生物等。

7. 生物碱类　果实:含噻嗪二酮(thiazinedione)[2]。

8. 蒽醌类　大黄素,大黄酚,芦荟大黄素等[2]。

9. 挥发油　果实挥发油:以烷烃类物质为主,其次为烷醇类物质。而烯,醛类物质含量相对较少。倍半萜内酯化合物主要为愈创木烷型和裂愈创木烷型。包括苍耳亭(xanthatin),苍耳明,黄质宁,苍耳醇(xanthanol),异苍耳醇(isoxanthanol),xanthinosin 等;全草:含黄质宁(xanthinin),苍耳明(xanthumin,是黄质宁的立体异构体)[1]。

10. 其他　氨基酸,硝酸钾,硫酸钙等[1]。

【主要化学成分结构式】

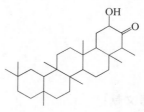

C$_{17}$H$_{24}$O$_6$(324.4)
xanthanol　苍耳醇

C$_{17}$H$_{24}$O$_6$(324.4)
isoxanthanol　异苍耳醇

C$_{30}$H$_{49}$O$_2$(441.7)
ceryl alcohol　蜡醇

$C_{35}H_{59}O_6$ (575.8)
strumaroside　苍耳子苷
β- sitosterol -β-D - glucoside
β-谷甾醇-β-D-葡萄糖苷

$C_{30}H_{44}O_{14}S_2K_2$ (711.0)
atractyloside　苍术苷

【参考文献】

[1] 国家中医药管理局《中华本草》编委会. 中华本草[M]. 上海：上海科学技术出版社,1999, 第 7 册：1011(总 7085).
[2] 阮贵华,李攻科. 苍耳子的化学成分及其分离分析研究进展[J]. 中成药. 2008,30(3)：421.

131. 苏木　sū mù

[拉] Lignum Sappan
[英] Sappan Wood

　　苏木,又名红苏木、苏枋、红柴,为豆科植物苏木 *Caesalpinia sappan* L. 的心材。广西主要分布于那坡、平果、天等、龙州、南宁、北流、陆川。具有活血祛瘀,消肿定痛等功效,主要用于治疗妇人血滞经闭,痛经,产后瘀阻心腹痛,产后血晕,痈肿,跌打损伤,破伤风等病证。

【化学成分】

　　1. 苏木酮类　苏木酮 B(sappanone B)[1],3 -去氧苏木酮 B(3 - deoxysappanone B)[1,4],苏木酮 A(sappanone A)[4],7 -羟基- 3 -(4′-羟基亚苄基)- 4 -色原烷酮[7 - hydroxy - 3 -(4′-hydroxy-benzylidene)- chroman - 4 - one][1]。

　　2. 苏木醇类　苏木酚(sappanol)[1],3′-去氧苏木酚(3′- deoxysappanol)[1],4 -O-甲基苏木酚(4 -O- methylsappanol)[1],表苏木酚(episappanol)[1],3′-O-甲基表苏木酚(3′-O- methylepisappanol)[1],4 -O-甲基表苏木酚(4 -O- methylepisappanol)[1],4 -O-甲基苏木酚(4 -O- methylsappanol)[1],3′-O-甲基苏木酚(3′-O- methylsappanol)[1]。

　　3. 巴西苏木素类　巴西苏木素（brazilin)[1],3′-O-甲基巴西苏木素（3′-O- methylbrazilin)[1],四乙酰基巴西灵(teraacetyl brazilin)[2]。

　　4. 原苏木素类　原苏木素 A(protosappanin A)[1,2],原苏木素 B(protosappanin B)[1,4],原苏木素 C(protosappanin C)[1,3],10 -O-甲基原苏木素 B(10 -O- methylprotosappanin B)[1]。

　　5. 查尔酮类　苏木查耳酮（sappanchalcone)[3,4],3 -去氧苏木查耳酮（3 -

deoxysappanchalcone)[3,4],3-去氧苏木查耳酮 B(3-deoxysappanchalcone B)[3]。

6. 黄酮醇类 黄酮醇类成分主要有鼠李素[1,3],槲皮素[1],商陆黄素(ombuin)[1]。3,8-dihydroxy-4,10-dimethoxy-7-oxo-[2]benzopyrano[4,3-b][1]-7-5(H)-one benzopyran[3]。

7. 甾醇类 β-谷甾醇[1],胡萝卜苷[3]。

8. 异黄酮类 鸢尾苷元(tectorigenin)[4]。

9. 木脂素类 (—)-丁香树脂酚[(—)-syringaresinol][4]。

10. 酯类 己二酸二甲酯(dimethyl adipate)[3]。

【主要化学成分结构式】

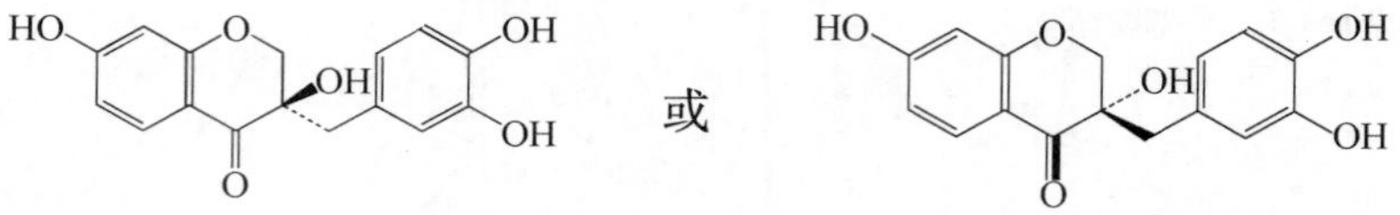

或

$C_{16}H_{14}O_6$(302.3)
sappanone B 苏木酮 B

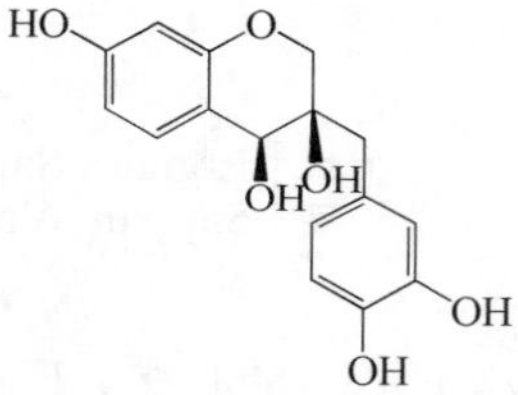

$C_{16}H_{16}O_6$(304.3)
sappanol 苏木酚

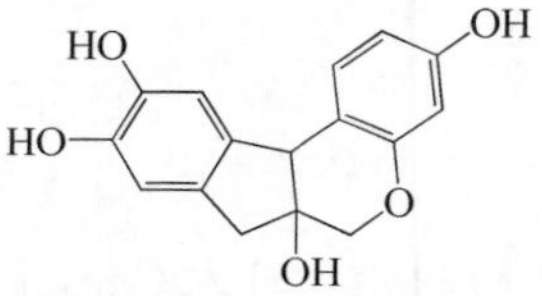

$C_{16}H_{14}O_5$(286.3)
brazilin 巴西苏木素

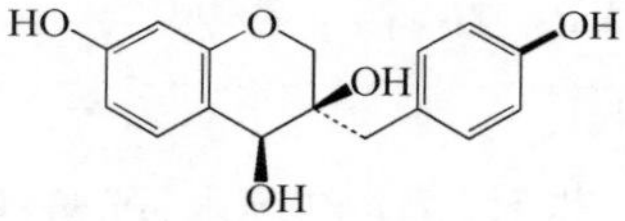

$C_{16}H_{16}O_5$(288.3)
3′-deoxysappanol 3′-去氧苏木酚

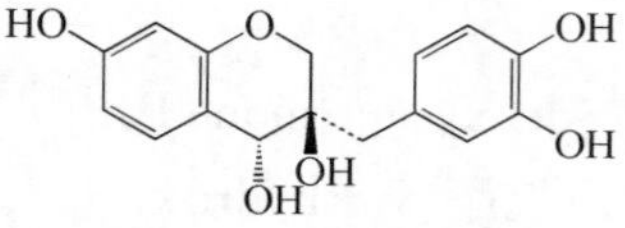

$C_{16}H_{16}O_6$(304.3)
episappanol
表苏木酚

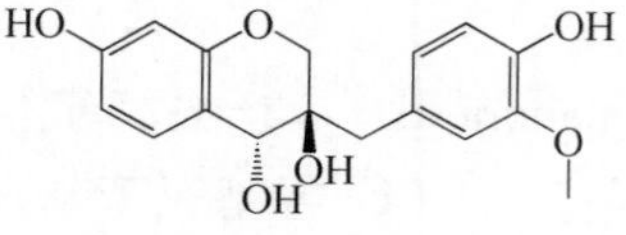

$C_{17}H_{18}O_6$(318.3)
3′-O-methylepisappanol
3′-O-甲基表苏木酚

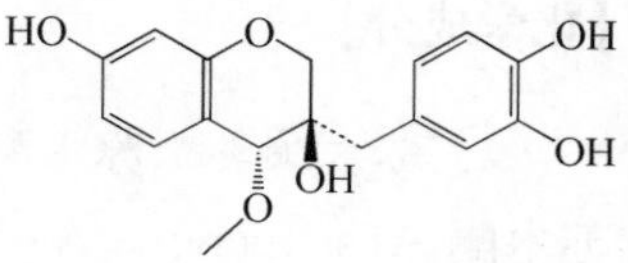

$C_{17}H_{18}O_6$(318.3)
4-O-methylepisappanol
4-O-甲基表苏木酚

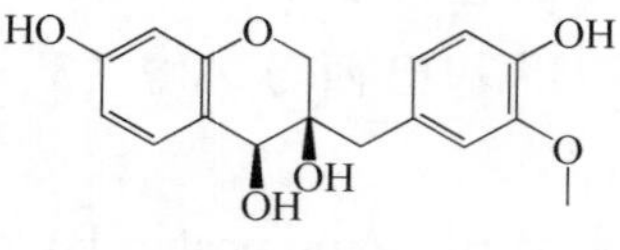

$C_{17}H_{18}O_6$(318.3)
3′-O-methylsappanol
3′-O-甲基苏木酚

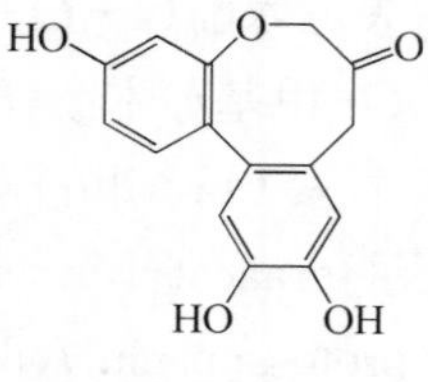

$C_{15}H_{12}O_5$(272.3)
protosappanin A
原苏木素 A

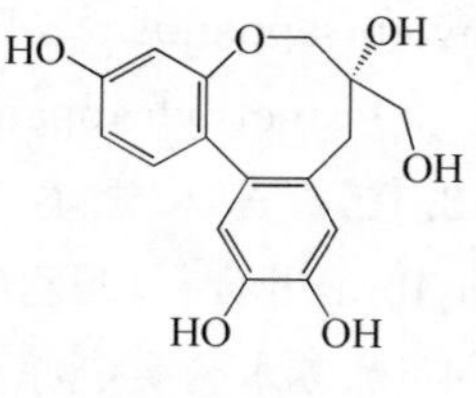

$C_{16}H_{16}O_7$(320.3)
protosappanin B
原苏木素 B

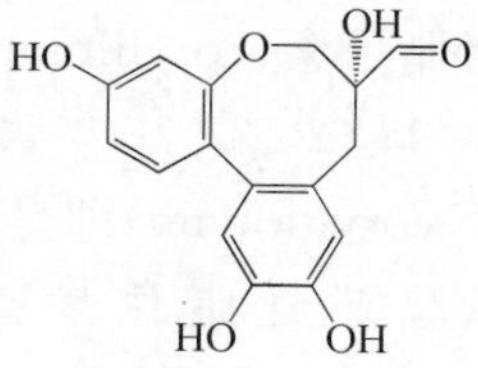

$C_{16}H_{14}O_7$ (318.3)
protosappanin C
原苏木素 C

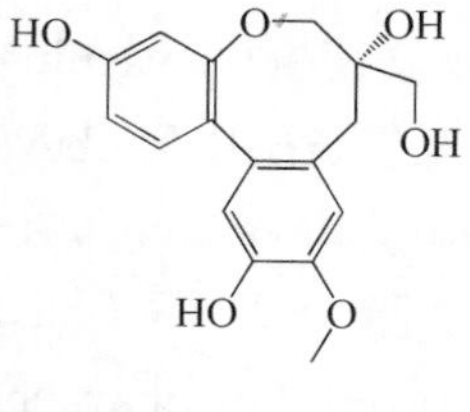

$C_{17}H_{18}O_7$ (334.3)
10 - O - methylprotosappanin B
10 - O - 甲基原苏木素 B

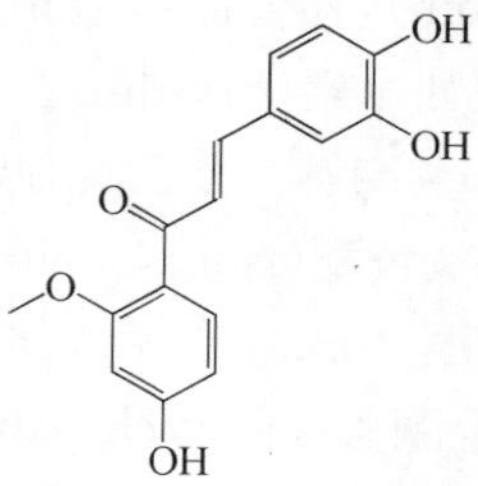

$C_{16}H_{14}O_5$ (286.3)
sappanchalcone
苏木查耳酮

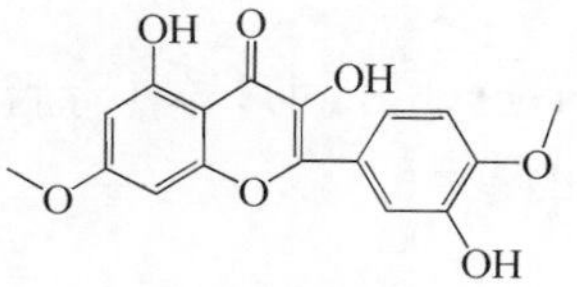

$C_{17}H_{14}O_7$ (330.3)
ombuine
商陆黄素

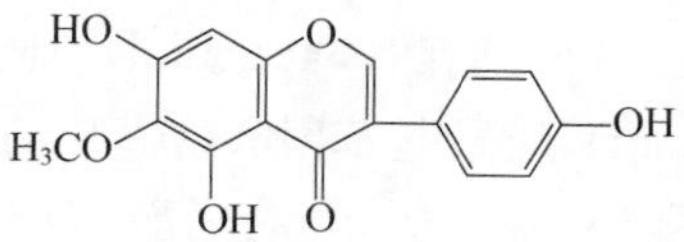

$C_{16}H_{12}O_6$ (300.3)
tectorigenin
鸢尾苷元

【参考文献】

[1] 国家中医药管理局《中华本草》编委会. 中华本草[M]. 上海：上海科学技术出版社,1999，第 4 册：376(总 1016).
[2] 徐慧,周志华,杨峻山. 苏木化学成分的研究[J]. 中国中药杂志,1994，19(8)：485.
[3] 舒诗会,韩景兰,杜冠华,等. 苏木心材中一个新黄酮类化合物[J]. 中国中药杂志,2008，33(8)：903.
[4] 赵焕新,白虹,李巍,等. 苏木化学成分的研究[J]. 食品与药品,2010,12(5)：176.

132. 补骨脂 bǔ gǔ zhī

［拉］Fructus Psoraleae
［英］Malaytea Scurfpea Fruit

补骨脂，又名胡韭子、婆固脂、破故纸、补骨鹎、黑固脂，为豆科植物补骨脂 *Psoralea corylifolia* Linn 的果实。广西各地均有栽培。具有补肾助阳，纳气平喘，温脾止泻等功效，主要用于治疗肾阳不足，下元虚冷，腰膝冷痛，阳痿滑精，尿频，遗尿；肾不纳气，虚喘不止；脾肾两虚，大便久泻；白癜风，斑秃，银屑病等病证。

【化学成分】

1. 香豆素类　补骨脂素(psoralen)，异补骨脂素(isopsorasen)即白芷素(angelicin)，2′-乙酰白芷素(2′- acetylangelicin)，花椒毒素(xanthotoxin)即 8 - 甲氧基补骨脂素(8 - methoxypsoralen)，补骨脂定(psoralidin)，异补骨脂定(isopsoralidin)，补骨脂呋喃香豆精(bakuchicin)，补骨脂定 2′,3′-环氧化物(psoralidin 2′,3′- oxide)，双羟异补骨脂定

（corylidin），补骨脂香豆雌烷（bavacoumestan）A 及 B 槐属香豆雌烷（sophoracoumestan）A[1]，巴西木素（brazilin）。

2. 黄酮类　紫云英苷，补骨脂双氢黄酮（bavachin）即是补骨脂甲素（corylifolin），异补骨脂双氢黄酮（isobavachin），补骨脂双氢黄酮甲醚（bavachinin），呋喃（2″,3″,7,6）- 4′-羟基二氢黄酮[furan（2″,3″,7,6）- 4′hydroxy flavanone]，补骨脂乙素（corylifolinin）即是异补骨脂查耳酮（isobavachalcone），补骨脂查耳酮（bavachalcone），补骨脂色烯查耳酮（bavachromene），新补骨脂查耳酮（neobavachalcone），异新补骨脂查耳酮（isoneobavachalcone），补骨脂呋喃查耳酮（bakuchalcone），补骨脂色酚酮（bavachromanol）[1]，大豆苷（daidzin），补骨脂色烯素（bavachromene）[1,3,4]，补骨脂异黄酮（corylin），新补骨脂异黄酮（neobavaisoflavone），补骨脂异黄酮醛（corylinal），补骨脂异黄酮醇（psoralenol）[1,2,5]。

3. 酚类　补骨脂酚（bakuchiol），补骨脂苯并呋喃酚（corylifonol），异补骨脂苯并呋喃酚（isocorylifonol），对羟基苯甲酸（p - hydroxy-benzoic acid）[1,3,4]。

4. 甾体类　豆甾醇，β-谷甾醇-D -葡萄糖苷[1,3,4]。

5. 倍半萜类　反-2-石竹烯，石竹烯氧化物[6]。

6. 脂肪酸类　棕榈酸，油酸，亚油酸，硬脂酸，亚麻酸，二十四酸[1]。

7. 无机成分　钾，锰，钙，铁，铜，锌，砷，锑，铷，锶，硒[1,3,4]。

8. 其他　松醇（pinitol），尿嘧啶（uracil），三十烷，三甘油酯，二甘油酯，单甘油酯，蜡酯，碳氢化合物，极性类脂，补骨脂多糖，胰蛋白酶抑制剂（trypsininhibitor）[1,3,4]。

【主要化学成分结构式】

$C_{11}H_6O_3$（186.2）
psoralen　补骨脂素

$C_{13}H_8O_4$（228.2）
2′- acetylangelicin　2′-乙酰白芷素

$C_{20}H_{17}O_5$（337.3）
psoralidin　补骨脂定

$C_{20}H_{16}O_7$（368.3）
corylidin
双羟异补骨脂定

$C_{11}H_6O_3$（186.2）
bakuchicin
补骨脂呋喃香豆精

$C_{20}H_{16}O_6$（352.3）
bavacoumestan A
补骨脂香豆雌烷 A

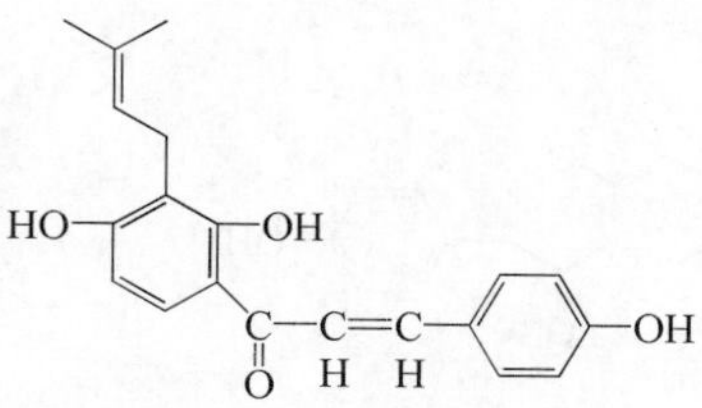

$C_{20}H_{20}O_4$ (324.4)
corylifolinin
补骨脂乙素

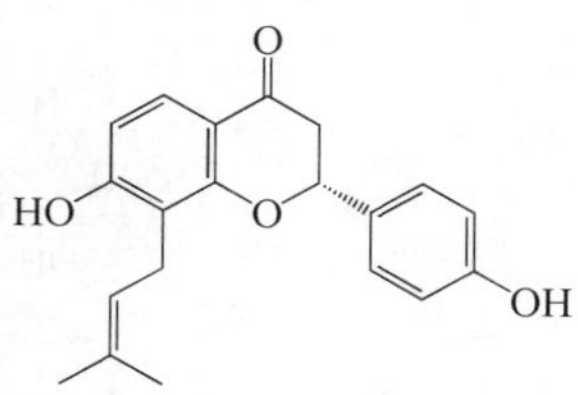

$C_{20}H_{20}O_4$ (324.4)
isobavachin
异补骨脂双氢黄酮

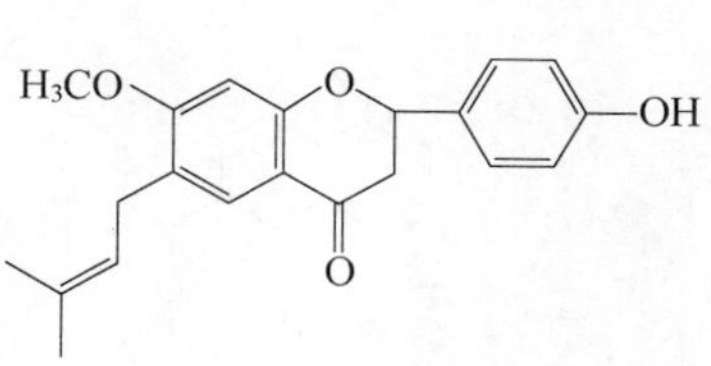

$C_{21}H_{22}O_4$ (338.4)
bavachinin
补骨脂双氢黄酮甲醚

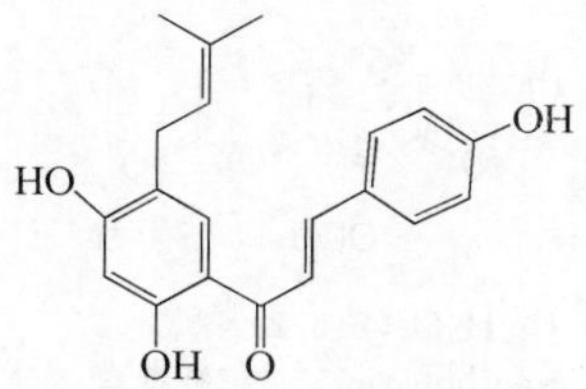

$C_{20}H_{20}O_4$ (324.4)
bavachalcone
补骨脂查耳酮

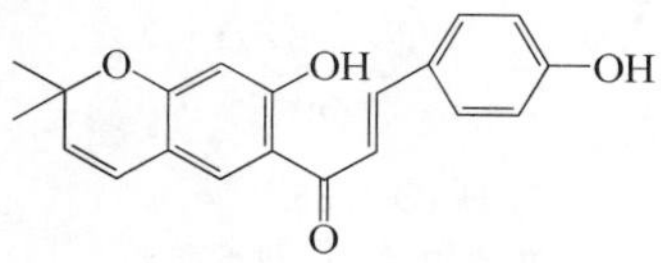

$C_{20}H_{18}O_4$ (322.4)
bavachromene
补骨脂色烯查耳酮

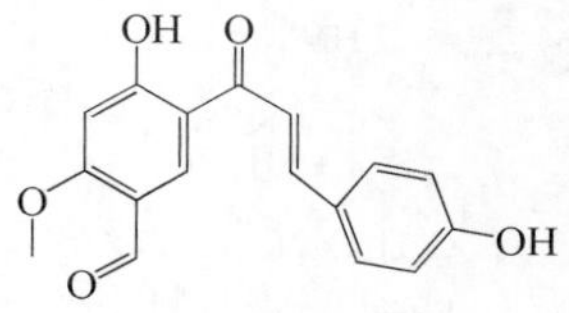

$C_{17}H_{14}O_5$ (298.3)
neobavachalcone
新补骨脂查耳酮

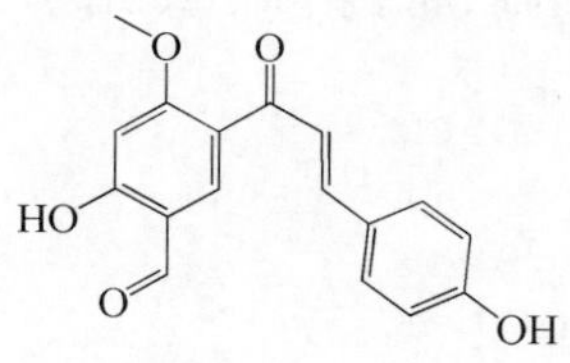

$C_{17}H_{14}O_5$ (298.3)
isoneobavachalcone
异新补骨脂查耳酮

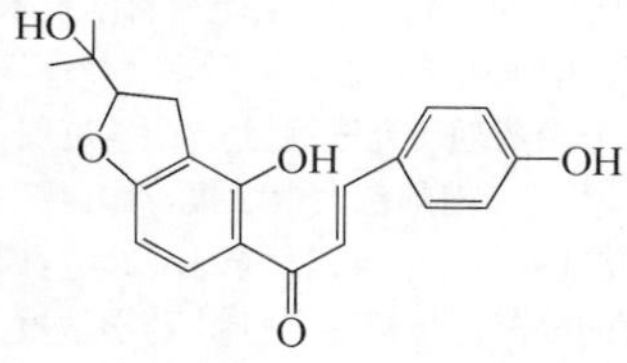

$C_{20}H_{20}O_5$ (340.4)
bakuchalcone
补骨脂呋喃查耳酮

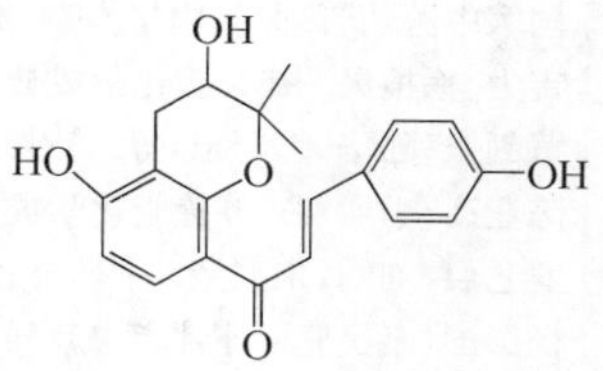

$C_{20}H_{20}O_5$ (340.4)
bavachromanol
补骨脂色酚酮

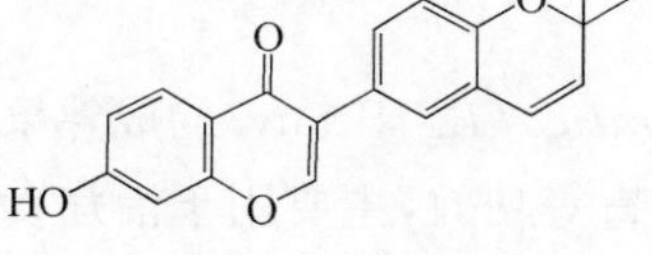

$C_{20}H_{16}O_4$ (320.3)
corylin
补骨脂异黄酮

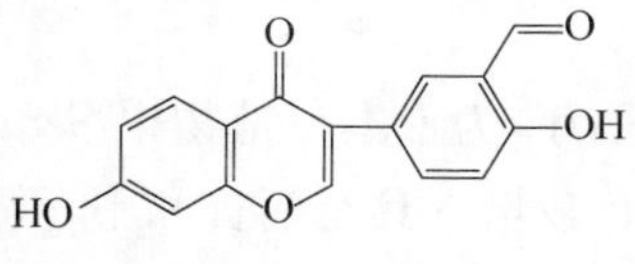

$C_{16}H_{10}O_5$ (282.2)
corylinal
补骨脂异黄酮醛

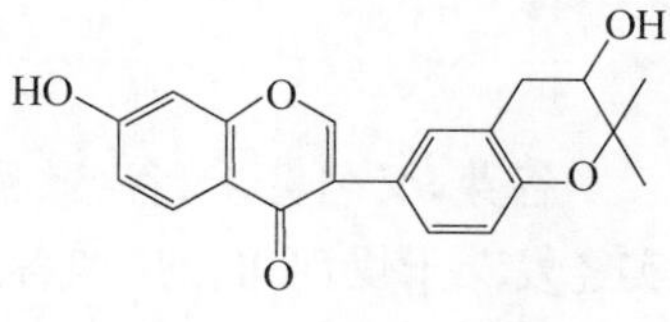

$C_{20}H_{17}O_5$ (337.3)
psoralenol
补骨脂异黄酮醇

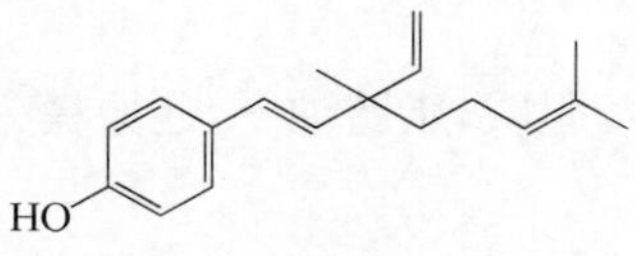

$C_{18}H_{24}O$ (256.4)
bakuchiol
补骨脂酚

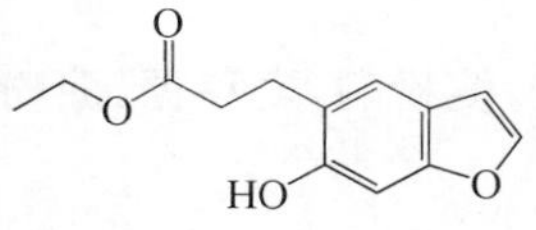

$C_{13}H_{14}O_3$ (218.4)
corylifonol
补骨脂苯并呋喃酚

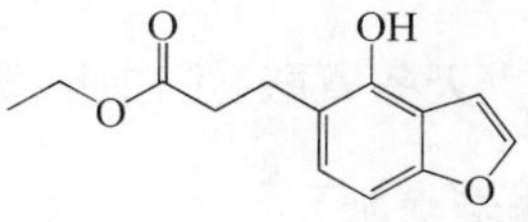

$C_{13}H_{14}O_3$ (218.2)
isocorylifonol
异补骨脂苯并呋喃酚

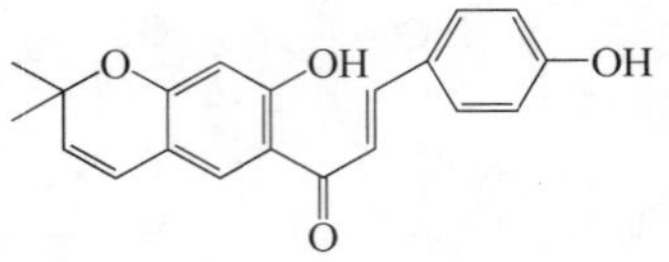

C$_{20}$H$_{18}$O$_4$(322.4)
bavachromene
补骨脂色烯查耳酮

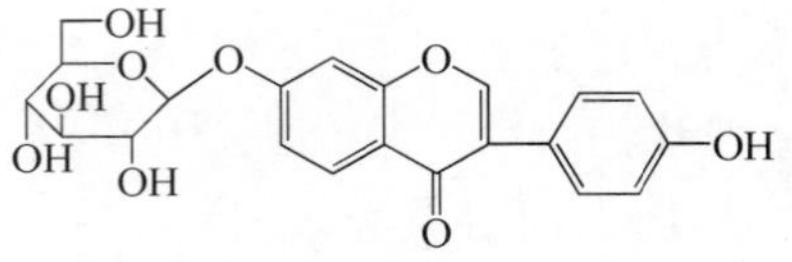

C$_{21}$H$_{17}$O$_9$(413.4)
daidzin
大豆黄苷

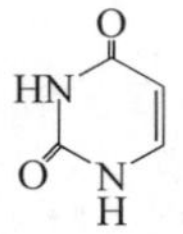

C$_4$H$_4$O$_2$N$_2$(112.1)　uracil　尿嘧啶

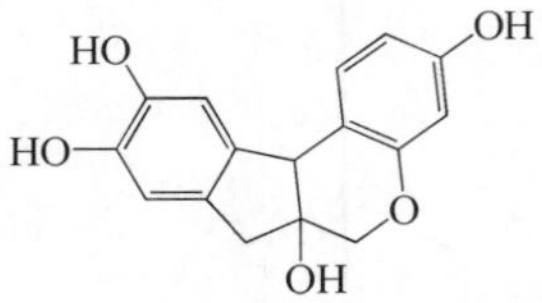

C$_{16}$H$_{13}$O$_5$(285.3)　brazilin　巴西木素

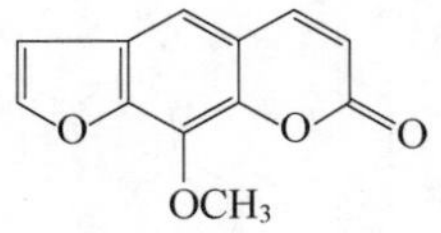

C$_{12}$H$_8$O$_4$(216.2)　xanthotoxin　花椒毒素

【参考文献】

[1] 国家中医药管理局《中华本草》编委会. 中华本草[M]. 上海：上海科学技术出版社,1999,第 4 册：603(总 3348).

[2] 吉力,徐植灵. 补骨脂化学成分的综述[J]. 中国中药杂志,1995,20(2)：120.

[3] 黄剑,赵陆华,邹巧根,等. 补骨脂化学成分及药理研究进展[J]. 药学进展,2000,24(4)：212.

[4] 陈业高,于丽丽. 补骨脂化学成分的研究[J]. 云南师范大学学报,2005,25(4)：52.

[5] 罗艺晨,刘娟,朱兆荣. 中药补骨脂的研究进展[J]. 中兽医学杂志,2007,(5)：49.

[6] 杨彤彤,秦民坚. 补骨脂中新异黄酮成分的分离与结构鉴定[J]. 药学学报,2006,41(1)：76.

133. 谷芽 gǔ yá

[拉] Fructus Setariae Germinatus
[英] Rice-grain Sprout

　　谷芽,又名蘗米、谷蘖、稻蘖、稻芽,为禾本科植物粟 Setaria italica(L.)Beauv. 的成熟果实经发芽干燥而得。广西各地均有栽培。具有消食和中、健脾开胃等功效,主要用于治疗食积不消,腹胀口臭,脾胃虚弱,不饥食少等病证。炒谷芽偏于消食,用于不饥食少。焦谷芽善化积滞,用于积滞不消。

【化学成分】

　　天冬氨酸,蛋白质,氨基丁酸,淀粉酶,麦芽糖,淀粉,腺嘌呤,胆碱,脂肪油[1],还原糖[2]。

【参考文献】

[1] 国家中医药管理局《中华本草》编委会. 中华本草[M]. 上海：上海科学技术出版社,1999,第 8 册：421(总 7546).

[2] 凌俊英,李相臣,盖自宽. Somogyi 比色法测定谷芽中还原糖含量[J]. 中药材,1997,20(4)：194.

134. 谷精草 gǔ jīng cǎo

［拉］Flos eriocauli
［英］Flower of Small pipewort

谷精草，又名耳朵刷子、挖耳朵草、珍珠草、鼓槌草、衣钮草、谷精珠，为谷精草科植物谷精草 *Eriocaulon buergerianum* Koern. 的干燥带花茎的头状花序。广西分布于资源、阳朔、岑溪。具有疏散风热，明目，退翳等功效，主要用于治疗风热目赤，肿痛羞明，眼生翳膜，风热头痛等病证。

【化学成分】

1. 挥发油　软酯酸，(*Z, Z*)-9,12-十八烷二烯酸{(*Z, Z*)-9,12-octadecadienoic acid}，(*Z, Z, Z*)-9,12,15-十八烷三烯酸甲酯{(*Z, Z, Z*)-9,12,15-octadecadienoic acid methyl ester}，反油酸，二十烷[1]。

2. 黄酮类　洋地黄次黄铜(dinatin；hispidulin)，高车前苷(homoplantaginin)，粗毛豚草素 7-(6-*E*-*p*-香豆酰-*β*-*D*-吡喃葡萄糖苷)[hislidulin-7-(6-*E*-*p*-coumaroyl-*β*-*D*-glucopy-ranoside)。[2]

3. 萜类　*γ*-生育酚乙酸酯[(2*R*, 4*R*, 8*R*)-*γ*-tocopheryl acetate][2]

【主要化学成分结构式】

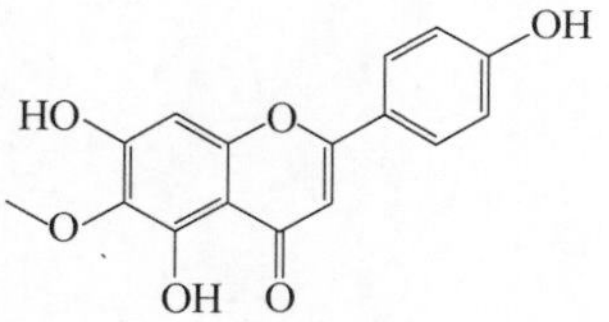

$C_{16}H_{12}O_6$ (300.26)
dinatin; hispidulin
洋地黄次黄酮

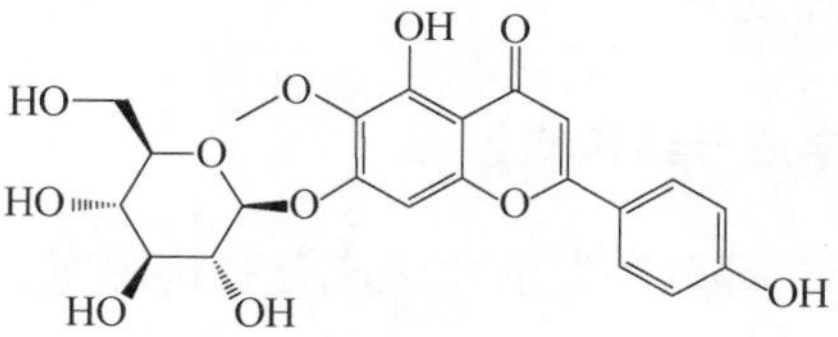

$C_{22}H_{22}O_{11}$ (462.40)
homoplantaginin
高车前苷

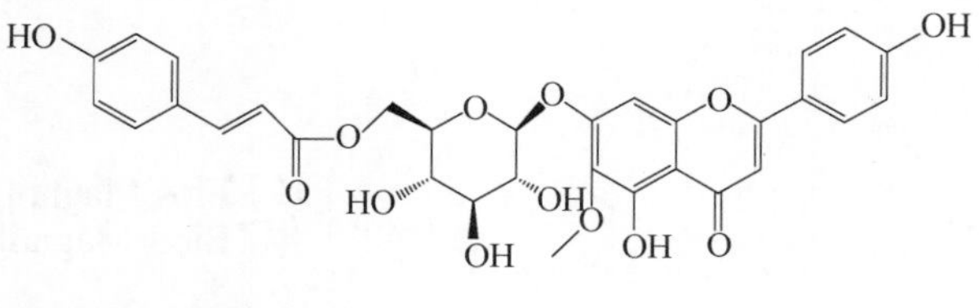

$C_{31}H_{28}O_{13}$ (608.53)
hislidulin-7-(6-*E*-*p*-coumaroyl-*β*-*D*-glucopy-ranoside
粗毛豚草素 7-(6-*E*-*p*-香豆酰-*β*-*D*-吡喃葡萄糖苷)

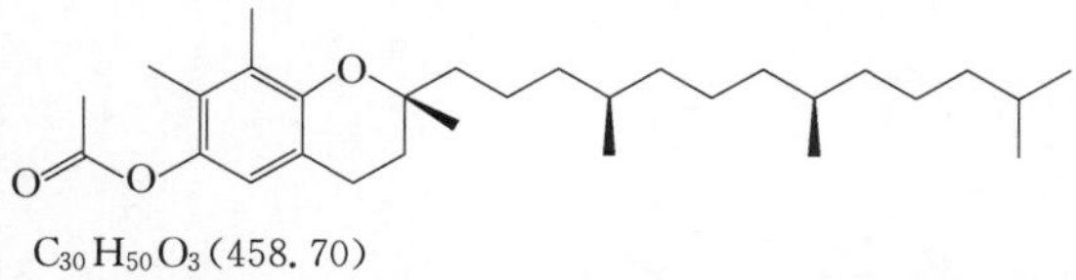

$C_{30}H_{50}O_3$ (458.70)
(2*R*, 4*R*, 8*R*)-*γ*-tocopheryl acetate　*γ*-生育酚乙酸酯

【参考文献】

[1] 邱燕,范明,单萍. 谷精草中挥发油的气质联用分析[J]. 福建中医药,2006,37(1):46.
[2] 惠永正. 中药天然产物大全[M]. 上海:上海科学技术出版社,2011,第 11 册:8594.

135. 豆蔻　dòu kòu

[拉] Fructus Amomi Rotundus
[英] Fruit of Java Amonum

豆蔻,又名圆豆蔻、白豆蔻、紫蔻、十开蔻,为姜科植物白豆蔻 *Amomum kravanh Pierre ex* Gagnep 或爪哇白豆蔻 *A. compactum* Soland ex Maton 的干燥果实。广西主要分布于宜州。具有化湿和胃,行气宽中等功效,主要用于治疗食欲不振、胸闷恶心、胃腹胀痛等病证。

【化学成分】

挥发油　多为倍半萜,主要有 α-蒎烯,β-蒎烯,香桧烯,水化香桧烯(sabinene hydrate),4-松油烯醇,α-松油醇,樟烯,樟脑,对-聚伞花素(p-cymene),月桂烯,月桂烯醇,1,4-桉叶油素,1,8-桉叶素,丁香烯,香橙烯,甜没药烯,枸橼烯,芳樟醇,龙脑,龙脑乙酸酯,3-蒈烯,葛缕酮(carvone),γ-荜澄茄油烯,α-榄香烯,橙花叔醇,γ-广藿香烯(γ-patchoulene)[1]。

【主要化学成分结构式】

见第二部分挥发油化学成分结构图库。

【参考文献】

[1] 国家中医药管理局《中华本草》编委会. 中华本草[M]. 上海:上海科学技术出版社,1999,第 8 册:608(总 7754).

136. 辛夷　xīn yí

[拉] Flos Magnoliae Biondii Immaturus
[英] Biod Magnolia Flower Bud

辛夷,又名紫玉兰、木笔、望春花,为木兰科植物紫花玉兰 *Magnolia liliflora* Desr. 的花蕾。广西各地均有栽培。具有散风寒,通鼻窍等功效,主要用于治疗鼻渊,风寒感冒之头痛,鼻塞,流涕等病证。

【化学成分】

生物碱类　木兰碱(magnoflorine)[1]。

【主要化学成分结构式】

C$_{20}$H$_{24}$O$_4$N(342.3)
magnoflorine　木兰碱

【参考文献】

[1] 顾国明,周宇红,于桂华,等. 辛夷花有效成分研究[J]. 中草药,1994,25(8):397.

137. 远志 *yuǎn zhì*

　　[拉] Radix Polygalae
　　[英] Thinleaf Milkwort Root-bark

　　远志,又名葽绕、蕀蒬、棘菀、细草、小鸡腿、小鸡眼、小草根,为远志科植物远志 *Polygala tenuifolia* Willd. 或卵叶远志 *P. sibirica* L. 的干燥根。远志广西分布于桂林;卵叶远志广西分布于南宁。具有安神益智,祛痰,消肿等功效,主要用于治疗心肾不交引起的失眠多梦,健忘惊悸,神志恍惚,咳痰不爽,疮疡肿毒,乳房肿痛等病证。

【化学成分】

　　1. 呫吨酮及其苷类　远志呫吨酮(onjixanthone)Ⅰ、Ⅱ,1,6-二羟基-3,7-二甲氧基呫吨酮(1,6-dihydroxy-3,7-dimethoxyxanthone),1-羟基-3,7-二甲氧基呫吨酮(1-hydroxy-3,7-dimethoxyxanthone),6-羟基-1,2,3,7-四甲氧基呫吨酮(6-hydroxy-1,2,3,7-tetramethoxyxanthone),1-羟基-3,6,7-三甲氧基呫吨酮(1-hydroxy-3,6,7-trimethoxyxanthone),1,6二羟基-3,5,7-三甲氧基呫吨酮(1,6-dihydroxy-3,5,7-trimethoxyxanthone),11,7-二羟基呫吨酮(1,7-dihydroxyxanthone),1,7-二甲氧基-2,3-亚甲二氧基呫吨酮(1,7-dimethoxy-2,3-methylenedioxy-xanthone),1,7-二甲氧基呫吨酮(1,7-dimethoxyxanthone),1,2,3,6,7-五甲氧基呫吨酮(1,2,3,6,7-pentamethoxyxanthone)[1],1,2,3,7-四甲氧基呫吨酮(1,2,3,7-tetramethoxrnanthone)[1,3],4-C-[β-D-呋喃芹菜糖基-(1→6)-β-D-吡喃葡萄糖]-1,3,6-三羟基-7-甲氧基氧杂蒽酮苷(4-C-[β-D-apio-furanosyl-(1→6)β-D-glucopyranosyl]-1,3,6-trihydroxy-7-methoxyxanthone),4-C-β-D-吡喃葡萄糖-1,3,6-三羟基-7-甲氧基氧杂蒽酮苷(4-C-β-D-glucopyranosyl-1,3,6-trihydroxy-7-

methoxyxanthone)[2],1,3,6-三羟基-2,7-二甲氧基呫吨酮(1,3,6-trihydroxy-2,7-dimethoxyxanthone),1,6,7-三甲氧基-2,3-二甲氧基呫吨酮(1,6,7-trimethoxy-2,3-dimethoxyxanthone),1,3,7-三甲氧基呫吨酮(1,3,7-trimethoxyxanthone)[3],1,7-二羟基-2,3-二甲氧基氧杂蒽酮(1,7-dihydroxy-2,3-dimethoxy xanthone),1,7-二羟基-3-甲氧基氧杂蒽酮(1,7-dihydroxy-3-methoxyxanthone)[5],远志氧杂蒽酮Ⅲ(polygalaxanthoneⅢ)[7]。

2. 甾醇类　α-菠甾醇[5],α-菠甾醇-3-O-β-D-葡萄糖苷,α-菠甾醇-3-O-β-D-葡萄糖苷-6′-O-棕榈酸酯(α-spinasteryl-3-O-β-D-glucoside-6′-O-paltimate),豆甾醇[3],β-胡萝卜苷[2]。

3. 萜类　细叶远志素(tenuifolin),远志皂苷(onjisaponin)A、B、C、D、E、F、G[1],远志醇(polygalytol)[1,5],远志皂苷元3-O-β-D-吡喃葡萄糖苷(presenegenin-3-O-β-D-glycopyranoside)[2],远志皂苷元(tenuigenin)A及B[1,2]。

4. 有机酸及酯类　苯甲酸[5],(28Z)-三十四碳烯酸[(28Z)-tetratriacontenoic acid][3],3,4,5-三甲氧基桂皮酸(3,4,5-trimethoxycinnamio acid)[1],苯甲酸丙酯(propyl benzoate),3,4,5-三甲氧基肉桂酸(3,4,5-trimethoxycinnamylic acid)[6],3,4,5-三甲氧基肉桂酸甲酯(3,4,5-trimethoxy methyl cinnamate)[7]。

5. 糖及糖苷类　N-乙酸基葡萄糖胺(N-acetylglucosamine),β-D-(3-O-芥子酰)-呋喃果糖基-a-D-(6-O-芥子酰)-吡喃葡萄糖苷[β-D-(3-O-sinapoyl)-fructofuranosyl-2-D-(6-O-sinapoyl)-glucopyranoside],远志寡糖(tenuifoliose)A、B、C、D、E、F、H[1],α-D-(6-O-白芥子酰基)-吡喃葡萄糖基(1→2)-β-D-(3-O-白芥子酰基)-呋喃果糖(α-D-(6-O-sinapoyl)-glucopyranosyl(1→2)-β-D-(3-O-sinapoyl)-fructofuranose),α-D-(6-O-4-甲基-3,5-二甲氧基肉桂酰基)-吡喃葡萄糖基(1→2)-β-D-(3-O-白芥子酰基)-呋喃果糖{α-[D-(6-O-4-methyl-3,5-dimethoxycinnamoyl)-glucopyranosyl(1→2)-β-D-(3-O-sinapoyl)-fructofuranose]}[6],3,6′-二芥子酰基蔗糖(3′,6-disinapoylsucrose)[4],西伯利亚远志糖A₁(sibiricose A₁)[7],西伯利亚远志糖A₅(sibiricose A₅),西伯利亚远志糖A₆(sibiricose A₆)[4,7],远志糖苷(tenuifoliside)A,B,C,D[1,4,6,7]。

6. 生物碱类　细叶远志定碱(tenuidine)[1]。

7. 其他　2-羟基-4,6-二甲氧基二苯酮(2-hydroxy-4,6-dimethoxybenzophone)[5]。

【主要化学成分结构式】

$C_{16}H_{14}O_6$(302.3)
onjixanthone Ⅰ
远志呫吨酮Ⅰ

$C_{15}H_{12}O_6$(288.3)
1,6-dihydroxy-3,7-dimethoxyxanthone
1,6-二羟基-3,7-二甲氧基呫吨酮

$C_{15}H_{12}O_5$(272.3)
1-hydroxy-3,7-dimethoxyxanthone
1-羟基-3,7-二甲氧基呫吨酮

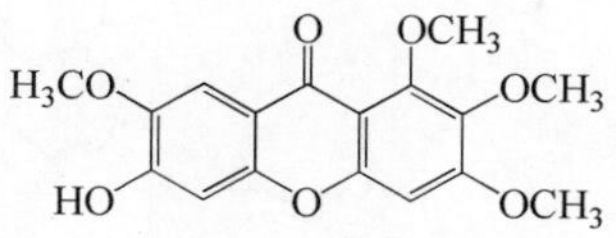

$C_{17}H_{16}O_7$ (332.3)
6 - hydroxy - 1, 2, 3, 7 - tetramethoxyxanthone
6 -羟基- 1, 2, 3, 7 -四甲氧基呫吨酮

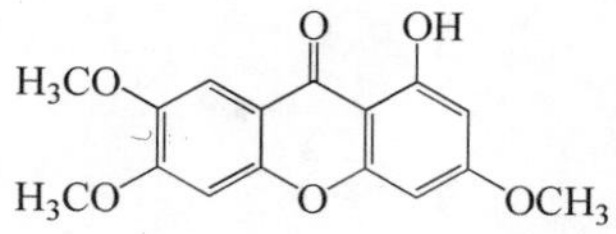

$C_{16}H_{14}O_6$ (302.3)
1 - hydroxy - 3, 6, 7 - trimethoxyxanthone
1 -羟基- 3, 6, 7 -三甲氧基呫吨酮

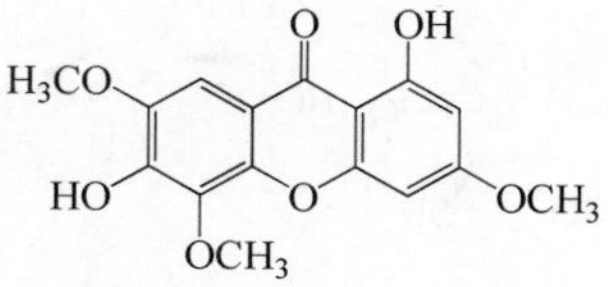

$C_{16}H_{13}O_7$ (317.3)
1, 6 - dihydroxy - 3, 5, 7 - trimethoxyx-anthone
1, 6 二羟基- 3, 5, 7 -三甲氧基呫吨酮

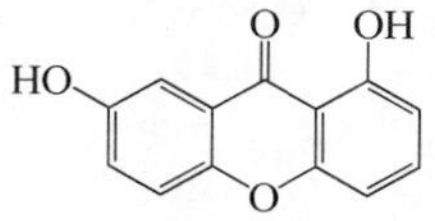

$C_{13}H_8O_4$ (228.2)
1, 7 - dihydroxyxanthone
1, 7 -二羟基呫吨酮

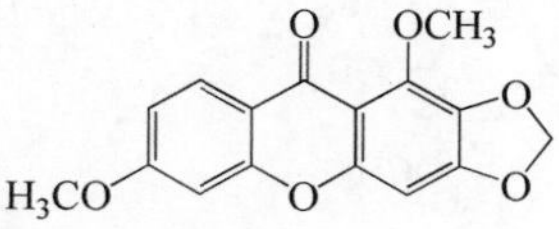

$C_{16}H_{12}O_6$ (300.3)
1, 7 - dimethoxy - 2, 3 - methylenedioxy-xanthone
1, 7 -二甲氧基- 2, 3 -亚甲二氧基呫吨酮

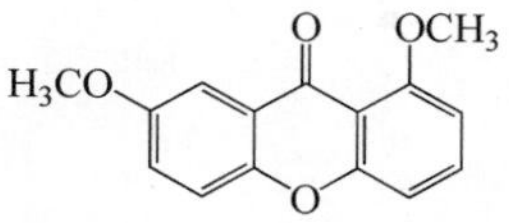

$C_{15}H_{12}O_4$ (256.3)
1, 7 - dimethoxyxanthone
1, 7 -二甲氧基呫吨酮

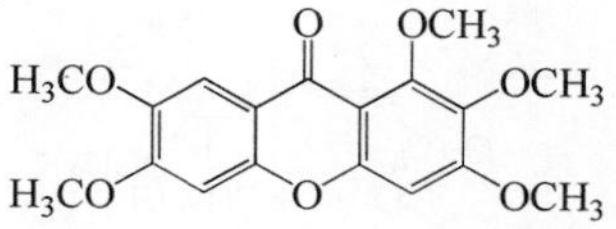

$C_{18}H_{18}O_7$ (346.4)
1, 2, 3, 6, 7 - pentamethoxyxanthone
1, 2, 3, 6, 7 -五甲氧基呫吨酮

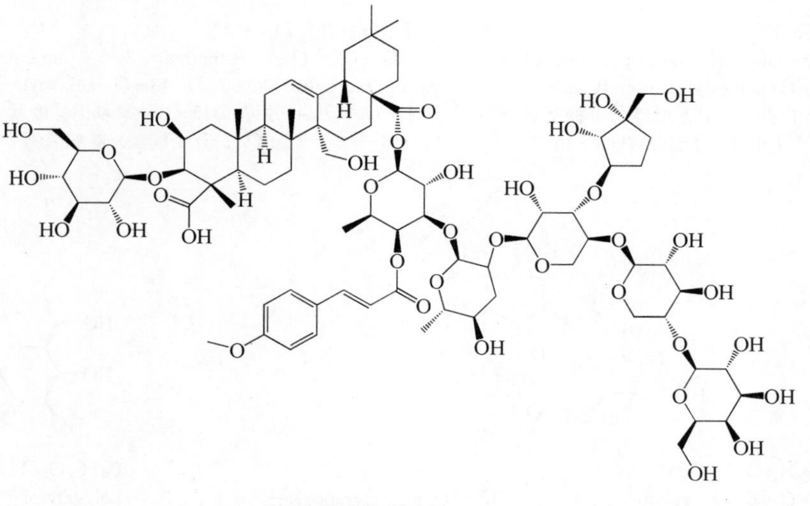

$C_{75}H_{90}O_{35}$ (1 551.5)
onjisaponin A　　远志皂苷 A

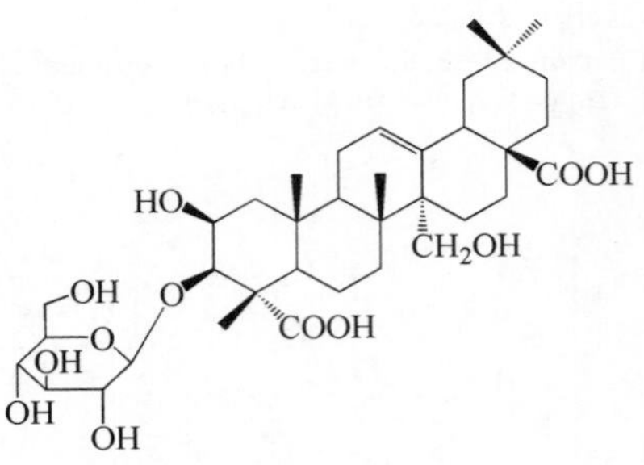

$C_{36}H_{57}O_{12}$ (681. 8)

presenegenin – 3 – O – β – D – glycopyranoside

远志皂苷元 3 – O – β – D –吡喃葡萄糖苷

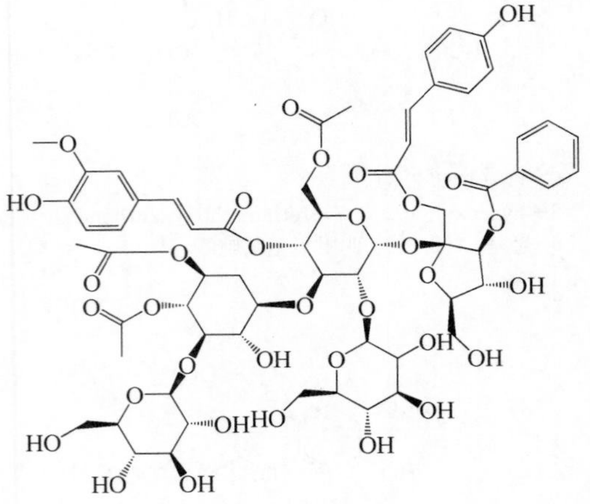

$C_{62}H_{65}O_{35}$ (1 370. 2)

tenuifoliose A

远志寡糖 A

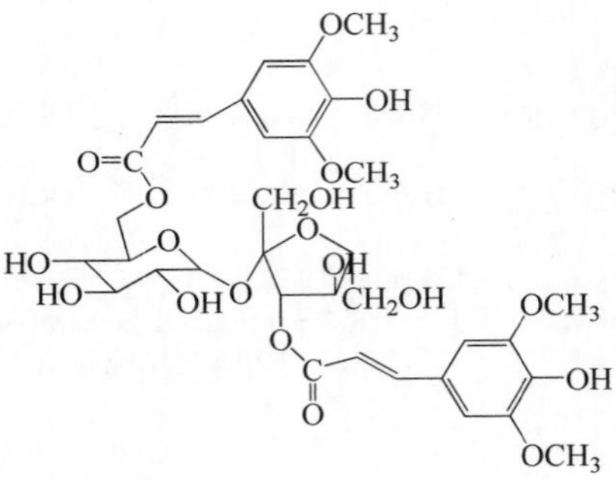

$C_{34}H_{43}O_{19}$ (755. 7)

α – D – (6 – O – sinapoyl) – glucopyranosyl (1→
2) – β – D – (3 – O – sinapoyl) – fructofuranose

α – D – (6 – O –白芥子酰基) –吡喃葡萄糖基(1→
2) – β – D – (3 – O –白芥子酰基) –呋喃果糖

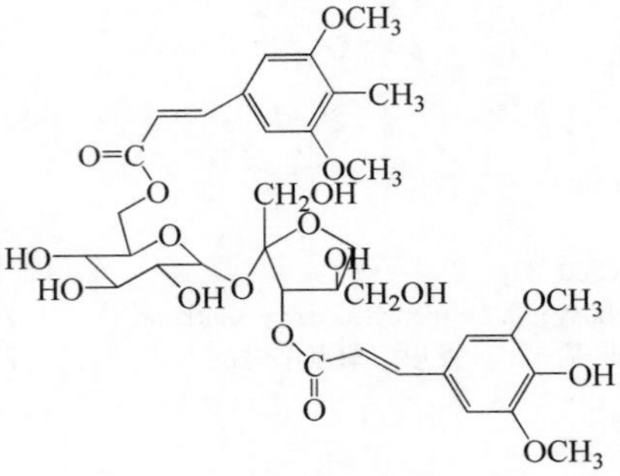

$C_{34}H_{45}O_{19}$ (757. 7)

α – [D – (6 – O – 4 – methyl – 3, 5 – dimethoxycinnamoyl） –
glucopyranosyl(1→2) – β – D – (3 – O – sinapoyl) – fructofuranose]

α – D – (6 – O – 4 –甲基– 3, 5 –二甲氧基肉桂酰基) –吡喃葡萄糖基
(1→2) – β – D – (3 – O –白芥子酰基) –呋喃果糖

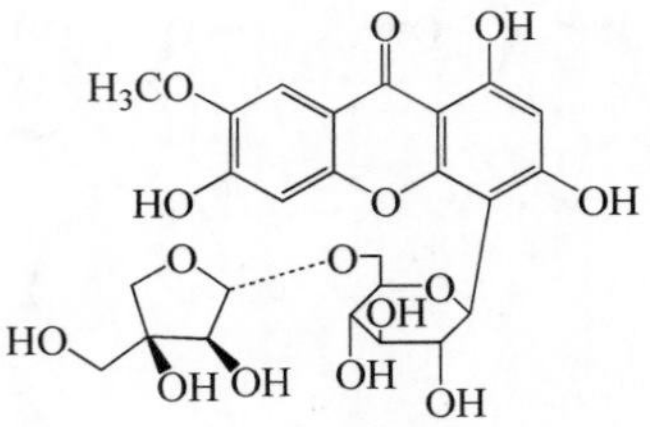

$C_{25}H_{29}O_{15}$ (569. 6)

4 – C – [β – D – apiofuranosyl – (1→6) β – D – glucopyranosyl] –
1, 3, 6 – trihydroxy – 7 – methoxyxanthone

4 – C – [β – D –呋喃芹菜糖基– (1→6) – β – D –吡喃葡萄糖] – 1,
3, 6 –三羟基– 7 –甲氧基氧杂蒽酮苷

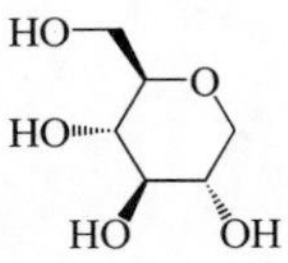

$C_{6}H_{12}O_{5}$ (164. 2)

polygalytol

远志醇

C$_6$H$_{13}$O$_5$(165.2)
E - 3,4,5 - trimethoxycinnamic acid
E - 3,4,5 - 三甲氧基肉桂酸

C$_8$H$_{15}$O$_6$(207.2)
N - acetylglucosamine
N - 乙酸基葡萄糖胺

C$_{20}$H$_{19}$O$_{11}$(435.4)
4 - C - β - D - glucopyranosyl - 1,3,6 - trihydroxy - 7 - methoxyxanthone
4 - C - β - D -吡喃葡萄糖- 1,3,6 -三羟基- 7 -甲氧基氧杂蒽酮苷

C$_{15}$H$_{12}$O$_6$(288.3)
1,7 - dihydroxy - 2,3 - dimethoxy xanthone
1,7 -二羟基- 2,3 -二甲氧基呫吨酮

C$_{14}$H$_{10}$O$_5$(258.2)
1,7 - dihydroxy - 3 - methoxyxanthone
1,7 -二羟基- 3 -甲氧基氧杂蒽酮

C$_{17}$H$_{16}$O$_6$(316.3)
1,2,3,7 - tetramethoxyxanthone
1,2,3,7 -四甲氧基呫吨酮

C$_{36}$H$_{52}$O$_{12}$(676.8)
tenuifolin
细叶远志素

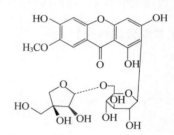

C$_{25}$H$_{25}$O$_{15}$(565.5)
polygalaxanthoneⅢ
远志氧杂蒽酮Ⅲ

【参考文献】

[1] 国家中医药管理局《中华本草》编委会. 中华本草[M]. 上海：上海科学技术出版社,1999,第5册：62(总3898).
[2] 汪豪,童玉新,叶文才,等. 细叶远志的化学成分研究[J]. 中国中药杂志,2003,28(9)：828.
[3] 姜勇,刘蕾,屠鹏飞. 远志的化学成分研究Ⅲ[J]. 中国天然药物,2003,1(3)：142.
[4] 姜勇,屠鹏飞. 远志的化学成分研究Ⅱ[J]. 中国中药杂志,2004,29(8)：751.
[5] 王玉萍,杨峻山,张聿梅,等. 远志的化学成分研究[J]. 中草药,2005,36(9)：1291.
[6] 李萍,闫明,李平亚. 远志化学成分的分离与鉴定[J]. 中国药物化学杂志,2005,15(1)：35.
[7] 涂海华,刘屏,马亮,等. 远志抗抑郁有效部位中寡糖酯单体的分离及活性研究[J]. 中国中药杂志,2008,33(11)：1278.

138. 陈皮　chén pí

[拉] Pericarpium Citri reticulatae
[英] Dried orange peel

　　陈皮,又名橘皮、贵老、红皮、黄橘皮、广橘皮、新会皮、红橘、大红袍、川橘,为芸香科植物

橘 *Citrus reticulata* Blanco 及其栽培变种的干燥成熟果皮。广西主要为栽培。具有理气健脾，燥湿化痰等功效，主要用于治疗胸脘胀满，食少吐泻，咳嗽痰多等病证。

【化学成分】

1. 黄酮类　5,7,4′-三甲氧基黄酮(5,7,4′- trimethoxy flavone)，5,7,8,4′-四甲氧基黄酮(5,7,8,4′- tetramethoxy flavone)，甜橙素，苏达齐黄酮(sudachiflavone)，福橘素(tangeritin)，黄姜味草醇(xanthomicrol)，橙皮苷，新橙皮苷(neohesperidin)，米橘素(citromitin)，5-O-去甲米橘素(5-O- desmethylcitromitin)[1]，川陈皮素(nobiletin)[1,2]，3,5,6,7,8,3′,4′- heptamethonyflavone[2]。

2. 萜类及甾体类　β-谷甾醇，柠檬苦素[1]。

3. 酚酸类　阿魏酸[1]。

4. 无机成分　钾，钠，钙，镁，铜，锌，铁，锰等微量元素[3]。

5. 挥发油　主成分为枸橼烯，尚含 β-月桂烯，α-及 β-蒎烯，α-及 γ-松油烯，α-侧柏烯，α-水芹烯，香桧烯，辛醛，对-聚伞花素，α-罗勒烯(α- ocimene)，异松油烯，芳樟醇，3,7-二甲基-7-辛烯醛(3,7- dimethyl-7- octenal)，4-松油醇，α-松油醇，癸醛，香茅醇，α-金合欢烯，紫苏醛，香荆芥酚，以及苯甲醇，橙花醇，橙花醛，辛醇，百里香酚，香茅醛，水化香桧烯(sabinene hydrate)等[1]。

【主要化学成分结构式】

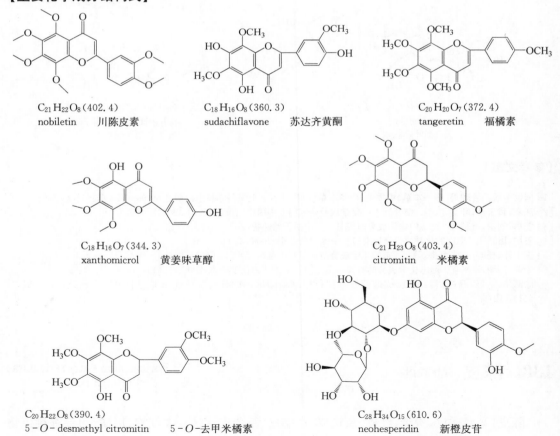

C$_{21}$H$_{22}$O$_8$(402.4)
nobiletin　川陈皮素

C$_{18}$H$_{16}$O$_8$(360.3)
sudachiflavone　苏达齐黄酮

C$_{20}$H$_{20}$O$_7$(372.4)
tangeretin　福橘素

C$_{18}$H$_{16}$O$_7$(344.3)
xanthomicrol　黄姜味草醇

C$_{21}$H$_{23}$O$_8$(403.4)
citromitin　米橘素

C$_{20}$H$_{22}$O$_8$(390.4)
5-O- desmethyl citromitin　5-O-去甲米橘素

C$_{28}$H$_{34}$O$_{15}$(610.6)
neohesperidin　新橙皮苷

【参考文献】

[1] 国家中医药管理局《中华本草》编委会. 中华本草[M]. 上海：上海科学技术出版社,1999,第 4 册：886(总 3700).

[2] 钱士辉,陈廉. 陈皮中黄酮类成分的研究[J]. 中药材,1998,21(6)：301.

[3] 林广云,陈红英,蔡葵花,等. 火焰原子吸收分光光度法测定陈皮中微量元素[J]. 中国卫生检验杂志,2002,12(3)：270.

139. 驳骨丹　bó gǔ dān

[拉] Grendarussa valgaris
[英] Common Gendarussa Herb

驳骨丹,又名小驳骨、细叶驳骨兰、臭黄藤,为爵床科裹篱樵属植物裹篱樵 *Gendarussa vulgaris* Nees [*Justicia gendarussa* L. F.]以全株入药。广西主要分布于藤县、贵县、来宾、忻城、东兰、西林、那坡、宁明。具有续筋接骨,消肿止痛等功效。用于骨折,扭挫伤,风湿性关节炎等病证。

【化学成分】

叶含 β-谷甾醇。根含生物碱爵床脂素(justicin)和挥发油[1]。

【主要化学成分结构式】

$C_{29}H_{50}O$ (414.7)
β- sitosterol　　β-谷甾醇

【参考文献】

[1] 国家中医药管理局《中华本草》编委会. 中华本草[M]. 上海：上海科学技术出版社,1999,第 7 册：459(总 2030).

140. 鸡内金　jī nèi jīn

[拉] Endothelium Corneum Gigeriae Galli
[英] Chickens Gizzard-membrane

鸡内金,又名鸡肫皮、鸡黄皮、鸡肫、鸡胗,为雉科动物家鸡 *Gallus gallus domensticus*

Brisson 的干燥沙囊内壁。广西各地均有供货。具有消积滞,健脾胃等功效,主要用于治疗食积胀满,呕吐反胃,泻痢,疳积,消渴,遗溺,喉痹乳蛾,牙疳口疮等病证。

【化学成分】

1. 氨基酸类   精氨酸,天冬氨酸,谷氨酸,甘氨酸,组氨酸,异亮氨酸,亮氨酸,赖氨酸,丙氨酸,苯丙氨酸,脯氨酸,丝氨酸,苏氨酸,酪氨酸,色氨酸[1]。

2. 酶及蛋白质类   微量胃蛋白酶(pepsin),淀粉酶(diastase),角蛋白(keratin)[1]。

3. 无机成分   铝,钙,铬,钴,铜,铁,镁,锰,钼,铅,锌[1]。

4. 其他   胃激素(ventriculin),胆绿素的黄色衍生物,胆汁三烯(bilatriene),多种维生素[1]。

【主要化学成分结构式】

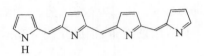

C$_{19}$H$_{14}$N$_4$(298.3)
bilatriene   胆汁三烯

【参考文献】

[1] 国家中医药管理局《中华本草》编委会. 中华本草[M]. 上海:上海科学技术出版社,1999,第 9 册:469(总 8558)。

141. 鸡矢藤 jī shǐ téng

[拉] Herba Paederiae
[英] Chinese Fevervine Herb

鸡矢藤,又名雀儿藤、甜藤、鸡屎藤、狗屁藤,为茜草科植物鸡矢藤 *Paederia scandens* (Lour.) Merr. 的茎叶。广西各地均有分布。具有祛痰止咳,祛风除湿,消食化积,活血止痛,解毒消肿等功效,主要用于治疗咳嗽,瘰疬,风湿痹痛,食积腹胀,小儿疳积,腹泻,消化不良,痢疾,中暑,黄疸,肝炎,肝脾肿大,肠痈,无名肿毒,脚湿肿烂,湿疹,皮炎,烫火伤,跌打损伤,蛇咬蝎蜇等病证。

【化学成分】

1. 环烯醚萜苷类   鸡屎藤苷(paederoside),鸡屎藤次苷(scandoside),鸡屎藤苷酸(paederoside acid),车叶草苷(asperuloside),去乙酰车叶草苷(deacetyl asperuloside)[1]。

2. 黄酮苷类   矢车菊素糖苷(cyanidin glycoside),矮牵牛素糖苷(petunidin glycoside),飞燕草素(delphindin),锦葵花素(malvidin),芍药花素(peonidin),蹄纹天竺素(pelargonidin)[1]。

3. 萜类及甾体类 β 及 γ-谷甾醇(sitosterol),表无羁萜醇(epifriedelanol)[1]。

4. 醌类　恧贝素(embelin)。

5. 其他　饱和羰基混合物。叶：含熊果(酚)苷(arbutin)，挥发油，C_{10}表叶绿素(C_{10}-epichlorophyll)和脱镁叶绿素(pheophytin)[1]，鸡屎藤次苷甲酯(scandoside methyl ester)。

【主要化学成分结构式】

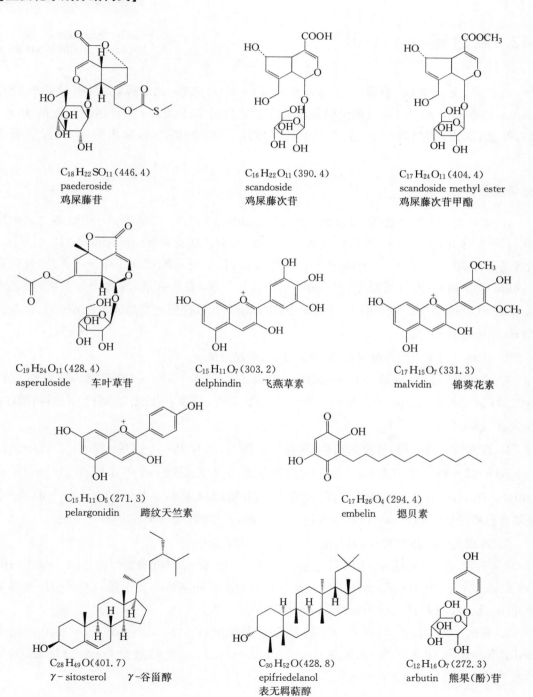

$C_{18}H_{22}SO_{11}$(446.4)
paederoside
鸡屎藤苷

$C_{16}H_{22}O_{11}$(390.4)
scandoside
鸡屎藤次苷

$C_{17}H_{24}O_{11}$(404.4)
scandoside methyl ester
鸡屎藤次苷甲酯

$C_{19}H_{24}O_{11}$(428.4)
asperuloside　车叶草苷

$C_{15}H_{11}O_7$(303.2)
delphindin　飞燕草素

$C_{17}H_{15}O_7$(331.3)
malvidin　锦葵花素

$C_{15}H_{11}O_5$(271.3)
pelargonidin　蹄纹天竺素

$C_{17}H_{26}O_4$(294.4)
embelin　恧贝素

$C_{28}H_{49}O$(401.7)
γ-sitosterol　γ-谷甾醇

$C_{30}H_{52}O$(428.8)
epifriedelanol
表无羁萜醇

$C_{12}H_{16}O_7$(272.3)
arbutin　熊果(酚)苷

【参考文献】

[1] 国家中医药管理局《中华本草》编委会. 中华本草[M]. 上海：上海科学技术出版社,1999,第 6 册：460(总 5818).

142. 鸡血藤　jī xuè téng

[拉] Caulis Spatholobi
[英] Suberect Spatholobus Stem

鸡血藤,又名血风、血藤、大血藤、血风藤、三叶鸡血藤、九层风,为豆科植物密花豆 *Spatholobus suberectus* Dunn 的干燥藤茎。广西主要分布于凌云、邕宁、南宁、金秀、田林。具有补血,活血,通络等功效,主要用于治疗月经不调,血虚委黄,麻木瘫痪,风湿痹痛等病证。

【化学成分】

1. 黄酮类　木豆异黄酮(cajanin),大豆素(daidzein),3,7-二羟基-6-甲氧基二氢黄酮醇(3,7-dihydroxy-6-methoxy-dihydroflavonol),刺芒柄花素(formononetin),3,4,2′,4′-四羟基查耳酮(3,4,2′,4′-tetrahydroxy chalcone),甘草查耳酮(licochalcone)A,异甘草素(isoliquiritigenin),阿佛洛莫生(afrormosin)[1],儿茶素,表儿茶素,没食子儿茶素,樱黄素(pruneifn),芒柄花苷(ononin)[3],毛蕊异黄酮(calycosin),芒柄花素(formononetin),密花豆素(mi flower uea)[2]。

2. 萜类　白芷内醋(angelicin),羽扇豆醇,羽扇豆酮[7]。

3. 甾醇类　5-豆甾烯-3β,7α-二醇(stigmast-5-ene-3β,7α-diol),5α-豆甾烷-3β,6α 二醇(5α-stigmastane-3β,6α-diol)[1],β-谷甾醇[2],胡萝卜苷[3],7-氧代-β-谷甾醇(7-oxo-β-sitosterol)[8]。

4. 挥发油　月桂酸,月桂酸乙酯,亚油酸乙酯[5],5-甲基-3-己烯-2-酮(5-methyl-3-hexen-2-one),香芹醇(carveol)[4],白桦脂酸,二十五烷酸-α-单甘油酯(glycerol-α-pentacosanoate),正二十六碳酸[6],苜蓿酚,原儿茶酸,表无羁萜醇(friedelan-3β-ol),9-甲氧基香豆雌酚(9-methoxycoumestrol)[1],丁香酸,香草酸[3]。

5. 蒽醌类　芦荟大黄素,大黄酸[8],大黄酚,大黄素甲醚[7]。

6. 苷类　2-甲氧基-4-(2′-羟乙基)-苯酚-1-O-β-D-吡喃葡萄糖苷[2-methoxy-4-(2′-hydroxyethyl)-phenyl-1-O-β-D-glucopyranoside],正丁基-O-β-D-吡喃果糖苷(n-butyl-O-β-D-fructopyranoside)[6]。

7. 其他　2-(2′,3′-环氧-3′-甲基丁基)甲基呋喃(2-(2′,3′-epoxy-3′-methylbutyl)methyl furan)[4],间苯三酚(1,3,5-trihydroxybenzene),焦性黏液酸(pyromucic acid),琥珀酸[2]。

【主要化学成分结构式】

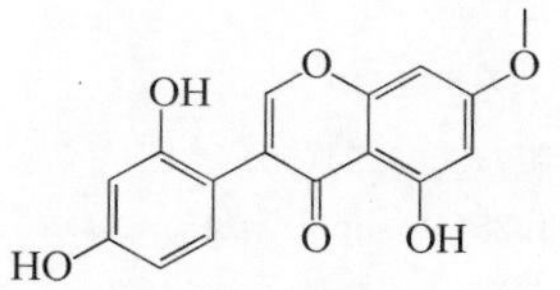

$C_{16}H_{12}O_6 (300.3)$
cajanin
木豆异黄酮

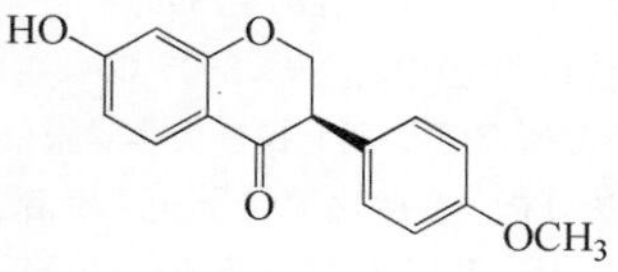

$C_{16}H_{13}O_4 (269.3)$
formonone(formonetin，formononetin)
刺芒柄花素（芒柄花素）

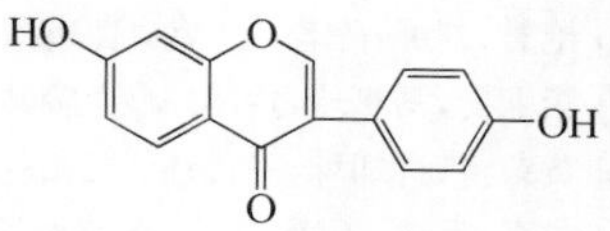

$C_{15}H_{10}O_4 (254.2)$
daidzein
大豆黄素（大豆素，大豆苷元）

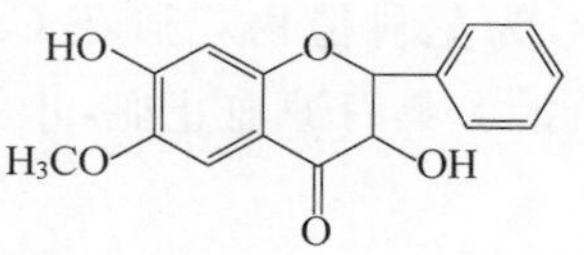

$C_{16}H_{12}O_5 (284.3)$
3,7 - dihydroxy - 6 - methoxy-dihydroflavonol
3,7 -二羟基- 6 -甲氧基二氢黄酮醇

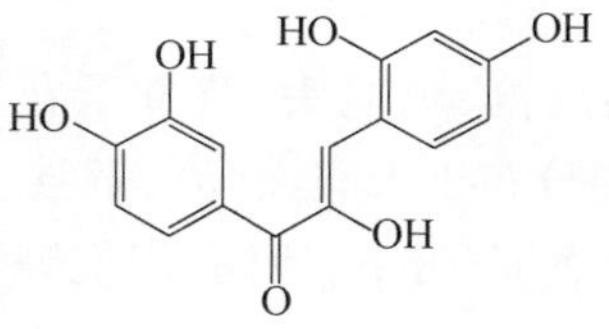

$C_{15}H_{12}O_6 (288.3)$
3,4,2′,4′ - tetrahydroxy　chalcone
3,4,2′,4′-四羟基查耳酮

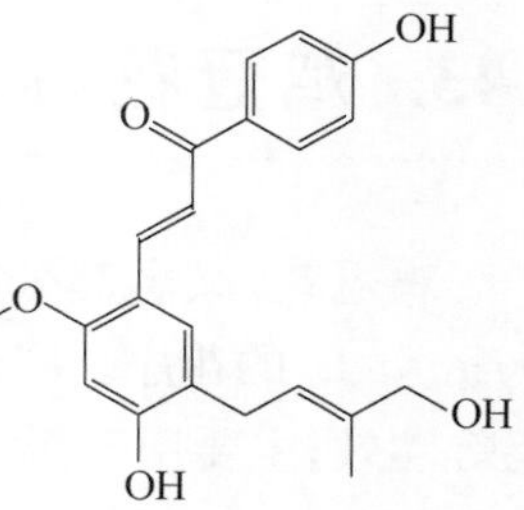

$C_{21}H_{23}O_5 (355.4)$
licochalcone A
甘草查耳酮 A

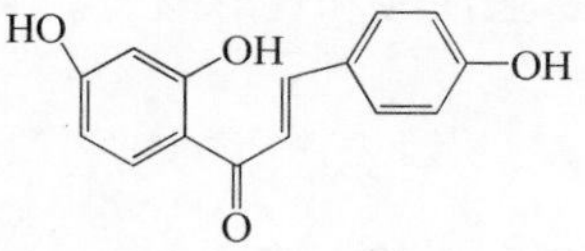

$C_{15}H_{12}O_4 (256.3)$
isoliquiritigenin
异甘草素

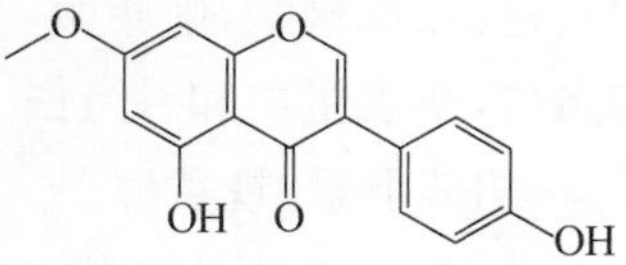

$C_{16}H_{12}O_5 (284.3)$
prunetin
樱黄素

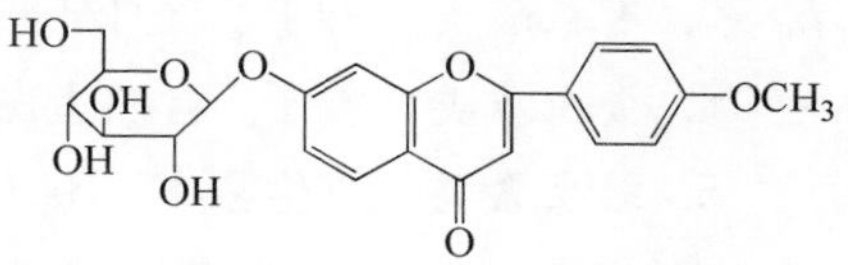

$C_{22}H_{22}O_9 (430.4)$
ononin
芒柄花苷

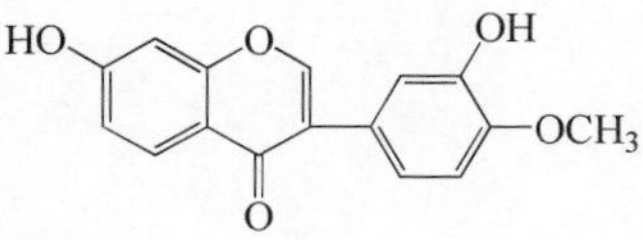

$C_{16}H_{12}O_5 (284.3)$
calycosin
毛蕊异黄酮

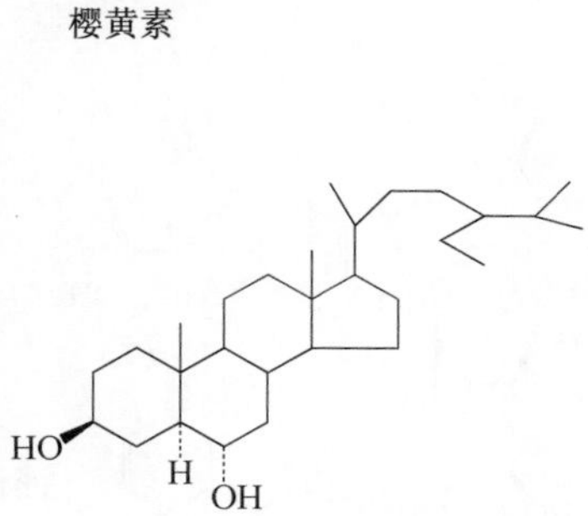

$C_{29}H_{52}O_2 (432.7)$
5α - stigmastane - 3β,6α - diol
5α-豆甾烷- 3β,6α 二醇

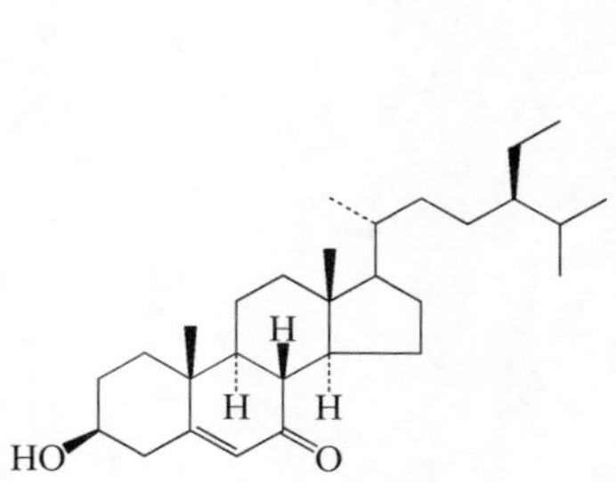

$C_{29}H_{48}O_2 (428.7)$
7 - oxo - β - sitosterol
7 -氧代- β -谷甾醇

【参考文献】

[1] 国家中医药管理局《中华本草》编委会. 中华本草[M]. 上海：上海科学技术出版社,1999,第4册：656(总3397).
[2] 韩丽平. 鸡血藤的化学成分研究[J]. 中国药房,2006,17(20)：1596.
[3] 艳君,刘屏,陈若芸. 鸡血藤有效成分研究[J]. 中国中药杂志,2005,30(2)：121.
[4] 康淑荷,马惠玲,黄涛. 鸡血藤精油化学成分研究[J]. 西北民族大学学报(自然科学版),2003,24(50)：21.
[5] 黄荣清,肖炳坤,骆传环. 气相色谱-质谱法分析鸡血藤化学成分[J]. 质谱学报,2004,25(10 suppl.)：45.
[6] 成军,梁鸿,王媛,等. 中药鸡血藤化学成分的研究[J]. 中国中药杂志,2003,28(12)：1153.
[7] 严启新,李萍,王迪. 鸡血藤脂溶性化学成分的研究[J]. 中国药科大学学报,2001,32(5)：336.
[8] 严启新,李萍,胡安明. 鸡血藤化学成分的研究[J]. 中草药,2003,34(10)：876.

143. 鸡冠花 jī guān huā

[拉] Flos Celosiae Cristatae
[英] Cockscomb Flower

鸡冠花,又名鸡公花、鸡角枪、鸡冠头、鸡骨子花、老来少,为苋科植物鸡冠花 *Celosia cristata* L. 的花序。广西主要分布于来宾、北流、贺县、钟山、资源。具有凉血止血,止带,止泻等功效,主要用于治疗诸出血证,带下,泄泻,痢疾等病证。

【化学成分】

1. 黄酮类　山奈苷[1]等黄酮类化合物[2]。
2. 生物碱类　苋菜红苷(amaranthin),苋菜红素[1]。
3. 有机酸类　种子：含月桂酸,肉豆蔻酸,棕榈酸,硬脂酸,油酸,亚油酸和亚麻酸[1]。
4. 蛋白质类　种子：含白蛋白,球蛋白,醇溶蛋白和谷蛋白[1]。
5. 维生素类　维生素 B_1、B_2、C、E、β-胡萝卜素,视黄醇[1]。
6. 其他　松醇,大量硝酸钾,脂肪,膳食纤维,碳水化合物,氨基酸和无机元素[1]。

【主要化学成分结构式】

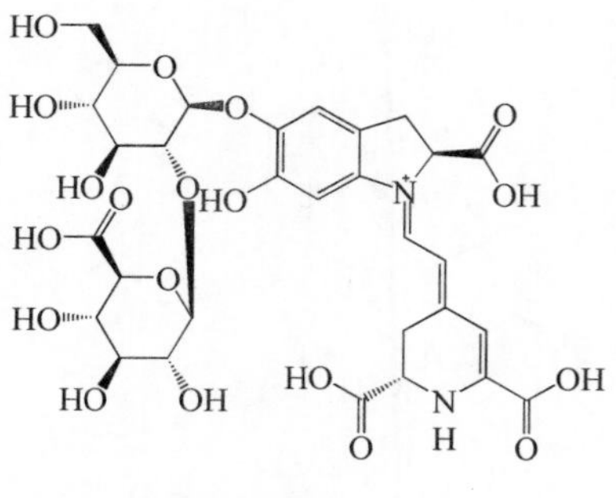

$C_{30}H_{33}O_{19}$(697.6)
amaranthim　苋菜红苷

【参考文献】

[1] 国家中医药管理局《中华本草》编委会. 中华本草[M]. 上海：上海科学技术出版社,1999，第 6 册：854(总 1504).
[2] 翁德宝,汪海峰,翁佳颖. 普通鸡冠花序中黄酮类化合物的研究[J]. 植物学通报,2000，17(6)：565.

144. 鸡骨草 jī gǔ cǎo

[拉] Herba Abri Cantoniensis
[英] Canton Abrus Herb

鸡骨草,又名黄头草、大黄草、假牛甘子、红母鸡草、猪腰草、小叶龙鳞草、黄食草,为豆科植物广东相思子 *Abrus cantoniensis* Hance [*A. fruticulosus* Wall. ex Wight et Arn.]除去荚果的全株。广西主要分布于邕宁、武鸣、南宁、钟山、横县、藤县、北流、博白、容县、桂平、平南、岑溪、苍梧。具有清热利湿,散瘀止痛等功效,主要用于治疗乳痈,黄疸型肝炎,胃痛,风湿骨痛,跌打瘀痛等病证。

【化学成分】

1. 萜类及甾体类　β-谷甾醇,胡萝卜苷,羽扇豆醇[1],大豆皂苷Ⅰ(soyasaponin Ⅰ),槐花皂苷Ⅲ(kaikasaponin Ⅲ),去氢大豆皂苷Ⅰ(dehydrosoyasaponin Ⅰ),白桦酸[1],相思子皂苷Ⅰ(abrisaponin Ⅰ)[1,2],相思子皂醇(abrisapogenol)A、C、B、D、E、F、G,大豆皂醇(soyasapogenol)A、B,葛根皂醇(kudzusapogenol)A,槐花二醇(sophoradiol),广东相思子三醇(cantoniensistriol),甘草次酸(glycyrrhetinic acid),光果甘草内酯(glabrolide)[2]。

2. 有机酸及酯类　原儿茶酸乙酯(ethyl protocatechuate),原儿茶酸[1]。

3. 黄酮类　7,3′,4′-三羟基黄酮(7,3′,4′-trihydroxyflavone),双花母草素(biflorin),异双花母草素(isobiflorin)[1]。

4. 生物碱类　相思子碱(abrine),腺嘌呤,腺嘌呤核苷,N,N,N-三甲基-色氨酸(N,N,N-trimethyl tryptophan)[1],胆碱[2]。

5. 蒽醌类　根：含大黄酚,大黄素甲醚[2]。

6. 环多醇类　肌醇甲醚(quebrachitol)。

【主要化学成分结构式】

$C_{30}H_{50}O_3$(458.7)
abrisapogenol A
相思子皂醇 A

$C_{30}H_{50}O_4$(474.7)
abrisapogenol B
相思子皂醇 B

$C_{29}H_{50}O_5$(478.7)
abrisapogenol C
相思子皂醇 C

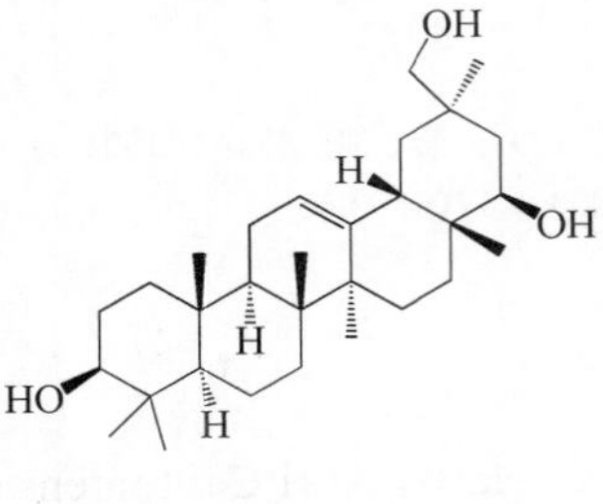

$C_{30}H_{50}O_3$ (458.7)
abrisapogenol D
相思子皂醇 D

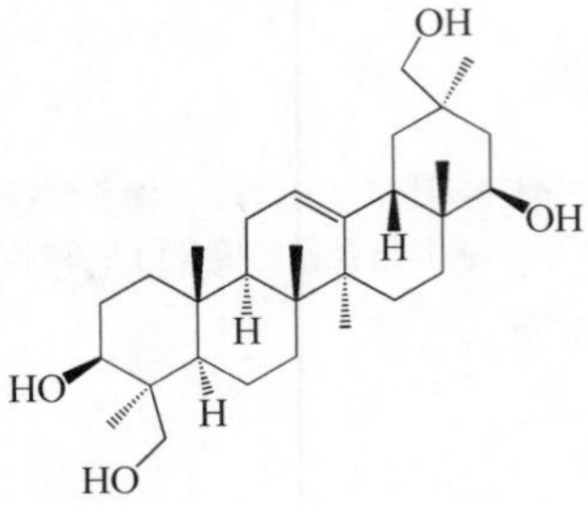

$C_{30}H_{50}O_4$ (474.7)
abrisapogenol E
相思子皂醇 E

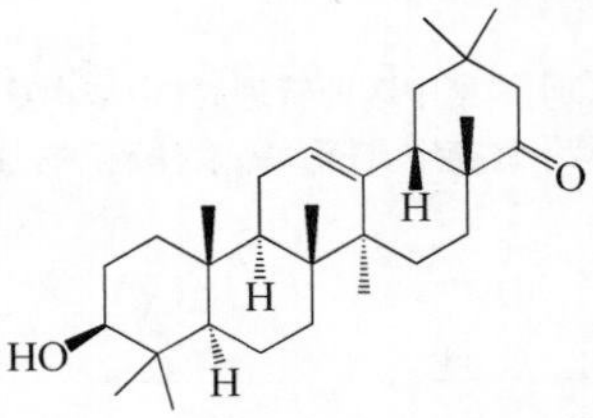

$C_{30}H_{48}O_2$ (440.7)
abrisapogenol F
相思子皂醇 F

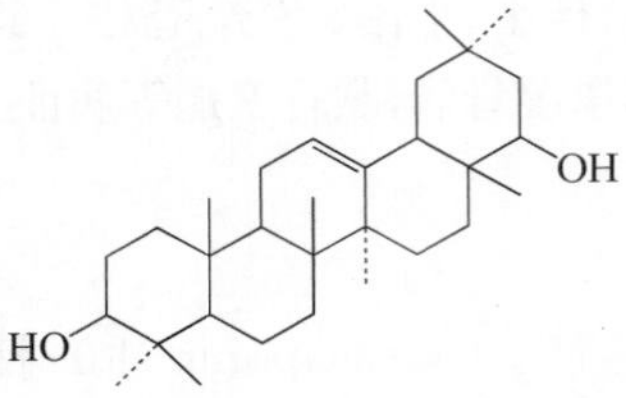

$C_{30}H_{50}O_2$ (442.7)
abrisapogenol G
相思子皂醇 G

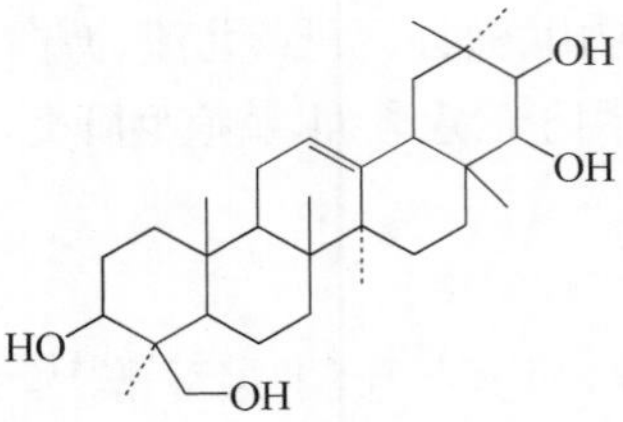

$C_{30}H_{50}O_4$ (474.7)
soyasapogenol A
大豆皂醇 A

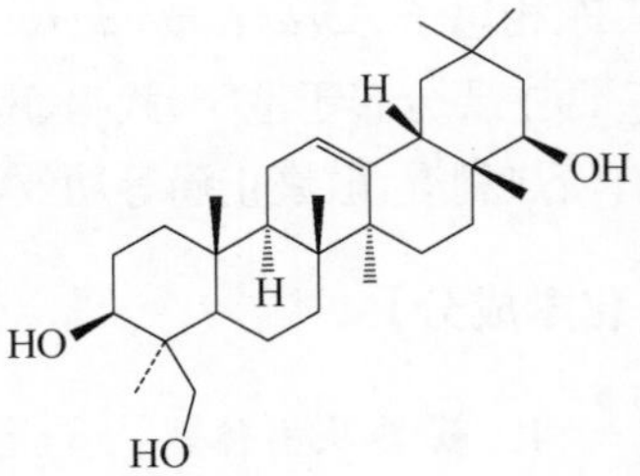

$C_{30}H_{50}O_3$ (458.7)
soyasapogenol B
大豆皂醇 B

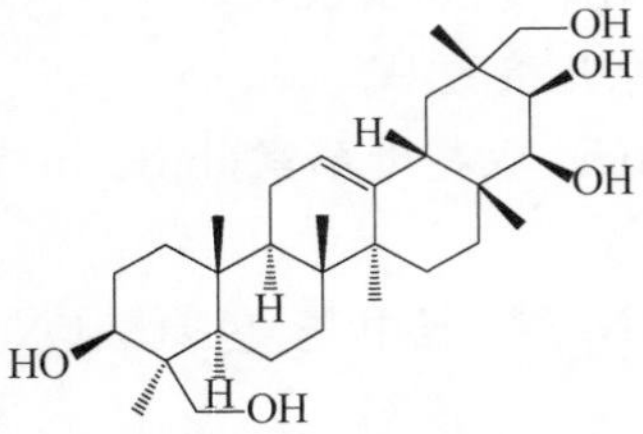

$C_{30}H_{50}O_5$ (490.7)
kudzusapogenol A
葛根皂醇 A

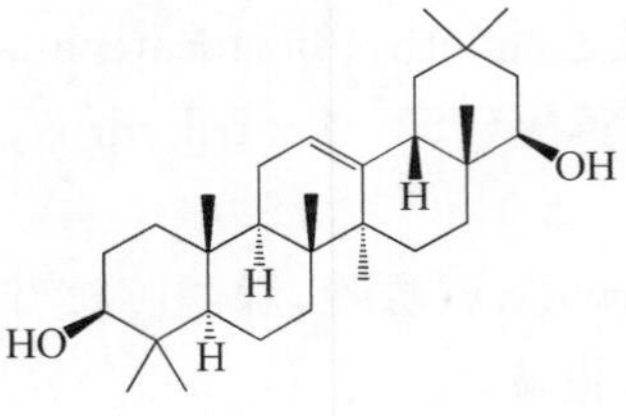

$C_{30}H_{50}O_2$ (442.7)
sophoradiol
槐花二醇

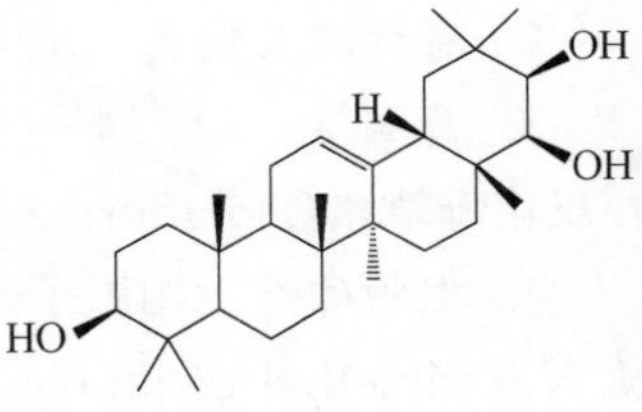

$C_{30}H_{50}O_3$ (458.7)
cantoniensistriol
广东相思子三醇(广东相思子醇)

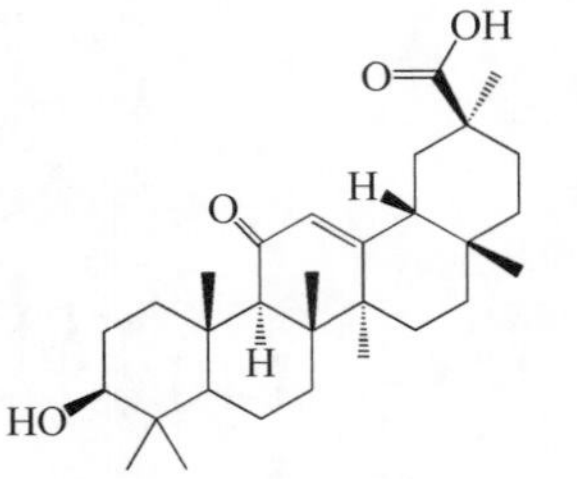

$C_{30}H_{46}O_4$ (470.7)
glycyrrhetinic acid
甘草次酸

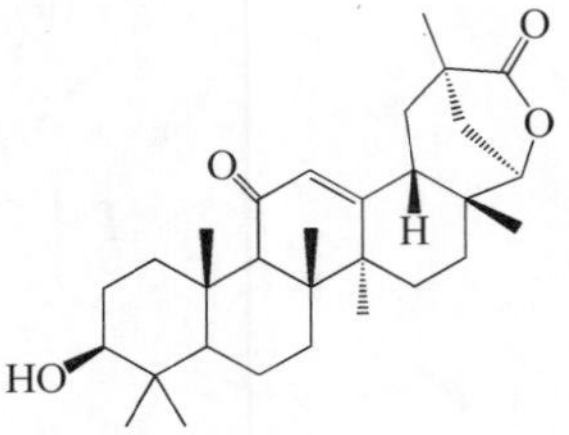

$C_{30}H_{44}O_4$ (468.7)
glabrolide
光果甘草内酯

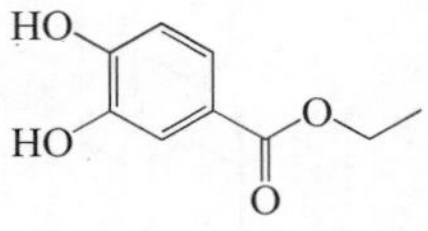

$C_9H_{10}O_4$ (182.2)
ethyl protocatechuate
原儿茶酸乙酯

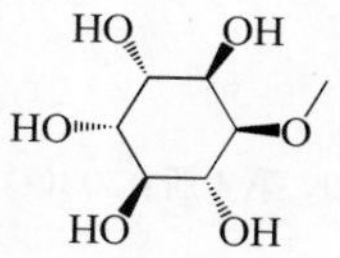

$C_7H_{13}O_6$ (193.2)
quebrachitol
肌醇甲醚

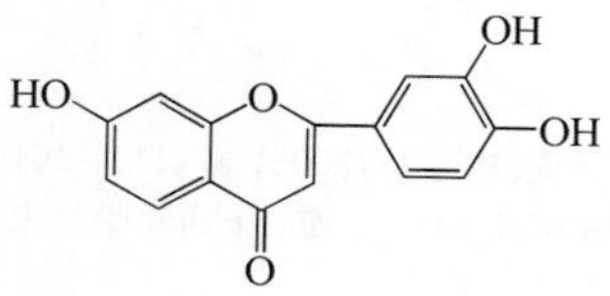

$C_{15}H_{10}O_5$ (270.2)
7,3',4'- trihydroxyflavone
7,3',4'-三羟基-黄酮

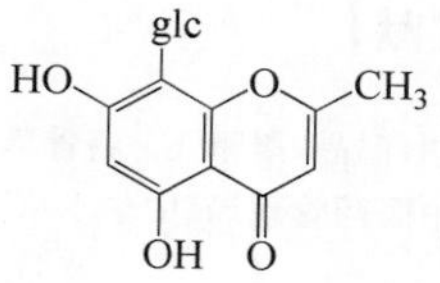

$C_{10}H_{18}O_9$ (354.3)
biflorin
双花母草素

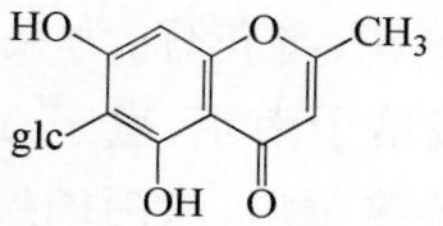

$C_{10}H_{18}O_9$ (354.3)
isobiflorin 丁香苷Ⅱ

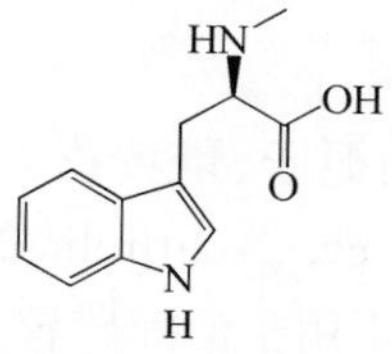

$C_{12}H_{13}O_2N_2$ (217.2)
abrine 相思子碱

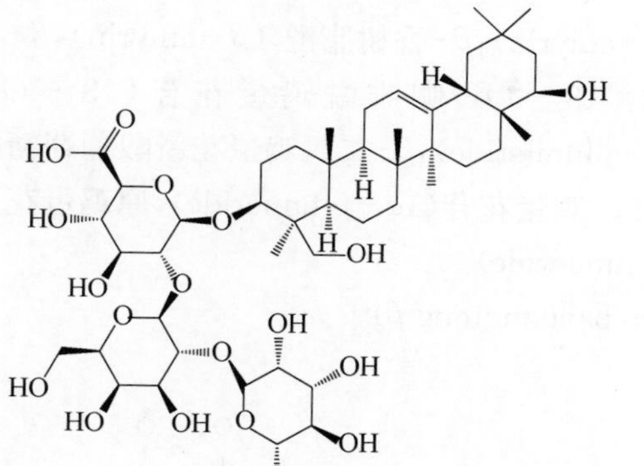

$C_{48}H_{78}O_{18}$ (943.1)
soyasaponin Ⅰ 大豆皂苷Ⅰ

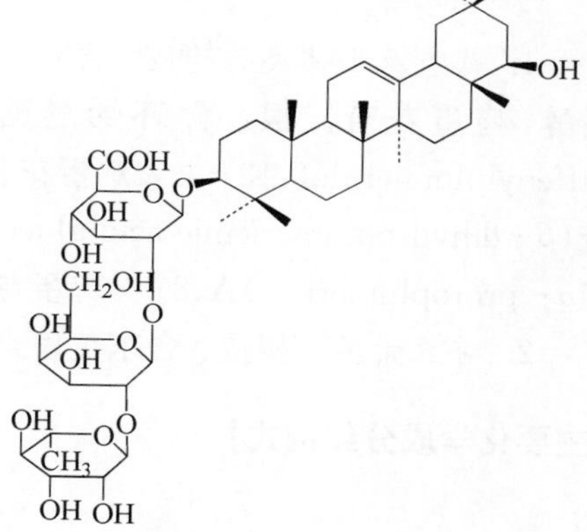

$C_{48}H_{78}O_{17}$ (927.1)
kaikasaponin Ⅲ 槐花皂苷Ⅲ

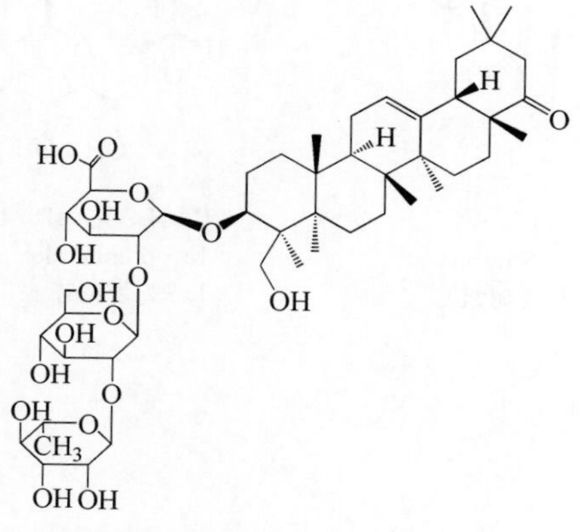

$C_{48}H_{76}O_{18}$ (941.1)
dehydrosoyasaponin Ⅰ 去氢大豆皂苷Ⅰ

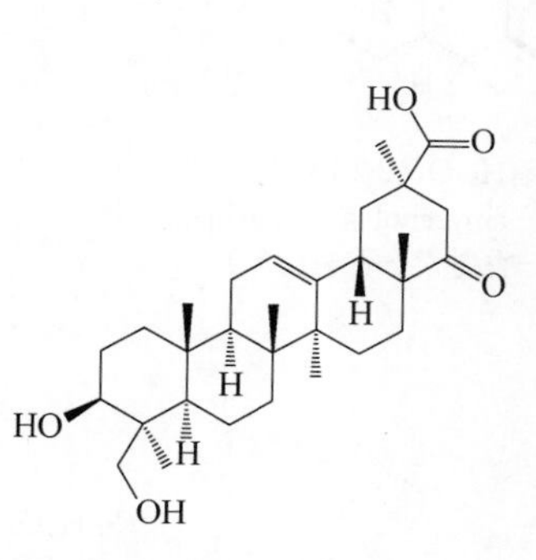

$C_{48}H_{74}O_{20}$ (971.1)
abrisaponin Ⅰ 相思子皂苷Ⅰ

【参考文献】

[1] 史海明,温晶,屠鹏飞. 鸡骨草的化学成分研究. 中草药,2006,37(11)：1610.
[2] 国家中医药管理局《中华本草》编委会. 中华本草[M]. 上海：上海科学技术出版社,1999,第4册：303(总2924).

145. 鸡蛋花　jī dàn huā

[拉] Flos Plumeriae Acutifoliae
[英] Mexican Frangipani Flower

鸡蛋花,又名缅栀子、蛋黄花、甲脚木、番缅花、蕃花、蕃花仔,为夹竹桃科植物鸡蛋花 *Plumeria rubra* L. cv. Acutifolia 的花。广西主要栽培于南宁、邕宁、武鸣。具有清热,利湿,解暑等功效,主要用于治疗感冒发热,肺热咳嗽,湿热黄疸,泄泻痢疾,尿路结石,预防中暑等病证。

【化学成分】

1. 萜类及甾体类　树皮：含 α-香树脂醇(α-amyrin),β-香树脂醇(β-amyrin),β-谷甾醇,鸡蛋花苷。根：含环烯醚萜类化合物：13-O-咖啡酰鸡蛋花苷(13-O-caffeoylplumieride),13-去氧鸡蛋花苷(13-deoxyplumieride),β-二氧鸡蛋花新酸葡萄糖酯苷(β-dihydroplumericinic acid glucosyl ester),1α-鸡蛋花苷(1α-plumieride),原鸡蛋花素(1α-protoplumericin)A,8-异鸡蛋花苷(8-isoplumieride)[1]。

2. 香豆素类　树皮：含东莨菪素(scopoletin,baogongteng β)[1]。

【主要化学成分结构式】

C$_{30}$H$_{50}$O(426.7)
α-amyrenol(α-amyrin)
α-香树素(-香树脂醇)

C$_{30}$H$_{50}$O(426.7)
β-amyrenol(β-amyrin)
β-香树脂醇(β-香树素)

C$_{21}$H$_{26}$O$_{12}$(470.4)
1α-plumieride
1α-鸡蛋花苷

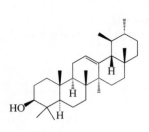

C$_{10}$H$_8$O$_4$(192.1)
scopoletin, baogongteng B
东莨菪素,包公藤乙素,6-甲氧基-7-羟基香豆素

【参考文献】

[1] 国家中医药管理局《中华本草》编委会. 中华本草[M]. 上海：上海科学技术出版社,1999,第6册：300(总5621).

146. 麦冬　mài dōng

[拉] Radix Ophiopogonis Japonici
[英] Dwarf Lilyturf Root Tuber

　　麦冬,又名麦门冬、马粪草、家边草、韭叶麦冬、沿阶草,为百合科植物麦冬 *Ophiopogon japonicus* (L. f.) Ker-Gawl. 的块根。广西主要分布于南丹、罗城、龙胜、钟山、贺州、藤县。具有滋阴润肺,益胃生津,清心除烦等功效,主要用于治疗阴虚劳嗽,肺燥干咳,肺痈,津伤口渴,消渴,心烦失眠,咽喉疼痛,肠燥便秘,血热吐衄等病证。

【化学成分】

　　1. 糖苷类　麦冬块根：含苷元为罗斯考皂苷元（ruscogenin）的有麦门冬皂苷（ophiopogonin）A[1]、B[1,2,3,4]、C[1]、D[1,2,3,4],苷元为(22S, 24S, 25S)-23-24-二羟基罗斯考皂苷元[(23S, 24S, 25S)-23,24-dihydroxyruscogenin]的有(23S, 24S, 25S)-23,24-二羟基罗斯考皂苷元-1-O-[α-L-吡喃鼠李糖基(1→2)][β-D-吡喃木糖基(1→3)]-α-L-吡喃阿拉伯糖苷-24-O-β-D-吡喃岩藻糖苷{(23S, 24S, 25S)-23,24-dihydroxyruscogenin-1-O-[α-L-rhamnopyranosyl(1→2)][β-D-xylopyranosyl(1→3)]-α-L-arabinopyranoside-24-O-β-D-fucopyranoside},(23S, 24S, 25S)-23,24-二羟基罗斯考皂元-1-O-[α-L-2,3,4-三-O-乙酰基吡喃鼠李糖基(1→2)][β-D-吡喃木糖基(1→3)]-α-L-吡喃阿拉伯糖苷-24-O-β-D-吡喃岩藻糖苷{(23S, 24S, 25S)-23,24-dihydroxyruscogenin-1-O-[α-L-2,3,4-tri-O-acetylrhamnopyranosyl(1→2)][β-D-xylopyranosyl(1→3)]-α-L-arabinopyranoside-24-O-β-D-fucopyranoside},(23S, 24S, 25S)-23,24-二羟基罗斯考皂苷元-1-O-[α-L-4-O-乙酰基吡喃鼠李糖基(1→2)][β-D-吡喃木糖基(1→3)]-α-L-吡喃阿拉伯糖苷-24-O-β-D-吡喃岩藻糖苷{(23S, 24S, 25S)-23,24-dihydroxyruscogenin-1-O-[α-L-4-O-acetylrhamnopyranosyl(1→2)][β-D-xylopyranosyl(1→3)]-α-L-arabinopyranoside-24-O-β-D-fucopyranoside}[1],(25S)-ruscogenin-1-O-[α-L-吡喃鼠李糖(1→2)][β-D-吡喃木糖(1→3)]-β-D-吡喃果糖苷[8];(25S)1-O-β-吡喃果糖-3-O-α-L-rhamnopyranosyl ruscogenin[9];苷元为薯蓣皂苷元（diosgenin）的有麦冬皂苷 B′、C′[1]、D′[1,2,3,4],薯蓣皂苷元-3-O-[α-L-吡喃鼠李糖基(1→2)]-(3-O-乙酰基)-β-D-吡喃木糖基(1→3)-β-D-吡喃葡萄糖基苷{diosgenin-3-O-[α-L-rhamnopyranosyl(1→2)]-(3-O-acetyl)-β-D-xylopyranosyl(1→3)-β-D-glucopyranoside},薯蓣皂苷元-3-O-[(2-O-乙酰基)-α-L-吡喃鼠李糖基(1→2)][β-D-吡喃木糖基(1→3)]-β-D-吡喃葡萄糖苷{diosgenin-3-O-[(2-O-acetyl)-α-L-rhamnopyranosyl(1→2)]-β-D-

xylopyranosyl(1→3)-β-D-glucopyranoside}[1], diosgenin-3-O-[α-L-吡喃鼠李糖(1→2)][(3-O-乙酰基)-β-D-吡喃木糖(1→3)]-β-D-吡喃葡萄糖苷[5], diosgenin-3-O-[(2-O-乙酰基)-α-L-吡喃鼠李糖(1→2)][β-D-吡喃木糖(1→3)]-β-D-吡喃葡萄糖苷[6];苷元为麦冬苷元(ophiogenin)的有麦冬苷元-3-O-α-L-吡喃鼠李糖基(1→2)-β-D-吡喃葡萄糖苷[ophiogenin-3-O-α-L-rhamnopyranosyl(1→2)-β-D-glucopyranoside][1],慈溪麦冬苷 A 和 B[10];苷元为龙脑的有左旋的龙脑-2-O-β-D-吡喃葡萄糖苷(borneol-2-O-β-D-glucopyranoside),左旋的龙脑-2-O-β-D-呋喃芹菜糖基(1→6)-β-D-吡喃葡萄糖苷[borneol-2-O-β-D-apiofuranosyl(1→6)-β-D-glucopyranoside],龙脑-2-O-α-L-呋喃阿拉伯糖基(1→6)-β-D-吡喃葡萄糖苷[borneol-2-O-α-L-arabinofuranosyl-(1→6)-β-D-glucopyranoside][1],龙脑苷[16];3-O-α-L-吡喃鼠李糖-(1→2)-β-D-吡喃葡萄糖苷,7-O-α-L-呋喃阿拉伯糖-(1→6)-β-D-吡喃葡萄糖苷[7]。

2. **高异黄酮类**　甲基麦冬黄烷酮(methylophiopogonanone)A、B,麦冬黄烷酮(ophiopogonanone)A、B,6-醛基异麦冬黄烷酮(6-aldehydo-7-O-methylisoophiopogonanone)A、B,6-醛基异麦冬黄酮(6-aldehydoisoophiopogonone)A、B,麦冬黄酮(ophiopogone)A,5,7,2′-三羟基-6-甲基-3-(3′,4′-亚甲二氧基苄基)色酮[5,7,2′-trihydroxy-6-methyl-3-(3′,4′-methylenedioxybenzyl)chromone],5,7,2′-三羟基-8-甲基-3-(3′,4′-亚甲二氧基苄基)色酮[5,7,2′-trihydroxy-8-methyl-3-(3′,4′-methylenedioxybenzyl)chromone],消旋的5-羟基-7,8-二甲氧基-6-甲基-3(3′,4′-二羟基苄基)色满酮[5-hydroxy-7,8-dimethoxy-6-methyl-3-(3′,4′-dihydroxybenzyl)chromanone][1],甲基麦冬二氢黄酮(methyl ophiopogonanone)A、B,甲基麦冬黄酮(methyl ophiopogonone)A、B,麦冬黄酮(ophiopogonone)A、B,异麦冬黄酮(isoophiopogonone)A,麦冬二氢黄酮 A(ophiopogonanone A)[11,12],去甲基异麦冬黄酮 B[1,11,12],6-醛基异麦冬二氢黄酮 A,6-醛基-7-甲氧基异麦冬二氢黄酮 A,6-醛基异麦冬二氢黄酮 B,6-醛基-7-甲氧基异麦冬二氢黄酮 B,麦冬二氢黄酮 B[13],6-醛基异麦冬黄酮 B,6-醛基异麦冬黄酮 A[14]。

3. **甾体类**　罗斯考皂苷元-1-O-硫酸酯(ruscogenin-1-O-sulfate),麦冬苷元[1],β-谷甾醇,豆甾醇,β-谷甾醇-3-O-β-D-葡萄糖苷(β-sitosterol-3-O-β-D-glucopyranoside)[1,15]。

4. **无机成分**　钾,钠,钙,镁,铁,铜,钴,锰,铬,铅,镍,钡,锌等[1]。

5. **挥发油**　长叶烯(longifolene),α-和β-广藿香烯,香附子烯(cyperene),愈创奠醇,α-葎草烯,樟脑,芳樟醇,4-松油醇,4-羟基茉莉酮(jasmololone)[1]。

6. **其他**　硫酸龙脑钙(calcium bornyl sulfate),丙三醇(glycerol),N-[β-羟基-β-(4-羟基)苯]乙基-4-羟基桂皮酰胺{N-[β-hydroxy-β-(4-hydroxy)phenyl]ethyl-4-hydroxy cinnamide}[1]。

【主要化学成分结构式】

$C_{18}H_{16}O_6 (328.3)$
ophiopogonanone A   麦冬黄烷酮 A

$C_{18}H_{18}O_5 (314.3)$
ophiopogonanone B   麦冬黄烷酮 B

$C_{20}H_{34}O_8Ca (442.6)$
calcium bornyl sulfate
硫酸龙脑钙

$C_{23}H_{17}O_4N (371.4)$
$N-[\beta- hydroxy-\beta-(4-hydroxyphenyl)]ethyl-4-hydroxy\ cinnamide$
$N-[\beta-羟基-\beta-(4-羟基)苯]乙基-4-羟基桂皮酰胺$

$C_{49}H_{74}O_{23} (1\ 031.1)$
$(23S, 24S, 25S)- 23,24-dihydroxyruscogenin-1-O-[\alpha-L-rhamnopyranosyl(1\rightarrow2)][\beta-D-xylopyraosyl(1\rightarrow3)]-\alpha-L-arabinopyranoside-24-O-\beta-D-fucopyranoside$
$(23S, 24S, 25S)- 23,24-二羟基罗斯考皂苷元-1-O-[\alpha-L-吡喃鼠李糖基(1\rightarrow2)][\beta-D-吡喃木糖基(1\rightarrow3)]-\alpha-L-吡喃阿拉伯糖苷-24-O-\beta-D-吡喃岩藻糖苷$

$C_{50}H_{79}O_{23} (1\ 048.1)$
$(23S, 24S, 25S)- 23,24-dihydroxyruscogenin-1-O-[\alpha-L-4-O-acetylrhamnopyranosyl(1\rightarrow2)][\beta-D-xylopy-ranosyl(1\rightarrow3)]-\alpha-L-arabinopyranoside-24-O-\beta-D-fucopyranoside$
$(23S, 24S, 25S)- 23,24-二羟基罗斯考皂苷元-1-O-[\alpha-L-4-O-乙酰基吡喃鼠李糖基(1\rightarrow2)][\beta-D-吡喃木糖基(1\rightarrow3)]-\alpha-L-吡喃阿拉伯糖苷-24-O-\beta-D-吡喃岩藻糖苷$

$C_{46}H_{72}O_{17}(987.1)$
diosgenin $-3-O-[\alpha-L-$ rhamnopyranosyl$(1\rightarrow2)]-(3-O-$ acetyl$)-\beta-D-$
xylopyranosyl$(1\rightarrow3)-\beta-D-$ glucopyranoside
薯蓣皂苷元$-3-O-[\alpha-L-$吡喃鼠李糖基$(1\rightarrow2)]-(3-O-$乙酰基$)-\beta-D-$吡喃木
糖基$(1\rightarrow3)-\beta-D-$吡喃葡萄糖基苷

$C_{46}H_{72}O_{17}(897.1)$
diosgenin $-3-O-[(2-O-$ acetyl$)-\alpha-L-$ rhamnopyranosyl
$(1\rightarrow2)]-\beta-D-$ xylopyranosyl$(1\rightarrow3)-\beta-D-$ glucopyranoside
薯蓣皂苷元$-3-O-[(2-O-$乙酰基$)-\alpha-L-$吡喃鼠李糖基
$(1\rightarrow2)][\beta-D-$吡喃木糖基$(1\rightarrow3)]-\beta-D-$吡喃葡萄糖苷

$C_{39}H_{64}O_{14}(756.9)$
ophiogenin $-3-O-\alpha-L-$ rhamnopyranosyl$(1\rightarrow2)-$
$\beta-D-$ glucopyranoside
麦冬苷元$-3-O-\alpha-L-$吡喃鼠李糖基$(1\rightarrow2)-\beta-D-$
吡喃葡萄糖苷

$C_{27}H_{42}O_5(446.6)$
ophiogenin
麦冬苷元

$C_{16}H_{28}O_6(316.4)$
borneol $-2-O-\beta-$
$D-$glucopyranoside
龙脑$-2-O-\beta-D-$吡喃
葡萄糖苷

$C_{21}H_{36}O_{10}(448.5)$
borneol $-2-O-\beta-D-$ apiofuranosyl$(1\rightarrow6)-$
$\beta-D-$ glucopyranoside
龙脑$-2-O-\beta-D-$呋喃芹菜糖基$(1\rightarrow6)-\beta-$
$D-$吡喃葡萄糖苷

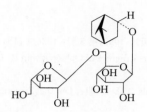

C$_{20}$H$_{34}$O$_{10}$(434.5)
borneol $-2-O-\alpha-L-$ arabinofuranosyl $-$
$(1\rightarrow6)-\beta-D-$ glucopyranoside
龙脑$-2-O-\alpha-L-$呋喃阿拉伯糖($1\rightarrow6$)$-$
$\beta-D-$吡喃葡萄糖苷

C$_{19}$H$_{18}$O$_6$(342.3)
methylophiopogonanone A
甲基麦冬黄烷酮 A

C$_{19}$H$_{16}$O$_7$(356.3)
6 $-$ aldehydoisoophiopogonanone A
6 $-$醛基异麦冬黄烷酮 A

C$_{19}$H$_{18}$O$_6$(342.3)
6 $-$ aldehydoisoophiopogonanone B
6 $-$醛基异麦冬黄烷酮 B

C$_{18}$H$_{14}$O$_6$(326.3)
ophiopogone A
麦冬黄酮 A

C$_{18}$H$_{14}$O$_5$(310.3)
desmethylisoophiopogonone
去甲基异麦冬黄酮 B

C$_{27}$H$_{42}$O$_7$S(510.7)
ruscogenin $-1-O-$ sulfate
罗斯考皂苷元$-1-O-$硫酸酯

C$_{11}$H$_{16}$O$_2$(180.2)
jasmololone
4 $-$羟基茉莉酮

C$_{45}$H$_{62}$O$_{12}$(795.0)
ophiopogonin B
麦冬皂苷 B

C$_{33}$H$_{42}$O$_4$(502.7)
ruscogenin
罗斯皂苷元

C$_{19}$H$_{16}$O$_6$(340.3)
methylophiopogonone A
甲基麦冬黄酮 A

C$_{19}$H$_{18}$O$_5$(326.3)
methylophiopogonone B
甲基麦冬黄酮 B

【参考文献】

[1] 国家中医药管理局《中华本草》编委会. 中华本草[M]. 上海：上海科学技术出版社，1999，第8册：122（总7194）.

[2] Tada A, Shojl J. Studies on the Constituents of Ophiopogonis Tuber. Ⅱ. On the Structure of Ophiopogonin B. Chem Pharm Bull,1972,20(8)：1729.

[3] Tada A, Kobayashi M, Shoji J. Studies on the Constituents of Ophiopogonis Tuber. Ⅲ. On the Structure of Ophiopogonln D[J] Chem Pharm Bull,1973,21(2)：308.

[4] Watanabe Y, Sanada S, Tada A, et al. Studies On the Constituents of Ophiopogonis Tuber. Ⅳ. On the Structure of Ophiopogonin A、B′、C、C′and D′[J]. Chem Pharm Bull,1977,25 (11)：3049.

[5] 杨志，肖蓉，肖倬殷. 川产麦冬化学成分的研究（Ⅰ）[J]. 华西药学杂志,1987,2(2)：57.

[6] 杨志，肖蓉，肖倬殷. 川产麦冬化学成分的研究（Ⅱ）[J]. 华西药学杂志,1987,2(3)：121.

[7] Adinolfi M, Parrilli M. Terpenoid Glycosides from Ophiopogon Japonlcus Roots [J]. Phytochemistry, 1990, 29(5)：1696.

[8] Asamo T, Murayama T, Hirai Y,et al. Comparative Studieson the Constituents of Ophiopogonis Tuber and Its Co～lgeners. Ⅷ. Studies on the Glycosides of the Subterranean Part of Ophiopogon japonicus Ker-Gawler CV[J]. Nanus Chem (2) Pharm Bull,1993,41(3)：566.

[9] Branke, Thomas J, Haslinger, et al. Spirostanol glycolsidefrom the tuber of Ophlopogon japorficus[J]. Liebigs Ann, 1995,(3)：587.

[10] 陈纪军，朱祯禄，罗士德. 慈溪麦冬苷 A 和 B 的结构[J]. 云南植物研究,2000,22(1)：97.

[11] Tada T, Kasai R, Saitoh S,et al. Studies On the Constituents of Ophiopogonis Tuber. V. Isolation a Novel Class of Homoisotlavonoids and Determination of Their Structures[J]. Chem Pharm Bull,1980,28(5)：1477.

[12] Tada T, Kasai R, Saitoh S, et al. Studies On the Constituents of Ophiopogonis Tuber. Ⅵ. Sctures of Homoisoflavonoids[J] Chem. Pharm Bull,1980,28(7)：2039.

[13] 金田宣，中西裕幸，仓石忠幸，等. 麦门冬（中国产）的成分研究[J]. 药学杂志（日）,1983,103 (11)：1133.

[14] 朱永新，严克东，涂国士. 麦冬中高异黄酮的分离与鉴定[J]. 药学学报,1987,22(9)：679.

[15] 刘成基，曾诠，马蓓. 麦冬化学成分的研究[J]. 中草药,1988,19(4)：10.

[16] 朱永新，刘林喆，王维，等. 麦冬的化学成分研究[J]. 中国中药杂志,1989,14(6)：359.

147. 京大戟　jīng dà jǐ

[拉] Radix Euphorbiae Pekinensis
[英] PekingeEuphorbia Root

京大戟，又名龙虎草、将军草、九头狮子，为大戟科植物大戟 *Euphorbia pekinensis* rupr. 的干燥根。广西主要分布于罗城、全州、灌阳。具有泻水逐饮等功效，主要用于治疗水肿胀满，胸腹积水，痰饮积聚，气逆咳喘，二便不利等病证。

【化学成分】

1. 萜类及甾体类　甘戟醇（euphol），京大戟素（euphpekinensin），甘遂醇（tirucallol），β-谷甾醇。

2. 酸酐、酸、醇、酯类　2,2′-二甲氧基-3,3′-二羟基-5,5′-氧-6,6′-联苯二甲酸酐（2,2′-dimethoxy-3,3′-dihydroxy-5,5′-oxo-6,6′-biphenylformic anhydride），正十八烷醇（octadecanol），3-甲氧基-4-羟基反式苯丙烯酸正十八醇酯（octadecanyl-3-methoxy-4-

hydrox-ybenzeneacrylate),正三十烷酸[1]。

【主要化学成分结构式】

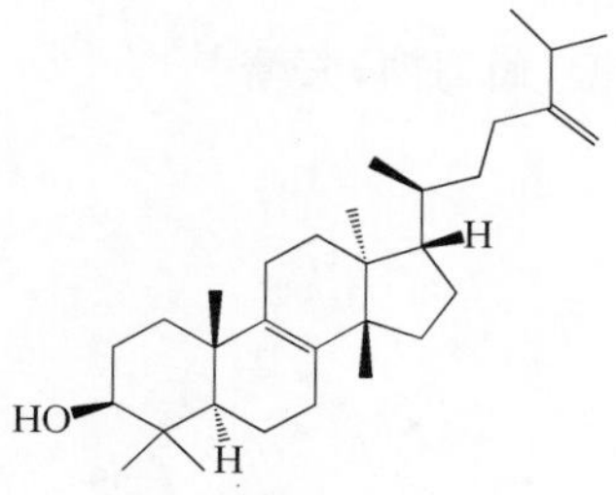

C₃₁H₅₂O(440.7)
α – euphorbo(euphorbadienol, euphorbol)
α-大戟醇

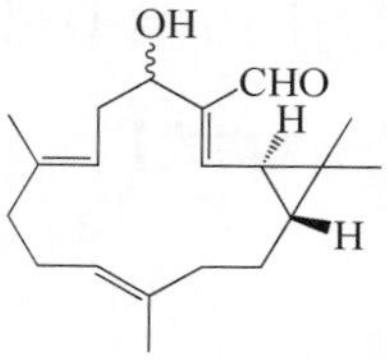

C₂₀H₃₀O₂(302.5)
euphpekinensin
京大戟素

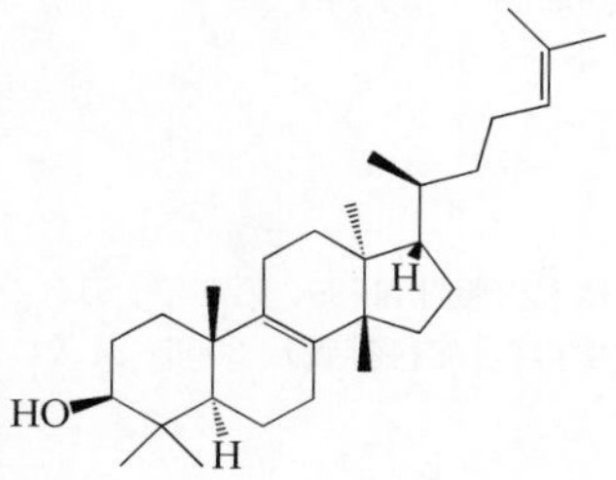

C₂₉H₅₀O(414.7)
tirucallol(kanzuiol)(20 – epieuphol)
甘遂醇(20-表大戟二烯醇)

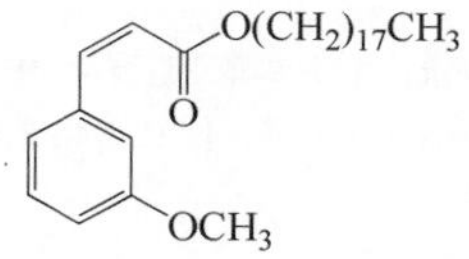

C₂₈H₄₆O₃(430.7)
octadecanyl – 3 – methoxy – 4 – hydrox-ybenzeneacrylate
3-甲氧基-4-羟基反式苯丙烯酸正十八醇酯

【参考文献】

[1] 梁侨丽,戴传超,吴启南,等. 京大戟的化学成分研究[J]. 中草药,2008,39(12):1779.

148. 使君子　shǐ jūn zǐ

[拉] Fructus Quisqualis
[英] Rangooncreeper Fruit

使君子,又名留求子、史君子、索子果、冬君子、病柑子、君子仁、冬君子、病疳子,为使君子科植物使君子 *Quisqualis indica* L. 的果实。广西主要分布于南宁、玉林、桂林等地。具有杀虫,消积,健脾等功效,主要用于治疗虫积腹痛,小儿疳积,乳食停滞,腹胀,泻痢等病证。

【化学成分】

1. **氨基酸类**　种子:含使君子氨酸(quisqualic acid),γ-氨基丁酸,使君子氨酸钾(potassium quisqualate)[1]。

2. 脂肪酸类　种子脂肪油：含肉豆蔻酸，棕榈酸，硬脂酸，油酸，亚油酸[1,2]。果肉：含枸橼酸，琥珀酸，苹果酸[1]。

3. 甾醇类　种子脂肪油：含甾醇，以植物甾醇为主[1,2]。

4. 生物碱类　果肉、种子：含胡芦巴碱（trigonelline）[1]。

5. 糖类　果肉：含蔗糖，葡萄糖[1]。种子：含果糖，葡萄糖，蔗糖[1]。

6. 其他　种子：含 D-甘露醇[1]。

【主要化学成分结构式】

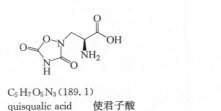

C$_5$H$_7$O$_5$N$_3$（189.1）
quisqualic acid　　使君子酸

C$_7$H$_8$O$_2$N（138.1）
trigonelline　　葫芦巴碱

【参考文献】

[1] 国家中医药管理局《中华本草》编委会. 中华本草[M]. 上海：上海科学技术出版社，1999，第 5 册：615（总 4698）.
[2] 黄文强，施敏峰，宋小平，等. 使君子化学成分研究. 西北农林科技大学学报（自然科学版）. 2006，34，（4）：80.

149. 侧柏叶　cè bó yè

[拉] Cacumen Platycladi
[英] Oriental Arborvitae Leafytwigs

侧柏叶，又名扁柏、香柏、柏树、柏子树，为柏科植物侧柏 *Platycladus orientalis*（L.）Franco 的干燥枝俏及叶。广西主要分布于那坡、罗城、柳江、来宾、桂平、容县、博白。具有凉血，止血，祛风湿，散肿毒等功效，主要用于治疗吐血，衄血，尿血，血痢，肠风，崩漏，风湿痹痛，细菌性痢疾，高血压，咳嗽，丹毒，痄腮，烫伤等病证。

【化学成分】

1. 黄酮类　穗花杉双黄酮（amentoflavone），芹菜素，柏木双黄酮（cupressuflavo-ne），扁柏双黄酮（hinoki-flavone），山奈酚-7-O-葡萄糖苷，槲皮苷，槲皮素-7-O-鼠李糖苷[1]，槲皮素[3]。

2. 脂肪酸类　月桂酸，亚油酸，肉豆蔻酸，油酸，棕榈酸，硬脂酸[3]。

3. 二萜类　异海松酸（isopimaric acid）[1]，兰伯松脂酸，15-甲氧基松脂酸（15-methoxyl resin acid），异海松脂-15-烯-3α,8α-二醇，异海松脂-8(9),15-二烯-18-酸，异海松脂-7(8),15-二烯-3β,18-二醇[5]。

4. 木脂素类　去氧鬼臼毒素（deoxypodophyllotoxin）[1]。

5. 黄酮类　杨梅树皮素-3-O-鼠李糖苷（myricetin-3-O-α-L-rhamnoside，杨梅

苷,myricitrin),杨梅树皮素(myricetin)[1]。

　　6. 无机成分　K,Na,Ca,Mg,Cu,Fe,Zn[4]。

　　7. 挥发油　α-雪松醇(α-cedrol),葎草烯,γ-松油烯,反式-石竹烯,11-甲基-4-(1-甲基乙基)-1,4-环己二烯,菖蒲二烯,邻苯二甲酸二辛酯[2]。

　　8. 其他　缩合鞣质,10-二十九烷醇(10-nonacosanol),β-谷甾醇,癸酸[3]。

【主要化学成分结构式】

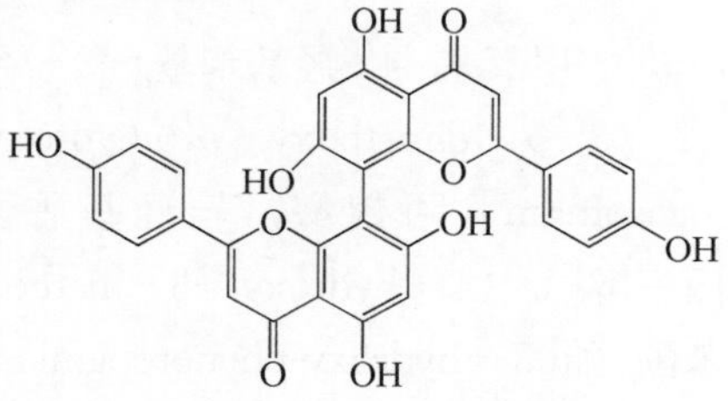

$C_{30}H_{18}O_{10}(538.5)$
cupressuflavone　柏木双黄酮

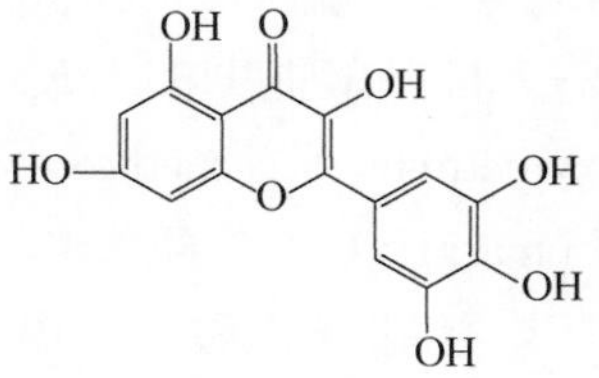

$C_{15}H_{10}O_8(318.2)$
myricetin　杨梅树皮素

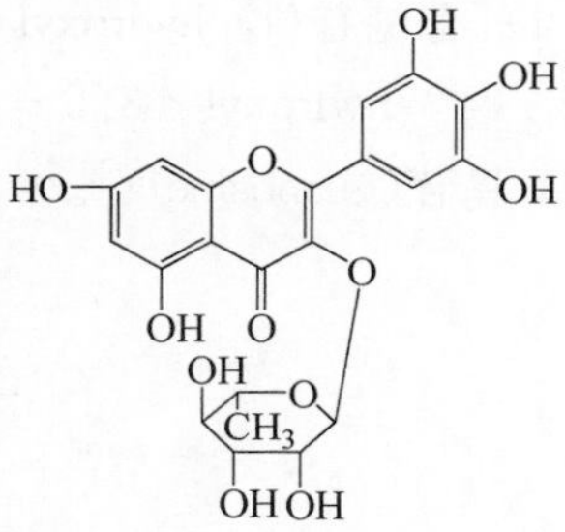

$C_{21}H_{20}O_{12}(464.4)$
myricetin-3-O-α-L-rhamnoside(myricitrin)
杨梅树皮素-3-O-α-L-鼠李糖苷(杨梅苷)

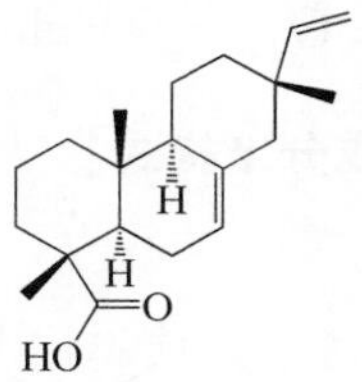

$C_{19}H_{28}O_2(288.4)$
isopimaric acid
异海松酸

【参考文献】

[1] 国家中医药管理局《中华本草》编委会. 中华本草[M]. 上海：上海科学技术出版社,1999,第2册：321(总0796).

[2] 高茜,向能军,沈宏林,等. 侧柏叶的挥发性成分分析[J]. 化学研究与应用,2009,21(2)：258.

[3] 孙立立,杨书斌,江波,等. 炮制对侧柏叶化学成分的影响[J]. 中成药,2006,28(6)：821.

[4] 孙立靖,任建成. 中药侧柏叶饮片中无机元素的含量测定[J]. 山东师大学报(自然科学版),1999,14(4)：400.

[5] KooK A. ChemPharm Bull. 2002,50(6)：834.

150. 卷柏　juǎn bó

[拉] Herba Selaginellae
[英] Tamariskoid Spikemoss Herb

　　卷柏,又名九死还魂草、石柏、岩柏草、黄疸卷柏,为卷柏科植物卷柏 *Selaginella tamariscina* (*Beauv.*)Spring 或垫状卷柏 *Selaginella pulvinata* (Hook. et Grev.)Maxim. 的干燥的全草。广

西主要分布于安宁、东兴、防城、南靖、上思、西江等地。具有活血通经等功效,主要用于治疗经闭痛经,癥瘕痞块,跌扑损伤等病证。卷柏炭化瘀止血。用于吐血,崩漏,便血,脱肛。

【化学成分】

1. 黄酮类　穗花杉双黄酮(amentoflavone),芹菜素(apigenin, pelargidenon 1449),柳杉双黄酮(cryptomerin)B,扁柏双黄酮(hinokiflavone),异柳杉双黄酮(isocryptomerin),苏铁双黄酮(sotetsuflavone)[1]。

2. 苯丙素类　咖啡酸,(2R, 3S)-二氧-2-(3′,5′-二甲氧基-4′-羟基苯基)-3-羟甲基-7-甲氧基-5-乙酰基苯骈呋喃[(2R, 3S)- dihydro - 2 - (3′, 5′ - dimethoxy - 4′ - hydroxyphenyl)- 3 - hydroxymethyl - 7 - methoxy - 5 - acetyl - benzofuran],阿魏酸,7-羟基香豆素(7-hydroxycoumarin),1-(4′-羟基-3′-甲氧基苯基)丙三醇[1-(4′- hydroxyl -3-methoxyphenyl) glycerol],(3-羟基-苯丙酸-(2′-甲氧基-4′-羧基苯酚)酯[3 - hydroxy-phenpropionic acid -(2′- methoxy - 4′- carboxy-phenol) ester],丁香酸,丁香脂素,香荚兰酸(vanillc acid)[3]。

3. 苷类　海藻糖[1],熊果苷,1-羟基-2-[2-羟基-3-甲氧基-5-(1-羟基乙基)-苯基]-3-(4-羟基-3,5-二甲氧基苯基)-丙烷-1-O-β-D-葡糖苷{1 - hydroxyl - 2 -[2 - hydroxyl - 3 - methoxyl - 5 - (1 - hydroxylethyl)- phenyl]- 3 -(4 - hydroxyl - 3,5 - dimethoxyphenyl)- propane - 1 - O-β-D- glucoside},腺苷(adenosine),鸟苷(guanosine)[2]。

【主要化学成分结构式】

$C_{32}H_{22}O_{10}$(566.5)
cryptomerin B　柳杉双黄酮B

$C_{30}H_{18}O_{10}$(538.5)
hinokiflavone　扁柏双黄酮

$C_{31}H_{20}O_{10}$(552.5)
isocryptomerin　异柳杉双黄酮

$C_{31}H_{20}O_{10}$(552.5)
sotetsuflavone　苏铁双黄酮

C$_{15}$H$_{10}$O$_5$(270.2)
apigenin(pelargidenon 1449)　芹菜素

C$_{11}$H$_{14}$O$_5$N$_4$(282.3)
guanosine　鸟苷

【参考文献】

[1] 国家中医药管理局《中华本草》编委会. 中华本草[M]. 上海：上海科学技术出版社,1999，第2册：52(总0388).
[2] 郑晓珂,毕跃峰,冯卫生,等. 卷柏中化学成分研究[J]. 药学学报,2004,39(4)：266.
[3] 毕跃峰,郑晓珂,冯卫生,等. 卷柏中化学成分的分离与结构鉴定[J]. 药学学报,2004,39(1)：41.

151. 垂盆草　chuí pén cǎo

［拉］Herba Sedi Sarmentosi
［英］Stringy Stonecrop Herb

　　垂盆草,又名山护花、半拉莲、佛指中、瓜子草、地蜈蚣草,为景天科植物垂盆草 *Sedum sarmentosum* Bunge 的全草。广西主要分布于马山、河池、柳江、昭平、钟山等地。具有清热利湿,解毒消肿等功效,主要用于治疗湿热黄疸,淋病,泻痢,咽喉肿痛,口腔溃疡,肺痈,肠痈,疮疖肿毒,蛇虫咬伤,水火烫伤,湿疹,带状疱疹等病证。

【化学成分】

　　1. 苷类　垂盆草苷(sarmentosine),即是 2-氰基-4-O-D 葡萄糖反丁烯-2-醇[1]。

　　2. 生物碱类　消旋甲基异石榴皮碱(methylisopelletierine),二氧异石榴皮碱(dihydroisopelletierine),3-甲酰-1,4-二羟基二氢吡喃(3-formyl-1,4-dihydroxy-dihydropyran),N-甲基-2β-羟丙基哌啶(N-methyl-2β-hydroxypropyl-piperidine)等[2]。

　　3. 黄酮类　苜蓿素(tricin),苜蓿苷(tricin-7-O-β-D-glucoside),木犀草素,木犀草素-7-葡萄糖苷,甘草素,甘草苷,异甘草素,异甘草苷,异鼠李素-7-葡萄糖,异鼠李素-3,7-二葡萄糖苷,柠檬素,柠檬素-3-葡萄糖苷(limonin-3-limonin),柠檬素-3,7-二葡萄糖苷[3]。

　　4. 甾醇类　β-谷甾醇,胡萝卜苷,3β,6β-豆甾-4-烯-3,6-二醇和 3β,4α,14α,20R,24R-4-14-二甲基麦角甾-9(11)-烯-3 醇[4]。

　　5. 三萜类　δ-香树脂酮(δ-amyrenone)[4]。

　　6. 有机酸类　丁香酸[5],棕榈酸[6]。

7. 氨基酸类　谷氨酸,蛋氨酸,异亮氨酸,亮氨酸等多种氨基酸。

8. 无机成分　锌,硒,铜,锗,锰等多种微量元素[7]。

9. 挥发油　6,10,14-三甲基-2-十五烷酮,十六烷酸,9,12-十八碳二烯酸,十五烷等[8]。

【主要化学成分结构式】

$C_{11}H_{17}O_7N(275.3)$
sarmentosine　垂盆草苷

$C_9H_{17}ON(155.2)$
methylisopelletierine　消旋甲基异石榴皮碱

$C_{17}H_{14}O_7(330.3)$
tricin
麦黄酮、小麦黄素、苜蓿素

$C_{23}H_{24}O_{12}(492.4)$
tricin-7-O-β-D-glucoside
苜蓿素-7-O-β-D-葡萄糖苷(苜蓿苷)

【参考文献】

[1] 方圣鼎,严修泉,李静芳,等. 有效成分垂盆草苷的分离与结构[J]. 药学学报,1997,(9):431.

[2] Marion L. et al. A new occurrence of dl-methylisopelletierine[J]. Can J Res(B),1949,27:215.

[3] 何爱民,王明时. 垂盆草中的黄酮类成分[J]. 中草药,1997,28(9):517.

[4] 何爱民,郝红艳,王明时,等. 垂盆草中的甾醇化合物[J]. 中国药科大学学报,1997,28(5):271.

[5] 梁侨丽,徐连民,庄颖健,等. 垂盆草的化学成分研究[J]. 中草药,2001,32(4):305.

[6] 魏太明,阎玉凝,关昕璐,等. 垂盆草的化学成分研究(Ⅰ)[J]. 北京中医药大学学报,2003,26(4):59.

[7] 潘金火,何满堂. 中药垂盆草中氨基酸和无机元素的定量分析[J]. 中国药业,2002,11(4):48.

[8] 崔炳权,郭晓玲,林元藻. 垂盆草挥发性成分的GC/MS分析[J]. 中成药,2008,30(7):1044.

152. 昆布　*kūn bù*

[拉] Thallus Laminariae Japonicae
[英] Kelp

昆布,又名海带菜、海白菜,为海带科植物海带 *Laminaria japonica* Aresch. 的叶状体。广西主要分布于沿海各地。具有消痰软坚,利水退肿等功效,主要用于治疗瘿瘤,瘰疬,噎膈,脚气水肿等病证。

【化学成分】

1. 多糖类　褐藻酸盐（alginate，为褐藻酸及其钠、钾、铵、钙盐等），岩藻依多糖（fucoidan，是含硫酸根，岩藻糖和其他组分的多糖化合物），海带淀粉（laminarin，是 $\beta-1,3$ 葡聚糖的直链聚合物），脂多糖，水溶性含砷糖[1]。

2. 氨基酸类　海带氨酸（laminine），谷氨酸，天冬氨酸，脯氨酸，丙氨酸，组氨酸，色氨酸，蛋氨酸等[1]。

3. 有机酸类　牛磺酸（taurine），二十碳五烯酸，棕榈酸，油酸，亚油酸，γ-亚麻酸，十八碳四烯酸（octadecatetraenoic acid），花生四烯酸[1,2]。

4. 维生素类　胡萝卜素，维生素 B_1、B_2、C、P[1,2]。

5. 多元醇类　甘露醇[1,2]。

6. 甾醇类　岩藻甾醇（fucosterl）[1,2]。

7. 无机成分　硫，钾，镁，钙，磷，铁，锰，钼，碘，铝，磷酸根，碳酸根，硫酸根等[1,2]。

8. 挥发油　荜澄茄油烯醇，还含己醛，$(E)-2$-己烯醛[$(E)-2-hexenal$]，$(E)-2$-己烯醇[$(E)-2-hexenol$]，己醇（hexanol），二甲苯（xylene），1-辛烯-3-醇（1-octen-3-ol），$(E,E)-2,4$-庚二烯醛[$(E,E)-2,4-heptadienal$]，丁基苯（butylbenzene），$(E)-2$-辛烯醛[$(E)-2-octenal$]，$(E)-2$-辛烯醇[$(E)-2-octenol$]，$(E,E)-2,4$-辛二烯醛[$(E,E)-2,4-octadienal$]，$(E,Z)-2,6$-壬二烯醛[$(E,Z)-2,6-nonadienal$]，$(E)-2$-壬烯醛[$(E)-2-nonenal$]，α-松油醇，β-环柠檬醛（$\beta-cyclocitral$），β-高环柠檬醛（$\beta-homocyclocitral$），$(E)-2$-癸烯醇[$(E)-decenol$]，$(E,E)-2,4$-癸二烯醛[$(E,E)-2,4-decadienal$]，β-紫罗兰酮（$\beta-ionone$），十五烷（pentadecane），肉豆蔻酸，ω-十六碳烯酸（$\omega-hexadecenoic\ acid$），植物醇，二丁基-2-苯并[C]呋喃酮（dibutylphthalide）[1,2]。

【主要化学成分结构式】

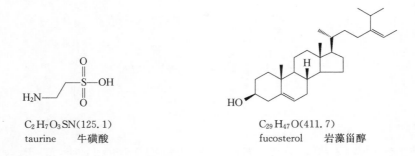

$C_2H_7O_3SN(125.1)$
taurine　牛磺酸

$C_{29}H_{47}O(411.7)$
fucosterol　岩藻甾醇

【参考文献】

[1] 国家中医药管理局《中华本草》编委会. 中华本草[M]. 上海：上海科学技术出版社，1999，第1册：455（总0137）.
[2] 朱立俏，何伟，袁万瑞. 昆布化学成分与药理作用研究进展. 食品与药品，2006，8(3)：9.

153. 松花粉　sōng huā fěn

[拉] Pollen pini
[英] Pine pollen

松花粉，又名松花、松黄，为松科植物马尾松 *Pinus massoniana* Lamb.，油松 *Pinus tabulaeformis* Carr. 或同属数种植物的干燥花粉。广西主要分布于南部。具有祛风益气，收湿，止血等功效，主要用于治疗头旋眩晕，中虚胃疼，久痢，诸疮湿烂，创伤出血等病证。

【化学成分】

1. 酶类　去氢分支酸（dehydrochoismic acid），羟基苯甲酸酯葡萄糖基转移酶（hydroxybenzoate glucosyl *transferase*），苹果酸合成酶（malate synthase），酸性磷酸酶（acid phos-phatase），异枸橼酸裂合酶（isocitrate lyase）[1]。

2. 挥发油　氧化石竹烯（caryophyllene oxide），十六酸乙酯（ethyl palmitate），十六酸，α-亚麻酸，十八碳二烯酸甲酯（methyl octadecadienoate），十六酸甲酯（methyl palmitate），10-十八烯酸甲酯（10-octadecenoate），十八碳炔酸（tariric acid），棕榈油酸[2]。

3. 甾体类　去氢分支酸（dehydrochoismic acid）[1]。

4. 其他　氨基酸，维生素，油脂，铁，锌，锰，铜[3,4]，镁，钙，磷[4]。

【主要化学成分结构式】

$C_{24}H_{32}O_5$（405.5）
dehydrochoismic acid　　去氢分支酸

【参考文献】

[1] 国家中医药管理局《中华本草》编委会. 中华本草[M]. 上海：上海科学技术出版社,1999,第 2 册：299（总 0764）.

[2] 张晓珊,陈图峰,张海丹,等. 顶空固相微萃取-气相色谱-质谱联用法分析松花粉挥发性成分[J]. 中药材,2007,30(12)：1521.

[3] 金福秀. 天然马尾松花粉的成分分析研究[J]. 中成药,2001,23(12)：903.

[4] 孙蕾,顾春丽,房用,等. 赤松和黑松花粉的营养成分测定及功能分析[J]. 山东大学学报（理学版）,2006,41(1)：130.

154. 枇杷叶　pí pá yè

［拉］Folium Eriobotryae Japonicae
［英］Loquat Leaf

枇杷叶，又名枇杷叶、芦桔叶，为蔷薇科植物枇杷 *Eriobotrya japonica*（Thunb.）Lindl. 的叶。广西各地均有栽培。具有清肺止咳，和胃降逆，止渴等功效，主要用于治疗肺热咳嗽，阴虚劳嗽，咳血，衄血，吐血，胃热呕哕，妊娠恶阻，小儿吐乳，消渴及肺风面疮，酒齄鼻赤等病证。

【化学成分】

1. 萜类及甾体类　叶：含齐墩果酸，熊果酸，2α-羟基熊果酸（2α-hydroxy ursolic acid），6α,19α-二羟基熊果酸（6α,19α-dihydroxy ursolic acid），马斯里酸（山楂酸，maslinic acid），橙花叔醇-$3-O-\alpha-L$-吡喃鼠李糖基-($1\rightarrow2$)-$\beta-D$-吡喃葡萄糖苷（nerolidol-$3-O-\alpha-L$-rhamnopyranosyl-($1\rightarrow2$)-$\beta-D$-glucopyranoside），橙花叔醇-$3-O-\alpha-L$-吡喃鼠李糖基-($1\rightarrow4$)-$\alpha-L$-吡喃鼠李糖基-($1\rightarrow2$)-$\beta-D$-吡喃葡萄糖苷[nerolidol-$3-O-\alpha-L$-rhamnopyranosyl-($1-4$)-$\alpha-L$-rhamnopyranosyl-($1\rightarrow2$)-$\beta-D$-glucopyranoside]，橙花叔醇-$3-O-\alpha-L$-吡喃鼠李糖基-($1\rightarrow4$)-$\alpha-L$-吡喃鼠李糖基-($1\rightarrow6$)-$\beta-D$-吡喃葡萄糖苷[nerolidol-$3-O-\alpha-L$-rhamnopyranosyl-($1\rightarrow4$)-$\alpha-L$-rhamnopyranosyl-($1\rightarrow6$)-$\beta-D$-glucopyranoside]，橙花叔醇-$3-O-\alpha-L$-吡喃鼠李糖基-($1\rightarrow4$)-$\alpha-L$-吡喃鼠李糖基-($1\rightarrow2$)-[-$\alpha-L$-吡喃鼠李糖基-($1\rightarrow6$)]-$\beta-D$-吡喃葡萄糖苷）{nerolidol-$3-O-\alpha-L$-rhamnopyranosyl-($1\rightarrow4$)-$\alpha-L$-rhamnopyranosyl($1\rightarrow2$)-[$\alpha-L$-rhamnopyranosyl($1\rightarrow6$)]-$\beta-D$-glucopyranoside}[1]，β-谷甾醇，胡萝卜苷，3β,19α-二羟基乌苏-12-烯-28-酸（3β,19α-dihydroxyurs-12-en-28-oic acid），2α,3β-二羟基乌苏-12-烯-28-酸（2α,3β-dihydroxyurs-12-en-28-oic acid），2α,3α-二羟基乌苏-12-烯-28-酸（2α,3α-dihydroxyurs-12-en-28-oic acid）[2]，2β,3β,19α-三羟基乌苏-12-烯-28-酸（2β,3β,19α-trihydroxyurs-12-en-28-oic acid），蔷薇酸（euscaphic acid）[4]，坡模酸（pomolic acid）[5]。

2. 含氰糖苷类　叶：含苦杏仁苷（amygdalin）[1]。

3. 有机酸类　叶：含酒石酸，枸橼酸，苹果酸[1]。

4. 黄酮类　叶：含金丝桃苷（hyperin）[1]，山奈酚，枇杷甲素（eribotrine A），即 5-羟基-$4'$-甲氧基-$O-7-\beta-D$-吡喃葡萄糖基-($6\rightarrow1$)-$\alpha-L$-吡喃鼠李黄酮苷（5-hydroxy-$4'$-methoxy-$O-7-\beta-D$-glucopyranosyl-($6\rightarrow1$)-$\alpha-L$-rhamnopyranosyl flavonoside）[2]，山奈酚-$3-O-\alpha-L$-($2''$,$4''$-二-$E-p$-香豆酰)-鼠李糖苷（kaempferol-$3-O-\alpha-L$-($2''$,$4''$-二-$E-p$-coumarate)-rhamnoside），山奈酚-$3-O-\alpha-L$-($2''$,$4''$-二-$Z-p$-香豆酰)-鼠李糖苷（Kaempferol-$3-O-\alpha-L$-($2''$,$4''$-di-$Z-p$-coumarate)-rhamnoside）[3]，芦丁[4]。

5. **苯丙素类**　叶：含23-反-对-香豆酰委陵菜酸(23 - *trans* - *p* - coumaroyl - tormentic acid)，23-顺-对-香豆酰委陵菜酸(23 - *cis* - *p* - coumaroyl - tormentic acid)，3 - *O* -反-咖啡酰委陵菜酸(3 - *O* - *trans* - caffeoyltormentic acid)，3 - *O* -反-对-香豆酰救必应酸(3 - *O* - *trans* - *p* - coumaroylrotundic acid)[1]，苯丙酸[4]。

6. **其他**　叶：含枇杷呋喃(eriobofuran)，枇杷佛林(loguatifolin)A[1]，二十三碳酸(tricosanoic acid)[4]。

7. **挥发油**　鲜叶挥发油：主要成分为橙花叔醇(nerolidol)和金合欢醇。

【主要化学成分结构式】

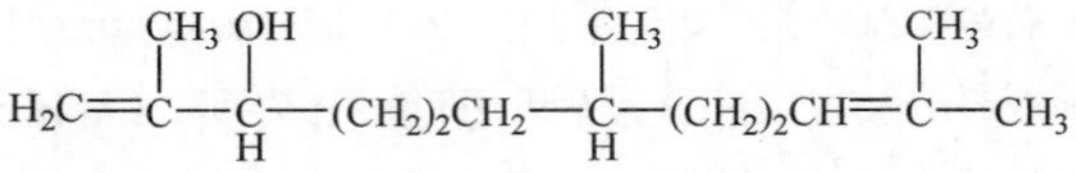

$C_{15}H_{26}O(222.4)$
nerolidol　　橙花叔醇

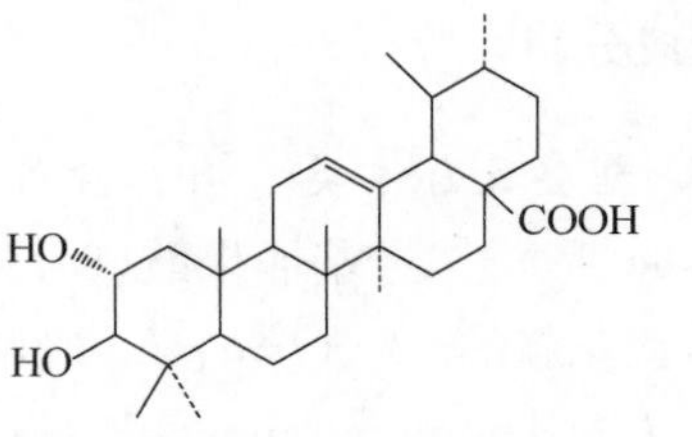

$C_{30}H_{47}O_4(471.4)$
2*α* - hydroxy ursolic acid　　2*α* -羟基熊果酸

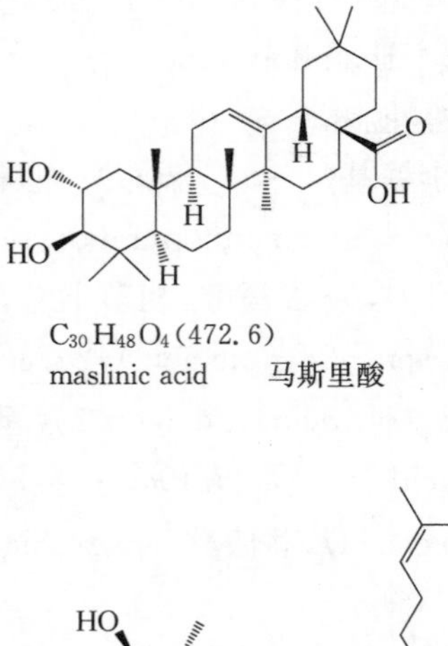

$C_{30}H_{48}O_4(472.6)$
maslinic acid　　马斯里酸

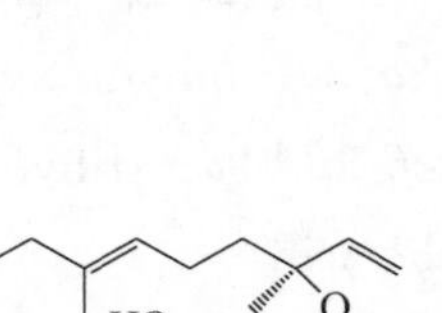

$C_{14}H_{12}O_4(244.2)$
eriobofuran　　枇杷呋喃

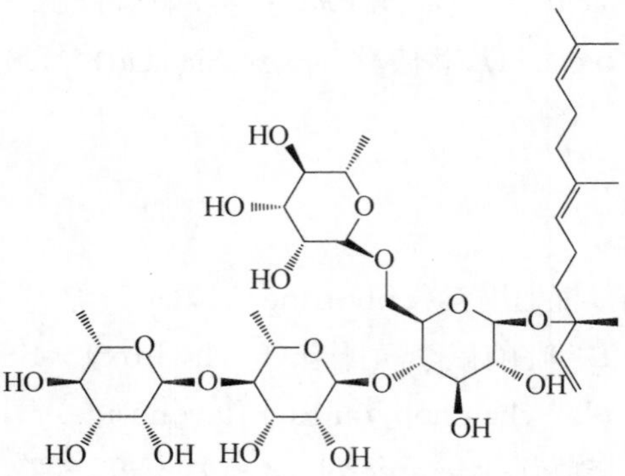

$C_{36}H_{63}O_{18}(783.9)$
loguatifolin A
枇杷佛林 A

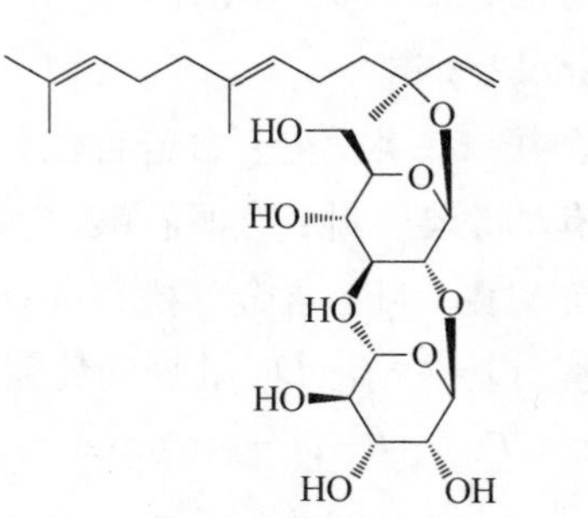

$C_{26}H_{46}O_{10}(518.6)$
nerolidol - 3 - *O* - *α* - *L* - rhamnopyranosyl - (1→2) - *β* - *D* - glucopyranoside
橙花叔醇-3 - *O* - *α* - *L* -吡喃鼠李糖基-(1→2) - *β* - *D* -吡喃葡萄糖苷

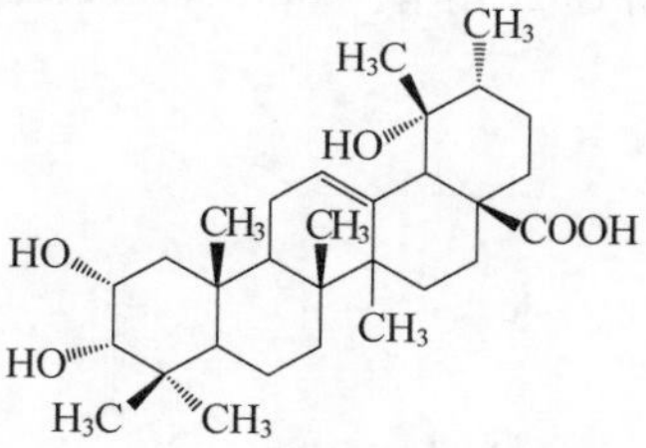

C$_{30}$H$_{45}$O$_5$（485.7）
euscaphic acid
薔薇酸

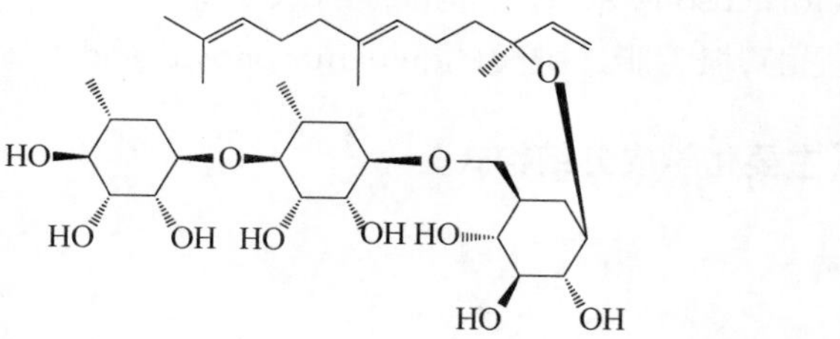

C$_{32}$H$_{57}$O$_{14}$（665.8）
nerolidol - 3 - O - α - L - rhamnopyranosyl - (1 → 4) - α - L -
rhamnopyranosyl - (1→6) - β - D - glucopyranoside
橙花叔醇 - 3 - O - α - L - 吡喃鼠李糖基 - (1→4) - α - L - 吡喃鼠李糖基 -
(1→6) - β - D - 吡喃葡萄糖苷

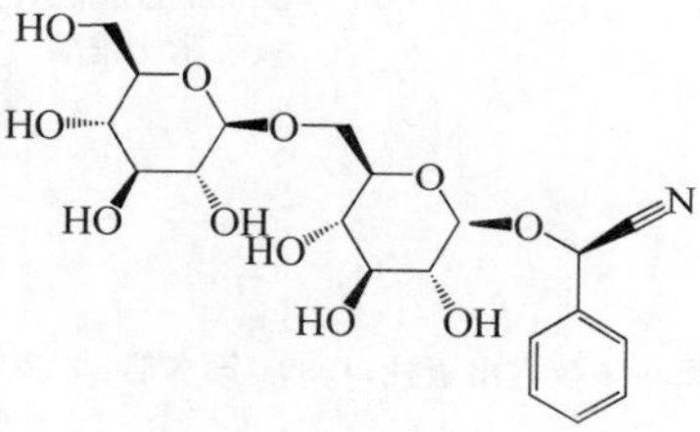

C$_{20}$H$_{27}$NO$_{11}$（457.4）
amygdalin　苦杏仁苷

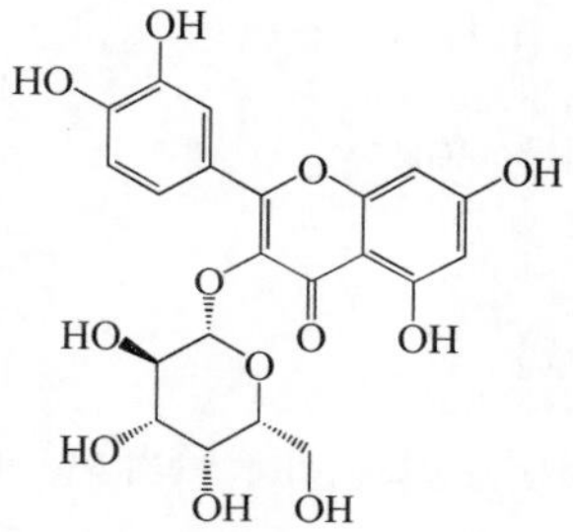

C$_{21}$H$_{20}$O$_{12}$（464.4）
hyperin　金丝桃苷

【参考文献】

[1] 国家中医药管理局《中华本草》编委会. 中华本草[M]. 上海：上海科学技术出版社,1999，第 4 册：140（总 2630）.
[2] 陈剑,李维林,吴菊兰等. 枇杷叶的化学成分研究[J]. 中草药,2006, 37(11)：1632.
[3] 川原信夫(日). 枇杷叶成分的研究[J]. 国外医学·中医中药分册,2003, 25(5)：316.
[4] 陈剑,李维林,吴菊兰等. 枇杷叶的化学成分[J]. 植物资源与环境学报,2006, 15(4)：67.
[5] 鞠建华等. 枇杷叶中三萜酸类成分及其抗炎、镇痛咳活性研究[J]. 中国药学杂志,2003, 38(10)：752.

155. 枫香脂　fēng xiāng zhī

[拉] Resina Liquidambaris
[英] Beautiful sweetgum resin

枫香脂,又名白胶香、枫脂、白胶、芸香、胶香,为金缕梅科植物枫香树 *Liquidambar formosana* Hance 的干燥树脂。广西各地均有分布。具有活血止痛,解毒,生肌,凉血等功效,主要用于治疗跌扑损伤,痈疽肿痛,吐血,衄血,外伤出血等病证。

【化学成分】

萜类有机酸类　阿姆布酮酸（ambronic acid,即模绕酮酸 moronic acid）,阿姆布醇酸

（ambrolic acid，即模绕醇酸 morolic acid），阿姆布二醇酸（ambradiolic acid），枫香脂熊果酸（forucosolic acid），路路通酮酸（liquidambronic acid），路路通二醇酸（liquidambrodiolic acid），枫香脂诺维酸（liquidambronovic acid）[1]。

【主要化学成分结构式】

$C_{30}H_{46}O_3$（454.7）
ambronic acid
阿姆布酮酸

$C_{30}H_{48}O_3$（456.7）
ambrolic acid
阿姆布醇酸

$C_{30}H_{46}O_3$（454.7）
liquidambronovic acid
枫香脂诺维酸

【参考文献】

[1] 国家中医药管理局《中华本草》编委会. 中华本草[M]. 上海：上海科学技术出版社，1999，第 3 册：742（总 2377）.

156. 泽泻 zé xiè

[拉] Rhizoma Alismatis
[英] Oriental Waterplantain Rhizome

泽泻，又名水泻、芒芋、鹄泻、泽芝、及泻、天鹅蛋、天秃、禹孙，为泽泻科植物泽泻 *Alisma orientalis* （Sam.）Juzep. 的干燥块茎。广西主要分布于北流、博白。具有利水渗湿，泄热通淋等功效，主要用于治疗小便不利，热淋涩痛，水肿胀满，泄泻，痰饮眩晕，遗精等病证。

【化学成分】

1. 萜类 泽泻萜醇（alismol）[1,2]，泽泻萜醇氧化物（alismoxide），泽泻醇（alisol）A、B、C，泽泻醇 A 单乙酸酯（alisol A monoacetate），泽泻醇 B 单乙酸酯（alisol B monoacetate），表泽泻醇（epialisol）A，16β-羟基泽泻醇 B 单乙酸酯（16β- hydroxyal - isol B monoacetate），16β-甲氧基泽泻醇 B 单乙酸酯（16β- methocyal - isol B monoacetate），谷甾醇-3-O-硬脂酰基-β-D-吡喃葡萄糖苷（sitosterol - 3 - O - steroyl - β - D - glucopyranoside），泽泻醇 C 单乙酸醋（alisol C monoacetate）[1]，β-谷甾醇（β- sitosterol），11-去氧泽泻醇 B 23-乙酸酯（11- deoxy-alisol B 23 - acetate），11-去氧泽泻醇 C23-乙酸酯（11 - deoxyalisol C23 - acetate），16,23-氧化泽泻醇 B（16,23 - oxidoalisol B）[2]，泽泻醇 A24-乙酸酯（alisol A24 - acetate）[2,3]，泽泻醇 C23-乙酸酯（alisol C23 - acetate），11-去氧泽泻醇（11 -

deoxyalisol)[3],泽泻二萜醇(oriediterpenol),泽泻二萜苷(oriediterpenoside)[4]。

　　2. 黄酮类　穗花杉双黄酮(阿曼托黄素,amentoflavone),2,2′,4-三羟基查耳酮(2,2′,4-trihydroxy chalcone)[2]。

　　3. 甘油酸酯类　甘油棕榈酸酯(glycerol palmitate),甘油-1-亚油酸酯(1-monolinolein)[3]。

　　4. 其他　胆碱,糖,钾,钙,镁等元素[1],4-吡嗪-3-丁烯-1,2-二醇(4-pyrazin-2-yl-but-3-ene-1,2-diol),烟酰胺[3]。

【主要化学成分结构式】

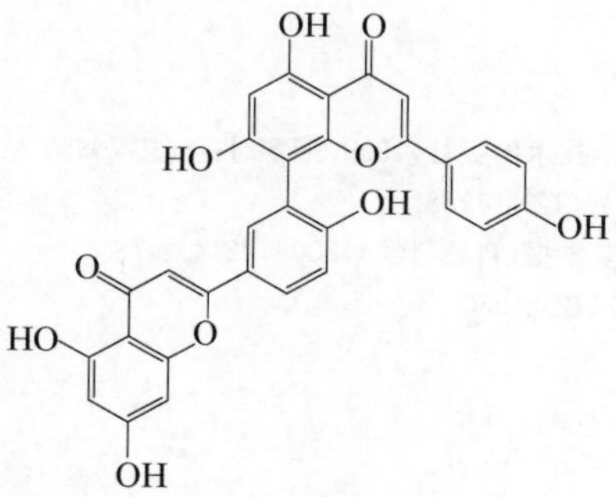

$C_{30}H_{18}O_{10}$(538.5)
amentoflavone
穗花杉双黄酮(阿曼托黄素)

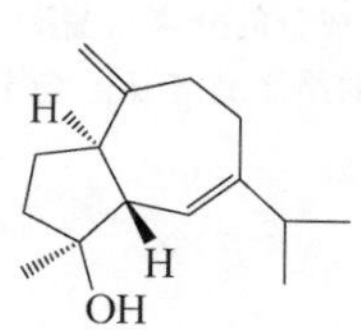

$C_{15}H_{24}O$(220.3)
alismol
泽泻薁醇

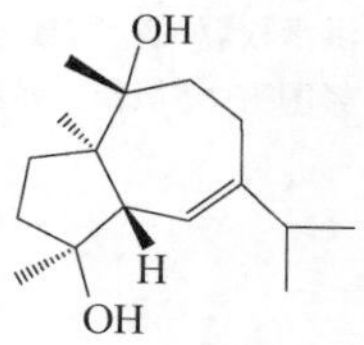

$C_{15}H_{23}O$(219.3)
alismoxide
泽泻薁醇氧化物

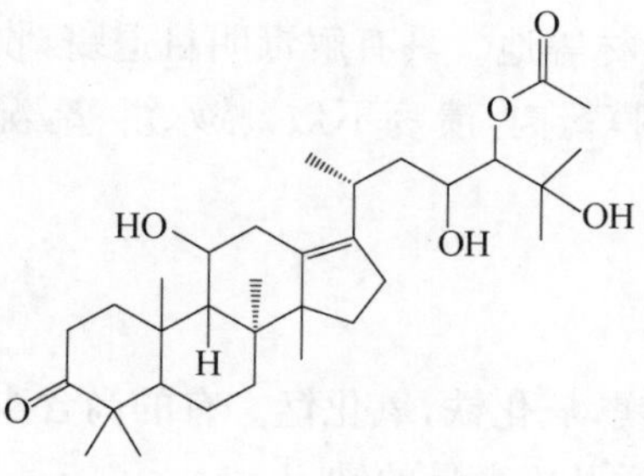

$C_{32}H_{52}O_6$(532.8)
alisol A monoacetate
泽泻醇 A 单乙酸酯

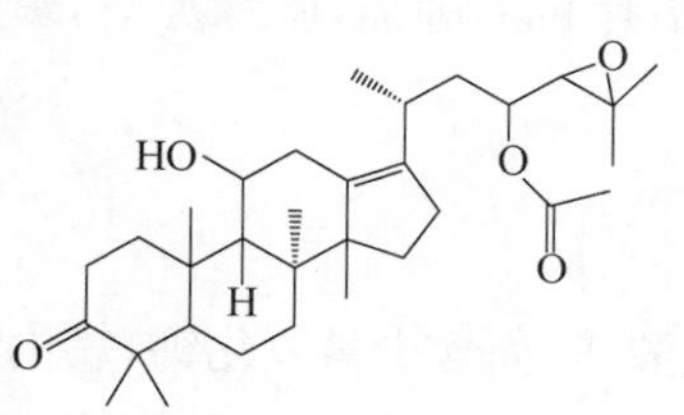

$C_{32}H_{48}O_5$(512.7)
alisol B monoacetate
泽泻醇 B 单乙酸酯

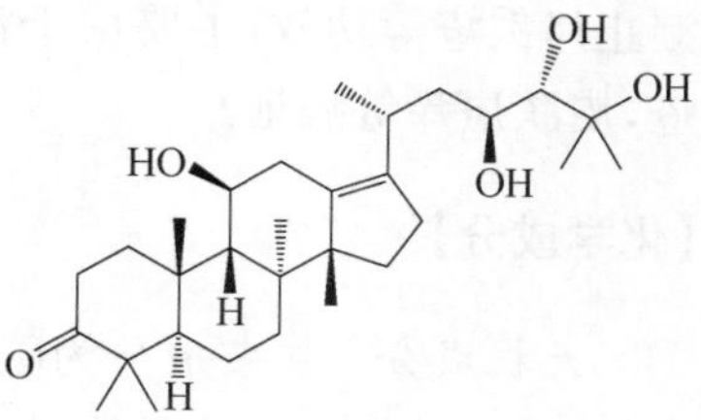

$C_{30}H_{48}O_5$(488.7)
epialisol A
表泽泻醇 A

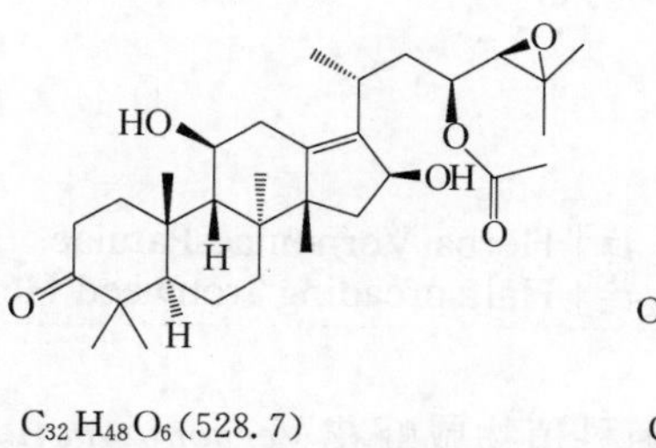

$C_{32}H_{48}O_6$(528.7)
16β-hydroxy alisol B monoacetate
16β-羟基泽泻醇 B 单乙酸酯

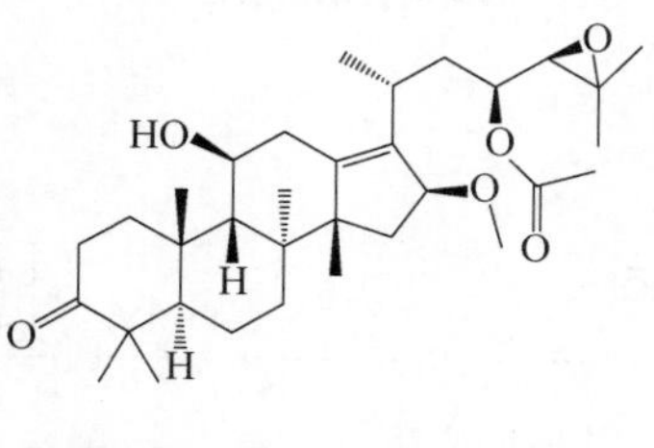

$C_{33}H_{50}O_6$(542.7)
16β-methoxy alisol B monoacetate
16β-甲氧基泽泻醇 B 单乙酸酯

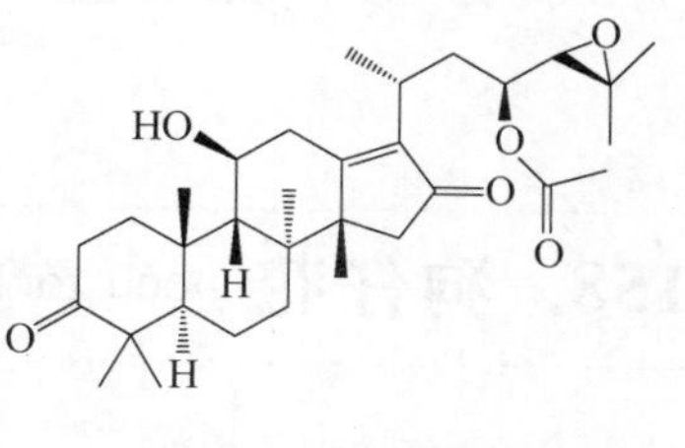

$C_{32}H_{56}O_6$(536.8)
alisol C monoacetate
泽泻醇 C 单乙酸醋

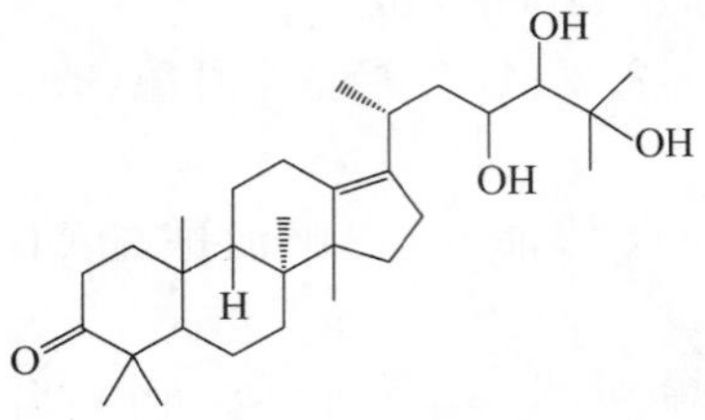

$C_{30}H_{50}O_4 (474.7)$
11 - deoxy-alisol A
11 -去氧泽泻醇 A

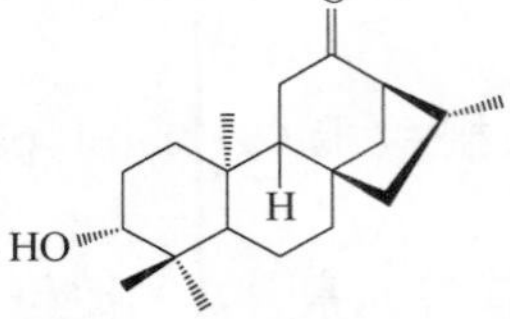

$C_{20}H_{32}O_2 (304.5)$
oriediterpenol
泽泻二萜醇

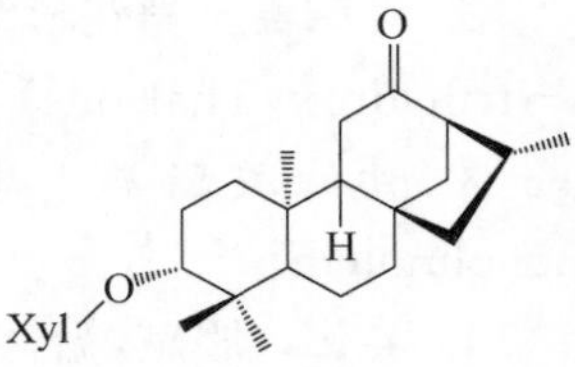

$C_{25}H_{40}O_6 (436.6)$
oriediterpenoside
泽泻二萜苷

【参考文献】

[1] 国家中医药管理局《中华本草》编委会. 中华本草[M]. 上海：上海科学技术出版社,1999,第 8 册：3(总 7094).
[2] 胡雪艳,陈海霞,高文远,等. 泽泻化学成分的研究[J].中草药,2008,39(12)：1788.
[3] 洪承权,朴香兰,楼彩霞. 泽泻化学成分的分离与鉴定[J]. 重庆工学院学报(自然科学),2008,22(4)：78.
[4] 彭国平,楼凤昌. 泽泻中二萜成分的结构测定[J]. 药学学报,2007,37(12)：950.

157. 炉甘石　lú gān shí

[拉] Calamina
[英] Calamine

炉甘石,又名甘石、卢甘石、芦甘石、羊肝石、浮水甘石、炉眼石、干石,为碳酸盐类矿物菱锌矿 Smithsonitum 的矿石。广西主要分布于融水、融安、桂林等地。具有解毒明目退翳,收湿止痒敛疮等功效,主要用于治疗目赤肿痛,眼缘赤烂,翳膜胬肉,溃疡不敛,脓水淋漓,湿疮,皮肤瘙痒等病证。

【化学成分】

无机成分　主要成分为碳酸锌,尚含少量氧化钙,氧化镁,氧化铁,氧化锰。有的尚含少量钴、铜、镉、铅和痕量的锗,铟,并含少量铁、铝、钙、镁等杂质及极微量的钠[1]。

【参考文献】

[1] 江苏新医学院. 中药大辞典(上册). 上海：上海科学技术出版社,1977：1450.

158. 狗仔花　gǒu zǎi huā

[拉] Herba Vernoniae Patulae
[英] Halfspreading Ironweed Herb

狗仔花,又名万重花、展叶斑鸠菊、狗籽菜、鲫鱼草,为菊科植物咸虾花 *Vernonia patula* (Dryand.) Merr. 的全草。广西主要分布于田阳、大新、龙州、扶绥、马山、上林、玉林、昭平。

具有疏风清热,利湿解毒,散瘀消肿等功效,主要用于治疗感冒发热,疟疾,头痛,高血压,泄泻,痢疾,风湿痹痛,湿疹,荨麻疹,疮疖,乳腺炎,颈淋巴结核,跌打损伤等病证。

【化学成分】

1. 萜类及甾体类　全草:含降香萜醇乙酸酯(bauerenyl acetate),无羁萜酮,表无羁萜醇(epifriedelanol),20(30)-蒲公英烯-3β,21α二醇[20(30)- taraxastene - 3β, 21α - diol][1],豆甾醇,α-波甾醇(α - spinasterol, VP - 2),豆甾醇-3-O-β-D-吡喃葡萄糖苷[2]。

2. 脂肪族类　正十七烷醇(n - heptadecanol, VP - 4),正三十四烷酸(n - tetratriacontanoic acid,VP-5)和正二十三烷酸1-甘油酯(glycerin 1 - tricosanoate,VP - 6)[2]。

【主要化学成分结构式】

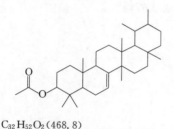

$C_{32}H_{52}O_2$(468. 8)
bauerenyl acetate　降香萜醇乙酸酯

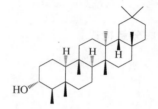

$C_{30}H_{52}O$(428. 8)
friedelan - 3β - ol　表无羁萜醇

【参考文献】

[1] 梁侨丽,闵知大. 咸虾花化学成分的研究[J]. 中国中药杂志,2003, 28(3):235.
[2] 梁侨丽,闵知大. 咸虾花有效部位的化学成分研究[J]. 南京中医药大学学报 2008, 24(3):192.

159. 狗肝菜　gǒu gān cài

[拉] Herba Diclipterae Chinensis
[英] Chinese Dicliptera Herb

狗肝菜,又名猪肝菜、羊肝菜、土羚羊、假米针、紫燕草、假红蓝,为爵床科植物狗肝菜 *Dicliptera chinensis*(L.)Nees 的全草。广西主要分布于河池、凤山、百色、马山、南宁、龙州、凭祥、陆川、北流、容县、平南、岑溪、贺州、昭平、柳州。具有清热,利湿,凉血,解毒等功效,主要用于治疗感冒发热,热病发斑,肺热咳嗽,咽喉肿痛,肝热目赤,小儿惊风,小便淋沥,带下,吐衄,便血,尿血,崩漏,带状疱疹,痈肿疔疮,蛇犬咬伤等病证。

【化学成分】

1. 萜类及甾体类　开环异落叶松脂醇二甲醚二乙酸酯(secoisolariciresinol dimethyl

ether diacetate),5-甲氧基-4,4′-二氧甲基开环落叶松脂醇二乙酸酯(5-nethoxy-4,4′-di-O-methyl secolariciresinol),谷甾醇葡萄糖苷(β-sitosterol 3-O-β-D-glucopyranoside),豆甾醇葡萄糖苷[1]。

2. 内酯类　羟基华远志内酯甲醚(chinensinaphthol methyl ester),黑麦草内酯(loliolide)[1]。

3. 挥发油　石竹烯,1,4-萘二酮-2-羟基-3-(1-丙烯基)[1,4-naphthalenedione-2-hydroxy-3-(1-propenyl)],植醇(phytol),2,6,6,9-四甲基三环(5,4,0,02,8)十一碳-9-烯[2,6,6,9-tetramethyl tricyclo(5,4,0,02,8)undec-9-ene],柏木烯(cedrene),紫苏醛(perilla aldehyde),α-萜品醇(α-terpineol),1,7,7-三甲基-二环(2,2,1)庚烷-2-酮(1,7,7-trimethyl-bicycle(2,2,1)heptan-2-one),2-甲基-1,7,7-三甲基二环(2,2,1)庚基-2-巴豆酸酯[2-methyl-1,7,7-trimethylbicyclo-(2,2,1)hept-2-buteroate],反式-Z-α-环氧甜没药烯(trans-Z-α-bisabolene epoxide)[2]。

4. 其他　环八硫(octasulfur)[1],多糖,有机酸,氨基酸等[3]。

【主要化学成分结构式】

$C_{35}H_{60}O_6$(576.9)
β-sitosterol 3-O-β-D-glucopyranoside
谷甾醇葡萄糖苷

$C_{11}H_{16}O_3$(196.2)
loliolide
地普黄内酯(黑麦交酯)

【参考文献】

[1] 高毓涛,杨秀伟,艾铁民. 狗肝菜乙醇提取物的化学成分研究. 中国中药杂志,2006,31(12):985.
[2] 康笑枫,徐淑元,秦晓霜. 狗肝菜中挥发油的化学成分分析. 热带农业科学,2003,23(4):14.
[3] 江苏新医学院. 中药大辞典. 上海:上海人民出版社,1977:1424.

160. 狗脊　gǒu jǐ

[拉] Rhizoma Cibotii
[英] East Asian Tree Fern Rhizome

狗脊,又名金毛狗脊、金毛狗、金狗脊、金毛狮子、猴毛头、黄狗头,为蚌壳蕨科植物金毛狗脊 Cibotium barometz（L.）J. Sm. 的干燥根茎。广西主要分布于龙胜、平南、桂平、玉林。

具有补肝肾,除风湿,健腰脚,利关节等功效,主要用于治疗腰背酸疼,膝痛脚弱,寒湿周痹,失溺,尿频,遗精,白带等病证。

【化学成分】

1. 黄酮类　山奈素($3,4,5,7$ - tetrahydroxy flavone),山奈素 - 3 - O - α - L -鼠李糖基-7 - O - α - L -鼠李糖苷,山奈素 - 3 - O - α - L - (4 - O -乙酰基)鼠李糖基 - 7 - O - α - L -鼠李糖苷(kaempferol - 3 - O - α - L - (4 - O - acetyl) rhamnopyranoside - 7 - O - β - L - rhamnopyranoside)[6]。

2. 甾醇类　胡萝卜苷,β-谷甾醇,($24R$)-豆甾 - 4 -烯 - 3 -酮[($24R$)- stignmst - 4 - ene - 3 - one][2]。

3. 脂肪酸及其酯类　十六碳三烯酸甲酯($7,10,13$ - hexadecatrienoic acid methyl ester),亚油酸,亚油酸甲酯,油酸,十五碳酸[3],C_{27} 的饱和脂肪酸(C_{27} saturated fatty acid),棕榈酸甲酯,硬脂酸乙酯[4],棕榈酸单甘酯(1 - mono - palmitin),棕榈酸[5]。

4. 苷类　金粉蕨素(onitin)[1,2],金粉蕨素 - $2'$ - O -阿洛糖苷(onitin - $2'$ - O - β - D - alloside),金粉蕨素 - $2'$ - O - 葡萄糖苷(onitin - $2'$ - O - β - D - glucoside),欧蕨伊鲁苷(ptaquiloside),蕨素(pterosin)R, Z[1]。

5. 内酯类　交链孢霉酚(altemariol),($3R$)-去 - O -甲基毛狄泼老素[($3R$)- des - O - methyl lasiodiplodin][2]。

6. 萜类　24 - 亚甲基环木菠萝烷醇(24 - methylenecycloartanol)[2],狗脊蕨酸(woodwardic acid)[6]。

7. 酚、醛、酸类　对羟基乙酰苯胺(4 - hydroxyacetanilide),原儿茶醛(protocatechualdehyde),香草醛[4],咖啡酸,原儿茶酸[5],5 -羟甲糠醛(2 - furancarboxaldehydl - 5 - hydroxymethyl)[7]。

8. 糖及糖苷类　蔗糖[4],葡萄糖,正丁基 - β - D -吡喃果糖苷(n - butyl - β - D - fructopyranoside)[5]。

【主要化学成分结构式】

$C_{35}H_{30}O_{15}$(690.6)
kaempferol - 3 - O - α - L - (4 - O - acetyl) rhamnopyranoside - 7 - O - β - L - rhamnopyranoside
山奈素 - 3 - O - α - L - (4 - O -乙酰基)鼠李糖基 - 7 - O - α - L -鼠李糖苷

$C_{29}H_{51}O$(415.7)
($24R$)- stigmast - 4 - en - 3 - one
($24R$)-豆甾 - 4 -烯 - 3 -酮

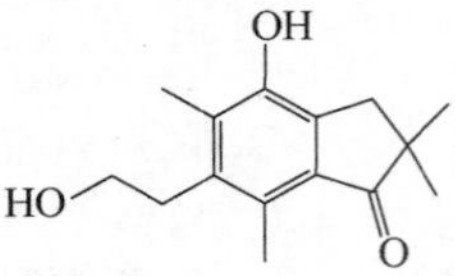

$C_{15}H_{20}O_3$(248.3)
onitin
金粉蕨素

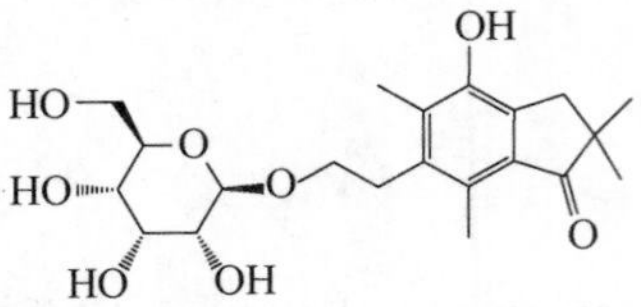

$C_{21}H_{30}O_8$(410.5)
onitin $-2'-O-\beta-D-$ alloside
金粉蕨素$-2'-O-$阿洛糖苷

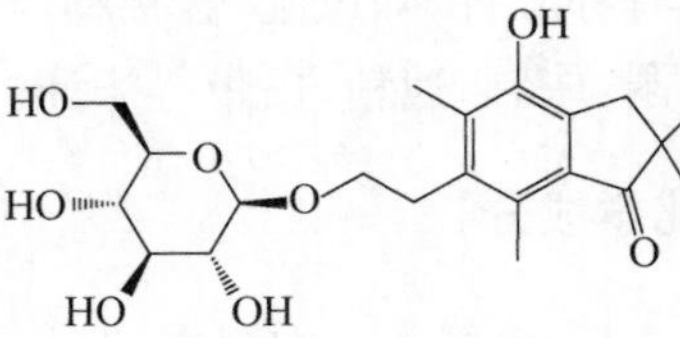

$C_{21}H_{30}O_8$(410.5)
onitin $-2'-O-\beta-D-$ glucoside
金粉蕨素$-2'-O-$葡萄糖苷

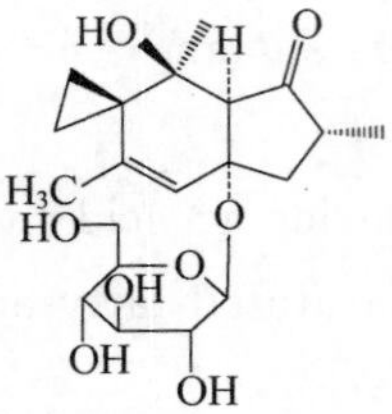

$C_{20}H_{30}O_8$(398.4)
ptaquiloside
欧蕨伊鲁苷

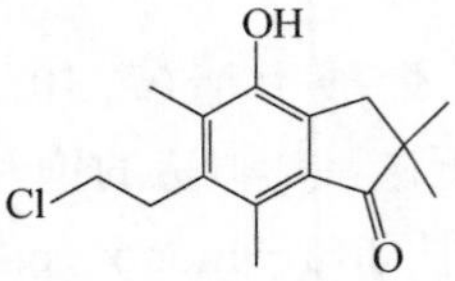

$C_{14}H_{19}O_2Cl$(254.8)
pterosin R
蕨素 R

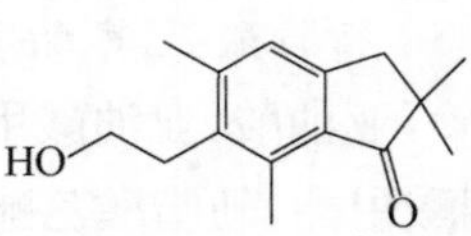

$C_{14}H_{20}O_2$(220.3)
pterosin Z
蕨素 Z

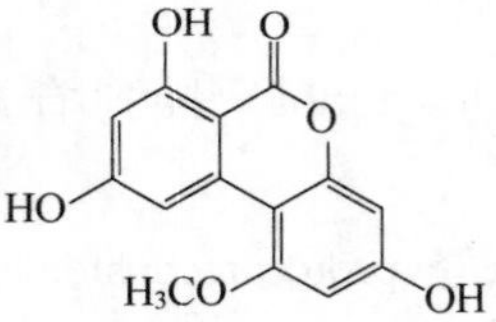

$C_{20}H_{10}O_6$(346.3)
altemariol
交链孢霉酚

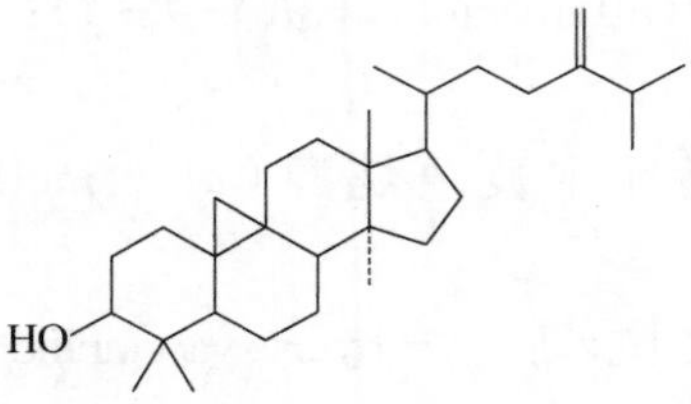

$C_{31}H_{52}O$(440.7)
24 - methylene cycloartanol
24-亚甲基环木菠萝烷醇

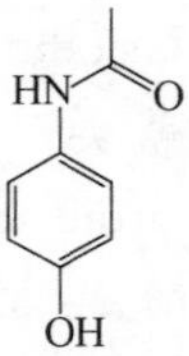

$C_8H_9O_2N$(151.2)
4 - hydroxyacetanilide
对羟基乙酰苯胺

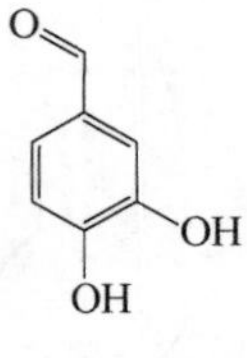

$C_7H_6O_3$(138.1)
protocatechualdehyde
原儿茶醛

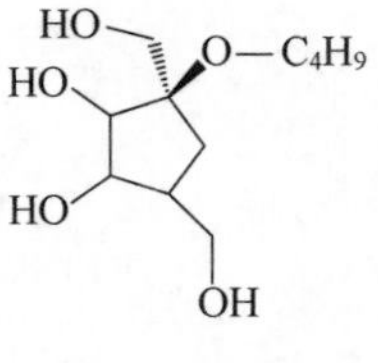

$C_{11}H_{22}O_5$(234.3)
n - butyl $-\beta-D-$ fructopyranoside
正丁基$-\beta-D-$吡喃果糖苷

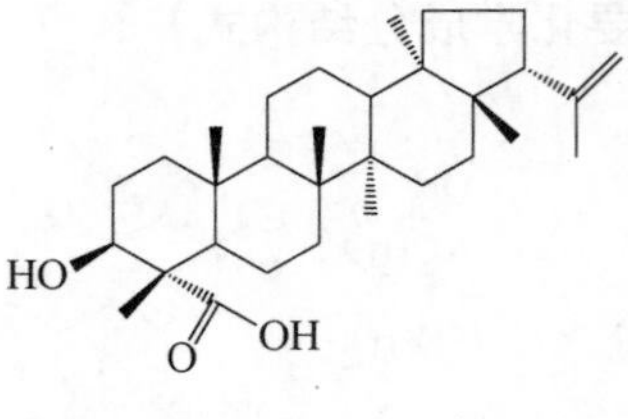

$C_{30}H_{48}O_3$(456.7)
woodwardinic acid
狗脊蕨酸

【参考文献】

[1] 国家中医药管理局《中华本草》编委会. 中华本草[M]. 上海：上海科学技术出版社,1999,第2册：101(总 0457).
[2] 吴琦,杨秀伟 杨世海,等. 金毛狗脊的化学成分研究[J]. 天然产物研究与开发,2007,19(2)：240.
[3] 许重远,陈振德,陈志良,等. 金毛狗脊的化学成分研究(Ⅱ)[J]. 解放军药学学报,2000,16(2)：65.

[4] 许重远,晏媛,陈振德,等. 金毛狗脊的化学成分研究(Ⅲ)[J]. 解放军药学学报,2004,20(5):337.

[5] 程启厚,杨中林,胡永美. 狗脊化学成分的研究[J]. 药学进展,2003,27(5):298.

[6] 栾欣,王皓,温远影. 狗脊化学成分研究[J]. 热带亚热带植物学报,2002,10(4):361.

[7] 张春玲,王喆星. 狗脊化学成分的分离与鉴定[J]. 中国药物化学杂志,2001,11(5):279.

161. 罗汉果 luó hàn guǒ

[拉] Fructus Siraitiae Grosvenorii
[英] Lohanguo Siraitia Fruit

罗汉果,又名拉汉果、假苦瓜、光果木鳖、金不换、罗汉表、裸龟巴,为葫芦科植物罗汉果 *Siraitia grosvenorii* (Swingle) C. Jeffrey ex Lu et Z. Y. Zhang [*Momordica grosvenorii* Swingle]的果实。广西主要分布于永福、桂林、临桂、兴安、全州、龙胜、融安、金秀、贺州。具有清肺利咽,化痰止咳,润肠通便等功效,主要用于治疗肺热痰火咳嗽,咽喉炎,扁桃体炎,急性胃炎,便秘等病证。

【化学成分】

1. 三萜类　赛门苷Ⅰ(siamenoside Ⅰ),罗汉果苷ⅡE(mogroside ⅡE),罗汉果苷Ⅲ(mogroside Ⅲ),罗汉果苷Ⅳ(mogroside Ⅳ),罗汉果苷Ⅴ(mogroside Ⅴ),11-氧化-罗汉果苷Ⅴ(11-oxomogroside Ⅴ),罗汉果苷ⅢE(mogroside ⅢE),罗汉果二醇苯甲酸酯(mogroester),罗汉果新苷(neomogroside),光果木鳖皂苷Ⅰ(grosmomoside Ⅰ),罗汉果苷A(mogroside A),罗汉果苷Ⅵ(mogroside Ⅵ)[1-2]。根:含葫芦烷型三萜酸,包括罗汉果酸甲(siraitic acid A),罗汉果酸乙(siraitic acid B),罗汉果酸丙(siraitic acid C),罗汉果酸戊(siraitic acid E)[7]。

2. 黄酮类　罗汉果黄素(grosvenorine),山柰酚-3,7-O-α-L-二鼠李糖苷[3],山柰酚-7-O-α-L-鼠李糖苷,山柰酚[4]。

3. 木脂素类　厚朴酚[4],香草酸[5]。

4. 呋喃类　双[5-甲酰基糠基]醚[5,5′-oxydimethylene-bis-(2-furfural)],5-羟甲基糠酸[5-(methoxymethyl)-furoic acid][4]。

5. 氨基酸类　环-(亮氨酸-脯氨酸)[cyclo-(Leu-Pro)],环-(丙氨酸-脯氨酸)[cyclo-(Ala-Pro)][5]。

6. 糖类　葡萄糖,果糖[6]。

7. 甾体类　β-谷甾醇[5]。

8. 脂肪酸类　琥珀酸;种仁油脂:含亚油酸,油酸,棕榈酸,硬脂酸,棕榈油酸,肉豆蔻酸,月桂酸,癸酸[6]。

9. 无机成分　锰、铁、镍、硒、锡、碘、钼等[6]。

10. 其他　1-乙酰基-β-咔啉(1-acetyl-β-carboline),5-羟基麦芽酚(5-oxymaltol)[5],D-甘露醇,维生素C[6]。

【主要化学成分结构式】

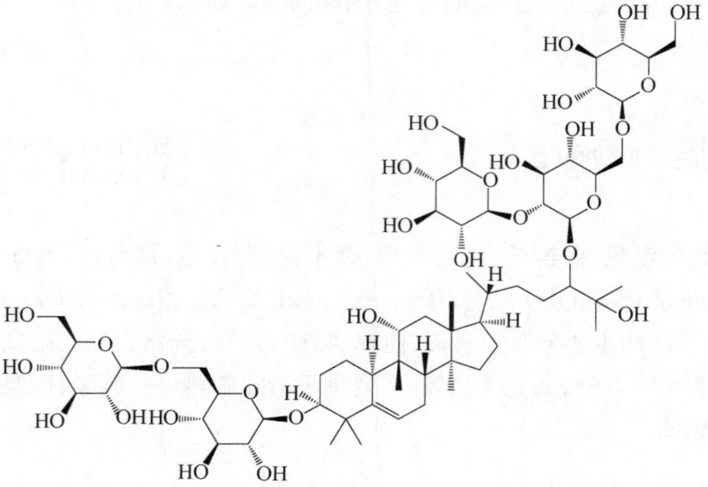

$C_{60}H_{102}O_{29}(1\ 287.4)$
mogroside V   罗汉果苷 V

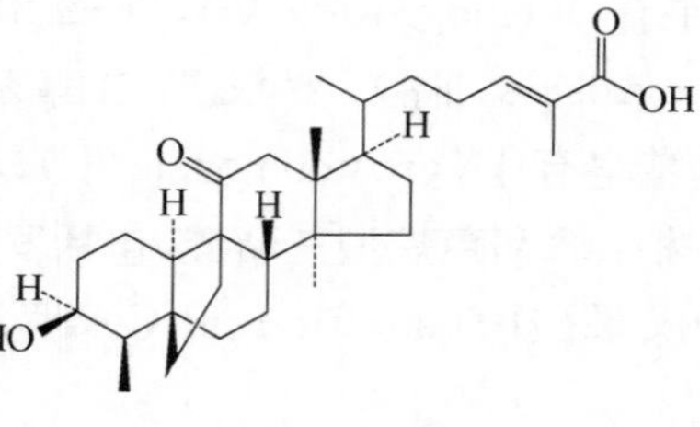

$C_{29}H_{44}O_5(472.7)$
siraitic acid A   罗汉果酸甲

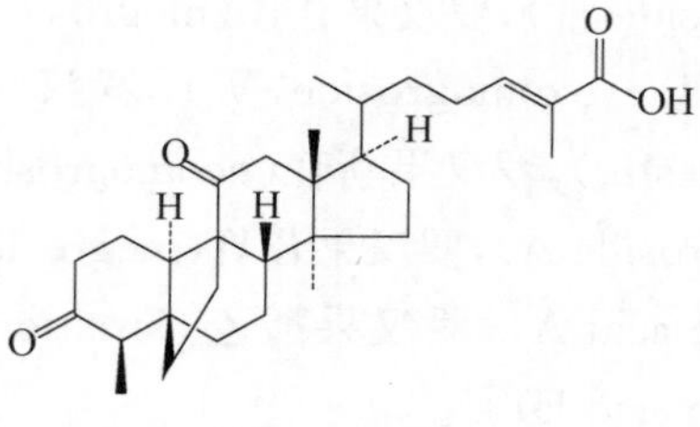

$C_{29}H_{42}O_5(470.7)$
siraitic acid B   罗汉果酸乙

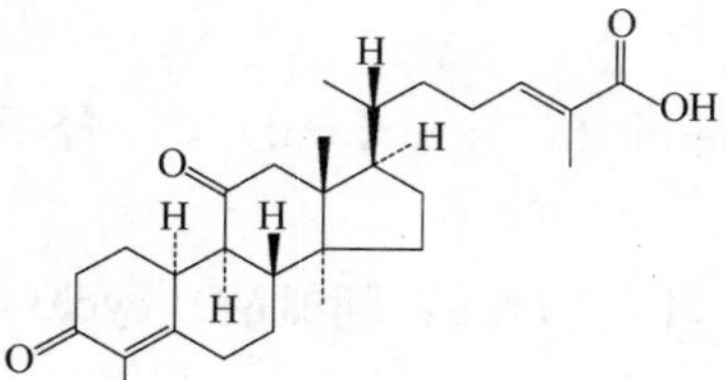

$C_{28}H_{40}O_4(440.6)$
siraitic acid C
罗汉果酸丙

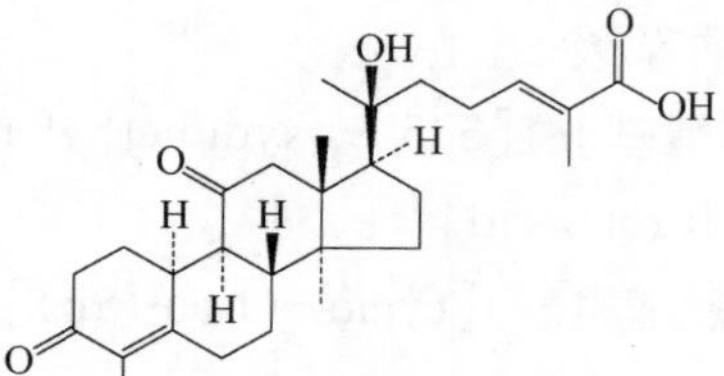

$C_{28}H_{40}O_5(456.6)$
siraitic acid D
罗汉果酸丁

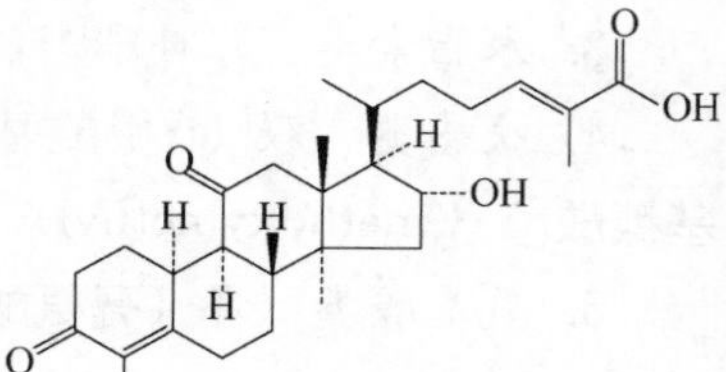

$C_{28}H_{40}O_5(456.6)$
siraitic acid E
罗汉果酸戊

【参考文献】

[1] 齐一萍,唐明仪. 罗汉果果实的化学成分与应用研究[J]. 福建医药杂志,2001,23(5):158.

[2] 杨秀伟,张建业,钱忠明. 罗汉果中一种新的葫芦烷三萜皂苷-光果木鳖皂苷 I [J]. 中草药,2005,3(69):1285.

[3] 斯建勇,陈迪华,常琪,等. 鲜罗汉果中黄酮苷的分离及结构测定[J]. 药学学报,1994,29(2):158.

[4] 廖日权,李俊,黄锡山,等. 罗汉果化学成分的研究[J]. 西北植物学报,2008,28(6):1250.

[5] 李俊,黄锡山,张艳军,等. 罗汉果化学成分的研究[J]. 中国中药杂志,2007,32(6):548.

[6] 国家中医药管理局《中华本草》编委会. 中华本草[M]. 上海:上海科学技术出版社,1999,第 14 册:567(总 4645).

[7] 斯建勇,陈迪华,沈连钢,等. 广西特产植物罗汉果根的化学成分研究[J]. 药学学报,1999,34(12):918.

162. 罗裙带　luó qún dài

[拉] Folium Crini Sinici
[英] Chinese Crinum Leaf

罗裙带,又名水笑草、裙带草、海蕉、朱兰叶、白花石蒜,为石蒜科植物文殊兰 *Crinum asiaticum* L. var. *sinicum*(Roxb. ex Herb.)Baker 的叶。广西各地均有分布。具有清热解毒,祛瘀止痛等功效,主要用于治疗头痛,咽喉炎,淋巴结炎,痹痛麻木,热疮肿毒,跌打瘀肿,骨折,毒蛇咬伤等病证。

【化学成分】

生物碱类　全草:含 isocraugsodine,4,5-乙烯基-8,9-亚甲二氧基-6-菲啶酮(hippadine),石蒜碱-1-O-(6'-O-棕榈酰)-β-D-吡喃葡萄糖苷(lycoriside)[1]。茎:含文殊兰碱(crinine),文殊兰星碱(crinsine),石蒜碱(lycorine),鲍威文殊兰碱(powelline)[2]。

【主要化学成分结构式】

$C_{16}H_{17}NO_4$(287.3)
lycorine　石蒜碱

【参考文献】

[1] 沙美,丁林生. 文殊兰属植物中生物碱的研究进展[J]. 国外医药·植物药分册,2001,16(5):193.

[2] 国家中医药管理局《中华本草》编委会. 中华本草[M]. 上海:上海科学技术出版社,1999,第 8 册:201(总 7253).

163. 肾蕨　shèn jué

[拉] Herba Nephrolepis Auriculatae
[英] Tuberous Sword Fern Herb

肾蕨,又名天鹅抱蛋、蕨薯、凤凰草、圆蕨、凤凰蕨,为肾蕨科植物肾蕨 *Nephrolepis auriculata*(L.)Trimen 的全草。广西主要分布于龙州、武鸣、上林、平南、金秀、阳朔、钟山、贺州。具有清热利湿,通淋止咳,消肿解毒等功效,主要用于治疗黄疸,淋浊,痢疾,小便涩痛,感冒发热,肺热咳嗽,泄泻,带下,疝气,乳痈,瘰疬,烫伤,刀伤,淋巴结炎,体癣,睾丸炎等病证。

【化学成分】

萜类及甾醇类 全草:含 $24(\alpha)$-乙基胆甾醇[$24(\alpha)$- ethylcholesterol],24 -甲基胆甾醇(24 - methylcholest),24 -乙基胆甾醇- 5,22 -二烯醇(24 - ethylcholest - 5,22 - dienol)和胆甾醇及痕量 24 -甲基胆甾醇- 5,22 -二烯醇(24 - methylcholest - 5,22 - dienol)[1]。地上部分:含红杉醇(sequoyitol)[1]。块根:含有羊齿- 9(11)-烯[bracken - 9(11)- ene],β-谷甾醇,里白烯(diploptene),β -谷甾醇- β - D -葡萄糖苷(β - sitosterol 3 - O - β - D - glucopyranoside),β-谷甾醇棕榈酸酯和环鸦片甾烯醇(cyclolaudenol)[1]。

【主要化学成分结构式】

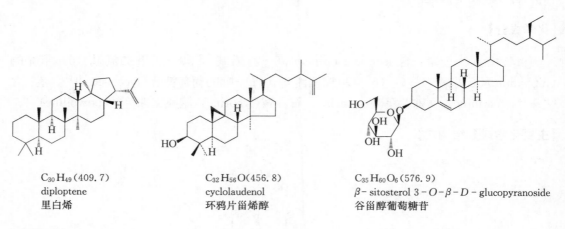

$C_{30}H_{49}(409.7)$
diploptene
里白烯

$C_{32}H_{56}O(456.8)$
cyclolaudenol
环鸦片甾烯醇

$C_{35}H_{60}O_6(576.9)$
β - sitosterol 3 - O - β - D - glucopyranoside
谷甾醇葡萄糖苷

【参考文献】

[1] 国家中医药管理局《中华本草》编委会. 中华本草[M]. 上海:上海科学技术出版社,1999, 第 4 册:215(总 0651).

164. 肿节风 zhǒng jié fēng

[拉] Herba Sarcandrae
[英] Glabrous Sarcandra Herb

肿节风,又名接骨金粟兰、九节茶、九节花、九节风、竹节茶、接骨莲,为金粟兰植物草珊瑚 *Sarcandra glabra* (thumb.)nakai 的干燥全株。广西各地均有分布。具有抗菌消炎,祛风通络,活血散结等功效,主要用于治疗肺炎,阑尾炎,蜂窝织炎,风湿痹痛,跌扑损伤,肿瘤等病证。

【化学成分】

1. 黄酮类 5 -羟基- 7,4′-二甲氧基二氢黄酮(5 - hydroxy - 7,4′- dimethoxyflavanone),

2′,4′-二羟基-6′-甲氧基二氢查尔酮(uvangoletin)，球松素(pinostrobin)[2]，槲皮素，异甘草素[3]，山奈酚-3-O-β-D-葡萄糖醛酸苷，槲皮素-3-O-α-D-葡萄糖醛酸苷，槲皮素-3-O-β-D-葡萄糖醛酸甲酯，5-O-咖啡酰基-奎宁酸甲酯(5-O-caffeoylquinic acid methyl)，3,4-二羟基苯甲酸(3,4-dihydroxybenzoic)，新落新妇苷(neoastilbin)，5,7,4′-三羟基-8-C-β-D-葡萄糖二氢黄酮碳苷(5,7,4′-trihydroxy-8-C-β-D-glucopyranosyl flavnone)[4]。

2. 萜类及甾体类　左旋类没药素甲(istanbulin A)[1,2]，白术内酯Ⅲ(atractylenolide Ⅲ)，金粟兰内酯 E(chloranthalactone E)，胡萝卜苷，β-谷甾醇[2]。

3. 有机酸及酯类　琥珀酸，延胡索酸[1]，棕榈酸，正十五烷酸[2]，咖啡酸，邻苯二甲酸二丁酯，3,4-二羟基苯甲酸(3,4-dihydroxybenzoic acid)，丹参素甲酯(methyl 3,4-dihydroxyphenyllactate)，迷迭香酸甲酯(methyl rosmarinate)，迷迭香酸(rosmarinic acid)[5]。

4. 香豆素类　异秦皮定(isofraxidin)[1,5]，3,3′-双异秦皮定(3,3′-biisofraxidin)，6,7-二甲氧基香豆素(scoparon)[2]。

5. 挥发油　(—)-别香橙烯[(—)-alloaromadendrene]，莰烯，匙叶桉叶油烯醇，月桂烯，α-侧柏烯，α-蒎烯[6]。

6. 其他　葡萄糖，二十六醇，己六醇(hexanhexol)[3]。

【主要化学成分结构式】

C₂₃H₁₅O₅(371.4)
5-hydroxy-7,4′-dimethoxyflavone
5-羟基-7,4′-二甲氧基二氢黄酮

C₂₂H₁₆O₄(344.4)
uvangoletin
2′,4′-二羟基-6′-甲氧基二氢查尔酮

C₂₂H₁₃O₄(341.3)
pinostrobin
球松素

C₂₇H₂₈O₁₂(544.5)
5-O-caffeoylquinic acid methyl ester
5-O-咖啡酰基-奎宁酸甲酯

C₂₁H₂₂O₁₁(450.4)
neoastilbin
新落新妇苷

C₁₁H₁₀O₅(222.2)
isofraxidin
异秦皮定

$C_{20}H_{21}O_{10}(421.4)$
5,7,4′- trihydroxy - 8 - C - β - D -
glucopyranosyl flavnone
5,7,4′-三羟基- 8 - C - β - D -葡萄糖
二氢黄酮碳苷

$C_{22}H_{18}O_{10}(442.4)$
3,3′- biisofraxidin
3,3′-双异秦皮定

$C_{15}H_{20}O_4(264.3)$
istanbulin A
左旋类没药素甲

$C_{19}H_{18}O_8(374.3)$
methyl rosmarinate   迷迭香酸甲酯

$C_{18}H_{16}O_8(360.3)$
rosmarinic acid   迷迭香酸

【参考文献】

[1] 国家中医药管理局《中华本草》编委会. 中华本草[M]. 上海：上海科学技术出版社,1999，第 3 册：456(总 2060).
[2] 王菲,袁胜涛,朱丹妮. 肿节风抗肿瘤活性部位的化学成分[J]. 中国天然药物,2007,5(3)：174.
[3] 邹小燕,高慧媛,吴斌,等. 肿节风化学成分的研究[J]. 中草药,2007,38(3)：354.
[4] 黄明菊,曾光尧,谭健兵,等. 肿节风中黄酮苷类成分研究[J]. 中国中药杂志,2008,33(14)：1700.
[5] 黄明菊,李妍岚,曾光尧,等. 肿节风化学成分研究[J]. 中南药学,2007,5(5)：459.
[6] 杨荣平,王宾豪,励娜,等. GC - MS 法分析肿节风叶中挥发油化学成分[J]. 中成药,2008,30(11)：1703.

165. 苦丁茶　kǔ dīng chá

[拉] Folium Ilicis Latifoliae
[英] Broadleaf Holly Leaf

　　苦丁茶,又名苦灯茶、大叶茶,为冬青科植物苦丁茶冬青 *Ilex kudingcha* C. J. Tseng 的嫩叶。广西主要分布于上思、崇左、龙州。具有解暑清热,化湿消滞等功效,主要用于治疗感冒,中暑发热,黄疸,急性胃肠炎,阿米巴痢疾,疮疖等病证。

【化学成分】

　　1. 内酯及其苷类　苦丁茶的叶含 α-苦丁内酯(α - kudinlactone),α-苦丁内酯- 3 - O -β-D -葡萄吡喃糖基(1→2)- β-D -葡萄吡喃糖基(1→3)-[α-L -鼠李吡喃糖基(1→2)]-α-

L-阿拉伯吡喃糖苷$\{\alpha-$ kudinlactone $-3-O-\beta-D-$ glucopyranosyl$(1\rightarrow2)-\beta-D-$ glucopyranosyl$(1\rightarrow3)-[\alpha-L-$ rhamnopyranosyl$(1\rightarrow2)]-\alpha-L-$ arabopyranoside$\}$,α-苦丁内酯$-3-O-\alpha-L-$阿拉伯吡喃糖苷$(\alpha-$ kudinlactone $-3-O-\alpha-L-$ arabopyranoside$)$,$\alpha-$苦丁内酯$-3-O-\beta-D-$葡萄吡喃糖基$(1\rightarrow3)-[\alpha-L-$鼠李吡喃糖基$(1\rightarrow2)]-\alpha-L-$阿拉伯吡喃糖苷$\{\alpha-$ kudinlactone $-3-O-\beta-D-$ glucopyranosyl$(1\rightarrow3)-[\alpha-L-$ rhamnopyranosyl$(1\rightarrow2)]-\alpha-L-$ arabopyranoside$\}$[1]。

2. **萜类及甾体类**　熊果酸，羽扇豆醇(lupeol)，β-香树脂醇，熊果醇，蒲公英萜[赛]醇(taraxerol)和β-谷甾醇[2]，α-香树醇-3β-棕榈酸酯$\{\alpha-$ aromadendrol $-3\beta-$ palmitate$\}$,11-羰基$-\alpha$-香树醇$-\beta$-棕榈酸酯$\{11-$ carbonyl $-\alpha-$ aromadendrol $-\beta-$ palmitate$\}$,3β-羟基-羽扇$-20(29)-$烯-24羧酸甲酯$[3\beta-$ hydroxyl $-$ lup $-20(29)-$ ene $-24-$ methyl ester$]$,羽扇$-20(29)-$烯$-24-$羧酸甲酯$-3\beta-$棕榈酸酯$[$lup $-20(29)-$ ene $-24-$ methyl ester $-3\beta-$ palmitate$]$[3]，羽扇$-20(29)-$烯$-3\beta,24-$二羟基$[$lup $-20(29)-$ ene $-3\beta,24-$ diol$]$,胡萝卜苷[4]，α-香树脂素，kadinchagenin[5]，ulmoidol,23-羟基熊果酸$(23-$ hydroxyursolic acid$)$[6]，27-反-对-香豆酰氧基熊果酸$(27-trans-p-$ coumaroyloxyursolic acid$)$,27-顺-对-香豆酰氧基熊果酸$(27-cis-p-$ coumaroyloxyursolic acid$)$,ilexkudinols A$[2\alpha-3\beta-$ dihydroxy $-24-$ nor-urs $-4(23),11-$ dien $-28,13\beta-$ olide$]$,ilexkudinols B$[2\alpha-3\beta-$ dihydroxy $-24-$ nor-urs $-4(23),12-$ dien $-28-$ oic acid$]$,ilexkudinols C$(3,24,28-$ trihydroxylupane$)$[6]。

3. **多元醇类**　甘露醇[4]。

4. **挥发油**　己酸，顺式-四氢化$-5-$乙烯基$-\alpha,\alpha,5-$三甲基$-2-$呋喃甲醇$(cis-5-$ ethenyltetrahydro $-\alpha,\alpha,5-$ trimethyl $-2-$ furanmethanol$)$,四氢化$-6-$乙烯基$-2,2,6-$三甲基$-2H-$吡喃$-3-$醇$(6-$ enthenyltetrahydro $-2,2,6-$ trimethyl $-2H-$ pyran $-3-$ ol$)$,对-孟$-1-$烯$-8-$醇$(p-$ menth $-1-$ en $-8-$ ol$)$,叔丁对甲氧酚$($butylated hydroxyanisole$)$,1,3,4,5,6,7-六氢化$-1,1,5,5-$四甲基$-2H-2-4a-$亚甲基萘$(1,3,4,5,6,7-$ hexahydro $-1,1,5,5-$ tetramethyl $-2H-2-4a-$ methanonaphthalene$)$,2,6-二叔丁基对甲酚$($butylated hydroxytoluene$)$,5,6,7,7a-四氢化$-4,4,7a-$三甲基$-2(4H)-$苯并呋喃$[5,6,7,7a-$ tetrahydro $-4,4,7a-$ trimethyl $-2(4H)-$ benzofuran$]$,甲基-双$(1-$甲基丙基$)$琥珀酸酯$[$methyl $-$ bis$(1-$ methylpropyl$)$butanedioic acid ester$]$等多种成分[7]。

【主要化学成分结构式】

$C_{31}H_{50}O_2$ (414.7)
$\alpha-$ kudinlactone
$\alpha-$苦丁内酯

$C_{30}H_{50}O$ (426.7)
lupeol
羽扇豆醇

$C_{30}H_{50}O$ (426.7)
taraxerol
蒲公英萜[赛]醇

【参考文献】

[1] 欧阳明安,汪汉卿,杨崇仁. 新三萜及其皂苷化学结构的 NMR 研究[J]. 波谱学杂志,1996,13(3):231.

[2] 国家中医药管理局《中华本草》编委会. 中华本草[M]. 上海:上海科学技术出版社,1999,第 13 册:149(总 4033).

[3] 欧阳明安,刘玉清,苏军华,等. 苦丁茶冬青化学成分的结构研究[J]. 天然产物开发与研究,1997,9(3):19.

[4] 刘韶,秦勇,杜方麓,等. 苦丁茶化学成分研究[J]. 中国中药杂志,2003,28(9):834.

[5] 文永新,陈秀珍,金静兰,等. 苦丁茶化学成分的研究[J]. 广西植物,1990,10(4):364.

[6] Keiichi Niahimura, Toshiyuki Fukuda, Toshio Miyase, et al. Actvity-Guided Isolation f Triterpenoid Acyl CoA Cholesteryl Acyl Tranderase(ACAT) Inhibitors from Ilex kudingcha[J]. Joumal of Natural Products, 1999, 62(7):1061.

[7] 何方奕,回瑞华,李学成,等. 苦丁茶挥发性化学成分的分析[J]. 分析测试学报,2007,26(z1):152.

166. 苦丁　kǔ dīng

[拉] Ramulus et folium Picrasmsae
[英] Indian Quassiawood Twing and Leaf

　　苦丁,又名小山萝卜、龙渣口、叉头草、蛾子草、大叶蜈蚣草、杨梅蒜、羊奶草、野苦麻、高脚蒲公英、丁萝卜、双股金钗、乳浆草、九刀参、八楞麻,为菊科植物台湾莴苣 Lactuca taiwaniana Maxim. epith. Mut 的干燥根或全草。广西主要分布于龙州、靖西、万承、镇结、果德、容县、思恩、桂平等地。具有清热,祛湿,解毒等功效,主要用于治疗风热感冒,咽喉肿痛,腹泻下痢,湿疹,疮疖,毒蛇咬伤等病证。

【化学成分】

　　1. **生物碱类**　苦木碱(kumujanvine)Ⅰ即 3 -咔啉基丙酸甲酯[methyl 3 -(β - carbolin - 1 - yl)propionate],苦木碱(kumujancine)H 即 1 -甲酰基- 4 -甲氧基- β -咔啉(1 - formyl - 4 - methoxy - β - carboline),苦木酮碱(nigakinone),甲基苦木酮碱(methyl nigakinone),β -咔啉基[3 -(4,8 -二甲氧基-咔啉基)- 1 -甲氧基丙基]甲酮[β - carbolin - 1 - yl - 3 -(4,8 - dimethoxy-carbolin - 1 - yl)- 1 - methoxypropylketone],1 -乙基- 4 -甲氧基-咔啉(1 - ethyl - 4 - methoxy-carboline),1 -羟甲基- β -咔啉(1 - hydroxymethyl - β - carboline),5 -甲氧基铁屎米酮(5 - methoxy canthin - 6 - one),3 -甲基铁屎米- 5,6 -二酮(3 - methyl - cantin - 5, 6 - dione),3 -甲基铁屎米- 2,6 -二酮(3 - methyl - canthin - 2,6 - dione),1 -乙烯基- 4,9 -二甲氧基-咔啉(1 - vinyl - 4,9 - dimethoxy-carboline)[1]。

　　2. **萜类**　(24Z)- 3β,27 -二羟基- 7,24 -甘遂二烯- 21 -醛[(24Z)- 3β,27 - dihydroxy - 7,24 - tirucalladien - 21 - al],(24Z)- 27 -羟基- 3 -氧代- 7,24 -甘遂二烯- 21 -醛[(24Z)- 27 -hydroxy - 3 - oxo - 7,24 - tirucalladien - 21 - al],(24Z)- 27 -羟基- 7,24 -甘遂二烯- 3 -酮[(24Z)- 27 - hydroxy - 7,24 - tirucalldien - 3 - one],(24Z)- 27 -羟基- 3 -氧代- 7,24 -甘遂二烯- 21 -酸甲酯[methyl(24Z)- 27 - hydroxy - 3 - oxo - 7,24 - tirucalladien - 21 - oate],(24Z)- 3α -氧代- 3α -高- 27 -羟基- 7,24 -甘遂二烯- 3 -酮[(24Z)- 3α - oxo - 3α - homo - 27 - hydroxy - 7, 24 - tirucalldien - 3 - one],(24Z)- 7,24 -甘遂二烯- 3β,27 -二醇[(24Z)-

7,24 - tirucalladiene - 3β,27 - diol],苦树素苷(picrasinoside)A,B[1]。

【主要化学成分结构式】

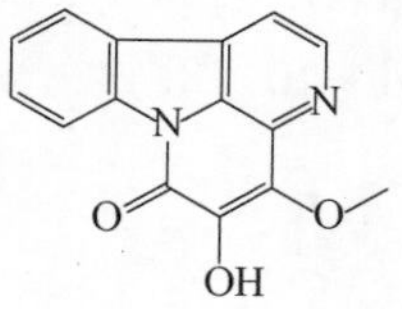

$C_{14}H_{10}O_3N_2(254.2)$
nigakinone
苦木酮碱

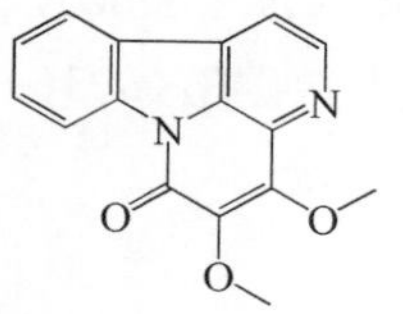

$C_{16}H_{12}O_3N_2(280.2)$
methyl nigakinone
甲基苦木酮碱

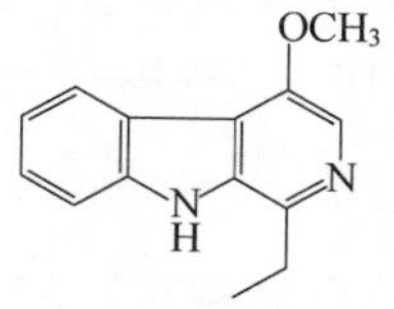

$C_{14}H_{14}ON_2(226.3)$
1 - ethyl - 4 - methoxy-carboline
1-乙基-4-甲氧基-咔啉

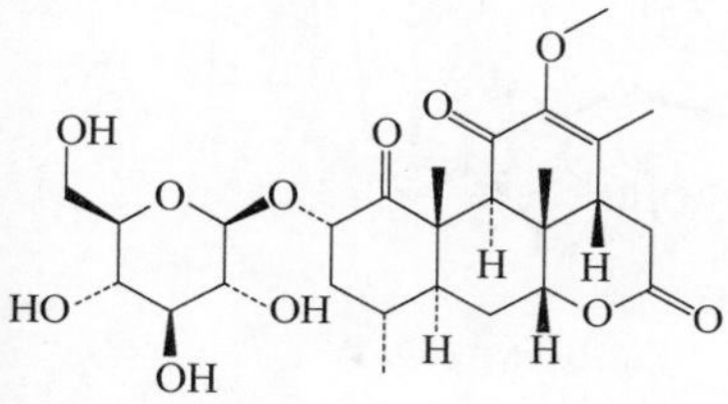

$C_{27}H_{38}O_{11}(538.6)$
picrasinoside A
苦树素苷 A

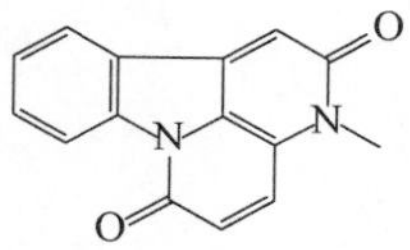

$C_{15}H_{10}O_2N_2(250.3)$
3 - methyl - canthin - 2,6 - dione
3-甲基铁屎米-2,6-二酮

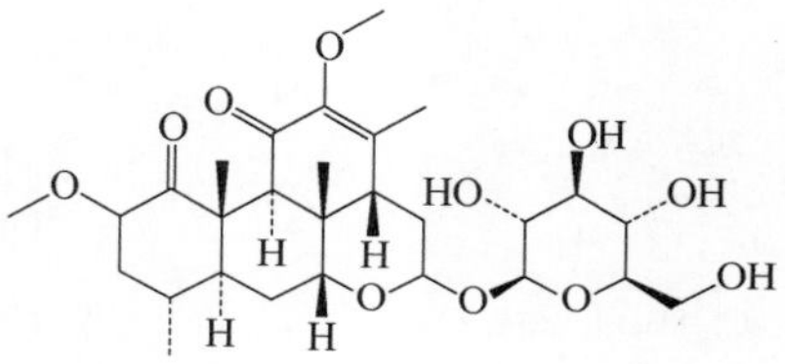

$C_{28}H_{40}O_{11}(552.6)$
picrasinoside B
苦树素苷 B

【参考文献】

[1] 国家中医药管理局《中华本草》编委会. 中华本草[M]. 上海：上海科学技术出版社,1999,第 7 册：13(总 3837).

167. 苦玄参　*kǔ xuán shēn*

[拉] Herba Picriae Fel - terrae
[英] Common Picria Herb

　　苦玄参,又名鱼胆草、苦草、苦胆草、地胆草、蛇总管,为玄参科植物苦玄参 *Picria felterrae* Lour. 的全草。广西主要分布于龙州、平果、武鸣、忻城、梧州、苍梧。具有清热解毒,消肿止痛,开胃消食等功效,主要用于治疗感冒风热,咽喉肿痛,痢疾,毒蛇咬伤,跌打损伤,胃痛,消化不良等病证。

【化学成分】

　　1. 三萜及其苷类　葫芦苦素(cueurbitacin),苦玄参苷(picfeltarraenin)ⅠA,ⅠB,苦玄参苷元(picfeltarraegenin)Ⅰ～Ⅵ[1],脱氢拜俄尼苷(dehydrobryogenin glycoside),已降葫芦苦素 F(hexanorcucurbitacin F)[3],苦玄参酮Ⅰ(picfeltarraenone Ⅰ),苦玄参苷Ⅺ(picfeltarraenin Ⅺ)[4]。

2. 黄酮类 5,7,4′-三羟基黄酮(5,7,4′-trihydroxyflavone)[2]。

3. 甾体类 β-谷甾醇,胡萝卜苷[2]。

4. 酸、蒽醌、酯类 1-羟基-7-羟甲基蒽醌(1-hydroxyl-2-hydroxymethylanthraquinone)，N-苯甲酰苯丙氨酰基-L-苯丙胺醇乙酸酯（N-benzoylphenylalanyl-L-phenylalaninol acetate），9,16-二羟基-10,12,14-三烯-十八碳酸(9,16-dihydroxyl-10,12,14-triene-octadecanoic acid)。

【主要化学成分结构式】

$C_{15}H_{10}O_4$ (254.2)
1-hydroxy-2-
hydroxymethylanthraquinone
1-羟基-2-羟甲基蒽醌

$C_{15}H_{10}O_5$ (270.2)
5,7,4′-trihydroxyflavone
5,7,4′-三羟基黄酮

$C_{36}H_{52}O_{11}$ (659.3)
picfeltarraenin XI
苦玄参苷 XI

【参考文献】

[1] 国家中医药管理局《中华本草》编委会. 中华本草[M]. 上海：上海科学技术出版社,1999,第7册：369(总6382).
[2] 王力生,马学敏,郭亚健. 苦玄参的化学成分研究[J]. 中国中药杂志,2004,29(2)：149.
[3] 邹节明,王力生,马学敏. 苦玄参中一个新葫芦素成分的分离与结构鉴定[J]. 药学学报,2004,39(11)：910.
[4] 邹节明,王力生,郭亚健,等. 苦玄参中一个新苦玄参酮苷的分离与结构鉴定[J]. 药学学报,2005,40(1)：36.

168. 苦楝皮 kǔ liàn pí

[拉] Cortex Meliae
[英] Chinaberry-Tree Bark

苦楝皮,又名楝树、翠书、苦楝、森树、金斗木、相心树,为楝科植物楝 *Melia azedarach* Linn. 的树皮。广西各地均有分布。具有杀虫,疗癣等功效,主要用于治疗蛔虫病,钩虫病,蛲虫病。阴道滴虫病,疥疮,头癣等病证。

【化学成分】

1. 萜类 树皮：含川楝素(toosendanin),苦楝酮(kulinone),苦楝萜酮内酯(kulactone),苦楝萜醇内酯(kulolactone),苦楝萜酸甲酯(methyl kulonate),苦楝子三醇(melianotriol),葛杜宁-3-O-β-O-D-吡喃葡萄糖苷(gedunan-3-O-β-O-D-glucopyranoside),异川

棟素(isotoosendanin)[1];木材:含印棟波灵(nimbolin)A 及 B,葛杜宁(gedunin)[1];叶:含川棟子甾醇(toosendansterol)A 及 B,川棟子苷(toosendanoside)[2];果实:含苦楝酮,苦楝子醇(melianol),羽扇豆醇,印楝子素(azadirachtin),1 - 桂皮酰苦楝子醇酮(1 - cinnamoylmelianolone),苦楝酮二醇(melianodiol),苦楝新醇(melianoninol)[3];种子:含 6 - 乙酰氧基- 11α -羟基- 7 -酮基- 14β,15β -环氧苦楝子新素- 1,5 -二烯- 3 - O - α - L -鼠李吡喃糖苷(6 - acetoxy - 11α - hydroxy - 7 - keto - 14β,15β - epoxymeliacin - 1,5 - diene - 3 - O - α - L - rhamnopyranoside),印楝沙兰林(salannin),印楝德林(meldenin),6 -乙酰氧基- 7 -酮基- 14β,15β -环氧苦楝子新素- 1,5 -二烯- 3 - O - β - D -木吡喃糖苷(6 - acetoxy - 7 - keto - 14β,15β - epoxymeliacin - 1,5 - diene - 3 - O - β - D - xylopyranoside),6,11 -二乙酰氧基- 7 -酮基- 14β,15β -环氧苦楝子新素- 1,5 -二烯- 3 - O - β -吡喃葡萄糖苷(6,11 - diacetoxy - 7 - keto - 14β,15β - epoxymeliacin - 1,5 - diene - 3 - O - β - glucopyranoside)[3]。

2. 蒽醌类　树皮:含 1,8 -二羟基- 2 -甲基蒽醌- 3 - O - β - D -吡喃半乳糖苷(1,8 - dihydroxy - 2 - methylanthraquinone - 3 - O - β - D - galactopyra-noside),1,5 -二羟基- 8 -甲氧基- 2 -甲基蒽醌- 3 - O - α - L -吡喃鼠李糖苷(1,5 - dihydroxy - 8 - methoxy - 2 - methylanthraquinone - 3 - O - α - L - pyranrhamnoside)。

3. 黄酮类　树皮:含 4',5 -二羟基黄酮-7 - O - α - L -吡喃鼠李糖基-(1→4)-β-D -吡喃葡萄糖苷[4',5 - dihydroxyflavone - 7 - O - α - L - rhamnopyranosyl -(1→4)-β - D - glucopyranoside][1]。根:含芹菜素- 5 - O - β - D -吡喃半乳糖苷(apigenin - 5 - O - β - D - galactopyranoside)[1];叶:含芸香苷,山奈酚- 3 -芸香糖苷[2];果实:含儿茶精[3]。

4. 内酯类　木材:含秦皮酮(fraxinellone)[1]。川楝叶:含黑麦草内酯(loliolide)[2]。川楝叶:含苦楝子紫罗醇苷(meliaionoside)A 及 B[2];果实:含苦楝子内酯(melialactone)[3]。

5. 苯丙素类　果实:含香草醛,桂皮酸[3]。

6. 甾体类　树皮:含 β-谷甾醇[1];果实:含 β-谷甾醇,β-谷甾醇- 3 - O -葡萄糖苷[3]。

7. 脂肪酸类　种子油:含亚油酸,油酸;果实油含肉豆蔻酸,亚油酸,油酸,棕榈酸,棕榈油酸[3]。

8. 其他　树皮:含正十三烷及水溶性成分[1];果实:含 7 -二十三醇(7 - tricosanol)。

【主要化学成分结构式】

$C_{30}H_{38}O_{11}$ (574.6)
toosendanin
川楝素

$C_{30}H_{34}O_2$ (426.5)
kulinone
苦楝酮

$C_{30}H_{44}O_3$ (452.6)
kulactone
苦楝萜酮内酯

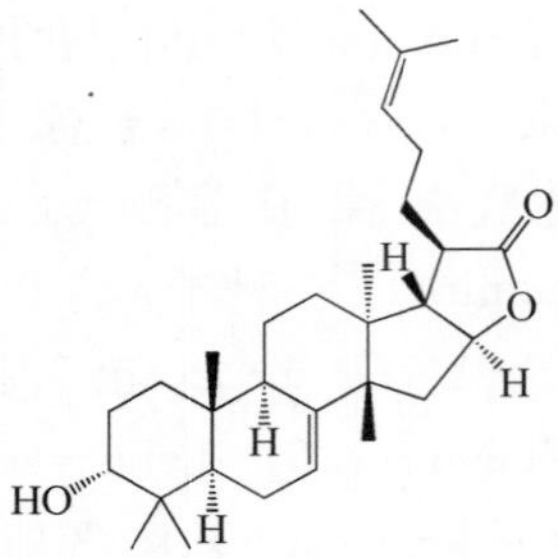

$C_{30}H_{46}O_3$ (454.7)
kulolactone
苦楝萜醇内酯

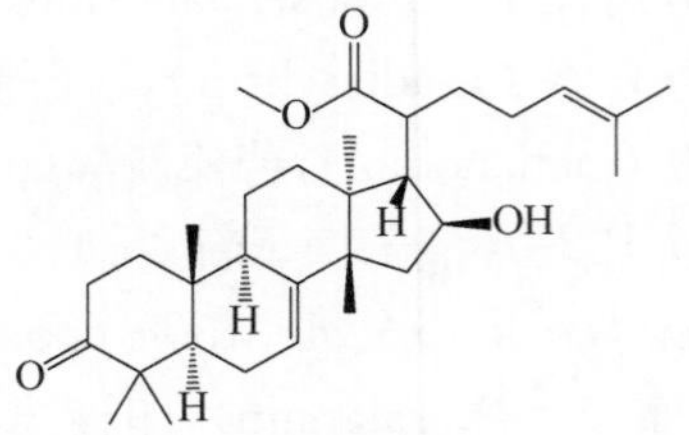

$C_{31}H_{48}O_4$ (484.7)
methyl kulonate
苦楝萜酸甲酯

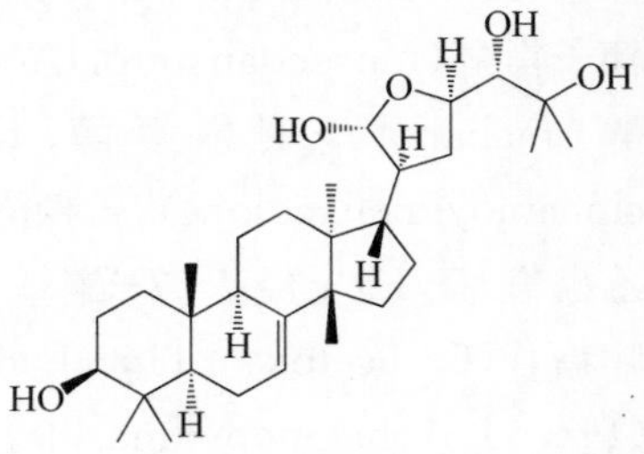

$C_{30}H_{50}O_5$ (490.7)
melianotriol
苦楝子三醇

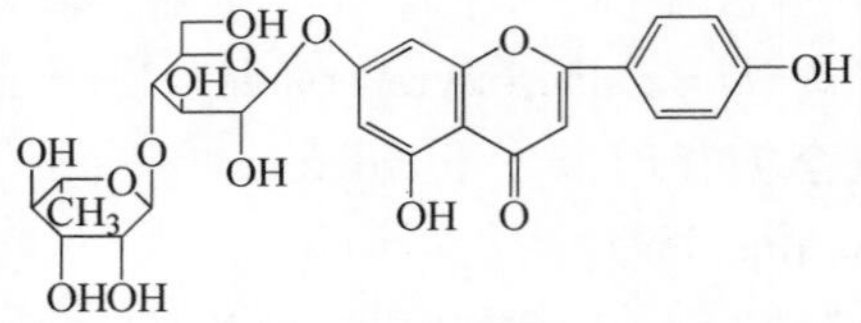

$C_{27}H_{29}O_{14}$ (577.5)
$4',5$ – dihydroxyflavone – 7 – O – α – L – rhamnopyranosyl – (1→4) –
β – D – glucopyranoside
$4',5$ –二羟基黄酮– 7 – O – α – L –吡喃鼠李糖基–(1→4)– β-D –吡
喃葡萄糖苷

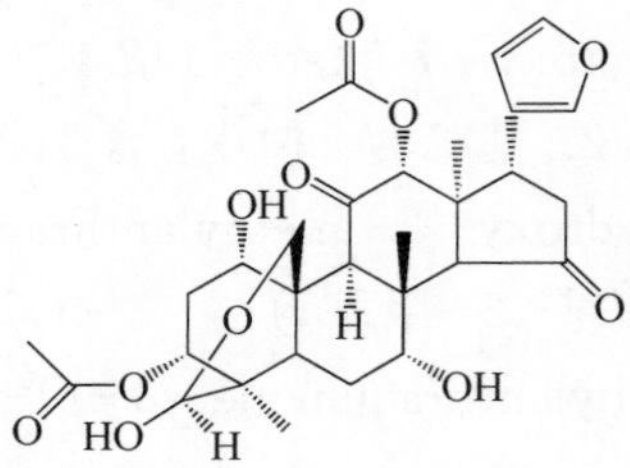

$C_{30}H_{38}O_{11}$ (574.6)
isotoosendanin
异川楝素

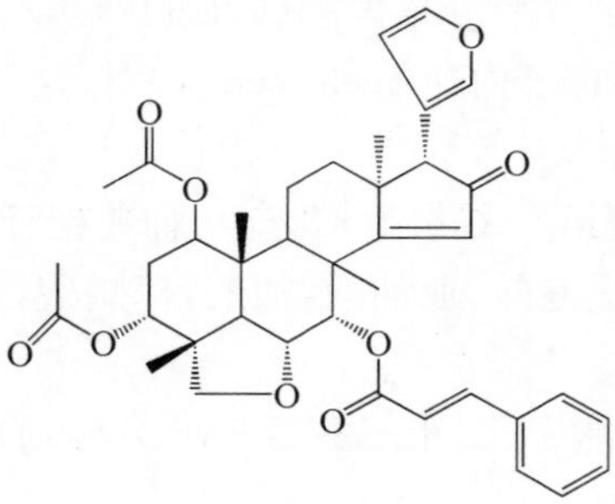

$C_{41}H_{51}O_{12}$ (735.8)
nimbolin A
印楝波灵 A

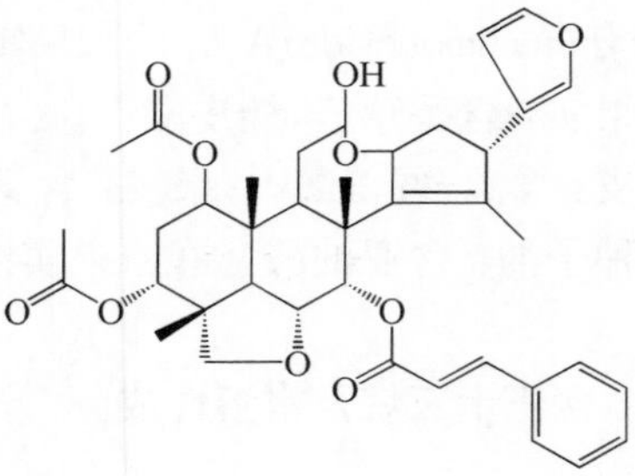

$C_{39}H_{46}O_{10}$ (674.8)
nimbolin B
印楝波灵 B

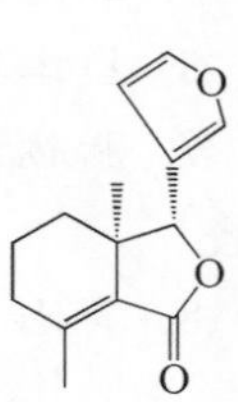

$C_{14}H_{16}O_3$ (232.2)
fraxinellone
秦皮酮

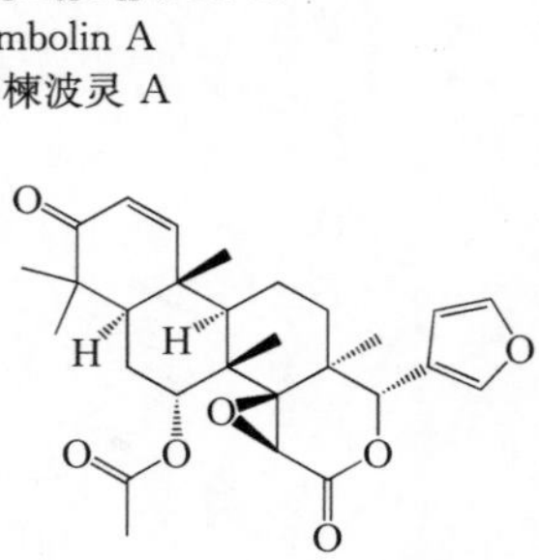

$C_{28}H_{34}O_7$ (482.5)
gedunin
葛杜宁

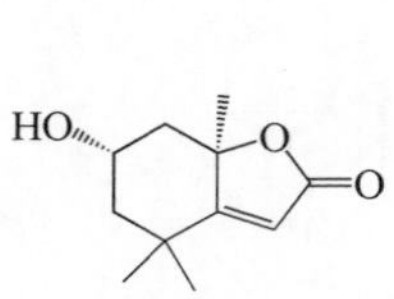

$C_{11}H_{15}O_3$ (195.2)
loliolide
(黑麦草内酯)(地普黄内酯)

【参考文献】

[1] 国家中医药管理局《中华本草》编委会. 中华本草[M]. 上海：上海科学技术出版社,1999,第5册：34(总3862).

[2] 国家中医药管理局《中华本草》编委会. 中华本草[M]. 上海：上海科学技术出版社,1999,第5册：37(总3863).

[3] 国家中医药管理局《中华本草》编委会. 中华本草[M]. 上海：上海科学技术出版社,1999,第5册：37(总3865).

169. 虎杖　hǔ zhàng

［拉］Rhiaoma Polygoni Cuspidati
［英］Giant Knotweed Rhizome

　　虎杖，又名大虫杖、苦杖、酸杖、斑杖、苦杖根、蛇总管、大力王、土大黄,为蓼科植物虎杖 *Polygonum cuspidatum* Sieb. et Zucc. 的根茎。广西主要分布于罗城、资源、富川、钟山、昭平、岑溪、博白等地。具有活血散瘀,祛风通络,清热利湿,解毒等功效,主要用于治疗妇女经闭,痛经,产后恶露不下,癥瘕积聚,跌扑损伤,风湿痹痛,湿热黄疸,淋浊带下,疮疡肿毒,毒蛇咬伤,水火烫伤等病证。

【化学成分】

1. 蒽醌及蒽醌苷类　大黄素,大黄素-6-甲醚(physcion),大黄酚,大黄酸,蒽苷A(anthraglycoside A,即大黄素-6-甲醚-8-O-D-葡萄糖苷),蒽苷B(anthraglycoside B,即大黄素-8-O-D-葡萄糖苷),迷人醇(fallacinol),6-羟基芦荟大黄素(citreorosein),大黄素-8-甲醚(questin),6-羟基芦荟大黄素-8-单甲醚(questinol)[1]。茎：含大黄素等[3]。

2. 芪类　白藜芦醇(resveratrol),白藜芦醇苷(polydatin)[1]。

3. 黄酮类　槲皮素,槲皮素-3-阿拉伯糖苷,槲皮素-3-鼠李糖苷,槲皮素-3-葡萄糖苷,槲皮素-3-半乳糖苷,木犀草素-7-葡萄糖苷(luteolin-7-glucoside),2,5-二甲基-7-羟基色原酮(2,5-dimethyl-7-hydroxy chromone),儿茶素[(+)-catechin],芹菜黄素的衍生物,虎杖素即槲皮素-3-木糖苷[1];茎：含异槲皮苷[3]。

4. 香豆素类　7-羟基-4-甲氧基-5-甲基香豆精(7-hydroxy-4-methoxy-5-methylcoumarin)。

5. 有机酸类　原儿茶酸,酒石酸,苹果酸,枸橼酸,草酸[1]。

6. 酮类　决明松-8-O-D-葡萄糖苷(torachrysone-8-O-D-glucoside)[1]。

7. 糖类　由D-葡萄糖,D-半乳糖,D-甘露糖,D-鼠李糖和L-阿拉伯糖等组成的多糖[2]。

8. 萘醌类　2-甲氧基-6-乙酰基-7-甲基胡桃醌(2-methoxy-6-acetyl-7-methyljuglone)[1]。

9. 无机成分　铜,铁,锰,锌,钾等[1]。

10. 其他　维生素C[1];茎、细枝：含鞣质[3]。

【主要化学成分结构式】

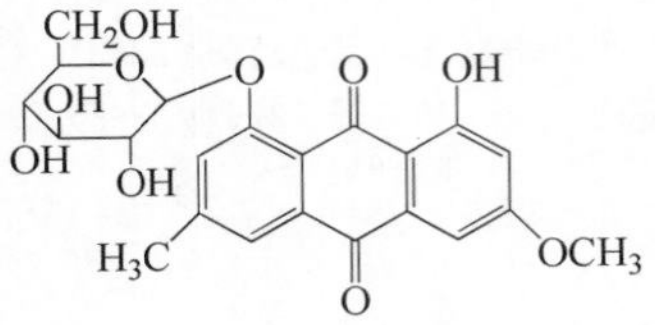

$C_{22}H_{22}O_{10}$（446.4）
anthraglycoside A
蒽苷 A

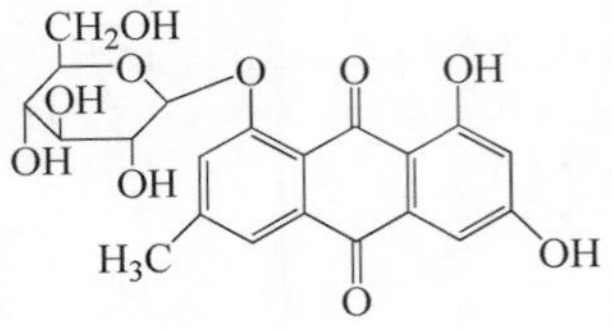

$C_{21}H_{20}O_{10}$（432.3）
anthraglycoside B
蒽苷 B

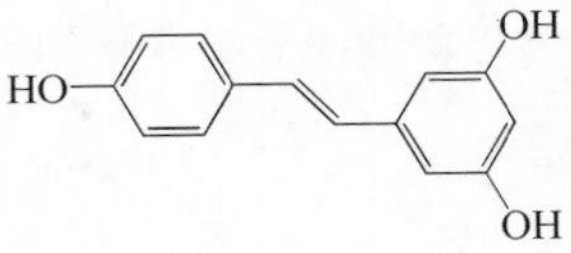

$C_{14}H_{12}O_3$（228.2）
resveratrol
白藜芦醇

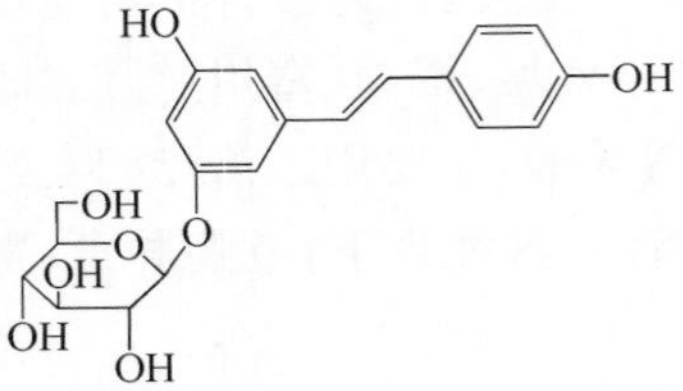

$C_{20}H_{22}O_8$（390.3）
polydatin
白藜芦醇苷

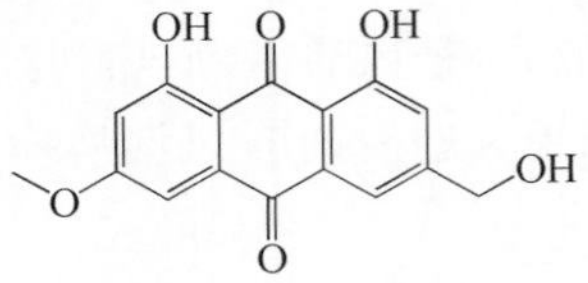

$C_{16}H_{12}O_6$（300.2）
fallacinol
拟磺衣醇、迷人醇

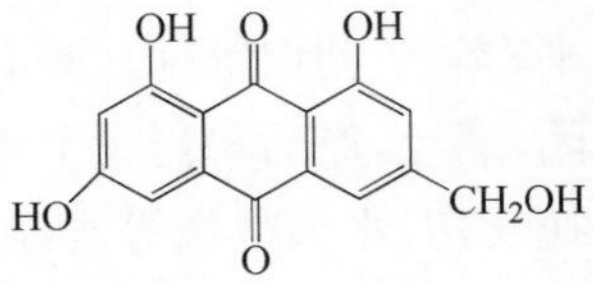

$C_{15}H_{10}O_6$（286.2）
citreorosein
6-羟基芦荟大黄素

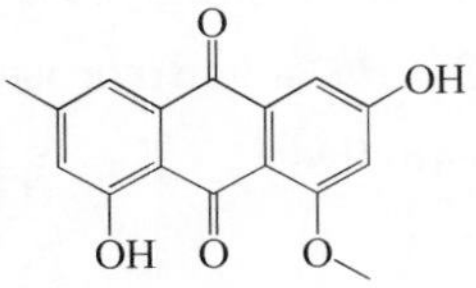

$C_{16}H_{12}O_5$（284.2）
questin
大黄素-8-甲醚

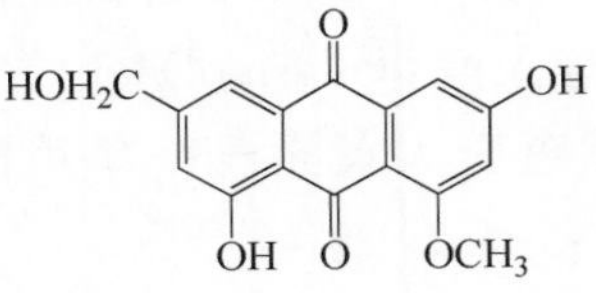

$C_{16}H_{12}O_6$（300.2）
questinol
6-羟基芦荟大黄素-8-单甲醚

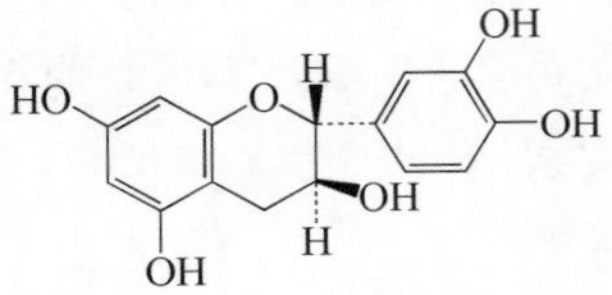

$C_{15}H_{14}O_6$（290.2）
catechin
儿茶素

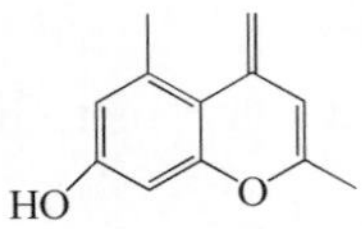

$C_{11}H_{10}O_3$（190.2）
2,5-dimethyl-7-hydroxy
chromone
2,5-二甲基-7-羟基色
原酮

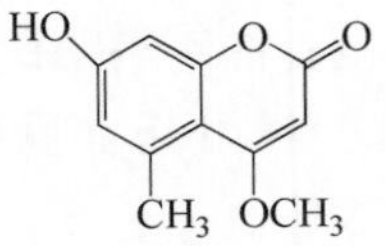

$C_{11}H_{10}O_4$（206.2）
7-hydroxy-4-methoxy-5-
methylcoumarin
7-羟基-4-甲氧基-5-甲基
香豆精

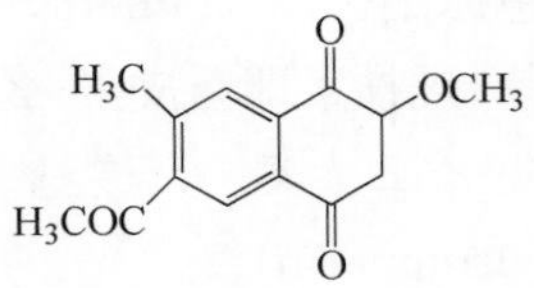

$C_{14}H_{12}O_5$（260.2）
2-methoxy-6-acetyl-7-
methyljuglone
2-甲氧基-6-乙酰基-7-甲基胡
桃醌

【参考文献】

[1] 张喜云. 虎杖的化学成分,药理作用与提取分离. 天津药学,1999,11(3):13.

[2] Takao Murakmi,Katsumi tanaka,Wasser Losliche. Polysaccharide aus den Wurzeln von Polygonum[J]. Chem Pharm

Bull, 1973,21(7):1506.

[3] 杨建文,杨彬彬,张艾,等.中药虎杖的研究与应用开发[J].西北农业学报,2004,13(4):156.

170. 郁金 yù jīn

[拉] Radix Curcumae
[英] Turmeric Root Tuber

郁金,又名马莲、五帝足、黄郁、乌头,为姜科植物郁金 *Curcuma wenyujin* Y. H. Chen et C. Ling,姜黄 *Curcuma longa* L.,广西莪术 *Curcuma kwangsiensis* S. G. Lee et C. F. Liang,蓬莪术 *Curcuma phaeocaulis* Val. 的干燥块根。广西主要分布于容县、龙州。具有活血止痛,行气解郁,清心凉血,疏肝利胆等功效,主要用于治疗热病神昏,癫狂,惊痫,吐血,衄血,胸腹胁肋诸痛,黄疸,妇女痛经,经闭,癥瘕结块,血淋,砂淋等病证。

【化学成分】

1. 酚类   双去甲氧基姜黄素(bisdemethoxycurcumin),去甲氧基姜黄素(demethoxycurcumin)[1],姜黄素[1,4]。

2. 甾体类 β-谷甾醇,胡萝卜苷[1]。

3. 挥发油   芳樟醇,樟脑,桉叶素,丁香烯,异龙脑,异莪术烯醇(isocurcumenol),桂莪术内酯(gwelcurculactone),乌药奥(linderazulene),β-蒎烯,α-松油烯,棕榈酸,龙脑,β-榄香烯,δ-榄香烯,葎草烯[1],α-蒎烯,枸橼烯,莪术醇(curcumol),樟烯,姜黄酮,芳香-姜黄酮(arturmerone),大牻牛儿酮(germacrone),松油烯,芳香-姜黄烯(arcurcumene),莪术二酮(curdione),姜黄烯(curcumene)[4],环二十二酸内酯(cyclodocosalactone),6-methyl-7-(3-oxobutyl)-bicydo[4.1.0]heptna-3-one,莪术烯醇(cureumenol),阿魏酸,阿魏酸乙酯(ethyl ferulate)[3],莪术烯醇(curcumenol)[6],(4S,5S)-吉马酮-4,5-环氧化物((4S,5S)-germacrone-4,5-epoxide),脱氢-1,8-桉叶素(dehydro-1,8-cineol),新莪术二酮,吉马酮-1,10-环氧化物(germaclone-1,10-epoxide),p-薄荷-2-烯-1,8-二醇(p-menth-2-ene-1,8-diol),羟基异吉马呋内酯(hydroxyisogermafurenolide),(5R,6R,7S)-5-异丙烯基-3,6-二甲基-6-乙烯基-5,6,7α-四氢化-4H-苯并呋喃-2-酮[(5R,6R,7S)-5-isopropeny1-3,6-dimethyl-6-viny1-5,6,7α-tetrahydro-4H-benzofuran-2 one],(5R,6R,7aS)-5-异丙烯基-3,6-二甲基-6-乙烯基-5,6,7,7α-四氢化-4H-苯并呋喃-2-酮[(5R,6R,7aS)-5-isopropenyl-3,6-dimethyl-6-vinyl-5,6,7,7α-tetrahydro-4H-benzo-furan-2-one],7α-tetrahydro-4H-enzofuran-2-one[2],呋喃二烯,莪术烯酮(curcumenone),吉马烯(germacrene),莪术酮(curdione),莪术烯(curzerene),榄香烯[7],对羟基苯甲酸,蓬莪术环二烯(furanodiene),蓬莪术环二烯酮(furanodienone),对羟基桂皮酸(p-hydroxycinnamic acid),蓬莪术环氧酮(zederone)[5]。

【主要化学成分结构式】

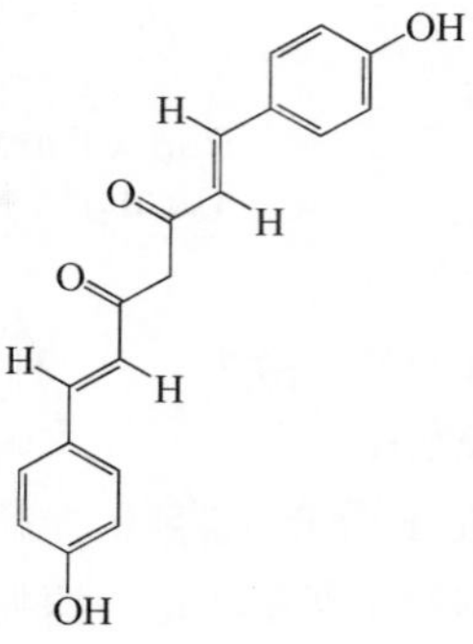

C$_{19}$H$_{16}$O$_4$(308.3)
bisdemethoxycurcumin
双去甲氧基姜黄素

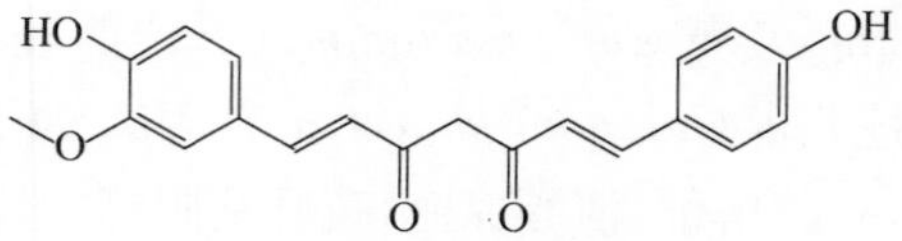

C$_{19}$H$_{16}$O$_4$(308.3)
demethoxycurcumin
去甲氧基姜黄素

【参考文献】

[1] 国家中医药管理局《中华本草》编委会. 中华本草[M]. 上海：上海科学技术出版社，1999，第8册：637(总7768).

[2] 刘晓宇，楼燕，胡丹，等. 温郁金挥发油的化学成分[J]. 沈阳药科大学学报，2007，24(11)：682.

[3] 易进海，陈燕，李伯刚，等. 郁金化学成分的研究[J]. 天然产物研究与开发，2003，15(2)：98.

[4] 侯卫，韩素丽，王鸿梅. 姜黄挥发油化学成分的分析[J]. 中草药，1999，30(1)：15.

[5] 朱凯，李军，罗桓，等. 广西莪术化学成分的分离与鉴定[J]. 沈阳药科大学学报，2009，26(1)：27.

[6] 彭炳先，周欣，王道平，等. 中药蓬莪术化学成分的研究[J]. 时珍国医国药，2005，16(11)：1091.

[7] 周欣，李章万，王道平，等. 蓬莪术二氧化碳超临界萃取物的化学成分研究[J]. 中草药，2004，35(11)：1223.

171. 金花茶 jīn huā chá

[拉] Folium Camellium Chrysanthae
[英] Chrysantha Camellia Leaf

　　金茶花，又名金茶花，为山茶花科植物金花茶 *Camellia chrysantha*（Hu）Tuyama 的叶。广西主要分布于南宁、防城。具有清热解毒，止痢等功效，主要用于治疗痢疾，疮疡等病证。

【化学成分】

1. 黄酮类　槲皮素(quercein)，山柰酚(kaempferol)[2]。

2. 多元酚类　没食子酸，儿茶素(catechin)，表儿茶素(epicatechol)，绿原酸[2]。

3. 微量元素　天然有机锌，硒，钼，锗，锰，钒等[2]。

4. 其他　氨基酸和维生素[1]。

【主要化学成分结构式】

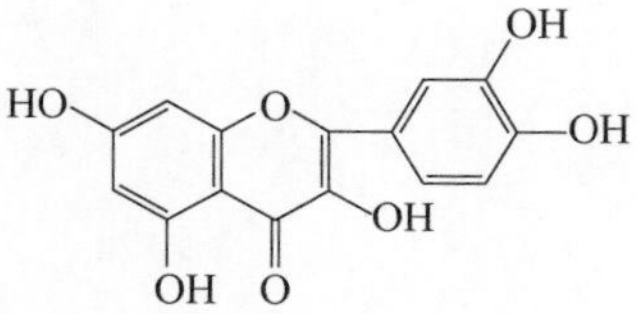

C$_{15}$H$_{10}$O$_7$(302.2)
quercetin   槲皮素

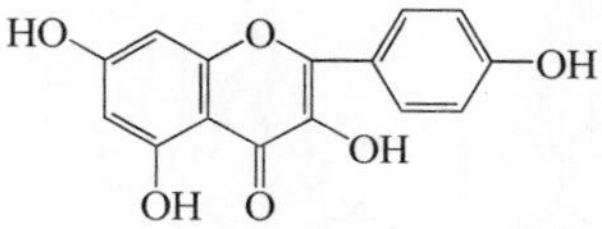

C$_{15}$H$_{10}$O$_6$(286.2)
kaempferol   山奈酚

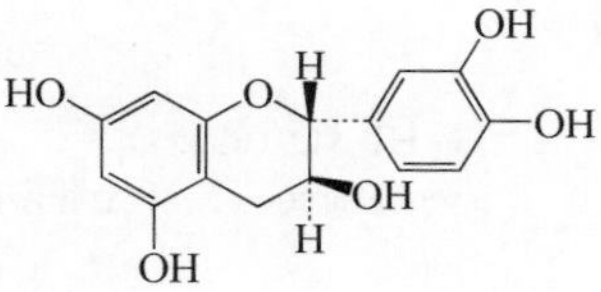

C$_{15}$H$_{14}$O$_6$(290.3)
catechin
左旋及消旋儿茶精(儿茶素)

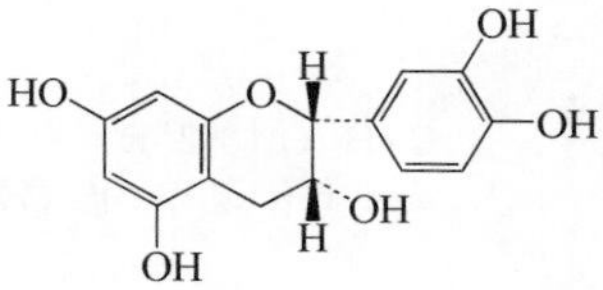

C$_{15}$H$_{14}$O$_6$(290.3)
epicatechin(epicatechol)
左旋及消旋表儿茶精(表儿茶素,表儿茶精)

【参考文献】

[1] 陈月圆. 黄永林. 文永新. 金花茶植物化学成分和药理作用研究进展[J]. 广西热带农业,2009(1):14.
[2] 陈全斌,湛志华,义祥辉,等. 金花茶抗氧化活性成分提取及其含量测定[J]. 广西热带农业,2005,3(98):1.

172. 金果榄   jīn guǒ lǎn

[拉] Radix Tinosporae
[英] Arrowshaped Tinospora Root

金果榄,又名地苦胆、山慈姑、九牛胆、青鱼胆、九龙胆(九龙蛋),为防己科植物青牛胆 *Tinospora capillipes* Gagnep 或金果榄 *Tinospora sagittata*(*oliv.*)Gagnep 的干燥块根。广西主要分布于崇左、大新、天等、那坡、南丹、资源、灵川、阳朔。具有清热解毒,利咽,止痛等功效,主要用于治疗咽喉肿痛,痈疽疔毒,泄泻,痢疾,脘腹热痛等病证。

【化学成分】

1. 生物碱类   非洲防己碱,药根碱,木兰花碱,蝙蝠葛林(menisperine),掌叶防己碱,千金藤宁碱(stepharanine),去氢分离木瓣树胺(dehydrodiscretamine),金果榄苷[1]。

2. 甾体类   2-去氧-甲壳甾酮(2-deoxycrustecdysone),2-去氧-3-表甲壳甾酮(2-deoxy-3-epicrustecdysone),2-去氧甲壳壳甾酮-3-O-β吡喃葡萄糖苷(2-

deoxycrustecdysone $-3-O-\beta-$ glucopyra-noside)[1]。

3. 萜类 防己内酯，异防己内酯(isocolumbin)[1]。

【主要化学成分结构式】

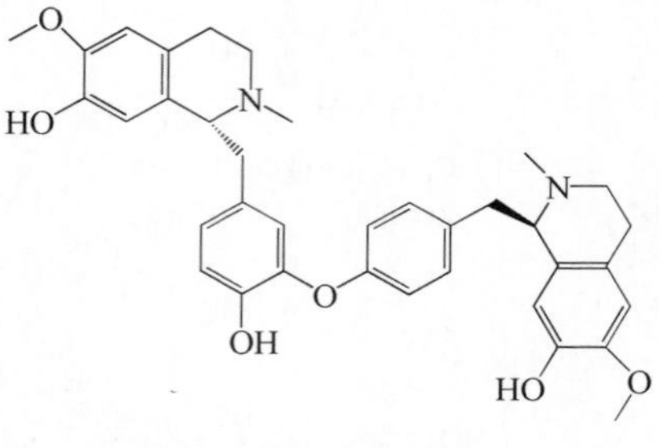

$C_{21}H_{26}O_4$(342.4)
menisperine   蝙蝠葛林

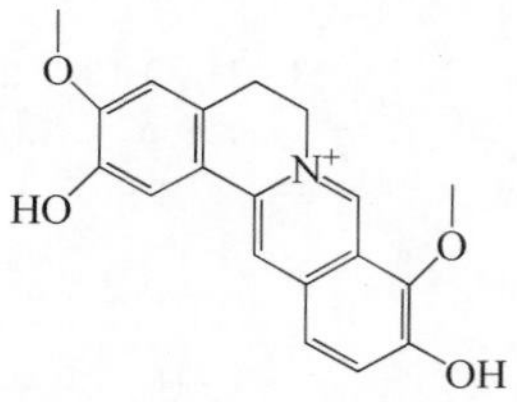

$C_{19}H_{18}NO_4$(324.3)
stepharanine   千金藤宁碱

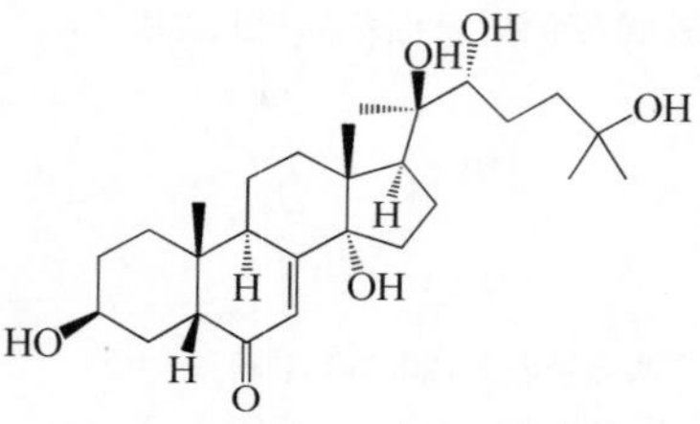

$C_{27}H_{44}NO_6$(464.6)
2 - deoxycrustecdysone
2-去氧-甲壳甾酮

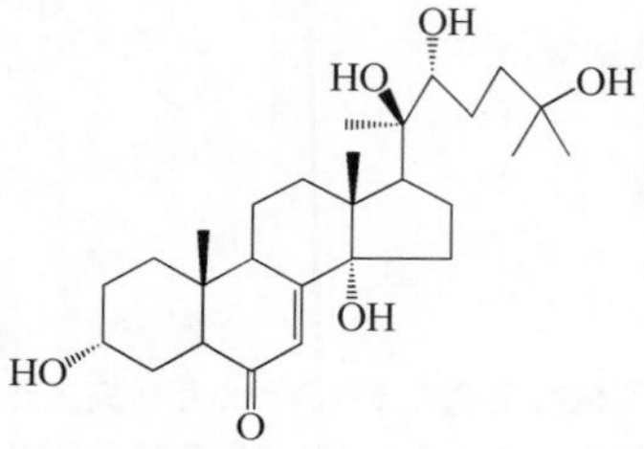

$C_{27}H_{43}O_6$(463.6)
2 - deoxy - 3 - epicrustecdysone
2-去氧-3-表甲壳甾酮

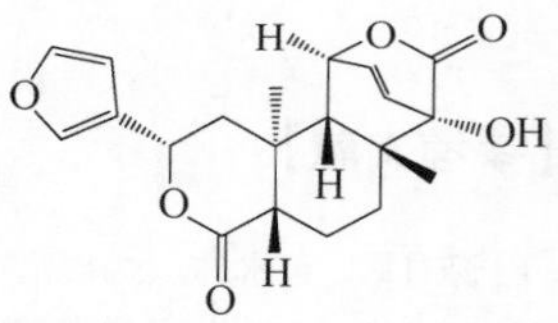

$C_{20}H_{22}O_6$(358.3)
isocolumbin
异防己内酯

【参考文献】

[1] 国家中医药管理局《中华本草》编委会. 中华本草[M]. 上海：上海科学技术出版社，1999，第3册：391(总1989).

173. 金荞麦 jīn qiáo mài

[拉] Rhizoma Fagopyri dibotryis
[英] Wild Buckwheat Rhizome

金荞麦，又名苦荞麦、野桥荞麦、天荞麦，为蓼科植物金荞麦 *Fagopyrum dibotrys* (D. Don)hara 的干燥根茎。广西分布于金秀、梧州。具有清热解毒，活血消痈，祛风除湿疮毒，蛇虫咬伤等功效，主要用于治疗肺痈，肺热咳喘，咽喉肿痛，痢疾，风湿痹证，跌打损伤，痈肿癌等病证。

【化学成分】

1. 黄酮类　双聚原矢车菊素(dimeric procyanidin),左旋表儿茶精,3-没食子酰表儿茶精(3-galloyl epicatechin)[1],木犀草素,芸香苷[6]。

2. 萜类及甾体类　海柯皂苷元(hecogenin),β-谷甾醇[1],赤杨酮(glutinone),赤杨醇(glutinol)[6]。

3. 酚及酚酸类　3,4-二羟基苯甲酰胺(3,4-dihydmxy benzamide),原儿茶酸甲酯(pmtocatechuic acid methyl ester),原儿茶酸(protocatechuic acid),反式对羟基桂皮酸甲酯(trans-p-hydroxy cinnamic methyl ester)[2],鞣质,阿魏酸,3,3'-双没食子酸酯(3,3'-digalloylprocyanidin)[1]。

4. 氨基酸类　亮氨酸,赖氨酸,苏氨酸[5]。

5. 维生素类　维生素 B_1、维生素 B_2、曲克芦丁(维生素 P),烟酰胺[5]。

6. 无机成分　Na,Ca,Se,K,Mg,Fe,Mn,Zn[5]。

7. 挥发油　对-香豆酸[1],樟脑,芳樟醇,十六酸,(z,z)-9,12-十八二烯酸,1,4,4α,5,6,7,8,8α-八氢-2,5,5,8α-四甲基-1-萘烯甲醇,萘,[1ar-(1α,4aα,7β,7aβ,7bα)]-脱氢-1,1,7-三甲基-4-亚甲基-1H-环丙[e]奥-7-醇[3]。

8. 其他　葡萄糖[1],正壬醛[3],正丁醇-β-D-吡喃型果糖苷(n-butl-β-D-fructopyronoside),棕榈酸单甘油酯(glycerol monopalmitate)[6],蛋白质,脂肪,纤维素[5]。

【主要化学成分结构式】

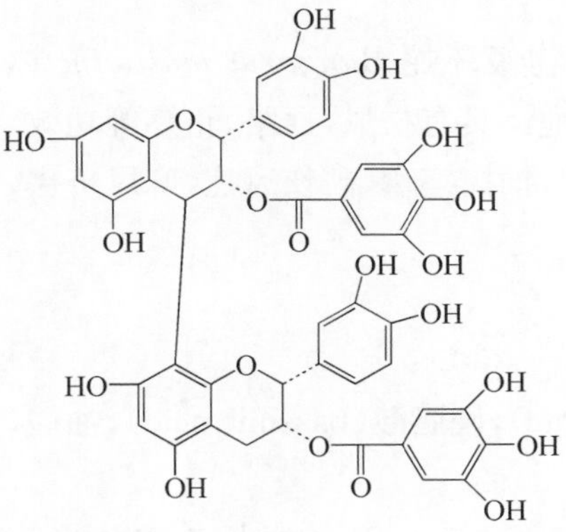

$C_{50}H_{35}O_{20}$(962.1)
3,3'-digalloylprocyanidin
3,3'-双没食子酸酯

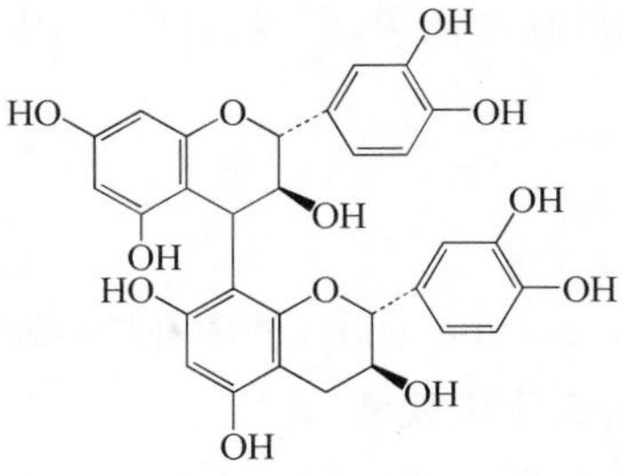

$C_{30}H_{26}O_{12}$(578.5)
dimeric procyanidin
双聚原矢车菊素

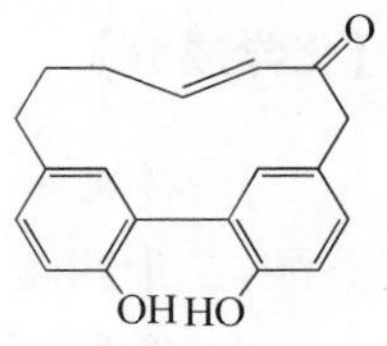

$C_{19}H_{18}O_3$(294.3)
glutinone
赤杨酮

$C_{19}H_{20}O_4$ (312.3)
glutinol
赤杨醇（β-粘霉烯醇）

$C_{22}H_{18}O_{10}$ (442.3)
3 - galloyl epicatechin
3-没食子酰表儿茶精

$C_{27}H_{42}O_4$ (430.6)
hecogenin
海柯皂苷元

【参考文献】

[1] 国家中医药管理局《中华本草》编委会. 中华本草[M]. 上海：上海科学技术出版社,1999,第 2 册：629（总 1275）.

[2] 邵萌,杨跃辉,高慧媛,等. 金荞麦中的酚酸类成分[J]. 中国中药杂志,2005,30(20)：1591.

[3] 白政忠,孙煌,曹菲,等. 金荞麦蒸馏产物的 GC/MS 分析[J]. 药物分析杂志,2007,27(1)：1832.

[4] 郭爱华. 金荞麦化学成分的研究[J]. 山西中医学院学报,2000,1(2)：56.

[5] 赵钢,唐宇,王安虎. 金荞麦的营养成分分析及药用价值研究[J].中国野生植物资源,2002,21(5)：39.

[6] 邵萌,杨跃辉,高慧媛,等. 金荞麦的化学成分研究[J]. 沈阳药科大学学报,2005,22(2)：100.

174. 金钱白花蛇 jīn qián bái huā shé

[拉] Bungarus parvus
[英] Mone snake

金钱白花蛇,又名金钱蛇、小白花蛇,为眼镜蛇科动物银环蛇 *Bungarus multicinctus* blyth 的幼蛇干燥体。广西主要分布于百色、龙津、田东等地。具有祛风,通络,止痉等功效,主要用于治疗风湿顽痹,麻木拘挛,中风,口眼斜,半身不遂,抽搐痉挛,破伤风症,麻风疥癣,瘰疬恶疮等病证。

【化学成分】

1. 挥发油   辛酸(caprylic acid),杜鹃花酸(anchoic acid),硬脂酸(bassinic acid),油酸,芥酸,二十四碳烷二酸,二十碳烷酸。

2. 氨基酸,肽及蛋白质 β-环蛇毒素 BM13(β- bungarotoxin),β-环蛇毒素 BM12(β- bungarotoxin BM12),γ - 银环蛇毒素（γ - bungarotoxin）,P - 银环蛇毒素（P - bungarotoxin）;K_2-环蛇毒素(K_2 - bungarotoxin),K_3-环蛇毒素(K_3 - bungarotoxin),α-环蛇毒素(α - bungarotoxin),β_1-环蛇毒素(β_1- bungarotoxin)[1]。

3. 无机成分   钙,磷,镁,铁,铝,锌,锶,钛,锰,钒,铜等多种元素[2]。

【主要化学成分结构式】

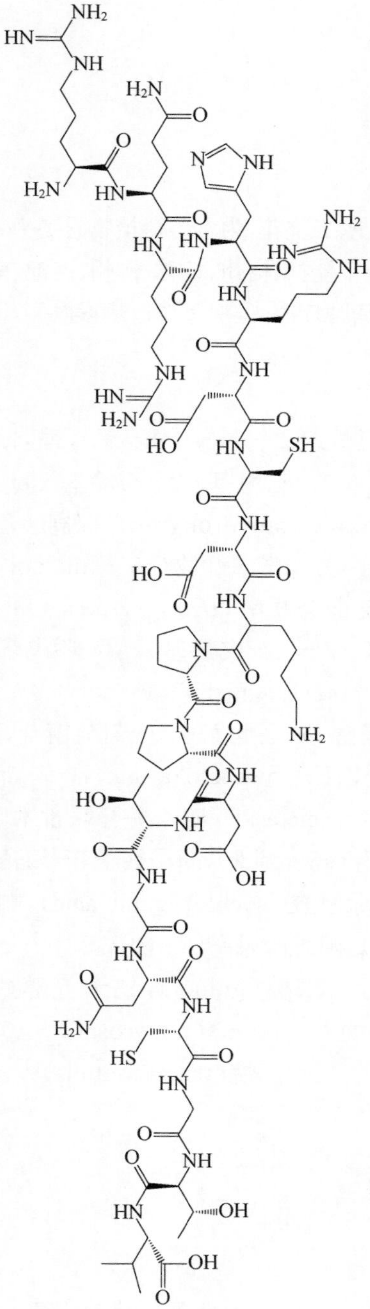

$$C_{84}H_{139}N_{33}O_{30}S_2 (2\ 155.4)$$

β – bungarotoxin　　β –环蛇毒素 BM13

【参考文献】

［1］惠永正. 中药天然产物大全［M］. 上海：上海科学技术出版社,2011,第 11 册：8743.

［2］国家中医药管理局《中华本草》编委会. 中华本草［M］. 上海：上海科学技术出版社,1999,第 9 册：420(总 8449).

175. 金银花 jīn yín huā

[拉] Flos Lonicerae Japonicae
[英] Honeysuckle Flower

金银花,又名银花、双花、二花、二宝花,为忍冬科植物忍冬 *Lonicera japonica* thumb 的干燥花蕾或带初开的花。广西主要分布于桂林、梧州、玉林、柳州、河池、南宁、百色等地。具有清热解毒,凉散风热等功效,主要用于治疗痈肿疔疮,喉痹,丹毒,热毒血痢,风热感冒,温病发热等病证。

【化学成分】

1. **挥发油** 1,1′-联二环己烷(1,1′-bicyclohexyl),香荆芥酚,顺-3-己烯-1-醇(*cis*-3-hex-en-1-ol),左旋-顺-2,6,6-三甲基-2-乙烯基-5-羟基-四氢吡喃(*cis*-2,6,6-trimethyl-2-vinyl-5-hydroxyte-trahydropyran),棕榈酸乙酯,牻牛儿醇,*β*-荜澄茄油烯,丁香油酚,芳樟醇,*α*-松油醇,顺-芳樟醇氧化物(*cis*-linalool oxide),苯甲酸苄酯,亚麻酸乙酯,苯乙醇,亚油酸甲酯,反-反金合欢醇(*trans-trans*-farnesol),2-甲基-1-丁醇(2-methyl-1-butanol),3-甲基-2-(2-戊烯基)-2-环戊烯-1-酮[3-methyl-2-(2-pentenyl)-2-cyclopenten-1-one][1],正十六酸[4]。

2. **萜类及甾体类** *β*-谷甾醇,*β*-谷甾醇-*D*-葡萄糖苷,豆甾醇,豆甾醇-*D*-葡萄糖苷(stigmasteryl-*D*-glucoside)[1],(E)-aldosecologanin,7-表断马钱子苷半缩醛内酯(7-epi-vogeloside),开联香木鳖酸(secologanic acid),四乙酰开联番木鳖苷(secologanoside),断氧化马钱子苷(secoxyloganin),獐牙菜苷(sweroside),断马钱子苷半缩醛内酯(vogeloside)[2]。

3. **有机酸类** 绿原酸,异绿原酸(isochlorogenic acid),咖啡酸,2(E)-3-乙氧基丙烯酸(2(E)-3-ethoxy acrylic acid),阿魏酸,原儿茶酸[3]。

4. **烷、醇、醛类** 苯甲醇,白果醇(ginnol),二十五醇(pentacosa alcohol),三十五醇(pentat riaconta alcohol),二十九烷-10-醇(nonacosane-10-ol),2-(2-丙烯氧基)-乙醛[(2-propenyloxy)-ethanal][3],三十三烷(tritriacontane)[4]。

【主要化学成分结构式】

$C_{35}H_{60}O_6$ (576.9)
β-sitosterol 3-*O*-*β*-*D*-glucopyranoside
谷甾醇葡萄糖苷

$CH_3(CH_2)_{18}CH(CH_2)_8CH_3$
|
OH

$C_{29}H_{62}O$ (426.8)
ginnol
白果醇

$C_{25}H_{23}O_{12}$ (515.4)
isochlorogenic acid a
异绿原酸 a

【参考文献】

[1] 国家中医药管理局《中华本草》编委会. 中华本草[M]. 上海:上海科学技术出版社,1999,第7册:529(总6568).
[2] 毕跃峰,田野,裴姗姗,等. 金银花中裂环环烯醚萜苷类化学成分研究[J]. 中草药,2008,39(1):18.
[3] 毕跃峰,田野,裴姗姗,等. 金银花化学成分分析[J]. 郑州大学学报(理学版),2007,39(2):184.
[4] 王曙东,李伟东. 金银花CO_2超临界萃取物的化学成分研究[J]. 南京中医药大学学报,2008,24(4):261.

176. 金樱子 *jīn yīng zǐ*

[拉] Fructus Rosae Laevigatae
[英] Cherokee Rose Fruit

金樱子,又名刺榆子、刺梨子、金罂子、山石榴、山鸡头子、糖莺子,为蔷薇科植物金樱子 *Rosa laevigata* Michx. 的果实。广西主要分布于凌云、那坡、武鸣、邕宁、南宁、桂平、阳朔。具有固精,缩尿,涩肠,止带等功效,主要用于治疗遗精,滑精,遗尿,尿频,久泻,久痢,白浊,白带,崩漏,脱肛,子宫下垂等病证。

【化学成分】

1. **多糖类** 金樱子多糖由葡萄糖,甘露糖,半乳糖,鼠李糖,阿拉伯糖,木糖组成[1]。

2. **黄酮类** 4′,5,7-三羟基黄酮醇-3-O-β-D-[6′-O-(E)-p-羟基苯丙烯酰]吡喃葡萄糖苷[4-6];果肉:含黄酮[2,3]。

3. **三萜类及甾体类** 乌苏酸,齐墩果酸,2α,3β,19α-三羟基乌苏-12-烯-28-酸,2α,3β,19α,23-四羟基乌苏-12-烯-28-酸,2α,3β,19α,23-四羟基乌苏-12-烯-28-酸-8-O-β-D-吡喃葡萄糖苷[4-6];地上部分:含常春藤皂苷元(hederagenin),熊果酸,齐墩果酸,2α-羟基熊果酸甲酯(methyl 2α-hydroxyursolate),2α-甲氧基熊果酸甲酯(methyl 2α-methoxyursolate),委陵菜酸甲酯(methyl tormentate),11α-羟基委陵菜酸甲酯(methyl 11α-hydroxytormentate),野鸦椿酸甲酯(methyl euscaphate),委陵菜酸-β-D-吡喃葡萄糖酯苷(tormentic acid-β-D-glucopyranosyl ester),委陵菜酸-6-甲氧基-β-D-吡喃葡萄糖酯苷(tormentic acid-6-methoxy-β-D-glucopyranosyl ester),野鸦椿酸-β-D-葡萄糖酯苷(euscaphic acid-β-D-glucopyranosyl ester),甲基-β-D-吡喃葡萄糖苷(methyl-β-D-glucopyranoside),谷甾醇-β-D-吡喃葡萄糖苷,7-氧谷甾醇-β-D-吡喃葡萄糖苷(7-oxysitosteryl-β-D-glucopyranoside),7-羟基谷甾醇-3-O-β-D-吡喃葡萄糖苷(7-hydroxysitosteryl-3-O-β-D-glucopyranoside),豆甾-3α,5α-二醇-3-O-β-D-吡喃葡萄糖苷(stigmasta-3α,5α-diol-3-O-β-D-glucopyranoside)[7]。

4. **有机酸类** 果实:含枸橼酸,苹果酸[7]。

5. **鞣质类** 果皮:含水解型鞣质:金樱子鞣质(laevigatin)A、B、C、D、E、F、G,仙鹤草素(agrimoniin),原花青素(procyanidin)B-3,地榆素(sanguiin)H-4,长梗马兜铃素(pedunculagin),蛇含鞣质(potentillin),仙鹤草酸(agrimonic acid)A和B[7]。

【主要化学成分结构式】

C_{34}H_{26}O_{22}(786.5)
laevigatin A   金樱子鞣质 A

C_{68}H_{48}O_{44}(1 569.0)
laevigatin B   金樱子鞣质 B

C_{68}H_{48}O_{44}(1 569.0)
laevigatin C   金樱子鞣质 C

C_{68}H_{48}O_{44}(1 569.0)
laevigatin D   金樱子鞣质 D

$C_{54}H_{41}O_{36}$（1 265.0）
laevigatin E　金樱子鞣质 E

$R_1-R_2=(S)-HHDP$
$(S)-HHDP$：

$C_{68}H_{48}O_{44}$（1 569.0）
laevigatin F　金樱子鞣质 F

$R_1-R_2=(S)-HHDP$
$(S)-HHDP$：

$C_{54}H_{41}O_{36}$（1 265.0）
laevigatin G　金樱子鞣质 G

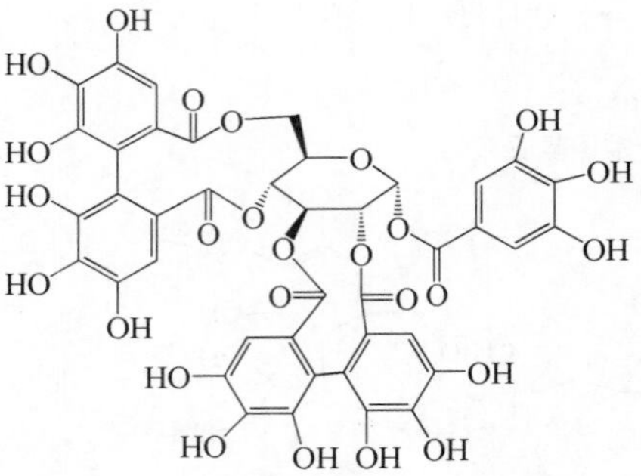

$C_{41}H_{28}O_{26}(936.6)$
potentillin　蛇含鞣质

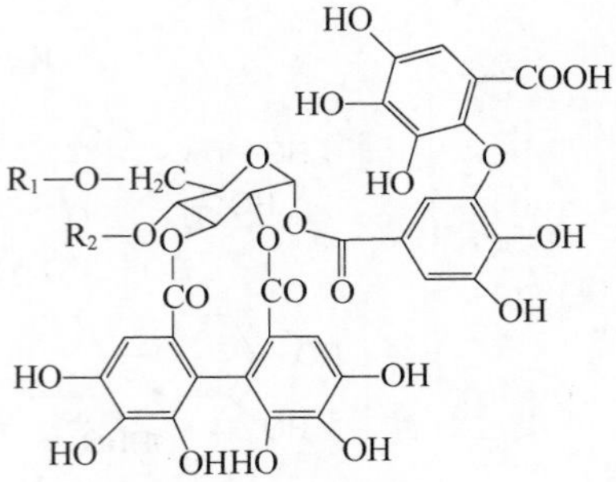

$R_1-R_2=(S)-HHDP$
$(S)-HHDP:$

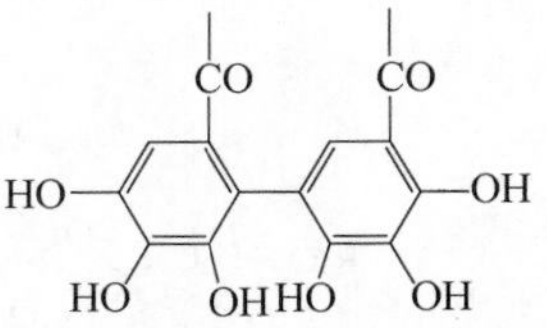

agrimonic acid　A　　仙鹤草酸 A

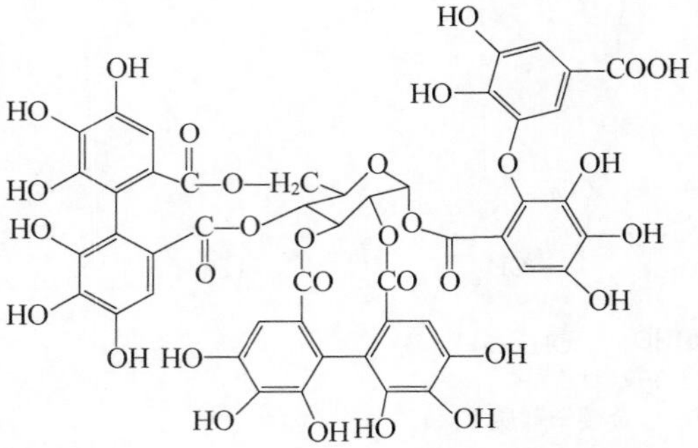

$C_{47}H_{32}O_{31}(1\ 092.7)$
agrimonic acid B　　仙鹤草酸 B

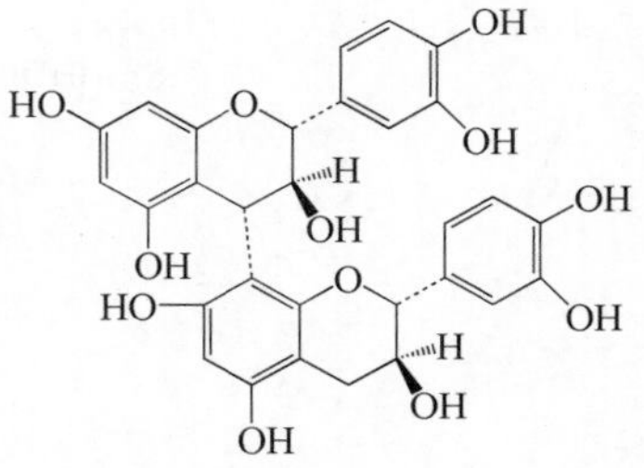

$C_{30}H_{26}O_{12}(578.5)$
procyanidin B-3　　原花青素 B-3

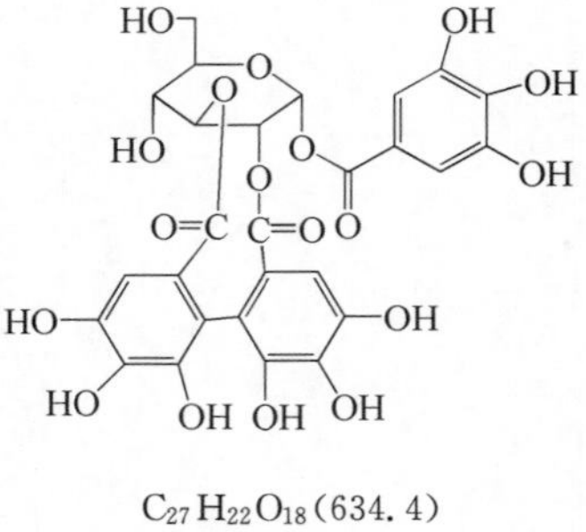

$C_{27}H_{22}O_{18}(634.4)$
sanguiin
他榆素 H-4

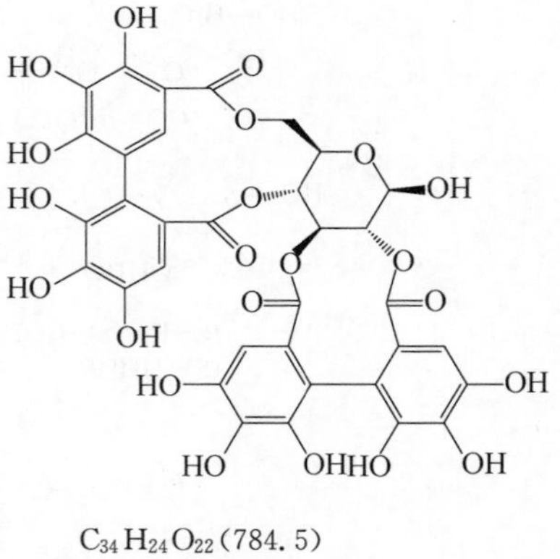

$C_{34}H_{24}O_{22}(784.5)$
pedunculagin
长梗马兜铃素(英国栎鞣花酸)

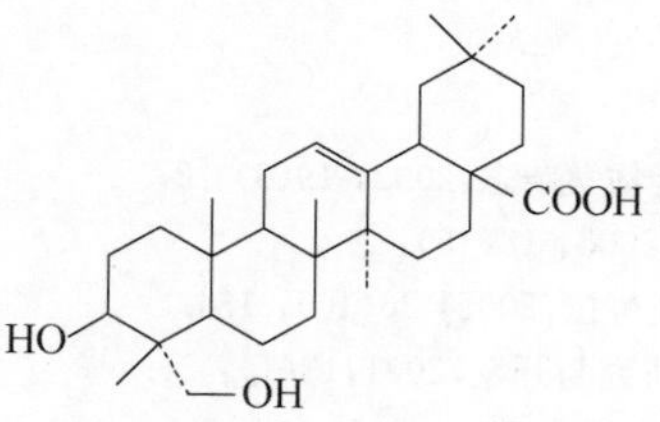

C₃₀H₄₈O₄ (472.7)
hederagenin, mukurosigenin
常春藤皂苷元

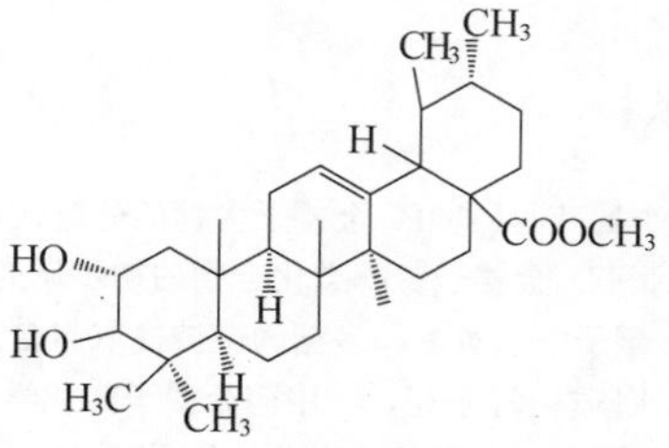

C₃₁H₅₀O₄ (486.7)
methyl 2α – hydroxyursolate
2α-羟基熊果酸甲酯

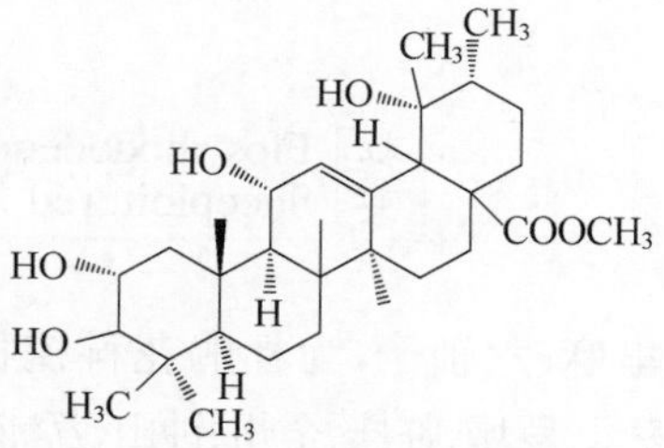

C₃₁H₅₀O₅ (502.7)
methyl tormentate
委陵菜酸甲酯

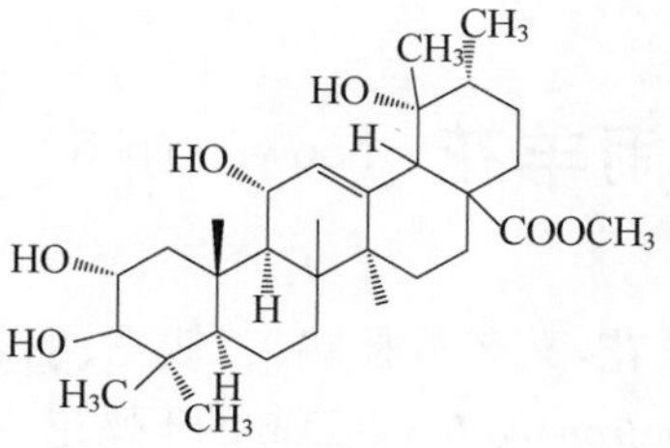

C₃₁H₅₀O₆ (518.7)
methyl 11α – hydroxytormentate
11α-羟基委陵菜酸甲酯

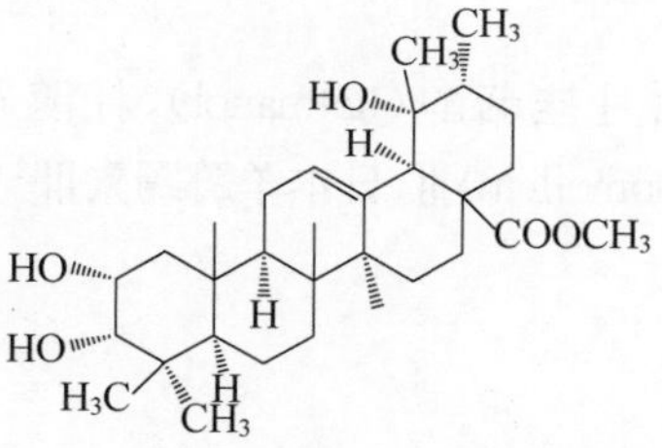

C₃₁H₅₀O₅ (502.7)
methyl euscaphate
野鸦椿酸甲酯

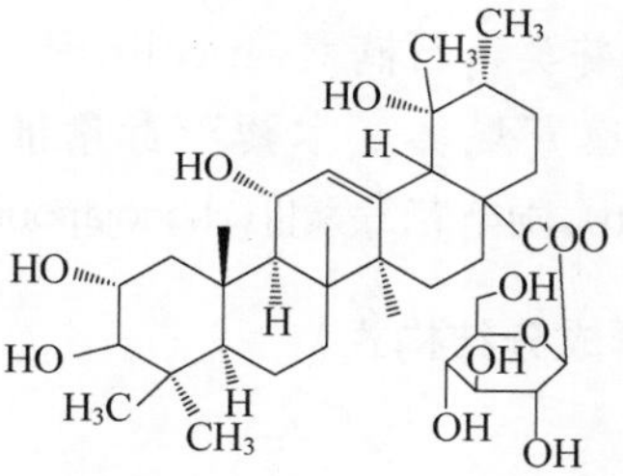

C₃₆H₅₈O₁₁ (666.8)
tormentic acid – β – D – glucopyranosyl ester
委陵菜酸-β-D -吡喃葡萄糖酯苷

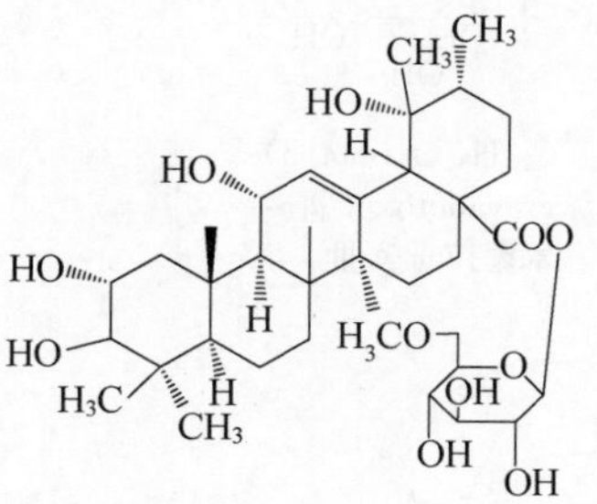

C₃₆H₅₇O₁₁ (665.8)
tormentic acid – 6 – methoxy – β-D –
glucopyranosyl ester
委陵菜酸-6-甲氧基-β-D -吡喃葡
萄糖酯苷

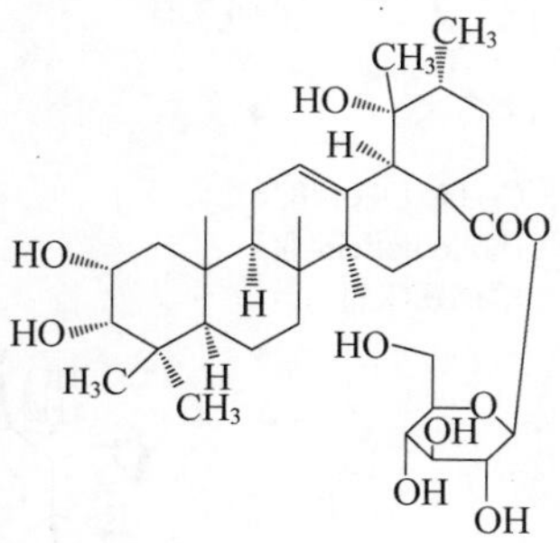

C₃₆H₅₈O₁₀ (650.8)
euscaphic acid – β – D –
glucopyranosyl ester
野鸦椿酸-β-D -葡萄糖酯苷

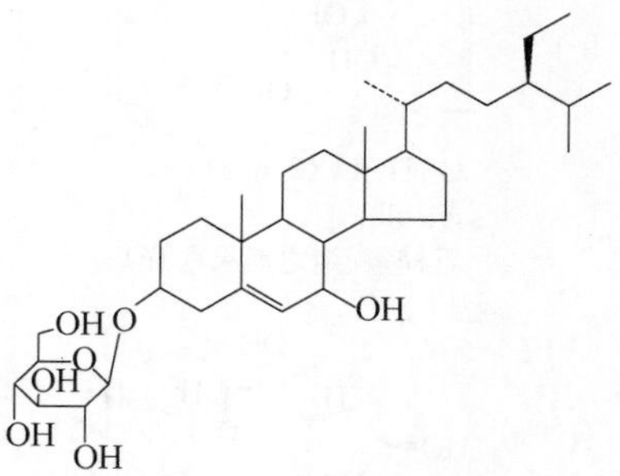

C₃₅H₆₀O₇ (592.8)
7 – hydroxysitosteryl – 3 – O – β – D –
glucopyranoside
7-羟基谷甾醇-3 – O – β – D -吡喃葡萄
糖苷

【参考文献】

[1] 张庭廷,李蜀萍,聂刘旺. 金樱子多糖的分离纯化及组成分析[J]. 生物学杂志,2002,19(3):27.
[2] 陈乃富,张莉. 金樱子黄酮类化合物的初步研究[J]. 中国林副特产,2005,18(15):2.
[3] 薛梅. 金樱子中总黄酮和多糖的微波提取与含量测定[J]. 食品工业科技,2005,26(10):134.
[4] 王进义,张国林,程东亮,等. 中药金樱子的化学成分[J]. 天然产物研究与开发,2001,13(1):21.
[5] 李向日,魏璐雪. 金樱子的化学成分研究[J]. 中国中药杂志,1997,22(5):298.
[6] 贺祝英,梁光义. 金樱子化学成分的研究[J]. 贵阳中医学院学报,1995,17(4):60.
[7] 国家中医药管理局《中华本草》编委会. 中华本草[M]. 上海:上海科学技术出版社,1999,第4册:224(总2784).

177. 闹羊花 nào yáng huā

[拉] Flos rhododendri Mollis
[英] Sheeploitered Azalea

闹羊花,又名黄杜鹃、三钱三、毛老虎、一杯倒、八里麻、六轴子,为杜鹃花科植物羊踯躅 *Rhododendron molle* G. Don 的干燥花。广西主要分布于凌云、罗城、临桂、全州、钟山、荔浦等地。具有驱风,除湿,定痛等功效,主要用于治疗风湿顽痹,伤折疼痛,皮肤顽癣等病证。并用作手术麻醉。

【化学成分】

1. 酚苷类　石楠素(ericolin)[1]。

2. 木藜芦烷类　木藜芦毒素Ⅲ(grayanotoxin Ⅲ),山月桂萜醇(kalmanol),杜鹃花毒素(rhodofoxin),闹羊花毒素Ⅲ(rhodojaponin Ⅲ),羊踯躅素(rhodomollein)Ⅲ,日本羊踯躅素Ⅲ[1]。

【主要化学成分结构式】

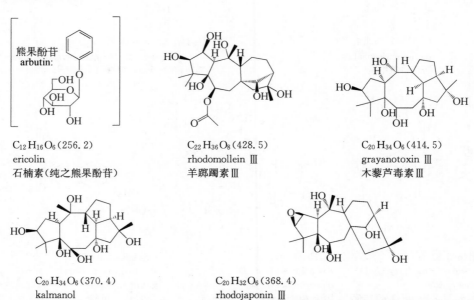

C$_{12}$H$_{16}$O$_6$(256.2)
ericolin
石楠素(纯之熊果酚苷)

C$_{22}$H$_{36}$O$_8$(428.5)
rhodomollein Ⅲ
羊踯躅素Ⅲ

C$_{20}$H$_{34}$O$_6$(414.5)
grayanotoxin Ⅲ
木藜芦毒素Ⅲ

C$_{20}$H$_{34}$O$_6$(370.4)
kalmanol
山月桂萜醇

C$_{20}$H$_{32}$O$_6$(368.4)
rhodojaponin Ⅲ
闹羊花毒素Ⅲ(日本羊踯躅素Ⅲ,日本杜鹃素Ⅲ,八厘麻毒素Ⅲ)

【参考文献】

[1] 国家中医药管理局《中华本草》编委会. 中华本草[M]. 上海：上海科学技术出版社，1999，第 6 册：32(总 5266).

178. 青天葵　qīng tiān kuí

［拉］Herba seu Rhizoma Nerviliae Fordii
［英］Ford Nervilia Herb or Tuber

青天葵，又名独叶莲、独脚莲、珍珠叶、天葵、入地珍珠、假天麻，为兰科植物毛唇芋兰 *Nervilia fordii* (Hance) Schltr. 的全草。广西主要分布于隆林、昭平、永福。具有润肺止咳，清热解毒，散瘀止痛等功效，主要用于治疗咯血，肺热咳嗽，口腔炎，咽喉肿痛，瘰疬，疮疡肿毒，跌打损伤等病证。

【化学成分】

1. 黄酮类　鼠李柠檬素又名泻鼠李素(rhamnocitrin)，鼠李秦素又名甲基鼠李黄素(rhamnazin)[1]。

2. 氨基酸类　正亮氨酸[1]。$24(S/\beta)$- dihydrocycloeucalenol -(E)- p -羟基肉桂酸盐[$24(S/\beta)$- dihydrocycloeucalenol -(E)- p – hydroxy cinnamate][1]。

3. 甾体类　胡萝卜苷[1]。

4. 挥发油　$6,10,14$ -三甲基- 2 -十五烷酮($6,10,14$ - trimethyl – 2 - pentadecanone)，苯磺酰胺- 4 -甲基- N -(2 -氧代- 2 -苯乙基)[benzenesulfonamide - 4 - methyl – N -(2 - keto – 2 - phenethyl)]，叶绿醇(植醇)(phytol)，十六碳酸，α -杜松醇，石竹烯氧化物，2 -十三酮(2 - trideca ketone)，β -紫罗酮(β - ionone)，4 -甲基-顺-硫代环[$4,4,0$]癸烷(4 - methyl - syn – 3 - thioannulation [$4,4,0$]decane)[2]。

【主要化学成分结构式】

$C_{16}H_{12}O_6$ (300.2)
rhamnocitrin　　鼠李柠檬素

$C_{17}H_{14}O_7$ (330.2)
rhamnazin　　鼠李秦素(甲基鼠李黄素)

【参考文献】

[1] 甄汉深,周燕园,袁叶飞,等. 青天葵乙酸乙酯部位化学成分的研究[J]. 中药材,2007,30(8):942.
[2] 赵珊,陈奇. 青天葵挥发油成分分析[J]. 中药新药与临床药理,2007,18(5):383.

179. 青皮 qīng pí

［拉］Pericarpium Citri reticulatae Viride
［英］Green Tangerine Peel

青皮,又名四花青皮、个青皮、青皮子,为芸香科植物橘 *Citrus reticulate* Blanco 及其栽培变种的干燥幼果或未成熟果实的果皮。广西主要分布于上思、罗城、凌云、乐业、东兰、大瑶山、全州等地。具有疏肝破气,消积化滞等功效,主要用于治疗胸胁胀痛,疝气,乳核,乳痈,食积腹痛等病证。

【化学成分】

1. 氨基酸类　主要有丙氨酸,精氨酸,天冬氨酸,胱氨酸,谷氨酸,甘氨酸,组氨酸,异亮氨酸,亮氨酸,苯丙氨酸,脯氨酸,酪氨酸,缬氨酸。

2. 酚类　左旋辛弗林乙酸盐(synephrine acetate)[1]。

【主要化学成分结构式】

$$HO-\!\!\!\bigcirc\!\!\!-CHCH_2\overset{\oplus}{N}H_2 \quad \overset{\ominus}{O}OCH_2CH_3$$
$$\underset{OH}{|} \quad \underset{CH_3}{|}$$

$C_{11}H_{19}NO_4 (229.2)$
synephrine acetate　左旋辛弗林乙酸盐

【参考文献】

[1] 国家中医药管理局《中华本草》编委会. 中华本草[M]. 上海:上海科学技术出版社,1999,第 4 册:892(总 3701).

180. 青果 qīng guǒ

［拉］Fructus Canarii
［英］Chinese White Olive

青果,又名青果子、橄榄、忠果、青子、谏果、青青果、白榄、黄榄、甘榄,为橄榄科植物橄榄 *Canarium album* Raeusch. 的干燥成熟果实。广西分布于河池、南宁、钦州、玉林、梧州等地。具有清热解毒,利咽,生津等功效,主要用于治疗咽喉肿痛,咳嗽痰黏,烦热口渴,鱼蟹中毒等病证。

【化学成分】

1. 香豆素类　滨蒿内酯(scoparone),东莨菪内酯(scopoletin)[3]。
2. 有机酸类　乙酸,枸橼酸,苹果酸,奎宁酸,草酸,酒石酸,富马酸[1],没食子酸[2]。
3. 氨基酸类　天冬氨酸,赖氨酸,谷氨酸[1]。

4. 糖类　果糖,葡萄糖,麦芽糖,棉子糖,蔗糖[1]。

5. 芪类　(E)- 3, 3'-二羟基- 4, 4'-二甲氧基芪[(E)- 3, 3'- dihydroxy - 4, 4'- dimethoxystilbene][3]。

6. 挥发油　石竹烯(caryophyllene),$(\pm)$- 2 -亚甲基- 6, 6 -二甲基-二环[3, 1, 1]-庚烷,p-薄荷- 1 -烯- 8 -醇[4]。

7. 其他　粗纤维,蛋白质,灰分,脂肪[1],钙[5]。

【主要化学成分结构式】

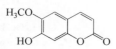

$C_{11}H_{10}O_4$ (206. 1)
scoparone
滨蒿内酯(蒿属香豆素)

$C_{10}H_8O_4$ (192. 1)
scopoletin, baogongteng B
东莨菪内酯

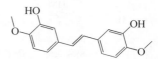

$C_{16}H_{16}O_4$ (272. 1)
(E)- 3, 3'- dihydroxy - 4, 4'- dimethoxystilbene
(E)- 3, 3'-二羟基- 4, 4'-二甲氧基芪

【参考文献】

[1] 国家中医药管理局《中华本草》编委会. 中华本草[M]. 上海：上海科学技术出版社,1999, 第 5 册：21(总 3842).

[2] 孔庚星,张鑫,陈楚城,等. 青果中抗 HBsAg/HBeAg 成分的研究[J]. 解放军医学高等专科学校学报,1998, 26(2)：5.

[3] 韦宏,彭维,毛杨梅,等. 青果的化学成分研究[J]. 中国中药杂志,1999, 24(7)：421.

[4] 谭穗懿,杨旭锐,杨洁,等. 青果挥发油化学成分的 GC - MS 分析[P]. 中药材,2008, 31(6)：842.

[5] 何志勇. 橄榄果肉营养成分的分析[J]. 食品工业科技,2008(12)：224.

---

181. 青葙子　*qīng xiāng zǐ*

[拉] Semen Celosiae Argenteae
[英] Feather Cocksocmb Seed

青葙子,又名草决明、野鸡冠花子、狗尾巴子、牛尾巴花子,为苋科植物青葙 *Celosia argentea* L. 的种子。广西主要分布于那坡、马山、防城、灵山、北流、平南、昭平、贺州、钟山、平乐、全州、龙胜。具有祛风热,清肝火,明目退翳等功效,主要用于治疗目赤肿痛,眼生翳膜,视物昏花,高血压病,鼻出血,皮肤风热瘙痒,疮癣等病证。

【化学成分】

1. 糖类　阿拉伯糖,鼠李糖,甘露糖,半乳糖,半乳糖醛酸,葡萄糖,果糖,葡萄糖,果糖,葡萄糖醛酸,阿拉伯糖醇,山梨糖醇[2]。

2. 脂肪酸类　含有丰富的脂肪油,主要成分为：棕榈酸[3,5],硬脂酸,油酸,亚油酸和亚麻酸等[3]。

3. 萜类及甾体类　青葙苷 A(celosin A),青葙苷 B(celosin B)[4],β-谷甾醇,豆甾醇,胡

萝卜苷,齐墩果酸[5]。

4. 其他　脂肪油,淀粉,烟酸,硝酸钾[1],氨基酸,矿质元素[3]。

【主要化学成分结构式】

$C_{29}H_{50}O$（414.7）
β - sitosterol　　β-谷甾醇

$C_{30}H_{48}O_3$（456.7）
oleanolic acid　　齐墩果酸

【参考文献】

[1] 国家中医药管理局《中华本草》编委会. 中华本草[M]. 上海：上海科学技术出版社,1999，第 2 册：851（总 1501）.

[2] 青箱子保肝活性成分的分离[J]. 国外医学·中医中药分册,1996,10(5)：387.

[3] 林文群,陈忠,刘剑秋. 青箱子化学成分初步研究[J]. 亚热带植物科学,2003,32(1)：20.

[4] 郭美丽,薛芊,张戈. 一类青箱皂苷类化合物及其在医药领域的应用[P]. 中国专利：200610026789. 3[2006 - 10 - 25].

[5] 薛芊,郭美丽,张戈. 青箱子化学成分研究[J],药学服务与研究,2006,6(5)：345.

---

182. 青蒿　qīng hāo

[拉] Herba Artemisiae Annuae
[英] Sweet Wormwood Herb

青蒿,又名臭青蒿、香丝草、酒饼草、黄花蒿、苦蒿、细叶蒿,为菊科植物黄花蒿 *Artemisiae annua* L. 的地上部分。广西主要分布于阳朔、钟山、贺州、岑溪、桂平、贵港、博白、合浦、南宁、南丹。具有清热,解暑,除蒸,截疟等功效,主要用于治疗暑热,暑湿,湿温,阴虚发热,疟疾,黄疸等病证。

【化学成分】

1. 萜类　青蒿素(artemisinin)[1];地上部分：含青蒿素Ⅰ(artemisinin A),青蒿素Ⅲ即氢化青蒿素,去氧青蒿素(hydroartemisinin),青蒿素Ⅳ(qinghaosu Ⅳ),青蒿素Ⅴ(qinghaosu Ⅴ),青蒿素Ⅵ(qinghaosu Ⅵ),青蒿素 B 的异构体青蒿素 C(artemisinin C,arteannuin C),青蒿素 G(arteannuin G),去氧异青蒿素 B(deoxyisoartemisinin B),去氧异青蒿素 C(deoxyisoartemisinin C),青蒿烯(artemisitene),青蒿酸(qinghao acid,artemisic acid,artemisinic acid,arteannuic acid),去氢青蒿酸(dehydroartemisinic acid),环氧青蒿酸(epoxyartemisinic acid),11R -左旋二氢青蒿酸(11R - dihydroartemisinic acid),青蒿酸甲酯

(methyl artemisinate)，青蒿醇(artemisinol)，去甲黄花蒿酸(norannuic acid)，二氢去氧异青蒿素 B(dihydro deoxyisoartemisinin B)，黄花蒿内酯(annulide)，无羁萜(friedelin)及 3β-无羁萜醇(friedelan-3β-ol)等[4]；嫩叶：含青蒿素，青蒿乙素(arteannuin B)，3α-羟基-1-去氧青蒿素(3α-hydroxyl-deoxyartemisinin)，青蒿酸(artemisinic acid)，artemetin[3]。

2. **甾体类**　β-谷甾醇[1]，豆甾醇[4]，嫩叶：含β-谷甾醇，胡萝卜苷[3]。

3. **黄酮类**　芹菜素，木犀草素，5,7,4'-三羟基-6,3',5'-三甲氧基黄酮[5,7,4'-trihydroxy-6,3',5'-trimethoxyflavone]，5,7-二羟基-6,3,4-三甲氧基黄酮(泽兰林素)(eupatilin)[1]，槲皮万寿菊素-6,7,3,4-四甲醚(quercetagetin-6,7,3,4-tetramethylether)，猫眼草酚(chrysosplenol，chrysosplenol D)，蒿黄素(artemetin)，3-甲氧基猫眼草酚即猫草黄素(3-methoxychrysosplenol，chrysolplenetin)，3,5,3-三羟基-6,7,4-三甲氧基黄酮(3,5,3-trihydroxy-6,7,4-trimethoxyflavone)，5-羟基-3,6,7,4-四甲氧基黄酮(5-hydroxy-3,6,7,4-tetramethoxyflavone)，紫花牡荆素(casticin)，中国蓟醇(cirsilineol)，5,3-二羟基-6,7,4-三甲氧基黄酮(penduletin)，5,7,3,4-四羟基-二甲氧基黄酮(axillarin)，去甲中国蓟醇(cirsiliol)，树柳黄素(tamarixetin)，鼠李素(rhamnetin)，槲皮素-3-甲醚(quercetin-3-methylether)，滨蓟黄素(cirsimaritin)，鼠李柠檬素(rhamnocitrin)，金圣草素(chrysoeriol)，5,2,4-三羟基-6,7,5-三甲氧基黄酮(5,2,4-trihydroxy-6,2,4-trihydroxy-6,7,5-trimethoxyflavone)，5,7,8,3-四羟基-3,4-二甲氧基黄酮(5,7,8,3-tetrahydroxy-3,4-dimethoxyflavone)，槲皮万寿菊素-3,4-二甲醚(quercetagetin-3,4-dimethylether)，山柰酚，槲皮素，木犀草素，万寿菊素(patuletin)，槲皮素芸香糖苷，木犀草素-7-O-糖苷，山柰酚-3-O-糖苷，槲皮素-3-O-糖苷，万寿菊素-3-O-糖苷(patuletin-3-O-glucside)及6-甲氧基山柰酚-3-O-糖苷(6-methoxykaempferol-3-O-glucoside)等[4]；嫩叶：含猫眼草黄素(chrysosplenetin)，quercetagetin-3,7,3,4'-tetramethyl ether，猫眼草酚(chrysosplenol)[3]。

4. **香豆精类**　香豆精，6,8-二甲氧基-7-羟基香豆精(6,8-dimethoxy-7-hydroxycoumarin)，5,6-二甲氧基-7-羟基香豆精(5,6-dimethoxy-7-hydroxycoumarin)，蒿属香豆精(scoparon)[4]；嫩叶：含东莨菪苷(scopolin)[3]。

5. **有机酸类**　棕榈酸[4]，嫩叶：含水杨酸，domesticoside[3]。

6. **挥发油**　β-蒎烯，桉油醇，γ-萜品醇(γ-terpineol)，β-萜品醇(β-terpineol)，茴醇，3-癸炔-2-醇(3-decyn-2-ol)，里哪醇(linalol)，天然樟脑(camphor)，松香芹醇(*trans*-pinocarveol)，伞柳酮(umbellulone)，异冰片基醇(isobornyl alcohol)，萜品烯4-醇(terpinen-4-ol)，桃金娘烯醛(myrtenal)，α-萜品醇(α-terpineol)，桃金娘烯醇(myrtenol)，反式-2-己烯酰戊酸盐(*trans*-2-hexenyl valerate)，龙脑醋酸盐(borneol, acetate)，8-羟基里哪醇(8-hydroxylinalool)，α-油松基丙炔酸盐(α-terpinyl propionate)，α-布藜烯(α-bulnesene)，三甲基亚甲基双环十一碳烯(isocaryophyllene)，β-法呢烯(β-farnesene)，α-木罗烯(α-muurolene)，γ-蛇床烯(γ-selinene)，大根香叶烯(germacrene)，荒漠术烯(eremophilene)，马兜铃素环氧化物(aristolene epoxide)，长叶松香芹酮(longipinocarvone)，石竹烯氧化物

(caryophyllene oxide),4,4-二甲基四环[6,3,2,0(2,5),0(1,8)]十三-9-醇{ tetracyclo[6,3,2,0(2,5),0(1,8)]tridecan-9-ol,4,4-dimethy},蛇床-6-烯 4-醇(selina-6-en-4-ol),γ-新丁香萜烯(γ-neoclovene),chamigrene,斯巴醇(spathulenol),六氢化法呢基丙酮(hexahydrofarnesyl acetone),氯代十八碳烷(octadecyl chloride),2,6,10,15-四甲基十七碳烷(heptadecane,2,6,10,15-tetramethyl),正二十一碳烷,二十五碳烷[2];嫩叶:含β-蒎烯,桉树脑,蒿酮(artemisia ketone),2,5-二甲基 4-己烯-3-醇(4-hexen-3-ol,2,5-dimethyl),2-癸烯-1-醇(dec-2en-1-ol),2,6-二甲基-3,5,7-辛三烯-2-醇(2,6-dimethyl-3,5,7-octatriene-2-ol),天然樟脑(natural camphor),bicyclo[2,2,1]heptan-3-one,6,6-dimethyl-2-methylene,3-蒎烯氧化物(β-pinene oxide),1-松油 4-醇(1-terpinol-4-ol),苯甲基异丁基酮(benzyl isobutyl ketone),1,3-二异丙基-6-甲基环己烯(1,3-disopropenyl-6-methyl cyclohexene),异石竹烯(isocaryophillene),α-葎草烯,β-法呢烯(β-farnesene),大根香叶烯 D(germaerene D),桉叶 4(14),11-二烯[eudesma-4(14),11-diene],异长叶薄荷醇乙酸酯(isopulegol acetate),δ-杜松烯(δ-cadinene),异龙脑基丙烯酸酯(isobornyl aerylat),反式-澄花叔醇(*trans*-nerolidol),α-愈创木烯,α-红没药烯环氧化物(α-bisabolene epoxide),香橙烯氧化物(aromadendrene oxide),雪松烯醇(cedrenol),4,4-二甲基四环[6,3,2,0(2,5),0(1,8)]十三-9-醇{ tetracyclo[6,3,2,0(2,5),0(1,8)] tridecan-9-ol,4,4-dimethyl },雅榄蓝-(10),11-二烯[eremophila-(10),11-diene],雪松-8(15)-烯-9-醇[cedr-8(15)-en-9-ol],绿叶烷(patehoulane),epiglobulol,长三环萜(longieyelene),8,9-环氧新异长叶烯(neoisolongifolene,8,9-epoxy),4-莰基-丁烷-2-酮(4-camphenylbutan-2-one),1,4-二苯基-2-丁酮(1,4-diphenyl,2-butanone),十四碳酸(tetradecanoic acid),十五碳酸,反叶绿醇(*trans*-phytol),二十四碳烷(tetracosane),二十五碳烷(pentacosane)[2]。

7. 其他　石南藤酰胺乙酸酯(aurantiamide acetate),5-十九烷基间苯二酚-3-O-甲醚酯(5-nonadecylresorcinol-3-O-methylether),二十九醇,2-甲基三十烷-8-酮-23-醇(2-methyltriacosan-8-one-23-ol),三十烷酸三十一醇酯(hentriacontanyl triacontanoate),2,29-二甲基三十烷(2,29-dimethyltriacontane),黄花蒿双五氧化物(annuadiepoxide),本都山蒿环氧化物(ponticaepoxide)的 β-糖苷酶(β-glucosidase)Ⅰ,Ⅱ 等[4]。

【主要化学成分结构式】

$C_{18}H_{16}O_7(344.3)$
eupatilin
异泽兰黄素

$C_{18}H_{16}O_8(360.3)$
chrysosplenol,chrysosplenol D
猫眼草酚

$C_{16}H_{18}O_9(354.3)$
scopolin
东莨菪苷(东莨菪素-7-葡萄糖苷)

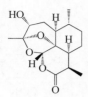

C₁₅H₂₂O₅(282.3)
qinghaosu Ⅳ
青蒿素Ⅳ

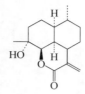

C₁₅H₂₂O₃(250.3)
qinghaosu Ⅴ
青蒿素Ⅴ

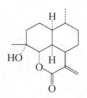

C₁₅H₂₂O₃(250.3)
qinghaosu Ⅵ
青蒿素Ⅵ

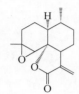

C₁₅H₂₀O₃(248.3)
artemisinin C/arteannuin C
青蒿素 B 的异构体青蒿素 C

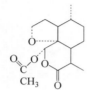

C₁₅H₂₀O₅(280.3)
arteannuin G
青蒿素 G

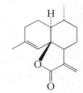

C₁₅H₂₀O₂(232.3)
deoxyisoartemisinin B
去氧异青蒿素 B

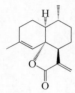

C₁₅H₂₀O₂(232.3)
deoxyisoartemisinin C
去氧异青蒿素 C

C₁₅H₂₀O₅(280.3)
artemisitene
青蒿烯

C₁₅H₂₂O₂(234.3)
qinghao acid, artemisic acid, artemisinic acid, arteannuic acid
青蒿酸

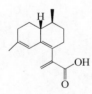

C₁₅H₂₀O₂(232.3)
dehydroartemisinic acid
去氢青蒿酸

C₁₅H₂₂O₃(250.3)
epoxyartemisinic acid
环氧青蒿酸

C₁₅H₂₃O₂(235.3)
11R‐dihydroartemisinic acid
11R‐左旋二氢青蒿酸

C₁₅H₂₈O (224.3)
artemisinol
青蒿醇

C₁₃H₂₀O₃(224.2)
norannuic acid
去甲黄花蒿酸

C₁₅H₂₀O₂(232.3)
annulide
黄花蒿内酯

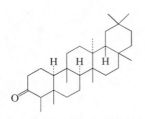

C$_{30}$H$_{50}$O（426.7）
friedelin
木栓酮

C$_{30}$H$_{52}$O（428.7）
friedelan – 3β – ol
表无羁萜醇

C$_{20}$H$_{20}$O$_8$（388.3）
artemetin
蒿黄素

C$_{19}$H$_{18}$O$_8$（374.3）
casticin
紫花牡荆素

C$_{18}$H$_{16}$O$_7$（344.3）
cirsilineol
中国蓟醇

C$_{18}$H$_{16}$O$_7$（344.3）
penduletin
5,4′-二羟基-3,6,7-三甲氧基黄酮

C$_{17}$H$_{14}$O$_8$（346.2）
axillarin
5,7,3,4′-四羟基-二甲氧基黄酮

C$_{17}$H$_{14}$O$_7$（330.2）
cirsiliol
去甲中国蓟醇

C$_{16}$H$_{12}$O$_7$（316.2）
tamarixetin
树柳黄素

C$_{16}$H$_{12}$O$_7$（316.2）
rhamnetin
鼠李素

C$_{16}$H$_{12}$O$_7$（316.2）
quercetin – 3 – methylether
槲皮素 – 3 –甲醚

C$_{17}$H$_{14}$O$_6$（314.3）
cirsimaritin
滨蓟黄素

C$_{22}$H$_{22}$O$_{11}$（462.4）
rhamnocitrin – 3 – O – glucoside
鼠李柠檬素 – 3 – O –葡萄糖苷

C$_{16}$H$_{12}$O$_6$（300.2）
chrysoeriol
金圣草素

C$_{17}$H$_{16}$O$_8$（348.3）
5,2,4 – trihydroxy – 6,2,4 – trihydroxy –
6,7,5 – trimethoxyflavone
5,2′,4′-三羟基-6,7,5′-三甲氧基黄酮

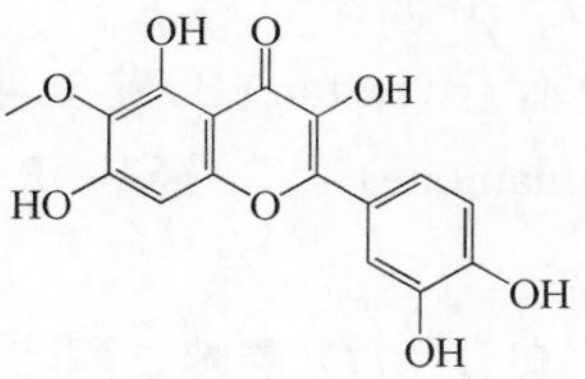

C₁₆H₁₂O₈ (332.2)

patuletin

万寿菊素

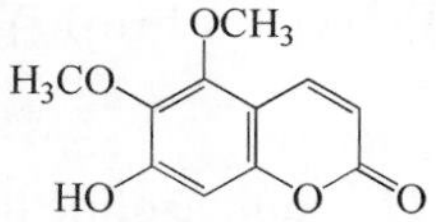

C₁₁H₁₀O₅ (222.2)

5,6 – dimethoxy – 7 – hydroxycoumarin

5,6 –二甲氧基– 7 –羟基香豆精

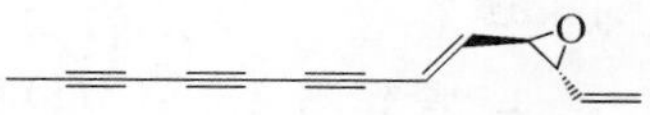

C₁₃H₁₀O (182.2)

ponticaepoxide

本都山蒿环氧化物

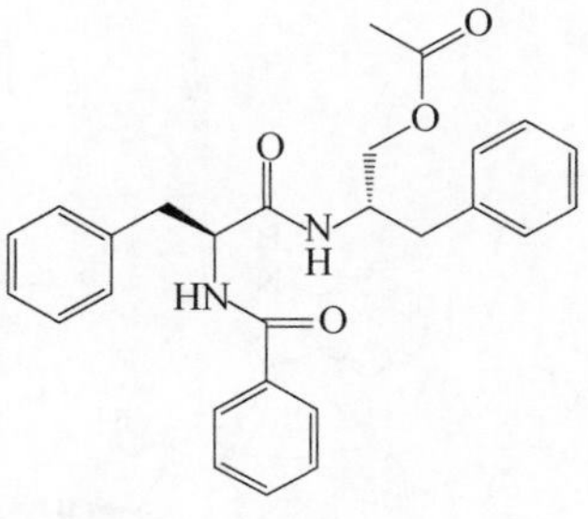

C₂₇H₂₈N₂O₄ (444.5)

aurantiamide acetate(lyciumamide)

石南藤酰胺乙酸酯

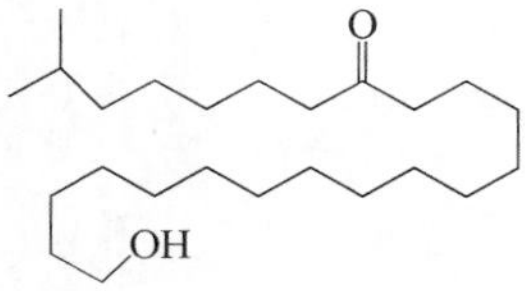

C₃₀H₆₂O₂ (454.8)

2 – methyltriacosan – 8 – one – 23 – ol

2 –甲基三十烷– 8 –酮– 23 –醇

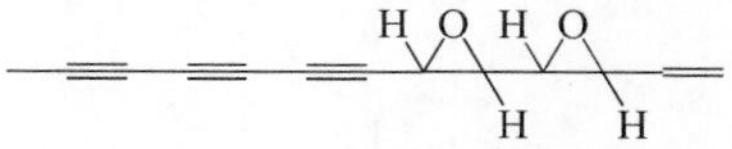

C₁₀H₁₂O₂ (164.2)

annuadiepoxide

黄花蒿双环氧化物

【参考文献】

[1] 吕华军,黄举鹏,卢健,等. 青蒿化学成分的研究[J]. 广西中医药,2007,30(3):56.
[2] 董岩,刘洪玲. 青蒿与黄花蒿挥发油化学成分对比研究[J]. 中药材,2004,27(8):568.
[3] 陈靖,周玉波,张欣,等. 黄花蒿幼嫩叶的化学成分[J]. 沈阳药科大学学报,2008,25 (11):866.
[4] 国家中医药管理局《中华本草》编委会. 中华本草[M]. 上海:上海科学技术出版社,1999,第 7 册:658(总 6709).

---

183. 青黛 qīng dài

[拉] Indigo naturalis
[英] Natural Indigo

　　青黛,又名靛花、青蛤粉、青缸花、蓝露、淀花、靛沫花、蓝实,为爵床科植物马蓝 *Baphicacanthus cusia*（Nees）Bremek.蓼科植物蓼蓝 *Polygonum tinctorium* Ait. 或十字花科植物菘蓝 *Isatis indicotica* Fort. 的叶或茎叶经加工制得的干燥粉末或团块。马蓝广西分布于阳朔、鹿寨、金秀、岑溪、北流、博白、防城、上思、田东、百色、靖西、那坡;蓼蓝广西分布于阳朔、贵县;菘蓝主要为栽培。具有清热解毒,凉血消斑,清肝泻火,定惊等功效,主要用于治疗温毒发斑,血热吐衄,胸痛咳血,口疮,疳腮,喉痹,小儿惊痫等病证。

【化学成分】

　　1. 三萜类　羽扇豆醇,羽扇酮,白桦脂醇[4]。

2．甾醇类　扶桑甾醇(rosasterol)[2]，β-谷甾醇[5]，γ-谷甾醇(γ- sitosterol)[3]。

3．吲哚类　靛苷(indican)，靛蓝(indigo)，靛红(isatin)，松蓝苷(isatan)B，靛玉红(indirubin)，异靛蓝(isoindigo)，色氨酮(tryptanthrin)，青黛酮(qingdainone)[1]，5-羟基-2-吲哚酮[2]。

4．喹唑酮类　4(3H)喹唑酮[4(3H)- quinazolinedione][4]，2,4(1H,3H)-喹唑二酮[2,4(1H,3H)- quinazolinedione][2,4]。

5．萘胺类　N-苯基-2-萘胺(N- phenyl-2- naphthylamine)[1]。

6．长链脂肪族　虫漆蜡醇(laccerol)[1]，正二十九烷(n- nonacosane)[3]。

【主要化学成分结构式】

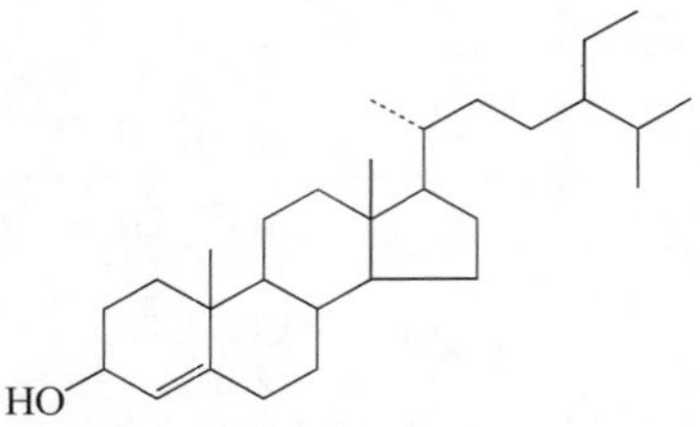

$C_{29}H_{50}O$（414.6）
rosasterol
扶桑甾醇

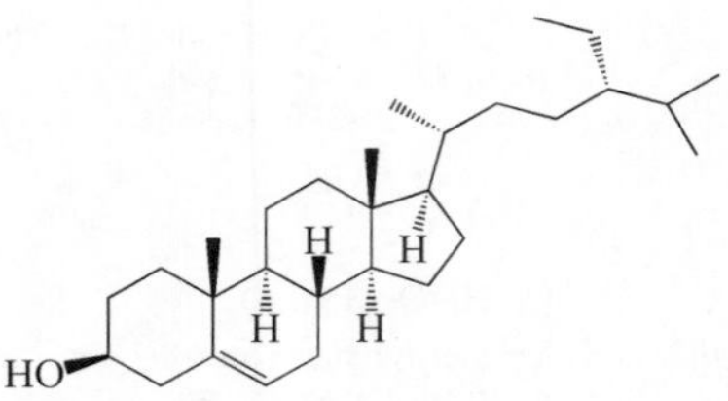

$C_{29}H_{50}O$（414.6）
γ- sitosterol
γ-谷甾醇

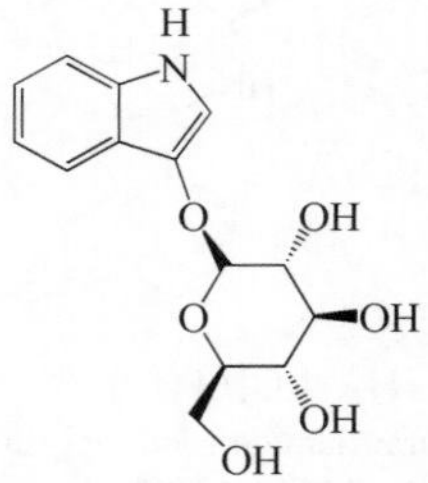

$C_{14}H_{17}NO_6$（295.2）
indican
靛苷

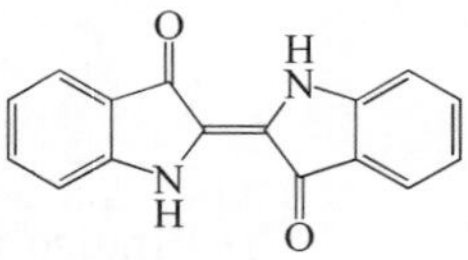

$C_{16}H_{10}N_2O_2$（262.2）
indigo(indigotin)
靛蓝

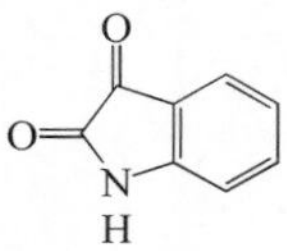

$C_8H_5NO_2$（147.1）
isatin
靛红

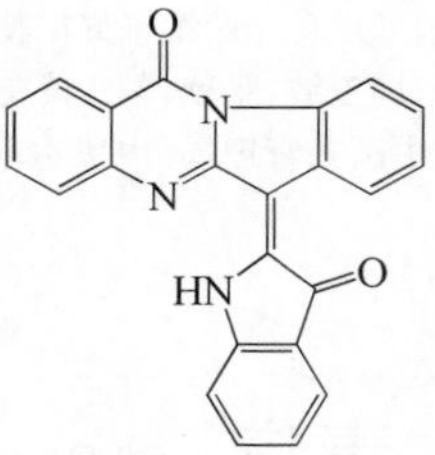

$C_{23}H_{13}N_3O_2$（363.3）
qingdainone
青黛酮

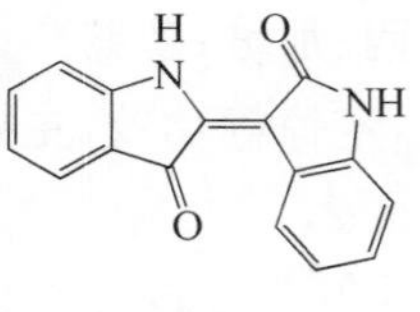

$C_{16}H_{10}N_2O_2$（262.2）
indirubin
靛玉红

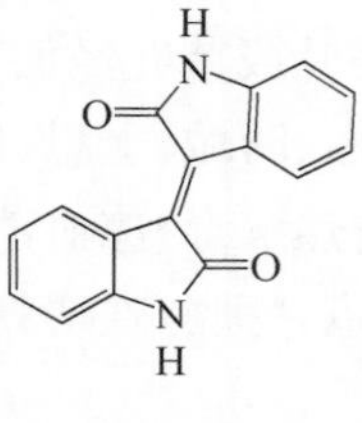

$C_{16}H_{10}N_2O_2$（262.2）
isoindigo
异靛蓝

$CH_3(CH_2)_{30}CH_2OH$

$C_{32}H_{66}O$（466.8）
laccerol
虫漆蜡醇

$C_{15}H_8N_2O_2$ (248.2)
tryptanthrine
色胺酮

$C_{16}H_{13}N$ (219.2)
N - phenyl - 2 - naphthylamine
N -苯基- 2 -萘胺

$C_{14}H_{14}NO_7$ (308.2)
isatan B
菘蓝苷 B

【参考文献】

[1] 国家中医药管理局《中华本草》编委会. 中华本草[M]. 上海：上海科学技术出版社,1999, 第 7 册：445(总 6454).
[2] 李玲,杨根金,董同义,等. 菘蓝化学成分研究[J]. 中草药, 1996, 27(7): 389.
[3] 杨秀贤,吕曙华,吴寿金. 马蓝叶化学成分的研究[J]. 中草药, 1995, 26(12): 622.
[4] 李玲,梁华清,廖时萱,等. 马蓝的化学成分研究[J]. 药学学报, 1993, 28(3): 238.

184. 鱼腥草　yú xīng cǎo

[拉] Herba Houttuyniae Cordatae
[英] Heartleaf Houttuynia Herb

鱼腥草,又名菹菜、紫背鱼腥草、紫蕺、蕺子、臭猪巢、侧耳根、猪鼻孔,为三白草科植物蕺菜 *Houttuynia cordata* Thunb. 的带根全草。广西主要分布于龙州、武鸣、马山、那坡、田阳、田林、隆林、凌云、南丹。具有清热解毒,消痈排脓,利尿通淋等功效,主要用于治疗肺痈吐脓,痰热喘咳,喉蛾,热痢,痈肿疮毒,热淋等病证。

【化学成分】

1. 黄酮类　阿福豆苷(afzelin),金丝桃苷,芸香苷;叶、果：含槲皮素,槲皮苷,异槲皮苷, 瑞诺苷(reynourtin)[1];鲜鱼腥草：含槲皮素- O - β - D -半乳糖- 7 - O - β - D -葡萄糖苷(quercetin - 3 - O - β - D - galactoside - 7 - O - β - D - glucoside),山奈酚- 3 - O - β - D -[α - L -吡喃鼠李糖(1→6)]吡喃葡萄糖苷{kaempferol - 3 - O - β - D -[α - L - rhamnopyranosyl(1→6)] glucopyranoside},槲皮素- 3 - O - α - D -鼠李糖- 7 - O - β - D -葡萄糖苷(quercetin - 3 - O - α - D - rhamnopyranosyl - 7 - O - β - D - glucopyranoside)[3]。

2. 酚、有机酸类　绿原酸,硬脂酸,油酸[1],琥珀酸,亚油酸甘油酯[2],棕榈酸,亚油酸,天门冬氨酸,马兜铃酸等[5];鲜鱼腥草：含绿原酸甲酯(methyl chlorogenate),4 -羟基- 4 [3′-(β - D -葡萄糖)亚丁基]- 3,5,5 -三甲基- 2 -环己烯- 1 -醇{4 - hydroxy - 4 [3′-(β - D - glucose)butylidene]- 3,5,5 - trimethyl - 2 - cyclohexene - 1 - ol},2 -(3,4 二羟基)-苯乙基- β - D -葡萄糖苷[2 -(3,4 - dihydroxyphenyl)- phenethyl - β - D - glucopyranoside],对羟基苯乙醇- β - D -葡萄糖苷(p - hydroxyphenylethanol - β - D - glucoside),4 - β - D -葡萄糖-

3-羟基苯甲酸[4-(β-D-glucopyranosyloxy)-3-hydroxy-benzoic acid][4]。

　　3. **甾体类**　β-谷甾醇[1],胡萝卜苷等[2];根茎:含豆甾烷-4-烯-3-酮(stigmastane-4-ene-3-ketone),豆甾烷-3,6-二酮(stigmastane-3,6-diketone)。

　　4. **生物碱类**　蓟菜碱(cordarine),顺式-N-(4-羟基苯乙烯基)[cis-N-(4-hydroxystyrene)],苯甲酰胺(benzamide),反式-N-(4-羟基苯乙烯基),阿朴酚生物碱[6],N-苯乙基-苯酰胺(N-phenethyl-benzamide),2-壬基-5-癸酰基吡啶(2-nonyl-5-decanoyl pyridina),N-甲基-5-甲氧基-吡咯烷-2-酮(N-methyl-5-methoxyl-pyrolidine-2-ketone)[2]。

　　5. **糖及糖苷类**　葡萄糖,果糖,阿拉伯糖等多种水溶性多糖[7],正丁基-α-D-吡喃果糖苷(normal-butyl-α-D-fructopyranoside)[2]。

　　6. **无机成分**　钙,磷,铁,氯化钾,硫酸钾[8]。

　　7. **挥发油**　癸酰乙醛(decanoy acetaldehyde),月桂醛,α-蒎烯和芳樟醇,甲基正壬基甲酮(methyl-n-nonylketone),樟脑萜,月桂烯,枸橼烯,乙酸龙脑酯,丁香烯(caryophyllene)[1]。

　　8. **其他**　脂肪,蛋白质等[8]。

【主要化学成分结构式】

$C_{30}H_{50}O$ (426.7)
stigmasta-4-ene-3-one
豆甾-4-烯-3-酮

$C_{27}H_{30}O_{17}$ (626.5)
quercetin-3-O-β-galactosyl-7-O-β-glucoside
槲皮素-3-O-β-半乳糖-7-O-β-葡萄糖苷

$C_{17}H_{20}O_9$ (368.3)
methyl chlorogenate
绿原酸甲酯

$C_{13}H_{16}O_9$ (316.2)
4-(β-D-glucopyranosyloxy)-3-hydroxy-benzoic acid
4-β-D-葡萄糖氧基-3-羟基苯甲酸

$C_{20}H_{18}O_{11}$ (434.4)
reynoutrin
瑞诺苷、虎杖素(槲皮素-3-木糖苷)

$C_{17}H_{20}O_9$ (368.3)
methyl chlorogenate
绿原酸甲酯

【参考文献】

[1] 国家中医药管理局《中华本草》编委会. 中华本草[M]. 上海：上海科学技术出版社,1999,第 3 册：415(总 2015).
[2] 王利勤,赵友兴,周露,等. 鱼腥草的化学成分研究[J]. 中草药,2007,38(12)：1788.
[3] 孟江,董晓萍,姜士宏,等. 鲜鱼腥草的黄酮类化合物研究[J]. 中国中药杂志,2006,31(16)：1335.
[4] 孟江,董晓萍,周毅生,等. 鲜鱼腥草酚类化学成分的研究[J]. 中国中药杂志,2007,32(10)：929.
[5] 高静,周日宝,王朝晖,等. 鱼腥草的现代研究进展[J]. 湖南中医学院学报,2005,25(6)：60.
[6] 马林,吴丰,陈若芸. 三白草科植物化学及生物活性研究进展[J]. 中国中药杂志,2003,28(3)：196.
[7] 张倩,江萍,秦礼康,等. 鱼腥草水溶性多糖的提取及鉴定[J]. 食品科学,2000,21(3)：49.
[8] 任玉翠,周彦钢,凌文娟,等. 鱼腥草营养液的研制[J]. 食品与机械,1998,(1)：13.

185. 鸢尾　yuān wěi

[拉] Rhizoma Iridis Tectori
[英] Roof Iris Rhizome

　　鸢尾,又名蓝蝴蝶、鲤鱼尾、乌鸢、紫蝴蝶、扁柄草、扁竹,为鸢尾科植物鸢尾 *Iris tectorum* Maxim. 的根茎。广西主要分布于南丹、金秀。具有清热解毒,祛风利湿,消肿止痛等功效,主要用于治疗咽喉肿痛,肝炎,肝肿大,膀胱炎,风湿痛,跌打肿痛,疮疖,皮肤瘙痒等病证。

【化学成分】

　　1. 黄酮类　鼠李柠檬素（rhamnocitrin）,鸢尾苷元（tectorigenin）,鸢尾甲黄素 A（iristectorigenin A）,二氢山柰甲黄素（dihydrokaempferide）,野鸢尾苷元（irigenin）,鸢尾苷（tectoridin）,鸢尾新苷 B（iristectorin B）,野鸢尾苷（iridin）,鸢尾苷元-7-O-β-葡萄糖-4'-O-β-葡萄糖苷（tectorigenin-7-O-β-glucosyl-4'-O-β-glucoside）[1]。

　　2. 苷类　草夹竹桃苷（androsin）,正丁基-β-D-吡喃果糖苷（n-butyl-β-D-fructopyranoside）,胡萝卜苷[1]。

　　3. 萜类及甾体类　β-谷甾醇[1];叶：含鸢尾烯（iristectorene）A-H,鸢尾酮（iristectorone）A-H 及单环三萜酯类化合物[2]。

　　4. 酚类　茶叶花宁（apocynin）[1]。

　　5. 挥发油　鸢尾醌（irisquinone）,射干醌（belamcandaquinone）,鸢尾烯（iristectorene）,5-庚基二氢-2(3H)-呋喃酮[5-heptyldihydro-2(3H)-furanone],6-庚基四氢-2H-吡喃-2-酮（6-heptyltetrahydro-2H-pyran-2-one）,二十一烷,3-羟基-苯甲醛肟（3-hydroxyl-benfromoxine）[2]。

【主要化学成分结构式】

$C_9H_{10}O_3$ (166.2)
apocynin　茶叶花宁

$C_{16}H_{12}O_6$ (300.3)
rhamnocitrin　鼠李柠檬素

$C_{16}H_{14}O_6$ (302.3)
tectorigenin　鸢尾苷元

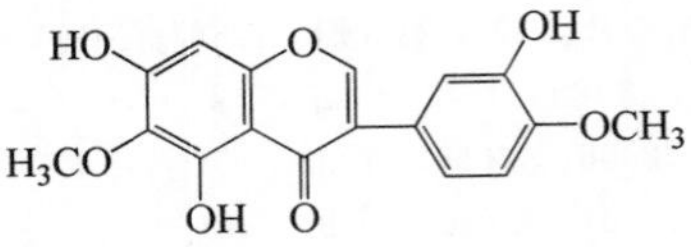

$C_{16}H_{14}O_7$ (318.3)
iristectorigenin A
鸢尾甲黄素 A

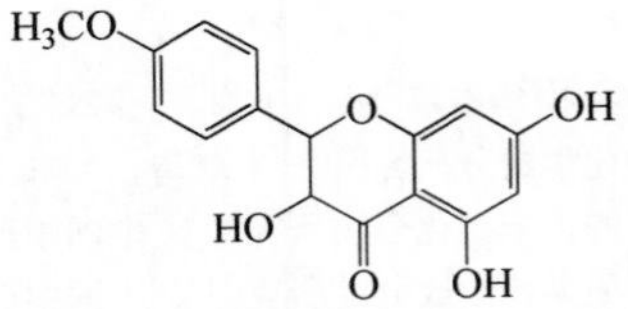

$C_{16}H_{14}O_6$ (302.3)
dihydrokaempferide
二氢山甲黄素

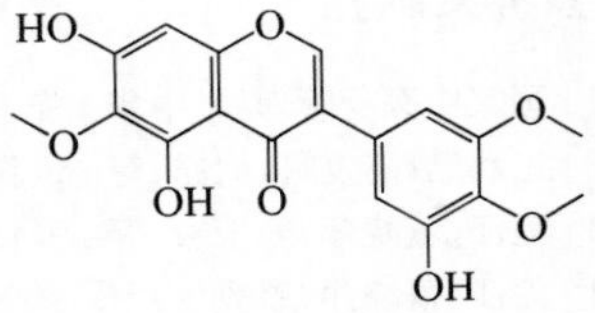

$C_{18}H_{16}O_8$ (360.3)
irigenin
野鸢尾黄素（野鸢尾苷元）

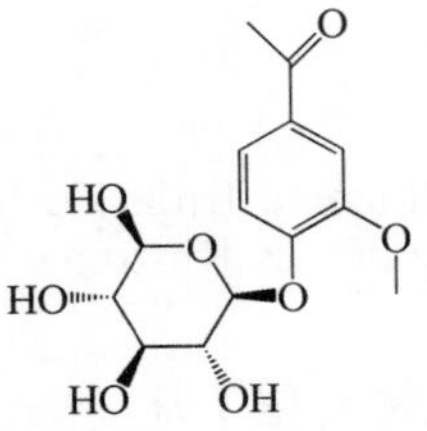

$C_{14}H_{18}O_3$ (314.3)
androsin
草夹竹桃苷（盾叶夹竹桃苷）

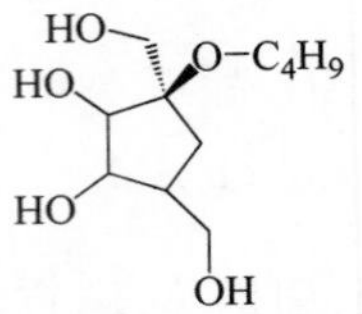

$C_{11}H_{22}O_5$ (234.2)
n – butyl – β – D – fructopyranoside
正丁基-β-D-吡喃果糖苷

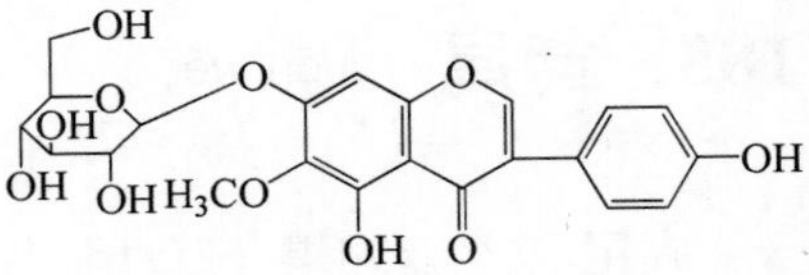

$C_{24}H_{26}O_{13}$ (522.5)
tectoridin
鸢尾苷

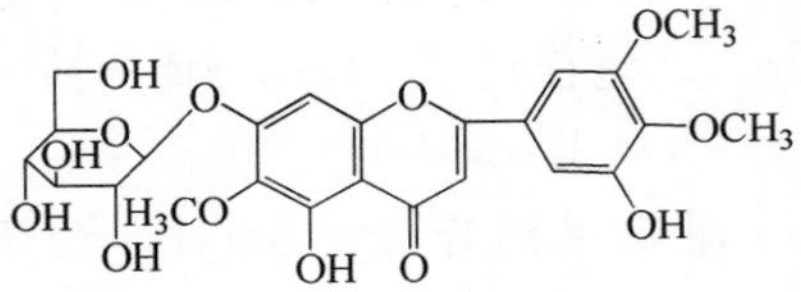

$C_{24}H_{26}O_{13}$ (522.5)
iridin
野鸢尾苷

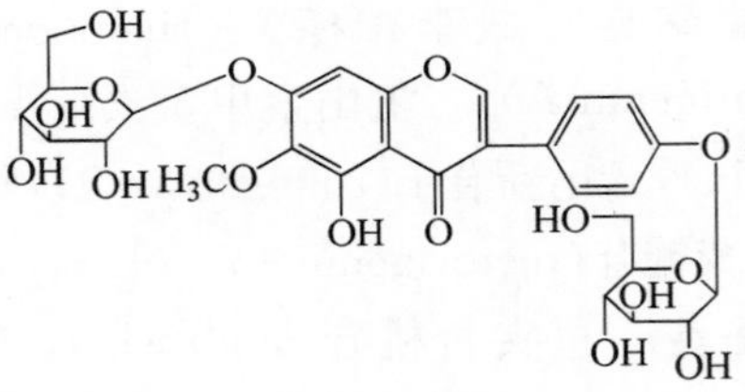

$C_{28}H_{32}O_{16}$ (624.5)
tectorigenin – 7 – O – β – glucosyl – 4′ – O – β – glucoside
鸢尾苷元-7-O-葡萄糖-4′-O-葡萄糖苷

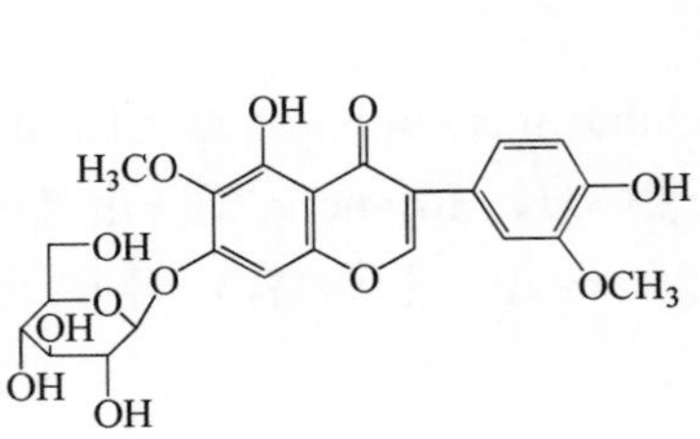

或

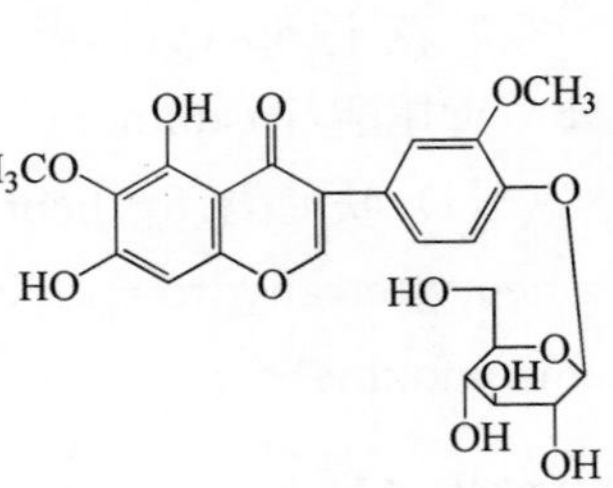

$C_{23}H_{24}O_{12}$ (492.4)
iristectorin B　　鸢尾新苷 B

【参考文献】

[1] 赏后勤,秦民坚,吴靳荣. 川射干的化学成分[J]. 中国天然药物,2007,5(4)：312.

[2] 国家中医药管理局《中华本草》编委会.中华本草[M]. 上海：上海科学技术出版社,1999,第8册：279(总7335).

186. 南五味子　nán wǔ wèi zǐ

［拉］Fructus Schisandrae Sphenantherae
［英］Schisandra sphenanthera Fruit

南五味子,又名红木香、紫金藤、紫荆皮、盘柱香、内红消、风沙藤、小血藤、长梗南五味子、盘柱南五味子,为木兰科植物华中五味子 Schisandra sphenanthera Rehd. Et Wils. 的干燥成熟果实。广西分布于全州、金秀、天峨、隆林。具有收敛固涩,益气生津,补肾宁心等功效,主要用于治疗久咳虚喘,梦遗滑精,遗尿,尿频,久泻不止,自汗,盗汗,津伤口渴,短气脉虚,内热消渴,心悸失眠等病证。

【化学成分】

1. 木脂素类　当归酰戈米辛(angeloylgomisin)P,苯甲酰戈米辛(benzoylgomisin)P,Q,巴豆酰戈米辛(tigloylgomisin)P[1],脱氧五味子素(deoxyschisandrin)[1],五味子酯甲(schisantherin A)[4],外消旋-安五脂素(anwulignan),五味子酯乙,丙,丁,戊(schisantherin B,C,D,E)[5]。

2. 吡啶类　腐鱼碱(gadinine)[2]。

3. 萜类　安五酸(anwuweizic acid)[5]。

4. 挥发油　α-红没药醇(α-bisabolol),γ-杜松萜烯,δ-榄香烯,β-雪松烯(β-himachalene),α-檀香烯(α-santalene)[2],塞瑟尔烯(seychellene),花侧柏烯,愈创木烯,衣兰烯(ylangene)[3]等。

【主要化学成分结构式】

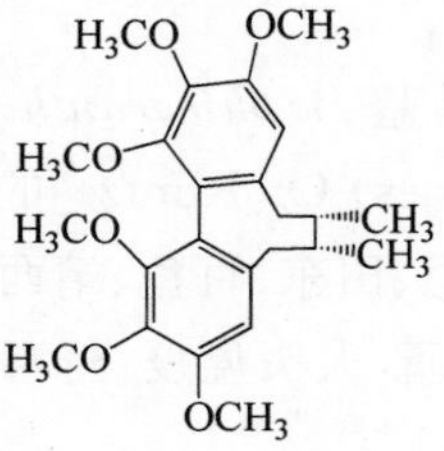

$C_{24}H_{32}O_6$(416.5)
deoxyschisandrin
脱氧五味子素

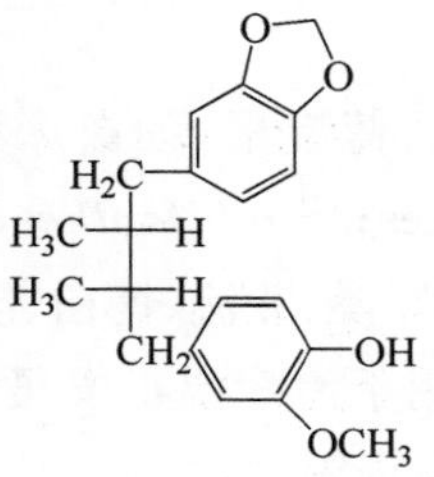

$C_{20}H_{24}O_4$(328.4)
anwulignan
外消旋-安五脂素

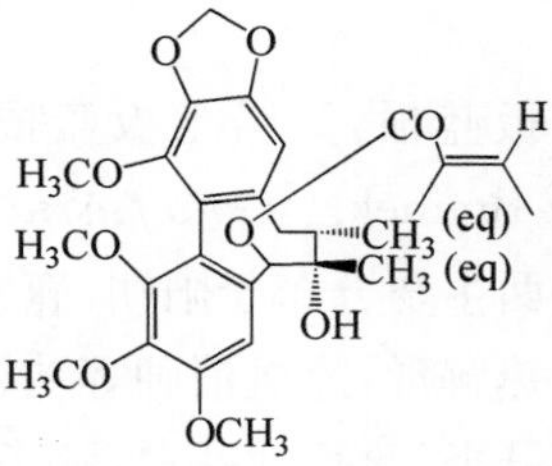

$C_{28}H_{34}O_9$(514.6)
schisantherin C
五味子酯丙

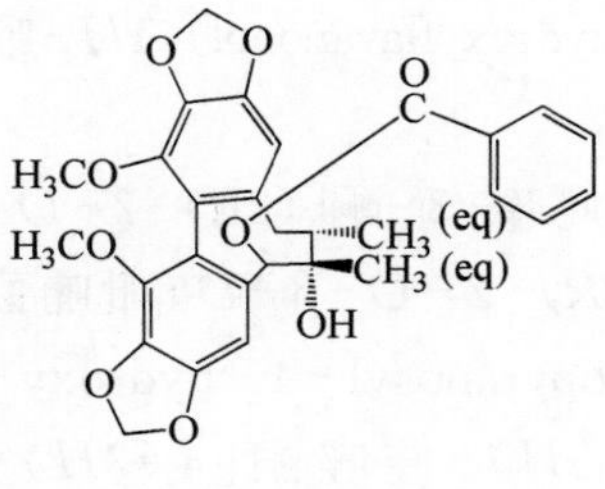

$C_{29}H_{28}O_9$(520.5)
schisantherin D
五味子酯丁

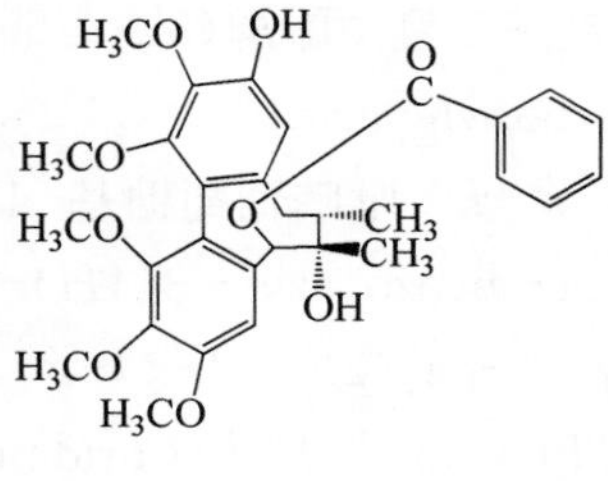

$C_{29}H_{34}O_9$(526.5)
schisantherin E
五味子酯戊

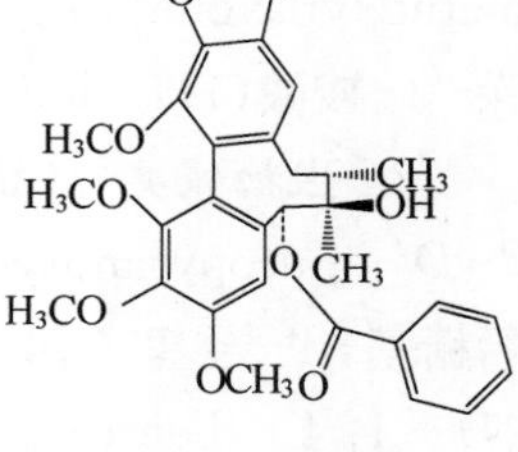

$C_{29}H_{32}O_8$(508.6)
benzoylgomisin P
苯甲酰戈米辛 P

$C_{28}H_{3234}O_9$(514.6)

tigloylgomisin　巴豆酰戈米辛 P

$C_{32}H_{44}O_3$(476.6)

anwuweizic acid　安五酸

【参考文献】

[1] 国家中医药管理局《中华本草》编委会. 中华本草[M]. 上海：上海科学技术出版社,1999, 第 2 册：902(总 1558).

[2] 唐志书,崔九成. 南五味子种子挥发油成分的 GC－MS 分析[J]. 中草药,2005, 36(10)：1471.

[3] 李贵军,张艳婷,李良. 南五味子挥发油化学成分分析[J]. 河北化工,2008, 31(10)：67.

[4] 方圣鼎. 华中五味子的研究-有效成分五味子酯甲的分离与结构[J]. 化学学报,1975,33(1)：57.

[5] 刘嘉森. 华中五味子的研究-有效成分五味子酯甲,乙,丙,丁,戊和有关化合物的结构[J]. 化学学报,1978, 34(4)：229.

187. 南板蓝根　nán bǎn lán gēn
　　[拉] Rhizoma et Radix Baphicacanthis Cusiae
　　[英] Common Baphicacanthus Rhizome and Root

　　南板蓝根,又名土板蓝根、板蓝根、蓝靛根,为爵床科植物马蓝 *Baphicacanthus cusia* (Nees) Bremek. [*Gold fussia cusia* Nees；*Strobilanthes cusia* (Nees) O. Kuntze]的根和根茎。广西主要分布于阳朔、鹿寨、金秀、岑溪、北流、博白、防城、上思、田东、百色、靖西、那坡。具有清热解毒,凉血消肿等功效,主要用于治疗温毒发斑,高热头痛,大头瘟疫,丹毒,痄腮,病毒性肝炎,流行性感冒,肺炎,疮肿,疱疹等功效。

【化学成分】

　　1. 黄酮类　根茎：含 5,7,4′-三羟基-6-甲氧基黄酮(5,7,4′- trihydroxy - 6 - methoxyflavone),3′,4′,5,7-四羟基二氢黄酮醇(3′,4′,5,7 - tetrahydroxyflavanonol),1H -吲哚- 3 -羧酸(1H - indole - 3 - carboxylic acid)[1]。

　　2. 生物碱类　(2R)-2-O-β-D -吡喃葡萄糖基-1,4-苯并噁嗪-3-酮[(2R)-2-O-β-D - glucopyranosyl - 2H - 1,4 - benzoxazin - 3(4H)- one],(2R)-2-O-β-D -吡喃葡萄糖基-4-羟基-1,4-苯并噁嗪-3-酮[(2R)-2-O-β-D - glucopyranosyl - 4 - hydroxy - 2H - 1,4 - benzoxazin - 3(4H)- one],尿苷 (uridine)[2],4(3H)-喹唑酮[4(3H)- quinazolinone]和 2,4(1H,3H)-喹唑二酮[2,4(1H,3H)- quinazolinedione][3]。

　　3. 木脂素类　松脂酚- 4 - O - β - D -芹菜糖基-(1→2)- β - D -吡喃葡萄糖苷

[pinoresinol $-4-O-\beta-D-$ apiosyl $-(1\rightarrow2)-\beta-D-$ glucopyranoside]$^{[2]}$,（＋）-南烛木树脂酚$-3\alpha-O-\beta-$呋喃芹糖基$-(1\rightarrow2)-\beta-D-$吡喃葡糖苷[（＋）- lyoniresinol $-3\alpha-O-\beta-$ apiofuranosyl $-(1\rightarrow2)-\beta-D-$ glucopyranoside]，[2$-(3,4-$二羟基苯乙基)]$-3-O-\alpha-D-$呋喃芹糖基$-(1\rightarrow4)-(4-O-$咖啡酰)$-\beta-D-$呋喃葡糖苷（cusianoside A），[2$-(3,4-$二羟基苯乙基)]$-3-O-\alpha-D-$吡喃木糖基$-(1\rightarrow3)-(4-O-$咖啡酰)$-\beta-D-$呋喃葡糖苷（cusianoside B），（＋）$-5,5'-$二甲氧基$-9-O-\beta-D-$吡喃葡糖基落叶松树脂醇[（＋）$-5,5'-$ dimethoxy $-9-O-\beta-D-$ glucopyranosyl lariciresinol]，（＋）$-9-O-\beta-D-$吡喃葡糖基落叶松树脂醇[（＋）$-9-O-\beta-D-$ glucopyranosyl lariciresinol]，（＋）$-5,5'-$二甲氧基$-9-O-\beta-D-$吡喃葡糖基开环异落叶松树脂醇[（＋）$-5,5'-$ dimethoxy $-9-O-\beta-D-$ glucopyranosyl secoisolariciresinol]$^{[6]}$。

4. 萜类　羽扇豆醇（lupeol），白桦脂醇，羽扇豆酮（lupenone）$^{[8]}$。

5. 甾体类　洋丁香酚苷（acteoside）$^{[6]}$，豆甾醇$-5,22-$二烯$-$二烯$-3\beta,7\beta-$二醇，豆甾醇$-5,22-3\beta,7\alpha-$二醇$^{[5]}$，$\beta-$谷甾醇$^{[5,7]}$，$\gamma-$谷甾醇$^{[7]}$。

6. 氨基酸类　脯氨酸，甘氨酸，苏氨酸，蛋氨酸，丙氨酸，天门冬氨酸，谷氨酸，半胱氨酸，苯丙氨酸，酪氨酸，缬氨酸，异亮氨酸，亮氨酸，丝氨酸$^{[4]}$。

7. 吲哚类　靛苷，靛玉红，靛蓝，色氨酮$^{[8]}$。

【主要化学成分结构式】

$C_{10}H_{14}O_6$ (230.2)
$5,7-4'-$ trihydroxy $-6-$ methoxyflavanone
$4',5,7-$三羟基$-6-$甲氧基黄烷酮

$C_{30}H_{48}O$ (424.7)
lupenone
羽扇豆酮

$C_9H_{12}N_2O_6$ (244.2)
uridine　尿苷

$C_{30}H_{50}O$ (426.7)
lupeol　羽扇豆醇

【参考文献】

[1] 吴煜秋,朱华结,汪云松,等. 南板蓝根化学成分研究[J]. 有机化学,2005,25(suppl):448.

[2] 魏欢欢,吴萍,魏孝义,等. 板蓝根中苷类成分的研究[J]. 热带亚热带植物学报,2005,13(2):171.

[3] 李玲,梁华清,廖时萱,等. 马蓝的化学成分研究[J]. 药学学报,1993,28(3):238.

[4] 廖富华. 南板蓝根氨基酸的分析[J]. 中国兽药杂志,2003,37(3):39.

[5] 吴煜秋,钱斌,张荣平,等. 南板蓝根的化学成分研究[J]. 中草药,2005,36(7):982.

[6] 申去非,崔影. 马蓝根中新的木脂素葡糖苷和苯乙烷类葡糖苷[J]. 国外医药·植物药分册,2005,20(6):253.

[7] 杨秀贤,吕曙华,吴寿金. 马蓝叶化学成分的研究[J]. 中草药,1995,26(12):622.

[8] 国家中医药管理局《中华本草》编委会. 中华本草[M]. 上海:上海科学技术出版社,1999,第7册:450(总6455).

188. 南鹤虱　*nán hè shī*

[拉] Fructus Dauci Carotae
[英] Wild Carrot Fruit

南鹤虱,又名虱子草、野胡萝卜子,为伞形科植物野胡萝卜 *Daucus carota* L. 的果实。广西主要分布于马山。具有健脾化滞,凉肝止血,清热解毒等功效,主要用于治疗脾虚食少,腹泻,惊风,逆血,咽喉肿痛,血淋等病证。

【化学成分】

1. 愈创木烷型倍半萜类　果实:含窃衣醇酮(torilolone),11-乙酰氧基窃衣醇酮(11-acetyloxytorilolone),窃衣素(torilin),窃衣醇酮-8-O-β-D-葡萄糖苷(torilolone 8-O-β-D-glucuronopyranoside),窃衣醇酮-11-O-β-D-葡萄糖苷(torilolone 11-O-β-D-glucuronopyranoside),11-乙酰氧基窃衣醇酮-8-O-β-D-葡萄糖苷(11-acetyloxytorilolone 8-O-β-D-glucopyranoside),1β-羟基-窃衣醇酮(1β-hydroxytorilolone),1β-羟基-窃衣素(1β-Hydroxytorilin),1α-羟基-窃衣素(1α-hydroxytorilin),1β-羟基-窃衣醇酮11-O-β-D-葡萄糖苷(1β-hydroxytorilolone 11-O-β-D-glucopyranoside),(1β,2β,4β,5α,7,10)-2,7-二羟基-缬草素[(1β,2β,4β,5α,7,10)-2,7-dihydroxykessane],(1β,2β,4β,5α,7,8α,10)-2,7,8-三羟基-缬草素2-O-β-D-葡萄糖苷[(1β,2β,4β,5α,7,8α,10)-2,7,8-trihydroxykessane 2-O-β-D-glucuronopyranoside][3]。

2. 甾体类　果实:含豆甾醇(stigmasterol),胡萝卜苷(daucosterol)[3]。

3. 黄酮类　果实:含木犀草素(luteolin),木犀草素7-O-新橙皮糖(luteolin-7-O-neohesperidose)[3]。

4. 醇类　ent-4(15)-桉叶烯-1α,6β-二醇[ent-4(15)-eudesmene-1α,6β-diol],(1α,5α,8α,10β)-十氢-6α-羟基-8α,8α,6β-三甲基-1,8-萘二醇[(1α,5α,8α,10β)-decahydro-6α-hydroxy-8α,8α,6β-trimethyl-1,8-naphthalenedimethanol],1α-桉叶烷-3α,4β,11-三醇(1α-eudesma-3α,4β,11-triol)[3]。

5. 长链脂肪烃类　二十八烷(octacosane)[3]。

6. 三萜皂苷类　20(R)-人参皂苷 Rg3[20(R)-Ginsenoside Rg3][3]。

7. 有机酸类　根:含胡萝卜酸(daucic acid)[2]。

8. 挥发油　蒎烯,枸橼烯,胡萝卜醇(daucol),胡萝卜次醇(carotol),细辛醚(asarone),细辛醛(asarylaldehyde)等[2]。

9. 其他　胡萝卜素[2]。籽：含挥发油,有机酸,蛋白质,多糖等[1]。

【主要化学成分结构式】

$C_{15}H_{24}O_3$(252.4)
torilolone
窃衣醇酮

$C_{22}H_{32}O_5$(376.5)
torilin
窃衣素

$C_{16}H_{26}O_4$(282.4)
11 - acetyloxytorilolone
11-乙酰氧基窃衣醇酮

$C_{21}H_{34}O_8$(414.5)
torilolone 8 - O - β - D - glucuronopyranoside
窃衣醇酮-8-O-β-D-葡萄糖苷

$C_{21}H_{34}O_8$(414.5)
torilolone 11 - O - β - D - glucuronopyranoside
窃衣醇酮- 11 - O - β - D -葡萄糖苷

$C_{22}H_{36}O_9$(444.5)
11 - acetyloxytorilolone - 8 - O - β - D - glucopyranoside
11-乙酰氧基窃衣醇酮-8-O-β-D - 葡萄糖苷

$C_{15}H_{24}O_4$(268.3)
1β - hydroxytorilolone
1β-羟基-窃衣醇酮

$C_{22}H_{32}O_6$(392.5)
1β - Hydroxytorilin
1β-羟基-窃衣素

$C_{22}H_{32}O_6$(392.5)
1α - hydroxytorilin
1α-羟基-窃衣素

$C_{21}H_{34}O_9$(430.5)
1β - hydroxytorilolone 11 - O - β - D - glucopyranoside
1β-羟基-窃衣醇酮 11 - O - β - D - 葡萄糖苷

$C_{15}H_{26}O_3$(254.4)
(1β, 2β, 4β, 5α, 7, 10) - 2, 7 - dihydroxykessane
(1β, 2β, 4β, 5α, 7, 10) - 2, 7 - 二羟基-缬草素

$C_{21}H_{36}O_8$(416.5)
(1β, 2β, 4β, 5α, 7, 8α, 10) - 2, 7, 8 - trihydroxykessane 2 - O - β - D - glucuronopyranoside
(1β, 2β, 4β, 5α, 7, 8α, 10) - 2, 7, 8 -三羟基-缬草素 2 - O - β - D -葡萄糖苷

$C_{15}H_{10}O_6$ (286.2)
luteolin, cyanidenon
木犀草素

$C_{29}H_{48}O$ (412.7)
stigmasterol
豆甾醇

$C_{15}H_{26}O_2$ (238.4)
ent - 4(15)- eudesmene - 1α, 6β - diol
ent - 4(15)-桉叶烯- 1α, 6β-二醇

$C_{15}H_{28}O_5$ (288.4)
1α - eudesma - 3α, 4β, 11 - trio
1α -桉叶烷- 3α, 4β, 11 -三醇

$C_{35}H_{60}O_6$ (576.8)
20(R)- Ginsenoside Rg3
20(R)-人参皂苷 Rg3

【参考文献】

[1] 田树革,翁之望. 维药野胡萝卜籽中多糖的含量测定[J]. 新疆师范大学学报(自然科学版),2000, 19(2): 31.

[2] 国家中医药管理局《中华本草》编委会. 中华本草[M]. 上海:上海科学技术出版社,1999, 第 5 册: 942(总 5122).

[3] 付红伟,易涛,张琳,等. 南鹤虱果实中愈创木烷型倍半萜和其他化学成分的研究[C]. 2010 年中国药学大会暨第十届中国药师周论文集, 2010.

189. 姜黄   jiāng huáng

[拉] Rhizoma Curcumae Longae
[英] Common Turmeric Rhizome

姜黄,又名宝鼎香、黄姜,为姜科植物姜黄 *Curcuma longa* L 的根茎。广西主要分布于容县,龙州。具有破血行气,通经止痛等功效,主要用于治疗血瘀气滞诸证,胸腹胁痛,妇女痛经,闭经,产后瘀滞腹痛,风湿痹痛,跌打损伤,痈肿等病证。

【化学成分】

1. **姜黄素类** 姜黄素,对,对'-二羟基二桂皮酰甲烷(*p, p'* - dihydroxydicinnamoyl methane),即双去甲氧基姜黄素(bisdemethoxycurcumin),对-羟基桂皮酰阿魏酰基甲烷(*p* - hydroxycinnamoylferuloylmethane),即去甲氧基姜黄素(demethoxycurcumin),二氢姜黄素(dihydrocurcumin)[1]。

2. **倍半萜类**　姜黄新酮(curlone),姜黄酮醇(turmeronol)A、B,大牻牛儿酮-13-醛(germacrone-13-al),4-羟基甜没药-2,10-二烯-9-酮(4-hydroxybisabola-2,10-diene-9-one),4-甲氧基-5-羟基甜没药-2,10-二烯-9-酮(4-methoxy-5-hydroxybisabola-2,10-diene-9-one),2,5-二羟基甜没药-3,10-二烯(2,5-dihydroxybisabola-3,10-diene),原莪术二醇(procurcumadiol),莪术双环烯酮(curcumenone),去氢莪术二酮(dehydrocurdione),(4S,5S)-大牻牛儿酮-4,5-环氧化物[(4S,5S)-germacrone-4,5-epoxide],α-姜黄酮,甜没药姜黄醇(bisacurone),莪术烯醇(curcumenol),异原莪术烯醇(isoprocurcumenol),莪术奠酮二醇(zedoaronediol),原莪术烯醇(procurcumenol),表原莪术烯醇(eiprocurcumenol),4,5-二羟基-甜没药-2,10-二烯(4,5-dihydroxybisabola-2,10-diene)[1]。

3. **酸性多糖类**　姜黄多糖(utonan)A、B、C、D[1]。

4. **甾体类**　菜油甾醇,豆甾醇,β-谷甾醇,胆甾醇[1]。

5. **无机成分**　钾(K),钠(Na),镁(Mg),钙(Ca),锰(Mn),铁(Fe),铜(Cu),锌(Zn)[1]。

6. **挥发油**　姜黄酮,芳香-姜黄酮,姜黄烯,大牻牛儿酮(germacrone),芳香姜黄烯(ar-curcumene),桉叶素,松油烯,莪术醇(curcumol),莪术呋喃烯酮(curzerenone),莪术二酮(curdione),α-蒎烯,β-蒎烯,枸橼烯,芳樟醇,丁香烯,龙脑[1],姜烯(zingiberene)[2],水芹烯(phellandrene),香桧烯(sabinene)[3]。

【主要化学成分结构式】

$C_{19}H_{16}O_4$(308.3)
bisdemethoxycurcumin
双去甲氧基姜黄素

$C_{20}H_{18}O_5$(338.3)
demethoxycurcumin
去甲氧基姜黄素

$C_{15}H_{19}O_2$(231.3)
turmeronol A
姜黄酮醇 A

$C_{15}H_{19}O_2$(231.3)
turmeronol B
姜黄酮醇 B

$C_{15}H_{22}O$(218.3)
curlone
姜黄新酮

$C_{15}H_{22}O_2$(234.3)
curcumenol
莪术烯醇

【参考文献】

[1] 国家中医药管理局《中华本草》编委会. 中华本草[M]. 上海：上海科学技术出版社,1999,第8册：631(总7767).
[2] 韩婷,宓鹤鸣. 姜黄的化学成分及药理活性研究进展. 解放军药学学报,2001,17(2)：95.
[3] 李霞,王晓华,杨保华. 姜黄的研究进展. 药学实践杂志,2003,21(5)：298.

190. 威灵仙　wēi líng xiān

[拉] Radix et Rhizoma Clematidis
[英] Chinese Clematis Root

威灵仙,又名铁脚威灵仙、百条根、老虎须、铁扫帚,为毛茛科植物威灵仙 *Clematis chinensis* Osbeck 的根及根茎。广西各地均有分布。具有祛风除湿,通络止痛等功效,主要用于治疗治痰饮积聚,风湿痹痛,肢体麻木,筋脉拘挛,屈伸不利,脚气肿痛,疟疾,骨鲠咽喉等病证。

【化学成分】

1. 皂苷类　根：含常春藤皂苷元(hederagenin),表常春藤皂苷元(epihederagenin)和齐墩果酸为苷元的皂苷：威灵仙-23-O-阿拉伯糖皂苷(CP$_0$),威灵仙单糖皂苷(CP$_1$),威灵仙二糖皂苷$_2$(CP$_2$),威灵仙三糖皂苷$_3$(CP$_3$),威灵仙三糖皂苷$_4$(CP$_4$),威灵仙三糖皂苷$_5$(CP$_5$),威灵仙三糖皂苷$_6$(CP$_6$),威灵仙四糖皂苷$_7$(CP$_7$),威灵仙四糖皂苷$_8$(CP$_8$),威灵仙五糖皂苷$_9$(CP$_9$),威灵仙五糖皂苷$_{10}$(CP$_{10}$),威灵仙-23-O-葡萄糖皂苷(CP$_{2a}$),威灵仙表二皂苷(CP$_{3a}$),威灵仙四糖皂苷(CP$_{7a}$),威灵仙四糖皂苷(CP$_{8a}$),威灵仙五糖皂苷(CP$_{9a}$),威灵仙五糖皂苷(CP$_{10a}$),威灵仙二糖皂苷(CP$_{2b}$),威灵仙二糖皂苷(CP$_{3b}$)等[1]。

2. 呋喃类　根：含原白头翁素(protoanemonin)[1],clemaphenol A,二氢-4-羟基-5-羟甲基-2(3H)-呋喃酮[dihydro-4-hydroxy-5-hydroxymethyl-2(3H)-furanone][2]。

【主要化学成分结构式】

$C_5H_4O_2$(96.0)
protoanemonin
原白头翁素

$C_{30}H_{48}O_4$(472.7)
hederagenin
常春藤皂苷元,无患子皂苷元

$C_{35}H_{56}O_8$(604.8)
CP$_1$
威灵仙单糖皂苷

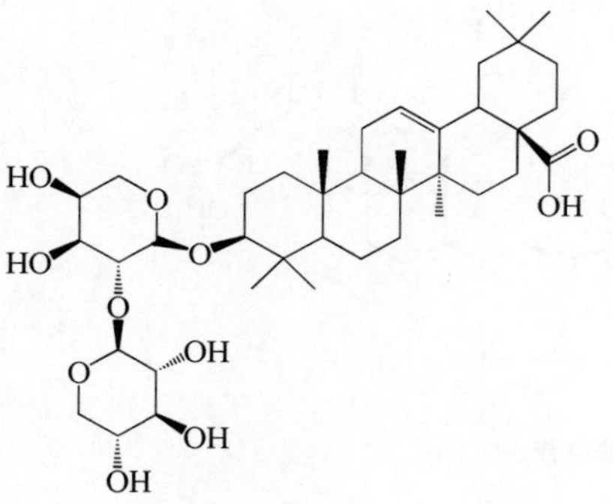

$C_{40}H_{64}O_{12}(736.9)$

CP₂　威灵仙二糖皂苷₂

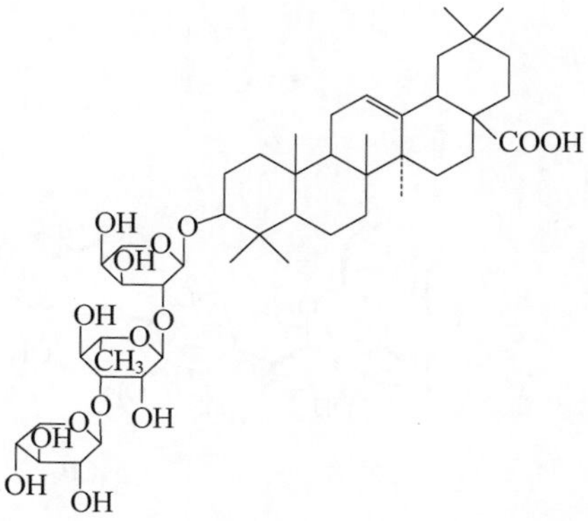

CP₃　威灵仙三糖皂苷₃

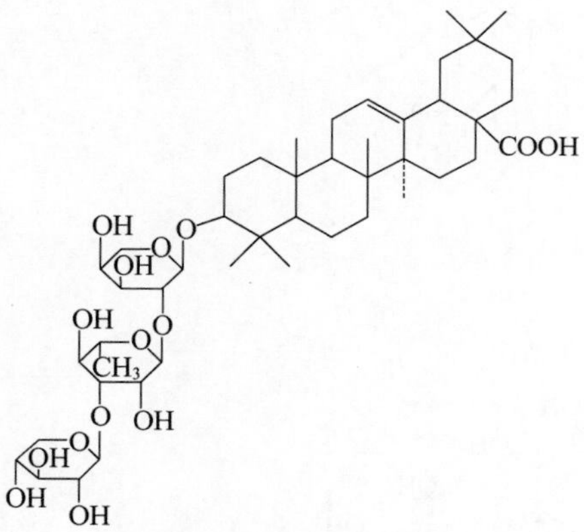

CP₄　威灵仙三糖皂苷₄

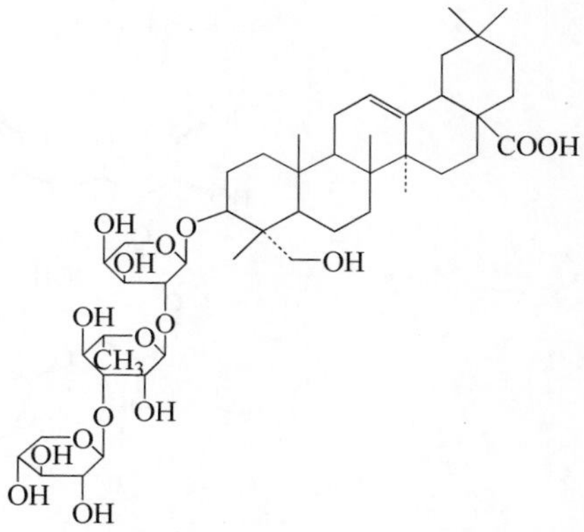

CP₅　威灵仙三糖皂苷₅

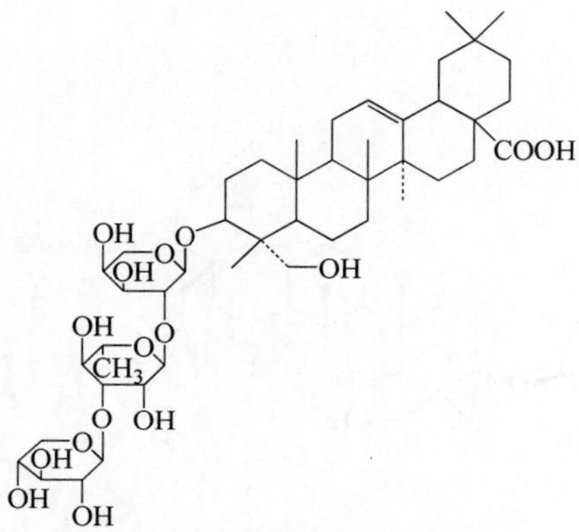

CP₆　威灵仙三糖皂苷₆

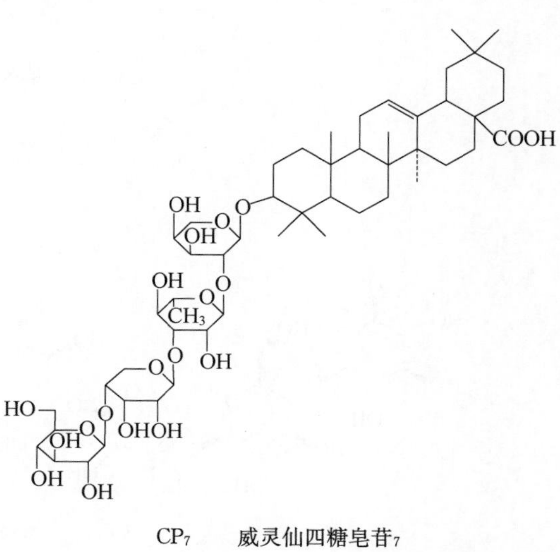

CP₇　威灵仙四糖皂苷₇

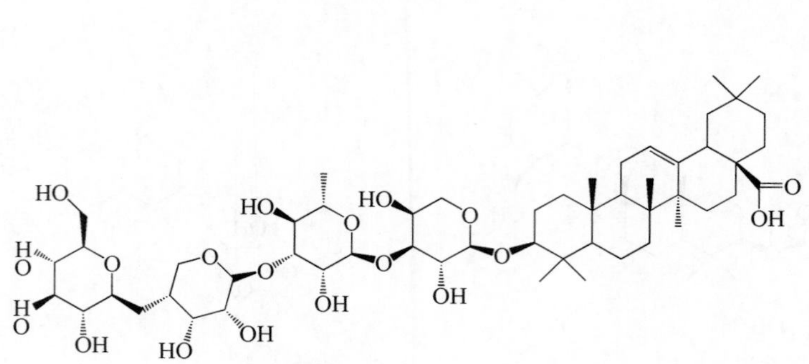

CP$_8$　　威灵仙四糖皂苷$_8$

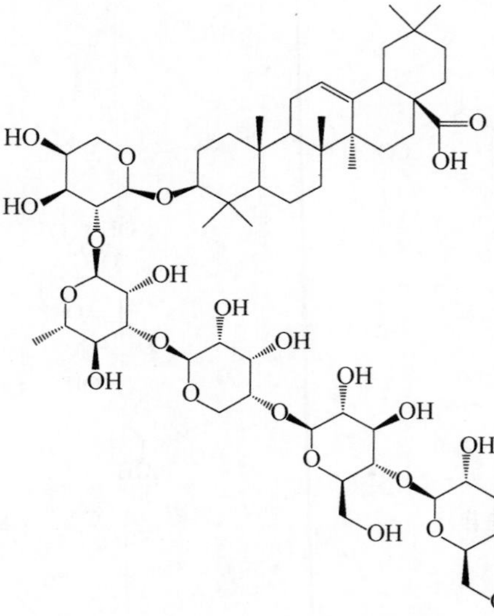

CP$_9$　　威灵仙五糖皂苷$_9$

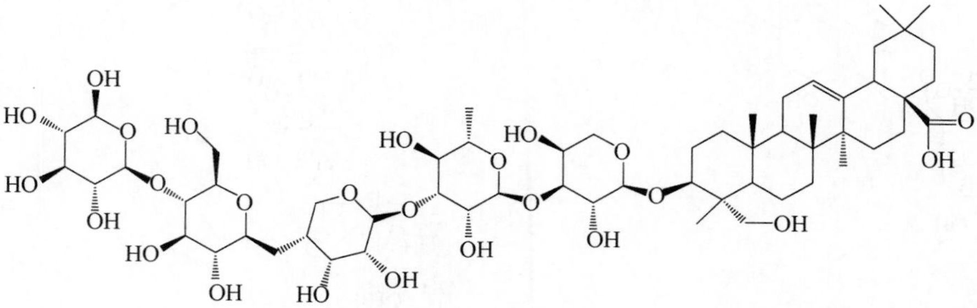

CP$_{10}$　　威灵仙五糖皂苷$_{10}$

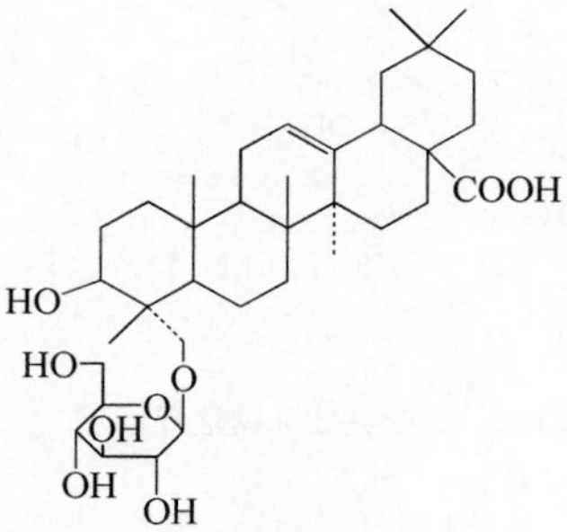

CP$_{2a}$　　成灵仙-23-O-葡萄糖皂苷$_{2a}$

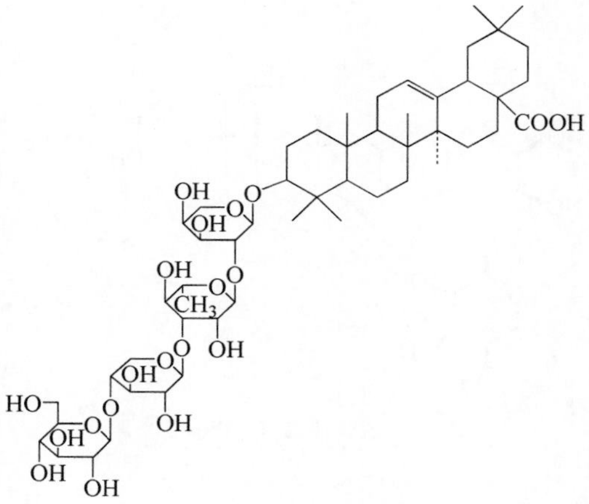

CP$_{7a}$　　威灵仙四糖皂苷$_{7a}$

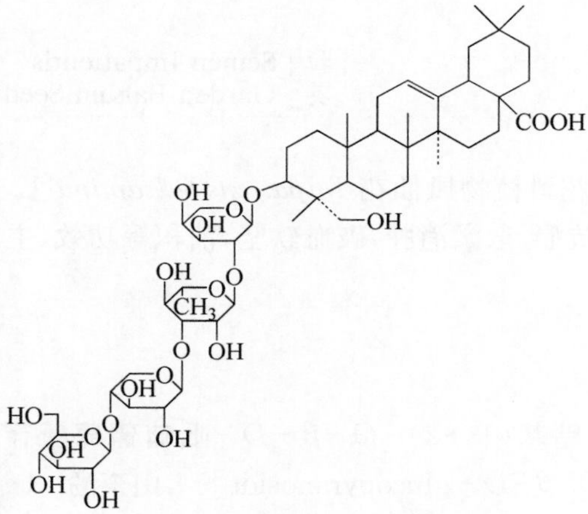

CP$_{8a}$　　成灵仙四糖皂苷$_{8a}$

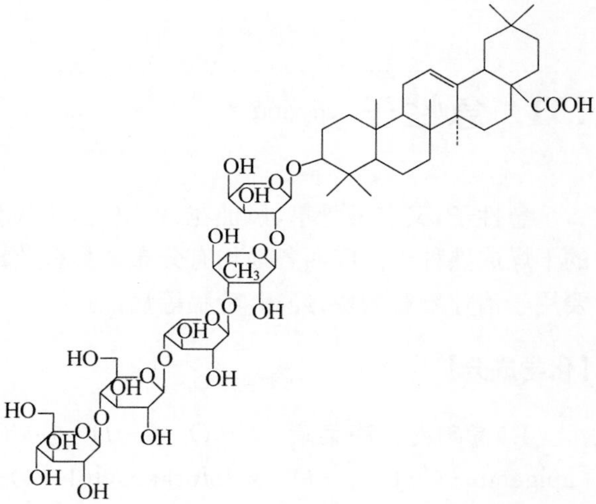

CP$_{9a}$　　威灵仙五糖皂苷$_{9a}$

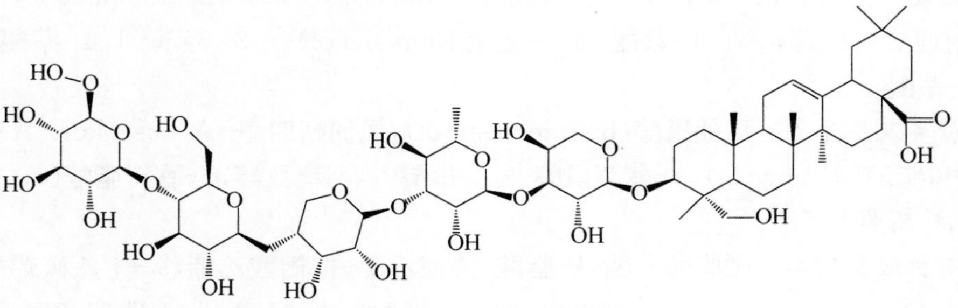

CP$_{10a}$　　威灵仙五糖皂苷$_{10a}$

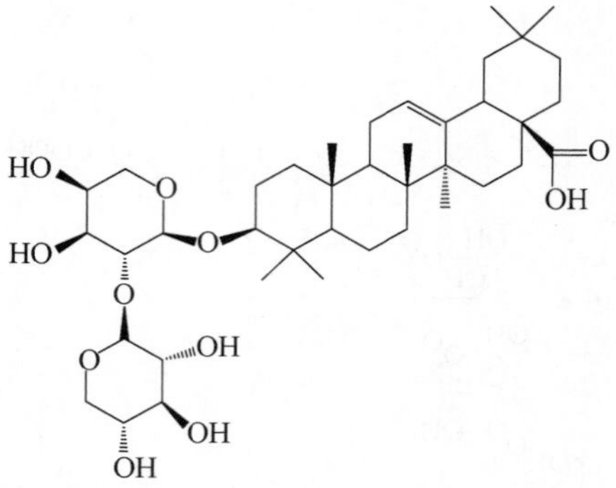

CP₂ᵦ   威灵仙二糖皂苷₂ᵦ   CP₃ᵦ   威灵仙二糖皂苷₃ᵦ

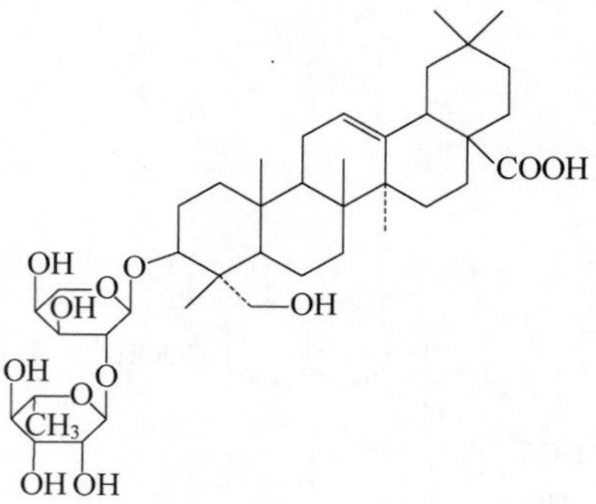

【参考文献】

[1] 国家中医药管理局《中华本草》编委会. 中华本草[M]. 上海：上海科学技术出版社,1999,第 3 册：187(总 1788).
[2] 何明,张静华,胡昌奇. 威灵仙化学成分的研究[J]. 药学学报,2001,36(4)：278.

191. 急性子 jí xìng zi

[拉] Semen Impatientis
[英] Garden Balsam Seed

急性子,又名透骨草、凤仙花、指甲花,为凤仙花科植物凤仙花 *Impatiens balsamina* L. 的干燥成熟种子。广西各地均有分布。具有败毒抗癌,散瘀消肿,破血软坚,消积等功效,主要用于治疗癥瘕痞块,经闭,噎膈等病证。

【化学成分】

1. 黄酮类　芹菜素-$4'-O-\beta-D$-呋喃木糖基$(1\rightarrow2)-O-\beta-D$-吡喃葡萄糖苷 [apigenin-$4'-O-\beta-D$-xylofuranosyl$(1\rightarrow4)-O-\beta-D$-glucopyranoside][1],山奈酚-3-葡萄糖苷,山奈酚-3-芸香糖苷,山奈酚-3-鼠李糖基双葡糖苷,山奈酚-3-对羟基桂皮酸葡萄糖苷,山奈酚[2],山奈酚葡萄糖苷,山奈酚葡萄糖鼠李糖苷[4]。

2. 醌类　蒽醌苷,2-甲氧基-1,4-萘醌(2-methoxy-1,4-napthoquinone)[1],5α-还原酶抑制剂二-(2-羟基-1,4-萘醌-3-)-乙烷(impatienol)[6],2-羟基-1,4-萘醌,2-甲氧基-1,4-萘醌[7]。

3. 萜类及甾体类　凤仙甾醇(balsaminasterol),凤仙萜四醇-A(hosenkol-A),β-谷甾醇,β-香树脂醇(β-amyrin),α-菠菜甾醇[1],豆甾醇[4],羽扇豆醇,α-香树脂醇(α-amyrin),豆甾醇-β-胡萝卜苷[8]。

4. 有机酸及酯类　硬脂酸乙酯,硬脂酸,油酸乙酯,棕榈酸乙酯,9-十八碳烯酸-1-甘油酯[(R,Z)-glycerol-1(9-octadecenoate)],油酸,棕榈酸,十八碳四烯酸(parinaric acid)[1],反式对羟基肉桂酸二十二烷醇酯,亚油酸[8]。

5. 其他　车前糖（planteose），类脂（lipids），蔗糖[1]，4，4′－双香豆素（4，4′－dicoumarin)[3]，双萘呋喃－7，12－酮类化合物 balsaminone A、B[5]。

【主要化学成分结构式】

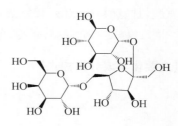

C$_{21}$H$_{20}$O$_{11}$(448.4)
kaempferol－3－glucoside
山柰酚-3-葡萄糖苷

C$_{27}$H$_{30}$O$_{15}$(594.5)
kaempferol－3－O－rutinoside
山柰酚芦丁苷(山柰酚-3-芸香糖苷)

C$_{11}$H$_{10}$O$_3$(190.1)
2－methoxy－1，4－napthoquinone
2-甲氧基-1，4-萘醌

C$_{30}$H$_{50}$O(426.7)
β－amyrenol(β－amyrin)
β-香树脂醇(β-香树素)

C$_{21}$H$_{43}$O$_4$(359.5)
glycerol－1(9－octadecenoate)
9-十八碳烯酸-1-甘油酯

C$_{18}$H$_{32}$O$_{16}$(504.4)
planteose
车前糖

【参考文献】

[1] 国家中医药管理局《中华本草》编委会. 中华本草[M]. 上海：上海科学技术出版社,1999,第5册：135(总4010).
[2] Lin Hua, Zhao Feng-peng, Lian Sai-chia, et al. Separation of kaempferols in Impatiens balsaminaflowem by capillary electrophoresis with eltrochemical detection[J]. Journal of Chromatography A, 2001, (909)：297.
[3] Pharkphoom P. A new biscoumarin from Impatiens balsamina root cultures[J]. Plant Med, 1998, (64)：774.
[4] 胡喜兰,朱慧,刘存瑞,等. 凤仙花的化学成分研究[J]. 中成药,2003,25(10)：833.
[5] Ishiguro K, Ohiray, Oku H. Antipruritic dinaphthofuran－7，12－dione derivatives from the pericarp of Impatiens balsamina[J]. J Nat Prod, 1998, (61)：1126.
[6] Ishiguro K, Oku H, KATO T. Testosterone 5a－reductase inhibitor bisnaphthoquinone derivative from Impatiens balsamina[J]. Phytotherapy Research, 2000, (14)：54.
[7] Oku H, Ishiguro K. Screening method for PA Fantagonist substances：on the phenolic compounds fromImpatients balsamina L. [J]. Phytotherapy Research, 1999,(13)：521.
[8] 李惠成,田瑄. 裂距凤仙花化学成分研究[J]. 河西学院学报,2006,22(2)：56.

192. 萹蓄　biǎn xù

[拉] Herba Polygoni Avicularis
[英] Common Knotweed Herb

萹蓄,又名萹蔓、萹竹、地萹蓄、萹蓄蓼、野铁扫把、扁猪牙,为蓼科植物萹蓄 *Polygonum*

aviculare L. 的全草。广西主要分布于隆林、南丹、全州等地。具有利水通淋,杀虫止痒等功效,主要用于治疗淋证,小便不利,黄疸,带下,泻痢,蛔虫病,蛲虫病,钩虫病,妇女阴蚀,皮肤湿疮,疥癣,痔疮等病证。

【化学成分】

1. 黄酮类　槲皮素(quercetin),萹蓄苷(avicularin),槲皮苷,牡荆素(vitexin),异牡荆素(isovitexin),木犀草素,鼠李素-3-半乳精苷,金丝桃苷[1]。

2. 香豆精类　伞形花内酯(umbelliferone),东莨菪素(scopoletin)[1]。

3. 有机酸类　阿魏酸,芥子酸,香草酸,丁香酸,草木犀酸(melilotic acid),对香豆酸,对羟基苯甲酸,龙胆酸,咖啡酸,原儿茶酸,没食子酸,对羟基苯乙酸,绿原酸,水杨酸,并没食子酸,右旋儿茶精,草酸,硅酸[1]。

4. 氨基酸类　蛋氨酸,脯氨酸,丝氨酸,苏氨酸,酪氨酸,苯丙氨酸,胱氨酸,精氨酸,缬氨酸,甘氨酸,亮氨酸,赖氨酸,异亮氨酸,色氨酸等[1]。

5. 糖类　葡萄糖,果糖,蔗糖,水溶性多糖(water-soluble polysaccharide)[1]。

【主要化学成分结构式】

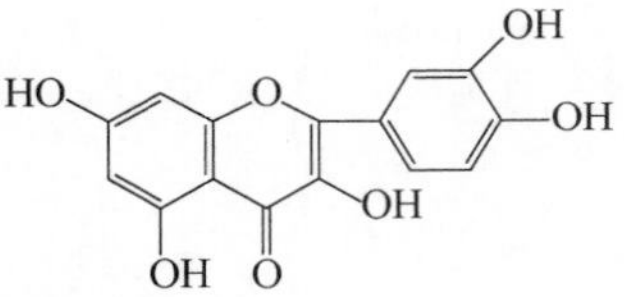

$C_{15}H_{10}O_7$ (302.2)
quercetin
槲皮素

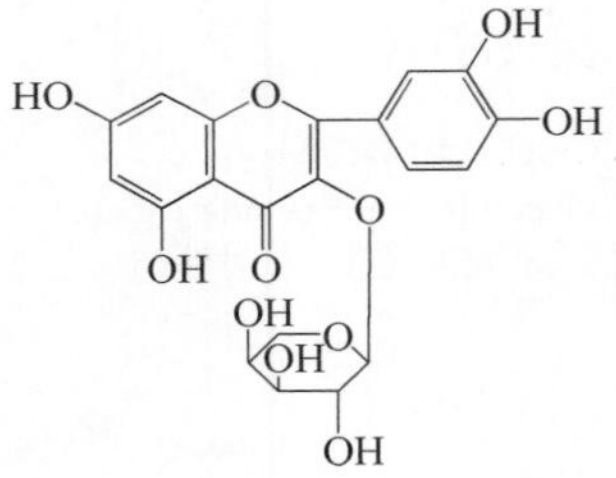

$C_{20}H_{18}O_{11}$ (434.4)
avicularin(quercetin-3-α-arabinoside)
萹蓄苷

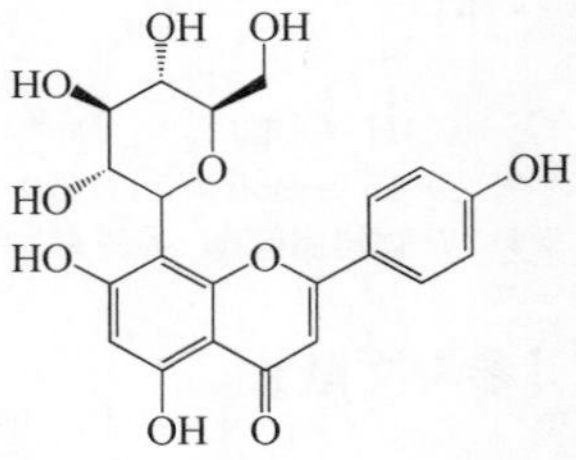

$C_{21}H_{20}O_{10}$ (432.3)
vitexin(orientoside)
牡荆素(荭草苷)

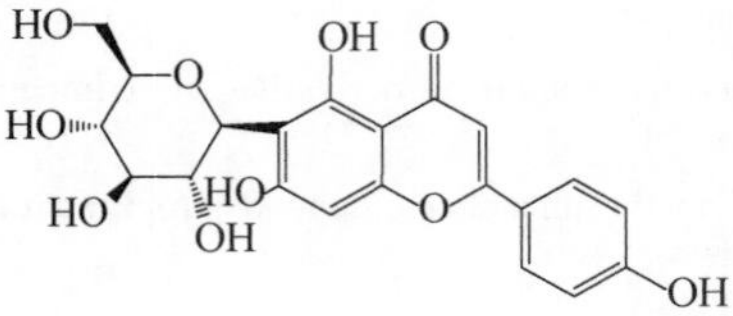

$C_{21}H_{20}O_{10}$ (432.3)
isovitexin
异牡荆素

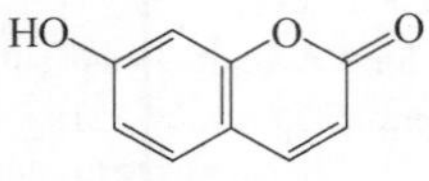

$C_9H_6O_3$ (162.1)
umbelliferone(dichrin A)
伞形花内酯(常山素 A)

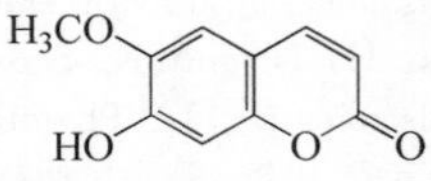

$C_{10}H_8O_4$ (192.1)
scopoletin, baogongtengB
东莨菪素,包公藤乙素,6-甲氧基-7-羟基香豆素

【参考文献】

[1] 国家中医药管理局《中华本草》编委会. 中华本草[M]. 上海:上海科学技术出版社,1999,第 2 册:639(总 1286).

193. 枳壳 zhǐ ké

［拉］Fructus Aurantii
［英］Bittet Orange

枳壳，又名酸橙枳壳、皮头橙枳壳、钩头橙枳壳、香橼枳壳、绿衣枳壳、玳玳橼枳壳、玳玳花枳壳、代代花枳壳、代代橼枳壳、香圆枳壳、枸橘壳、枸积壳、臭橘壳、什果枳壳、鸱壳、金球，为芸香科植物酸橙 *Citrus aurantium* L. 及其栽培变种的干燥未成熟果实。广西主要为栽培。具有理气宽中，行滞消胀等功效，主要用于治疗胸胁气滞，胀满疼痛，食积不化，痰饮内停，胃下垂，脱肛，子宫脱垂等病证。

【化学成分】

1. 黄酮类　野漆树苷（rhoifolin），3,8-二葡萄糖基芹菜素（3,8-di-C-glucosylapigenin），橙皮苷（hesperidin），3-羟基-5,6,7,8,3',4'-六甲氧基黄酮-3β-葡萄糖苷（3-hydroxy-5,6,7,8,3',4'-hexamethoxyflavone-3β-glucoside）即川陈皮素-3-O-β-葡萄糖苷（nobiletin-3-O-β-glucoside），枳属苷（poncirin），松柏苷，柑属苷（citrusin）A、B、C，柚皮素-7-芸香糖苷（naringenin-7-rutinoside）即柚皮芸香苷（narirutin），柚皮素-4'-葡萄糖苷-7-芸香糖苷（naringenin-4'-glucoside-7-rutinoside），5,6,7,8,4'-五甲氧基黄酮（5,6,7,8,4'-pentamethoxy flavone）即福橘素（tangeritin），5,6,7,3',4'-五甲氧基黄酮即甜橙素（sinensitin），5,7,4'-三甲氧基黄酮（5,7,4'-trimethoxy flavone），5,7,8,4'-四甲氧基黄酮（5,7,8,4'-tetramethoxy flavone），忍冬苷（lonicerin），（紫）丁香苷（syringin），2"-O-β-木糖基牡荆素（2"-O-β-xylosylvitexin）[1]，川陈皮素（nobiletin）即 5,6,7,8,3',4'-六甲氧基黄酮（5,6,7,8,3',4'-hexamethoxy flavone）[1,2]，5,6-二羟基-7,4'-二甲氧基黄酮（5,6-dihydroxy-7,4'-dimethoxyflavone），5-羟基-6,7,8,4'-四甲氧基黄酮（5-hydroxy-6,7,8,4'-tetramethoxyflavone）[2]，柚皮苷（naringin），新橙皮苷（neohesperidin）[1,3]。

2. 香豆素类　marmin，marmin acetonide，6-甲氧基葡萄内酯（6-methoxyaurapten），栓翅芹内酯水合物（prangeninhydrate），葡萄内酯（aurapten），橘皮内酯（meranzin）[2]。

3. 脂肪酸类　亚麻酸，油酸，硬脂酸，棕榈酸[1]。

4. 挥发油　樟烯，丁香烯，对聚伞花素（p-cymene），7-牻牛儿醇基香豆精（7-geranyloxycoumarin）即葡萄内酯（aurapten），9-羟基芳樟醇-9-β-吡喃葡萄糖苷（9-hydroxylinalool-9-β-glucopyranoside），异欧前胡内酯（imperatorin），茴芹香豆精（isopimpinellin），异枸橘香豆精（isoponcimarin），异樱花素-7-芸香糖苷（isosakuranetin-7-rutinoside），枸橼烯（limonene），香柑内酯（bergapten），3,8-二葡萄糖基香叶木素（3,8-di-C-glucosyldiosmetin），圣草枸橼苷（eriocitrin），月桂烯，α-蒎烯，枸橘香豆精（poncimarin），催吐萝芙木醇-9-O-D-吡喃葡萄糖苷（vomifoliol-9-O-β-D-

glucopyranoside)，去氢二松柏醇- 4 - β - D -葡萄糖苷（dehydrodiconiferyl alcohol - 4 - β - D - glucoside），栓翅芹内酯（prangenin）即独活内酯（heraclenin），γ-松油烯，α-松油醇- 8 - β - D -吡喃葡萄糖苷（α - terpineol - 8 - β - D - glucopyranoside），反香苇醇- 6β-吡喃葡萄糖苷（trans - carveol - 6β - glucopyranoside）[1]，伞形花内酯（umbelliferone），环氧橙皮油素（Epoxyaurapten）[2]。

5. 其他　柑属环肽（citrusin）Ⅱ、Ⅲ、Ⅳ[1]，N -甲基酪胺（N - methyltyramine）[1]，辛弗林（synephrine）[1]，β-谷甾醇[2]。

【主要化学成分结构式】

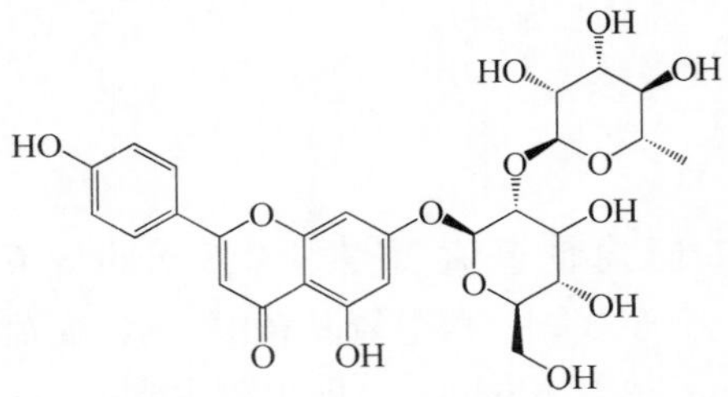

$C_{27}H_{30}O_{14}$（578.2）
rhoifolin
野漆树苷

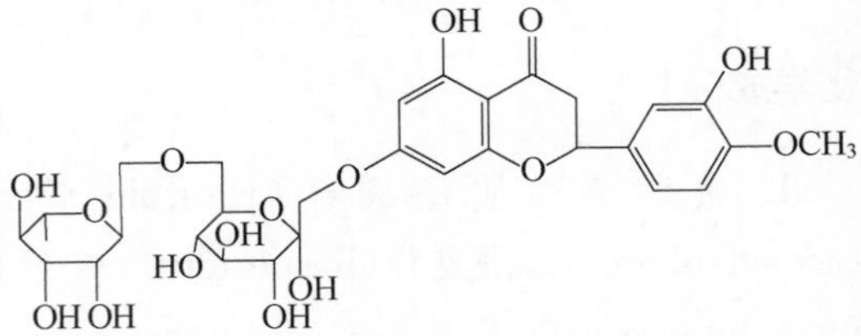

$C_{27}H_{29}O_{15}$（593.5）
3,8 - di - C - glucosylapigenin
3,8 -二葡萄糖基芹菜素

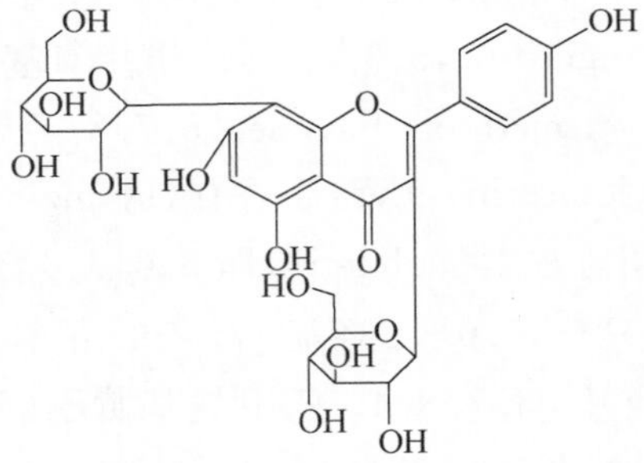

$C_{28}H_{34}O_{15}$（610.5）
hesperidin　橙皮苷

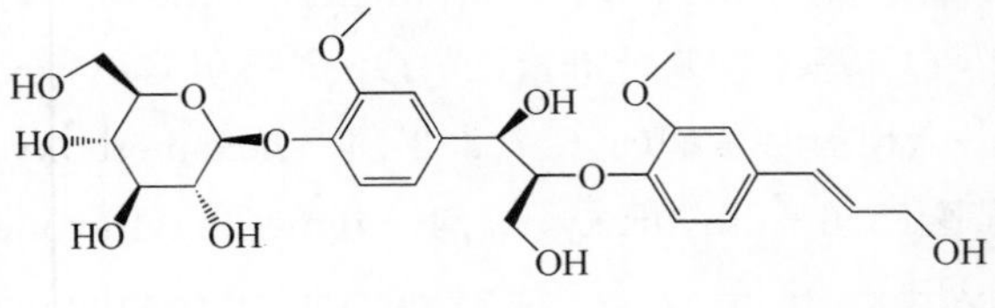

$C_{26}H_{34}O_{12}$（538.5）
citrusin A　柑属苷 A

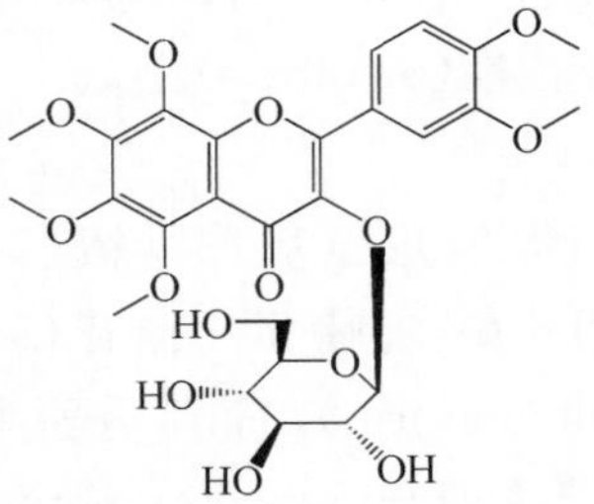

$C_{27}H_{32}O_{14}$（580.5）
nobiletin - 3 - O - β - glucoside
川陈皮素 - 3 - O -β-葡萄糖苷

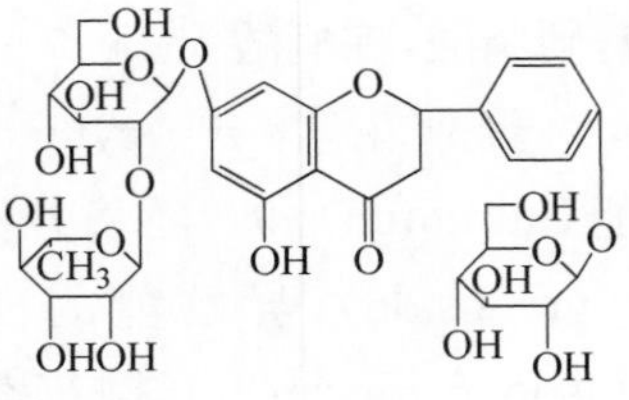

$C_{33}H_{42}O_{19}$（742.6）
naringenin - 4' - glucoside - 7 - rutinoside
柚皮素-4'-葡萄糖苷 - 7 -芸香糖苷

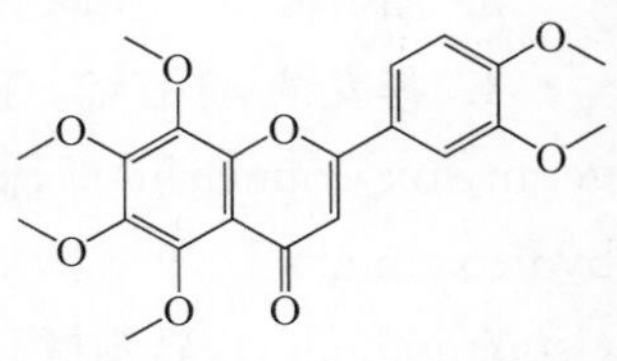

$C_{21}H_{22}O_8$（402.3）
nobiletin　川陈皮素
(5,6,7,8,3',4'- hexamethoxy flavone)
(5,6,7,8,3',4'-六甲氧基黄酮)

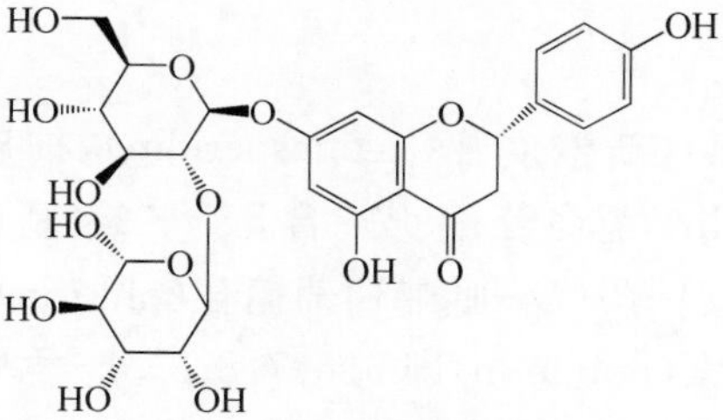

C_{27}H_{32}O_{14}(580.5)
naringin   柚皮苷

$C_{27}H_{32}O_{14}(580.5)$
naringin   柚皮苷

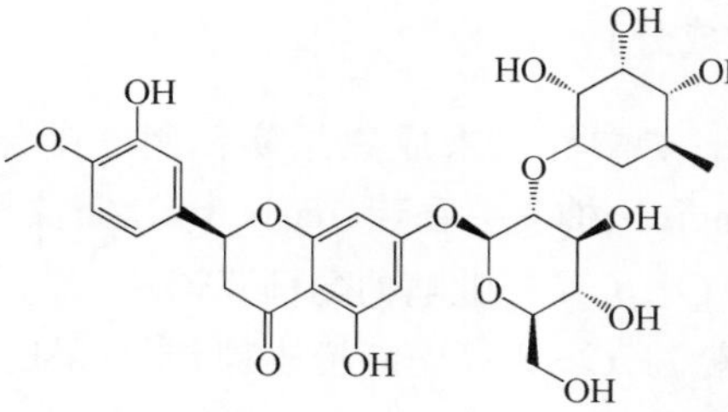

$C_{28}H_{34}O_{15}(610.5)$
neohesperidin   新橙皮苷

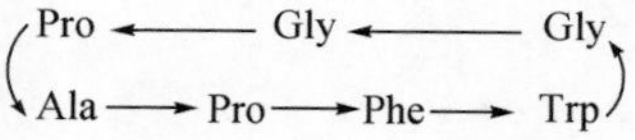

citrusin Ⅱ   柑属环肽Ⅱ

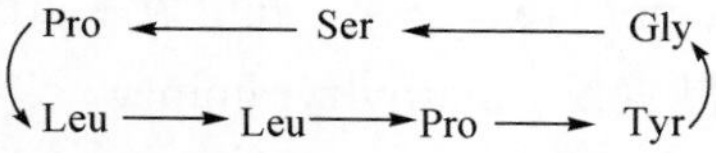

citrusin Ⅲ   柑属环肽Ⅲ

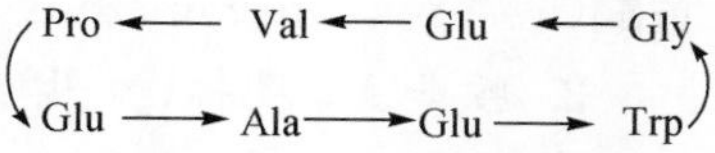

citrusin Ⅳ   柑属环肽Ⅳ

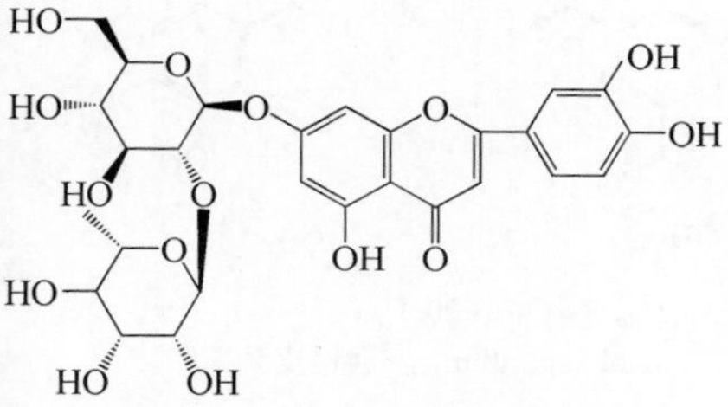

$C_{27}H_{30}O_{15}(594.5)$
lonicerin
忍冬苷

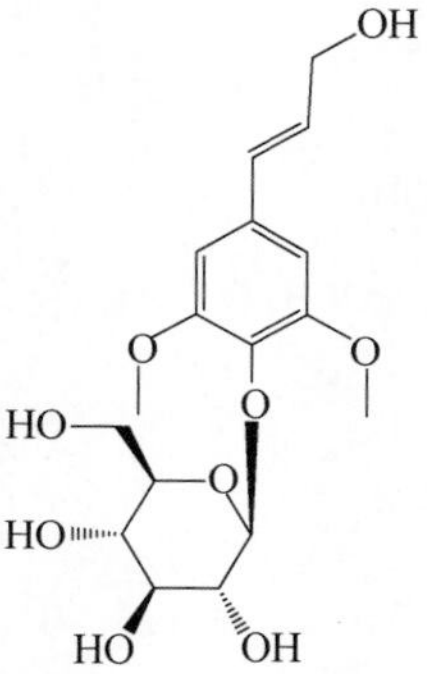

$C_{17}H_{24}O_{9}(372.3)$
syringin
(紫)丁香苷,刺五加苷 B

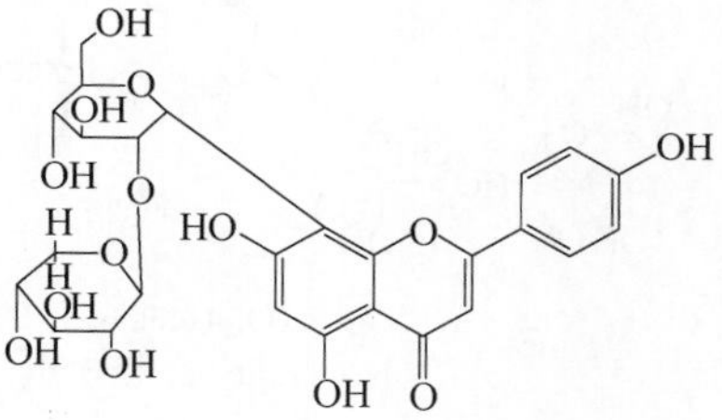

$C_{27}H_{28}O_{14}(576.5)$
2″-O-β- xylosylvitexin
2″-O-β-木糖基牡荆素

【参考文献】

[1] 国家中医药管理局《中华本草》编委会. 中华本草[M]. 上海:上海科学技术出版社,1999,第 4 册:880(总 3696).
[2] 杨武亮,陈海芳,余宝金,等. 枳壳活性化学成分研究[J]. 中药材,2008,31(12):1812.
[3] 付小梅,吴志瑰,褚小兰,等. 枳壳中黄酮类成分的研究[J]. 中药材,2006,29(11):1187.

194. 枳实 zhǐ shí

[拉] Fructus Aurantii
[英] Sour Orange

　　枳实,又名鹅眼枳实,为芸香科植物酸橙 *Citrus aurantium* L. 的幼果。广西各地均有栽培。具有理气宽胸,行滞消积等功效,主要用于治疗胸膈痞满,胁肋胀痛,食积不化,脘腹胀满,下痢后重,脱肛,子宫脱垂等病证。

【化学成分】

1. **黄酮类** 未成熟果实：含橙皮苷（hesperidin），新橙皮苷（neohesperidin），柚皮苷（naringin），柚皮芸香苷（narirutin），野漆树苷（rhoifolin），忍冬苷；果皮：含5,7-二羟基香豆素5-O-β-D-吡喃葡萄糖苷，3,5-二羟基苯基1-O-β-D-吡喃葡萄糖苷（phlorin），异樱花素7-O-β-D-新橙皮糖苷[2]；果皮：含川陈皮素（nobiletin）即5,6,7,8,3',4'-六甲氧基黄酮（5,6,7,8,3',4'-hexamethoxy flavone），橙皮苷，5,6,7,8,4'-五甲氧基黄酮（5,6,7,8,4'-pentamethoxy flavone）即福橘素（tangeritin），5,7,4'-三甲氧基黄酮（5,7,4'-trimethoxy flavone），5,6,7,3',4'-五甲氧基黄酮即甜橙素（sinensitin），5,7,8,4'-四甲氧基黄酮（5,7,8,4'-tetramethoxy flavone），5,7,8,4'-五甲氧基黄酮[1]。

2. **胺类** 辛弗林，N-甲基酪胺（N-methyltyramine）。

3. **无机成分** Fe,Zn,Cu,Mn[3]。

【主要化学成分结构式】

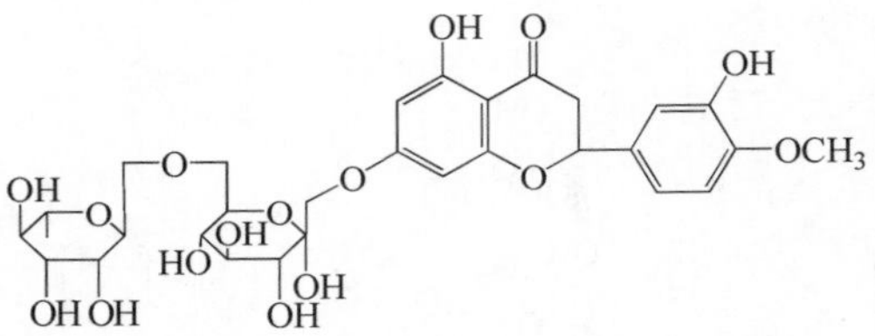

$C_{28}H_{34}O_{16}$（626.5）
hesperidin　橙皮苷

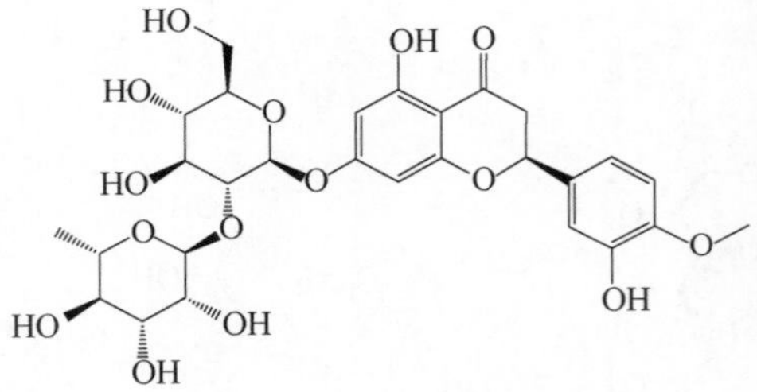

$C_{28}H_{34}O_{15}$（610.5）
neohesperidin　新橙皮苷

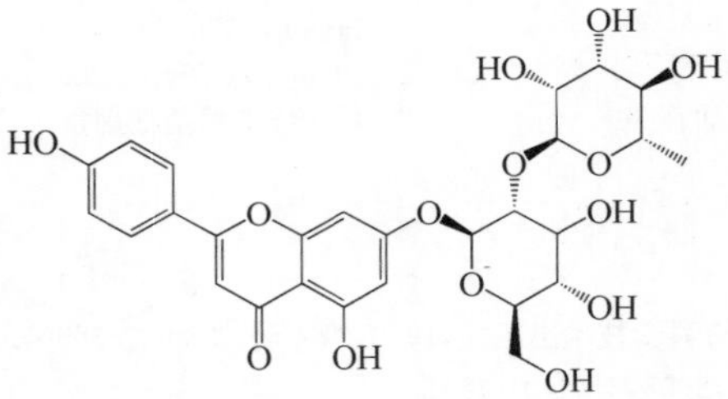

$C_{27}H_{30}O_{14}$（578.5）
rhoifolin　野漆树苷

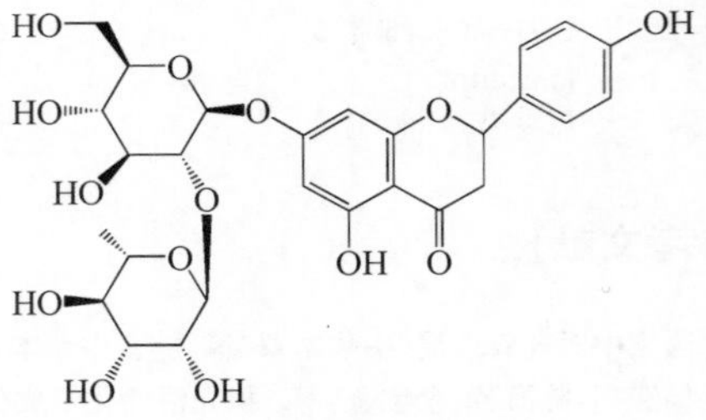

$C_{27}H_{32}O_{14}$（580.5）
naringin　柚皮苷

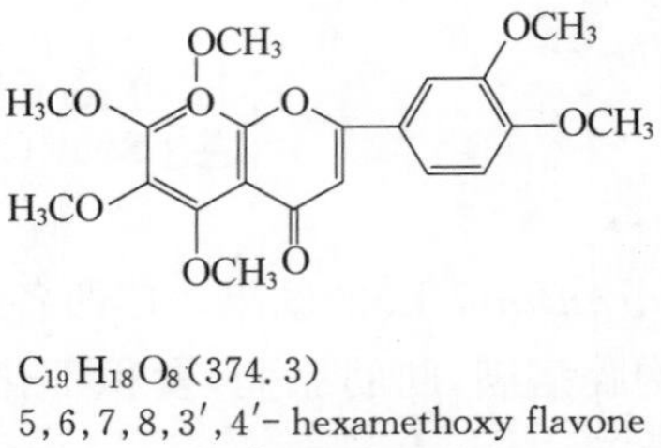

$C_{19}H_{18}O_8$（374.3）
5,6,7,8,3',4'-hexamethoxy flavone
5,6,7,8,3',4'-六甲氧基黄酮

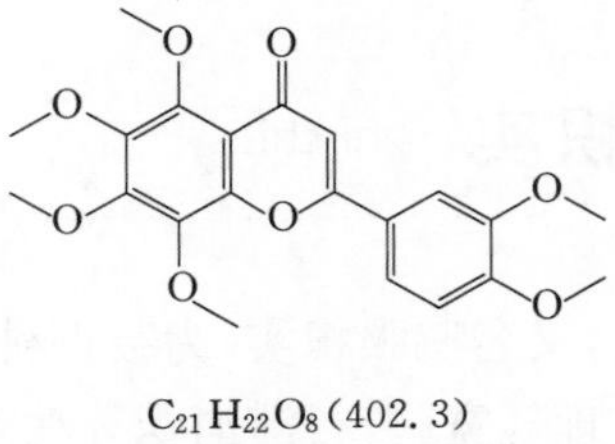

$C_{21}H_{22}O_8$（402.3）
nobiletin
川陈皮素

$C_{20}H_{20}O_7$ (372.3)
tangeretin　福橘素

$C_{20}H_{20}O_7$ (372.3)
sinensitin　甜橙素

【参考文献】

[1] 国家中医药管理局《中华本草》编委会. 中华本草[M]. 上海：上海科学技术出版社,1999,第 4 册：874（总 3695）.
[2] 张永勇,叶文才,范春林,等. 酸橙中一个新的香豆素苷[J].中国天然药物,2005,3(3)：141.
[3] 冯梅,陈学军,王秀峰. 枳壳枳实中 Fe,Zn,Cu,Mn 微量元素含量的测定[J].中国实用医药,2008,3(15)：10.

195. 枸骨　gǒu gǔ

［拉］Folium Ilicis Cornutae
［英］Chinese Holly leaf

枸骨,又名猫儿刺、枸骨刺、八角茶、老鼠刺、十大功劳叶、老虎刺、狗古芳,为冬青科植物枸骨 *Ilex cornuta* Lindl. et Paxt. 的叶。广西主要分布于桂林、柳州。具有清虚热,益肝肾,祛风湿等功效,主要用于治疗头晕目眩,咳嗽咯血,阴虚劳热,腰膝酸软,风湿痹痛,白癜风等病证。

【化学成分】

1. 萜类及甾体类　羽扇豆醇,乌索酸(ursolic acid),胡萝卜苷,地榆苷(ziyu-glucoside)Ⅰ和Ⅱ,冬青苷Ⅰ甲酯(ilexside Ⅰ methyl ester),冬青苷(ilexside)Ⅱ,29-羟基齐墩果酸-3-β-O-α-L-吡喃阿拉伯糖基-28-O-D-吡喃葡萄糖苷(29-hydroxy-oleanolic acid-3-β-O-α-L-arabinopyranosyl-28-O-D-glucopyranoside),坡模醇酸-3β-O-α-L-2-乙酰氧基吡喃阿拉伯糖基-28-O-β-D-吡喃葡萄糖苷(pomolic acid-3β-O-α-L-2-acetoxyl-arabinopyranosyl-28-O-β-D-glucopyranoside),坡摸酸3-β-α-O-L吡喃阿拉伯糖苷(pomolic acid-3-β-α-O-L-arabinopyranoside),3-β-O-D-吡喃葡萄糖基坡摸酸-β-28-O-D-吡喃葡萄糖酯(3-β-O-D-glucopyranosyl pomolic acid-β-28-O-D-glucopyranosyl ester),3-β-O-(β-D-吡喃葡萄糖基)-α-L吡喃葡萄糖基坡摸酸-β-28-O-D-吡喃葡萄糖酯的类似物,3-β-O-(β-D-吡喃葡萄糖基)-α-L-吡喃葡萄糖基坡摸酸-β-28-O-D-吡喃葡萄糖酯[3-β-O-(β-D-glucopyranosyl)-α-L-glucopyranosyl pomolic acid-β-28-O-D-glucopyranosyl ester],坡摸酸-3-β-O-α-L-2′-乙酰氧基吡喃阿拉伯糖基-28-O-β-D-吡喃葡萄糖酯(pomolic acid-3-β-O-α-L-2′-acetoxyarabinopyranosyl-28-O-β-D-glucopyranosyl ester),3-β-O-(β-D-吡喃葡萄糖基)-α-L-4-乙酰氧基吡喃阿拉伯糖基坡摸酸-β-28-O-D-吡喃葡萄糖苷[3-β-O-(β-D-glucopyranosyl)-α-L-4-acetoxyarabinopyranosyl pomolic acid-β-28-O-D-glucopyranoside],苦丁茶苷

(cornutaside)A、B、C 和 D[1],3 - O - α - L -阿拉伯吡喃糖- 28 - O - 6′- O -甲基葡萄糖坡摸醇酸苷(3 - O - α - L - arabinopyranosyl pomolic acid - 28 - O - 6′- O - methyl - β - D - glucopyranoside),23 -羟基乌索酸- 3 - O - α - L -阿拉伯吡喃糖(1→2)β - D -葡萄糖醛酸- 28 - O - β - D -葡萄糖苷[23 - hydroxy-ursolic acid - 3 - O - α - L - arabinopyranosyl -(1→2) β - D - glucuronopyranosyl - 28 - O - β - D - glucopyranoside][2],3,28 -乌苏酸二醇(3,28 -ursolic acid-diol),熊果酸(ursolic acid)[3],11 -酮基-α -香树脂醇棕榈酸酯(11 - keto - α - amyrin palmitate),α -香树脂醇棕榈酸酯(α - amyrin palmitate),β -谷甾醇[4]。

2. 糖脂类　互为立体异构体的苦丁茶糖脂素(cornutaglycolipide)A、B[1]。

3. 有机酸类　3,4 -二咖啡酰奎宁酸(3,4 - dicaffeoylquinic acid),3,5 -二咖啡酰奎宁酸(3,5 - dicaffeoylquinic acid),2,4 -二羟基苯甲酸(2,4 - dihydroxybenzoic acid),3,4 -二羟基桂皮酸(3,4 - dihydroxycinnamnic acid),长链脂肪酸[1]。

4. 黄酮类　槲皮素,异鼠李素,金丝桃苷[2],山奈酚- 3 - O - β - D -葡萄糖苷,槲皮素- 3 - O - β - D -葡萄糖苷,异鼠李素- 3 - O - β - D -葡萄糖苷[3]。

5. 香豆素类　七叶内酯(aesculetin)[3]。

6. 生物碱类　咖啡碱[1]。

7. 其他　腺苷,新木脂体(neolignan),3 - β - O - α - L -吡喃阿拉伯糖基- 28 - O - β - D -吡喃葡萄糖酯(3 - β - O - α - L - arabinopyranosyl - 28 - O - β - D - glucopyranosyl ester),长链脂肪醇(longchain fatty acid)[1]。

【主要化学成分结构式】

$C_{30}H_{48}O_3$ (456.7)
ursolic acid
熊果酸(乌索酸)

$C_7H_6O_4$ (154.2)
2,4 - dihydroxybenzoic acid
2,4 -二羟基苯甲酸

$C_{10}H_8O_4$ (192.1)
aesculetin 七叶内酯

$C_{41}H_{66}O_{13}$ (456.7)
ziyu-glucoside Ⅰ　　地榆苷 Ⅰ

$C_{35}H_{56}O_8$ (604.8)
ziyu-glucoside Ⅱ　　地榆苷 Ⅱ

$C_{43}H_{68}O_{14}(809.0)$
pomolic acid $- 3\beta - O - \alpha - L - 2 -$ acetoxyl $-$ arabinopyranosyl $- 28 - O - \beta - D -$ glucopyranoside
坡模醇酸$-3\beta-O-\alpha-L-2-$乙酰氧基吡喃阿拉伯糖基$-28-O-\beta-D-$吡喃葡萄糖苷

$C_{46}H_{80}O_2(665.1)$
$\alpha -$ amyrin palmitate
$\alpha -$香树脂醇棕榈酸酯

【参考文献】

[1] 李维林,吴菊兰,任冰如,等. 枸骨的化学成分[J]. 植物资源与环境学报,2003,12(2):1.
[2] 杨雁芳,阎玉凝. 中药枸骨叶的化学成分研究[J]. 中国中医药信息杂志,2002,9(4):33.
[3] 张洁,喻蓉,吴霞,等. 枸骨叶的化学成分研究[J]. 天然产物研究与开发,2008,20:821.
[4] 刘和平,李颜,程志红,等. 中药枸骨叶脂溶性化学成分的研究[J]. 中国药学杂志,2005,40(19):1460.

196. 柏子仁 bǎi zǐ rén

[拉] Platycladi Semen
[英] Chinese Arborvitae Seed

柏子仁,又名扁柏、香柏、黄柏,为柏科植物侧柏 *Platycladus orientalis*(L.)Franco 的种仁。广西主要分布于那坡、罗城、柳江、来宾、桂平、容县、博白。具有养心安神,润肠通便,止汗等功效,主要用于治疗阴血不足,虚烦失眠,心悸怔忡,肠燥便秘,阴虚盗汗等病证。

【化学成分】

1. 双萜类　种子:含红松内酯(pinusolide),15,16 双去甲$-13-$氧代$-$半日花-8(17)$-$烯-19酸[15,16 $-$ bisnor $-13-$ oxo $-8(17)-$ labden $-19-$ oic acid],15,16 $-$双去甲$-13-$氧代$-$半日花$-8(17)$,$11E-$二烯$-19-$酸[15,16 $-$ bisnor $-13-$ oxo $-8(17)$,$11E-$labdadien $-19-$ oic acid],14,15,16 $-$三去甲半日花$-8(17)-$烯$-13,19-$二酸[14,15,16 $-$ trisnor $-8(17)-$ labdene $-13,19-$ dioic acid],二羟基半日花三烯酸($12R$,13 $-$ dihydroxycommunic acid)[1]。

2. 倍半萜类　种子:含柏木醇(cedrol)[1]。

3. 甾体类　种子:含谷甾醇[1]。

4. 其他　脂肪油,少量挥发油,皂苷[1]。

【主要化学成分结构式】

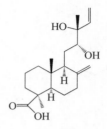

C$_{21}$H$_{30}$O$_4$(346.4)
pinusolide　　　红松内酯

C$_{19}$H$_{31}$O$_4$(323.4)
12R,13 - dihydroxycommunic acid　　　二羟基半日花三烯酸

C$_{18}$H$_{27}$O$_3$(291.4)
15,16 - bisnor - 13 - oxo - 8(17),11E - labdadien - 19 - oic acid
15,16 -双去甲- 13 -氧代-半日花- 8(17),11E二烯- 19 -酸

C$_{17}$H$_{27}$O$_4$(295.3)
14,15,16 - trisnor - 8(17) - labdene - 13,19 - dioic acid
14,15,16 -三去甲半日花- 8(17)-烯- 13,19 -二酸

【参考文献】

[1] 国家中医药管理局《中华本草》编委会. 中华本草[M]. 上海：上海科学技术出版社,1999,第 4 册：325(总 0797).

197. 柿蒂　shì dì

［拉］Calyx Kaki
［英］Persimmon Calyx and Receptacle

柿蒂,又名东安柿、柿果、朱果,为柿科植物柿 *Diospyros kaki* Thunb. 的宿萼。广西各地均有栽培。具有清热,润肺,生津,解毒等功效,主要用于治疗咳嗽,吐血,热渴,门疮,热痢,便血等病证。

【化学成分】

1. 有机酸类　硬脂酸,软脂酸,琥珀酸,香草酸,没食子酸。叶：含琥珀酸,苯甲酸,水杨酸,焦黏酸(pyromucic acid),丁香酸[1]。

2. 黄酮类　山奈酚,槲皮素,三叶豆苷(trifolin),金丝桃苷。叶：含黄酮苷有紫云英苷(astragalin),异槲皮苷,芸香苷[1]。

3. 萜类及甾体类　β-谷甾醇,β-谷甾醇-β-D-葡萄糖苷,木栓酮(friedelin),齐墩果酸,乌苏酸,19β-羟基乌苏酸(19β- hydroxyursolic acid)[1],24-羟基齐墩果酸(24-

hydroxyloleanolic acid),19α,24 -二羟基乌苏酸(19α,24 - dihydroxy ursolic acid),白桦酸(betulinic acid),barbinervic acid[2];叶:含白桦脂酸,齐墩果酸,熊果酸[1]。

4. 醌类　根:含 3 -甲氧基- 7 -甲基-胡桃叶醌(3 - methoxy - 7 - methyl - juglone)和新柿醌(neodiospyrin)[1]。

5. 香豆精类　叶:含东莨菪素,6 -羟基- 7 -甲氧基香豆精(6 - hydroxy - 7 - methoxycoumarin)[1]。

6. 其他　根:含强心苷,蒽苷,皂苷,鞣质,淀粉;叶:含鞣质,酚类,树脂,还原糖,多糖,挥发油,叶绿素,维生素 C,胡萝卜素,胆碱等[1]。

【主要化学成分结构式】

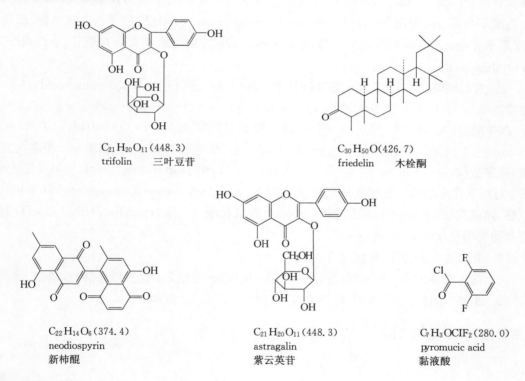

C₂₁H₂₀O₁₁(448.3)
trifolin　三叶豆苷

C₃₀H₅₀O(426.7)
friedelin　木栓酮

C₂₂H₁₄O₆(374.4)
neodiospyrin
新柿醌

C₂₁H₂₀O₁₁(448.3)
astragalin
紫云英苷

C₇H₃OCIF₂(280.0)
pyromucic acid
黏液酸

【参考文献】

[1] 国家中医药管理局《中华本草》编委会. 中华本草[M]. 上海:上海科学技术出版社,1999,第 6 册:1140(总 5430).
[2] 潘旭,具敬娥,贾娴,等. 柿蒂化学成分的分离与鉴定[J]. 沈阳药科大学学报,2008,25(5):356.

198. 栀子　zhī zǐ

[拉] Fructus Gardeniae
[英] Cape Jasmine Fruit

　　栀子,又名木丹、鲜支、厄子、越桃、支子、山栀子,为茜草科植物栀子 *Gardenia*

jasminoides Ellis 的果实。广西各地均有分布。具有清热利湿,凉血止血等功效,主要用于治疗感冒高热,黄疸型肝炎,胆囊炎,痢疾,风火牙痛,吐血,衄血,肾炎水肿,尿路感染,疮痈肿毒,跌打损伤等病证。

【化学成分】

1. 环烯醚萜类　果实:含栀子苷(gardenoside),栀子酮苷(gardoside),山栀苷(shanzhiside),京尼平苷(geniposide),京尼平苷酸(geniposidic acid),京尼平素龙胆双糖苷(genipin - 1 - gentiobioside),10 -乙酰基京尼平苷(10 - acetylgeniposide),6″-对香豆酰基京尼平素龙胆双糖苷(6″- *p* - coumaroyl genipin gentiobioside),西红花苷- 1(crocin - 1),鸡屎藤次苷甲酯(scandoside methyl ester),去乙酰基车叶草苷酸(deacetyl asperulosidic acid),去乙酰车叶草苷酸甲酯(methyl deacetyl asperulosidate)[1];果皮、种子:含栀子苷,都桷子(京尼平苷,geniposide),京尼平苷酸(geniposidic acid),京尼平素龙胆双糖苷(genipin - 1 - gentiobioside)[1]。

2. 有机酸类　3,4 -二-*O*-咖啡酰其奎宁酸(3,4 - di - *O* - caffeoyl quinic acid),3 -*O*-咖啡酰基- 4 -*O*-芥子酰基奎宁酸(3 - *O* - caffeoyl - 4 - *O* - sinapoyl quinic acid),3,5 -二-*O*-咖啡酰基- 4 -*O*-(3 -羟基- 3 -甲基)戊二酰基奎宁酸[3,5 - di - *O* - caffeoyl - 4 - *O* -(3 - hydroxy - 3 - methyl)glutaroyl quinic acid],3,4 -二咖啡酰基- 5 -(3 -羟基- 3 -甲基戊二酰基)奎宁酸[3,4 - dicaffeovl - 5 -(3 - hydroxy - 3 - methyl glutaroyl)quinic acid],反式- 2′(4″-对羟基桂皮酰基)-玉叶金花苷酸[*E* - 2′(4″- hydroxycinnamoyl)mussaenosidic acid],绿原酸,西红花酸(crocetin),西红花素(crocin),西红花酸单乙酯(crocetin diethyl ester),西红花素葡萄糖苷(crocin glucoside)[1]。

3. 黄酮类　芸香苷,异槲皮苷[1]。

4. 萜类及甾体类　*D* -甘露醇,β-谷甾醇,熊果酸[1];根茎:含齐墩果酸,豆甾醇[1,2]。

5. 其他　胆碱,二十九烷,叶黄素等[1];根茎:含 *D* -甘露醇[1,2]。

【主要化学成分结构式】

$C_{16}H_{22}O_{10}$(374.3)
gardoside　栀子酮苷

$C_{16}H_{24}O_{11}$(392.3)
shanzhiside　山栀苷

$C_{17}H_{24}O_{10}$(388.3)
geniposide　都桷子苷

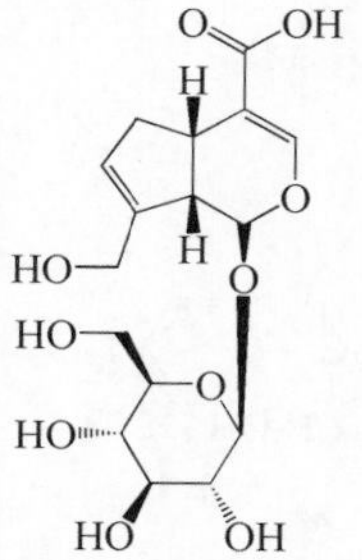

$C_{16}H_{22}O_{10}$（374.3）
geniposidic acid
京尼平苷酸（都桷子苷酸）

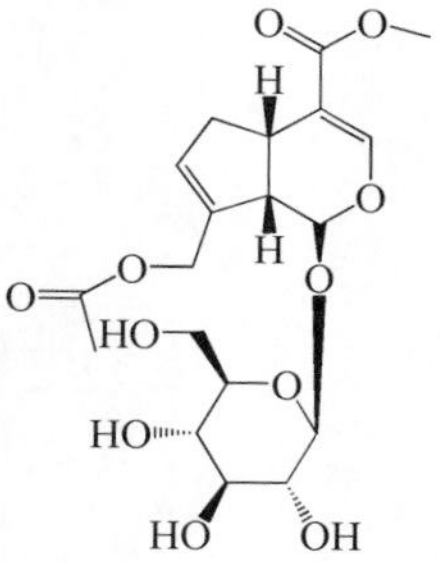

$C_{19}H_{26}O_{11}$（430.4）
10 - acetylgeniposide
10-乙酰基京尼平苷

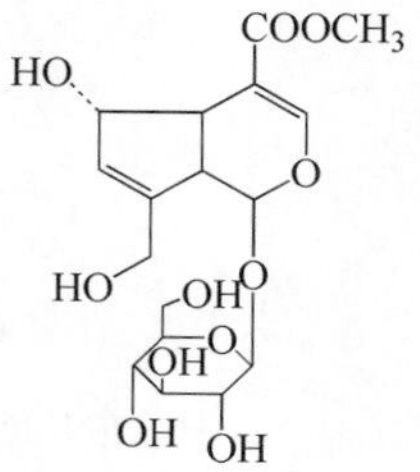

$C_{17}H_{24}O_{11}$（404.3）
methyl deacetyl asperulosidate
去乙酰车叶草苷酸甲酯

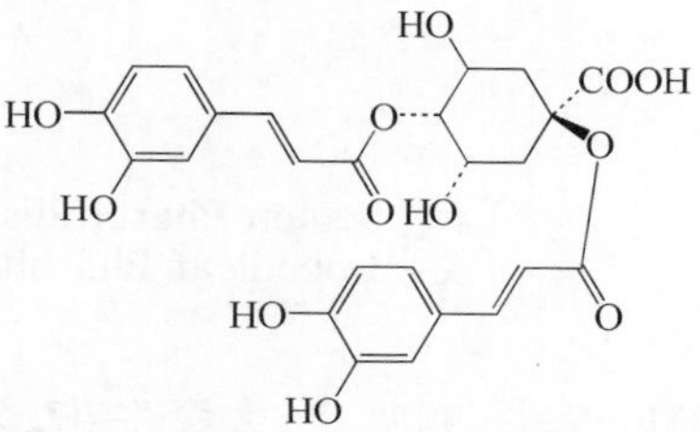

$C_{25}H_{24}O_{12}$（516.4）
1,4 - di - O - caffeoyl quinic acid
1,4-二- O-咖啡酰基奎宁酸

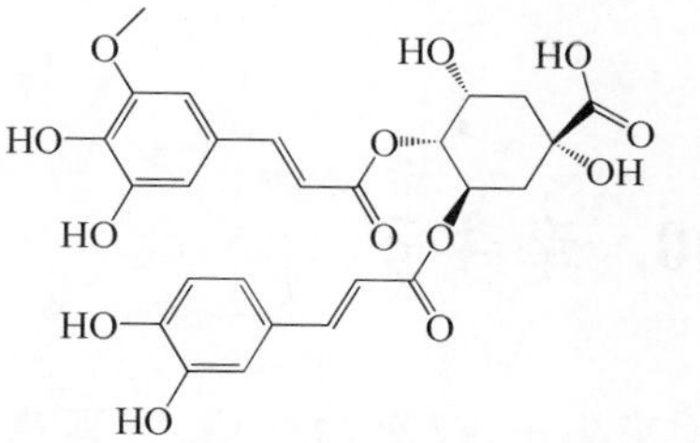

$C_{27}H_{28}O_{13}$（560.5）
3 - O - caffeoyl - 4 - O - sinapoyl quinic acid
3 - O-咖啡酰基- 4 - O-芥子酰基奎宁酸

【参考文献】

［1］国家中医药管理局《中华本草》编委会. 中华本草［M］. 上海：上海科学技术出版社,1999,第18册：421（总5764）.
［2］毕志明,周小琴,李萍,等. 栀子果实的化学成分研究［J］. 林产化学与工业,2008,28(6)：67.

199. 洋金花　yáng jīn huā

［拉］Flos Daturae Stramonii
［英］Jimsonweed Flower

　　洋金花,又名曼陀罗花、风茄花、洋大麻子花、风麻花、酒醉花、广东闹羊花、大喇叭花,为茄科植物白曼陀罗 Datura metel L. 的花。广西主要分布于昭平、岑溪、北流、上林、武鸣、那坡、东兰。具有平喘止咳,麻醉止痛,解痉止搐等功效,主要用于治疗癫痫,惊风,哮喘咳嗽,脘腹冷痛,风湿痹痛,外科麻醉等病证。

【化学成分】

　　生物碱类　莨菪碱,东莨菪碱（scopolamine）,阿托品（atropine）[1]。

【主要化学成分结构式】

$C_{17}H_{21}O_4N(303.4)$
scopolamine　东莨菪碱

$C_{21}H_{22}O_3N(289.4)$
atropine　阿托品

【参考文献】

[1] 国家中医药管理局《中华本草》编委会. 中华本草[M]. 上海：上海科学技术出版社,1999,第 7 册：254(总 6255).

---

200. 牵牛子　qiān niú zǐ

[拉] Semen Pharbitidis
[英] Lobedleaf Pharbitis Seed

牵牛子,又名盆抓草、狗耳草、牵牛花、勤娘子、裂叶牵牛、喇叭花、大牵牛花,为旋花科植物牵牛 *Pharbitis nil*（L.）Choisy. 的种子。广西主要分布于桂林、金秀、钟山、岑溪、玉林、南宁等地。具有利水通便,祛痰逐饮,消积杀虫等功效,主要用于治疗水肿,腹水,脚气,痰塞喘咳,大便秘结,食滞虫积,腰痛,阴囊肿胀,痈疽肿毒,痔漏便毒等病证。

【化学成分】

1. 蒽醌类　大黄素甲醚(physcion),大黄素,大黄酚[1]。

2. 有机酸及酯类　咖啡酸乙酯(ethyl caffeate),咖啡酸[1],肉桂酸,阿魏酸,绿原酸,牵牛子酸（pharbitic acid）,氯原酸甲酯（methyl chlorogenate）,氯原酸丙酯（propyl chlorogenate）,大黄酸,12-羟基松香酸甲酯(12-hydroxy-methyl abietate),12-羟基氢化松香酸甲酯(12-hydroxy-hydromethyl abietate)[2]。

3. 苷类　α-乙基-D-吡喃半乳糖苷（α-ethyl-D-galactopyranoside）[1];牵牛子苷(pharbitin)[3]。

4. 甾体类　β-胡萝卜苷,β-谷甾醇[1]。

5. 生物碱类　种子:含裸麦角碱(chanoclavine),野麦角碱(elymoclavine),狼尾草麦角碱(penniclavine),田麦角碱(agroclavine),麦角醇等。

6. 赤霉素及其葡萄糖苷类　未成熟种子:含赤霉素(gibberellin)A_3、A_5、A_{20}、A_{26}、A_{27};赤霉素葡萄糖苷(gibberellin glucoside)Ⅰ、Ⅱ、Ⅳ、Ⅴ、Ⅵ、Ⅶ、F-Ⅷ[3]。

7. 其他　脂肪油及其他糖类。

【主要化学成分结构式】

$C_{22}H_{24}SO_9$（464.4）
pharbitic acid　牵牛子酸

$C_5H_{10}O_3$（118.1）
nilic acid　裂叶牵牛子酸

$C_{16}H_{20}N_2O$（256.3）
chanoclavine　裸麦角碱

$C_{19}H_{22}O_6$（346.3）
gibberellin A₃　赤霉素 A₃

$C_{16}H_{18}N_2O_2$（270.3）
penniclavine　狼尾草麦角碱

$C_{16}H_{18}N_2O$（254.3）
elymoclavine　野麦碱

$C_{16}H_{12}O_5$（284.3）
physcion　大黄素甲醚

$C_{16}H_{18}N_2$（238.3）
agroclavine　田麦角碱

$C_{55}H_{32}O_{11}$（868.8）
gibberellin glucoside Ⅰ　赤霉素葡萄糖苷 Ⅰ

【参考文献】

［1］陈立娜,李萍. 牵牛子化学成分研究（Ⅰ）［J］.中国天然药物,2004,2(3)：146.
［2］陈立娜,李萍. 牵牛子化学成分研究（Ⅱ）［J］.林产化学与工业,2007,27(6)：105.
［3］国家中医药管理局《中华本草》编委会. 中华本草［M］. 上海：上海科学技术出版社,1999,第 6 册：518(总 5887).

201. 珍珠　zhēn zhū

［拉］Margarita
［英］Pearl

　　珍珠,又名真珠、蚌珠、真珠子、药珠、珠子、濂珠,为珍珠贝科动物合浦珠母贝 *Pinctada martensii*（Dunker）［*Pteria martensii*（Dunker）］、蚌科动物三角帆蚌 *Hyriopsis cumingii*（Lea）或褶纹冠蚌 *Cristaria plicata*（Leach）等贝壳中外套膜受刺激形成的珍珠。广西主要分布于合浦、钦州、北海等地。具有安神定惊,清肝明目,解毒生肌等功效,主要用于治疗惊悸怔忡,心烦失眠,惊风癫疯,目赤翳障,口舌生疮,咽喉溃腐,疮疡久不收口等病证。

【化学成分】

1. 有机酸及酯类 邻苯二甲酸一叔丁基酯,3,5-二氯-2-吡啶基-2-氯-α-甲苯磺酸酯,2-{[(1-甲基戊基)氧化]羰基}苯甲酸,花生酸,三氟乙酸十八烷基酯[2]。

2. 有机酸及酯类 瓢儿菜酰胺[(Z)-octadecanamid],1-氯代二十二烷,5-氨-2-(对氯苄氧基)吡啶,柯蒲醇[2]。

3. 苷类 (2E,6Z)-3,7,11-三甲基-2,6,10-十二碳三烯基六碳呋喃糖苷[2]。

4. 氨基酸及蛋白质类 精氨酸,丙氨酸,亮氨酸,甘氨酸,天冬氨酸[1,2],苏氨酸,丝氨酸,谷氨酸,脯氨酸,半胱氨酸,缬氨酸,甲硫氨酸,异亮氨酸,酪氨酸,苯丙氨酸,赖氨酸,组氨酸,色氨酸[2]。

5. 无机成分 以碳酸钙为主,次为硅、钠、镁的化合物[1],还含 Al,Se,As,B,V,Cd,Zn,Cu,Ni,Fe,P,Pb,Mn,S[2]。

【主要化学成分结构式】

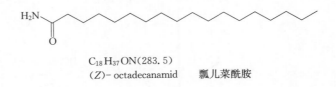

$C_{18}H_{37}ON(283.5)$

(Z)-octadecanamid 瓢儿菜酰胺

【参考文献】

[1] 刘承松,陈婉颜,谢玉坎,等.大珠母贝贝壳珍珠层的化学成分研究.动物学杂志,1984,(4):7.
[2] 陈亚保,黄甫,邓陈茂,等.合浦珠母贝珍珠层粉微量化学成分的研究.广东海洋大学学报,2007,27(4):93.

202. 砂仁 shā rén

[拉] Fructus Amomi
[英] Amomum Fruit

砂仁,又名阳春砂、春砂仁、蜜砂仁,为姜科植物阳春砂仁 *Amomum villosum* Lour. 的果实或种子。广西主要分布于那坡、靖西、德保、隆安、武鸣、邕宁、龙州、凭祥、宁明、防城。具有化湿开胃,行气宽中,温脾止泻,安胎等功效,主要用于治疗湿阻气滞,脘腹胀满,不思饮食,恶心呕吐,腹痛泄泻,妊娠恶阻胎动不安等病证。

【化学成分】

1. 黄酮苷类 槲皮苷和异槲皮苷[2]。
2. 萜类 新二氢香苇醇,吉马烯,β-倍半菲兰烯,α-香柠醇[3]。

3. 无机成分　锌,锰,钴,镍,铜,硼,磷,铁,钾,镁,银,氮,铅,钴[4]。

4. 挥发油　主要含乙酸龙脑酯,樟脑,龙脑,枸橼烯,樟烯,月桂烯,菖烯-3(3-carene)和 α-松油醇;其他还有 β-白菖考烯(β-calacorene),匙叶桉油烯醇,β-蒎烯,匙叶桉渍烯醇(isospathulenol),1,8-桉油素,莳酮(fenchone),罗勒烯(ocimene),香桧烯(sabinene),桃金娘醛(myrtenal),菖烯-4(careen-4),α-蒎烯,γ-松油醇乙酸酯(γ-terpinyl acetate),对-聚花伞素(p-cymene),香叶醇酯 E(geranyl acetate E),紫苏烯(perillene),香叶醇酯 Z(geranyl acetate Z),β-侧柏酮,橙花叔醇(nerolidol),枯铭醇(cumicalcohol),倍半桉油脑(sesquicineole),土荆芥油素(ambrosia oil),β-檀香醛(β-santalal),香旱芹酮(carvone),β-檀香醇乙酸酯(β-santalyl acetate),δ-榄香烯,β-檀香醇(β-santalol),α-杜松烯,α-香柠檬醇乙酸酯(α-bergamotenyl ace-tat),γ-依兰烯(γ-muurolene),β-榄香烯,蒎莰酮(pinocamphone),δ-芹子烯,β-杜松醇,β-丁香烯,芳樟醇,α-香柠檬烯,长叶烯(longifolene),β-金合欢烯,马鞭草酮(verbenone),α-布黎烯(α-bulnesene),agarospirol,绿花烯(viridiflorene),γ-依兰醇(γ-muurolene),β-没药烯,芹子烯醇(selineol),β-杜松烯,α-檀香醇(α-santalol),α-白菖考烯(α-calacorene),α-香柠檬烯醇(α-bergamotenol)[1]。

5. 其他　2-甲基-3-丁烯-1-醇,吡喃,系列有机酸[3]。

【主要化学成分结构式】

$C_{21}H_{20}O_{11}$(448.4)
quercitrin(quercetin-3-O-α-L-rhamnoside)　　槲皮素-3-O-α-L-鼠李糖苷(槲皮苷)

【参考文献】

[1] 余竞光,等.中药砂仁化学成分研究[J].中国中药杂志,1997,22(4):231.
[2] 孙兰,等.中药砂仁中的黄酮苷化合物[J].中国中药杂志,2002,27(1):36.
[3] 陈河如,吕秋兰,李冬梅,等.春砂仁药用化学成分的液-液分级萃取分析[J].汕头大学学报-自然科学版,2008,23(1):54.
[4] 吴忠.砂仁及其混伪品宏量与微量元素特征的模糊聚类分析[J].中药材,2000,23(4):208.

203. 穿心莲　chuān xīn lián

［拉］Herba Andrographis
［英］Common Andrographis Herb

穿心莲,又名一见喜、万病仙草、四支帮、榄核莲、苦胆草、斩龙剑、日行千里、四方莲,为

爵床科植物穿心莲 *Andrographis paniculata*（Burm. f.）Nees 的全草。广西各地均有栽培。具有清热解毒，泻火，燥湿等功效，主要用于治疗风热感冒，温病发热，肺热咳喘，百日咳，肺痛，咽喉肿痛，湿热黄疸，淋证，丹毒，疮疡痈肿，湿疹，毒蛇咬伤等病证。

【化学成分】

1. 黄酮类　穿心莲黄酮（andrographin），5-羟基-7,8-二甲氧基黄烷酮（5-hydroxy-7,8-dimethoxy flavanone）[1]，5-羟基-7,8,2',3'-四甲氧基黄酮（5-hydroxy-7,8,2',3'-tetramethoxyflavone），5-羟基-7,8-二甲氧基黄酮（5-hydroxy-7,8-dimethoxy flavone），降穿心莲黄酮（panicolin）[1,4]，芹菜素-4,7-二甲醚（apigenin-4,7-dimethyl ether），5-羟基-3,7,8,2'-四甲氧基黄酮（5-hydroxy-3,7,8,2'-tetramethoxyflavone），穿心莲黄酮苷（andrographidine）A、B[1]、C[1,4]、D、E 及 F[1]，木蝴蝶素（oroxylin）A，汉黄芩素（wogonin）[1]，5-羟基-7,8-二甲氧基二氢黄酮（5-hydroxy-7,8-dimethoxyflavanone），5-羟基-7,8,2',5'-四甲氧基黄酮（5-hydroxy-7,8,2',5'-tetramethoxyflavone），2'-甲氧基黄芩新素（2'-methoxyneobaicalein），5,4'-二羟基-7,8,2',3'-四甲氧基黄酮（5,4'-dihydroxy-7,8,2',3'-tetramethoxyflavone），二氢黄芩新素（dihydroxyneobaicalein），5,7,8-三甲氧基二氢黄酮（5,7,8-trimethoxyflavanone），5,7,4'-三羟基黄酮（5,7,4'-trihydroxyflavone），5,7,3',4'-四羟基黄酮（5,7,3',4'-tetrahydroxyflavone）[4]。

2. 内酯类　穿心莲内酯（andrographolide），14-去氧穿心莲内酯（14-deoxyandrographolide），新穿心莲内酯（neoandrographolide），14-去氧-11,12-二去氢穿心莲内酯（14-deoxy-11,12-didehydroandrographolide），穿心莲内酯苷即穿心莲内酯-19-β-D-葡萄糖苷（andrographoside，andrographolide-19-β-D-glucoside）[1,3]，14-去氧穿心莲内酯-19-β-D-葡萄糖苷即 14-去氧穿心莲内酯苷（14-deoxyandrographolide-19-β-D-glucoside，14-deoxyandrographoside），14-去氧-12-甲氧基穿心莲内酯（14-deoxy-12-methoxyandrographolide），[1]穿心莲潘林内酯（andrograpanin）[1,5]，3,14-二去氧穿心莲内酯（3,14-di-deoxyandrographolide），异穿心莲内酯（isoandrographolide），双穿心莲内酯（di-andrographolide），去氧穿心莲内酯苷（deoxyandrographoside），14-去氧-11,12-二去氢穿心莲内酯苷（14-deoxy-11,12-didehydroandrographoside），3,14-二去氧穿心莲内酯（3,14-di-deoxyandrographolide），19-hydroxy-8（17），13-labdadien-15，16-olide，3-oxo-14-deoxy-andrographolide[3]，8-甲基新穿心莲内酯苷元（8-methylandrograpanin），3-脱氢脱氧穿心莲内酯（3-dehydrodeoxyandrographolide），8（17），13-ent-labdadien-15→16-lactone-19-oic acid[2,5]，新穿心莲内酯苷元（andrograpanin）[2]。

3. 酚类　酚类有咖啡酸，绿原酸及二咖啡酰奎宁酸混合物（mixture of dicaffeoylquinic acids），香荆芥酚，丁香油酚[1]。

4. 甾体类　β-谷甾醇，胡萝卜苷[2,5]。

5. 长链脂肪族　肉豆蔻酸，三十一烷及三十三烷[1]。

【主要化学成分结构式】

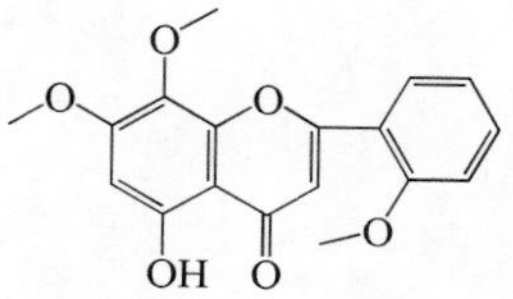

$C_{18}H_{18}O_6$ (330.3)
andrographin
穿心莲黄酮

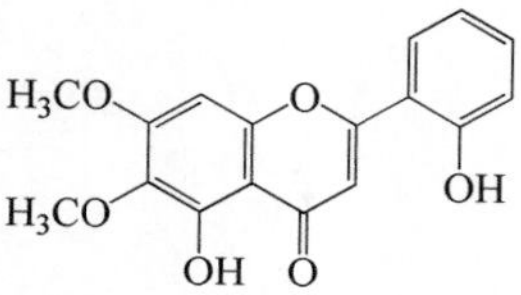

$C_{17}H_{14}O_6$ (314.3)
panicolin
5,2'-二羟基-7,8-二甲氧基黄酮,降穿心莲黄酮

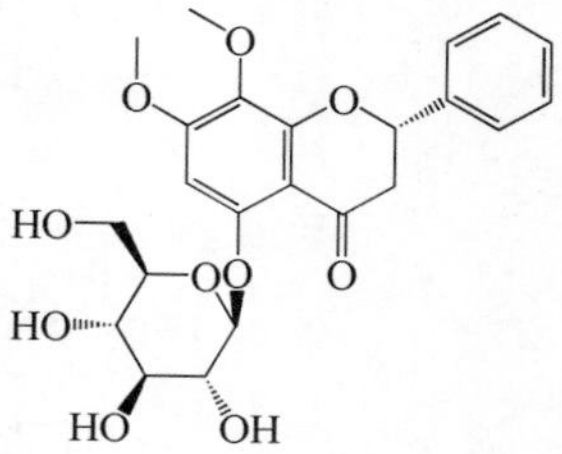

$C_{23}H_{26}O_{10}$ (462.4)
andrographidine A
穿心莲黄酮苷 A

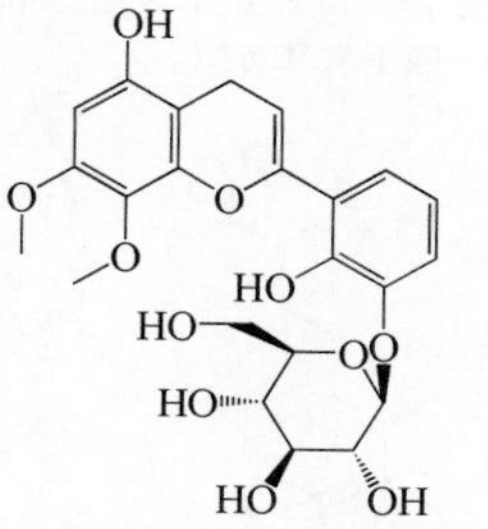

$C_{23}H_{24}O_{12}$ (492.4)
andrographidine B　　穿心莲黄酮苷 B

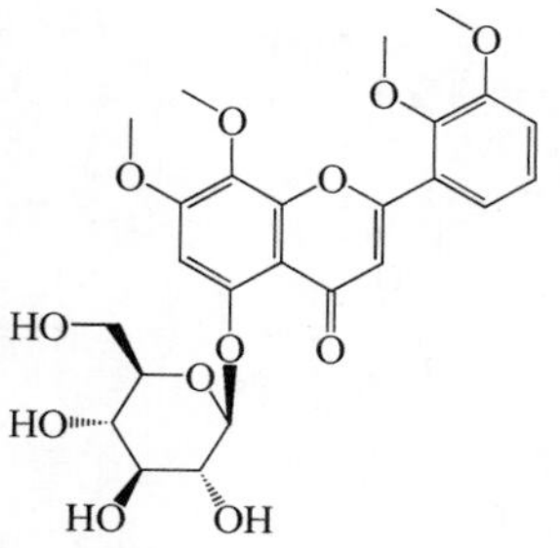

$C_{25}H_{28}O_{12}$ (520.5)
andrographidine D　　穿心莲黄酮苷 D

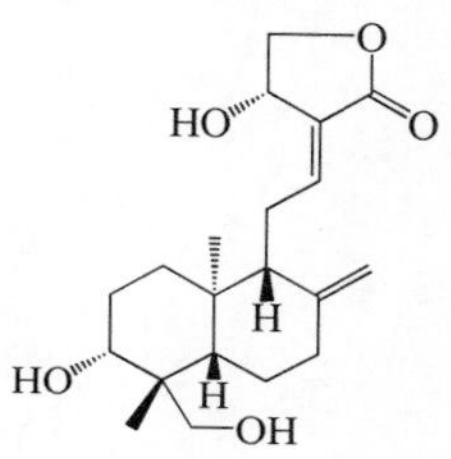

$C_{20}H_{30}O_5$ (350.4)
andrographolide　　穿心莲内酯

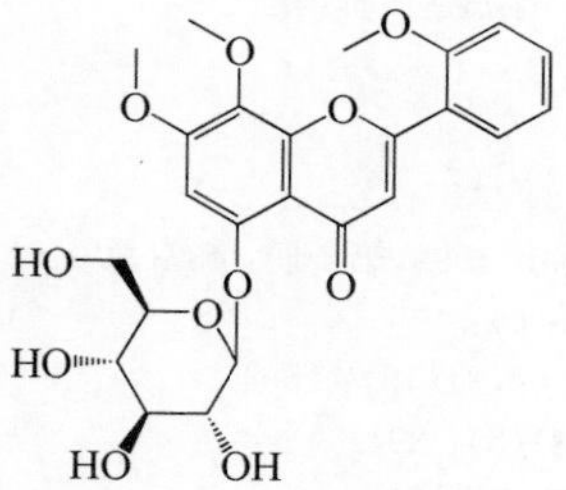

$C_{24}H_{26}O_{11}$ (490.5)
andrographidine E　　穿心莲黄酮苷 E

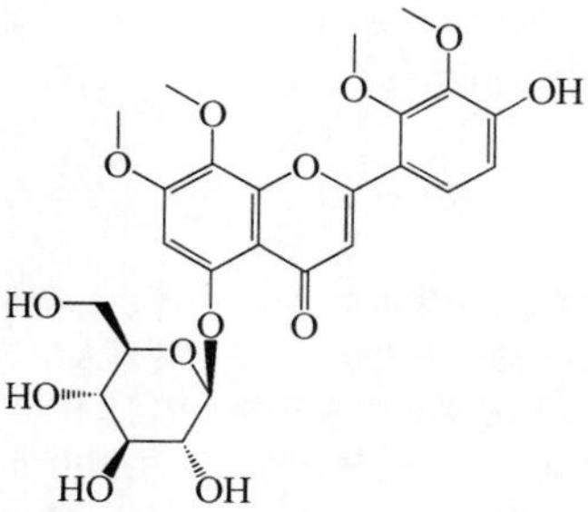

$C_{23}H_{24}O_{12}$ (490.5)
andrographidine F　　穿心莲黄酮苷 F

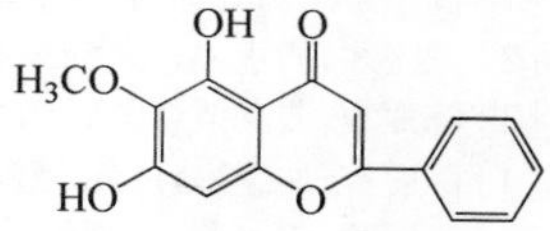

$C_{16}H_{14}O_5$ (286.3)
oroxylin A　　木蝴蝶素 A

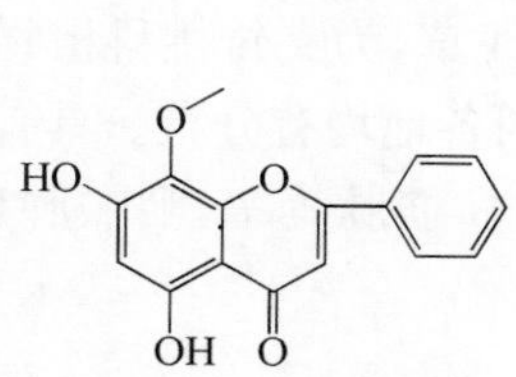

$C_{16}H_{12}O_5$ (284.3)
wogonin
汉黄芩素

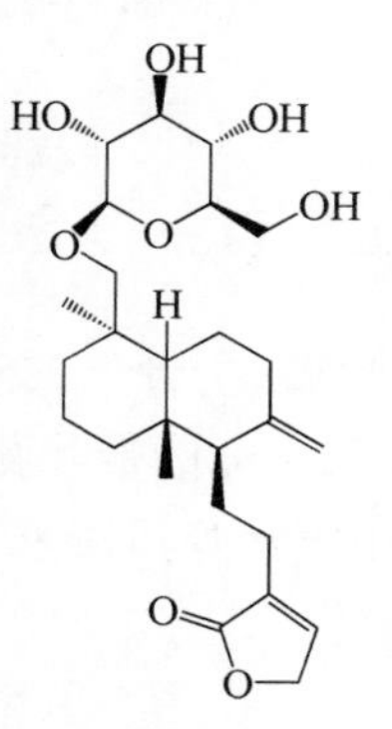

$C_{26}H_{40}O_8$ (480.6)
neoandrographolide
新穿心莲内酯

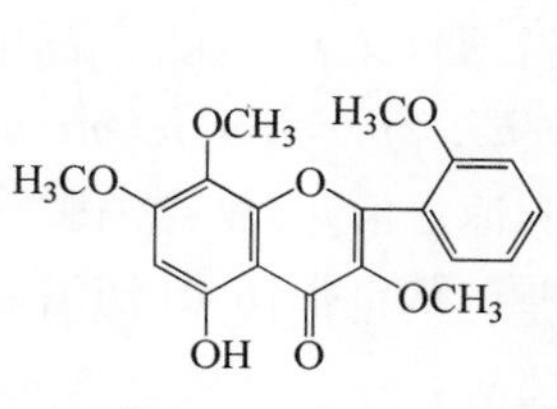

$C_{20}H_{28}O_4$ (332.4)
14-deoxy-11,12-didehydroandrographolide
14-去氧-11,12-去氢穿心莲内酯

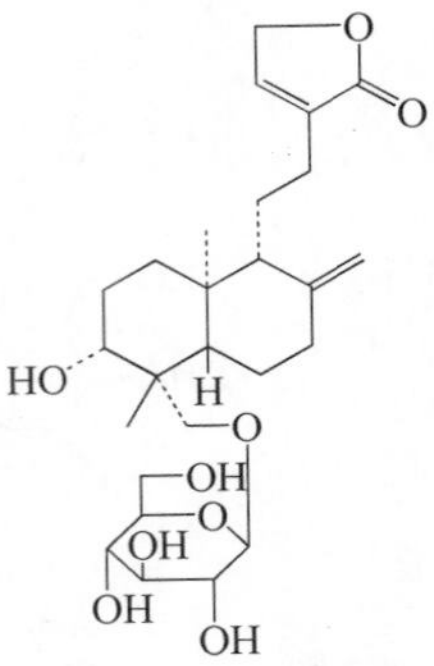

$C_{26}H_{40}O_9 (496.5)$
14 - deoxyandrographolide - 19 - β - D - glucoside
14 -去氧穿心莲内酯- 19 - β - D -葡萄糖苷

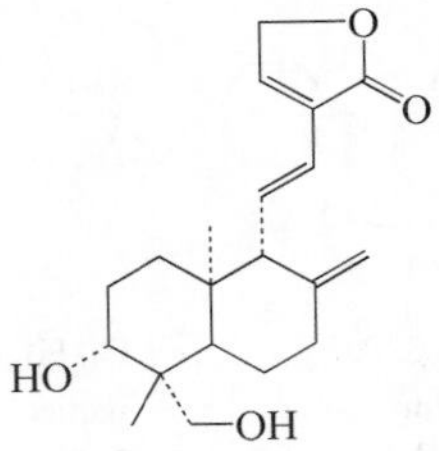

$C_{19}H_{18}O_7 (358.3)$
5 - hydroxy - 7,8,2′,3′ - tetramethoxyflavone
5 -羟基- 7,8,2′,3′-四甲氧基黄酮

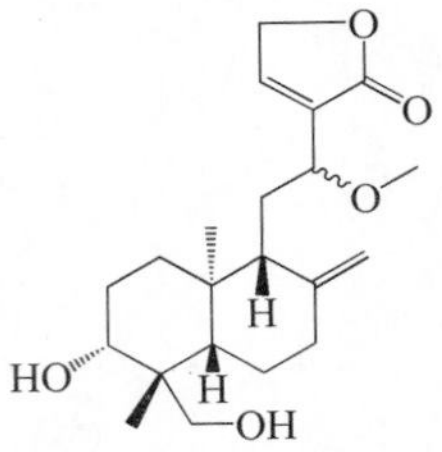

$C_{21}H_{31}O_5 (363.4)$
14 - deoxy - 12 - methoxyandrographolide
14 -去氧- 12 -甲氧基穿心莲内酯

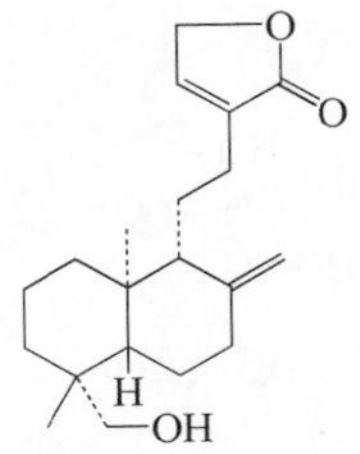

$C_{20}H_{29}O_3 (317.4)$
andrograpanin
穿心莲潘林内酯

【参考文献】

[1] 国家中医药管理局《中华本草》编委会. 中华本草[M]. 上海：上海科学技术出版社,1999,第 7 册：437(总 6451).
[2] 王国才,胡永美,张晓琦,等. 穿心莲的化学成分[J]. 中国药科大学学报,2005,36(5)：405.
[3] 陈丽霞,曲戈霞,邱峰. 穿心莲二萜内酯类化学成分的研究[J]. 中国中药杂志,2006,31(19)：1594.
[4] 陈丽霞,曲戈霞,邱峰. 穿心莲黄酮类化学成分的研究[J]. 中国中药杂志,2006,31(5)：391.
[5] 王国才,胡永美,张晓琦,等. 穿心莲的化学成分[J]. 中国药科大学学报,2005,36(5)：40.

204. 络石藤　luò shí téng

[拉] Caulis Trachelospermi Jasminoidis
[英] Chinese Starasmine Stem

　　络石藤,又名白花藤、石邦藤、骑墙虎、风藤、折骨草、交脚风、铁线草,为夹竹桃科植物络石 *Trachelospermum jasminoides*（Lindl.）Lem. 的带叶藤茎。广西各地均有分布。具有通络止痛,凉血清热,解毒消肿等功效,主要用于治疗风湿痹痛,膝酸痛,筋脉拘挛,咽喉肿痛,疔疮肿毒,跌打损伤,外伤出血等病证。

【化学成分】

　　1. 木脂素类　藤茎：含牛蒡苷（arctiin）,络石（糖）苷（tracheloside）,去甲络石苷

（nortracheloside），穗罗汉松树脂酚苷（matairesinoside），牛蒡苷元（arctigenin），穗罗汉松树脂酚（matariresinol），络石苷元（trachelogenin），去甲络石苷元（nortrachelogenin）[1]。

2. 生物碱类　茎叶：含冠狗牙花定碱（coronaridine），伏康京碱（voacangine），白坚木辛碱（apparicine），狗牙花任碱（conoflorine），19-表伏康任碱（19-epivoacangarine），伏康碱（vobasine），伊波加因碱（ibogaine），山辣椒碱（tabernaemontanine）[1]。

3. 黄酮类　叶：含芹菜素（apigenin），芹菜素-7-O-葡萄糖苷（apigenin-7-O-glucoside），芹菜素-7-O-龙胆二糖苷（apigenin-7-O-gentiovioside），芹菜素-7-O-新橙皮糖苷（apigenin-7-O-neohesperidoside），木犀草素（luteolin），木犀草素-7-O-葡萄糖（luteolin-7-O-glucoside），木犀草素-7-O-龙肥二糖苷（luteolin-7-O-gentiobioside），木犀草素-4′-O-葡萄糖苷（luteolin-4′-O-glucoside）[1]。茎叶：含芹菜素（apigenin），木犀草素（luteolin），cosmociin，木犀草素-4′-O-葡萄糖苷（luteotin-4′-O-glucoside），木犀草素-7-O-葡萄糖苷（luteolin-7-O-glucoside），芹菜素-7-O-新橙皮糖苷（apigenin 7-O-neohesperidoside，rhoifolin），芹菜素-7-O-龙胆二糖苷（apigenin-7-O-gentiobioside），木犀草素-7-O-龙胆二糖苷（luteotin-7-O-gentiobioside）[3,4]。

4. 萜类及甾体类　络石苷 B-1、D-1、E-1、F（trachelosperosides B-1、D-1、E-1、F），络石苷元 B（trachelosperogenin B），3β-O-D-glucopyranoside quinovic acid[2]；全株：含 β-香树脂醇（β-amyrin），β-香树脂酸乙酸酯（β-amyrinacetate），羽扇豆醇，羽扇豆醇乙酸酯（lupeolacetate），羽扇豆醇不饱和脂肪酸酯，β-谷甾醇，豆甾醇及菜油甾醇[1]。

5. 其他　藤茎：含橡胶肌醇（dambonitol）[1]。

【主要化学成分结构式】

$C_{27}H_{34}O_{11}$（534.6）
arctiin　牛蒡苷

$C_{26}H_{32}O_{12}$（536.5）
nortracheloside　去甲络石苷

$C_{26}H_{32}O_{11}$（520.5）
matairesinoside　穗罗汉松树脂酚苷（罗汉松脂苷）

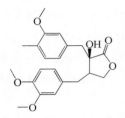

C$_{21}$H$_{24}$O$_7$(388.4)
trachelogenin
络石苷元

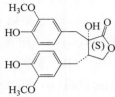

C$_{14}$H$_{22}$SO$_7$(334.3)
nortrachelogenin
去甲络石苷元

C$_{21}$H$_{26}$N$_2$O$_2$(338.4)
coronaridine
冠狗牙花定碱

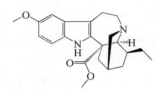

C$_{22}$H$_{28}$N$_2$O$_3$(368.4)
voacangine　伏康京碱

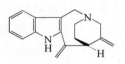

C$_{17}$H$_{18}$N$_2$(250.3)
apparicine　白坚木辛碱

C$_{19}$H$_{24}$N$_2$O(296.4)
conoflorine　狗牙花任碱

C$_{21}$H$_{28}$N$_2$O$_4$(372.4)
19 - epivoacangarine
19 - 表伏康任碱

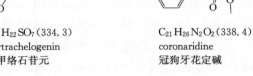

C$_8$H$_{16}$O$_6$(208.2)
dambonitol
橡胶肌醇

C$_{22}$H$_{28}$N$_2$O$_3$(368.5)
vobasine
伏康碱

C$_{20}$H$_{23}$N$_2$O(307.4)
ibogaine　伊波加因碱

C$_{21}$H$_{26}$N$_2$O$_3$(354.4)
tabernaemontanine　山辣椒碱

C$_{15}$H$_{10}$O$_5$(270.2)
apigenin　芹菜素

C$_{27}$H$_{30}$O$_{16}$(610.5)
apigenin - 7 - O - gentiovioside
芹菜素 - 7 - O - 龙胆二糖苷

C$_{27}$H$_{30}$O$_{14}$(578.5)
apigenin - 7 - O - neohesperidoside
芹菜素 - 7 - O - 新陈皮糖苷

【参考文献】

［1］国家中医药管理局《中华本草》编委会.中华本草[M].上海：上海科学技术出版社,1999,第6册：318(总5634).

［2］谭兴起,陈海生,周密,等.络石藤中的三萜类化合物[J].中草药,2006,37(2)：171.

［3］S Nishibe, A Sakushima, T Noro, S Fukushima. Studies on the Chinese drug Luoshiteng（Ⅰ）. Xanthine oxidase inhibitors from the leaf part of Luoshiteng originating from Trachelospermum jasminoides[J]. Shoyakugaku Zasshi. 1987, 41(2)：116.

［4］A Sakushima, K Ohno, T Maoka, K Seki, K Ohkura. Flavonoids from Trachelospermum jasminoides[J]. Natural Medicines. 2002, 56(4)：159.

205. 绞股蓝 jiǎo gǔ lán

［拉］Herba Gynostemmatis
［英］Fiveleaf Gynostemma Herb

绞股蓝,又名七叶胆、小苦药、公罗锅底、落花生、落地生、遍地生根,为葫芦科植物绞股蓝 *Gymostemma pentaphyllum*（Thunb.）makino 的地上部分。广西主要分布于灵山、龙州、靖西、那坡、隆林、凌云、河池、柳江、金秀、临桂、灵川、龙胜。具有清热,补虚,解毒等功效,主要用于治疗慢性气管炎,体虚乏力,虚劳失精,白细胞减少症,高脂血症,病毒性肝炎,慢性胃肠炎等病证。

【化学成分】

1. 甾醇类　5,24-葫芦二烯醇(cucurbita-5,24-dienol),24,24-二甲基-5α-胆甾-8-烯-3β-醇(24,24-dimethyl-5α-cholest-8-en-3β-ol),(24R)-5α-豆甾-7-烯-22-炔-3β-醇[(24R)-5α-stigmast-7-en-22-yn-3β-ol],24,24-二甲基-5α-胆甾-7-烯-22-炔-3β-醇(24,24-dimethyl-5α-cholest-7-en-22-yn-3β-ol),24,24-二甲基-5α-胆甾-7,25-二烯-22-炔-3β-醇(24,24-dimethyl-5α-cholest-7,25-dien-22-yn-3β-ol),菠菜甾醇,24,24-二甲基-5α-胆甾-7-烯-3β-醇(24,24-dimethyl-5α-cholest-7-en-3β-ol)和其异构体,14α-甲基-5α-麦角甾-9(11),24(28)-二烯-3β-醇[14α-methyl-5α-ergosta-9(11),24(28)-dien-3β-ol],24α-乙基-5α-胆甾-3β-醇(24α-ethyl-5α-cholestan-3β-ol),14α-甲基-5α-麦角甾-9(11)-烯-3β-醇[14α-methyl-5α-ergost-9(11)-en-3β-ol]的(24R)和(24S)的差向异构体,4α,14α-二甲基-5α-麦角甾-7,9(11),24(28)-三烯-3β-醇[4α,14α-dimethyl-5α-ergosta-7,9(11),24(28)-trien-3β-ol],异岩藻甾醇(isofucosterol),β-谷甾醇等[1]。

2. 三萜皂苷类化学成分及其苷元　地上部分：含达玛烷型四环三萜皂苷：绞股蓝糖苷(gynosaponin)TN-1[1,2]和TN-2;绞股蓝苷(gypenoside)Ⅰ→LXXIX共79个,其中Ⅲ,Ⅳ,Ⅷ,Ⅶ级结构和人参皂苷(gensenoside)-Rb₁、Rb₃、Rd、F₂的相同;6″-丙二酰基人参皂苷(6″-malonylgensenoside)-Rb₁和Rd,6″-丙二酰基绞股蓝苷Ⅴ(6″-malonylgypenoside V)等。这些皂苷的苷元有：人参二醇(panaxadiol),2α-羟基人参二醇(2α - hydroxypanaxadiol),(20R, 25S)- 12β, 25 -环氧- 20, 26 -环达玛烷- 3β -醇 [(20R, 25S)- 12β, 25 - epoxy - 20, 26 - cyclodammaran - 3β- ol],(20R, 25S)- 12β, 25 - 环氧- 20, 26 -环达玛烷- 2α, 3β -二醇[(20R, 25S)- 12β, 25 - epoxy - 20, 26 - cyclodammaran - 2α, 3β- diol],绞股蓝苷元Ⅱ(gynogeninⅡ)。还含有(20S)3β, 20, 23ζ - 三羟基- 24 -达玛烯- 21 -酸- 21, 23 -内酯- 3 - O -[β - D -吡喃葡萄糖基(1→2)- α - L - 吡喃阿拉伯糖基]- 20 - O - β - D -吡喃鼠李糖苷{(20S)3β, 20, 23ζ - trihydroxydammar - 24 - en - 21 - oic acid - 21, 23 - lactone - 3 - O -[β - D - glucopyranosyl(1→2)- α - L - arabinopyranosyl]- 20 - O - β - D - rhamnopyranoside}以及它的(20R)差向异构体 (epimer),(20S)- 23ζ -达玛烯- 3β, 20, 25, 26 -四醇- 3 - O -[β - D -吡喃葡萄基-(1→ 2)- α - L -吡喃阿拉伯糖基]- 20 - O - β - D -吡喃鼠李糖基- 26 - O -吡喃葡萄糖苷 {(20S)- dammar - 23ζ - ene - 3β, 20, 25, 26 - tetrol - 3 - O -[β - D - glucopyranosyl (1→2)- α - L - arabinopyranosyl]- 20 - O - β - D - rhamnopyranosyl - 26 - O - glucopyranoside},(20R)- 25 -达玛烯- 3β, 20, 21, 24ζ -四醇- 3 - O -[β - D -吡喃葡萄 糖基-(1→2)- α - L -吡喃阿拉伯糖基]- 21 - O - β - D -吡喃葡萄糖基- 24 - O -吡喃鼠 李糖苷{(20R)- dammar - 25 - en - 3β, 20, 21, 24ζ - tetrol - 3 - O -[β - D - glucopyranosyl -(1→2)- α - L - arabinopyranosyl]- 21 - O - β - D - glucopyranosyl - 24 - O - rhamnopyranoside}[2]。

3. 黄酮类　芸香苷,商陆苷(ombuoside),商陆黄素(ombuin)[2]。

4. 氨基酸类　天冬氨酸,苏氨酸,丝氨酸,谷氨酸等17种氨基酸[2]。

5. 无机成分　铁,锌,铜,锰,镍等18种元素[2]。

6. 其他　丙二酸(malonic acid),维生素C(vitamin C),甜叶素[2]。

【主要化学成分结构式】

$C_{60}H_{102}O_{27}$(1 255.5)
gypenoside Ⅰ
绞股蓝苷Ⅰ

$C_{60}H_{102}O_{26}$(1 255.5)
gypenoside Ⅱ
绞股蓝苷Ⅱ

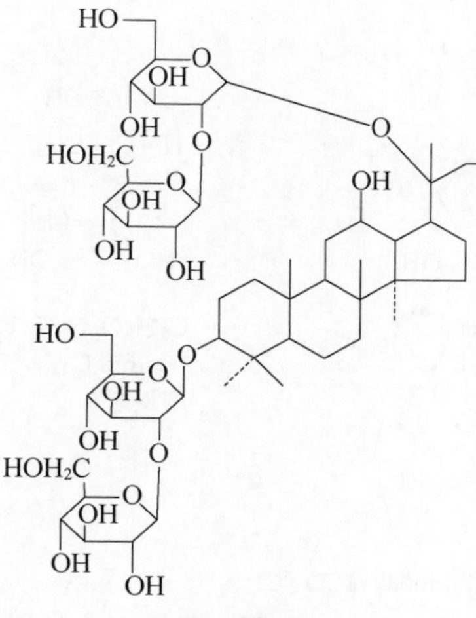

$C_{54}H_{92}O_{23}$ (1 109.3)

gypenoside Ⅲ　绞股蓝苷Ⅲ

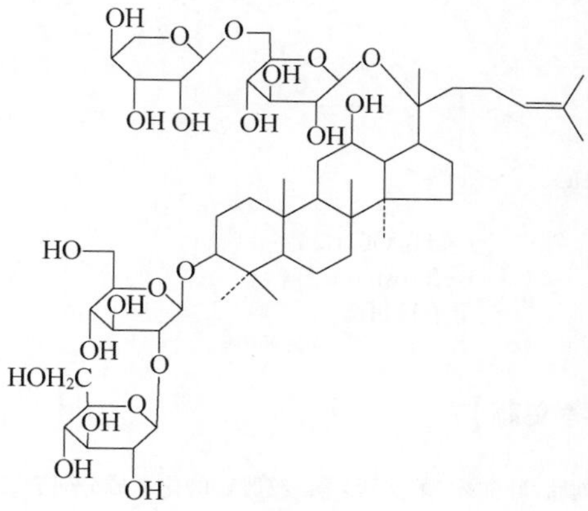

$C_{53}H_{90}O_{22}$ (1 079.3)

gypenoside Ⅳ　绞股蓝苷Ⅳ

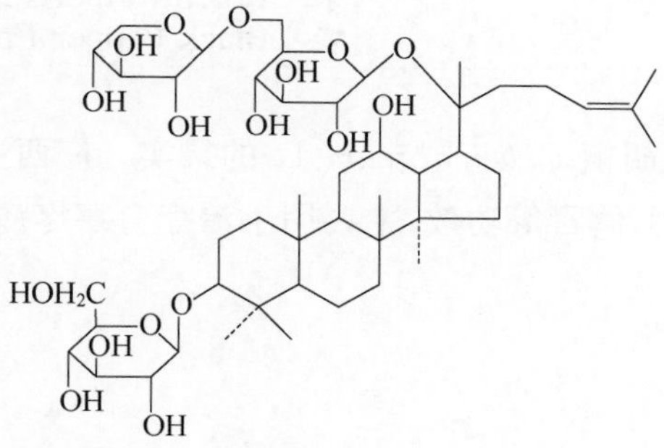

$C_{47}H_{80}O_{17}$ (1 079.3)

gypenoside Ⅸ　绞股蓝苷Ⅸ

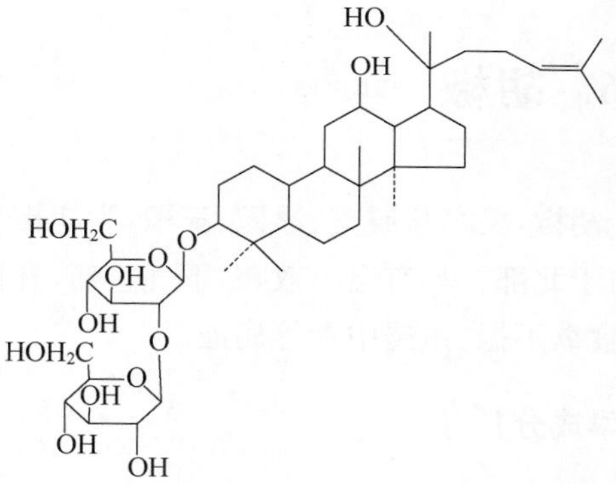

$C_{41}H_{70}O_{13}$ (771.0)

gypenoside L　绞股蓝苷 L

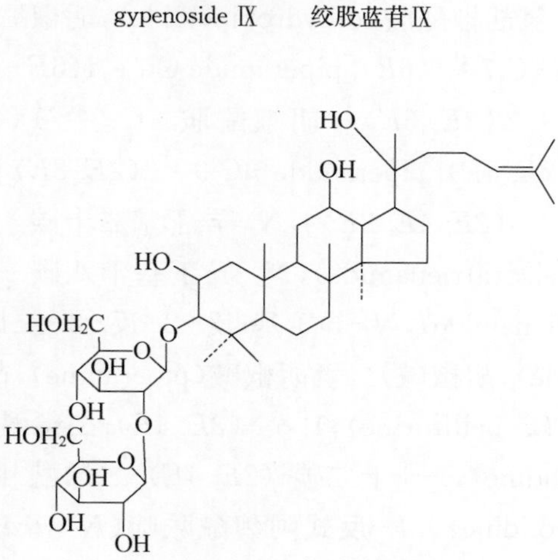

$C_{42}H_{72}O_{14}$ (771.0)

gypenoside LⅠ　绞股蓝苷 LⅠ

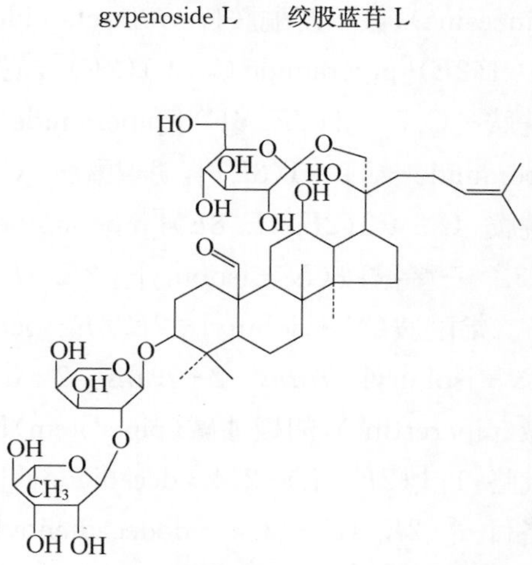

$C_{47}H_{78}O_{18}$ (771.0)

gypenoside LⅡ　绞股蓝苷 LⅡ

$C_{29}H_{48}O(412.7)$
isofucosterol
异岩藻甾醇

$C_{17}H_{14}O_7(330.3)$
ombuin(ombuine)
商陆素,商陆黄素

$C_6H_8O_6(176.1)$
vitamin C
维生素 C

【参考文献】

[1] 刘欣,叶文才,萧文鸾,等. 绞股蓝的化学成分研究[J]. 中国药科大学学报,2003,34(1):21.
[2] 国家中医药管理局《中华本草》编委会. 中华本草[M]. 上海:上海科学技术出版社,1999,第 5 册:532(总 4609).

206. 胡椒　*hú jiāo*

[拉] Fructus Piperis Nigri
[英] Black Pepper Fruit

胡椒,又名味履支、浮椒、玉椒,为胡椒科植物胡椒 *Piper nigrum* L. 的果实。广西主要分布于北部。具有温中散寒,下气止痛,开胃,止泻,解毒等功效,主要用于治疗胃寒疼痛,呕吐,食欲不振,鱼蟹中毒等病证。

【化学成分】

1. **酰胺类**　果实:含胡椒酰胺(pipercide),次胡椒酰胺(piperyline),几内亚胡椒酰胺(guineesine),假荜茇酰胺(retrofractamide)A,二氢胡椒酰胺(dihydropipercide),胡椒酰胺-C 5:1(2*E*)[piperamide C 5:1(2*E*)],胡椒酰胺-C 7:1(6*E*)[piperamide C 7:1(6*E*)],胡椒酰胺-C 7:2(2*E*, 6*E*)[piperamide-C 7:2(2*E*, 6*E*)],胡椒酰胺-C 9:1(8*E*)[piperamide-C 9:1(8*E*)],胡椒酰胺-C 9:2(2*E*, 8*E*)[piperamide-C 9:2(2*E*, 8*E*)],胡椒酰胺-C 9:3(2*E*, 4*E*, 8*E*)[piperamide-C 9:3(2*E*, 4*E*, 8*E*)],*N*-异丁基二十碳-2*E*, 4*E*, 8*Z*-三烯酰胺(*N*-isobutyl-2*E*, 4*E*, 8*Z*-eicosatrienamide),*N*-异丁基十八碳-2*E*, 4*E*-二烯酰胺(*N*-isobutyl-2*E*, 4*E*-octadecadienamide),*N*-异丁基-反-2-反-2-二烯酰胺(*N*-isobutyl-*trans*-2-*trans*-2-dienamide),胡椒碱,二氢胡椒碱(piperanine),胡椒亭碱(piperettine),胡椒油碱(piperolein)B,墙草碱(pellitorine),1[癸-(2*E*, 4*E*)-二烯酰]四氢吡咯{1-[(2*E*, 4*E*)-2, 4-decadienoyl]-pyrrolidine},1-[十二碳-(2*E*, 4*E*)-二烯酰]四氢吡咯{1-[(2*E*, 4*E*)-2, 4-dodecadienoyl]-pyrrolidine},*N*-反式阿魏酰哌啶(*N*-*trans*-feruloyl piperidine),类阿魏酰哌啶(feruperine),二氢类阿魏酰哌啶(dihydroferuperine),*N*-反式阿魏酰酪胺(*N*-*trans*-feruloyl tyramine),类对香豆酰哌啶(coumaperine)等[1],马

兜铃内酰胺(aristolactam)[2]。

2. **生物碱类**　吡啶，哌啶[2]。

3. **挥发油**　向日葵素(piperonal)，二氢香苇醇(dihydrocarveol)，反式-香苇醇(*trans*-pinocarveol)，氧化丁香烯(caryophyllene oxide)，倍半香桧烯(sesquisabinene)，松油-1-烯-5-醇(1-terpinen-5-ol)，对孟-3,8(9)-二烯-1-醇[3,8(9)-*p*-menthadien-1-ol]，对孟-1(7),2-二烯-6-醇[l(7),2-*p*-menthadien-6-ol]，顺式-对孟-2-烯-1-醇(*cis*-*p*-2-menthen-1-ol)，顺式-对孟-2,8-二烯-1-醇(*cis*-*p*-2,8-menthadien-1-ol)，荜澄茄-5,10(15)-二烯-4-醇[5,10(15)-cadiene-4-ol]，隐品酮(cryptone)，胡椒酮(piperitone)，*β*-蒎酮(*β*-pinone)，1,1,4-三甲基环庚-2,4-二烯-6-酮(1,1,4-trimethylcyclohepta-2,4-dien-6-one)，*N*-甲酰哌啶(*N*-formylpiperidine)，对聚伞花素-8-醇甲醚(*p*-cymen-8-ol methyl ether)等[1]。

【主要化学成分结构式】

C$_{22}$H$_{30}$NO$_3$(356.5)
pipercide　胡椒酰胺

C$_{22}$H$_{25}$NO$_3$(351.4)
retrofractamide　假荜茇酰胺 A

C$_{22}$H$_{30}$NO$_3$(356.5)
dihydropipercide
二氢胡椒酰胺

C$_{16}$H$_{19}$NO$_3$(273.3)
piperamide C 5∶1(2*E*)
胡椒酰胺-C 5∶1(2*E*)

C$_{16}$H$_{19}$NO$_3$(273.3)
piperamide C 7∶1(6*E*)
胡椒酰胺-C 7∶1(6*E*)

C$_{16}$H$_{17}$NO$_3$(272.3)
piperamide-C 7∶2(2*E*,6*E*)
胡椒酰胺-C 7∶2(2*E*,6*E*)

C$_{20}$H$_{27}$NO$_3$(295.4)
piperamide-C 9∶1(8*E*)
胡椒酰胺-C 9∶1(8*E*)

C$_{20}$H$_{25}$NO$_3$(327.4)
piperamide-C 9∶2(2*E*,8*E*)
胡椒酰胺-C 9∶2(2*E*,8*E*)

$C_{20}H_{23}NO_3$ (325.4)
piperamide - C 9：3 (2*E*, 4*E*, 8*E*)
胡椒酰胺 - C 9：3 (2*E*, 4*E*, 8*E*)

$C_{20}H_{42}NO_3$ (344.6)
N - isobutyl - 2*E*, 4*E*, 8*E* - eicosatrienamide
N -异丁基二十碳- 2*E*, 4*E*, 8*E* -三烯酰胺

$C_{17}H_{21}NO_3$ (287.4)
piperanine
二氢胡椒碱

$C_{19}H_{21}NO_3$ (311.4)
piperettine
胡椒亭碱

$C_{21}H_{30}NO_3$ (344.5)
piperolein B
胡椒油碱 B

$H_3C(H_2C)_4HC=HC-H_2C-H_2C-HN-H_2C-CH$

$C_{14}H_{27}NO$ (225.3)
pellitorine
墙草碱

$C_{17}H_{21}NO_3$ (287.4)
feruperine
类阿魏酰哌啶

$C_{17}H_{23}NO_3$ (289.4)
dihydroferuperine
二氢类阿魏酰哌啶

$C_{16}H_{19}NO_2$ (289.4)
coumaperine
类对香豆酰哌啶

$C_8H_6O_3$ (150.1)
piperonal
向日葵素

$C_6H_{11}NO$ (113.2)
N - formylpiperidine
N -甲酰哌啶

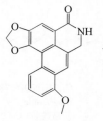

$C_{17}H_{11}NO_4$ (293.3)
aristolactam
马兜铃内酰胺

【参考文献】

[1] 国家中医药管理局《中华本草》编委会. 中华本草[M]. 上海：上海科学技术出版社,1999,第 3 册：439(总 2040).
[2] 吴庆立,王圣平,冯毓秀,等. 胡椒属化学成分的研究[J]. 天然产物研究与开发,1998,10(1)：84.

207. 茯苓　fú líng

茯苓，又名茯菟、松薯、不死面、松苓、松木薯，为多孔菌科真菌茯苓 *Poria cocos*（Schw.）Wolf 的菌核。广西主要分布于邕宁、武鸣、南宁、横县、藤县、北流、博白、容县、桂平、平南、岑溪、苍梧。具有利水渗湿，健脾和胃，宁心安神等功效，主要用于治疗小便不利，水肿胀满，痰饮咳逆，呕吐，脾虚食少，泄泻，心悸不安，失眠健忘，遗精白浊等病证。

【化学成分】

1. 萜类及甾体类　茯苓酸（pachymic acid），16α-羟基齿孔酸（tumulosic acid），3β-羟基-7,9(11),24-羊毛甾三烯-21-酸[3β-hydroxylanosta-7,9(11),24-trien-21-oic acid]，茯苓酸甲酯（pachymic acid methyl ester），16α-羟基齿孔酸甲酯（tumulosic acid methyl ester），7,9(11)-去氢茯苓酸甲酯[7,9(11)-dehydropachymic acid methyl ester]，3β,16α-二羟基-7,9(11),24(31)-羊毛甾三烯-21-酸甲酯[3β,16α-dihydroxylanosta-7,9(11),24(31)-trien-21-oic acid methyl ester]，多孔菌酸 C 甲酯（polyporenic acid C methyl ester），3-氢化松苓酸（trametenolic acid），齿孔酸（eburicoic acid），去氢齿孔酸（dehydroeburicoic acid），茯苓新酸（poricoic acid）A、B、C、D、DM、AM、β-香树脂醇乙酸酯（β-amyrin acetate），麦角甾醇，3β-羟基-16α-乙酰氧基-7,9(11),24-羊毛甾三烯-21-酸[3β-hydroxy-16α-acetyloxy-lanosta-7,9(11),24-trien-21-oic acid]，7,9(11)去氢茯苓酸[7,9(11)-dehydropachymic acid][1]，3β,16α 二羟基-羊毛甾 8,24(31)-二烯-21-酸（土莫酸）[3β,16α-aihydroxy-lanosta-8,24(31)-diene-21-oic acid(tumulosic acid)]，3β 羟基-羊毛甾-8,24(31)-二烯-21-酸（依布里酸）[3β-hydroxy-lanosta-8,24(31)-diene-21-oic acid(eburicoic acid)]，3β-乙酰氧基-16α-羟基-羊毛甾-7,9(11),24(31)-三烯-21-酸[3β-acetoxyl-16α-hydroxy-lanosta-7,9(11),24(31)-trien-21-oicacid]，3β,16α-二羟基羊毛甾-7,9(11),24(31)-三烯-21-酸（去氢土莫酸）[3β,16α-dihydroxylanosta-7,9(11),24(31)-trien-21-oic acid(dehydrotumulosic acid)]，3α,16α-二羟基-羊毛甾-7,9(11),24(31)-三烯-21-酸（32 差向）3α,16α-dihydroxylanosta-7,9(11),24(31)-trien-21-oic acid(32 epi)[2]，去氢松香酸甲酯（dehydroabietic acid methyl ester）[3]，3β,7β-二羟基-11,15,23-三酮基-羊毛甾-8-烯-26-酸[lanosta 8-en-26-oic acid,3,7-dihydroxy-11,15,23-trioxo-,(3β,7β,25R)-(9Cl)(ganoderic acid B)][4]。

2. 糖类　茯苓聚糖（pachyman），茯苓次聚糖（pachymaran），高度(1,3)、(1,6)，分支的 β-D-葡聚糖 H_{11}（glucan H_{11}）[1]。

3. 有机酸及酯类　辛酸（caprylic aid），十一烷酸（undecanoic acid），月桂酸，十二碳烯酸，棕榈酸，十二碳烯酸酯（dodecenoate），辛酸酯（caprylate）[1]。

【主要化学成分结构式】

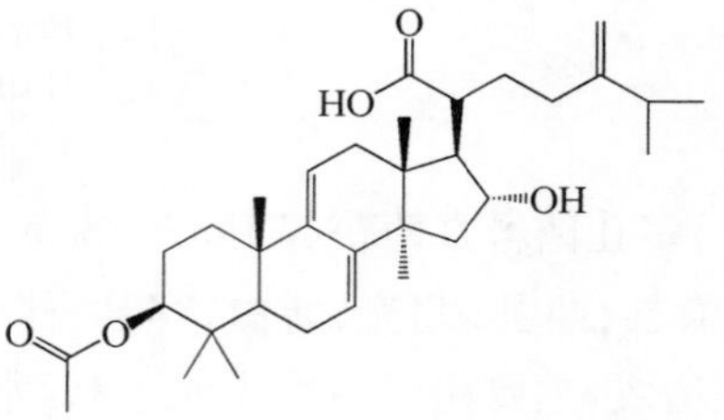

$C_{33}H_{52}O_5(528.8)$
pachymic acid
茯苓酸

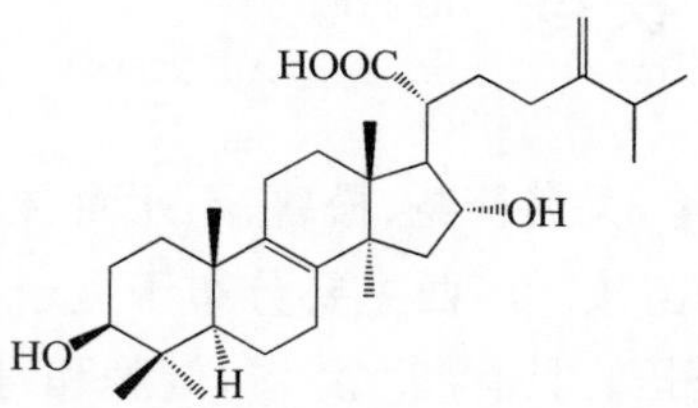

$C_{31}H_{50}O_4(486.7)$
tumulosic acid
16α-羟基齿孔酸

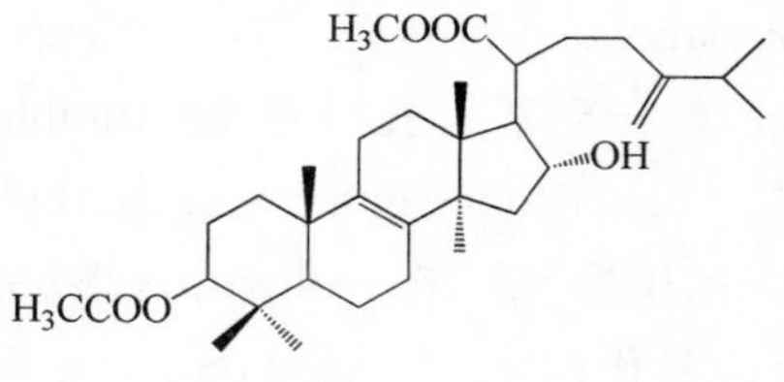

$C_{34}H_{54}O_5(542.7)$
pachymic acid methyl ester
茯苓酸甲酯

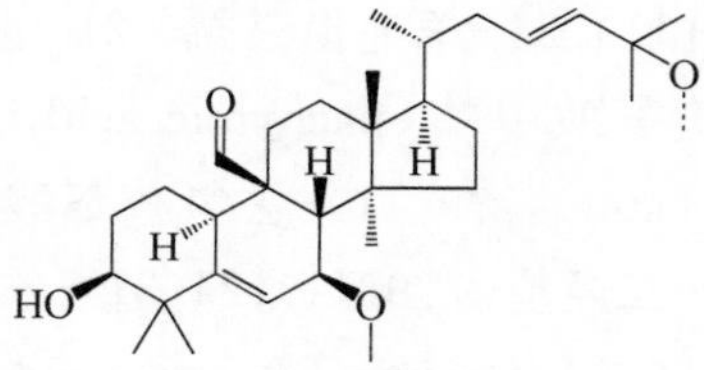

$C_{32}H_{52}O_4(500.7)$
tumulosic acid methyl ester
16α-羟基齿孔酸甲酯

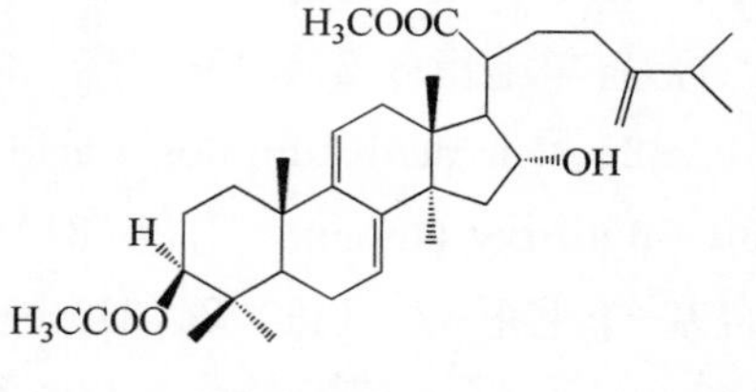

$C_{34}H_{52}O_5(540.7)$
7,9(11)- dehydropachymic acid methyl ester
7,9(11)-去氢茯苓酸甲酯

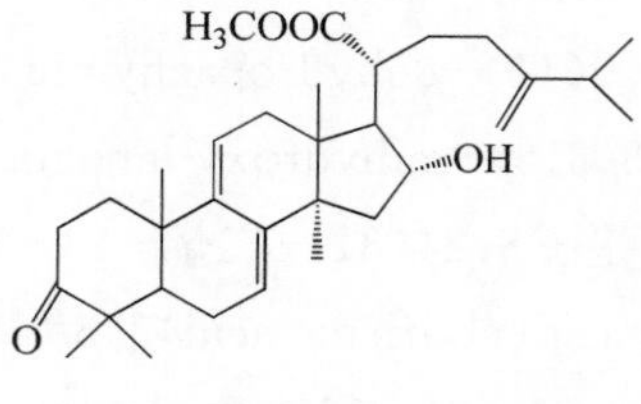

$C_{32}H_{48}O_4(496.7)$
polyporenic acid C methyl ester
多孔菌酸 C 甲酯

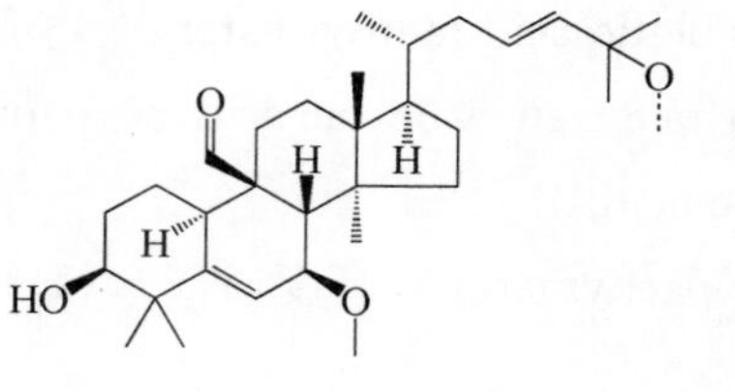

$C_{31}H_{48}O_3(468.7)$
dehydroeburicoic acid
去氢齿孔酸

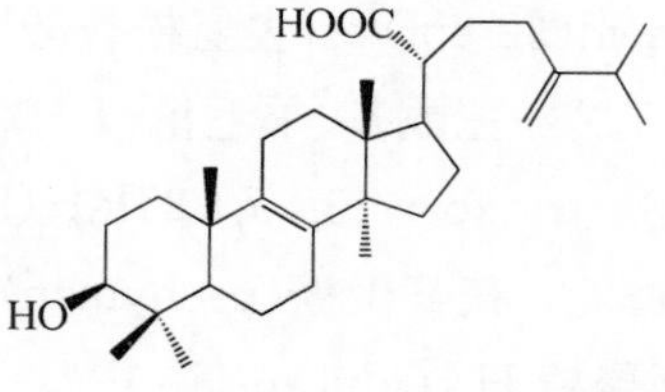

$C_{31}H_{50}O_3(470.7)$
eburicoic acid
齿孔酸

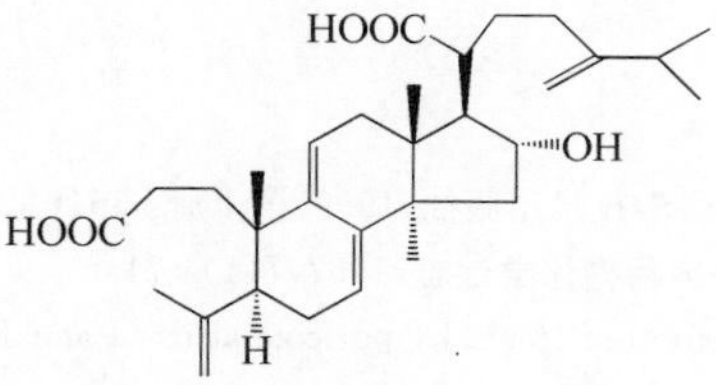

C₃₁H₄₆O₅(498.7)
$C_{31}H_{46}O_5(498.7)$
poricoic acid A
茯苓新酸 A

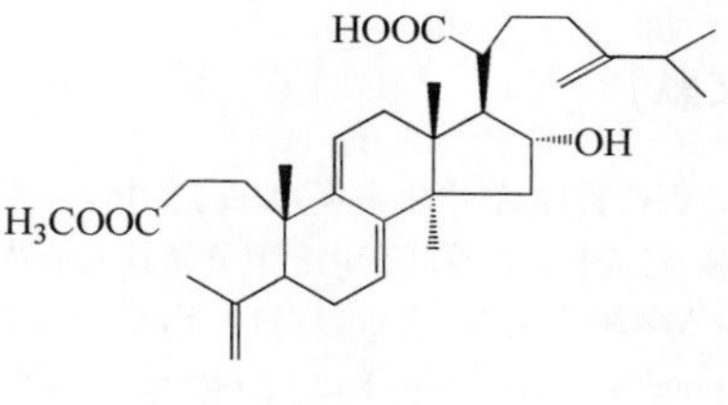

$C_{32}H_{52}O_5(516.7)$
poricoic acid AM
茯苓新酸 AM

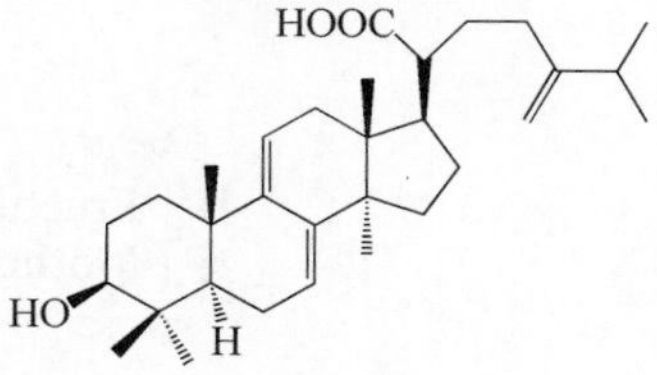

$C_{30}H_{44}O_5(484.7)$
poricoic acid B
茯苓新酸 B

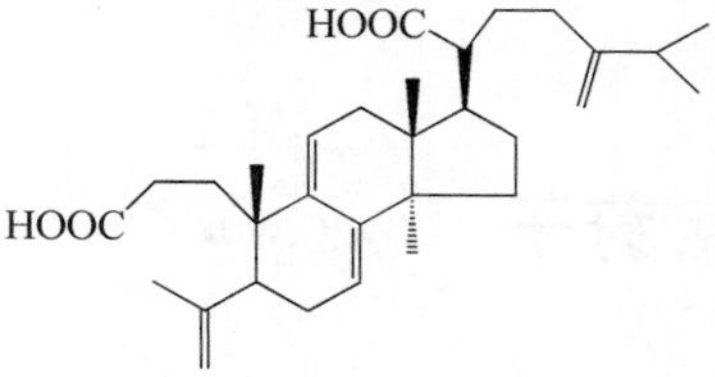

$C_{31}H_{50}O_5(502.7)$
poricoic acid C
茯苓新酸 C

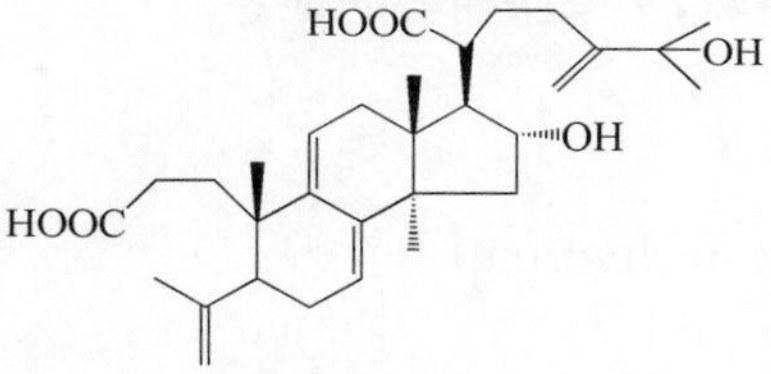

$C_{31}H_{50}O_6(518.7)$
poricoic acid D
茯苓新酸 D

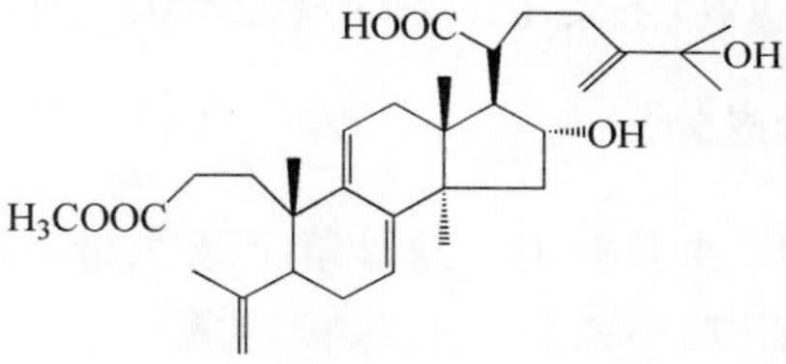

$C_{32}H_{52}O_6(532.7)$
poricoic acid DM
茯苓新酸 DM

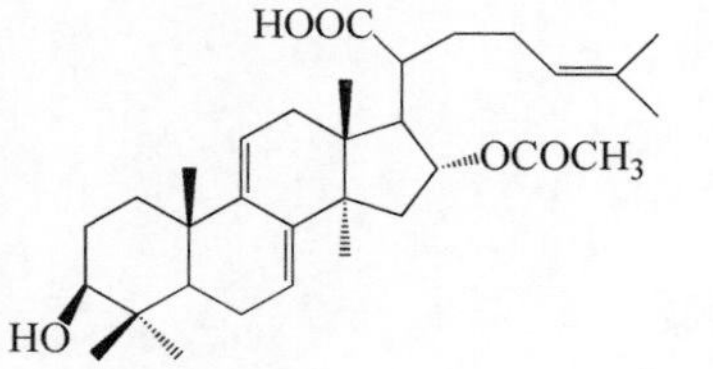

$C_{32}H_{48}O_5(512.7)$
3β - hydroxy - 16α - acetyloxy-lanosta - 7,9(11),24 -
trien - 21 - oic acid
3β-羟基- 16α-乙酰氧基- 7,9(11),24 -羊毛甾三烯- 21 -酸

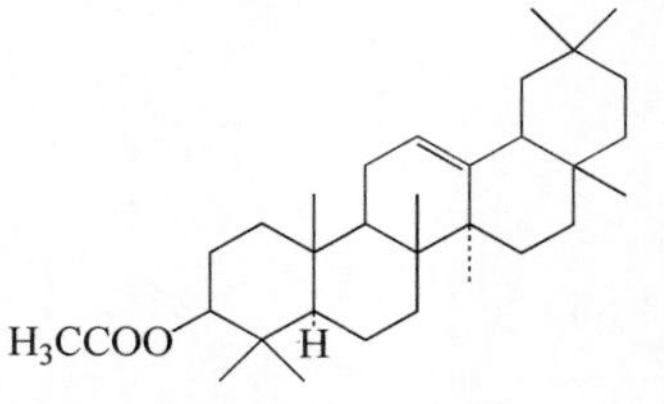

$C_{33}H_{50}O_5(526.7)$
7,9(11)- dehydropachymic acid
7,9(11)-去氢茯苓酸

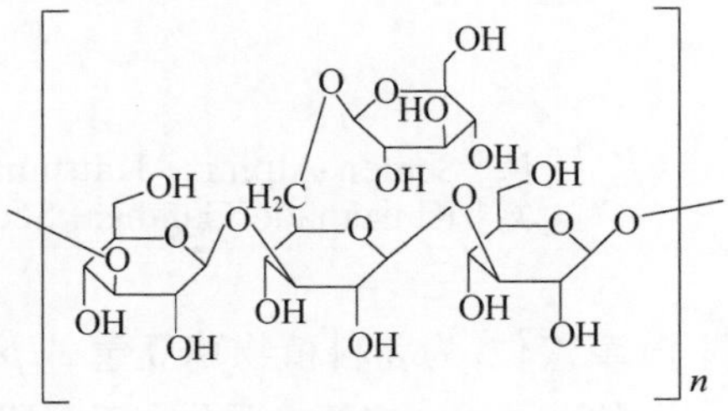

pachyman
茯苓聚糖

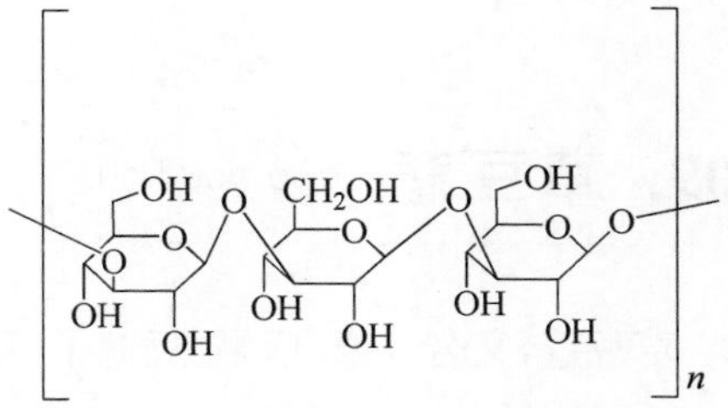

pachymaran
茯苓次聚糖

【参考文献】

[1] 国家中医药管理局《中华本草》编委会. 中华本草[M]. 上海：上海科学技术出版社,1999,第 1 册：554(总 0228).
[2] 仲兆金,许先栋. 茯苓三萜化学成分及其光谱特征研究进展[J]. 中国药物化学杂志,1997,7(1)：71.
[3] Ukiya M,Akihisa T,Tokuda H, et al. Inhibition of Tumor-Pro-motingeffects by poricoic acids G and H and other lanostane-typetriterpenes and cytotoxic activity of poricoic acids A and G from Poriacocos[J]. Journal of Natural Products, 2002, 65(4)：462.
[4] 王利亚,万惠杰. 茯苓化学成分的研究[J]. 中草药,1998,29(3)：145.

208. 茺蔚子　chōng wèi zǐ

[拉] Fructus Leonuri
[英] Motherwort Fruit

茺蔚子,又名益母草子、苦草子、小胡麻、野黄麻、六角天麻、茺玉子,为唇形科植物益母草 *Leonurus japonicus* houtt. 的干燥成熟果实。广西各地均有分布。具有活血调经,清肝明目等功效,主要用于治疗月经不调,经闭,痛经,目赤翳障,头晕胀痛等病证。

【化学成分】

1. 生物碱类　益母草宁碱(leonurinine),水苏碱(stachydrine)[1]。
2. 脂肪酸类　亚麻酸,油酸[1]。
3. 其他　维生素 A 样物质[1]。

【主要化学成分结构式】

$C_7H_{13}NO_2$(143.1)
stachydrine　水苏碱

【参考文献】

[1] 国家中医药管理局《中华本草》编委会. 中华本草[M]. 上海：上海科学技术出版社,1999,第 7 册：66(总 6081).

209. 草豆蔻　cǎo dòu kòu

[拉] Semen Alpiniae Katsumadai
[英] Katsumade Galangal Seed

草豆蔻,又名豆蔻、草果、豆蔻子、草蔻、大草蔻、偶子、草蔻仁,为姜科植物草豆蔻 *Alpinia katsumadai* Hayata [*Languas katsumadai* (Hayata) Merr.]的种子团。广西主要分布于阳朔、容县、北流、桂平、博白、合浦、防城、武鸣、岑溪。具有温中燥湿,行气健脾等功效,主要用于治疗寒湿阻滞脾胃之脘腹冷痛,痞满作胀,呕吐泄泻,食谷不化,痰饮,脚气,瘴疟等病证。

【化学成分】

1. 黄酮类　槲皮素,山柰酚,鼠李柠檬素,熊竹素(kumatakenin)[1],山姜素,小豆蔻明(cardamonin),松属素(pinocembrin)[1-3];槲皮素-3-O-(2,6-二氧-吡喃鼠李糖基吡喃半乳糖苷)[quercetin-3-O-(2,6-di-O-rhamnopyranosyl galactopyranoside)],异鼠李素-3-氧-(2,6-二氧-吡喃鼠李糖基,吡喃半乳糖苷[isorhamnetin-3-O-(2,6-di-O-rhamnopyranosylgalactopyranoside)],乔松素-3,7-二-β-D-葡萄糖苷(pinocembrin-3,7-di-β-D-glucoside),quercetin 3-O-robinobioside,儿茶素(catechin)[5];果实:含7,4′-二羟基-5-甲氧基二氢黄酮(7,4′-dihydroxy-5-methoxy flavanone)[3]。

2. 二苯基庚烷类　(5R)-反-1,7-二苯基-5-羟基-Δ^6-庚烯-3-酮[(5R)-trans-1,7-diphenyl-5-hydroxy-6-hepten-3-one],(3S,5S)-反-1,7-二苯基-3,5-二羟基-Δ^1-庚烯[(3S,5S)-trans-1,7-diphenyl-3,5-dihydroxy-1-heptene],反-1,7-二苯基-5-羟基-Δ^1-庚烯(trans-1,7-diphenyl-5-hydroxy-1-heptene),(3S,5R)-3,5-二羟基-1,7-二苯基庚烷[(3S,5R)-3,5-dihydroxy-1,7-diphenylheptane][1],反,反-1,7-二苯基-5-羟基-$\Delta^{4,6}$-庚二烯-3-酮(trans,trans-1,7-diphenyl-5-hydroxy-4,6-heptadien-3-one),反,反-1,7-二苯基-$\Delta^{4,6}$-庚二烯-3-酮(trans,trans-1,7-diphenyl-4,6-heptadien-3-one)[1-3]。

3. 甾醇类　果实:含β-谷甾醇[2]。

4. 内酯类　根茎:含二氢-5,6-去氢卡瓦胡椒素(dihydro-5,6-dehydrokawain),5,6-去氢卡瓦胡椒素(5,6-dehydrokawain)[1]。

5. 含氮杂环类　腺苷,尿嘧啶,烟酸,次黄嘌呤,腺嘌呤[5]。

6. 无机成分　铜,铁,锰等[1]。

7. 挥发油　反-桂皮醛,α-葎草烯,芳樟醇,樟脑,4-松油醇,莳萝艾菊酮(carvotanacetone),乙酰龙脑酯,乙酸牻牛儿酯,桂皮酸甲酯,橙花叔醇,枸橼烯,龙脑[1],桉叶素,α-蒎烯,β-蒎烯,樟烯,金合欢醇[1,4],3-蒈烯,3,7-二甲基-1,6-辛二烯-3-醇(3,7-dimethyl-1,6-octadiene-3-ol),α,α,4-三甲基-3-环己烯-1-甲醇(α,α,4-trimethyl-3-cyclohexene-1-methanol),3-苯基-2-丁酮(3-phenyl-2-butanone),α-石竹烯,β-红没药烯,β-杜松烯,法呢醇(farnesol),十六酸,顺-对-薄荷烯-2-醇-1(cis-p-aramenth-2-en-1-ol),熏衣草醇(lavandulol),库贝醇(cubenol)等[4]。

【主要化学成分结构式】

$C_{17}H_{14}O_6$ (314.3)
kumatakenin
熊竹素

$C_{16}H_{14}O_4$ (270.2)
cardamonin
小豆蔻查耳酮

$C_{19}H_{20}O$ (264.3)
trans,trans-1,7-diphenyl-5-hydroxy-4,6-heptadien-3-one
反,反-1,7-二苯基-5-羟基-$\Delta^{4,6}$-庚二烯-3-酮

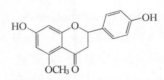

C₁₉H₁₉O₂(279.3) → $C_{19}H_{19}O_2$(279.3)

(5R) - trans - 1,7 - diphenyl - 5 - hydroxy - 6 - hepten - 3 - one
(5R)-反-1,7-二苯基-5-羟基-Δ⁶-庚烯-3-酮

$C_{19}H_{20}O$(264.3)

trans - 1,7 - diphenyl - 5 - hydroxy - 1 - heptene
反-1,7-二苯基-5-羟基-Δ¹-庚烯

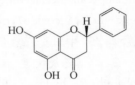

$C_{19}H_{20}O_2$(280.3)

(3S,5R) - 3,5 - dihydroxy - 1,7 - diphenylheptane
(3S,5R)-3,5-二羟基-1,7-二苯基庚烷

$C_{15}H_{14}O_6$(290.3)

catechin
左旋及消旋儿茶精(儿茶素)

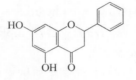

$C_{16}H_{13}O_5$(285.2)

7,4′ - dihydroxy - 5 - methoxy flavanones
7,4′-二羟基-5-甲氧基二氢黄酮

$C_{15}H_{11}O_4$(255.2)

pinocembrin
松属素,生松黄烷酮

$C_{14}H_{14}O_3$(230.2)

dihydro - 5,6 - dehydrokawain
二氢-5,6-去氢卡瓦胡椒素

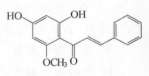

$C_{19}H_{20}O_2$(280.3)

(3S,5S) - trans - 1,7 - diphenyl - 3,5 - dihydroxy - 1 - heptene
(3S,5S)-反-1,7-二苯基-3,5-二羟基-Δ¹-庚烯

$C_{16}H_{14}O_4$(270.3)

cardamonin
小豆蔻明

【参考文献】

[1] 国家中医药管理局《中华本草》编委会. 中华本草[M]. 上海：上海科学技术出版社,1999,第8册：596(总7748).
[2] 王秀芹,杨孝江,李教社. 草豆蔻化学成分研究[J].中药材,2008,31(6)：853.
[3] 丁杏苞,仲英,王晓静,等. 草豆蔻化学成分的研究(Ⅰ)[J].中草药,1997,28(6)：333.
[4] 于萍,崔兆杰,邱琴,等. 草豆蔻挥发油化学成分的GC/MS研究[J].中国现代应用药学杂志,2002,19(2)：135.
[5] 李元圆,桂新,王峥涛. 草豆蔻正丁醇部位化学成分[J].中国天然药物,2009,7(6)：417.

210. 草果　cǎo guǒ

[拉] Fructus Tsaoko
[英] Tsaoko Amomum Fruit

　　草果,又名广西草果、草果仁、草果子、红草果、桂西草果,为姜科植物草果 *Amomum tsaoko* Crevost et Lemaris [*A. hongsaoko* C. F. Liang et D. Fang；*A. guixiese* D. Fang]的果实。广西主要分布于那坡、都安、融水。具有燥湿温中,祛痰截疟等功效,主要用于治疗脘腹冷痛,恶心呕吐,胸膈痞满,泄泻,下痢,疟疾等病证。

【化学成分】

1. 挥发油　果实挥发油：含 α-蒎烯，β-蒎烯，1,8-桉叶素，p-聚伞花烃（p-cymene），芳樟醇，枸橼醛，α-松油醇，橙花叔醇，壬醛，癸醛，樟脑，反-2-十一烯醛，橙花醛，牻牛儿醇[1]，水合莰烯，α-环化枸橼醛（α-cyclocitral），香芹醇，香叶醇乙酸酯（geranyl acetate），2-癸烯-醇（2-decen-1-ol），紫丁香醇（lilac alcohol），3-苯基-2-戊烯（3-phenyl-2-pentene），4-异丁基苯乙酮（4-isobutylacetophenone）[2]。

2. 桐、酚、醛、酸类　草果二芳酮（tsaokoarylone），原儿茶酚（hypogallic acid），姜黄素（curcumin），苯甲醛（benzaldehyde；phenylaldehyde），4-羟基苯甲醛（4-hydroxybenzaldehyde），对-羟基苯甲酸（p-hydroxybenzoic acid；p-salicylic acid），香草酸（vanilflic acid）[3]。

3. 多环芳香族类　萘（naphthalene），草果素［（$3aR$, $7R$, $7As$)-rel-2,3,3a,7,7a-hexahydro-7-hydroxy-1H-indene-4-carboxaldenhyde]，异草果素[3]。

【主要化学成分结构式】

$C_{20}H_{20}O_4$（324.36）
tsaokoarylone
草果二芳酮

$C_9H_{12}O$（136.19）
（$3aR$, $7R$, $7As$)-rel-2,3,3a,7,7a-hexahydro-
7-hydroxy-1H-indene-4-carboxaldenhyde
草果素

【参考文献】

[1] 李世诚,丁靖凯,易元芬. 草果精油化学成分的研究[J]. 中草药通讯,1977,(2)：13.
[2] 赵怡,张国英,肖中华,等. 超临界 CO_2 流体萃取法提取草果挥发油化学成分的研究. 中国药学杂志[J],2004,39(9)：705.
[3] 惠永正. 中药天然产物大全[M]. 上海：上海科学技术出版社,2011,第 11 册：8648.

211. 荔枝核　lì zhī hé

[拉] Semen Litchi
[英] Lychee Seed

荔枝核，又名荔仁、枝核、荔核、大荔核，为无患子科植物荔枝 *Litchi chinensis* Sonn. 的干燥成熟种子。广西主要分布于桂东南、桂西南各地。具有行气散结，祛寒止痛等功效，主要用于治疗寒疝腹痛，睾丸肿痛等病证。

【化学成分】

1. 有机酸及酯类　原儿茶醛[2]、原儿茶酸[2,3],5-氧-对-香豆酰基奎尼酸甲酯[3],2,3-

dihydro-2-oxo methyl ester,1H-imidazole-4-carboxylic acid,3-羧基甘遂烷-7,24-二烯-21-酸,硬脂酸[4]。

2. 甾体类　胡萝卜苷(daucosterol)[2,4],豆甾烷-22-烯-3,6-二酮-谷甾醇,豆甾醇,(24R)-5α-豆甾烷-3,6-二酮,豆甾醇-β-D-葡萄糖苷[4]。

3. 黄酮类　(—)-表儿茶素(epicatechol)[2,5],乔松素-7-新橙皮糖苷[4]。

4. 氨基酸类　α-亚甲基环丙基甘氨酸[α-(methylenecyclopropyl)glycine][1]。

5. 挥发油　3-羟基丁酮(3-acetoin),2,3-丁二醇(2,3-butanediol),珂玻烯(copaene),顺-丁香烯(cis-caryophyllene),别香橙烯,葎草烯,δ-荜澄茄烯,α-姜黄烯,菖蒲烯,喇叭茶醇(ledol),愈创木薁,黄根醇(xanthorrhizol),棕榈酸等[1],辛酸乙酯,2,2,4-癸二烯醛,壬酸乙酯,9-氧壬酸乙酯,壬二醛酸丁酯,顺式-5,6-亚甲基十四烷酸丁酯,9-十六烯酸乙酯,棕榈酸乙脂,顺式-7,8-亚甲基十六烷酸乙酯,油酸乙酯,二氢苹婆酸乙酯,oxacyclotetradecane-2,11-dione,13-methyl[4]。

6. 其他　皂苷,鞣质[1],D-1-O-甲基-肌-肌醇,半乳糖醇,肌-肌醇[4]。

【主要化学成分结构式】

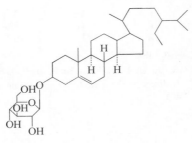

C$_{35}$H$_{60}$O$_6$(576.8)
daucosterol　胡萝卜苷

C$_{15}$H$_{14}$O$_6$(290.3)
epicatechol　表儿茶素

【参考文献】

[1] 国家中医药管理局《中华本草》编委会.中华本草[M].上海:上海科学技术出版社,1999,第5册:117(总2030).
[2] 颜仁梁,刘志刚.荔枝核多酚类物质的分离与鉴定[J].中药材,2009,32(4):522.
[3] 刘兴前,刘博,聂晓勤.中药荔枝核中两种化学成分的分离与鉴定[J].成都中医药大学学报,2001,24(1):55.
[4] 屠鹏飞,罗青.郑俊华荔枝核的化学成分研究[J].中草药,2002,33(4):300.
[5] 丁丽,王敏,杜连祥.荔枝核中黄烷-3-醇的鉴定及原花青素的提取[J].食品研究与开发,2006,(7):67.

212. 荜澄茄　bì chéng qié

[拉] Fructus Litseae
[英] Cubebic

荜澄茄,又名澄茄、毗陵茄子、毕茄、山鸡椒、野胡椒,为樟科木姜子属植物山鸡椒 *Litsea*

cubeba(Lour.)Pers. [*L. citrata* Blume]的果实。广西各地均有分布。具有温中散寒,行气止痛等功效,主要用于治疗胃寒呕逆,脘腹冷痛,寒疝腹痛,寒湿郁滞,小便浑浊等病证。

【化学成分】

1. 木脂素类　果实:含荜澄茄脂素,荜澄茄酸,荜澄茄内酯,左旋的扁柏内酯(hinokinin),左旋的克氏胡椒脂素(clusin),左旋的二氢荜澄茄脂素(dihydrocubebin),左旋的二氯克氏胡椒脂素(eihydro-clusin),左旋的荜澄茄脂素灵(cubebinin),左旋的荜澄茄脂酮(cubebinone),左旋的亚太因(yatein),左旋的异亚太因(isoystein),左旋的欧侧柏内酯三甲醚(di-O-nethylthujaplicatinmethylether),左旋的荜澄茄脂素灵内酯(cubebininolide),2-(3″,4″-亚甲二氧基苄基)-3-(3′,4′-二甲氧基苄基)-丁内酯[(2R, 3R)-2-(3″,4″-methylenedioxybenzyl)-3-(3′,4′-dimethoxybenzyl)-butyrolactone],柳叶玉兰脂素(magnosalin),高雄细辛脂素(heterotropan),α-及β-型的O-乙基荜澄茄脂素(O-ethylcubebin),二氢荜澄茄脂素-4-乙酸酯(hemiariensin)[1]。

2. 萜类　果实:含荜澄茄脑,荜澄茄烯,双环倍半水芹烯(bicyclosesquiphellandrene),1-表双环倍半水芹烯(1-epibicyclosesquiphellandrene)[1]。

3. 醛、酯类　2,4,5-三甲氧基苯甲醛(2,4,5-trimethoxyben-zaldehyde),胡椒环己烯酸(piperenol)A 及 B,5″-甲氧基扁柏内酯(5″-methoxyhinokinin),长穗巴豆环氧素(crotepoxide),锡兰紫玉盘环己烯醇(zeylenol)[1]。

4. 生物碱类　波尔定碱(boldine),月桂木姜碱(laurolitsine),异波尔定碱(isoboldine),norisocorydine,N-methyllindcarpine,异南天竹碱(isodomesticine),格拉西奥芬(glaziovine)[11]等;根:含(-)-litcubine,(-)-litcubinine[3];荜澄茄碱(litebamine)[5],(-)-oblongine,8-O-methyloblongine,竹叶椒碱(xanthoplanine),木兰箭毒碱(magnocurarine)[6],d-六驳碱(d-laurotetanine),异紫堇定(isocorydine)[7]。

5. 挥发油　果实挥发油:含α,β-枸橼醛(α, β-citrals),6-甲基-5-庚烯-2-酮(methyl-heptenone),枸橼烯,α-蒎烯(α-pinene)[2,9],β-蒎烯,月桂烯[2],芳樟醇,桧烯,香茅醛,桉叶油素(eucalyptol)[9],月桂烯(myrcene),α-松油醇(α-terpineol),β-石竹烯(β-caryophyllene)[10];根挥发油:含香草醛(citronellal),枸橼醛(citral),香草醇(citronellol)等[2];茎挥发油:含香茅醇(citronellol),香茅醛(citronellal)[4];叶、花挥发油:含1,8-桉叶素(1,8-cineole),芳樟醇(linalool),桧烯(sabinene)[8],香茅醛(citronellal),水芹烯(phellandrene),蒎烯(pinene)[4]。

【主要化学成分结构式】

$C_{20}H_{18}O_6$(354.4)
hinokinin
左旋的扁柏内酯

$C_{20}H_{22}O_6$(358.4)
dihydrocubebin
左旋的二氢荜澄茄素

$C_{22}H_{24}O_7$(400.4)
yatein
亚太因

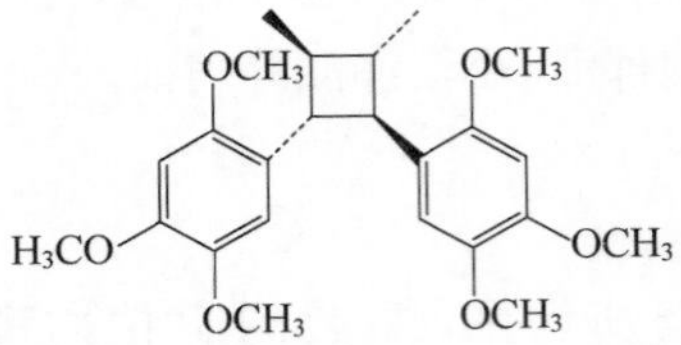

$C_{24}H_{32}O_6(416.5)$
magnosalin
柳叶玉兰脂素

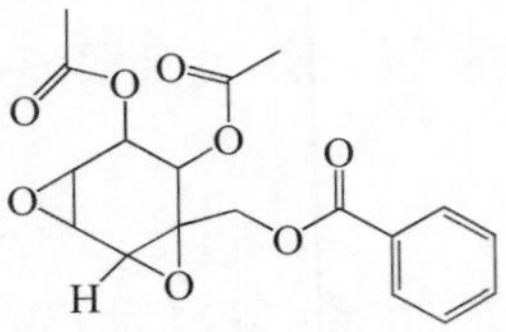

$C_{18}H_{18}O_8(362.3)$
crotepoxide
长穗巴豆环氧素

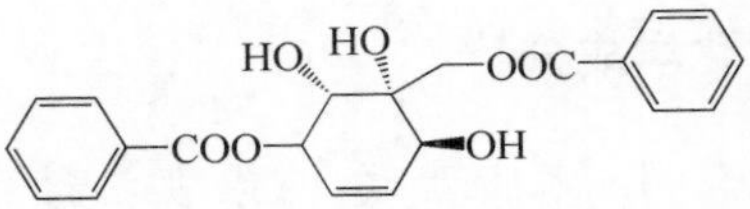

$C_{21}H_{20}O_7(384.4)$
zeylenol
锡兰紫玉盘环己烯醇

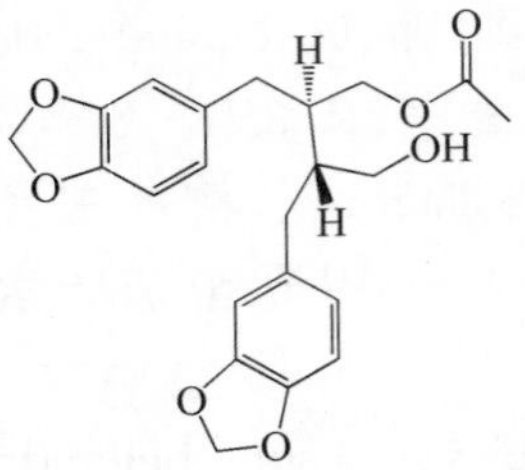

$C_{22}H_{24}O_7(400.4)$
hemiariensin
二氢荜澄茄脂素-4-乙酸酯

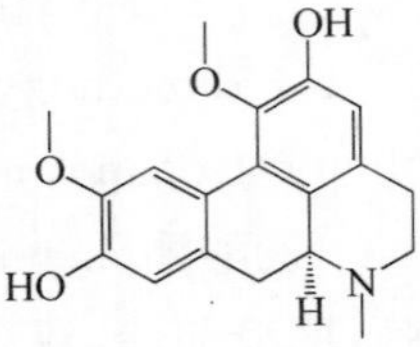

$C_{19}H_{21}NO_4(327.3)$
boldine
波尔定碱

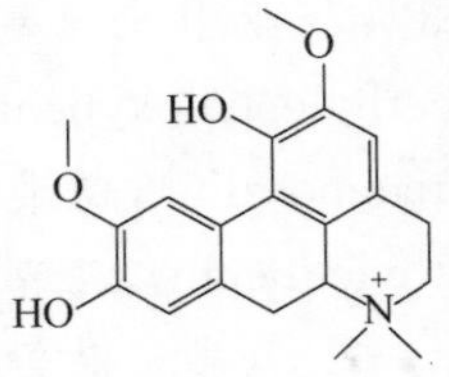

$C_{18}H_{19}NO_4(313.3)$
laurolitsine
月桂木姜碱

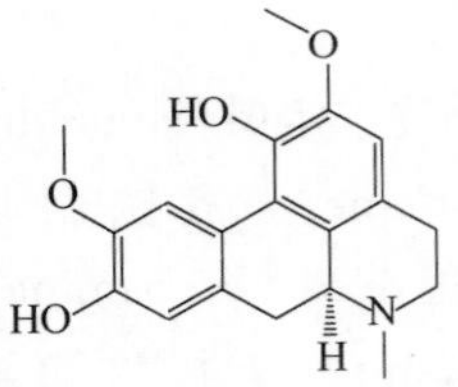

$C_{19}H_{21}NO_4(327.3)$
isoboldine
异波尔定碱

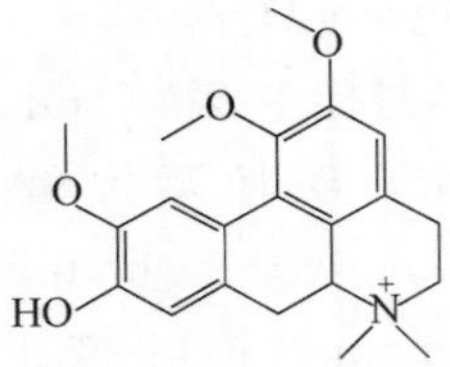

$C_{21}H_{26}NO_4(356.5)$
xanthoplanine
竹叶椒碱

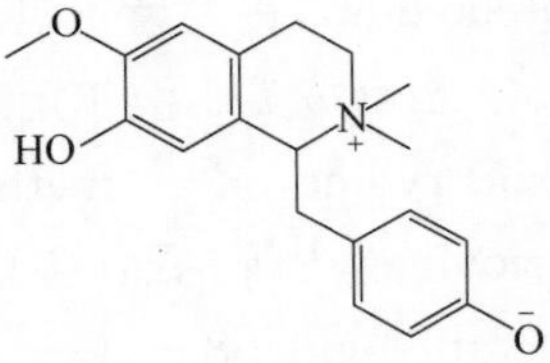

$C_{19}H_{23}NO_3(313.4)$
magnocurarine
木兰箭毒碱

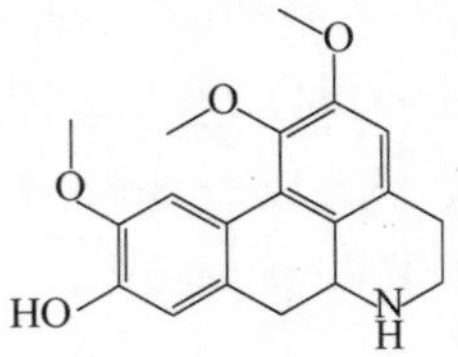

$C_{19}H_{21}NO_4(327.4)$
d-laurotetanine   d-六驳碱

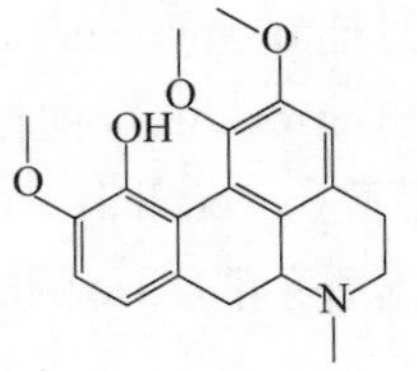

$C_{20}H_{23}NO_4(341.4)$
isocorydine   异紫堇定

【参考文献】

［1］国家中医药管理局《中华本草》编委会. 中华本草[M]. 上海：上海科学技术出版社,1999,第 3 册：429(总 2030).

［2］张加,陈晓辉. GC 法同时测定荜澄茄挥发油中 6 种成分的含量[J]. 药物分析杂志,2010,30(3)：424.

［3］SSLee, CC Chen, FM Huang, et al. Two dibenzopyrrocoline alkaloids from Litsea cubeba[J]. Journal of Natural Products. 1996,59(1)：80.

［4］Schoudhury, R Ahmed, A Barthel, PA Leclercq. Composition of the stem, flower and fruit oils of Litsea cubeba Pers. from two locations of Assam, India[J]. Journal of Essential Oil Research. 1998, 10(4)：381.

［5］Y C Wu, J Y Liou, CY Duh, et al. Studies on the alkaloids of Formosan Lauraceae plants. 32. Litebamine, a novel phenanthrene alkaloids from Litsea cubeba[J]. Tetrahedron Letters. 1991, 32(33)：4169.

［6］SS Lee, YJ Lin, CK Chen, et al. Quaternary alkaloids from Litsea cubeba and Cryptocarya konishii[J]. Journal of Natural Products. 1993, 56(11)：1971.

［7］Mtomita, ST Lu, PK Lan. Alkaloids of Formosan Lauraceous plants. V. Alkaloids of Litsea cubeba[J]. Yakugaku Zasshi. 1965, 85(7)：593.

［8］Abighelli, A Muselli, J Casanova, NT Tam, VA Vu, JM Bessiere. Chemical variability of Litsea cubeba leaf oil from Vietnam[J]. The Journal of Essential Oil Research. 2005, 17(1)：86.

［9］周欣, 莫彬彬. 黔产山苍子油化学成分的气相色谱/质谱分析. 贵州大学学报(自然科学版)[J], 2001, 18(1)：45.

［10］周永红, 王立升, 刘雄民. 广西产山苍子油的 GC－MS 分析[J]. 林产化工通讯, 2003, 37(1)：19.

［11］SS Lee, CK Chen, IS Chen, KCS Liu. Additional isoquinoline alkaloids from Litsea cubeba[J]. Journal Chinese Chemistry Society. 1992, 39(5)：453.

213. 重楼 chóng lóu

［拉］Rhizoma Paridis
［英］Manyleaf Paris Rhizome

重楼，又名蚤休、七叶一盏灯、七叶一枝花、中华王孙、独脚莲、铁灯台，为百合科植物重楼 *Paris polyphylla* Smith 的根茎。广西主要产于那坡。具有清热解毒，消肿止痛，凉肝定惊等功效，主要用于治疗痈肿疮毒，咽肿喉痹，乳痈，蛇虫咬伤，跌打伤痛，肝热抽搐等病证。

【化学成分】

1. 皂苷及其苷元类　薯蓣皂苷元-3-O-β-D-吡喃葡萄糖苷即七叶一枝花皂苷(polyphyllin)A, 薯蓣皂苷元-3-O-α-L-吡喃鼠李糖基(1→4)-β-D-吡喃葡萄糖苷, 蚤休皂苷, 蚤休皂苷 A、B, 薯蓣皂苷元-3-O-α-L-吡喃鼠李糖基(1→2)-[α-L-呋喃阿拉伯糖基-(1→4)]-β-D-吡喃葡萄糖苷, 薯蓣皂苷元-3-O-α-L-吡喃鼠李糖基-(1→4)-α-L-吡喃鼠李糖基-(1→4)-[α-L-吡喃鼠李糖基-(1→2)]-β-D-吡喃葡萄糖苷, 薯蓣皂苷, 孕-5,16-二烯-3β-醇-20-酮-α-L-吡喃鼠李糖基(1→2)-[α-L-吡喃鼠李糖基-(1→4)]-β-D-吡喃葡萄糖苷, 七叶一枝花皂苷(polyphyllin)C、D、E、F、G、H, 薯蓣皂苷元-3-O-α-L-呋喃阿拉伯糖基-(1→4)-[α-L-吡喃鼠李糖基-(1→2)]-β-D-吡喃葡萄糖苷, 喷诺皂苷元-3-O-α-L-呋喃阿拉伯糖基-(1→4)-[α-L-吡喃鼠李糖基-(1→2)]-β-D-吡喃葡萄糖苷{pennogenin-3-O-α-L-ara-binofuranosyl-(1→4)-[α-L-rhamnopyranosyl-(1→2)]-β-D-glucopyranoside}, 喷诺皂苷元-3-O-α-L-吡喃鼠李糖基-(1→4)-α-L-吡喃鼠李糖基-(1→4)-[α-L-吡喃鼠李糖基-(1→2)]-β-D-吡喃葡萄糖苷, 喷诺皂苷元-3-O-α-L-呋喃阿拉伯糖基-(1→4)-β-D-吡喃葡萄糖苷[pennogenin-3-O-α-L-arabinofuranosyl(1→4)-β-D-glucopyranoside], 喷诺皂苷元-六乙酰基-3-O-α-L-吡喃鼠李糖基(1→2)-β-D-吡喃葡萄糖苷[pennogenin-hexaacetyl-3-O-α-L-rhamnopyranosyl-(1→2)-β-D-glucopyranoside], 薯蓣皂苷元-六乙酰基-3-O-α-L-

吡喃鼠李糖基-(1→2)-β-D-吡喃葡萄糖苷[diosgenin-hexaacetyl-3-O-α-L-rhamnopyranosyl-(1→2)-β-D-glucopyranoside]，薯蓣皂苷元-3-O-α-L-呋喃阿拉伯糖基-(1→4)-β-D-吡喃葡萄糖苷[diosgenin-3-O-α-L-arabinofuranosyl-(1→4)-β-D-glucopyranoside]，蚤休甾酮(paristerone)，甲基原薯蓣皂苷(methylprotodioscin)[1]。

2. 氨基酸类 丙氨酸，天冬酰胺，γ-氨基丁酸等18种氨基酸[1]。

3. 其他 肌酐[1]。

【主要化学成分结构式】

$C_{44}H_{70}O_{16}(855.0)$
diosgenin-3-O-α-L-arabinofuranosyl(1→4)-[α-L-rhamnopyranosyl(1→2)]-β-D-glucopyranoside
薯蓣皂苷元-3-O-α-L-呋喃阿拉伯糖基(1→4)-[α-L-吡喃鼠李糖基(1→2)]-β-D-吡喃葡萄糖苷

$C_{39}H_{62}O_{12}(722.9)$
diosgenin-3-O-α-L-rhamnopyranosyl(1→2)-β-D-glucopyranoside
薯蓣皂苷元-3-O-α-L-吡喃鼠李糖基(1→2)-β-D-吡喃葡萄糖苷

$C_{51}H_{82}O_{20}(1\,015.2)$
diosgenin-3-O-α-L-rhamnopyranosyl(1→4)-α-L-rhamnopyranosyl(1→4)-[α-L-rhamnopyranosyl(1→2)]-β-D-glucopyranoside
薯蓣皂苷元-3-O-α-L-吡喃鼠李糖苷(1→4)-α-L-吡喃鼠李糖基(1→4)-[α-L-吡喃鼠李糖基(1→2)]-β-D-吡喃葡萄糖苷

$C_{44}H_{70}O_{16}$ (855.0)

diosgenin - 3 - O - α - L - rhamnopyranosyl(1→2)-[α - L - arabinofuranosyl(1→3)]- β - D - glucopyranoside

薯蓣皂苷元-3-O-α-L-吡喃鼠李糖基(1→2)-[α-L-呋喃阿拉伯糖基(1→3)]-β-D-吡喃葡萄糖苷

pariphyllin　蚤休皂苷

$C_{45}H_{72}O_{16}$ (869.0)

diosgenin - 3 - O - α - L - rhamnopyranosyl - (1→2)-[α - L - rhamnopyranosyl - (1→4)]β - D - glucopyranoside

薯蓣皂苷元-3-O-α-L-吡喃鼠李糖基-(1→2)-[α-L-吡喃鼠李糖基-(1→4)]β-D-吡喃葡萄糖苷

dioscin　薯蓣皂苷

$C_{51}H_{74}O_{18}$ (975.1)

diosgeninhexaacetyl - 3 - O - α - L - rhamnopyranosyl - (1→2)- β - D - glucopyranoside

薯蓣皂苷元-六乙酰基-3-O-α-L-吡喃鼠李糖基-(1→2)-β-D-吡喃葡萄糖苷

$C_{38}H_{60}O_{12}$ (708.9)

diosgenin - 3 - O - α - L - arabinofuranosyl - (1→4)- β - D - glucopyranoside

薯蓣皂苷元-3-O-α-L-呋喃阿拉伯糖基-(1→4)-β-D-吡喃葡萄糖苷

$C_{44}H_{70}O_{16}$ (885.0)

diosgenin - 3 - O - α - L - rha - (1→2)-[α - L - arab - (1→4)]- D - glu

重楼皂苷Ⅰ

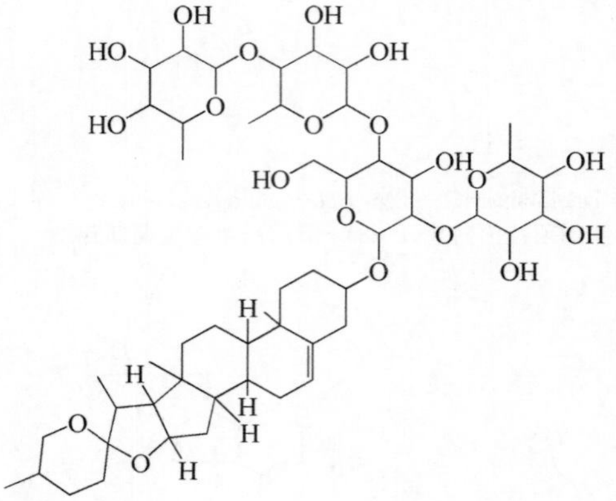

$C_{50}H_{80}O_{20}(1\ 001.2)$

diosgenin $-3-O-\alpha-$ rha $-(1\to4)-\alpha-L-$ rha $-(1\to4)-$
$[\alpha-L-$ rha $-(1\to2)]-D-$ glu

重楼皂苷 II

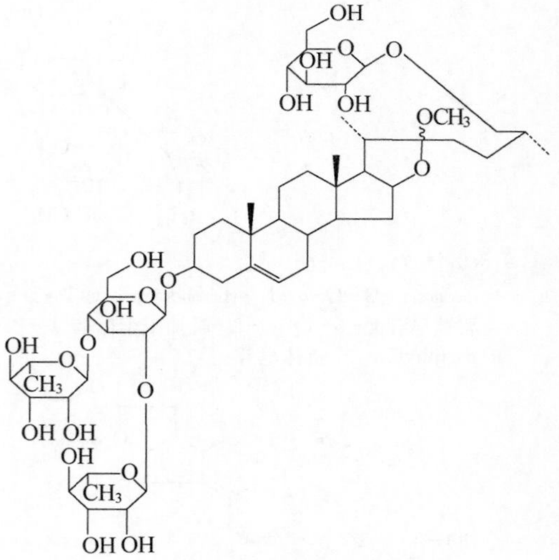

$C_{52}H_{86}O_{22}(1\ 063.23)$

methylprotodioscin

甲基原薯蓣皂苷

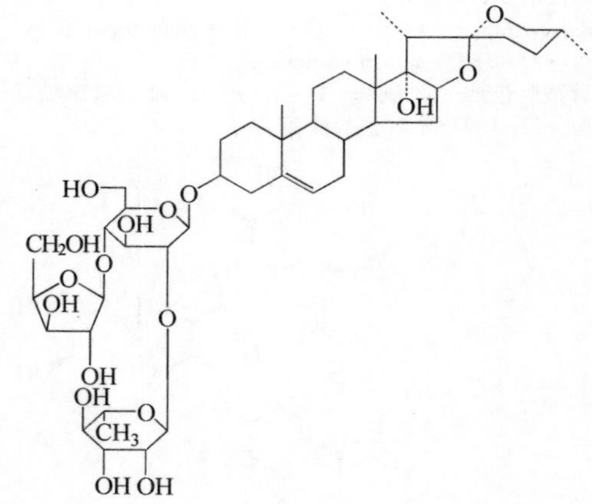

$C_{44}H_{70}O_{17}(871.0)$

pennogenin $-3-O-\alpha-L-$ rhamnopyranosyl $-(1\to4)-$
$[\alpha-L-$ rhamnopyranosyl $-(1\to2)-]\beta-D-$
glucopyranoside

喷诺苷元 $-3-O-\alpha-L-$ 吡喃鼠李糖基 $(1\to4)-[\alpha-L-$
吡喃鼠李糖基 $-(1\to2)]\beta-D-$ 吡喃葡萄糖苷

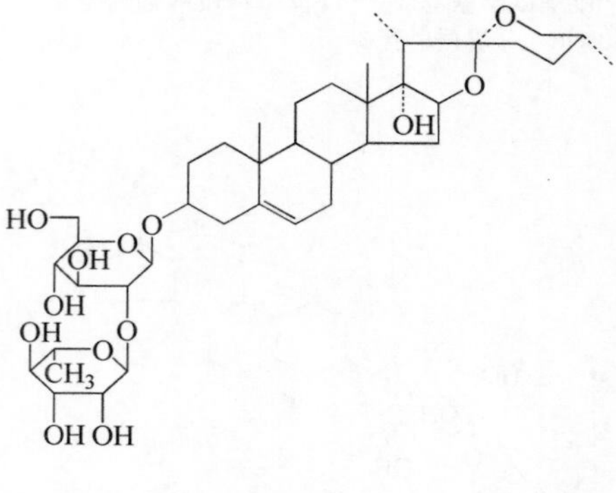

$C_{39}H_{62}O_{13}(738.9)$

pennogenin $-3-O-\alpha-L-$ rhamnopyranosyl $-(1\to$
$2)-\beta-D-$ glucopyranoside

喷诺皂苷元 $-3-O-\alpha-L-$ 吡喃鼠李糖基 $-(1\to2)-$
$\beta-D-$ 吡喃葡萄糖苷

$C_{45}H_{73}O_{17}$(886.1)

pennogenin - 3 - O - α - L - rhamnopyranosyl - (1→2) - [α - L -
rhamnopyranosyl - (1→4)] - β - D - glucopyranoside

喷诺皂苷元 - 3 - O - α - L - 吡喃鼠李糖基 - (1→2) - [α - L - 吡喃
鼠李糖基 - (1→4)] - β - D - 吡喃葡萄糖苷

$C_{39}H_{60}O_{15}$(768.9)

pregna - 5, 16 - dien - 3β - ol - 2o - one - 3β - O - α - L -
rhamnopyranosyl - (1→2) - [α - L - rhamnopyranosyl -
(1→4)] - β - D - glucopyranoside

孕 - 5, 16 - 二烯 - 3β - 醇 - 20 - 酮 - 3β - O - α - L - 吡喃鼠
李糖基 - (1→2) - [α - L - 吡喃鼠李糖基 - (1→4)] - β - D
- 吡喃葡萄糖苷

$C_{51}H_{82}O_{21}$(1 031.2)

pregna - 5, 16 - dien - 3β - ol - 20 - one - 3β - O - α - L -
rhamnopyranosyl - (1→2) - [α - L - rhamnopyranosyl -
(1→4) - α - L - rhamnopyranosyl - (1→4)] - β -
D - glucopyranoside

孕 - 5, 16 - 二烯 - 3β - 醇 - 20 - 酮 - 3β - O - α - L - 吡喃鼠
李糖基 - (1→2) - [α - L - 吡喃鼠李糖基 - (1→4) - α - L -
吡喃鼠李糖基 - (1→4)] - β - D - 吡喃葡萄糖苷

$C_{38}H_{60}O_{13}$(724.9)

pennogenin - 3 - O - α - L - arabinofuranosyl - (1→4) - β - D -
glucopyranoside

喷诺皂苷元 - 3 - O - α - L - 呋喃阿拉伯糖基 - (1→4) - β - D -
吡喃葡萄糖苷

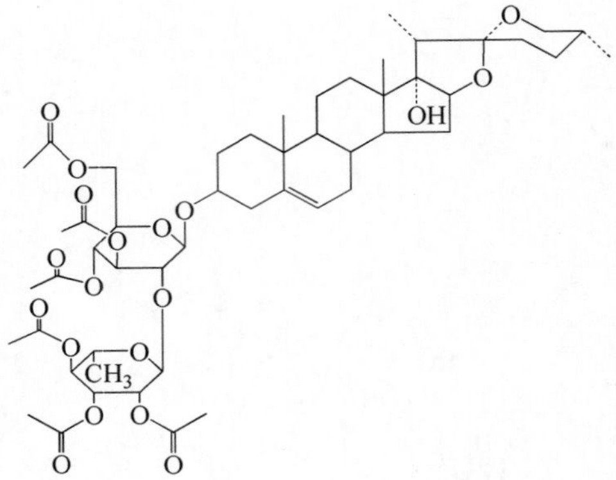

$C_{51}H_{74}O_{19}(991.1)$

pennogenin - hexaacetyl - 3 - O - α - L - rhamnopyranosyl -
(1→2)-β-D - glucopyranoside

喷诺皂苷元-六乙酰基-3-O-α-L -吡喃鼠李糖基-
(1→2)-β-D -吡喃葡萄糖苷

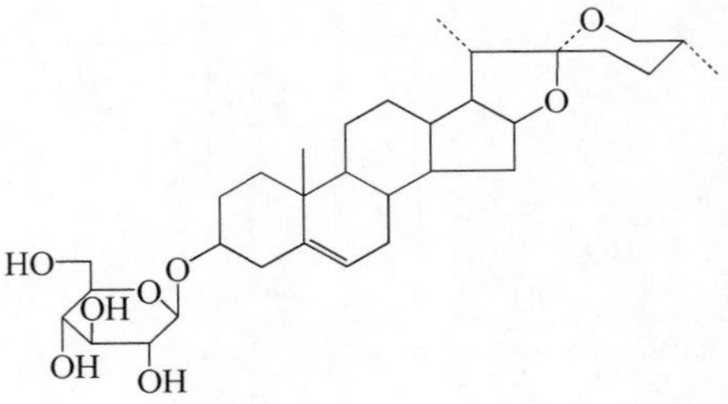

$C_{33}H_{52}O_8(576.8)$

diosgenin - 3 - O - β - D - glucopyranoside

薯蓣皂苷元-3-O-β-D -吡喃葡萄糖苷

polyphyllin A　　七叶一枝花皂苷

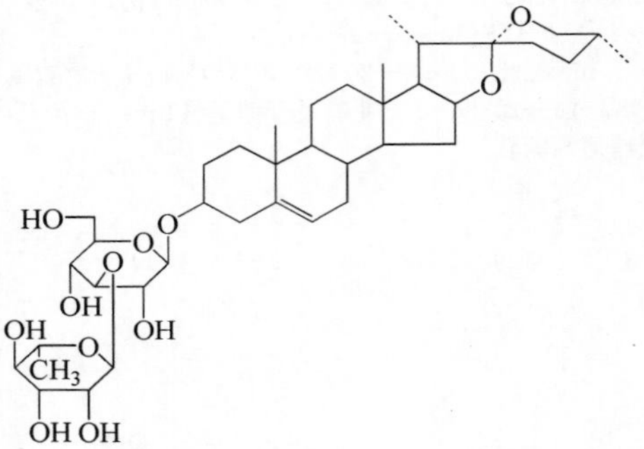

$C_{39}H_{62}O_{13}(738.9)$

polyphyllin C　　七叶一枝花皂苷 C

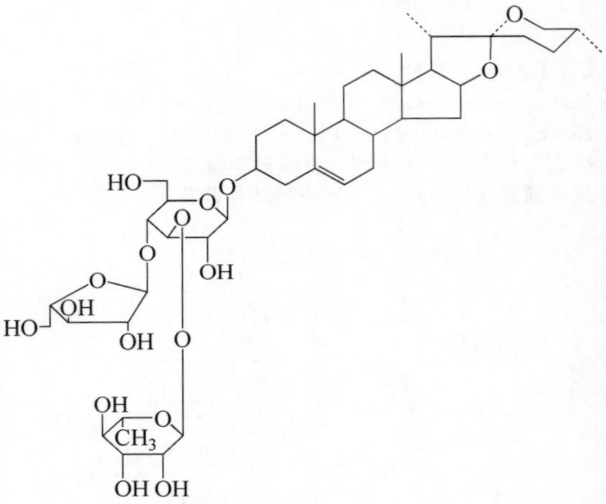

$C_{44}H_{70}O_{17}(871.0)$

polyphyllin D　　七叶一枝花皂苷 D

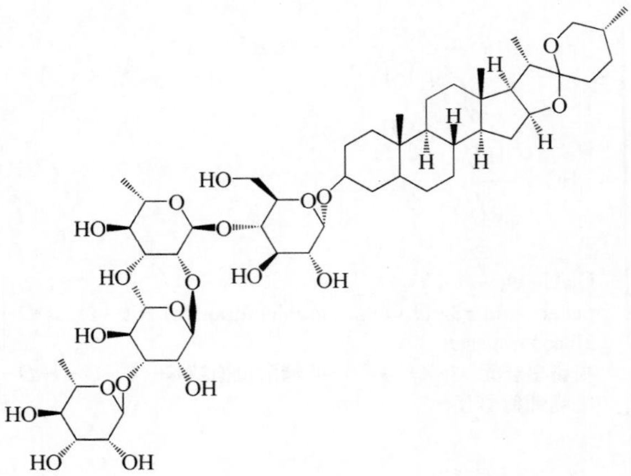

$C_{51}H_{82}O_{21}(1\ 031.2)$

polyphyllin E　　七叶一枝花皂苷 E

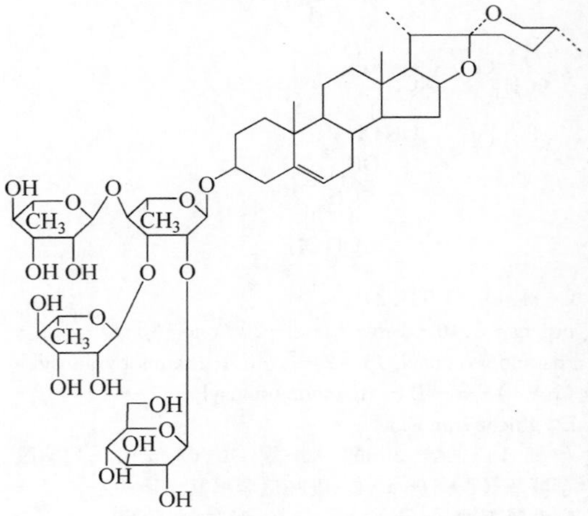

$C_{51}H_{82}O_{21}(1\ 031.2)$

polyphyllin F　　七叶一枝花皂苷 F

$C_{44}H_{70}O_{17}$ (871.0)
polyphyllin G　　七叶一枝花皂苷 G

$C_{44}H_{70}O_{17}$ (871.0)
polyphyllin H　　七叶一枝花皂苷 H

$C_{51}H_{82}O_{21}$ (1 031.2)
24 - O - β - D - galactopylanosyl - (23S, 24S) - spirosta - 5, 25(27) - dien - 1β, 3β, 23, 24 - tetrol - 1 - O - β -
D - xylopylano(1→6) - β - D - glucopyranosyl(1→3)[α - L - rhamnopyranosyl(1→2)] - D - glucopyranoside
24 -O -β -D -吡喃半乳糖基 -(23S, 24S)-螺甾 - 5, 25(27)-二烯 - 1β, 3β, 23, 24 -四醇 - 1 -O -β -D -吡喃
木糖基(1→6)- β -D -吡喃葡萄糖基(1→3)[α -L -吡喃鼠李糖基(1→2)]- D -吡喃葡萄糖苷

【参考文献】

[1] 国家中医药管理局《中华本草》编委会. 中华本草[M]. 上海：上海科学技术出版社，1999，第 8 册：130(总 7196).

---

214. 钩吻　gōu wěn

［拉］Herba Gelsemii Elegantis
［英］Graceful Jessamine Herb

　　钩吻，又名黄花苦晚藤、黄猛菜、毒根、藤黄、胡蔓草、山砒霜、断肠草，为马钱科植物胡蔓藤 *Gelsemium elegans*（Gardn. et Champ.）Benth. 的地上部分。广西各地均有分布。具有祛风攻毒，散结消肿，止痛等功效，主要用于治疗痈肿，疔疮，风湿痹痛，神经痛等病证。

【化学成分】

生物碱类　　根：含钩吻碱子（koumine），钩吻碱丑（kouminine），钩吻碱寅（kouminicine），钩吻碱卯（kouminidine），钩吻碱丙（sempervirine），钩吻碱丁（koumicine），钩吻碱戊（koumidine），胡蔓藤碱甲（humantenmine），胡蔓藤碱乙（humantenine），胡蔓藤碱丙（humantenidine），胡蔓藤碱丁（humanitenrine），阿枯米定碱（akuammidine），16-表伏康树卡平碱（16-epivocarpine），19-羟基二氢-1-甲氧基钩吻碱（19-hydroxydihydro-1-methoxy sempervirines），二氢钩吻碱子（dihydrokoumine），19(R)-和19(S)钩吻醇碱（kouminol）；茎：含钩吻碱子和钩吻碱丙；叶：含钩吻碱子、丑、丁和钩吻碱辰（kounidine）等[1]；全株：含N-去甲氧基兰金断肠草碱（N-desmethoxyrankinidine），11-羟基兰金断肠草碱（11-hydroxyrankinidine），11-羟基胡蔓藤碱乙（11-hydroxyhumantenine），11-甲氧基胡蔓藤碱乙（11-methoxyhumantenine），胡蔓藤碱乙和丁，N-甲氧基九节木叶山马茶碱（N-methoxytaberpsychine），钩吻麦定碱（gelsamydine），钩吻精碱（gelselegine），11-甲氧基-19(R)-羟基钩吻精碱[11-methoxy-19(R)-hydroxygelselegine]，19(R)-和19(S)-羟基二氢钩吻碱子，20-羟基二氢兰金断肠草碱（20-hydroxydihydrorankinidine），N-去甲氧基胡蔓藤碱乙（N-desmethoxyhumantenine），15-羟基胡蔓藤碱乙（15-hydroxyhumantenine），钩吻模合宁碱（gelsemoxonine），钩吻内酚胺（gelsemamide），11-甲氧基钩吻内酚胺（11-methoxygelsemamide），19(R)-和19(S)-羟基二氢钩吻绿碱（hydroxydihydrogelsevirine），19(R)-乙酰基二氢钩吻绿碱[19(R)-acetyldihydrogelsevirine]，19(R)-羟基二氢钩吻碱[19(R)-hydroxydihydrogelsemine]，钩吻绿碱（gelsevirine），19(Z)-阿枯米定碱，16-表伏康卡平碱[1]；钩吻素戊（koumidine）[2]，钩吻素甲（gelsemine）[1,2]。

【主要化学成分结构式】

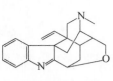

$C_{20}H_{22}N_2O(306.4)$
koumine　　钩吻碱子

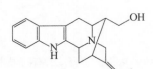

$C_{19}H_{22}N_2O(294.4)$
koumidine　　钩吻碱戊

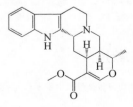

$C_{21}H_{24}N_2O_3(352.4)$
akuammidine　　阿枯米定碱

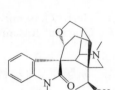

$C_{21}H_{26}N_2O_4(370.4)$
19-hydroxydihydro-1-methoxy sempervirines
19-羟基二氢-1-甲氧基钩吻碱

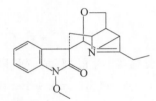

$C_{19}H_{22}N_2O_3(326.4)$
humantenmine
胡蔓藤碱甲

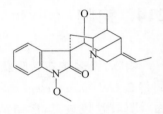

$C_{21}H_{26}N_2O_3(326.4)$
humantenine
胡蔓藤碱乙

$C_{19}H_{22}N_2O_3$(326.4)
humantenidine　胡蔓藤碱丙

$C_{21}H_{26}N_2O_4$(370.4)
humanitenrine　胡蔓藤碱丁

$C_{29}H_{36}N_2O_6$(508.6)
gelsamydine　钩吻麦定碱

$C_{20}H_{26}N_2O_4$(358.4)
gelselegine　钩吻精碱

$C_{20}H_{24}N_2O_3$(340.4)
gelsemamide　钩吻内酰胺

$C_{21}H_{24}N_2O_3$(352.4)
gelsevirine　钩吻绿碱

$C_{20}H_{24}N_2O$(322.4)
dihydrokoumine　二氢钩吻碱子

$C_{20}H_{22}N_2O_2$(322.4)
gelsemine　钩吻素甲

【参考文献】

[1] 国家中医药管理局《中华本草》编委会. 中华本草[M]. 上海：上海科学技术出版社,1999,第8册：213(总5530).
[2] 张兰兰,黄昌全,张忠义. GC-MS对钩吻提取物成分的分析研究[J]. 中药材,2005,28(9)：779.

215. 钩藤　gōu téng

[拉] Ramulus Uncariae Rhynchophyllae cum Uncis
[英] Sharpleaf Uncaria Stem with Hooks

钩藤,又名莺爪风、金钩藤、挂钩藤、钩丁、倒挂金钩、钩耳、双钩藤、鹰爪风、倒挂刺,为茜草科植物钩藤 *Uncaria rhynchophylla* (Miq.)Miq. ex Havil. 的带钩茎枝。广西主要分布于防城、上思、武鸣、德保、那坡、凌云、融水、金秀等地。具有熄风止痉,清热平肝等功效,主要用于治疗小儿惊风,夜啼,热盛动风,肝阳眩晕,肝火头胀,头痛等病证。

【化学成分】

1. **生物碱类**　钩藤碱(rhynchophylline)、异钩藤碱(isorhychophylline)、去氢钩藤碱(corynoxeine)、异去氢钩藤碱(isocorynoxeine)、毛钩藤碱(hirsutine)、去氢毛钩藤碱(hirsuteine)、柯楠因碱(corynantheine)、二氢柯楠因碱(djhydrocorynantheine)、β-育亨宾

（β - yohimbine），阿枯米京碱（akuammigine），瓦来西亚朝它胺（vallesiachotamine）[1]；吲哚类生物碱葡萄糖苷：6'-阿魏酰基长春花苷内酰胺（rhynchophine），长春花苷内酰胺（vincoside lactam），异长春花苷内酰胺（strictosamide，isovincoside lactam）[1]。

2. 黄酮类　左旋-表儿茶精，金丝桃苷，三叶豆苷（trifolin），甲基 6 - O -没食子酰原矢车菊素（6 - O - galloyl procyanidin）[1]。

3. 三萜类　$3\beta,6\beta,19\alpha$ -三羟基乌苏- 12 -烯- 28 酸（$3\beta,6\beta,19\alpha$ - trihydroxyurs - 12 - en - 28 - oic acid），$3\beta,6\beta$ -二羟基乌苏- 12,18(19)-二烯- 28 -酸[$3\beta,6\beta$ - dihydroxyurs - 12,18(19)- dien - 28 - oic acid]，3β -羟基乌苏- 5(6),12,18(19)-三烯- 28 -酸[3β - hydroxyurs - 5(6),12,18 (19)- trien - 28 - oic acid]，常春藤苷元（$3\beta,23$ - dihydroxyalean - 12 - en - 28 - oic acid），$3\beta,6\beta,$ 23 -三羟基齐墩果 12 -烯- 28 -酸（$3\beta,6\beta,23$ - trihydroxyolean - 12 - en - 28 - oic acid）[2]。

4. 鞣质类　地榆素[1]。

5. 其他　糖脂，己糖胺（hexosamine），脂肪酸，草酸钙（calcium oxalate），缝籽木萱甲醚（geissoschizine methyl ether）[1]。

【主要化学成分结构式】

C$_{22}$H$_{28}$N$_2$O$_4$（358.4）
rhynchophylline
钩藤碱

C$_{22}$H$_{28}$N$_2$O$_4$（358.4）
isorhychophylline
异钩藤碱

C$_{22}$H$_{26}$N$_2$O$_4$（382.4）
corynoxeine
去氢钩藤碱

C$_{22}$H$_{28}$N$_2$O$_3$（368.5）
hirsuteine
去氢毛钩藤碱

C$_{26}$H$_{32}$N$_2$O$_9$（516.5）
corynantheine
柯楠因碱

C$_{21}$H$_{24}$N$_2$O$_4$（368.4）
akuammigine
阿枯米京碱

C$_{21}$H$_{22}$N$_2$O$_3$（350.4）
vallesiachotamine　瓦来西亚朝它胺

C$_{21}$H$_{20}$O$_{11}$（448.4）
trifolin　三叶豆苷

【参考文献】

[1] 国家中医药管理局《中华本草》编委会. 中华本草[M]. 上海：上海科学技术出版社,1999,第6册：483(总5842).
[2] 杨成金,张峻,吴大刚. 钩藤的三萜成分[J]. 云南植物研究,1995,17(2)：209.

216. 韭菜子　*jiǔ cài zǐ*

[拉] Semen Allii Tuberosi
[英] Tuber Onion Seed

韭菜子,又名韭子、韭菜仁,为百合科植物韭菜 *Allium tuberosum* Rottler 的干燥成熟种子。主要为栽培。具有温补肝肾,壮阳固精等功效,主要用于治疗阳痿遗精,腰膝酸痛,遗尿尿频,白浊带下等病证。

【化学成分】

1. 氨基酸类　牛磺酸,羟脯氨酸,天门冬氨酸,苏氨酸,丝氨酸,脯氨酸,谷氨酸,甘氨酸,丙氨酸,胱氨酸,缬氨酸,异亮氨酸,亮氨酸,酪氨酸,苯丙氨酸,乌氨酸,赖氨酸,组氨酸[2]。

2. 脂肪酸　棕榈酸,硬脂酸,山嵛酸,油酸[3]。

3. 甾族化合物　韭螺环甾苷 U(tuberoside U),韭螺环甾苷 O(tuberoside O),韭螺环甾苷 M(tuberoside M),韭螺环甾苷 J(tuberoside J),韭螺环甾苷 P(tuberoside P),韭螺环甾苷 Q(tuberoside Q),(—)-烟草苷 C[(—)- nicotianoside C],韭螺环甾苷 K(tuberoside K),韭螺环甾苷 N(tuberoside N),韭螺环甾苷 D(tuberoside D),韭螺环甾苷 E(tuberoside E),韭螺环甾苷 L(tuberosideL),韭螺环甾苷 R(tuberoside R),韭螺环甾苷 T(tuberoside T),韭螺呋甾苷 B(tuberoside B),韭菜呋甾苷 C(tuberoside C),韭螺环甾苷 F(tuberoside F),刺五加苷 A(eleutheroside A),韭子碱甲(tuberosine A)[3]。

4. 无机成分　锂,钠,镁,钾,钙,铬,锰,铁,钴,铜,锌,锶[2]。

5. 其他　硫化物,苷类,维生素 C 等[1]。

【主要化学成分结构式】

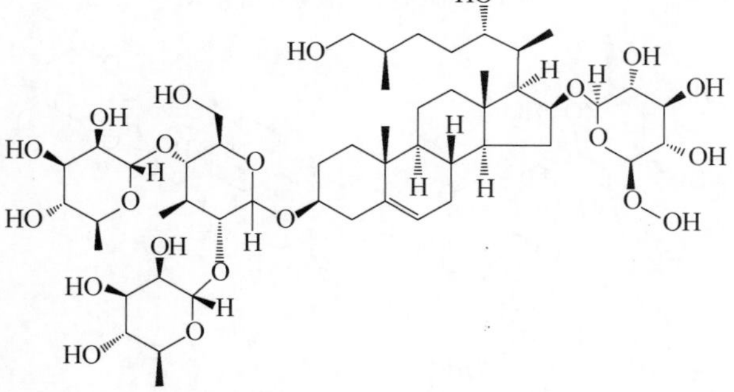

$C_{51}H_{86}O_{22}$ (1 051.20)
tuberoside U　韭螺环甾苷 U

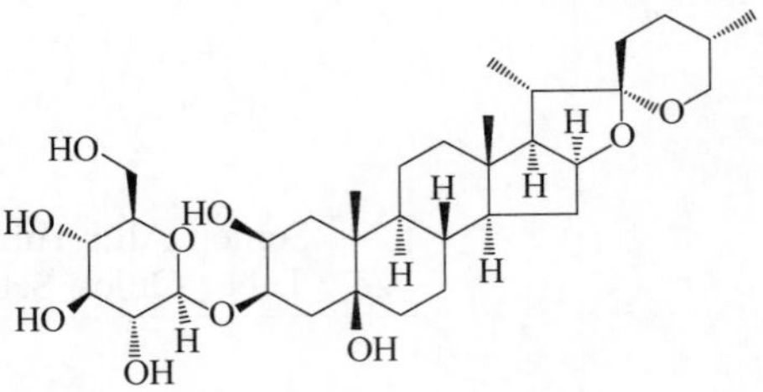

$C_{33}H_{54}O_{10}$ (610.76)

tuberoside O   韭螺环甾苷 O

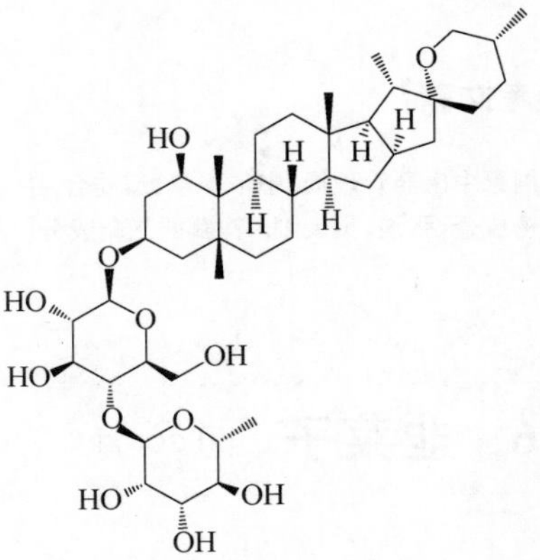

$C_{39}H_{64}O_{13}$ (740.90)

tuberoside M   韭螺环甾苷 M

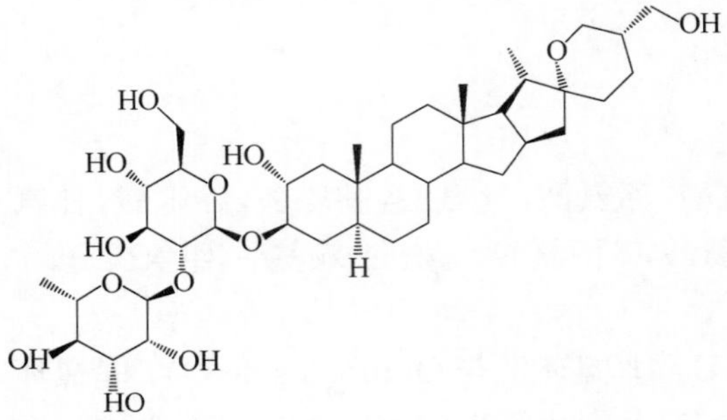

$C_{39}H_{64}O_{14}$ (756.90)

tuberoside J   韭螺环甾苷 J

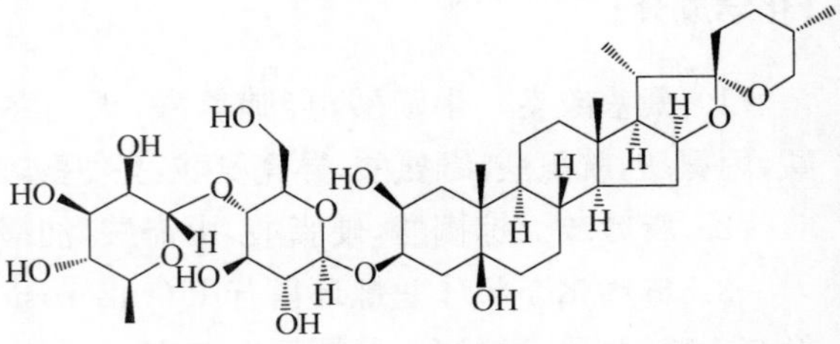

$C_{39}H_{64}O_{14}$ (756.90)

tuberoside P   韭螺环甾苷 P

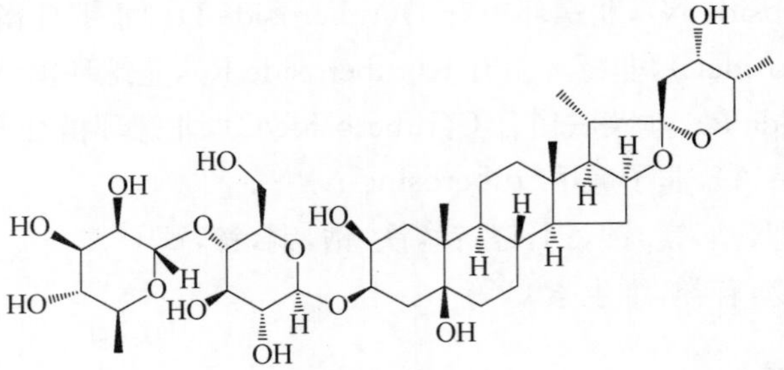

$C_{39}H_{64}O_{15}$ (772.90)

tuberoside Q   韭螺环甾苷 Q

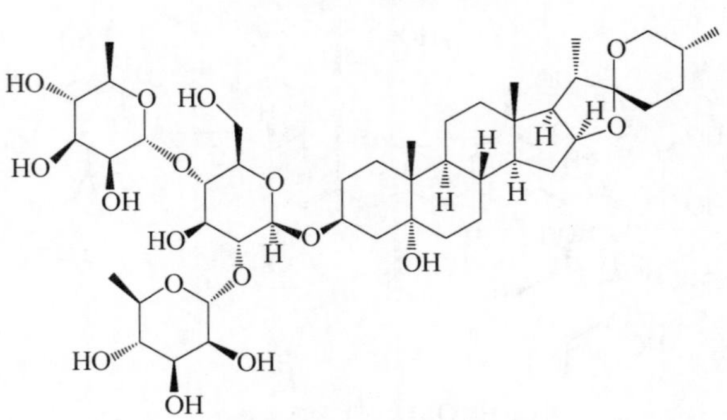

$C_{45}H_{74}O_{16}$ (871.04)

(一)- nicotianoside C   (一)-烟草苷 C

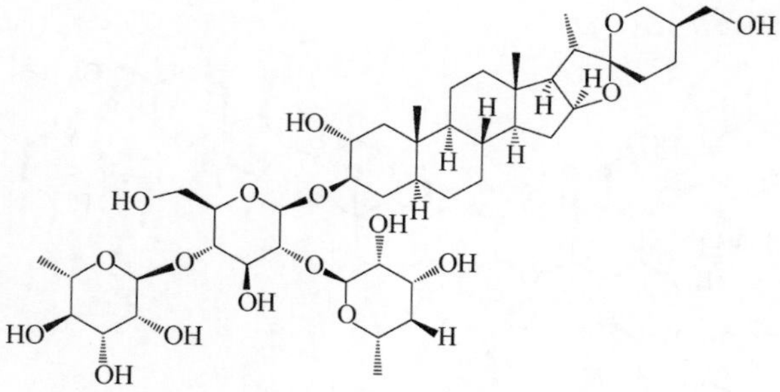

$C_{45}H_{74}O_{18}$ (903.04)

tuberoside K　韭螺环甾苷 K

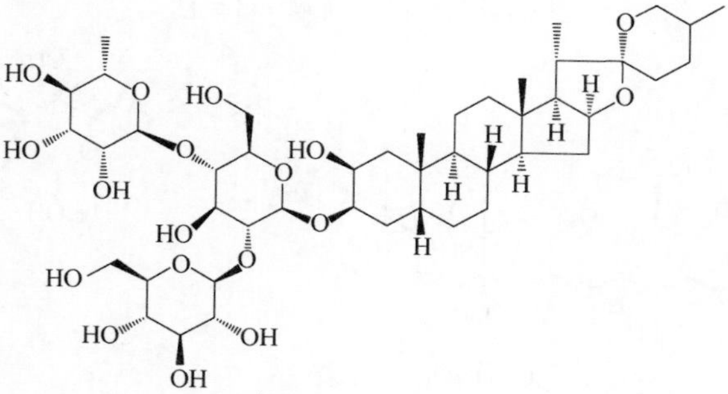

$C_{45}H_{74}O_{18}$ (903.04)

tuberoside N　韭螺环甾苷 N

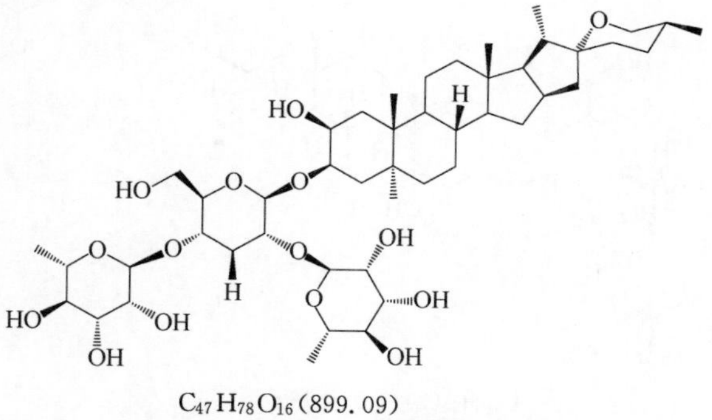

$C_{47}H_{78}O_{16}$ (899.09)

tuberoside D　韭螺环甾苷 D

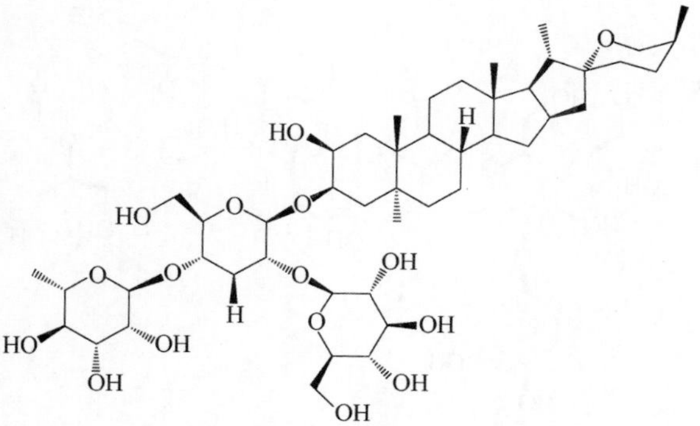

$C_{47}H_{78}O_{17}$ (915.09)

tuberoside E　韭螺环甾苷 E

$C_{51}H_{84}O_{23}(1\ 065.18)$
tuberoside L　　韭螺环甾苷 L

$C_{39}H_{64}O_{15}(772.90)$
tuberoside R　　韭螺环甾苷 R

$C_{51}H_{84}O_{21}(1\ 033.18)$
tuberoside T　　韭螺环甾苷 T

$C_{51}H_{84}O_{22}(1\ 049.18)$
tuberoside B　　韭螺环甾苷 B

$C_{51}H_{84}O_{23}(1\ 065.18)$
tuberoside C   韭螺环甾苷 C

$C_{52}H_{86}O_{23}(1\ 079.21)$
tuberoside F   韭螺环甾苷 F

$C_{35}H_{60}O_6(576.83)$
eleutheroside A   刺五加苷 A

$C_{19}H_{21}NO_5(343.37)$
tuberosine A   韭子碱甲

【参考文献】

[1] 江苏省植物研究所. 江苏植物志(上册). 南京：江苏人民出版社,1977：354.

[2] 张玲,时延增,徐新刚,等. 韭菜子中氨基酸及微量元素分析. 时珍国药研究,1996,7(1)：21.

[3] 惠永正. 中药天然产物大全[M]. 上海：上海科学技术出版社,2011,第11册：8542.

217. 首乌藤　shǒu wū téng

［拉］Caulis Polygoni Multiflori
［英］Tuber fleeceflower stem

首乌藤，又名棋藤、夜交藤，为蓼科植物何首乌 *Polygonum multiflorum* Thunb. 的干燥藤。广西主要分布于崇左、那坡、百色、乐业、南丹、平乐、富川、钟山、藤县。具有养血安神，祛风通络等功效，主要用于治疗失眠多梦，血虚身痛，风湿痹痛等病证。外治皮肤瘙痒。

【化学成分】

1. 蒽醌类　大黄素，大黄素甲醚，蒽苷 A 即是大黄素-8-葡萄糖苷（emodin-8-β-D-glucopyranoside）[1]。

2. 甾醇类　β-谷甾醇[1]。

3. 苷类　夜交藤乙酰苯苷（polygoacetophenoside）即是 2,3,4,6-四羟基乙酰苯-3-O-葡萄糖苷（2,3,4,6-tetrahydroxy-acetophenone-3-O-β-D-glucopyranoside）[1]。

【主要化学成分结构式】

C$_{21}$H$_{20}$O$_{10}$（432.4）
emodin-8-β-D-glucopyranoside
大黄素-8-葡萄糖苷

C$_{14}$H$_{18}$O$_{10}$（346.3）
polygoacetophenoside
夜交藤乙酰苯苷

【参考文献】

[1] 国家中医药管理局《中华本草》编委会. 中华本草[M]. 上海：上海科学技术出版社,1999,第 2 册：678（总 2030）.

218. 香附　xiāng fù

［拉］Rhizoma Cyperi
［英］Nutgrass Galingale Rhizome

香附，又名莎随、回头青、野韭菜、隔夜抽、地构草，为莎草科植物莎草 *Cyperus rotundus* Linn. 的根茎。广西各地均有分布。具有理气解郁，调经止痛，安胎等功效，主要用于治疗胁肋胀痛,乳房胀痛,脘腹痞满疼痛,嗳气吞酸,呕恶,疝气疼痛,月经不调,经行腹痛,崩漏带下,胎动不安等病证。

【化学成分】

1. 苷类　根茎:含鼠李素-3-O-鼠李糖基(1→4)-吡喃鼠李糖苷[1]。

2. 糖类及淀粉类　根茎:含葡萄糖,果糖,淀粉[1]。

3. 挥发油　香附子烯(cyperene),α-香附酮(α-cyperone)[1,2],β-蒎烯,樟烯,桉叶素,枸橼烯,对-聚伞花素,芹子三烯(selinatriene),β-芹子烯,β-香附酮(β-cyperone),绿叶萜烯酮(patchoulenone),α-及β-莎草醇,香附醇(cyperol),异香附醇(isocyperol),胡椒二烯(copadiene),环氧莎草奥(epoxyguaine),香附醇酮(cyperolone),莎草奥酮(rotundone),考布松(kobuson)及异考布松(isokobusone),$4\alpha,5\alpha$-环氧-11-烯-3α-桉叶醇($4\alpha,5\alpha$-oxidoeudesm-11-en-3α-ol),香附子烯-2,5,8-三醇(sugetriol),胡椒烯,β-榄香烯,丁香烯,广藿香烯醇乙酸酯(patchoulenyl acetate),香附子烯-2-酮-8-醇乙酸酯(sugeonyl acetate)[1],α-胡椒烯,α-红没药烯,α-古芸烯(α-gurjunene),2-甲氧基-8-甲基-1,4-萘二酮(2-methoxy-8-methyl-1,4-naphthalenedione),β-蛇床烯,氧化-α-依兰烯(oxo-α-ylangen),4,4α,5,6,7,8-六氢-4α,5-二甲基-3-(1-甲基乙烯基)-2(3H)-萘酮[4,4α,5,6,7,8-hexahydro-4α,5-dimethyl-3-(1-methyl ethylidene)-2(3H)-naphthalenone],长叶松香芹酮(longipinocarvone)[2]。

【参考文献】

[1] 国家中医药管理局《中华本草》编委会.中华本草[M].上海:上海科学技术出版社,1999,第8册:561(总7702).
[2] 林晓珊,吴惠勤,黄芳,等.香附挥发油的提取和GC/MS分析[J].质谱学报,2006,27(1):40.

219. 香橼　xiāng yuán

[拉] Fructus Citri
[英] Citron Fruit

香橼,又名枸橼、钩缘干、香泡树、香橼柑枸橼、香圆,为芸香科植物枸橼 *Citrus medica* L. 或香圆 *Citrus wilsonii* Tanaka 的干燥成熟果实。广西各地均有栽培。具有舒肝理气,宽中,化痰等功效,主要用于治疗肝胃气滞,胸胁胀痛,脘腹痞满,呕吐噫气,痰多咳嗽等病证。

【化学成分】

1. 生物碱类　N-甲基酪胺(N-methyltyramine),辛弗林[1]。

2. 黄酮类　橙皮苷[1]。

3. 胡萝卜素类　六氢番茄烃(phytofluene),β-阿朴-8-胡萝卜醛(β-apo-8-carotenal),η-胡萝卜素(η-carotene),轻基-α-胡萝卜素(hydroxy-α-carotene),β-胡萝卜素氧化物(mutatochrome),堇黄质(violaxanthin),隐黄素(cryptoflavin),叶黄素环氧化物

（lutein epoxide），黄体呋喃素（luteoxanthin），玉米黄质（mutatoxanthin），新黄质（neoxanthin），维生素 A 活性物质[1]。

4. 有机酸类　枸橼酸，琥珀酸，苹果酸[1]。

5. 萜类及甾体类　黄柏酮（obacunone），黄柏内酯（obaculactone），胡萝卜苷，枸橼苦素，β-谷甾醇[1]。

6. 挥发油　主要有衣兰烯，牻牛儿醛，乙酸牻牛儿醇（geraniol），牻牛儿醇酯，樟烯，3-蒈烯，丁香烯，枸橼醛，香茅醛，香茅醇，枸橼油素，对-聚伞花素，癸醛，α-松油醇，庚醛，枸橼烯，右旋枸橼烯，辛醛，芳樟醇，罗勒烯（ocimene），乙酸芳樟醇酯（linalyl acetate），4-松油醇，异松油烯，月桂烯，橙花醛（neral），橙花醇（nerol），壬醇，水芹烯，α-水芹烯，α-及 β-蒎烯，γ-松油烯[1]，β-石竹烯，橙花叔醇（1,6,10-Dodecatrien-3-o1,3,7,11-trimethyl-），金合欢醛[2]。

7. 其他　果胶，鞣质，维生素 C[1]。

【主要化学成分结构式】

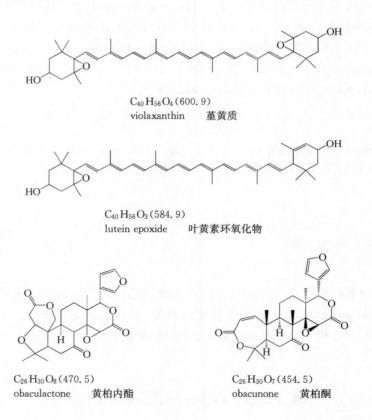

$C_{40}H_{56}O_4$(600.9)
violaxanthin　　堇黄质

$C_{40}H_{56}O_3$(584.9)
lutein epoxide　　叶黄素环氧化物

$C_{26}H_{30}O_8$(470.5)
obaculactone　　黄柏内酯

$C_{26}H_{30}O_7$(454.5)
obacunone　　黄柏酮

【参考文献】

[1] 国家中医药管理局《中华本草》编委会. 中华本草[M]. 上海：上海科学技术出版社,1999,第 4 册：908（总 3727）.

[2] 李雪梅,刘维涓,香橼叶挥发性化学成分及其在卷烟加香中的应用研究[J]. 烟草科技,2000,（5）：24.

220. 骨碎补　gǔ suì bǔ

[拉] Rhizoma Drynariae
[英] Fortune's Drynaria Rhizome

骨碎补，又名猴姜、石毛姜、过山龙、石良姜、爬岩姜、石岩姜，为槲蕨科植物槲蕨 *Drynaria fortunei* (Kunze) J. Smith [*Polypodium fortunei* Kunze]的根茎。广西主要分布于龙州、邕宁、来宾、贵港、桂平、平南、玉林、容县、藤县、梧州、贺州、富川、灌阳、全州、资源、龙胜、罗城、南丹、凤山。具有补肾强骨，活血止痛等功效，主要用于治疗肾虚腰痛，足膝痿弱，耳鸣耳聋，牙痛，久泄，遗尿，跌打骨折及斑秃等病证。

【化学成分】

1. 黄酮类　块茎：含山奈酚 7 - O - α - L -呋喃阿拉伯糖，紫云英苷(astragalin)，阿福豆苷(kaempferol - 3 - O - α - L - rhamnopyranoside)，北美圣草素(eriodictyol)[1]；根茎：含柚皮苷[2]，石莲姜素[(—)epiafzelechin3 - O - β - D - allopyranoside]和(—)表阿夫儿茶精[(—)epiafzelechin][4]。

2. 有机酸及酯类　块茎：含 3 -乙酰胺基- 4 -羟基苯甲酸(3 - acetamino - 4 - hydroxy-benzoic acid)和 5 -乙氧基- 2 -羟基苯甲酸乙酯(ethyl - 5 - ethoxy - 2 - hydroxy-benzoate)[1]。

3. 萜类及甾体类　根茎：含 21 -何帕烯(hop - 21 - ene)，9(11)羊齿烯[fern - 9(11)ene]，7 -羊齿烯(fern - 7 - ene)，3 -雁齿烯(filic - 3 - ene)，β-谷甾醇，豆甾醇，菜油甾醇，环木菠萝甾醇-乙酸酯(cycloardenyl acetate)，环水龙骨甾醇乙酸酯(cyclomargenyl acetate)，环鸦片甾烯醇乙酸酯(cyclolaudenylacetate)，9,10 -环羊毛甾- 25 -烯醇- 3β -乙酸酯(9,10 - cycloanost - 25 - en - 3β - yl - acetate)[2]，里白烯(diploptene)，环劳顿醇(cyclolaudenol)[3]。

4. 挥发油　正十六烷，正十七烷，正二十一烷，六氢金合欢烯丙酮(hexahydrofarnesylacetone)，壬酸，6 -十二酮(6 - dodecanone)等[5]。

【主要化学成分结构式】

$C_{15}H_{12}O_6$ (288.3)
eriodictyol　北美圣草素(外消旋-圣草素，左旋圣草素)

$C_{30}H_{50}$ (410.7)
hop - 21 - ene　21 -何帕烯

$C_{30}H_{50}(410.7)$
fern-9(11)ene　　9(11)羊齿烯

$C_{31}H_{52}O(440.7)$
cyclolaudenol　　环劳顿醇

【参考文献】

[1] 高颖,王新峦,王乃利,等. 骨碎补中的化学成分.中国药物化学杂志,2008,18(4):284.

[2] 国家中医药管理局《中华本草》编委会. 中华本草[M]. 上海:上海科学技术出版社,1999,第2册:260(总0729).

[3] 刘振丽,吕爱平,张秋海,等. 骨碎补脂溶性成分的研究[J]. 中国中药杂志,1999,24(4):222.

[4] 吴新安,赵毅民. 骨碎补化学成分研究[J]. 中国中药杂志,2005,30(6):443.

[5] 刘振丽,张玲,张秋海,等. 骨碎补挥发油成分分析[J]. 中药材,1998,21(3):135.

221. 鸦胆子　yā dǎn zǐ

[拉] Fructus Bruceae
[英] Java Brucea Fruit

　　鸦胆子,又名老鸦胆、鸦胆、苦榛子、苦参子、鸦蛋子、鸭蛋子、鸭胆子、解苦楝,为苦木科植物鸦胆子 *Brucea javanica*(L.)Merr. 的果实。广西主要分布于北流、陆川、博白、灵山。具有清热,解毒,杀虫,截疟,腐蚀赘疣等功效,主要用于治疗热毒血痢,冷痢,疟疾,痔疮,痈肿,阴痒,白带,瘊疣等病证。

【化学成分】

　　1. 苦木内酯类　鸦胆子苷(brucealin)A、B、C、D、E、F、G、H、I、J、K、L、M、N、O、P,鸦胆子苦素(bruceine)A、B、C、D、E、F、G、H、I,鸦胆子苦醇(brusatol),去氢鸦胆子苦醇(dehydro-brusatol),二氢鸦胆子苦素(dihydro-bruceine),去氢鸦胆子苦素(dehydro-bruceine)A、B,鸦胆子酮酸(bruceaketolic acid),鸦胆子苦素 E-2-葡萄糖苷(bruceine E-2-β-D-glucopyranoside),鸦胆子苦烯(bruceen),去氢鸦胆亭醇(dehydro-bruceantinol),鸦胆子苦内酯(yadanziolide)A、B、C、D,鸦胆子苦苷(bruceoside)A、B,鸦胆亭(bruceantin),鸦胆亭醇(bruceantinol),鸦胆子双内酯(javanicin),双氢鸦胆子苦醇(dihydrobrusatol)等[1-5]。

　　2. 生物碱类　鸦胆子碱(brucamarine),鸦胆宁(yatanine),4-乙氧甲酰基-喹诺-2-酮(4-ethoxycarbonyl-2-quinolone)[3]。

　　3. 黄酮苷类　槲皮素-3-O-β-D-半乳糖苷,木犀草素-7-O-β-D-葡萄糖苷(luteolin-7-O-β-D-glucoside),金丝桃苷[1]。

4. 酚、酸、酯类　鸦胆子酚(brucenol)，鸦胆子酸(bruceolic acid)，香草酸(vanillic acid)[1]，6'-O-反-p-香豆酰橄榄苦苷(6'-O-tran-p-tonkabeanoyl oleuropein)[7]；根：含没食子酸乙酯(ethyl gallate)[6]。

5. 木脂素类　黄花菜木脂素 A(cleomiseosin A)[1]。

6. 蒽醌类　根：含大黄素，大黄酚苷，大黄酚[6]。

7. 甾醇类　根：含 β-谷甾醇[6]。

8. 脂肪酸及其酯类　油：含油酸，亚油酸，硬脂酸，棕榈酸，共轭亚油酸(conjugated linoleic acid)，十七烷酸，花生酸以及三油酸甘油酯等成分[8]。

【主要化学成分结构式】

$C_{26}H_{34}O_{11}$ (522.5)
bruceine A　鸦胆子苦素

$C_{23}H_{28}O_{11}$ (480.5)
bruceine B　鸦胆子苦素 B

$C_{28}H_{36}O_{12}$ (564.6)
bruceine C　鸦胆子苦素 C

$C_{20}H_{26}O_9$ (410.4)
bruceine D　鸦胆子苦素 D

$C_{20}H_{28}O_9$ (412.4)
bruceine E　鸦胆子苦素 E

$C_{22}H_{28}O_9$ (436.5)
bruceine I　鸦胆子苦素 I

$C_{19}H_{24}O_9$ (396.4)
yadanziolide D　鸦胆子苦内酯 D

$C_{15}H_{14}O_6$ (290.26)
javanicin　鸦胆子双内酯

$C_{26}H_{32}O_{11}$ (520.5)
brusatol　鸦胆子苦醇

【参考文献】

[1] 国家中医药管理局《中华本草》编委会. 中华本草[M]. 上海：上海科学技术出版社,1999,第5册：7(总3833).

[2] 李铣,左世贤. 鸦胆子抗癌有效成分的研究(第三报)[J]. 中草药,1980,11：530.

[3] 李铣,孙铁民. 鸦胆子中鸦胆因H的分离和鉴定[J]. 沈阳药学院学报,1986,3：192.

[4] 李铣. 鸦胆子抗癌有效成分的研究(第一报)[J]. 中草药通讯,1979,(11)：14.

[5] 刘丽. 鸦胆子抗癌有效部位化学成分及含量测定方法的研究[D]. 沈阳药科大学硕士学位论文,2006：7.

[6] 于荣敏,黄素贤. 鸦胆子根中抗癌活性成分的研究[J]. 中草药,1988,19(7)：6.

[7] 赵宇新. 鸦胆子中新的裂环烯醚萜苷[J]. 国外医学·中医中药分册,2003,25(6)：358.

[8] 李福星. 鸦胆子脂溶性活性成分的研究[D]. 南昌大学硕士学位论文,2006：3.

222. 射干 shè gān

［拉］Rhizoma Belamcandae
［英］Blackberrglily Rhizome

射干,又名乌扇、乌蒲、鬼扇、较剪草、扁竹兰、金蝴蝶、金绞剪、扇把草,为鸢尾科植物射干 *Belamcanda chinensis* (L.) DC. 的根茎。广西主要分布于龙州、南宁、武鸣、宾阳、陆川、桂平、苍梧、贺州、昭平、蒙山、灌阳、全州、三江。具有清热解毒,祛痰利咽,消瘀散结等功效,主要用于治疗咽喉肿痛,痰壅咳喘,瘰疬,疝母癥瘕,痈肿疮毒等病证。

【化学成分】

1. **黄酮类** 根、根茎：含鸢尾(黄酮)苷(tectoridin),射干宁定(belamcanidin),甲基尼泊尔鸢尾异黄酮(methylirisolidone),鸢尾黄酮新苷元(iristectoriginin)A,次野鸢尾黄素(irisflorentin),野鸢尾苷(iridin),5-去甲洋鸢尾素(noririsflorentin)等[1],射干苷(belamcandin),甲基尼鸢尾立黄素(thylirisolidon,即甲基尼鸢尾立黄素),明宁京(紫檀素,muningin),鸢尾甲黄素A(iristectorigenin A),鸢尾甲黄素B(iristectorigenin B),去甲基次野鸢尾黄素(noririsflorenitin)和3′,5,7-三羟基24′,8-二甲氧基异黄酮[2],鸢尾黄酮(tectorigenin),鸢尾苷元(irigenin),次野鸢尾黄素(irisflorentin)[1,6,7],二甲基鸢尾黄素(dimethyltectorigenin),德鸢尾素(irisolone),染料木素(金雀异黄素genistein)[2,6],夹竹桃麻素(apocynin)[1,7],花、叶：含次野鸢尾黄素(irisflorentin)[3],异野鸢尾黄素7-O-β-D-葡萄糖苷,鸢尾黄素,野鸢尾黄素,irilin D[4],异鼠李素,粗毛豚草素(hispidulin),白射干素(dichotomitin),鸢尾苷,鸢尾黄酮苷[5]。

2. **萜类及甾体类** 根、根茎：含射干醛(belamcandal),28-去乙酰基射干醛(28-deacetylbelamcandal),射干酮(sheganone),异德国鸢尾醛(isoiridogermanal),16-O-乙酰基异德国鸢尾醛(16-O-acetylisoiridogermanal),右旋的(6R, 10S, 11S, 14S, 26R)-26-羟基-15-亚甲基鸢尾-16-烯醛[(+)-(6R, 10S, 11S, 14S, 26R)-26-hydroxy-15-methylene spiroirid-16-enal][1],β-谷甾醇[6,7]和豆甾醇[6];花、叶：含谷甾醇,胡萝卜苷,胡萝卜苷,维太菊苷(vittadinoside)[5],环阿尔廷醇(cycloartanol)[7]。

3. 有机酸及酯类　根、根茎：含棕榈酸甲酯和硬脂酸甲酯[1]。

4. 酚、醌类　种子：含射干醌（belamcandaquinone）A、B[1]，射干酚 belamcandol A 和 B[2]，1-（2-羟基-3,5-二甲氧基）苯基-10-十五烯[1-（2-hydroxy-3,5-dimethoxy）phenyl-10-pentadecene]，1-（3-羟基-5-甲氧基）苯基-10-十五烯[1-（3-hydroxy-5-methoxy）phenyl-10-pentadecene][1]。

5. 核苷类　根、根茎：含尿（嘧啶核）苷（uridine）[7]

6. 氧杂蒽酮类　花、叶：含杧果苷[1]。

【主要化学成分结构式】

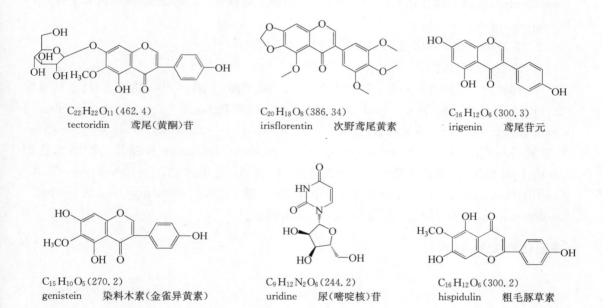

C22H22O11（462.4）
tectoridin　鸢尾（黄酮）苷

C20H18O8（386.34）
irisflorentin　次野鸢尾黄素

C16H12O6（300.3）
irigenin　鸢尾苷元

C15H10O5（270.2）
genistein　染料木素（金雀异黄素）

C9H12N2O6（244.2）
uridine　尿（嘧啶核）苷

C16H12O6（300.2）
hispidulin　粗毛豚草素

【参考文献】

[1] 国家中医药管理局《中华本草》编委会. 中华本草[M]. 上海：上海科学技术出版社，1999，第 8 册：256（总 7307）.
[2] 国外医药·植物药分册，2000，15（2）.
[3] 刘杰，陈海生，王建娇. 射干化学成分研究[J]. 中药材，2005，28（1）：29.
[4] 邱鹰昆，高玉白，徐碧霞，等. 射干的化学成分研究[J]. 中国药学杂志，2006，41（15）：1133.
[5] 秦民坚，吉文亮，王峥涛. 射干的化学成分研究（Ⅱ）[J]. 中草药，2004，35（5）：487.
[6] 吉文亮，秦民坚，王峥涛. 射干的化学成分研究（Ⅰ）[J]. 中国药科大学学报，2001，32（3）：197.
[7] 伍实花，张国刚，左甜甜，等. 射干化学成分的分离与鉴定[J]. 沈阳药科大学学报，2008，25（10）：796.

223. 徐长卿　xú cháng qīng

[拉] Radix seu Herba Cynanchi Paniculati
[英] Paniculate Swallowwort Root or Herb

徐长卿，又名鬼督邮、石下长卿、别仙踪、料刁竹、钓鱼竿、逍遥竹、一枝箭、英雄草，为萝

萝科植物徐长卿 *Cynanchum paniculatum*（Bunge）Kitagawa 的全草。广西主要分布于桂林、玉林、容县。具有祛风止痛，止痒，活血解毒，消肿等功效，主要用于治疗胃病，脘腹疼痛，泄泻，痢疾，小便不利，牙痛，风湿痹痛，腰痛，湿疹，荨麻疹，毒蛇咬伤等病证。

【化学成分】

1. 甾体类　$3\beta,14$-二羟基-14β-5-孕烯-20-酮（$3\beta,14$-dihydroxy-14β-pregn-5-en-20-one），芫花叶白前苷元（glaucogenin glaucogenin）A、C、D，新徐长卿苷元（neocynapanogenin）F，芫花叶白前苷元 C 3-O-β-D-黄甲苷（glaucogenin C 3-O-β-D-thevetoside），新徐长卿苷元 F3-O-β-D-夹竹桃吡喃糖苷（neocynapanogenin F 3-O-β-D-oleandropanyanoside）[1,2]。

2. 多糖类　徐长卿多糖 CPB54[5]，CPB-4[6]，CPB64[7]。

3. 酚类　异丹皮酚[1,2]。

4. 挥发油　主要含牡丹酚，还有对羟基苯乙酮，苯酚，壬酸，4-甲氧基-2-特丁基苯酚[2-(1,1-dimethlethyl)-4-methoxy phenol]，4-甲氧基苯乙酮[1-(4-methoxypheny)ethanone]，2-羟基-6-甲氧基苯乙酮[1-(2-hydroxy-6-methoxy)ethanone]，4-羟基-3-甲氧基苯乙酮[1-(4-hydroxy-3-methoxyphenyl)ethanone]，邻苯二甲酸二乙酯（diethyl phthalate），十六碳酸[3]，1,4-二甲氧基-2,3-二甲苯（1,4-dimethoxy-2,3-dimethylbenzene），2,4-二羟基-3-甲基苯乙酮（2,4-dihydroxy-3-methyl-acetophenone），邻苯二甲酸二丁酯（dibutyl phthalate）[4]。

【主要化学成分结构式】

$C_{21}H_{29}O_7$（393.5）
glaucogenin glaucogenin C　　　芫花叶白前苷元 C

【参考文献】

[1] 窦静,毕志明,张永清,等. 徐长卿中的 C_{21} 甾体化合物[J]. 中国天然药物,2006,4(3)：192.

[2] 国家中医药管理局《中华本草》编委会. 中华本草[M]. 上海：上海科学技术出版社,1999,第 6 册：345(总 5665).

[3] 罗永明,毛丽军,徐春良,等. 中药徐长卿挥发油成分分析[J]. 中药材,1998,21(7)：356.

[4] 张永清,李萍,王建成,等. 鲜品与干品徐长卿挥发油成分分析[J]. 中国中药杂志,2006,31(14)：1205.

[5] 王顺春,方积年. 徐长卿多糖 CPB54 的结构及其活性的研究[J]. 药学学报,2000,35(9)：675.

[6] 王顺春,鲍幸峰,方积年. 徐长卿中多糖 CPB-4 的化学结构研究[J]. 中国中药杂志,2002,27(2)：128.

[7] 王顺春,金丽伟,方积年. 徐长卿中阿拉伯半乳聚糖 CPB64 的化学结构[J]. 药学学报,1999,34(10)：755.

224. 桂枝 *guì zhī*

桂枝，又名菌桂、牡桂、桂、大桂、辣桂、玉桂，为樟科植物肉桂 *Cinnamomum cassia* Presl 的嫩枝。广西主要分布于隆安、天等、大新、龙州、防城、博白、玉林、北流、容县、平南、岑溪、灌阳、金秀。具有发汗解肌，温通经脉，助阳化气，平冲降气等功效，主要用于治疗风寒感冒，脘腹冷痛，血寒经闭，关节痹痛，痰饮，水肿，心悸，奔豚等病证。

【化学成分】

1. 有机酸类　桂皮酸，邻甲氧基桂皮酸，原儿茶酸[2,3]，反式-邻羟基桂皮酸，苯甲酸，顺式-邻甲氧基桂皮酸，对羟基苯甲酸[2]，2-甲氧基苯甲酸[3]。

2. 醛、酮类　原儿茶醛[2]，1,4-二苯基-丁二酮，丁香醛[3]。

3. 香豆素类　香豆素[2,3]。

4. 黄酮类　花旗松素（taxifoliol）[2]。

5. 甾体类　胡萝卜苷[2,3]，β-谷甾醇，$5\alpha,8\alpha$-过氧化麦角甾醇，6β-羟基-4-烯-3-豆甾酮[3]。

6. 挥发油　主要成分为桂皮醛，还有苯甲酸苄酯，乙酸肉桂酯，β-荜澄茄烯，菖蒲烯，香豆精等[1]。己醛（hexanal），双环[4.2.0]-八碳-1,3,5-三烯{bicyclo[4.2.0]octa-1,3,5-triene }，3α-蒎烯（alpha-pinene），莰烯（camphene），苯甲醛（benzaldehyde），6β-蒎烯（beta-pinene），1,7,7-三甲基-双环[2.2.1]-七碳-2-烯{1,7,7-trimethyl-bicyclo[2.2.1]hept-2-ene}，3-羟基-苯甲醛（3-hydroxy-benzaldehyde），1-苯基-1,2-丙二酮（1-phenyl-1,2-propanedione），苯丙醛（benzenepropanal），3-苯基-2-丙烯醛（3-phenyl-2-propenal），3-苯基-2-丙烯-1-醇（3-phenyl-2-propen-1-ol），2-甲氧基-4-（2-丙烯基）-酚[2-methoxy-4-(2-propenyl)-phenol]，α-荜澄茄油烯（alpha-cubebene），胡椒烯（copaene），4,11,11-三甲基-8-亚甲基-双环[7.2.0]-十一碳-4-烯{4,11,11-trimethyl-8-methy-lene-bicyclo[7.2.0]-undec-4-ene}，2,6-二甲基-6-（4-甲基-3-戊烯基）-双环[3.1.1]-七碳-2-烯{2,6-dimethyl-6-(4-methyl-3-pentenyl)-bicyclo[3.1.1]-hept-2-ene}，2-丙烯-1-醇-3-苯基-乙酸酯（2-prepen-1-ol-3-phenyl-acetate），3-苯基甲基-2-丙烯酸（3-phenyl methyl-2-propenoic acid），依兰烯（ylangene），4-甲基-1-（1,5-二甲基-4-己烯基）-苯[4-methyl-1-(1,5-dimethyl-4-hexenyl)-benzene]，1-甲基-4-（5-甲基-1-亚甲基-4-己烯基）-环己烯[1-methyl-4-(5-methyl-1-methylene-4-hexenyl)-cyclohexene]，3-（2-甲氧苯基）-2-丙烯醛[3-(2-methoxyphenyl)-2-propenal]，[1*s*-（$1\alpha,4\alpha,4a,\beta,8a,\beta$)]-1,2,3,4,4a,7,8,8a-八氢-1,6-二甲基-4-（1-甲乙基）-1-萘酚{[1*s*-($1\alpha,4\alpha,4a,\beta,8a,\beta$)]-1,2,3,4,4a,7,8,8a-

octahydro－1,6－dimethyl－4－(1－methylethyl)－1－naphthalenol},4－甲基－2－(1,5－二甲基－4－己烯基)－3－环己烯－1－醇[4－methyl－2－(1,5－dimethyl－4－hexenyl)－3－cyclohexen－1－ol],1,6－二甲基－4－(1－甲乙基)－萘[1,6－dimethyl－4－(1－methylethyl)－naphthalene],2,6,6,9－四甲基－三环[5.4.0.02.8]－十一碳－9－烯[2,6,6,9－tetramethyl－tricyclo[5.4.0.02.8]undec－9－ene], 3,7,11－三甲基－2,6,10－十二碳三烯－1－醇(3,7,11－trimethyl－2,6,10－dodecatrien－1－ol),安息香酸－苯甲酯(benzoic acid,phenylmethyl ester),辛癸醛(octade canal),1,10,14－三甲基－2－十五烷酮(1,10,14－trimethyl－2－pentade canone),安息香酸－2－苯乙酯(benzoic－2－phenylethyl ester),1,2－苯二羧酸－双(2－甲氧基乙基)酯[1,2－benznendicarboxylic acid－bis(2－methoxyethyl)ester],二十四烷(tetracosane),顺－9－辛基癸烯酰胺[(z)－9－octadecenamide],二十七烷(heptacosane),2,6,10,15－四甲基－庚癸烷(2,6,10,15－tetramethyl－heptadecane)[4]。

【主要化学成分结构式】

$C_{16}H_{14}O_6$ (302.3)
taxifoliol　花旗松素

$C_{29}H_{50}O$ (414.7)
β－sitosterol　β－谷甾醇

【参考文献】

[1] 国家中医药管理局《中华本草》编委会. 中华本草[M]. 上海：上海科学技术出版社,1999,第3册：34(总1625).
[2] 杨琳,赵庆春,谭菁菁,等. 桂枝的化学成分研究[J]. 实用药物与临床,2010,13(3)：183.
[3] 刘江云,杨学东,徐丽珍. 桂枝的化学成分研究[J]. 中草药,2002,33(8)：681.
[4] 邱琴,刘廷礼,崔兆杰. 桂枝挥发油化学成分的 GC/MS 分析[J]. 药物分析杂志,2000,20(4)：248.

225. 桃仁 *táo rén*

[拉] Semen Persicae
[英] Peach Seed

桃仁,又名桃实,为蔷薇科植物桃 *Prunus persica*（L.）Batsch 的种子。广西主要为栽培。具有活血祛瘀,润肠通便等功效,主要用于治疗痛经,血滞经闭,产后瘀滞腹痛,癥瘕结块,跌打损伤,瘀血肿痛,肺痈,肠痈,肠燥便秘等病证。

【化学成分】

1. 含氰的苷类　野樱苷(prunasin),苦杏仁苷(amygdalin)[1]。
2. 萜类及甾体类　24－亚甲基环木菠萝烷醇(24－methylene cycloartanol),柠檬甾二烯醇(citrostadienol),7-去氢燕麦甾醇(7-dehydroavenasterol),β-谷甾醇,菜油甾醇,β-谷甾醇-3-O-β-D-吡喃葡萄糖苷,菜油甾醇-3-O-β-D-吡喃葡萄糖苷,β-谷甾醇-3-O-β-D-(6-O-棕榈酰)吡喃葡萄糖苷[β-sitosterol-3-O-β-D-(6-O-palmityl)glucopyranoside],β-谷甾醇-3-O-β-D-(6-O-油酰)吡喃葡萄糖苷[β-sitosterol-3-O-β-D-(6-O-oleyl)glucopyranoside],菜油甾醇-3-O-β-D-(6-O-棕榈酰)吡喃葡萄糖苷[campesterol-3-O-β-D-(6-O-palmityl)glucopyranoside],菜油甾醇-3-O-β-D-(6-O-油酰)吡喃葡萄糖苷[campesterol-3-O-β-D-(6-O-o-leyl)glucopyranoside][1]。

3. 苷类　甲基-α-D-呋喃果糖苷(methyl-α-D-fructofuranoside),甲基-β-D-吡喃葡萄糖苷(methyl-β-D-glucopyranoside)[1]。

4. 氨基酸及蛋白质类　色氨酸(tryptophane),蛋白质成分PR-A和PR-B[1]。

5. 糖类　葡萄糖,蔗糖[1]。

6. 有机酸类　绿原酸,3-咖啡酰奎宁酸(3-caffeoylquinic acid),3-对香豆酰奎宁酸(3-p-coumaroylquinic acid),3-阿魏酰奎宁酸(3-feruloylquinic acid)。桃仁油:含不饱和脂肪酸,主要为油酸和亚油酸[1]。

7. 香气物质中的烷、醛、酮、酚、酯类　果实:含己醛,反-2-己烯醛(trans-2-hexenal),γ-癸内酯(γ-decalactone),δ-癸内酯(δ-decalactone),β-紫罗兰酮,γ-十二内酯(γ-dodecalactone),苯甲醛,二氢-β-紫罗兰酮(dihydrogen-β-ionone),2,6-二叔丁基-对甲基苯酚(2,6-tert butyl,p-methyl phenol),1,8-桉树脑等[2]。

【主要化学成分结构式】

$C_{30}H_{52}O(428.7)$
24-methylene cycloartanol
24-亚甲基环木菠萝烷醇

$C_{30}H_{50}O(426.7)$
citrostadienol
柠檬甾二烯醇

$C_{20}H_{27}NO_{11}(457.4)$
amygdalin
苦杏仁苷

$C_{14}H_{17}NO_6(295.3)$
prunasin　野樱苷

$C_{35}H_{60}O_6(576.9)$
β-sitosterol-3-O-β-D-glucopyranoside　谷甾醇葡萄糖苷

【参考文献】

[1] 国家中医药管理局《中华本草》编委会. 中华本草[M]. 上海：上海科学技术出版社,1999,第 4 册：75(总 2553).

[2] 邓翠红,李丽萍,韩涛,等."京艳"桃果实香气成分的气相色谱-质谱测定http://dlib.cnki.net/KNS50/Navi/Bridge. aspx? LinkType ＝ BaseLink&DBCode ＝ cjfd&TableName ＝ cjfdbaseinfo&Field ＝ BaseID&Value ＝ SPKX&NaviLink ＝ %e9%a3%9f%e5%93%81%e7%a7%91%e5%ad%a6[J/EB/OL]. 食品科学,2008,29(6)：304.

226. 桃金娘 táo jīn niáng

[拉] Fructus Rhodomyrti Tomentosae
[英] Tomentosa Rhodomyrtus Fruit

桃金娘,又名岗稔、山稔、多莲、当梨根、山旦仔、稔子树、豆稔,为桃金娘科植物桃金娘 *Rhodomyrtus tomentosa*（Ait.）Hassk.［*Myrtus tomentosa* Ait.］的果实。广西主要分布于南宁、百色、河池、柳州等地。具有养血止血,涩肠固精等功效,主要用于治疗血虚体弱,吐血,鼻衄,劳伤咳血,便血,崩漏,遗精,带下,痢疾,脱肛,烫伤,外伤出血等病证。

【化学成分】

1. 黄酮类　杨梅素 - 3 - O - α - L -鼠李糖苷(myricetin - 3 - O - α - L - rhamnside),杨梅素 - 3 - O - α - L -呋喃阿拉伯糖苷(myrieetin - 3 - O - α - L - furanoarabinoside),杨梅素 - 3 - O - β - D -葡萄糖苷(myrieetin - 3 - O - β - D - glucoside)[4]。

2. 鞣质类　pedunculagin,casuariin,castalagin,山稔甲素(tomentosin)[3],2,3 -六羟基联苷基 - D -葡萄糖(2,3 - hexahydroxydiphenyl - D - glueose)[4]。

3. 挥发油　主要成分为 1,8 -桉叶素,D -枸橼烯和 α -蒎烯等三萜类[2],还含 β -蒎烯,α -月桂烯,1 -甲基 - 2 -(1 -甲基乙基)苯[benzene 1 - methyl - 2 -(1 - methyl ethyl)],薄荷醇,橙花醇,香叶醇,3,7 -二甲基 - 1, 6 -辛二烯 - 3 -醇(3,7 - dimethy - 1,6 - octadiene),柠檬醛[2]。

4. 其他　果实：含黄酮类,氨基酸和糖类等[1]。

【主要化学成分结构式】

$C_{35}H_{24}O_{22}$(796.6)
pedunculagin
长梗马兜铃素

$C_{35}H_{24}O_{22}$(796.6)
casuariin
木麻黄素

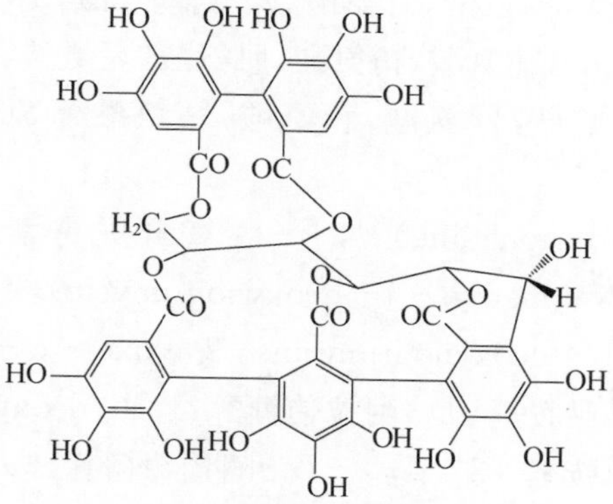

$C_{41}H_{26}O_{26}(934.6)$
castalagin
栗木鞣花素

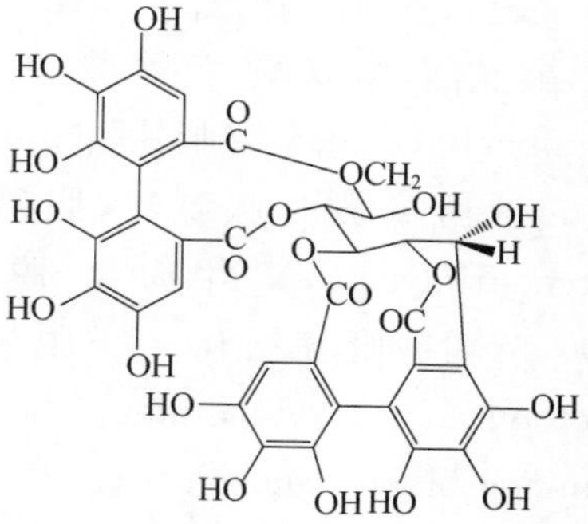

$C_{35}H_{24}O_{22}(796.6)$
tomentosin　山稔甲素

【参考文献】

［1］国家中医药管理局《中华本草》编委会. 中华本草[M]. 上海：上海科学技术出版社,1999,第 5 册：643(总 4741).

［2］楼启正. 气红联用法研究标准桃金娘油的化学成分[J]. 光谱学与光谱分析,2007,5(5)：27.

［3］刘延泽,侯爱君,冀春茹. 桃金娘中可水解丹宁的分离与结构[J]. 天然产物研究与开发,1998,10(1)：14.

［4］侯爱君,刘延泽,吴养洁. 桃金娘中的黄酮普和一种逆没食子丹宁[J]. 中草药,1999,30(9)：645.

227. 桑叶 sāng yè

［拉］Folium et Ramulus seu Cortex Mori
［英］Mulberry Leaf

　　桑叶,又名家桑、桑椹树,为桑科植物桑 *Morus alba* L. 的叶。广西各地均有栽培。具有疏风清热,凉血清肺,平肝明目等功效,主要用于治疗风热感冒,风温初起,发热头痛,汗出恶风,咳嗽胸痛,或肺燥干咳无痰,咽干口渴;风热及肝阳上扰,目赤肿痛等病证。

【化学成分】

　　1. **甾体及三萜类**　叶：含牛膝甾酮(inokosterone),蜕皮甾酮(β - ecdysterone),豆甾醇,菜油甾醇,羽扇豆醇,β -谷甾醇及其乙酰衍生物和 β -香树脂醇(β -香树素,β - amyrin)等[1]。

　　2. **黄酮及苷类**　叶：含芸香苷,槲皮素,异懈皮苷,桑苷(moracetin)即槲皮素 - 3 - 三葡萄糖苷,桑黄酮(kuwanone)[1]。

　　3. **有机酸类**　叶：含绿原酸,延胡索酸,棕榈酸,棕榈酸乙酯,叶酸,亚叶酸(folinic acid)[1]。

　　4. **香豆精及苷类**　叶：含香柑内酯(bergaten),伞形花内酯(umbelliferone),东莨菪素(包公藤乙素,scopoletin),东莨菪苷,羟基香豆精[1]。

5. 氨基酸及多肽类　叶：含谷氨酸，天冬氨酸，丙氨酸，甘氨酸，γ-氨基丁酸，2-哌啶酸，5-羟基-2-哌啶甲酸(5-hydroxypipecolic acid)，脯氨酸，精氨酸，肌氨酸，亮氨酸，异亮氨酸，酪氨酸，缬氨酸，色氨酸，天冬酰胺，谷氨酰胺，丝氨酸，赖氨酸，精氨酸葡萄糖苷(arginineglu-coside)，谷胱甘肽(glutathione)[1]。

6. 生物碱类　腺嘌呤，胆碱，葫芦巴碱(trigonelline)[1]，1-脱氧野尻霉素(1-deoxynojirimycin)，N-甲基-1-脱氧野尻霉素(N-methyl-1-deoxynojirimycin)，2-氧-α-D-半乳糖吡喃糖苷-1-脱氧野尻霉素(1-deoxynojirimycin-2-oxe-α-D-galactopyranoside)，fagomine，1,4-二脱氧-1,4-亚胺基-D-阿拉伯糖醇(1,4-deoxy-1,4-iminoarbinopyranoside)，1,4-二脱氧-1,4-亚胺基-(2-氧-β-D-喃葡萄糖苷)-D-阿拉伯糖醇[1,4-deoxy-1,4-imino-(2-oxe-β-D-glucopyranoside)-D-arbinopyranoside]，去甲莨菪碱(norhyoscyamine)[4]。

7. 挥发油　叶挥发油：以大茴香脑(p-propenylanisole)，六氢金合欢基丙酮(hexahydrofarnesyl acetone)，棕榈酸，香叶基丙酮(geranyl acetone)，乙酸金合欢酯，棕榈酸甲酯为主[2]，还含乙酸，丙酸，丁酸，异丁酸，缬草酸，异缬草酸，己酸。酚性部分含水杨酸甲酯，愈创木酚(guaiacol)，邻苯甲酚(o-cresol)，间苯甲酚(m-cresol)，对苯甲酚(p-cresol)，丁香油酚等[3]。

8. 其他　叶：含维生素 C，C_{28} 及 C_{30}-C_{34} 烷烃(alkanes)，内消旋肌醇(my-oinositol)及溶血素(hemolysin)[1]。

【主要化学成分结构式】

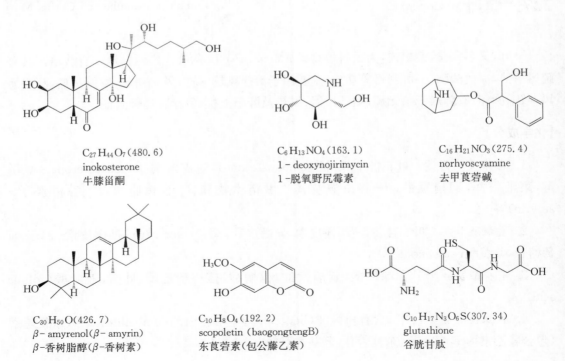

C₂₇H₄₄O₇(480.6)
inokosterone
牛膝甾酮

$C_6H_{13}NO_4$(163.1)
1-deoxynojirimycin
1-脱氧野尻霉素

$C_{16}H_{21}NO_3$(275.4)
norhyoscyamine
去甲莨菪碱

$C_{30}H_{50}O$(426.7)
β-amyrenol(β-amyrin)
β-香树脂醇(β-香树素)

$C_{10}H_8O_4$(192.2)
scopoletin (baogongtengB)
东莨菪素(包公藤乙素)

$C_{10}H_{17}N_3O_6S$(307.34)
glutathione
谷胱甘肽

$C_7H_7NO_2$ (137.1)
trigonelline　葫芦巴碱

$C_{30}H_{48}O_7$ (520.7)
β - ecdysterone　β-蜕皮甾酮

【参考文献】

[1] 国家中医药管理局《中华本草》编委会. 中华本草[M]. 上海：上海科学技术出版社,1999,第 2 册：520(总 1095).
[2] 周永红,李伟光,王立升,等. 桑叶挥发油化学成分的 GC - MS 分析[J]. 广西科学,2005,12(1)：50.
[3] 国家中医药管理局《中华本草》编委会. 中华本草[M]. 上海：上海科学技术出版社,1999,5：528(总 1100).
[4] Asano N. Sugars with Nitrogen in the Ring Isolated in the Leaves of Morns Bombycis[J]. Carbohydr Res, 1994：235.

228. 桑白皮　sāng bái pí

[拉] Folium et Ramulus seu Cortex Mori
[英] Mulberry Bark or Leaf or Twig

桑白皮,又名家桑、桑椹树,为桑科植物桑 *Morus alba* L. 的根皮。广西各地均有栽培。具有泻肺止咳平喘,利水消肿等功效,主要用于治疗肺热喘咳,胀满喘急,水饮停肺,水肿,脚气,小便不利等病证。

【化学成分】

1. 香豆素类　5,7-羟基香豆素(5,7 - dihydroxycoumarin),伞形花内脂,东莨菪素,东莨菪内酯[1]。

2. 多糖类　黏液素,桑多糖(morusan),甲壳素(chitin),壳聚糖(chitosan)[2]。

3. 黄酮类　桑辛素 A～G(morusin A～G)[3],桑素(mulberrin),桑色烯(mulberrochromene),桑酮 A - V(kuwanon A - V),桑酮醇(kuwanol),二氢黄酮类桑根酮(sanggenone A - P),桑根酮醇(sanggenol),桑根白皮素(morusin),桑根皮醇(momsinol),环桑素(cyclomulberrin),环桑根皮素(cyclomorusin),环桑色烯素(cyclomulbenochromene),羟基二氢桑根皮素(oxydi phydromorusin),桑根皮素氢过氧化物(morusinhydroperoxide),桑根皮素-4-葡萄糖苷(morusin - 4 - glucoside),chalomoracin,morusignins(A - K),环桑色醇(mulberranol),moranoline,桑苷 A - D(moraeenin A - D),摩查尔酮 A(morachalcone A),momseninA - B,5,7 -二羟基色酮(5,7 - dihydroxychromone)[3-5];根：含桑根酮 D(sanggenone D),桑酮 G,H(kuwanon G、H)。

4. 呋喃类　桑皮呋喃(mulberrofuran A - Z)[3]。

5. 萜类及甾体类　桦皮酸(betulinic acid),β-谷甾醇[3]。

6. 其他　丁醇(butanol),3,4 -二羟基苯甲酸乙酯(3,4 - ethyl dihydroxybenzoate),二苯乙烯苷类化合物,鞣质和挥发油[3];根：含桑多糖(morusan)[4]。

【主要化学成分结构式】

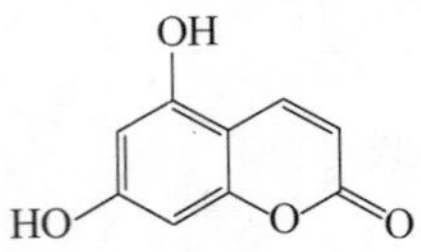

$C_9H_6O_4$(178.1)
5,7 - dihydroxycoumarin
5,7 -羟基香豆素

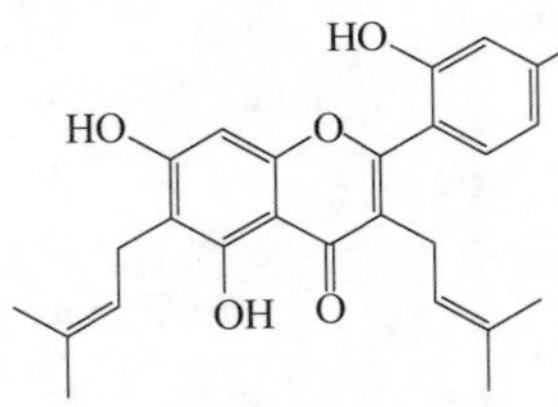

$C_{25}H_{26}O_6$(422.5)
mulberrin
桑素

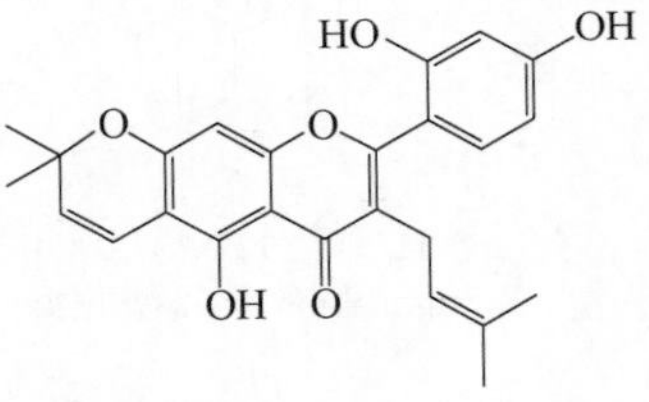

$C_{25}H_{24}O_6$(420.5)
mulberrochromene
桑色烯

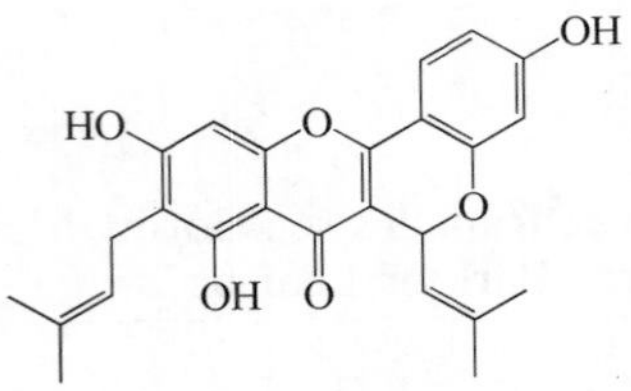

$C_{25}H_{24}O_6$(420.5)
cyclomulberrin　环桑素

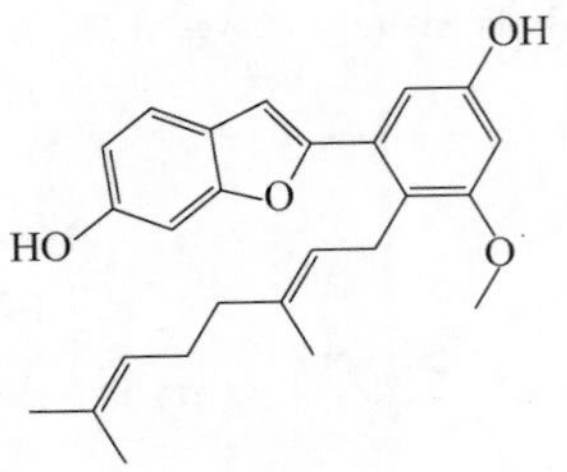

$C_{25}H_{28}O_4$(392.5)
mulberrofuran A　桑皮呋喃 A

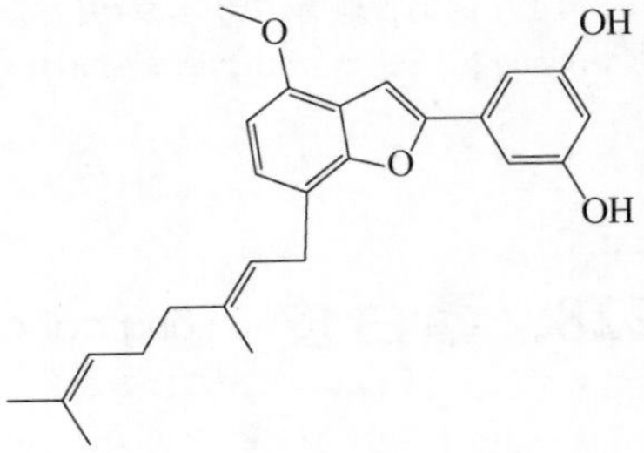

$C_{25}H_{28}O_4$(392.5)
mulberrofuran B　桑皮呋喃 B

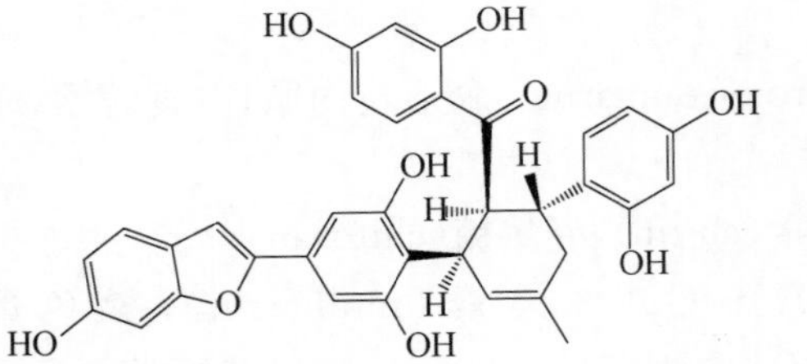

$C_{34}H_{28}O_9$(580.6)
mulberrofuran C　桑皮呋喃 C

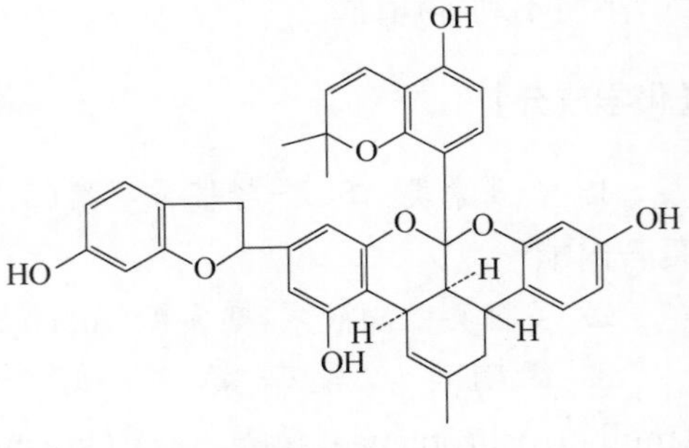

$C_{40}H_{36}O_8$(644.7)
mulberrofuran K　桑皮呋喃 K

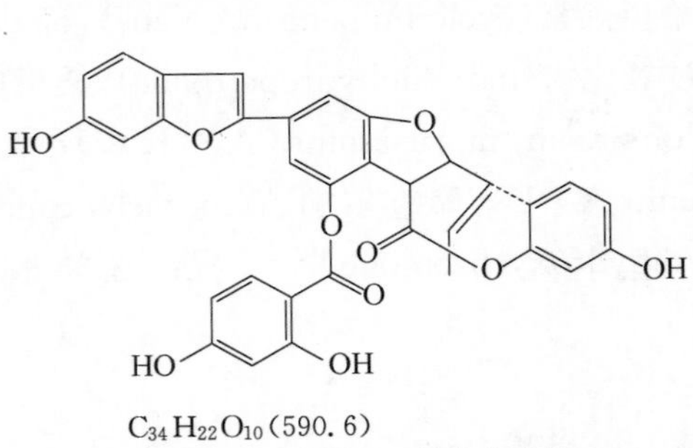

$C_{34}H_{22}O_{10}$(590.6)
mulberrofuran M　桑皮呋喃 M

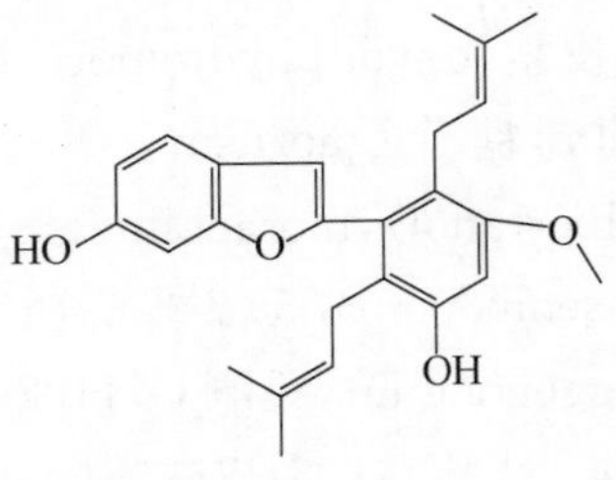

$C_{25}H_{28}O_4$(392.5)
mulberrofuran N　桑皮呋喃 N

$C_{39}H_{34}O_9$ (646.7)
mulberrofuran O　桑皮呋喃 O

$C_{34}H_{22}O_9$ (574.6)
mulberrofuran P　桑皮呋喃 P

$C_{34}H_{24}O_{10}$ (592.6)
mulberrofuran Q　桑皮呋喃 Q

$C_{40}H_{36}O_{11}$ (692.7)
kuwanon G　桑酮 G

$C_{45}H_{44}O_{11}$ (760.9)
kuwanon H　桑酮 H

$C_{40}H_{36}O_{12}$ (708.7)
sanggenone D　桑根酮 D

【参考文献】

[1] 孙静芸,徐宝林,张文娟,等. 桑白皮平喘利尿有效成分研究[J]. 中国中药杂志,2002,5(27):366.

[2] 杨道嘉,郑显明. 桑白皮中壳聚糖的分离与鉴定[J]. 天然产物研究与开发,1999,11(5):38.

[3] 朴淑娟,曲戈霞,邱峰,等. 桑白皮水提物中化学成分的研究[J]. 中国药物化学杂志,2006,16(69):40.

[4] 国家中医药管理局《中华本草》编委会. 中华本草[M]. 上海:上海科学技术出版社,1999,第 5 册:528(总 1100).

[5] 张庆建,李弟灶,陈若芸,等. 鸡桑糖苷类化学成分研究[J]. 中国中药杂志,2007,32(10):978.

[6] 国家中医药管理局《中华本草》编委会. 中华本草[M]. 上海:上海科学技术出版社,1999,第 2 册:534(总 1109).

229. 桑枝　*sāng zhī*

[拉] Folium et Ramulus seu Cortex Mori
[英] Mulberry Bark or Leaf or Twig

桑枝,又名家桑、桑椹树,为桑科植物桑 *Morus alba* L. 的枝。广西各地均有栽培。具有祛风湿,通经络,利关节,行水气等功效,主要用于治疗风湿痹痛,中风半身不遂,水肿脚气,皮肤瘙痒等病证。

【化学成分】

1. 黄酮类　异槲皮素,桑酮,桑素,桑色素(morin),桑色烯(mulberrochro-mene),二氢桑色素(dihydromorin),环桑素,环桑色烯素(cyclomulberrochromene),杨树宁(cudranin),二氢山奈酚(dihydrokaempferol),桑辛素 A - H,(moracin A - H)[1~4]。

2. 芪类　四羟基芪(tetrahydroxystilbene),氧化芪三酚(oxyresveratrol),二氢氧化芪三酚(dihydrooxyresveratrol),藜芦酚(resveratrol)[1~4]。

3. 二苯甲酮类　2,4,4′,6-四羟基二苯甲酮(2,4,4′,6 - tetrahydroxybenzophenone),2,3′,4,4′,6-五羟基二苯甲酮(maclurin,2,3′,4,4′,6 - pentrahydroxybenzophenone),桦皮酸(betulinic acid),[1~4]等。

4. 糖类　蔗糖,果糖,水苏糖,葡萄糖,麦芽糖,棉籽糖,阿拉伯糖,木糖[5]。

5. 其他　生物碱,多糖,香豆精类化合物,氨基酸,有机酸,挥发油,维生素[1~4],鞣质[5]。

【主要化学成分结构式】

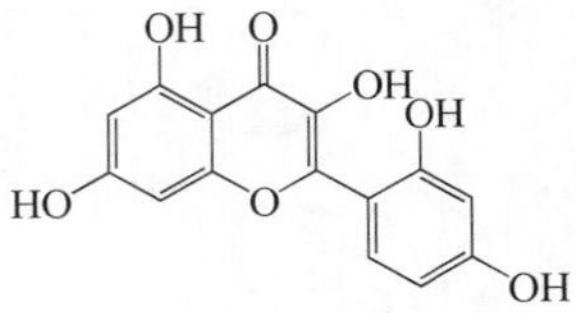

$C_{15}H_{10}O_7$ (302. 2)
morin　桑色素

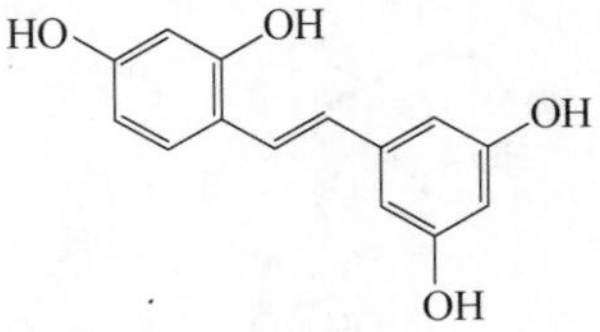

$C_{14}H_{12}O_4$ (244. 3)
cudranin　杨树宁

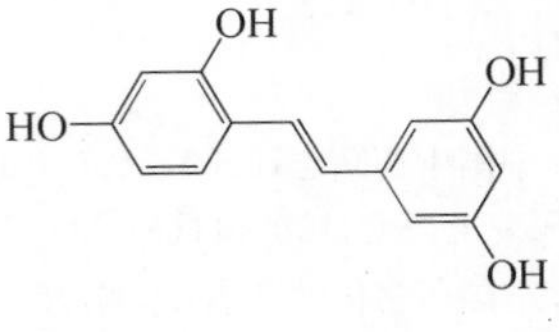

$C_{14}H_{12}O_4$ (244. 3)
2,4,3′,5′- tetrahydroxystilbene (oxyresveratrol)
2,4,3′,5′-四羟基芪(氧化白藜芦醇)

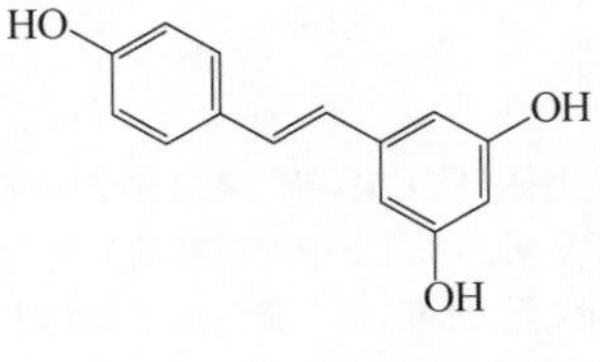

$C_{14}H_{12}O_3$ (228. 3)
resveratrol
藜芦酚

【参考文献】

[1] 苏新医学院. 中药大辞典(下册). 上海：上海科学技术出版社,2003：1969.
[2] 肖培根. 新编中药志(第三卷)[M]. 北京：化学工业出版社,2002：655.
[3] 宋立人. 现代中药学大辞典(下册)[M]. 北京：人民卫生出版社,2001：1826.
[4] 梁晓霞,肖学云. 浅析桑树的药用价值[J]. 中华医学丛刊杂志,2002,2(9)：67.
[5] 国家中医药管理局《中华本草》编委会. 中华本草[M]. 上海：上海科学技术出版社,1999,第2册：530(总1104).

230. 桑寄生　sāng jì shēng

[拉] Herba Taxilli
[英] Chinese Taxillus Twig

　　桑寄生,又名茑、寓木、宛童、桑上寄生、寄屑、寄生树、寄生草、茑木,为桑寄生科植物桑寄生 *Taxillus chinenesis*（DC.）Danser 的枝叶。广西主要分布于梧州、苍梧、平南、北流、陆川、邕宁、武鸣、崇左、大新。具有补肝肾,强筋骨,活血解毒,祛风湿,安胎等功效,主要用于治疗胃痛,风湿痹痛,腰膝酸痛,头晕目眩,胎动不安,崩漏下血,乳少,跌打损伤,疮疡肿毒等病证。

【化学成分】

　　黄酮类　广寄生苷(槲皮素-3-阿拉伯糖苷)（quercetin-3-arabinoside）[1],槲皮素（quercetin）[2]以及槲皮苷[3]。

【主要化学成分结构式】

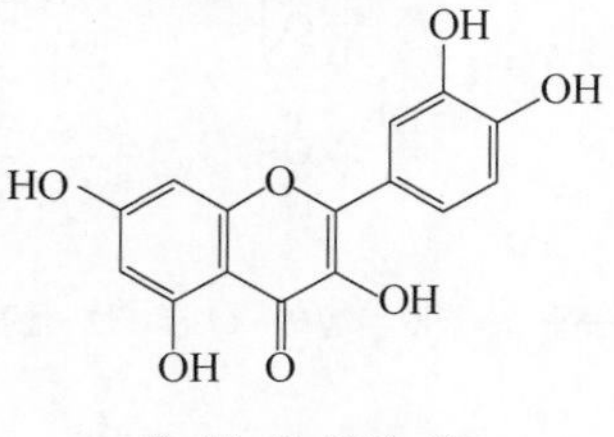

$C_{15}H_{10}O_7$ (302.2)
quercetin
槲皮素

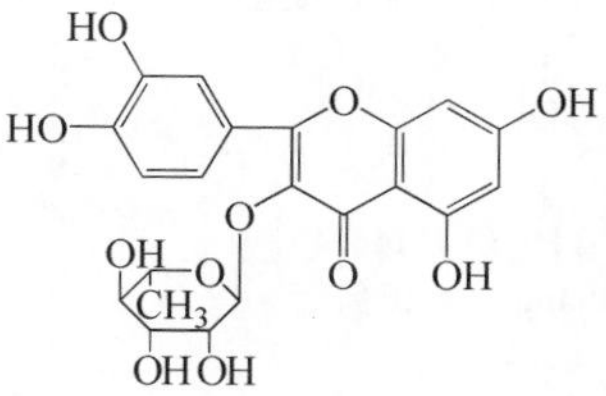

$C_{21}H_{20}O_{11}$ (448.4)
quercitrin(quercetin-3-O-α-L-rhamnoside)
槲皮素-3-O-α-L-鼠李糖苷(槲皮苷)

【参考文献】

[1] 曾广方,陈仲良. 国药中黄酮类的研究(Ⅵ). 药学学报,1957,5(4)：317.
[2] 李美蓉,李良琼,李平,等. 四川寄生与灰毛寄生黄酮成分的研究[J]. 中药通报,1987,12(12)：37.

231. 海金沙　hǎi jīn shā

[拉] Spora Lygodii
[英] Japanese Climbing Fern Spore

　　海金沙,又名铁线藤、左转藤,为海金沙科植物海金沙 *Lygodium japonicum*（Thund.）

Sw. 的孢子。广西各地均有分布。具有利水通淋,清热解毒等功效,主要用于治疗热淋,血淋,沙淋,白浊,女子带下,水湿肿满,湿热黄疸。兼治吐血,衄血,尿血及外伤出血等病证。

【化学成分】

1. 氨基酸类　叶:含二酯酰甘油基三甲基高丝氨酸(diacylglyceryltrimethylhomoserine)[1,2]。

2. 有机酸类　3-甲氧基-4-羟基苯甲酸(vanillic acid),正二十五烷酸,正二十六烷酸[10];叶:含反式-对-香豆酸(trans-p-coumaric acid)[2,6]。

3. 黄酮类　田蓟苷(tilianin)[3],山奈酚-7-O-α-L-吡喃鼠李糖苷[4],山奈酚(kaempferol)[5],蒙花苷(linarin),香叶木苷,山奈酚-3-O-芸香糖苷,金合欢素-7-O-(6'-O-α-L-鼠李吡喃糖基)-β-槐糖苷[acacetin-7-O-(6'-O-α-L-rhamnopyranosyl)-β-sophoroside][10]。

4. 苷类　roseoside(6S,9R)-6-羟基-3-酮-α-紫罗兰醇-9-O-β-D-葡萄糖苷[(6S,9R)-6-hydroxy-3-one-α-ionol-9-O-β-D-glucoside][10]。

5. 甾体类　胡萝卜苷,β-谷甾醇[9]。

6. 其他　1-正十六烷酸甘油酯(1-hexadecyclic acid glycerine ester)[7],正三十一烷醇(1-hentriacontanol)[8]。

【主要化学成分结构式】

$C_{22}H_{22}O_{10}$(446.4)
tilianin　田蓟苷

$C_{19}H_{29}O_8$(385.4)
roseoside
(6S,9R)-6-羟基-β-酮-α-紫罗兰醇-9-O-β-D-葡萄糖苷

$C_{28}H_{32}O_{14}$(592.5)
linarin(acaciin)　蒙花苷(刺槐苷)

【参考文献】

[1] 南京药学院. 江苏药材志. 南京:江苏人民出版社,1965:472.

[2] 国家中医药管理局《中华本草》编委会. 中华本草[M]. 上海:上海科学技术出版社,1999,第2册:639(总0443).

[3] HidejiH, Keiichi S, Koichi T. Structures of isoagasta choside and agastachin, new glucosylflavones isolated from gastcherugasa[J]. ChemPharm Bull, 1981, 29: 1777.

[4] MunehisaA, Nobuko M, Reiko S, et al. Flavonids of Chenopodium ambrasiodes L. [J]. Yakugaku Zasshi, 1971, 91

（5）：552.

[5] 于德泉,杨峻山. 分析化学手册 第七分册[M]. 北京：化学工业出版社,1999：301.

[6] 何海音,凌罗庆,史国萍,等. 中药广佛手的化学成分研究[J]. 中药通报,1988,13(6)：352.

[7] TheSadtler Stanard Spectra：Ir(Grating)15257, 1H-NMR 7198,13C - NMR 4802.

[8] 徐石海,曾陇梅. 棒叶蕨藻的化学成分研究[J]. 中草药,1998,29(2)：80.

[9] 张雷红,殷志琦,叶文才,等. 海金沙化学成分的研究[J]. 中国中药杂志,2005,30(19)：1522.

[10] 张雷红,殷志琦,范春林,等. 海金沙地上部分的化学成分[J]. 中国天然药物,2006,4(2)：154.

232. 海桐皮　*hǎi tóng pí*

［拉］Cortex Erythrinae Orientalis
［英］Oriental Variegated Coralbean Bark

海桐皮,又名钉铜皮、鼓铜皮、丁皮、刺桐皮、刺通、接骨药,为豆科植物刺桐 *Erythrina varieate* L. 的干皮或根皮。广西主要分布于南宁、上林、北流。具有祛风除湿,舒筋通络,杀虫止痒等功效,主要用于治疗风湿痹痛,肢节拘挛,跌打损伤,疥癣,湿疹等病证。

【化学成分】

1. **生物碱类** 树皮：含刺桐文碱（erysovine）,刺桐特碱（erysotrine）,刺桐定碱（erysodine）,刺桐灵碱（erythraline）,刺桐平碱（erysopine）,刺桐宁碱（erysonine）,刺桐匹亭碱（erysopitine）,刺桐二烯酮碱（erysodienone）,下箴刺桐碱（hypaporine）,下箴刺桐碱甲酯（hypaporine methylester）,刺桐亭碱（erysotine）,刺桐替定碱（erythratidine）,异刺桐替定碱（epierythratidine）,11-羟基表刺桐替定碱（11 - hydroxy epierythratidine）,水苏碱[1]。

2. **黄酮类** 树皮：含攀登鱼藤异黄酮（warangalone scadenone）,5,7,4′-三羟基- 6,8 -二异戊二烯基异黄酮（5,7,4′- trihydroxy - 6,8 - dipreny liso flavone）,海鸡冠刺桐素（erycrisfagallin）,阿比西尼亚刺桐素-Ⅱ（erythrabyssin -Ⅱ）,异补骨脂双氢黄酮（isobavachin）[2]。

3. **苯并吡喃类** 树皮：含菜豆素（phaseollin）,菜豆素定（phaseollin）（phaseollidine）[2]。

4. **甾体类** 树皮：含豆甾醇,*β*-谷甾醇,油菜甾醇,24 -*R*-豆甾醇（periferasterol）[2]。

5. **其他** 树皮：含刺桐苯乙烯（eryvaiestyrene）,*N, N*-二甲基色氨酸甲酯（*N, N* - dimethyltryptophan methylester）[2],氨基酸。种子油：含饱和有机酸,不饱和有机酸,植物血凝素[1]。

【主要化学成分结构式】

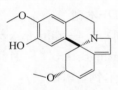

$C_{18}H_{21}NO_3$（299.4）
erysovine　刺桐文碱

$C_{19}H_{23}NO_3$（313.4）
erysotrine　刺桐特碱

$C_{18}H_{21}NO_3$（299.4）
erysodine　刺桐定碱

$C_{18}H_{19}NO_3$ (297.4)
erythraline   刺桐灵碱

$C_{17}H_{19}NO_3$ (283.4)
erysopine   刺桐平碱

$C_{17}H_{19}NO_3$ (283.4)
erysonine   刺桐宁碱

$C_{19}H_{25}NO_4$ (331.4)
erythratidine   刺桐替定碱

$C_{20}H_{20}O_4$ (324.4)
isobavachin   异补骨脂双氢黄酮

【参考文献】

[1] 国家中医药管理局《中华本草》编委会. 中华本草[M]. 上海：上海科学技术出版社,1999,第 4 册：469(总 3158).
[2] 罗泽渊,陈燕,姜荣兴. 海桐皮的化学成分研究. 中药材,1995,18(9)：460.

233. 海藻 hǎi zǎo

[拉] Sargassum
[英] Seaweed

海藻,又名落首、海萝、乌菜、海带花、海藻菜,为马尾藻科植物海蒿子 *Sargassum pallidum*(Turn.)C. Ag. 或洋栖菜 *Sargassum fudiforme*(Harv). Setch. 的干燥藻体。广西主要分布于沿海地区。具有软坚散结,消痰,利水等功效,主要用于治疗瘿瘤,瘰疬,睾丸肿痛,痰饮水肿等病证。

【化学成分】

1. 糖类及淀粉　果糖,D-岩藻糖(D-fucose),半乳糖,木糖,甘露糖,葡萄糖[2],褐藻淀粉即海带淀粉(laminarin),马尾藻多糖(sargassan),羊栖菜多糖 A(SFPP),羊栖菜多糖 B(SFPPR),羊栖菜多糖 C(SFPPRR)[1],L-山梨糖(L-sorbose),D-木糖[4]。

2. 多元醇及甾醇类　褐藻酸(alginic acid)[1],雪松醇(cedrol),2,4-dihydroxy-2,6-trimethyl-Δ-(1,α)-cyclohexaneacetic-r-lactone,马尾藻甾醇(saringosterol)[3],甘露醇[4]。

3. 无机元素及其化合物　氧化钾(potassium oxide)[1],钾,钠,钙,镁,碘[4]。

4. 维生素类　维生素 E、C[4]。

5. 磷脂类　以脑磷脂为主[1]。

6. 其他　氨基酸,矿物质[4]。

【主要化学成分结构式】

$C_6H_{12}O_5(164.2)$
D - fucose　　*D* - 岩藻糖

$C_{15}H_{26}O(222.4)$
cedrol　　雪松醇

【参考文献】

[1] 国家中医药管理局《中华本草》编委会. 中华本草[M]. 上海:上海科学技术出版社,1999,第1册:462(总0142).
[2] 赵宇,李俊卿,张立新,等. 海蒿子多糖 DEI,DEII 组分的分离纯化及单糖组成分析[J]. 海洋科学,2006,30(9):6.
[3] 徐石海,岑颖洲,蔡利铃,等. 羊栖菜 Sargassum fusiform 化学成分的研究[J]. 中药材,2001,24(7):491.
[4] 陈帆,程亚倩,叶明德. 毛细管区带电泳分离药用海藻羊栖菜中氨基酸[J]. 分析化学,2003,31(1):122.

234. 益母草 yì mǔ cǎo

[拉] Herba Leonuri
[英] Common Motherwort Herb

益母草,又名益母、茺蔚、益明、大札、臭秽、贞蔚、苦低草,为唇形科植物益母草 *Leonurus artemisia* (Lour.) S. Y. Hu 的全草。广西各地均有分布。具有活血调经,利尿消肿,清热解毒等功效,主要用于治疗月经不调,经闭,胎漏难产,胞衣不下,产后血晕,瘀血腹痛,跌打损伤,小便不利,水肿,痈肿疮疡等病证。

【化学成分】

1. 生物碱类　全草:含益母草碱(leonurine),水苏碱(stachydrine)[1],4-胍基丁醇(4-guanidino-1-butanol),4-胍基丁酸(4-guanidino-butyric acid)[5]。

2. 二萜类　全草:含前益母草素(prehispanolone),益母草素,鼬瓣花二萜(galeopsin),前益母草二萜(preleohrin)及益母草二萜(leoheterin)[1]。

3. 有机酸类　全草:含丁香酸[2]。全草、种子:含延胡索酸,月桂酸,油酸,花生酸,硬脂酸,软脂酸等[5]。

4. 黄酮类　全草:含汉黄芩素(wogonin),洋芹素-7-*O*-葡萄糖苷(apigenin-7-*O*-glucopyranoside),大豆素,槲皮素[3]。

5. 甾体类　胡萝卜苷,豆甾醇[5]。

6. 无机成分　Zn,Cu,Mn,Fe,Ni,Pb,As,Se,Ge,Rb 等多种微量元素。

7. 挥发油　全草挥发油:含桉油精,丁香醛,氧化石竹烯,1-辛烯-3-醇(1-octene-

3 - ol)等[4];种子油:含亚麻酸,亚油酸等[5]。

【主要化学成分结构式】

$C_{14}H_{21}N_3O_5$(311.3)
leonurine   益母草碱

$C_{20}H_{30}O_3$(284.3)
prehispanolone   前益母草素

$C_7H_{13}NO_2$(143.1)
stachydrine   水苏碱

$C_{16}H_{12}O_5$(284.3)
wogonin   汉黄芩素

【参考文献】

[1] 国家中医药管理局《中华本草》编委会. 中华本草[M]. 上海:上海科学技术出版社,1999,第7册:61(总6080).
[2] 丛悦,王金辉,郭洪仁,等. 益母草化学成分的分离与鉴定Ⅱ[J]. 中国药物化学杂志,2003,13(6):349.
[3] 蔡晓菡,车镇涛,吴斌,等. 益母草的化学成分[J]. 沈阳药科大学学报,2006,23(1):13.
[4] 回瑞华,侯冬岩,李铁纯,等. 益母草中挥发性组分的酶提取及分析[J]. 分析测试学报,2007,26(增):154.
[5] 阮金兰,杜俊蓉,曾庆忠,等. 益母草的化学,药理和临床研究进展[J]. 中草药,2003,34(11):附15.

235. 益智 yì zhì

[拉] Fructus Alpiniae Oxyphyllae
[英] Alpinia Oxyphylla

益智,又名益智仁、益智子,为姜科植物益智 *Alpinia oxyphyllae* Miq. 的干燥成熟果实。广西主要分布于桂平、陆川、浦北。具有温脾,暖肾,固气,涩精等功效,主要用于治疗冷气腹痛,中寒吐泻,多唾,遗精,小便余沥,夜多小便等病证。

【化学成分】

1. 黄酮类   白杨素(chrysin),杨芽黄素(tectochrysin)[2]。

2. 倍半萜类   瓦伦烯(valencene)[2]。

3. 维生素类   维生素(vitamin)B_1,维生素 C[1]。

4. **酚类**　益智仁酮(yakuchinone)A、B[1]，益智醇(oxyphyllacinol)[2]。

5. **无机成分**　锰，锌，钾，钠，钙，镁，磷，铁，铜[1]。

6. **挥发油**　桉油精，姜烯，姜醇，1-(4′-羟基-3′-甲氧基苯基)-7-苯基-3-庚酮[1-(4′-hydroxy-3′-methoxyphenyl)-7-phenyl-3-heptanone]，反-1-(4′-羟基-3′-甲氧基苯基)-7-苯基-1-烯-3-庚酮[trans-1-(4′-hydroxy-3′-methoxyphenyl)-7-phenylhept-1-en-3-one][1]，5-苯基-2-庚烯-6-酮(5-phenyl-2-hepten-6-one)，1,2,3,5,6,7,8,8α-八氢-1,8α-二甲基-7-(1-甲基乙烯基)-萘[1,2,3,5,6,7,8,8α-octahydro-1,8α-dimethyl-7-(1-methylethen)-na]，2,2,7,7-四甲基三环[6,2,1,0(1,6)]十一-4-烯-3-酮，4,5-二氢异长叶烯(4,5-dihydroxyisolongifolene)，4-{2,5,5-三甲基-3-氧三环[5,1,0,0(2,4)]十一-4-基}-3-丁烯-2-酮，1-羟基-6-(3-异丙基-环丙基-1-烯基)-6-甲基-庚烷-2-酮[1-hydroxy-6-(3-isopropanyl-cyclopropanyl-1-ene)-6-methyl-heptanyl-2-one][3]，香橙烯(aromadendrene)，蜂斗莱内脂-A(bakkenolide-A)，天竺葵酮-A(furopelargone-A)，菖蒲烯醇-5(5-hydroxycalamenen)，芳樟醇氧化物(linalool oxide)[4]。

【主要化学成分结构式】

C₁₅H₁₀O₄(254.2)
chrysin　白杨素

C₁₆H₁₂O₄(268.3)
tectochrysin　杨芽黄酮

C₁₂H₁₇N₄OSCl(268.7)
vitamin B₁(thiamine)　维生素 B₁(硫胺素)

C₇H₁₀O₅(174.1)
vitamin C　维生素 C

【参考文献】

[1] 国家中医药管理局《中华本草》编委会. 中华本草[M]. 上海：上海科学技术出版社,1999,第8册：603(总7750).

[2] 罗秀珍,冯锦东. 中药益智化学成分的研究[J]. 药学学报,2000,35(3)：204.

[3] 梁振益,易美华,肖红. 益智挥发油化学成分的研究[J]. 中国食品学报,2003,(z1)：376.

[4] 罗秀珍,冯锦东. 中药益智挥发油化学成分[J]. 中国中药杂志,2001,26(4)：262.

236. 积雪草　jī xuě cǎo

[拉] Herba Centellae Asiaticae
[英] Asiatic Pennywort Herb

积雪草，又名雷公根、崩大碗、地钱草、地细辛、大马蹄草、草如意，为伞形科植物积雪草

Centella asiatica(L.)Urban〔*Hydrocotyle asiatica* L.〕的全草。广西各地均有分布。具有清热利湿,活血止血,解毒消肿等功效,主要用于治疗发热,咳喘,咽喉肿痛,肠炎,痢疾,湿热黄疸,水肿,淋证,尿血,衄血,痛经,崩漏,丹毒,瘰疬,疔疮肿毒,带状疱疹,跌打肿痛,外伤出血,蛇虫咬伤等病证。

【化学成分】

1. 萜类及其苷类 积雪草苷(asiaticoside),羟基积雪草苷(madecassoside),玻热模苷(brahmoside),玻热米苷(brahminoside),参枯尼苷(thankuniside),异参枯尼苷(isothankuniside),centelloside[1],积雪单糖苷(2α, 3β, 23α - tetrahydroxyurs - 12 - ene - 28 - oic acid - 28 - $O-\beta-D$ - glucopyranoside),积雪草二糖苷(asiaticodiglycoside)[3],积雪草酸(asiatic acid),羟基积雪草酸(madecassic acid),玻热米酸(brahmic acid),异玻热米酸(isobrahmic acid),马达积雪草酸(madasiatic acid),6β - 羟基积雪草酸(6β - hydroxyasiatic acid)[4],3 - O - [L - arabinopyranosyl] - 2α, 3α, 6α, 23α - tetrahydroxyurs - 12 - ene - 28 - oic acid,3β - 6β - 23 - trihydroxyolean - 12 - en - 28 - oic acid,3β - 6β - 23 - trihydroxyurs - 12 - en - 28 - oic acid,巴约苷元(bayogenin)[5],23 -乙酰氧- 2α, 3β -二羟基乌苏-12 -烯- 28 -酸,28 - $O-\alpha-L$ -吡喃鼠李糖基-(1→4)- $O-\beta-D$ -吡喃葡糖基-(1→6)- $\beta-D$ -吡喃葡糖酯,2α, 3β, 6β -三羟基乌苏-12 -烯- 28 -酸,3β, 6β, 23 -三羟基乌苏-12 -烯- 28 -酸,2α, 3β, 6β -三羟基齐墩果-12 -烯- 28 -酸,3β, 6β, 23 -三羟基齐墩果-12 -烯- 28 -酸的28 - $O-\alpha-L$ -吡喃鼠李糖基-(1→4)- $O-\beta-D$ -吡喃葡糖基-(1→6)- $\beta-D$ -吡喃葡糖酯[8],羟基积雪草酸28 - $O-\beta-D$ 吡喃葡糖基(1→6)- $\beta-D$ -吡喃葡糖苷(命名为积雪草皂苷 B),28 - $O-\alpha-L$ -吡喃鼠李糖基-(1→4)- $\beta-D$ -吡喃葡糖基-(1→6)- $\beta-D$ -吡喃葡糖苷(命名为积雪草皂苷 C)和 3β, 6β, 23 -三羟基齐墩果-12 -烯- 28 酸28 - $O-\alpha-L$ -吡喃鼠李糖基-(1→4)- $\beta-D$ -吡喃葡糖基-(1→6)- $\beta-D$ -吡喃葡糖苷(命名为积雪草皂苷 D)[9]。

2. 糖类 $\alpha-L$ -鼠李糖($\alpha-L$ - rhamnose)[2],积雪草糖(centellose)[4]。

3. 有机酸及酯类 D - gulonic acid,阿魏酸二十二酯[5],香草酸[15]。

4. 吡喃酮类 3 - isoctadecanyl - 4 - hydroxy - α - pyrone[7]。

5. 多烯类 石竹烯[10],法呢烯,榄香烯,长叶烯(longifolene)[11]等。

6. 甾体类 β -谷甾醇[1],胡萝卜苷[15];根茎:含豆甾醇,豆甾酮和豆甾醇- β -吡喃葡萄糖苷[12]。

7. 氨基酸类 谷氨酸,天冬氨酸[13],维生素 B_1[14]。

8. 黄酮类 山奈酚;叶:含 3 -葡萄糖基槲皮素,3 -葡萄糖基山奈酚,indocentic acid 和 7 -葡萄糖基山奈酚[1]。

9. 无机成分 叶:含 Fe,Mn,Zn 和 Cu[16]。

10. 其他 内消旋肌醇(meso-inositol),蜡,胡萝卜烃类,叶绿素,生物碱,鞣质[1]。

【主要化学成分结构式】

$C_{30}H_{48}O_5(488.7)$
madasiatic acid
马达积雪草酸

$C_{30}H_{48}O_6(504.7)$
brahmic acid
羟基积雪草酸

$C_{30}H_{48}O_5(488.7)$
bayogenin
巴约苷元

$C_{30}H_{48}O_5(488.7)$
asiatic acid
积雪草酸

$C_{48}H_{78}O_{19}(959.1)$
asiaticoside
积雪草苷

$C_{48}H_{78}O_{20}(975.1)$
madecassoside
羟基积雪草苷

【参考文献】

［1］国家中医药管理局《中华本草》编委会. 中华本草［M］. 上海：上海科学技术出版社,1999,第5册：921（总5105）.

［2］刘瑜,赵余庆. 积雪草化学成分研究［J］. 中国现代中药,2008,10(3)：7.

［3］张蕾磊,王海生,姚庆强,等. 积雪草化学成分研究［J］. 中草药,2005,36(12)：1761.

［4］SrivastavaRitu, Shukla YN. Some chemical constituents from Centella asiatica［J］. Indian Durgs, 1996, 33(5)：233.

［5］于泉林,高文远,张彦文,等. 积雪草化学成分研究［J］. 中国中药杂志,2007,32(12)：1182.

［6］ShuklaYN, Srivastava Ritu, Tripathi AK, et al. Charicterization of an Ursane triterpenoid from Centella asiatica with growth inhibitory activity against Spilarictia obliqua［J］. Pharm Biol (LisseNeth), 2000, 38(4)：262.

［7］SrivastavaRitu, Shukal YN. A disubstituted pyrone from Centella Asiatica［J］. Indian J Chem, Sect B: Org Chem Incl Med Chem, 1997, 36B(10)：963.

［8］张贵锋. 积雪草的五个新的三萜苷［J］. 国外医学·中医中药分册,2002,24(4)：237.

［9］张卫华. 斯里兰卡积雪草中的熊果烷型和齐敦果烷型三萜寡糖苷［J］. 国外医学·中医中药分册,2002,24(5)：307.

［10］肖培根. 新编中药志［M］. 北京：化学工业出版社,2002：260.

［11］秦路平,丁如贤,张卫路,等. 积雪草挥发油成分分析及其抗抑郁作用研究［J］. 第二军医大学学报,1998,19

（2）：186.

［12］SrivastavaRitu，Shukal YN，Tripathi AK. Antifeedant compounds from Centella asiatica［J］. Fitoterapia，1997，68（1）：93.

［13］AhmadShahmuz，Rahman Atiq-ur，Fatima kaneez，et al. Amino acid analysis of Intellan，a herbalproduct used in enhancing brain function［J］. Pak Pharm Sci，1994，7(2)：17.

［14］Taungbodhitham，Anocha kajadphai. Thiamin contentand activity of antithiamin factor in vegetables of southern Thailand［J］. Food Chem，1995，52(3)：285.

［15］何明芳，孟正禾，沃连群. 积雪草化学成分的研究［J］.中国药科大学学报，2000，31(2)：91.

［16］汪学昭，于雁灵，陈瑶，等. 不同产地积雪草中的微量元素比较研究［J］. 广东微量元素科字，2000,7(1)：41.

237. 笔管草　bǐ guǎn cǎo

［拉］Herba Equiseti Debilis
［英］Frail Horsetail Herb

　　笔管草，又名木贼、节节草、豆根草、接骨蕨、马人参、笔头草，为木贼科植物笔管草 *Hippochaete debilis*（Roxb.）Ching［*Equisetum debile* Roxb.］的地上部分。广西主要分布于邕宁、武鸣、隆林、凤山、南丹、桂平、北流、昭平、全州。具有疏风散热，明目退翳，止血等功效，主要用于治疗风热目赤，目生云翳，迎风流泪，肠风下血，痔血，血痢，妇人月水不断，脱肛等病证。

【化学成分】

　　1. 黄酮类　茎：含山奈酚-3-槐糖苷（kaempferol-3-sophoroside），山奈酚-3-槐糖-7-葡萄糖苷（kaempferol-3-sophoroside-7-glucoside）[1]。

　　2. 生物碱类　茎：含烟碱[1]。

　　3. 其他　茎：含硅化合物[1]。

【主要化学成分结构式】

$C_{33}H_{40}O_{21}$（722.65）
kaempferol-3-sophoroside-7-glucoside　　山奈酚-3-槐糖-7-葡萄糖苷

【参考文献】

［1］国家中医药管理局《中华本草》编委会. 中华本草［M］. 上海：上海科学技术出版社，1999，第2册：60(总0396).

238. 粉葛　fěn gě

[拉] Radix Puerariae Thomsonii
[英] Thomson Kudzuvine Root

粉葛,又名葛麻藤、甘葛根,为豆科植物粉葛 *Pueraria thomsonii* Benth. 的块根。广西主要分布于龙州、邕宁、南宁、武鸣、金秀、全州等地。具有解肌退热,发表透疹,生津止渴,升阳止泻等功效,主要用于治疗外感发热,头项强痛,麻疹初起,疹出不畅,温病口渴,消渴病,泄泻,痢疾,高血压,冠心病等病证。

【化学成分】

黄酮类　大豆苷,葛根素(puerarin),$4'$-甲氧基葛根素($4'$- methoxypuerarin),大豆苷元,大豆苷元-$4,7'$-二葡萄糖苷(daidzein-$4,7'$-diglucoside)[1]。

【主要化学成分结构式】

$C_{21}H_{20}O_9$(416.4)
puerarin　葛根素

$C_{22}H_{22}O_9$(430.4)
$4'$- methoxypuerarin　$4'$-甲氧基葛根素

【参考文献】

[1] 国家中医药管理局《中华本草》编委会. 中华本草[M]. 上海:上海科学技术出版社,1999,第 4 册:611(总 3351).

239. 臭牡丹　chòu mǔ dān

[拉] Clerodendrum bungei Sterd.
[英] Stem and leaf of Rose Glorybower

臭牡丹,又名矮桐子、大红花、臭枫根、臭八宝、臭芙蓉、矮脚桐,为马鞭草科赪桐属植物臭牡丹 *Clerodendrom bungei* Steud. 的根及叶。广西主要分布于平果、那坡、隆林、天峨、南丹。具有祛风除湿,解毒散瘀等功效,根主要用于治疗风湿关节痛,跌打损伤,高血压病,头晕头痛,肺脓疡等病证。叶外用治痈疖疮疡,痔疮发炎,湿疹,还可作灭蛆用。

【化学成分】

1. 有机酸类　叶、茎:含琥珀酸,茴香酸,香草酸[1]。

2. 金属盐类　叶、茎：含乳酸镁(magnesium lac-tate)，硝酸钾(potassium nitrate)[1]。

3. 吡喃酮类　麦芽醇(maltol)[1]。

【主要化学成分结构式】

$C_6H_6O_3(126.1)$
maltol　麦芽醇，麦芽酚，落叶松酸

【参考文献】

[1] 国家中医药管理局《中华本草》编委会. 中华本草[M]. 上海：上海科学技术出版社，1999，第 6 册：563(总 2030).

240. 荷叶　hé yè

[拉] Folium Nelumbinis
[英] Lotus Thalamous Leaf

荷叶，又名蕅、莲叶、藕叶，为睡莲科植物莲 *Nelumbo nucifera* Gaertn. 的叶。广西各地均有栽培。具有清热解暑，升发清阳，散瘀止血等功效，主要用于治疗暑热烦渴，头痛眩晕，脾虚腹胀，大便泄泻，吐血下血，产后恶露不净等病证。

【化学成分】

1. 黄酮类　无色矢车菊素(leucocyanidin)，无色飞燕草素(leucodelphinidin)，荷叶苷(nelunboside)，槲皮素[1]，金丝桃苷，紫云英苷，异槲皮苷[2]，山柰酚，槲皮素-3-丙酸酯(quercetin - 3 - propionate)[3]，myricetin - 3' - O - (6″ - p - coumaroyl) glucoside，nympholideA、B[4]。

2. 生物碱类　番荔枝碱(anonaine)，消旋亚美罂粟碱(armepavine)，巴婆碱(asimilobine)，去氢斑点亚洲罂粟碱(dehydroroemerine)，去氢荷叶碱(dehydronuciferine)，去氢番荔枝碱(dehydroanonaine)，鹅掌楸碱(liriodenine)，北美鹅掌楸尼定碱(lirinidine)，N-甲基异乌药碱(N - methyl coclaurine)，原荷叶碱(nornuciferine)，N-去甲基荷叶碱(N - nornuciferine)，N-去甲亚美罂粟碱(N - norarmepavine)，荷叶碱(nuciferine)，前荷叶碱(pronuciferine)，斑点亚洲罂粟碱(罗默碱，roemerine)[1]。

3. 有机酸类　琥珀酸，鞣质，酒石酸，草酸，枸橼酸，葡萄糖酸，苹果酸[1]。

4. 甾醇类　β-谷甾醇[1]。

5. 长链脂肪醇类　三十碳及三十二碳的仲醇，10-二十九烷醇(10 - nonacosanol)[1]。

【主要化学成分结构式】

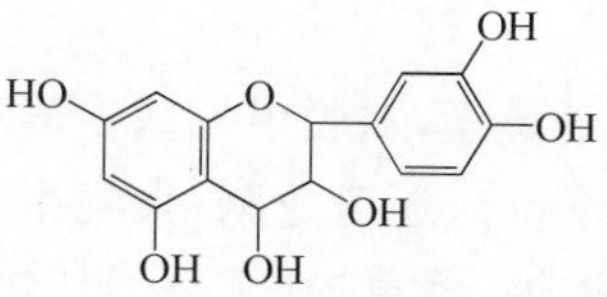

$C_{15}H_{14}O_7$(306.3)
leucocyanidin
无色白矢车菊素

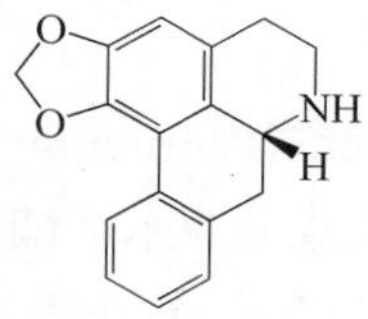

$C_{17}H_{15}NO_2$(265.3)
anonaine
番荔枝碱

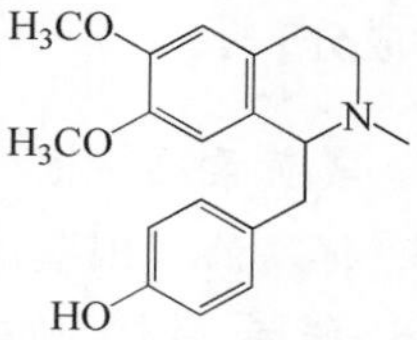

$C_{19}H_{23}NO_3$(313.4)
armepavine
消旋亚美罂粟碱

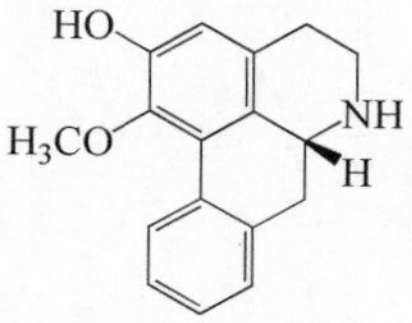

$C_{17}H_{17}NO_2$(267.3)
asimilobine
巴婆碱

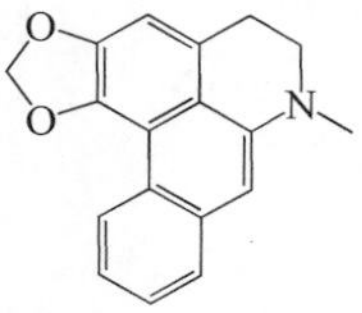

$C_{18}H_{15}NO_2$(277.3)
dehydroroemerine
去氢斑点亚洲罂粟碱

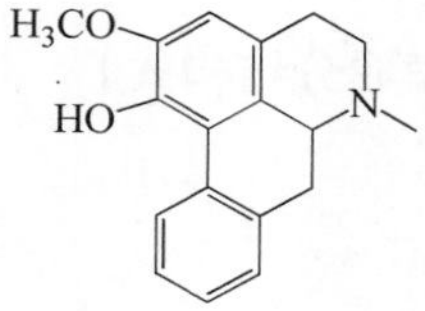

$C_{18}H_{19}NO_2$(281.3)
lirinidine
北美鹅掌楸尼定碱

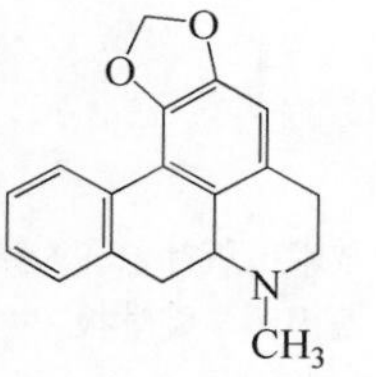

$C_{18}H_{19}NO_2$(281.3)
N - nornuciferine
N -去甲基荷叶碱

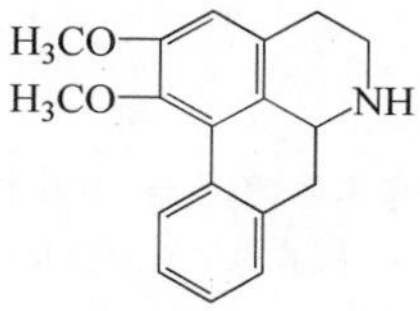

$C_{18}H_{17}NO_2$(279.3)
roemerine
斑点亚洲罂粟碱(罗默碱)

【参考文献】

[1] 国家中医药管理局《中华本草》编委会. 中华本草[M]. 上海：上海科学技术出版社,1999,第3册：407(总2004).

[2] 田娜. 荷叶黄酮类化合物的分离鉴定及药理作用研究[J]. 长沙：湖南农业大学,2005,37.

[3] 张赞彬,戴妙妙,李彩侠. 荷叶中黄酮类化合物的化学结构鉴定[J]. 食品研究与开发,2006,27(6)：45.

[4] ELEGAM I A A, BATES C, GRAY A L, et al. Two very unusual macrocyclic flavonoids from the water lily Nymphaea lotus[J]. Phytochemistry, 2003, 63：727.

241. 莪术 é shù

[拉] Rhizoma Curcumae Phaeocaulis
[英] Blue Turmeric Rhizome

莪术,又名蓬莪术、广茂、蓬术、青姜、羌、广术、黑心姜、文术,为姜科植物莪术 *Curcuma*

aeruginosa Roxb. 的根茎。广西各地均有栽培。具有破血行气,消积止痛等功效,主要用于治疗血瘀气滞心痛,饮食积滞,脘腹胀痛,血滞经闭,痛经,癥瘕痞块,跌打损伤等病证。

【化学成分】

1. 姜黄素类　根、根茎:含姜黄素(curcumin),脱甲氧基姜黄素,双脱甲氧基姜黄素[2]。

2. 挥发油　根茎挥发油:含主成分莪术呋喃烯酮(curzenone),还含龙脑,大牻牛儿酮,α-和β-蒎烯,樟烯,枸橼烯,1,8-桉叶素,松油烯,异龙脑,丁香烯,姜黄烯,丁香烯环氧化物(caryophyllene epoxide),姜黄酮,芳姜黄酮(arturmerone),莪术烯醇(curcurmenol),异莪术烯醇(isourecumenol),二呋喃莪术烯酮(difurocumenone),莪术二醇[1],莪术二酮(cudione)[1,2],β-榄香烯,莪术酮,表莪术酮,表莪术二酮,莪术醇,异莪术醇,吉马酮。

【主要化学成分结构式】

$$C_{21}H_{20}O_6(368.4)$$

curcumin　姜黄素

【参考文献】

[1] 国家中医药管理局《中华本草》编委会. 中华本草[M]. 上海:上海科学技术出版社,1999,第 8 册:627(总 7765).

[2] 成晓静,刘华钢,赖茂祥. 莪术的化学成分及药理作用研究概况[J]. 广西中医学院学报,2007,10(1):79.

242. 莱菔子　lái fú zǐ

[拉] Semen Raphani Sativi
[英] Garden Radish Seed

莱菔子,又名萝卜子、芦菔子,为十字花科植物莱菔 *Raphanus sativus* L. 的种子。广西各地均有栽培。具有消食导滞,降气化痰等功效,主要用于治疗食积气滞,脘腹胀满,腹泻,下痢后重,咳嗽多痰,气逆喘满等病证。

【化学成分】

1. 挥发油　甲硫醇(menthyl-mercaptan),α-β-乙烯醛(α-β-ethyl olefine aldehyde)和β-γ-乙烯醇(β-γ-vinyl alcohol)等[1]。

2. 脂肪酸类　硬脂酸;脂肪油:含多量芥酸(erucic acid),亚油酸,亚麻酸以及芥子酸甘油酯(glycerol sinapate)等[1]。

3. 含硫有机类　莱菔素(raphanin),芥子碱硫氰酸盐(sinapine thiocyanate),一种以半胱氨酸为主的由 51 个氨基酸组成的酞[1]，二甲基二硫醚(dimethyl disulfide)，1,1-二甲硫基乙烷，二甲基三硫醚(dimethyl trisulfide)，二甲酯硫酸(dimethyl sulfate)，二甲基四硫醚，异硫氰酸-4-甲基己酯，异硫氰酸己酯[2]。

4. 甾体类　γ-谷甾醇，β-谷甾醇，植物甾醇[1]。

5. 醛、酯类　辛烯醛，邻苯二甲酸丁二酯[1]。

6. 维生素类　维生素 C、B_1、B_2、$E^{[1]}$。

7. 其他　正三十烷，氨基酸，蛋白质，糖，酚类，生物碱，黄酮苷，辅酶 Q(coenzyme Q)[1]。

【主要化学成分结构式】

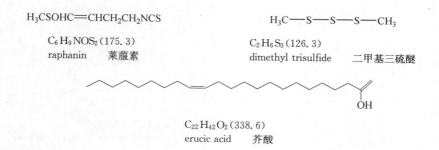

$H_3CSOHC=CHCH_2CH_2NCS$

$C_6H_9NOS_2(175.3)$
raphanin　莱菔素

$H_3C—S—S—S—CH_3$

$C_2H_6S_3(126.3)$
dimethyl trisulfide　　二甲基三硫醚

$C_{22}H_{42}O_2(338.6)$
erucic acid　芥酸

【参考文献】

[1] 谭鹏,姜虹玉,吕文海. 莱菔子研究概况[J]. 实用中医药杂志,2005,21(4)：254.

[2] 张欣,于峰,吕文海. 莱菔子生制品挥发性成分 GC-MS 分析[C]. 中华中医药学会四大怀药与地道药材研究论坛暨中药炮制分会第二届第五次学术会议与第三届会员代表大会论文集,2007：101.

243. 莲子　lián zǐ

[拉] Semen Nelumbinis
[英] Lotus seed

莲子，又名莲宝、莲米、藕实、水芝、丹泽芝、莲蓬子、水笠子，为睡莲科植物莲 *Nelumbo nucifera* Gaertn. 的干燥成熟种子。广西各地均有分布。具有补脾止泻，止带，益肾涩精，养心安神等功效，主要用于治疗脾虚泄泻，带下，遗精，心悸失眠等病证。

【化学成分】

1. 生物碱类　N-去甲亚美罂粟碱(N-norarmepavine)，荷叶碱，原荷叶碱和乌胺(higenamine)，氧黄心树宁碱(oxoushinsunine)。

2. 脂肪酸类　亚油酸，亚麻酸，肉豆蔻酸，油酸，棕榈酸。

3. 其他　碳水化合物，蛋白质，脂肪，钙，磷，铁[1]。

【主要化学成分结构式】

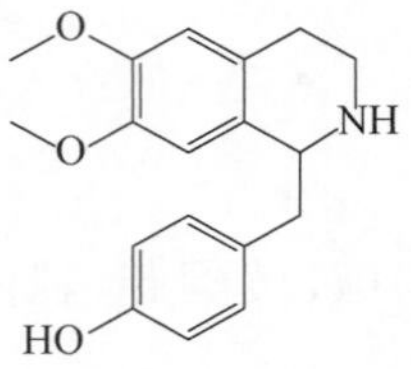

$C_{18}H_{21}NO_3$（299.4）

N - norarmepavine　　*N* -去甲亚美罂粟碱

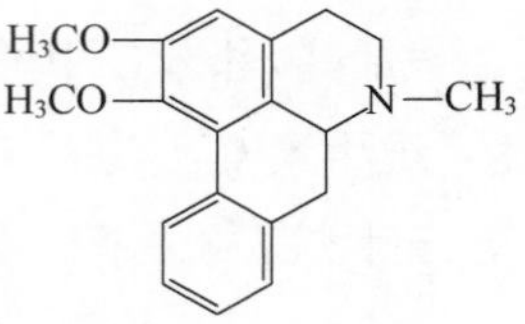

$C_{19}H_{21}NO_2$（295.4）

nuciferine　　荷叶碱

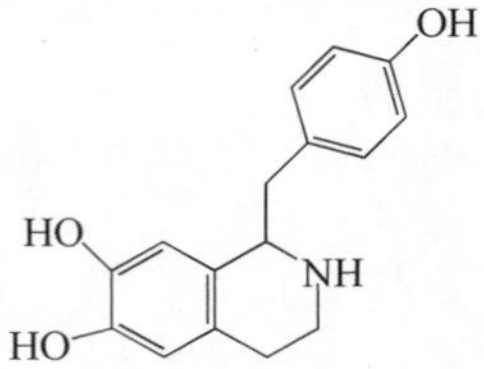

$C_{16}H_{17}NO_3$（271.3）

higenamine　　乌胺

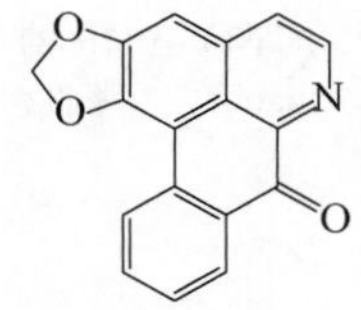

$C_{17}H_9NO_3$（275.3）

oxoushinsunine　　氧黄心树宁碱

【参考文献】

[1] 国家中医药管理局《中华本草》编委会. 中华本草[M]. 上海：上海科学技术出版社，1999，第 3 册：399（总 1996）.

244. 莲房　lián fáng

[拉] Receptaculum Nelumbinis
[英] Lotus Seed pot

　　莲房，又名莲蓬壳、莲壳、莲蓬，为睡莲科植物莲 *Nelumbo nucifera* Gaertn. 的干燥花托。广西各地均有分布。具有消瘀，止血，去湿等功效，主要用于治疗血崩，月经过多，胎漏下血，瘀血腹痛，产后胎衣不下，血痢，血淋，痔疮脱肛，皮肤湿疮等病证。

【化学成分】

1. 黄酮类　金丝桃苷（hyperin），槲皮素（quercetin），槲皮素-3-二葡萄糖苷[1]。

2. 生物碱类　莲子碱（nelumbine）[1]。

3. 维生素类　维生素 B_1、B_2、C，胡萝卜素，烟酸[1]。

4. 其他　碳水化合物，脂肪，蛋白质[1]。

【主要化学成分结构式】

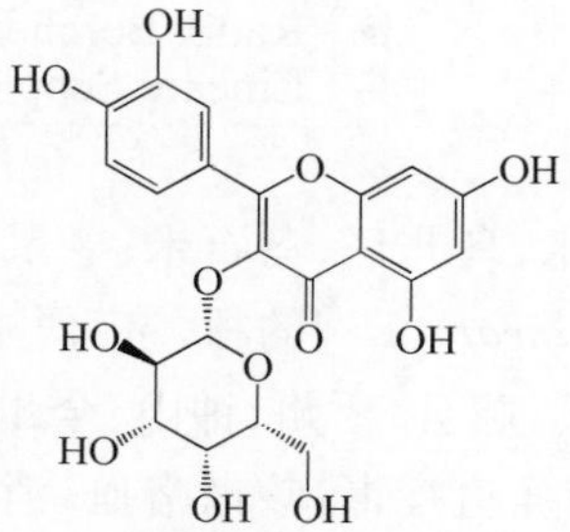

C$_{21}$H$_{20}$O$_{12}$(464.4)
hyperin　金丝桃苷

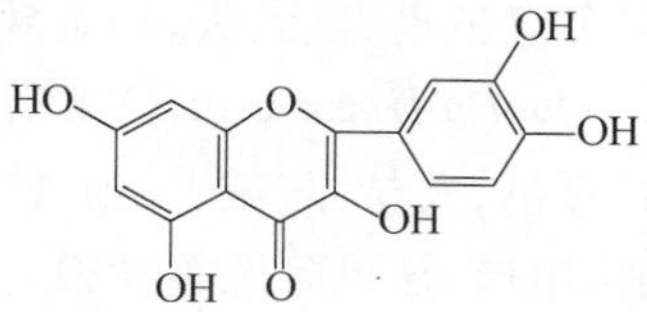

C$_{15}$H$_{10}$O$_7$(302.2)
quercetin　槲皮素

【参考文献】

[1] 国家中医药管理局《中华本草》编委会. 中华本草[M]. 上海：上海科学技术出版社,1999,第3册：405(总2007).

245. 莲须　lián xū

[拉] Stamen Nelumbinis
[英] Lotus Stamen

　　莲须,又名金樱草、莲花须、莲花蕊、莲蕊须,为睡莲科植物莲 *Nelumbo nucifera* Gaertn. 的干燥雄蕊。广西各地均有分布。具有固肾涩精等功效,主要用于治疗遗精滑精,带下,尿频等病证。

【化学成分】

　　黄酮类　异槲皮苷,木犀草素(luteolin, cyanidenon),木犀草素葡萄糖苷,槲皮素[1]。

【主要化学成分结构式】

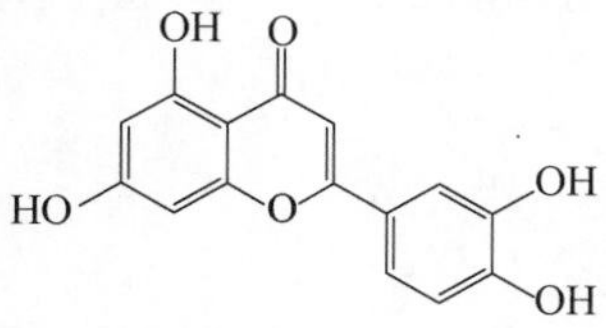

C$_{15}$H$_{10}$O$_6$(286.2)
luteolin, cyanidenon　木犀草素

【参考文献】

[1] 国家中医药管理局《中华本草》编委会. 中华本草[M]. 上海：上海科学技术出版社,1999,第3册：404(总2001).

246. 铁包金　tiě bāo jīn

[拉] Radix Berchemiae Lineatae
[英] Lineate Supplejack Root

铁包金，又名老鼠乌、鼠乳头、乌金藤、老鼠乳、鼠米、乌儿仔、乌石米、老鼠屎，为鼠李科植物铁包金 Bercheniu lineata（L.）DC.［Rhamnus lineata L.］的根。广西主要分布于都安、那坡、凤山、百色、大新、防城、灵山、桂平、北流、容县、藤县、梧州、钟山、全州、岑溪。具有消肿解毒，止血，镇痛，祛风除湿等功效，主要用于治疗痈疽疔毒，咳嗽咯血，消化道出血，跌打损伤，烫伤，风湿骨痛，风火牙痛等病证。

【化学成分】

1. 黄酮类　槲皮素[1]。
2. 蒽醌类　大黄素甲醚（physcion）[1]。
3. 黄酮类　β-谷甾醇（β-sitosterol），胡萝卜苷[1]。

【主要化学成分结构式】

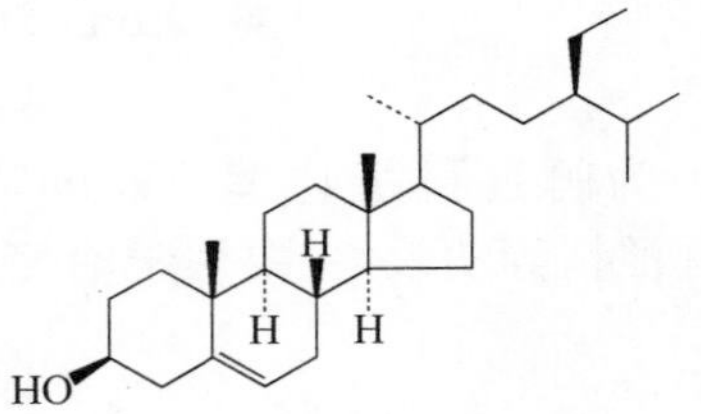

$C_{29}H_{50}O$（414.7）
β-sitosterol　β-谷甾醇

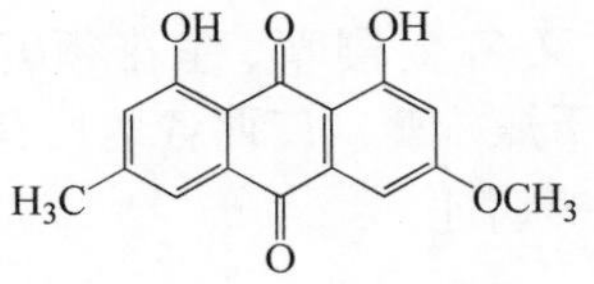

$C_{16}H_{12}O_5$（284.3）
physcion　大黄素甲醚

【参考文献】

[1] 陈立,周玉,周义龙,等. 铁包金化学成分研究[C]. 2008 年中国药学会学术年会暨第八届中国药师周论文集,2008：1638.

247. 高良姜　gāo liáng jiāng

[拉] Rhizoma Alpiniae Officinarum
[英] Lesser Galangal Rhizome

高良姜，又名风姜、小良姜、高凉姜、良姜、蛮姜、佛手根、海良姜，为姜科植物高良姜 Alpinia officinarum Hance 的干燥根茎。广西主要分布于陆川、博白等地。具有温胃散寒，消食止痛等功效，主要用于治疗脘腹冷痛，胃寒呕吐，嗳气吞酸等病证。

【化学成分】

1. 黄酮类　异鼠李素,山奈酚,山奈素,7-羟基-3,5-二甲氧基黄酮(7-hydroxy-3,5-dimethoxyflavone),槲皮素,槲皮素-5-甲醚(quercetin-5-methyl ether),鼠李柠檬素(rhamnocitrin),高良姜素(galangin),高良姜素-3-甲醚(galangin-3-methyl ether)[1],乔属素(pinocembrin),二氢高良姜醇(dihydrogalangol)[4]。

2. 甾醇类　菜油甾醇葡萄糖苷(campestrol-β-glucoside),β-谷甾醇-β-葡萄糖苷,豆甾醇葡萄糖苷。

3. 二苯基庚烷类　姜黄素(curcumin),二氢姜黄素,1,7-二苯基-4-庚烯-3-酮(1,7-diphenyl-hept-4-en-3-one),1,7-二苯基-5-羟基-3-庚酮(1,7-diphenyl-5-hydroxy-3-heptanone),表六氢姜黄素(epihexahydrocurcumin),六氢姜黄素(hexahydrocurcumin),(1ξ)-1-羟基-1,7-双(4-羟基-3-甲氧基苯基)-6-庚烯-3,5-二酮[(1ξ)-1-hydroxy-1,7-bis(4-hydroxy-3-methoxyphenyl)-6-heptene-3,5-dione],5(R)-羟基-1,7-二苯基-3-庚酮[5(R)-hydroxy-1,7-diphenyl-3-heptanone],5(R)-羟基-7-(4″-羟基-3″-甲氧基苯基)-1-苯基-3-庚酮[5(R)-hydroxy-7-(4″-hydroxy-3″-methoxyphenyl)-1-phenyl-3-heptanone],5-羟基-7-(4″-羟基-3″-甲氧基苯基)-1-苯基-3-庚酮[5-hydroxy-7-(4″-hydroxy-3″-methoxyphenyl)-1-phenyl-3-heptanone],5-羟基-7-(4″-羟苯基)-1-苯基-3-庚酮[5-hydroxy-7-(4″-hydroxyphenyl)-1-phenyl-3-heptanone],7-(4-羟基-3-甲氧基苯基)-1-苯基-4-庚烯-3-酮[7-(4-hydroxy-3-methoxyphenyl)-1-phenylhept-4-en-3-one],7-(4″-羟基-3″-甲氧基苯基)-1-苯基-3,5-庚二酮[7-(4″-hydroxy-3″-methoxyphenyl)-1-phenyl-3,5-heptadione],(3R,5R)-1-(4-羟苯基)-7-苯基-3,5-二醇[(3R,5R)-1-(4-hydroxyphenyl)-7-phenylheptane-3,5-diol],7-(4″-羟苯基)-1-苯基-4-庚烯-3-酮[7-(4″-hydroxyphenyl)-1-phenyl-4-hepten-3-one],5-甲氧基-7-(4″-羟苯基)-1-苯基-3-庚酮[5-methoxy-7-(4″-hydroxyphenyl)-1-phenyl-3-heptanone],5-甲氧基-1,7-二苯基-3-庚酮(5-methoxy-1,7-diphenyl-3-heptanone),5-甲氧基-7-(4″-羟基-3″-甲氧基苯基)-1-苯基-3-庚酮[5-methoxy-7-(4″-hydroxy-3″-methoxyphenyl)-1-phenyl-3-heptanone],八氢姜黄素(octahydrocurcumin)[1]。

4. 有机酸及有机酸盐类　桂皮酸甲酯(methylcinnamate)[1],莳酮乙酸盐(α-fenchyl acetate)[2,3]。

5. 苷类　4′-羟基-2′-甲氧基苯酚-β-D-{6-O-[(4′-羟基-3,5′-二甲氧基)苯甲酸]}-吡喃葡萄糖苷,正丁基-β-D-吡喃果糖苷[5],(1R,3S,4S)-反式-3-羟基-1,8桉树脑-D-葡萄糖吡喃糖苷,1-羟基-2-O-D-葡萄糖吡喃糖基-4-烯丙基苯(1-hydroxy-2-O-D-glucopyranosyl-4-allylbenene)[6]。

6. 香豆素类　(E)-β-香豆素醇-γ-O-甲基醚,(E)-β-香豆素醇[7]。

7. 酚性的烯类　(4E)-1,5-双(4-羟苯基)-1-甲氧-2-(甲氧甲基)-4-戊烯立体异构体(2a和2b),(4E)-1,5-双(4-羟苯基)-2-(甲氧甲基)-4-戊烯-1-醇[7]。

8. 挥发油　荜澄茄烯，桉叶素，丁香油酚，蒎烯[1]，莰烯，樟脑，1,8-桉油素，β-蒎烯，α-松油醇[2,3]。

【主要化学成分结构式】

C15H10O5(270.2)
galangin
高良姜素

C15H12O4(256.2)
pinocembrin
松属素，生松黄烷酮

C21H20O6(368.4)
curcumin
姜黄素

【参考文献】

[1] 国家中医药管理局《中华本草》编委会. 中华本草[M]. 上海：上海科学技术出版社，1999，第8册：599(总7749).

[2] Leopold Jirovelz. Gerhard Buchhauer, Mohamed Pottachola Shafin, et al. Analysis of the essential oils of the leaves, stems, rhizomes and roots of the medicinal plant Alpinia galangal from southern India[J]. A Acta Pharm, 2003, 53：73.

[3] 卜宪章，肖桂武，古练权. 高良姜化学成分研究[J]. 中药材，2000，23(2)：84.

[4] 安宁，杨世林，邹忠梅，等. 高良姜黄酮类化学成分的研究[J]. 中草药，2006，37(5)：663.

[5] AN Ning, LIN Jia. A new glycoside from Alpinia officinarum[J]. Acta Pharmaceutica Sinica, 2006, 41(3)：233.

[6] Ly TN, Yamauchi R, Shimoyarnada M, et al. Isolation and tructurale elucidation of some glycosides from the rhizome of smaller galangal(A1 pinia officinarum Hance)[J]. Agric. Food Chem. , 2002, 50(17)：4919.

[7] Ly TN, Shimoyamada M, Kato K, et al. Isolation and characterization of some antioxidative compounds from the rhizomes of smaller galanga(A1 pinia oficinamm Hance)[J]. J Agric. Food Chem. , 2003，51(17)：4924.

248. 鸭跖草　yā zhí cǎo

[拉] Herba Commelinae Communis
[英] Common Dayflower Herb

鸭跖草，又名鸡舌草、鼻斫草、碧竹子、青耳环花、碧蟾蜍、竹叶草、鸭脚草、耳环草，为鸭跖草科植物鸭跖草 *Commelina communis* Linn. 的全草。广西主要分布于三江、钟山、贺州。具有清热解毒，利水消肿等功效，主要用于治疗风热感冒，热病发热，咽喉肿痛，水肿，痈肿疔毒，小便热淋涩痛等病证。

【化学成分】

1. 内酯类　全草：含左旋-黑麦草内酯(loliolide)[1]。

2. 萜类及甾体类　全草：含无羁萜，β-谷甾醇，胡萝卜苷[1]。

3. 有机酸类　全草：含对-羟基桂皮酸[1]。

4. 醇类　全草：含 D-甘露醇，正三十烷醇[1]。

5. 生物碱类　地上部分：含1-甲氧羰基-β-咔啉(1 - carbomethoxy - β - carboline)，

哈尔满(harman)及去甲哈尔满(norharman)[1]；花：含 2,5-二羟甲基-3,4-二羟基吡咯烷(2,5-bis-hydroxymethyl-3,4-dihydroxypyrrolidine)，1-脱氧野尻霉素(1-deoxynojirimycin)，α-高野尻霉素(α-homonojirimycin)，7-O-β-D-吡喃葡萄糖基-α-高野尻霉素(7-O-β-D-glucopyranosyl-α-homonojirimycin)[2]等。

6. 黄酮类　花：含花色苷，鸭跖黄酮苷(flavocommelin)，丙二酸单酰基-对-香豆酰飞燕草苷(malonylawobanin)，鸭跖兰素(commelinin)[1]。

【主要化学成分结构式】

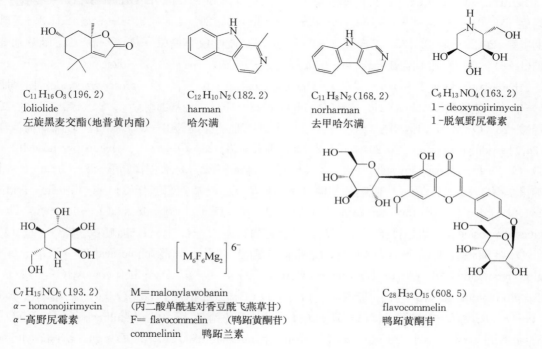

$C_{11}H_{16}O_3$(196.2)
loliolide
左旋黑麦交酯(地普黄内酯)

$C_{12}H_{10}N_2$(182.2)
harman
哈尔满

$C_{11}H_8N_2$(168.2)
norharman
去甲哈尔满

$C_6H_{13}NO_4$(163.2)
1-deoxynojirimycin
1-脱氧野尻霉素

$C_7H_{15}NO_5$(193.2)
α-homonojirimycin
α-高野尻霉素

$[M_6F_6Mg_2]^{6-}$
M=malonylawobanin
（丙二酸单酰基对香豆酰飞燕草甘）
F= flavocommelin　（鸭跖黄酮苷）
commelinin　鸭跖兰素

$C_{28}H_{32}O_{15}$(608.5)
flavocommelin
鸭跖黄酮苷

【参考文献】

[1] 国家中医药管理局《中华本草》编委会. 中华本草[M]. 上海：上海科学技术出版社,1999,第 8 册：299(总 7362).
[2] 王国平,邓关勇,周光雄. 鸭跖草中 α-糖苷酶抑制活性多羟基生物碱类成分的 ESIMS 检识[J]. 中药材,2007,30(2)：157.

249. 鸭脚木　yā jiǎo mù

[拉] Cortex Schefflerae Octophyllae
[英] Ivy Tree Bark

　　鸭脚木，又名西加皮、鸭脚皮、鸭脚罗伞、九节牛、小叶鸭脚木，为五加科植物鹅掌柴 *Schefflera octophylla* (Lour.) Harms [*Aralia octophylla* Lour.]的茎皮。广西主要分布于藤县、平南、桂平、南宁、武鸣、邕宁、天等、龙州。具有清热解表,祛风除湿,舒筋活络等功效,主要用于治疗感冒发热,咽喉肿痛,烫伤,无名肿毒,风湿痹痛,跌打损伤,骨折等病证。

【化学成分】

萜类及其皂苷类　叶：含 3-表白桦脂酸-3-O-硫酸酯-28-O-[α-L-吡喃鼠李糖(1→4)-O-β-D-吡喃葡萄糖(1→6)]-β-D-吡喃葡萄糖苷{3-epi-betulinic acid-3-O-sulphate-28-O-[α-L-rhamnopyranosyl(1→4)-O-β-D-glucopyranosyl(1→6)]-β-D-glucopyranoside},积雪草酸(asiatic acid),积雪草苷(asiaticoside),3α-羟基乌苏酸-12-烯-23,28-二酸(3α-hydroxy-urs-12-ene-23,28-dioic acid),威岩仙皂苷(cauloside)D,鹅掌紫熊果酸皂苷(scheffur-soside)A、B、C、D、E和F,鹅掌柴齐墩果酸皂苷(schffeoleside)B、D、E、F,3α,11α-二羟基羽扇豆-20(29)-烯-23,38-二酸[3α,11α-dihydroxy-lup-20(29)-ene-23,38-dioic acid],3α-羟基羽扇豆-20(29)-烯-23,28-二羟酸-28-O-[α-L-吡喃鼠李糖(1→4)-O-β-D-吡喃葡萄糖(1→6)]-β-D-吡喃葡萄糖苷{3α-hydroxy-lup-20(29)-ene-23,38-dioic acid-28-O-[α-L-rhamnopyranosyl(1→4)-O-β-D-glucopyranosyl(1→6)]-β-D-glucopyranoside},白桦脂酸-3-O-硫酸酯(betulinic acid-3-O-sulphate),3α,11α-二羟基羽扇豆-20(29)-烯-23,28-二羟酸-28-O-[α-L-吡喃鼠李糖(1→4)-O-β-D-吡喃葡萄糖(1→6)]-β-D-吡喃葡萄糖苷{3α,11α-dihydroxy-lup-20(29)-ene-23,28-dioic acid-28-O-[α-L-rhamnopyranoseyl(1→4)-O-β-D-glucopyranosyl(1→6)]-β-D-glucopyranoside},3-表白桦脂酸-28-O-[α-L-吡喃鼠李糖(1→4)-O-β-D-吡喃葡萄糖(1→6)]-β-D-吡喃葡萄糖苷{3-epi-betulinic acid-28-O-[α-L-rhamnopyranosyl(1→4)-O-β-D-glucopyranosyl(1→6)]-β-D-glucopyranoside},3-表白桦脂酸-3-O-β-D-葡萄糖苷-28-O-[α-L-吡喃鼠李糖(1→4)-O-β-D-吡喃葡萄糖(1→6)]-β-D-吡喃葡萄糖苷{3-epi-betulinic acid 3-O-β-D-glucopyranoside-28-O-[α-L-rhamnopyranosyl(1→4)-O-β-D-glucopyranosyl(1→6)]-β-D-glucopyranoisde},3-表白桦脂酸-3-O-β-D-6'-乙酰葡萄糖-28-O-[α-L-吡喃鼠李糖(1→4)-O-β-D-吡喃葡萄糖(1→6)]-β-D-吡喃葡萄糖苷{3-epi-betulinic-3-O-β-D-6'-acetylglucopyranosyl-28-O-[α-L-rhamnopyranosyl(1→4)-O-β-D-glucopyranosyl(1→6)]-β-D-glucopyranoside};花：含 3α-羟基羽扇豆-20(29)-烯-23,28-二酸[3α-hydroxy-lup-20(29)-ene-23,28-dioic acid][1];茎皮：含齐墩果酸,3α-羟基羽扇豆-20(29)-烯-23,28-二酸[2]。

【主要化学成分结构式】

C$_{30}$H$_{48}$O$_5$(488.7)
asiatic acid　积雪草酸

C$_{48}$H$_{78}$O$_{19}$(959.1)
asiaticoside　积雪草苷

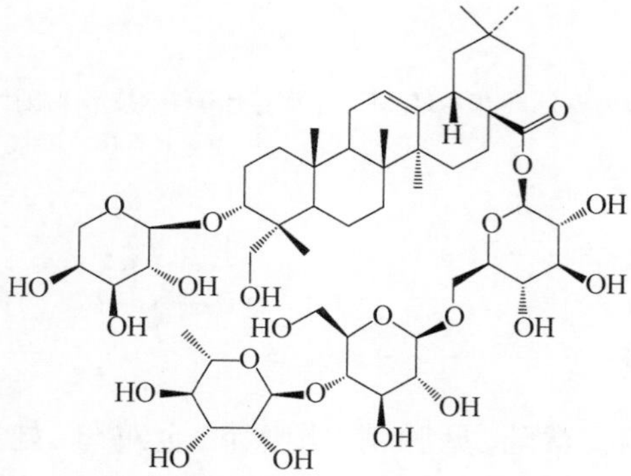

$C_{53}H_{86}O_{22}$ (1075.3)
cauloside D   威岩仙皂苷 D

【参考文献】

[1] 国家中医药管理局《中华本草》编委会. 中华本草[M]. 上海：上海科学技术出版社,1999,第 5 册：866(总 5063).
[2] 国家中医药管理局《中华本草》编委会. 中华本草[M]. 上海：上海科学技术出版社,1999,第 5 册：865(总 5062).

250. 假蒌 *jiǎ lóu*

[拉] Herba Piperis Sarmentosi
[英] Sarmentose Pepper Herb

假蒌,又名假蒌、假蒟、臭蒌、山蒌、大柄蒌、马蹄蒌、钻骨风,为胡椒科植物假蒌 *Piper sarmentosum* Roxb. 的茎,叶。广西主要分布于防城、凌云、岑溪、博白等地。具有祛风通络,利湿消肿,行气止痛等功效,主要用于治疗外感风寒,风湿,腹痛泄泻,肾炎水肿,跌打,外伤出血等病证。

【化学成分】

1. 有机酸类　氢化桂皮酸[1]。
2. 甾体类　β-谷甾醇[1]。
3. 挥发油　α-和 γ-细辛脑,细辛醚,1-烯丙基-2,6-二甲氧基-3,4-亚甲二氧基苯(1-allyl-2,6-dimethoxy-3,4-methylenedioxybenzene)[1]。

【主要化学成分结构式】

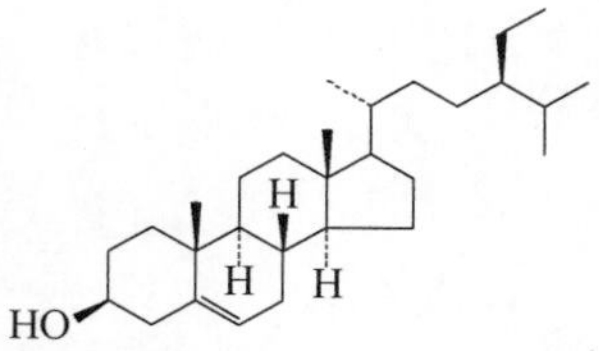

$C_{29}H_{50}O$ (414.7)
β-sitosterol β-谷甾醇

【参考文献】

[1] 国家中医药管理局《中华本草》编委会. 中华本草[M]. 上海：上海科学技术出版社，1999，第 3 册：445（总 2045）.

251. 商陆　shāng lù

[拉] Radix Phytolaccae
[英] Indian Pokwees Root

商陆，又名马尾、当陆、章陆、见肿消、山萝卜、金鸡母、娃娃头，为商陆科植物商陆 *Phytolacca acinosa* Roxb. 的根。广西主要分布于马山、武鸣、龙州、那坡、田阳、隆林等地。具有逐水消肿，通利二便，解毒散结等功效，主要用于治疗水肿胀满，二便不通，癥瘕，疝癖，瘰疬，疮毒等病证。

【化学成分】

1. 醇、酚类　块根：含 2-甲氧基-4-丙烯基苯酚（2-methoxy-4-propenylphenol），2-乙基-正己醇（2-ethyl-1-hexanol）[1]。

2. 有机酸及酯类　块根：含棕榈酸乙酯，油酸乙酯，棕榈酸十四醇酯，2-单亚油酸甘油酯（2-monolinolein），邻苯二甲酸二丁酯（dibutylphthalate），γ-氨基丁酸[1]。

3. 有机酸及酯类　块根：含带状网翼藻醇（zonarol），还含商陆多糖Ⅰ和植物致丝裂素（phytomitogen）[1]。

4. 萜类及皂苷类　商陆根含商陆皂苷（esculentoside）A、B、C、D、E（即是美商陆苷 G，phytolaccoside G）、F、H、K、L、O、P、Q、J、M、I、N 及 G，美商陆苷 E，商陆酸（esculentic acid），美商陆皂苷元（phytolaccagenin），商陆种苷元（esculentagenin），美商陆酸（phytolaccagenic acid），2-羟基商陆酸（jaligonic acid，demethyl phaytolaccagenin），2, 23, 29-三羟基齐墩果酸（esculentagenic acid），α-菠菜甾醇，Δ^7-豆甾烯醇（Δ^7-stigmastenol）及它们的葡萄糖苷；棕榈酸，硬脂酸及肉豆蔻酸的酸化甾醇葡萄糖苷，主要含 6'-棕榈酰基-α-菠菜甾醇-β-D-葡萄糖苷（6'-palmityl-α-spinasteryl-β-D-glucoside）[1]。

【主要化学成分结构式】

$C_{37}H_{58}O_{11}$（678.8）
esculentagenin　商陆种苷元

$C_{36}H_{58}O_{11}$（666.8）
esculentic acid　商陆酸

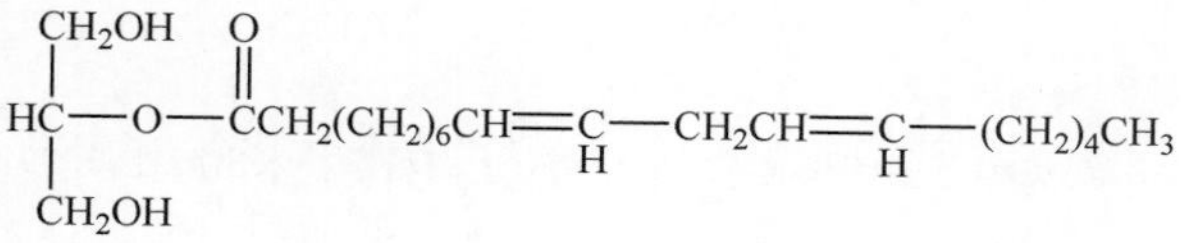

$C_{21}H_{38}O_4$ (354.5)
2 - monolinolein
2 -单亚油酸甘油酯

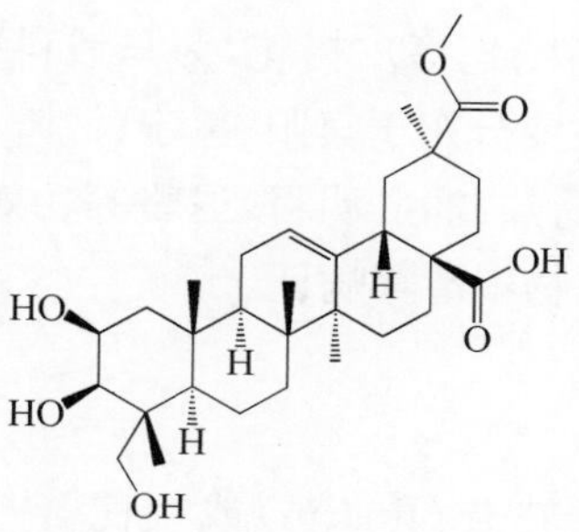

$C_{31}H_{48}O_7$ (532.7)
phytolaccagenin　美商陆皂苷元

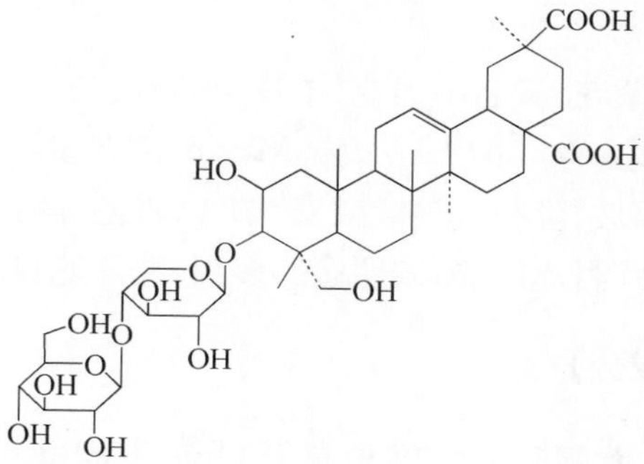

$C_{42}H_{66}O_{16}$ (826.9)
esculentoside A　商陆皂苷 A

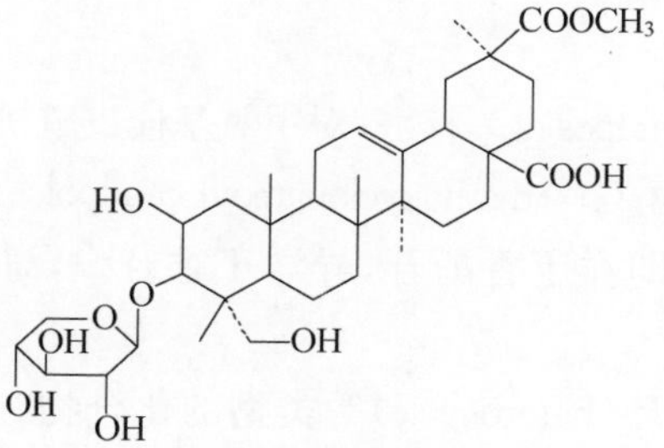

$C_{35}H_{54}O_{11}$ (650.8)
esculentoside B　商陆皂苷 B

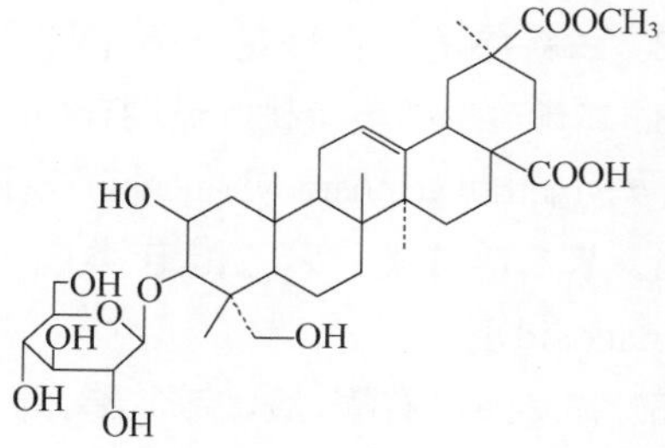

$C_{37}H_{58}O_{12}$ (694.9)
esculentoside D　商陆皂苷 D

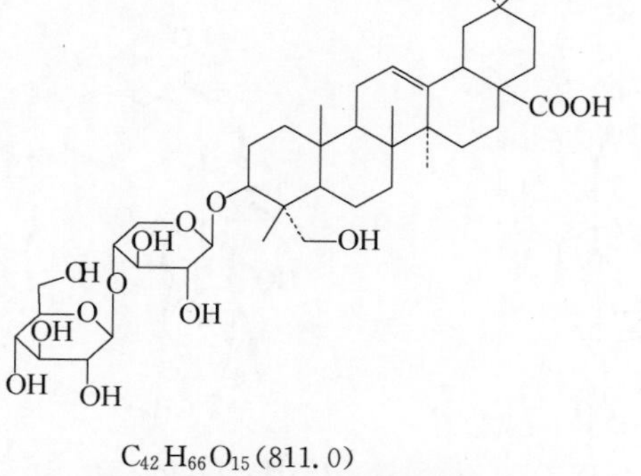

$C_{42}H_{66}O_{15}$ (811.0)
esculentoside C　商陆皂苷 C

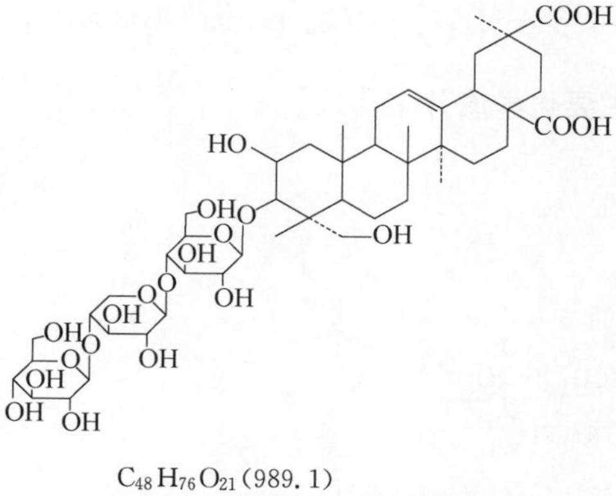

$C_{48}H_{76}O_{21}$ (989.1)
esculentoside Q　商陆皂苷 Q

【参考文献】

[1] 国家中医药管理局《中华本草》编委会.中华本草[M].上海:上海科学技术出版社,1999,第3册:737(总1377).

---

252. 密蒙花　mì méng huā

[拉] Flos Buddlejae
[英] Pale Butterflybush Flower Bud

密蒙花,又名小锦花、羊耳朵、染饭花、米汤花、鸡骨头花、疙瘩皮树花,为马钱科植物密蒙花 *Buddleja officinalis* Maxim 的花蕾及花序。广西主要分布于宾阳、邕宁、武鸣、隆安、德保、那坡、隆林、田林、融安、柳江、贵港、藤县。具有祛风清热,润肝明目,退翳等功效,主要用于治疗目赤肿痛,羞明多眵多泪,翳障遮目,眼目昏暗,视物不清等病证。

【化学成分】

1. 黄酮苷类　醉鱼草苷(buddleoglucoside),又称蒙花苷(linarin)或刺槐苷[2],芹菜素[2],芹菜素-7-O-芸香糖苷[2],木犀草素-7-O-β-D-吡喃葡萄糖苷[2],木犀草素(luteolin)[1],刺槐素-7-O-α-鼠李糖吡喃糖基-(6→1)-β-D-吡喃葡萄糖苷[acacetin-7-O-α-rhamnopyranosyl-(6→1)-β-D-glucopyranoside][1]。

2. 三萜苷类　密蒙花苷 A 和 B[2]。

3. 环烯醚萜苷类　桃叶珊瑚苷(aucubin),梓果苷(catalposide),梓醇,对甲氧基桂皮酰桃叶珊瑚苷(*p*-methoxycinnamoyl aucubin),对甲氧基桂皮酰梓醇(*p*-methoxycinnamoyl catalpol)[1]。

4. 苯乙醇苷类　苯乙醇苷类成分包括毛蕊花苷即洋丁香酚苷,异洋丁香苷[2],海胆苷(echinacosid)[1]。

5. 挥发油　有酮,酸,烷烃,酯,醇,烯烃,联苯及杂环(heterocycle)等类型的化合物。主要含 6,10,14-三甲基-2-十五烷酮(6,10,14-trimethyl-2-pentadecanone),*n*-十六酸(*n*-hexadecanoic acid),二十八烷(octacosane),邻苯二甲酸丁基-2-乙基己基酯(1,2-benzenedicarboxylic acid-butyl-2-ethylhexyl ester),3,4-二乙基-1,1′-联苯(3,4-diethyl-1,1′-biphenyl),三十五烷(pentatriacontane),(—)-匙叶桉油烯醇[(—)-spathulenol][3]。

【主要化学成分结构式】

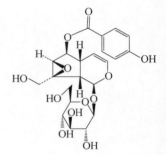

$C_{28}H_{32}O_{14}$(592.5)
linarin(acaciin)　蒙花苷(刺槐苷)

$C_{15}H_{22}O_9$(346.3)
aucubin　桃叶珊瑚苷

$C_{22}H_{26}O_{12}$(482.5)
catalposide　梓果苷

【参考文献】

[1] 国家中医药管理局《中华本草》编委会. 中华本草[M]. 上海：上海科学技术出版社,1999,第6册：210(总5527).
[2] 韩澎,崔亚君,郭洪祝,等. 密蒙花化学成分及其活性研究[J]. 中草药,2004,35(10):1086.
[3] 李玉美,吕元琦. 密蒙花挥发油成分气相色谱-质谱分析[J]. 食品研究与开发,2008,29(5):105.

253. 排钱草　*pái qián cǎo*

[拉] Ramulus et Folium Phyllodii Pulchelli
[英] Beautiful Phyllodium Twig and Leaf

排钱草,又名龙鳞草、午时合、金钱草、午时灵、叠钱草、钱排草,为豆科植物排钱树 *Phyllodium pulchellum* (L.) Desv. [*Desmodium pulchellum* (L.) Benth.]的地上部分。广西主要分布于靖西、南宁、贵港、北流、平南、苍梧、梧州、昭平、贺州、钟山、富川。具有清热解毒,祛风行水,活血消肿等功效,主要用于治疗感冒发热,咽喉肿痛,水肿,膨胀,肝脾肿大,牙疳,风湿痹痛,跌打肿痛,毒虫咬伤等病证。

【化学成分】

1. **生物碱类**　全株：含蟾毒色胺(bufotenine),*N, N*-二甲基色胺(*N, N*-dimethyltryptamine),*N, N*-二甲基色胺氧化物(*N, N*-dimethyltryptamine oxide),5-甲氧基-*N*-甲基色胺(5-methoxy-*N*-methyltryptamine),5-甲氧基-*N, N*-二甲基色胺(5-methoxy-*N, N*-dimehyltryptamine),5-甲氧基-*N, N*-二甲基色胺氧化物(5-methoxy-*N, N*-dimethyltryptamine oxide),禾草碱(gramine),3-二甲基氨基吲哚(3-dimethylaminomethyl-indole),1-甲基-1,2,3,4-四氢-β-咔巴啉(1-methyl-1,2,3,4-terahydro-β-carboline)[1]。

2. **蒽醌类**　种子：含大黄素甲醚-1-葡萄糖基鼠李糖苷[1]。

3. **糖类**　半乳糖配甘露聚糖(galactomannan)[1]。

【主要化学成分结构式】

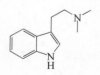

$C_{12}H_{16}N_2$(188.27)
N, N-dimethyltryptamine
N, N-二甲基色胺

$C_{12}H_{16}N_2O$(204.27)
5-methoxy-*N*-methyl-tryptamine
5-甲氧基-*N*-甲基色胺

$C_{12}H_{16}N_2O$(204.27)
bufotenine
蟾毒色胺

【参考文献】

[1] 国家中医药管理局《中华本草》编委会. 中华本草[M]. 上海：上海科学技术出版社,1999,第6册：594(总3331).

254. 救必应 jiù bì yìng

[拉] Cortex Ilicis Rotundae
[英] Ovateleaf Holly Bark

救必应,又名白银树皮、九层皮、熊胆木、铁冬青、龙胆仔、白沉香、冬青仔,为冬青科植物铁冬青 *Ilex rotunda* Thunb. 的树皮。广西主要分布于邕宁、南宁、武鸣、宾阳、灵山、桂平、平南、岑溪、藤县、金秀。具有清热解毒,利湿,止痛等功效,主要用于治疗感冒发热,咽喉肿痛,胃痛,暑湿泄泻,黄疸,痢疾,跌打损伤,风湿痹痛,湿疹,疮疖等病证。

【化学成分】

1. 有机酸类 树皮:含硬脂酸。

2. 萜类及甾体类 树皮:含救必应酸(rotundic acid),$3-O-23-O-$异亚丙基救必应酸($3-O-23-O-$isopropyliderotundic acid),3-乙酸齐墩果酸(3-acetyloleanolic acid),β-香树脂醇(β-amyrin),长梗冬青苷(pedunculoside),β-谷甾醇[1]。

3. 醛类 树皮:含芥子醛,丁香醛[1]。

4. 苷类 树皮:含丁香苷,芥子醛葡萄糖苷(sinapaldehydeglucoside)[1]。

5. 其他 树皮:含黄酮苷,酚类,鞣质[1]。

【主要化学成分结构式】

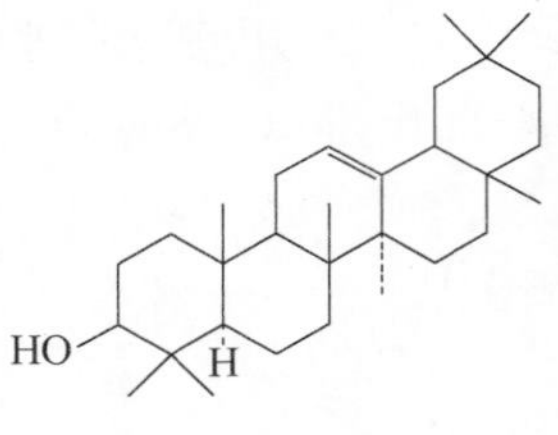

$C_{32}H_{52}O_2$(468.7)
β-amyrenol(β-amyrin) β-香树脂醇(β-香树素)

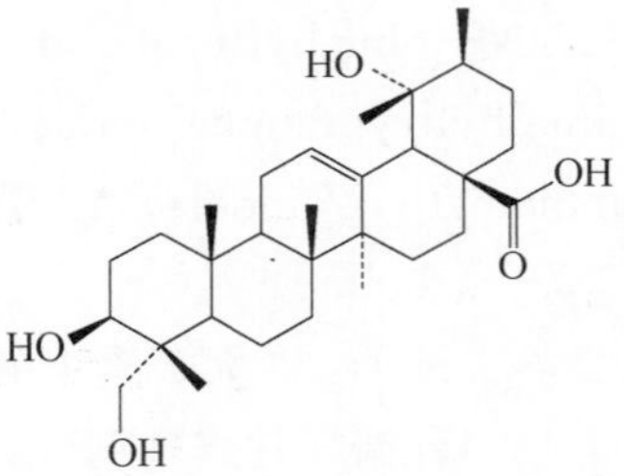

$C_{30}H_{48}O_5$(488.7)
rotundic acid   救必应酸

【参考文献】

[1] 国家中医药管理局《中华本草》编委会. 中华本草[M]. 上海:上海科学技术出版社,1999,第5册:163(总4047).

255. 望江南 wàng jiāng nán

[拉] Semen Cassiae Occidentalis
[英] Coffee Senna Seed

望江南,又名羊角豆、野扁豆,为豆科植物望江南 *Cassia occidentalis* L. 的种子。广西主要分布于天峨、南丹、凤山、田阳、德保、龙州、邕宁、南宁、武鸣、北流、岑溪。具有清热明目，健脾，润肠等功效，主要用于治疗肝热目赤，慢性便秘，伤食胃痛等病证。

【化学成分】

1. 萜类　根：含金钟柏醇-Ⅰ（occidentalol-Ⅰ），金钟柏醇-Ⅱ（occidentalol-Ⅱ）。

2. 蒽酮及蒽醌类　大黄酚（chrysophanol），大黄素（emodin），青霉抗菌素（pinselin），大黄素-8-甲醚，计米大黄蒽酮（germichrysone），甲基计米决明蒽酮（methylgermitorosone），东非山扁豆醇（singueanol-Ⅰ）[1]。

【主要化学成分结构式】

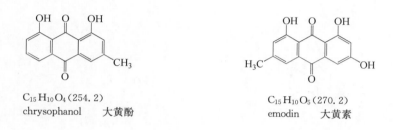

$C_{15}H_{10}O_4$（254.2）
chrysophanol　大黄酚

$C_{15}H_{10}O_5$（270.2）
emodin　大黄素

【参考文献】

[1] 国家中医药管理局《中华本草》编委会. 中华本草[M]. 上海：上海科学技术出版社，1999，第4册：429（总2030）。

---

256. 淡竹叶　dàn zhú yè

［拉］Herba Lophatheri
［英］Common Lophatherum Herb

淡竹叶，又名竹叶门冬青、山鸡米、金竹叶、长竹叶、山冬、地竹、淡竹米、林下竹，为禾本科植物淡竹叶 *Lophatherum gracile* Brongn. 的全草。广西主要分布于天等、田阳、乐业、凤山、东兰、金秀、富川、苍梧、藤县、平南、容县、桂平、贵港、玉林、博白。具有清热，除烦，利尿等功效，主要用于治疗烦热口渴，口舌生疮，牙龈肿痛，小儿惊啼，小便赤涩，淋浊等病证。

【化学成分】

1. 三萜类　茎、叶：含芦竹素（arundoin），印白茅素（cylindrin），蒲公英赛醇（taraxerol），无羁萜[1]。

2. 黄酮类　苜蓿素（tricin），苜蓿素-7-O-β-D-葡萄糖苷（5,7,4′-trihydroxy-3′,5′-dimethoxy-7-O-β-D-glucosyloxy-flavone）[2]，牡荆苷[3]。

3. 醛、酸类　3,5-二甲氧基-4-羟基苯甲醛（4-hydroxy-3,5-dimethoxybenzaldehyde），反式对羟基桂皮酸（*trans-p*-hydroxy cinnamic acid），香草酸[3]。

4. 生物碱类 腺嘧啶,腺嘌呤[3]。

5. 其他 叶绿素[4],茶多酚[5],多种氨基酸,微量元素[6]。

【主要化学成分结构式】

$C_{31}H_{52}O(440.7)$
＋arundoin 芦竹素

$C_{31}H_{52}O(440.7)$
cylindrin 印白茅素

$C_{30}H_{50}O(426.7)$
taraxerol 蒲公英赛醇

$C_{17}H_{14}O_7(330.3)$
tricin 苜蓿素,麦黄酮,小麦黄素

【参考文献】

[1] 国家中医药管理局《中华本草》编委会. 中华本草[M]. 上海:上海科学技术出版社,1999,第 8 册:366(总 7458).
[2] 陈泉,吴立军,王军等. 中药淡竹叶的化学成分研究. 沈阳药科大学学报,2002,19(1):23.
[3] 陈泉,吴立军,阮丽萍. 中药淡竹叶的化学成分研究(Ⅱ). 沈阳药科大学学报,2002,19(4):257.
[4] 中国科学院中国植物志编辑委员会. 中国植物志[M]. 北京:科学出版社,1995.
[5] 毛燕,王学利,杨彤. 毛竹叶,枝茶多酚提取及含量的测定. 竹子研究汇刊,2000,19(2):49.
[6] 吴启南,王立新,吴德康,等. 合子草中氨基酸及无机元素成分分析. 时珍国药研究,1996,7(4):204.

257. 猪牙皂 zhū yá zào

[拉] Fructus Gleditsiae Abnormalis
[英] Chinese honeylocust abnormal fruit

猪牙皂,又名皂荚、鸡栖子、猪牙皂角、牙皂、乌犀、小皂、眉皂、小皂荚,为豆科植物皂荚 *Gleditsia sinensis* Lam. 的干燥不育果实。广西主产于阳朔。具有祛痰开窍,散结消肿等功效,主要用于治疗中风口噤,昏迷不醒,癫痫痰盛,关窍不通,喉痹痰阻,顽痰喘咳,咳痰不爽,大便燥结,外治痈肿等病证。

【化学成分】

1. 皂苷及苷元 皂荚苷元,皂荚皂苷[1],皂荚皂苷(gleditsioside)A、B、C、D、E、F、G、H、

I、J、K、N、O、P、Q、C′、E′[3,4,5,6]。

2. 甾体类　豆甾醇,谷甾醇[1,2,3]。

3. 长链脂肪族类　蜡酸,正二十七烷(heptacosane)[1],蜡醇(hexacosanol)[3],二十九烷(nonacosane)[1,3]。

4. 无机成分　Fe,Zn,Cu,Mn,Mg,K,Ca 等微量元素[2]。

5. 其他　鞣质[1,3]。

【主要化学成分结构式】

$C_{84}H_{134}O_{41}$ (1799.91)

gleditsioside D　　皂荚皂苷 D

【参考文献】

[1] 国家中医药管理局《中华本草》编委会. 中华本草[M]. 上海:上海科学技术出版社,1999,第 4 册:480(总 3177).

[2] 张艳,周碧珍,罗亨明,等. 大皂角和猪牙皂中微量元素的测定[J]. 微量元素与健康研究,1993,10(4):58.

[3] Zhang ZZ, KoikeK, Jia ZH, et al. Four new triterpenoidal saponins acylated with one monoterpenic acid from Gleditisia Sinensis[J]. J Nat Prod, 1999, 62(5): 740.

[4] Zhang ZZ, KoikeK, Jia ZH, et al. Triterpenoidal saponins acylated with two monoterpenic acid from Gleditisia Sinensis[J]. Chem Pharm Bul, 1999, 47(3): 388.

[5] Zhang ZZ, KoikeK, Jia ZH, et al. Triterpenoidal saponins from Gleditisia Sinensis[J]. Phytochemistry, 1999, 52: 715.

[6] Zhang ZZ, KoikeK, Jia ZH, et al. Gleditiside N~Q, new triterpenoidal saponins from Gleditisia Sinensis[J]. J Nat Prod, 1999, 62(6): 877.

258. 猫爪草 māo zhuǎ cǎo

[拉] Radix Ranunculiternati
[英] Root of Catclaw Buttercup

猫爪草,又名猫爪儿草、三散草,为毛茛科植物小毛茛 *Ranunculus ternatus* Thunb. 的干燥块根。广西主要分布于融安、临桂、桂林、灵川、兴安、恭城、阳朔、容县。具有散结,消肿等功效,主要用于治疗瘰疬未溃,淋巴结结核等病证。

【化学成分】

1. 甾醇及其苷类　维太菊苷(vittadinoside)[4],菜油甾醇[3],β-谷甾醇[2,3],豆甾-4,6,8(14),22-四烯-3-酮[stigmast-4,6,8(14),22-tetraen-3-one],豆甾醇[1,2,3],豆甾醇-3-$O-\beta-D$-吡喃葡萄糖苷(stigmast-3-$O-\beta-D$-glucopyranoside)[5]。

2. 有机酸及酯类　琥珀酸甲酯,肉豆蔻酸,棕榈酸乙酯[3],β-棕榈酸甘油酯,β-硬脂酸甘油酯[4],棕榈酸[1,2,3],肉豆蔻酸十八烷基酯(myristic acid octadecyl ester)[1,2],二十烷酸[1,2],2-氨基-3-(3,4-二羟基-苯基)-丙酸乙酯[2-amino-3-(3,4-dihydroxyphenyl)propanoic acid ethyl ester],2-氨基-3-(3,4-二羟基-苯基)-丙酸甲酯[2-amino-3-(3,4-dihydroxyphenyl)propanoic acid methyl ester],邻苯二甲酸正丁酯(*o*-butyl phthalate)[4],3,4-二羟基苯甲酸甲酯(3,4-dihydroxy-methy benzoate)[3],琥珀酸,琥珀酸乙酯,壬二酸,对羟基苯甲酸,对羟基桂皮酸,α-羟基-β,β-二甲基-γ-丁内酯(α-hydroxy-β,β-dimethyl-γ-butyrolactone),4-羟甲基-γ-丁内酯(4-hydroxymethyl-γ-butyrolactone),5-羟基氧化戊酸甲酯(5-hydroxy-methyl-3-oxo-valerate),4-氧化戊酸(4-oxo-valeric acid)[5],小毛茛内酯(ternatolide)[2,5],5-羟甲基糠酸(5-hydroxy-methyl furoic acid)[4,5],3-[(3-羟基)-(4-$O-D$-葡萄糖基)-苯基]-2-丙烯酸(linocaffein),3-[(4-$O-D$-葡萄糖基)-苯基]-2-丙烯酸{3-[(4-$O-D$-glucopyranosyl)-phenyl]-2-propenoic acid},对羟基苯甲酸甲酯(methylparaben)[6]。

3. 醛类　对羟基苯甲醛[5],5-羟甲基糠醛(5-hydroxymethylfurfural)[4,5]。

4. 黄酮类　7-O-甲基圣草酚(sternbin)[6]。

5. 糖类　$\beta-D$-葡萄糖[6]。

【主要化学成分结构式】

$C_{35}H_{58}O_6$（574.8）
vittadinoside（stigmasterol - 3 - O - glucoside）　　维太菊苷

【参考文献】

[1] 姜达衢,黄筱美. 猫爪草化学成分的研究[J]. 中国中药杂志,1993,18(9)：550.
[2] 郭学敏,周卓轮,洪永福. 猫爪草化学成分的研究[J]. 药学学报,1995,30(12)：931.
[3] 田景奎,吴丽敏,王爱武,等. 猫爪草化学成分的研究Ⅰ[J]. 中国药学杂志,2004,39(9)：661.
[4] 陈赟,田景奎,程翼宇. 猫爪草化学成分的研究Ⅱ[J]. 中国药学杂志,2005,40(18)：1373.
[5] 熊英,邓可重,高文远,等. 中药猫爪草化学成分的研究[J]. 中国中药杂志,2008,33(8)：909.
[6] 张幸国,田景奎. 猫爪草化学成分的研究Ⅲ[J]. 中国药学杂志,2006,41(19)：1460.

259. 菝葜　bá qiā

［拉］Rhizoma Smilacis Chinae
［英］Chinaroot Greenbrier Rhizome

菝葜,又名金刚刺、金刚藤、乌鱼刺、白茯苓,为百合科植物菝葜 *Smilax china* L. 的干燥根茎。广西主要分布于全州、永福。具有祛风利湿,解毒散瘀等功效,主要用于治疗关节疼痛,肌肉麻木,泄泻,痢疾,水肿,淋病,疔疮,肿毒,痔疮等病证。

【化学成分】

1. **黄酮类**　二氢山柰酚[10,11],山柰素,二氢山柰素[1],5 - O - β - D -葡萄糖-二氢山柰酚（dihydrokaempferol - 5 - O - β - D - glucoside）[7,11],二氢槲皮素（dihydroquercetin）[10],山柰酚,山柰酚 - 5 - O - β - D -葡萄糖苷,山柰酚 - 7 - O - β - D -葡萄糖苷,芦丁[11],(2R, 3R)- 3,5,7,3′,5′-五羟基黄烷[(2R, 3R)- 3,5,7,3′,5′- pentahydroxyflavane],槲皮素 - 3 - O -鼠李糖苷,花旗松素- 3 - O -葡萄糖苷（taxifolin - 3 - O - glucoside）[9],黄杞苷（engelitin）[11],异黄杞苷（isoengelitin）[1,11],槲皮素 - 4′ - O - β - D -葡萄糖苷（quercetin - 4′ - O - β - D - glucoside）[8],辛可耐因（cinchonain）Ib,儿茶素,儿茶素-(7,8 - bc)- 4β -(3,4 -二羟苯基)-二氢- 2(3H)-吡喃酮[catechin -(7,8 - bc)- 4β -(3,4 - dihydroxyphenyl)- dihydro - 2(3H)-

pyranone],儿茶素-(5,6-e)-4β-(3,4-二羟苯基)-二氢-2(3H)-吡喃酮[catechin-(5,6-e)-4β-(3,4-dihydroxyphenyl)-dihydro-2(3H)-pyranone],儿茶素-(5,6-e)-4α-(3,4-二羟苯基)-二氢-2(3H)-吡喃酮[catechin-(5,6-e)-4α-(3,4-dihydroxyphenyl)-dihydro-2(3H)-pyranone][10]。

2. 甾体及其皂苷类　β-胡萝卜苷[7,10,11],薯蓣皂苷即薯蓣素[1,4],2α-羟基-甲基原薯蓣皂苷元(2α-hydroxy-protodiosgenin),甲基薯蓣皂苷元(methyldiosgenin)[4],甲基原薯蓣皂苷(methylprotodioscin),甲基原纤细薯蓣皂苷(methylprotogracillin),薯蓣皂苷元,β-谷甾醇葡萄糖苷(β-sitosterol-glucoside),纤细薯蓣皂苷(gracillin)[1],薯蓣皂苷的原皂苷元A(prosapogenin A of dioscin),伪原薯蓣皂苷(pseudoprotodioscin)[1,3],异娜草皂苷元-3-O-α-L-吡喃鼠李糖-(1→2)-O-[α-L-吡喃鼠李糖-(1→4)]-β-D-吡喃葡萄糖苷{isonarthogenin-3-O-α-L-rhamnopyranosyl-(1→2)-O-[α-L-rhamnopyranosyl-(1→4)]-β-D-glucopyranoside}[1,6],新替告皂苷元-3-O-α-L-吡喃鼠李糖-(1→6)-β-D-吡喃葡萄糖苷[neotigogenin-3-O-α-L-rhamnopyranosyl-(1→6)-β-D-glucopyranoside],新替告皂苷元-3-O-β-D-吡喃葡萄糖-(1→4)-O-[α-L-吡喃鼠李糖-(1→6)]-β-D-吡喃葡萄糖苷{neotigogenin-3-O-β-D-glucopyranosyl(1→4)-O-[α-L-rhamnopyranosyl-(1→6)]-β-D-glucopyranoside}[10],菝葜素(smilacin)[1,5],β-谷甾醇(β-sitosterol)[1,7,11]。

3. 萜类　齐墩果酸[1]。

4. 芪类　白藜芦醇(resveratrol),3,5,2′,4′-四羟基芪(3,5,2′,4′-tetrahydroxystilbene),3,5,4′-三羟基芪(3,5,4′-trihydroxystilbene)[8],云杉鞣酚(piceatannol)[9]。

5. 生物碱类　N$^\alpha$-acylarginine[2]。

6. 有机酸类　原儿茶酸[8],3,5-二甲氧基-4-O-β-D-吡喃葡萄糖基肉桂酸(3,5-dimethoxy-4-O-β-D-glucopyranosylcinnamic acid),香草酸[11],棕榈酸[10]。

【主要化学成分结构式】

$C_{15}H_{12}O_7$(304.2)
dihydroquercetin
二氢槲皮素

$C_{14}H_{12}O_4$(244.2)
piceatannol(3,5,3′,4′-tetrahydroxystilbene)
云杉鞣酚(3,5,3′,4′-四羟基芪)

$C_{21}H_{22}O_{10}$(434.4)
isoengelitin　异黄杞苷

$C_{14}H_{12}O_3$(228.2)
resveratrol　(E)-白藜芦醇

$C_{52}H_{86}O_{22}(1\ 063.2)$
methylprotodioscin　　甲基原薯蓣皂苷

$C_{45}H_{72}O_{17}(885.0)$
gracillin　　纤细薯蓣皂苷

$C_{51}H_{82}O_{21}(1\ 031.2)$
pseudoprotodioscin　　伪原薯蓣皂苷

【参考文献】

［1］国家中医药管理局《中华本草》编委会. 中华本草［M］. 上海：上海科学技术出版社,1999,第8册：157(总7211).

［2］Takanori Kasai, et al. Phytochemistry, 1983, 22(1)：147.

［3］Y, Hirai, et al. Chem Pham Bull, 1986, 34：82.

［4］Kim Sung Whan, et al. Saengyak Hakhoechi, 1989, 20(2)：76.

［5］巢琪,刘星堦,张德成. 菝葜中菝葜素的结构及其合成方法的初探［J］. 上海医科大学学报,1989,16(3)：222.

［6］YutukaSahida, et al. Phytochemistry, 1992, 31(7)：2439.

［7］阮金兰,邹健,蔡亚玲. 菝葜化学成分研究［J］. 中药材,2005,28(1)：24.

［8］干国平,于伟,刘焱文,等. 菝葜化学成分的研究［J］. 时珍国医国药,2007,18(6)：1404.

［9］熊跃,果德安,黄慧莲,等. 菝葜化学成分研究［J］. 中国现在中药,2008,10(12)：20.

［10］赵钟祥,冯育林,阮金兰,等. 菝葜化学成分及其抗氧化活性的研究［J］. 中草药,2008,39(7)：975.

[11] 徐燕,梁敬钰,邹忠梅. 菝葜的化学成分研究[J]. 2008,33(21):2497.

260. 菟丝子　tù sī zǐ

[拉] Semen Cuscutae
[英] Chinese Dodder Seed

　　菟丝子,又名菟丝实、吐丝子、无娘藤米米、黄藤子、龙须子、萝丝子、黄网子、黄萝子,为旋花科植物菟丝子 *Cuscuta chinensis* Lam. 的种子。广西大部分地区有分布。具有补肾益精,养肝明目,固胎止泄等功效,主要用于治疗消渴,目昏耳鸣,腰膝酸痛,遗精,阳痿,早泄,不育,淋浊,遗尿,胎动不安,流产,泄泻等病证。

【化学成分】

　　1. 黄酮类　槲皮素[1,3],紫云英苷,金丝桃苷(hyperin)[1,2],槲皮素-3-O-β-D-半乳糖-7-O-β-葡萄糖苷(quercetin-3-O-β-D-galactoside-7-O-β-glucoside)[1],山奈酚,槲皮素-3-O-β-D-半乳糖(2→1)-β-D-芹糖苷[quercetin-3-O-β-D-galactopyranosyl(2→1)-β-D-apiopyranoside][2],山奈酚-3-O-β-D-吡喃葡萄糖苷,4',4,6-三羟基橙酮(4',4,6-trihydroxyaurone)[3]。

　　2. 木脂素类　芝麻素(sesamin)[2],新芝麻脂素(neo-sesamin)[3]。

　　3. 甾醇类　β-谷甾醇[2]。

　　4. 有机酸类　棕榈酸,咖啡酸[2]。

【主要化学成分结构式】

C$_{21}$H$_{20}$O$_{12}$(464.4)
hyperin
金丝桃苷

C$_{27}$H$_{30}$O$_{17}$(626.5)
quercetin-3-O-β-galactosyl-7-O-β-glucoside
槲皮素-3-O-β-半乳糖-7-O-β-葡萄糖苷

C$_{20}$H$_{18}$O$_6$(354.4)
sesamin
芝麻素

【参考文献】

[1] 国家中医药管理局《中华本草》编委会. 中华本草[M]. 上海:上海科学技术出版社,1999,第6册:500(总5864).
[2] 郭洪祝,李家实. 南方菟丝子化学成分研究[J]. 北京中医药大学学报,2000,23(3):20.
[3] 王展,何直昇. 菟丝子化学成分的研究[J]. 中草药,1998,29(9):577.

261. 萝芙木　luó fú mù

［拉］Radix Rauvolfiae Verticillatae
［英］Common Devilpepper Root

萝芙木,又名毒狗药、万药归宗、低郎伞、三叉虎、十八爪、山辣椒,为夹竹桃科植物萝芙木 *Rauvolfia verticllata* (Lour.) Baill. 的根。广西各地均有分布。具有清热,降压,宁神等功效,主要用于治疗感冒发热,头痛身疼,咽喉肿痛,高血压,眩晕,失眠等病证。

【化学成分】

1. 生物碱类　利血平(reserpine),β-育亨宾(β-yohimbine),萝莱碱(raunescine),四氢蛇根碱(ajmalicine),蛇根亭碱(serpentinine),萝芙木碱(ajmaline),萝芙木甲素(rauwolfia A),山马蹄碱(samatine),魏氏波瑞木胺(碱)(vellosimine),霹雳萝芙辛碱(peraksine)等。

2. 三萜类　熊果酸[1]。

【主要化学成分结构式】

$C_{21}H_{24}N_2O_3$ (352.4)
ajmalicine　四氢蛇根碱

$C_{21}H_{26}N_2O_3$ (354.4)
β-yohimbine　β-育亨宾

$C_{20}H_{26}N_2O_2$ (326.4)
ajmaline　萝芙木碱

$C_{19}H_{22}N_2O_2$ (310.4)
peraksine　霹雳萝芙辛碱

$C_{33}H_{40}N_2O_9$ (608.7)
reserpine　利血平

$C_{31}H_{36}N_2O_8$ (564.6)
raunescine　萝莱碱

$C_{42}H_{46}N_4O_6$ (702.9)
serpentinine　蛇根亭碱

【参考文献】

[1] 国家中医药管理局《中华本草》编委会. 中华本草[M]. 上海：上海科学技术出版社,1999,第 6 册：304(总 5624).

262. 野菊花　yě jú huā

[拉] Flos Chrysanthemi Indici
[英] Indian Dendranthema Flower

野菊花,又名野黄菊花、苦薏、山菊花、甘菊花,为菊科植物野菊 *Chrysanthemum indicum* L. 的干燥头状花序。广西主要分布于资源、全州、富川、贺州、昭平、桂平、灵山、南宁。具有清热解毒,泻火平肝等功效。主要用于治疗疔疮痈肿,目赤肿痛,头痛眩晕等病证。

【化学成分】

1. 黄酮类　刺槐素(acacetin)[1,12,13],刺槐素-7-O-β-D-吡喃半乳糖苷(acacetin-7-O-β-D-galactopyranoside),槲皮素-β-D-葡萄糖苷,刺槐苷,矢车菊苷(chrysanthemin),菊黄质(chrysanthemaxanthin)[1],刺槐素苷(acacetin-7-rhamnosidoglucoside)[3,9,11],金合欢素-7-O-α-L-吡喃鼠李糖基(1→6)[2-O-乙酰基吡喃葡萄糖基(1→2)]-β-D-吡喃葡萄糖苷{acacetin-7-O-α-L-rhamnopyranosyl(1→6)[2-O-acetyl glucopyranosyl(1→2)]-β-D-glucopyranoside},金合欢素-7-O-α-L-吡喃鼠李糖基(1→6)-β-D-吡喃葡萄糖苷[acacetin-7-O-α-L-rhamnopyranosyl(1→6)-β-D-glucopyranoside][6,9,11],芹菜素-7-O-β-D-葡萄糖苷(apigenin-7-O-β-D-glucopyranoside)[12],蒙花苷(linarin)[12,13],木犀草素[1,4,9,11,12,13],木犀草素葡萄糖苷(luteolinglucoside)[2,9,11],木犀草素-7-β-D-葡萄糖苷(luteolin-7-β-D-glucoside)[1,4,12],5,7,3′,4′-四羟基-6,5′-二甲氧基黄酮(5,7,3′,4′-tetrahydroxy-6,5′-dimethoxyflavone),异泽兰黄素(eupatilin),反-螺烯醇醚(*trans*-spiroenol ether),麦黄酮(tricin)[12],5,3′,4′-三羟基-6,7-二甲氧基黄酮(5,3′,4′-trihydroxy-6,7-dimethoxyflvone),5,3′-二羟基-6,7,4′,5′-四甲氧基黄酮(5,3′-dihydroxy-6,7,4′,5′-tetramethoxyflavone)[13],洋芹素(apiginin)[4,9,11,12,13]。

2. 萜类及甾体类　β-谷甾醇,熊果酸,羽扇豆醇[1,13],α-香树脂醇,β-香树脂醇[13],胡萝卜苷[1,12,13]。

3. 有机酸类　亚油酸(linoleic acid)[1],棕榈酸[1,4],绿原酸[10]。

4. 醇类　(2-羟-2-丙基)-10-甲基-4-亚甲基全氢萘-3,5,6-三醇[(2-hydroxy-2-propyl)-10-methyl-4-methyleneperhydronaphthalene-3,5,6-triol][12],正二十八烷醇(octacosylalcohol)[1,4,13]。

5. 生物碱类　水苏碱[10]。

6. 无机成分　Cu,Zn,Se[10],B,Ca,Mg[5],Fe[5,10]等。

7. 挥发油　α-侧柏酮,1,8-桉叶脑,乙酸冰片醋,樟脑,4-松油醇,桃金娘醇

（myrtenol)[8]，1-山嵛酸单甘油酯(glyceryl - 1 - monobehenate)[1,10]，野菊花内酯(yeijuhua lactone)[1,12]，苏格兰蒿素(arteglasin)A，当归酰豚草素(angeloylcumambrin)B，当归酰亚菊素(angeloylajadin)，顺-螺烯醇醚(*cis* - spiroenol ether)，野菊花醇(chrysanthemol)，野菊花三醇(chrysanthetriol)，菊油环酮(chrysanthenone)，野菊花酮(indicumenone)，豚草素 S (cumambrin S)[1]，豚草素 A(cumambrin A)[12]。

8. 其他　β-胡萝卜素[5]，多糖[7,10]，蛋白质，氨基酸，嘌呤，胆碱，鞣质，维生素 A、B_1，叶绿素[10]。

【主要化学成分结构式】

$C_{28}H_{32}O_{14}(592.5)$
acacetin
刺槐素

$C_{34}H_{36}O_{20}(764.6)$
acacetin - 7 - O - β - D - galactopyranoside
刺槐素 - 7 - O - β - D - 半乳糖苷

$C_{28}H_{32}O_{14}(592.5)$
linarin(acaciin)
蒙花苷(刺槐苷)

$C_{18}H_{17}O_8(361.2)$
5,7,3′,4′ - tetrahydroxy - 6,5′ - dimethoxyflavone
5,7,3′,4′ - 四羟基 - 6,5′ - 二甲氧基黄酮

$C_{18}H_{17}O_8(392.2)$
5,3′ - dihydroxy - 6,7,4′,5′ - tetramethoxyflavone
5,3′ - 二羟基 - 6,7,4′,5′ - 四甲氧基黄酮

$C_{10}H_{18}O(154.2)$
（−）- myrtenol
桃金娘醇

$C_{17}H_{20}O_5(304.34)$
arteglasin A
苏格兰蒿素(乙酰飞燕定,乙酰阿芥定)A

$C_{19}H_{26}O_5(334.41)$
angeloylcumambrin B
当归酰豚草素 B

$C_{19}H_{24}O_5(332.39)$
angeloylajadin
当归酰亚菊素

$C_{21}H_{20}O_{12}Cl(499.83)$
chrysanthemin
矢车菊苷

C₁₅H₂₆O₃(254.37)

$C_{15}H_{26}O_3(254.37)$

chrysanthetriol　野菊花三醇

$C_{17}H_{27}O_3(279.39)$

indicumenone　野菊花酮

$C_{20}H_{22}O_5(342.38)$

cumambrin A　豚草素 A

$C_{18}H_{16}O_7(344.3)$

eupatilin
异泽兰黄素

$C_{48}H_{46}O_{30}(1\ 102.8)$.

acacetin - 7 - O - α - L - rhamnopyranosyl（1→6）［2 - O - acetyl
glucopyranosyl(1→2)］- β - D - glucopyranoside

金合欢素 - 7 - O - α - L -吡喃鼠李糖基（1→6)［2 - O -乙酰基吡喃葡萄糖
基（1→2)］- β - D -吡喃葡萄糖苷

【参考文献】

［1］国家中医药管理局《中华本草》编委会. 中华本草［M］. 上海：上海科学技术出版社,1999,第 7 册：801(总 6841).

［2］Rao PS. Occurrence of luteolin in the flowers of Chrysanthemum indicum Proc. Indian Acad. Sci. ,1942，15（A）
1：23.

［3］陈正雄，等. 中药黄酮类的研究Ⅷ. 野菊花成分的研究(第一报)［J］. 药学学报,1962,63：70.

［4］孔庆芬，等. 野菊花化学成分研究［J］. 北京医药工业,1986,(4)：5.

［5］揭新民，等. 菊花微量元素及宏量元素分析［J］. 广东微量元素科学,1997,4(6)：62.

［6］沈一行，等. 北野菊黄酮类成分研究［J］. 药学学报,1997,32(6)：451.

［7］李贵荣. 野菊花多糖的提取及其对活性氧自由基的清除作用［J］.中国公共卫生,2002,18(3)：269.

［8］张永明,黄亚非,陶玲,等. 不同产地野菊花挥发油化学成分比较研究［J］.中国中药杂志,2002,27(4)：265.

［9］吴钉红,杨立伟,苏薇薇. 野菊花化学成分及药理研究进展［J］.中药材,2004,27(2)：242.

［10］张捷,谭生建,姜初,等. 野菊花的研究进展［J］.中国新医药. 2004,3(1)：8.

［11］石兰萍,田琳琳,袁劲松,等. 野菊花的研究概况［J］.中西医结合心脑血管病杂志. 2005,3(5)：434.

［12］张聪,秦民坚,王玉. 野菊花的化学成分［J］.药学与临床研究,2009,17(1)：39.

［13］毕跃峰,潘成学,王普菊,等. 野菊花化学成分的研究［J］.中国中药杂志,2009,44(12)：894.

263. 银合欢　yín hé huān

［拉］Cortex Leucaenae Glaucae
［英］Glauca Leucaena Bark

　　银合欢,又名合欢,为豆科植物银合欢的 *Leucaena glauca*（Willd.）Benth. 根皮。多为栽培。具有解郁宁心,解毒消肿等功效,主要用于治疗心烦失眠,心悸怔忡,肺痈,跌打损伤,骨折,痈肿,疥疮等病证。

【化学成分】

1. 黄酮类　叶:含槲皮素 $-3-O-\alpha-L-$ 鼠李糖苷(quercetin $-3-O-\alpha-L-$ rhamnoside),槲皮素 $-3-O-\alpha-L-$ 呋喃阿拉伯糖苷(quercetin $-3-O-\alpha-L-$ arabinofuranose),杨梅素 $-3-O-\alpha-L-$ 鼠李糖苷(myricetin $-3-O-\alpha-L-$ rhamnoside)[2]。

2. 挥发油　种子:含叶绿醇(phytol),棕榈酸(palmitic acid),二十八烷(octacosane)[4]等。

3. 其他　种子:含氰化物(cyanide),蛋白质[1],生物碱(alkaloids)[3]。

【主要化学成分结构式】

$C_{21}H_{20}O_{11}$ (448.37)
quercetin $-3-O-\alpha-L-$ rhamnoside
槲皮素 $-3-O-\alpha-L-$ 鼠李糖苷

【参考文献】

[1] 国家中医药管理局《中华本草》编委会. 中华本草[M]. 上海:上海科学技术出版社,1999,第 4 册:550.
[2] 王恩举,梁德华,杨智蕴. 银合欢叶黄酮类成分的研究[J]. 海南师范大学学报(自然科学版),2008,21(2):171.
[3] 李学坚,邓家刚,覃振林. 银合欢叶总生物碱保肝降酶作用的实验研究[J]. 中国中医药科技,2006,13(3):164.
[4] 李学坚,林立波,邓家刚,等. 银合欢叶挥发油色谱-质谱-计算机联用分析[J]. 时珍国医国药,2005,16(2):96.

264. 银杏叶　yín xìng yè

[拉] Folium Ginkgo
[英] Ginkgo Leaf

银杏叶,又名飞蛾叶、鸭脚子,为银杏科植物银杏 *Ginkgo biloba* L. 的干燥叶。广西分布于全州、灵川。具有敛肺,平喘,活血化瘀,止痛等功效,主要用于治疗肺虚咳喘,冠心病,心绞痛,高血脂,抗凝固等病证。

【化学成分】

1. **黄酮类** 山奈酚-3-O-(2″-O-β-D-吡喃葡萄糖基)-α-L-吡喃鼠李糖苷 [kaempferol-3-O-(2″-O-β-D-glucopyranosyl)-α-L-rhamnoside],山奈酚-3(6‴-对豆香酰葡萄糖基-β-1,4-鼠李糖苷)[kaempferol-3(6‴-p-coumaroylglucosyl-β-1,4-rhamnoside)],银杏双黄酮(ginkegetin),山奈酚-3-O-{2″-O-6‴-O-[对-(7‴-O-β-D-吡喃葡萄糖基)香豆酰基]-β-D-吡喃葡萄糖基}-α-L-吡喃鼠李糖苷(kaempferol-3-O-{2″-O-6‴-O-[p-(7‴-O-β-D-glucopyranosyl)coumaroyl]-β-D-glucopyranosyl}-α-L-rhamnopyranoside),山奈酚-3-O-(2″-O-α-L-吡喃鼠李糖基-6″-O-α-D-吡喃鼠李糖基)-β-D-吡喃鼠李糖苷[kaempferol-3-O-(2″-O-α-L-rhamnopyranosyl-6″-O-α-D-rhamnopyranosyl)-β-D-glucopyranoside],山奈酚-3-鼠李葡萄糖苷(kaempferol-3-rhamnoglucoside),异白果双黄酮(isoginkegetin),木犀草素,5′-甲氧基银杏双黄酮(5′-methoxybilobetin),槲皮素-3-O-{2″-O-[对-(-7‴-O-β-D-吡喃葡萄糖基)香豆酰基]-β-D-吡喃葡萄糖基}-α-L-吡喃鼠李糖苷(quercetin-3-O-{2″-O-[p-(7‴-O-β-D-glucopyranosyl)coumaryl]-β-D-glucopyrano-syl}-α-L-rhamnopyranoside),槲皮素-3-O-(2″-O-β-D-吡喃葡萄糖基)-α-L-吡喃鼠李糖苷[quercetin-3-O-(2″-O-β-D-glucopyranosyl)-α-L-rhamnopyranoside],槲皮素-3-O-[2″-O-(6‴-O-对香豆酰基)-β-D-吡喃鼠李糖苷]-α-L-吡喃鼠李糖基-7-O-β-D-吡喃葡萄糖苷{quercetin-3-O-[2″-O-(6‴-O-p-coumaroyl)-β-D-glucopyranosyl]-α-L-rhamnopyranosyl-7-O-β-D-glucopyranoside},槲皮素-3-O-(2″-O-α-L-吡喃鼠李糖基-6″-O-α-D-吡喃鼠李糖基)-β-D-吡喃葡萄糖苷[quercetin-3-O-(2″-O-α-L-rhamnopyranosyl-6″-O-α-D-rhamnopyranosyl)-β-D-glucopyranoside],3′-O-甲基杨梅树皮素(3′-O-methylmyricetin),槲皮素-3-O-α-6‴-对香豆酰葡萄糖基-β-1,4-鼠李糖苷(quercetin-3-O-α-6‴-p-coumaroylglucosyl-β-1,4-rhamnoside),槲皮素-3-O-芸香糖苷,金松双黄酮(sciadopitysin),穗花杉双黄酮(amentoflavone)[1],山奈酚[1,5,7],槲皮素,异鼠李素[1,7],杨梅树皮素(myricetin),丁香黄素(syringetin),丁香黄素-3-芸香糖苷(syringetin-3-rutinoside),异鼠李糖苷-3-O-芸香糖苷[1,4]。

2. **生物碱类** 6-羟基犬尿酸(6-hydroxy-kynuric acid)[1]。

3. **有机酸及酯类** 腰果酸(anacardic acid acid),氢化白果酸(hydroginkgolic acid),莽草酸,奎宁酸,亚麻酸,白果酸(ginkgolic acid),氢化白果亚酸(hydrogolininic acid),水杨酸酯-6-十七烯醇酯(6-heptadecenyl salicylate),6-十四烷基苯甲酸(6-hydroxy-2-tetradecylbenzoic acid)[1],白果内酯(bilobalide)[1,6],银杏苦内酯(ginkgolide)A、B、C[7],6-十五碳烯基水杨酸(6-pentadecenylsalicylic acid)[1,4]。

4. **醇、酚、醛、酮类** 白果酚(ginkgol)[1,5],银杏酮(bilobanone),白果醇(ginnol),白果酮(ginnone),正二十六醇(hexacosanol),正二十八醇(n-octacosanol),(Z,Z)-1,5-二对羟苯基-1,4-戊二烯[(Z,Z)4,4′-(1,4-pentadiene-1,5-diyl)diphenol],聚异戊烯醇

(polyprenol)，蒎立醇(sennite)，α-已烯醛(α-hexenal)[1]，红杉醇(taxol)[1,4]。

5. 氨基酸类　异亮氨酸[1,3]，赖氨酸，蛋氨酸，苯丙氨酸，苏氨酸[1,4]。

6. 木脂素类　芝麻素[1,2]。

7. 甾体类　β-谷甾醇[1,4]。

8. 多糖类　多糖 GF_1、GF_2、GF_3[1,5]。

9. 维生素类　vitmin C(维生素 C)[1,6]。

10. 无机成分　K，Mn，P，Sr，Ca，Mg，Zn，Al，Ca[1,6]。

11. 挥发油　顺式-3-已烯-1-醇(3-hexene-1-ol)，α，β-紫罗兰酮，对-聚伞花素[1]，反式芳樟醇氧化物(linalooloxide)[1,4]，百里香酚(thymol)[1,5]。

【主要化学成分结构式】

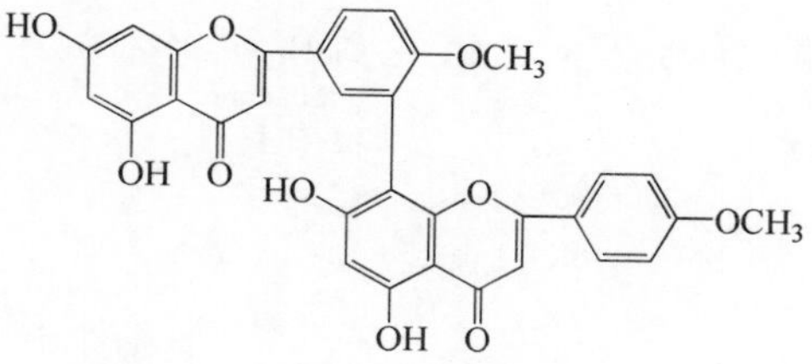

$C_{32}H_{22}O_{10}$(566.53)
isoginkegetin
异白果双黄酮

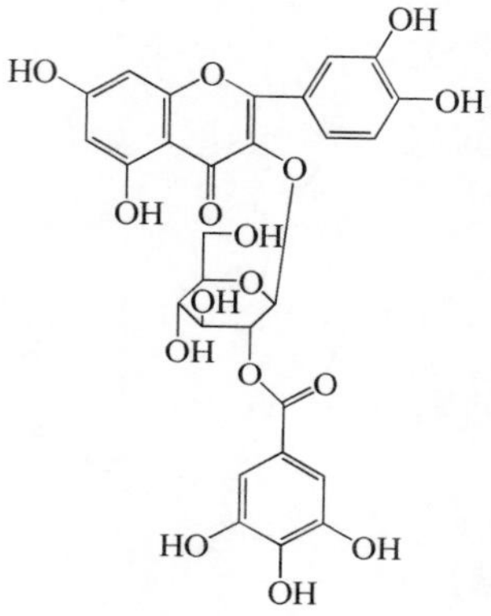

$C_{21}H_{27}O_{24}$(663.42)
quercetin-3-O-(2″-galloyl)-β-D-glucoside
槲皮素-3-O-(2″-没食子酰)-β-D-葡萄糖苷

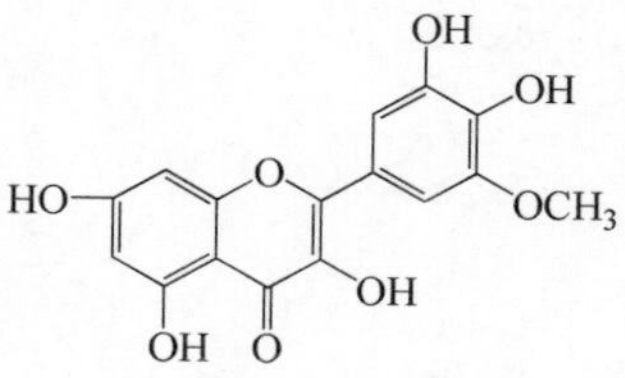

$C_{16}H_{13}O_8$(333.27)
3′-O-methylmyricetin
3′-O-甲基杨梅树皮素

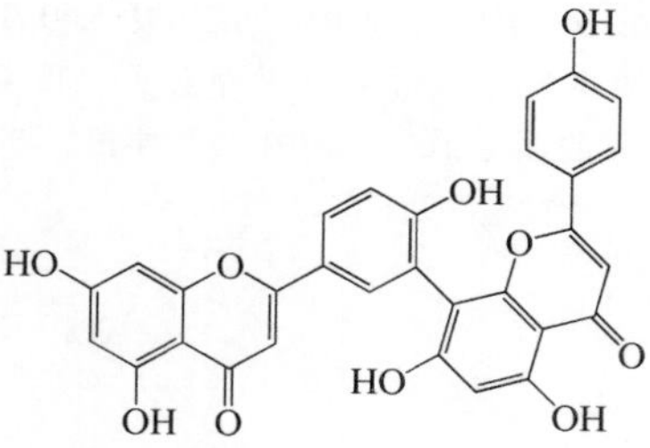

$C_{30}H_{18}O_{10}$(538.46)
amentoflavone
穗花杉双黄酮(阿曼托黄素)

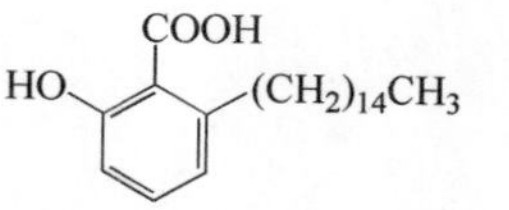

$C_{25}H_{34}O_3$(382.54)
hydroginkgolic acid
氢化白果酸

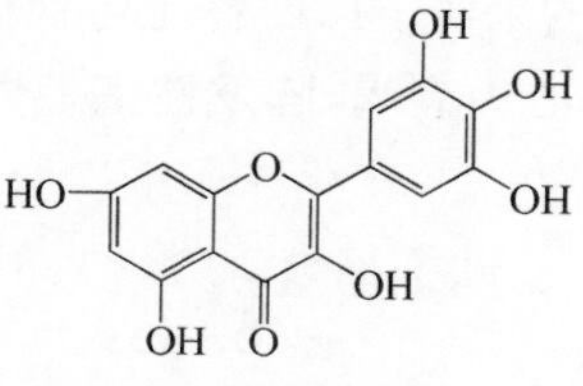

$C_{15}H_{10}O_8$(318.24)
myricetin　杨梅树皮素

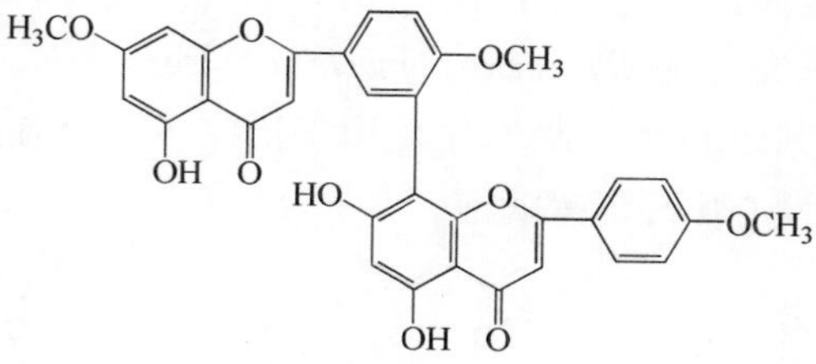

$C_{33}H_{24}O_{10}$(580.54)
sciadopitysin　金松双黄酮

$C_{17}H_{14}O_8(346.29)$
syringetin
丁香黄素

$C_{20}H_{32}O_3(320.47)$
ginkgolic acid
白果酸

$C_{15}H_{18}O_8(326.30)$
bilobalide A
白果内酯 A

$C_{20}H_{24}O_9(408.4)$
ginkgolide A
银杏苦内酯 A

$C_{15}H_{20}O_2(232.32)$
bilobanone
银杏酮

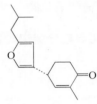

【参考文献】

[1] 国家中医药管理局《中华本草》编委会. 中华本草[M]. 上海：上海科学技术出版社,1999,第 2 册：280(总 0745).

[2] 游珍,姚新生,陈英杰,等. 银杏的化学及药理研究进展[J]. 沈阳药学院学报. 1988,5(2)：142.

[3] 龚跃新,梁宪杨,陆小龙,等. 银杏叶外种皮与银杏叶中黄酮含量的比较[J]. 中草药,1991,14(4)：41.

[4] 赵中杰,等. 银杏和银杏叶中氨基酸的含量测定. 北京中医学院学报,1991,14(4)：41.

[5] 龚跃新,张静. 银杏叶外种皮与银杏叶中黄酮含量的比较. 中草药[J].1991,22(8)：376.

[6] 赵中杰,等. 银杏和银杏叶中 25 种元素的含量测定. 北京中医学院学报,1992,15(2)：108.

[7] 植松大辅. 银杏叶提取物[J].日本医学介绍,2005,26(3)：133.

265. 黄花夹竹桃　huáng huā jiā zhú táo

[拉] Semen Thevetiae Peruvianae
[英] Luckynut Thevetia Seed

　　黄花夹竹桃,又名柳木子、相等子、台湾柳、黄花状元竹、美国黄蝉、夹竹桃,为夹竹桃科植物黄花夹竹桃 Thevetia peruviana（Pers.）K. Schum. 的果实。广西各地均有栽培。具有强心,利尿消肿等功效,主要用于治疗各种心脏病引起的心力衰竭,阵发性室上性心动过速,阵发性心房纤颤等病证。

【化学成分】

　　1. 强心苷类　果仁：含黄花夹竹桃苷甲（thevetin A）,黄花夹竹桃苷乙（thevetin B,

carberoside），黄花夹竹桃次苷甲（peruvoside），黄花夹竹桃次苷乙（neriifolin）[1]，黄花夹竹桃次苷丙（ruvoside），单乙酰黄花夹竹桃次苷乙（cerberin）即海杧果苷（monoacetylneriifolin）和黄花夹竹桃次苷丁（perusi-tin）。种子：含黄花夹竹桃苷甲，黄花夹竹桃苷乙，黄花夹竹桃二糖苷（thevebioside），黄花夹竹桃次苷乙，单乙酰黄花夹竹桃次苷乙，黄花夹竹桃次苷戊（thevefolin），黄花夹竹桃次苷丙（ruvoside，theveneriine），黄花夹竹桃次苷甲，单乙酰黄花夹竹桃次苷乙，单乙酰黄花夹竹桃次苷甲（acetylperuvoside），异黄花夹竹桃次苷乙（isonerifolin）[1]。

2. 环烯醚萜苷类　种子：含黄花夹竹桃臭蚁成甲（theveside），黄花夹竹桃臭蚁苷乙（theviridoside）[1]。

3. 黄酮类　种子：含黄花夹竹桃黄酮素（vertiaflavone）[1]。

4. 多糖类　果实：含由 L-阿拉伯糖，D-半乳糖，D-半乳糖醛酸（D-galacturonic acid），D-葡萄糖和 D-木糖组成的多糖（polysaccharides）[1]。

5. 脂肪酸类　种子油：含油酸，亚油酸，硬脂酸，棕榈酸；不成熟种子：含肉豆蔻酸，月桂酸，癸酸等[1]。

【主要化学成分结构式】

$C_{16}H_{12}O_5$（284.26）
vertiaflavone　黄花夹竹桃黄酮素

$C_{42}H_{64}O_{19}$（873.0）
thevetin A　黄花夹竹桃苷甲

$C_{42}H_{66}O_{18}$（859.0）
thevetin B　黄花夹竹桃苷乙

【参考文献】

[1] 国家中医药管理局《中华本草》编委会. 中华本草[M]. 上海：上海科学技术出版社,1999,第6册：312(总5632).

266. 黄荆子 *huáng jīng zǐ*

[拉] Fructus Viticis Simplicifoliae
[英] Simpleleaf Shrub Chastetree Fruit

黄荆子,又名布荆子、五指柑、山黄荆、黄荆条、埔姜,为马鞭草科植物黄荆 *Vitex negundo* L. 的果实。广西各地均有分布。具有解表,止咳,祛风除湿,理气止痛等功效,主要用于治疗感冒,慢性气管炎,风湿痹痛,胃痛,疝气,腹痛等病证。

【化学成分】

1. 有机酸类 羟基苯甲酸,阿魏酸,对-香豆酸,香草酸,丁香酸；种子：含对-羟基苯甲酸,5-氧异酞酸(5-oxyisophthalic acid)。种子油的脂肪酸成分：棕榈酸,油酸,亚油酸及硬脂酸等。

2. 萜类及甾体类 种子：含 3β-乙酰氧基-12-齐墩果烯-27-羧酸(3β-acetoxyolean-12-en-27-oic acid),$2\alpha,3\alpha$-二羟其-5,12-齐墩果二烯-28-羧酸($2\alpha,3\alpha$-dihydroxyoleana-5,12-dien-28-oic acid),$2\beta,3\alpha$-二乙酰氧基-5,12-齐墩果二烯-28-羧酸($2\beta,3\alpha$-diacetoxyoleana-5,12-dien-28-oic acid),$2\alpha,3\beta$-二乙酰氧其-18-羟基-5,12-齐墩果二烯-28-羟酸($2\alpha,3\beta$-diacetoxy-18-hydroxyoleana-5,12-dien-28-oic acid)[1]；种子油的非皂化部分：含 5β-氢-8,11,13-松香三烯-6α-醇(5β-hydro-8,11,13-abietatrien-6α-ol),8,25-羊毛甾二烯-3β-醇(lanostan-8,25-dien-3β-ol),β-谷甾醇[1]。

3. 香豆素类 蛇床子素[2]。

4. 醛类 种子：含 6-羟基-4-(4-羟基-3-甲氧基苯基)-3-羟基甲基-7-甲氧基-3,4-二氢-2-萘甲醛[6-hydroxy-4-(4-hydroxy-3-methoxyphenyl)-3-hydroxymethyl-7-methoxy-3,4-dihydro-2-naphthaldehyde][1]。

5. 黄酮类 种子：含蒿黄素(artemetin) 5,7,3'-trihydroxy-6,8,4'-trimethoxy flavone[1]。

6. 糖类 种子：含葡萄糖(glucose)[1]。

7. 长链烷烃类 种子油的非皂化部分：含正-三十三烷(n-titriacontane),正-三十一烷(n-hentriacontane),正-三十五烷(n-pentatriacontane),正-二十九烷(n-nonacosane)等 C_{36}-C_{37} 烷烃。

8. 挥发油 桉叶素,左旋-香桧烯(sabinene),α-蒎烯,樟烯,β-丁香烯,胡椒烯,蒅及枸橼醛等[1]；正癸醇,2,5,5,8α-四甲基-八氢-2H-苯并吡喃,β-石竹烯,环己烯,4-羟基-4-甲基-2-戊酮,9-(3-丁烯基)蒽等[2]。

【主要化学成分结构式】

$C_{30}H_{45}O_4 (469.68)$
$2\alpha, 3\alpha$ - dihydroxyolean - 12 - en - 28 - oic acid
$2\alpha, 3\alpha$ -二羟基- 12 -烯- 28 -齐墩果酸

$C_{20}H_{12}O_8 (380.30)$
artemetin
蒿黄素

【参考文献】

[1] 国家中医药管理局《中华本草》编委会. 中华本草[M]. 上海：上海科学技术出版社,1999,第 6 册：596(总 5988).
[2] 张利,朱化雨,宋兴良. 黄荆子超临界 CO_2 萃取物化学成分的研究[J]. 中国药房,2006,17(19)：1514.

267. 黄药子　huáng yào zi

[拉] Rhizoma Dioscoreae Bulbiferae
[英] Airpotato Yam Rhizome

　　黄药子,又名黄药根、苦药子、三慈姑、金钱吊蛤蟆、红药子,为薯蓣科植物黄独 *Dioscorea bulbifera* L. 的块茎。广西主要分布于上林、南宁、龙州、靖西、田林、隆林、罗城、资源、全州、岑溪、玉林。具有清热解毒,散结消瘿,凉血止血等功效,主要用于治疗百日咳,肺热咳喘,吐血,衄血,咯血,痈疮肿毒,肿瘤,瘿瘤,喉痹,毒蛇咬伤等病证。

【化学成分】

　　1. 黄酮类　山柰酚 - 3 - O - β - D -吡喃半乳糖苷,3,5,3'-三甲氧基槲皮素(3,5,3'- trimethoxyquercetin),(＋)表儿茶素[(＋)epicatechin][1],(＋)儿茶素[(＋)catechin],3,5 - 二甲氧基山柰酚(3,5 - dimethoxykaempferol),山核桃素,山柰酚 - 3 - O - β - D -吡喃葡萄糖苷,山柰酚[2],杨梅树皮素(myricetin),金丝桃苷,杨梅树皮素 - 3 - O - β - D -吡喃半乳糖苷(myricetin - 3 - O - β - D - galactopyranoside),杨梅树皮素- 3 - O - β - D -吡喃葡萄糖苷(myricetin - 3 - O - β - D - glucopyranoside)[3]。

　　2. 甾体类　薯蓣皂苷元,β-谷甾醇,豆甾醇,胡萝卜苷,薯蓣次苷甲(prosapogenin A of dioscin),箭根薯皂苷(taccaoside)[4]。

　　3. 二萜内酯类　3α -羟基- 13β -呋喃- 11 -酮-阿派- 8 -烯-(20,6)-内酯[3α - hydroxy - 13β - furan - 11 - keto - apian - 8 - en - (20,6)- olide],13β -呋喃- 11 -酮-阿派- 3(4),8 -二烯-(20,6)-内酯[13β - furan - 11 - keto - apian - 3(4),8 - dien - (20,6)- olide],7α -甲氧基- 13β -呋喃- 11 -酮-阿派- 3(4),8 -二烯-(20,6)-酯[7α - methoxy - 13β - furan - 11 - keto -

apian $-3(4)$,$8-$dien$-(20,6)-$olide][5],新黄独素(neodiosbulbin)[6],黄药子素(diosbulbin)A$-$H,$8-$表黄药子素$-E-$乙酸酯($8-$epidiosbulbin$-E-$acetate)[7]。

4. 糖苷类　甲基$-O-\alpha-D-$呋喃果糖苷(methyl$-O-\alpha-D-$fructofurano side),丁基$-O-\alpha-D-$呋喃果糖苷(butyl$-O-\alpha-D-$fructofuranoside),乙基$-O-\beta-D-$吡喃果糖苷(ethyl$-O-\beta-D-$fructopyranoside),丁基$-O-\beta-D-$吡喃果糖苷(butyl$-O-\beta-D-$fructopyranoside),苄基$-O-\beta-D-$吡喃葡萄糖苷(benzyl$-O-\beta-D-$glucopyranoside),$2-$(4$-$甲氧基苯基)乙基$-O-\beta-D-$吡喃葡萄糖苷[2$-$(4$-$methoxyphe nyl)ethyl$-O-\beta-D-$glucopyranoside],3$-$苯基$-2-$烯丙醇基$-O-\beta-D-$吡喃葡萄糖苷(3$-$phenyl$-2-$propenol$-O-\beta-D-$glucopyranoside)等[8]。

5. 酚类及有机酸类　$2,4,6,7-$四羟基$-9,10-$二氢菲($2,4,6,7-$tetrahydroxy$-9,10-$dihydro phenanthrene),$2,4,5,6-$四羟基菲($2,4,5,6-$tetrahydroxyphenantyhrene),4$-$羟基$-$(2$-$反$-3',7'-$二甲基$-2',6'-$辛二烯基)$-6-$甲氧基苯乙酮[4$-$hydroxy$-$(2$-$trans$-3',7'-$dimethylocta$-2',6'-$dienyl)$-6-$methoxyacetophenone],$4,6-$二羟基$-2-O-$(4'$-$羟丁基)苯乙酮[$4,6-$dihydroxy$-2-O-$(4'$-$hydroxybutyl)acetophenone][7],香草酸,异香草酸[1],$3,4-$二羟基苯甲酸(3,4$-$dihydroxybenzoic acid)[3],硬脂酸[9]。

6. 生物碱类　二氢薯蓣碱。

7. 其他　蔗糖,$D-$山梨糖醇($D-$sorbitol),淀粉,鞣质等[7]。

【主要化学成分结构式】

$C_{15}H_{14}O_6$ (290.27)
(+)epicatechin
(+)表儿茶素

$C_{21}H_{23}O_{15}$ (515.4)
myricetin$-3-O-\beta-D-$galactopyranose
杨梅树皮素$-3-O-\beta-D-$吡喃半乳糖苷

$C_{15}H_{14}O_6$ (290.27)
epicatechin(epicatechol)
左旋及消旋表儿茶精(表儿茶素,表儿茶精)

$C_{15}H_{14}O_6$ (290.27)
catechin
左旋及消旋儿茶精(儿茶素)

$C_{13}H_{17}O_6$ (269.27)
benzyl$-O-\beta-D-$glucopyranoside
苄基$-O-\beta-D-$吡喃葡萄糖苷

【参考文献】

[1] 高慧媛,隋安丽,陈艺虹,等. 中药黄独的化学成分[J]. 沈阳药科大学学报,2003,20(3):178.

[2] 黄开毅,张冬松,高慧媛,等. 黄独的化学成分[J]. 沈阳药科大学学报,2007,24(3):145.

[3] 高慧媛,吴立军,尹凯,等. 中药黄独的化学成分研究[J]. 沈阳药科大学学报,2001,18(6):414.

[4] 李石生,邓京振,赵守训. 黄独块茎的甾体类成分[J]. 植物资源与环境,1999,8(2):61.

[5] Zheng S, Guo Zhen, S T, et al. Three newapianen lactones from Dioscorea bulbifera L[J]. Indian Journal of Chemistry, Section B: Organic Chemistry Including Medicinal Chemistry, 2003, 42B(4): 946.

[6] 傅宏征,林文翰,高志字,等. 2DNMR 研究新呋喃二萜类化合物的结构[J]. 波谱学杂志,2002,19(1):49.

[7] 国家中医药管理局《中华本草》编委会. 中华本草[M]. 上海:上海科学技术出版社,1999,22:224(总 7278).

[8] Hui YG, Li JW. Masanori K Seven glycosides from Dioscore bulbifera L[J]. Natural Medicines, 2003, 57(5): 200.

[9] 谭兴起,阮金兰,陈海生,等. 黄药子抗炎活性成分的研究[J]. 第二军医大学学报,2003,24(6):677.

268. 黄精　huáng jīng

[拉] Rhizoma Polygonati
[英] King Solomonseal Rhizome

黄精,又名老虎姜、鸡头参,为百合科植物滇黄精 *Polygonatum kingianum* Coll. et Hemsl. ,黄精 *Polygonatum sibiricum* Red. 或多花黄精 *Polygonatum cyrtonema* Hua 的干燥根茎。广西主要分布于隆林、乐业、南丹、金秀、融安、龙胜、全州、富川、贺县。具有补气养阴,健脾,润肺,益肾等功效,主要用于治疗脾胃气虚,体倦乏力,胃阴不足,口干食少,肺虚燥咳,劳嗽咳血,精血不足,腰膝酸软,须发早白,内热消渴等病证。

【化学成分】

1. **黄酮及其苷类**　5,4′-二羟基黄酮(5,4′- dihydroxyflavone)的糖苷,牡荆素木糖苷(vitexin xyloside)[6,9],黄精醌(polygonaquinone)A、B[4], 4′,7 -二羟基- 3′-甲氧基异黄酮(4′,7 - dihydroxy - 3′- methoxyisoflavone)[10],2′,7 -二羟基- 3′,4′-二甲氧基异黄烷(2′,7 - dihydroxy - 3′,4′- dimethoxyisoflavane),2′,7 -二羟基- 3′,4′-二甲氧基异黄烷苷(2′,7 - dihydroxy - 3′,4′- dimethoxy isoflavanside),新异甘草苷(neoisoliquiritin),新甘草苷[12],异甘草苷,(6aR, 11aR)- 10 -羟基- 3,9 -二甲氧基紫檀烷[(6aR, 11aR)- 10 - hydroxy - 3,9 - dimethoxypterocarpan][10,12],4′,5,7 -三羟基- 6,8 -二甲基高异黄酮(4′,5,7 - trihydroxy - 6,8 - dimethylhomoisoflavone)[2,9]。

2. **生物碱类**　3 -乙氧甲基- 5,6,7,8 -四氢- 8 -吲哚里嗪酮(3 - ethoxymethyl - 5,6,7,8 - tetrahydro - 8 - indolyllizinone)[3],3 -丁氧甲基- 5,6,7,8 -四氢- 8 -吲哚里嗪酮(3 - butoxymethyl - 5,6,7,8 - tetrahydro - 8 - indolyllizinone)[12],吖啶- 2 -羧酸(acridine - 2 - carboxylic acid)[6,9],鹅掌楸碱即氧代黄心树宁碱(oxoushinsunine)[2,10]。

3. **木脂素类**　松脂素- O - β - D -吡喃葡萄糖基(1→6)- β - D -吡喃葡萄糖苷[pinoresinol - O - β - D - glucopyranosyl(1→6)- β - D - glucopyranoside][2],(＋)-松脂素- O - β - D -吡喃葡萄糖基(1→6)- β - D -吡喃葡萄糖苷[(＋)- pinoresinol - O - β - D -

glucopyranosyl$(1{\rightarrow}6)-\beta-D-$glucopyranoside][3]，丁香脂素，丁香脂素$-O-\beta-D-$吡喃葡萄糖苷(syringaresinol$-O-\beta-D-$glucopyranoside)[2,3]。

4. **甾体皂苷类** $14\alpha-$羟基西伯利亚蓼苷 A($14\alpha-$hydroxysibiricoside A)，毛地黄糖苷(digitalis glycoside)[1]，菝葜皂苷元[3]，胡萝卜苷[3,11,12]，薯蓣皂苷元[8]，$25R-22-$羟基$-$弯蕊开口箭苷 C($25R-22-$hydroxy-wattoside C)，$22-$羟基$-$弯蕊开口箭苷 C($22-$hydroxy-wattoside C)，滇黄精苷 A(kingianoside A)，$25S-$滇黄精苷 A($25S-$kingianoside A)，滇黄精苷 C(kingianoside C)，$25S-$滇黄精苷 C($25S-$kingianoside C)，滇黄精苷 D(kingianoside D)，$25S-$滇黄精苷 D($25S-$kingianoside D)，滇黄精苷 E(kingianoside E)，$25S-$滇黄精苷 E($25S-$kingianoside E)，$25S-$滇黄精苷 F($25S-$kingianoside F)，滇黄精苷 G(kingianoside G)，康定玉竹苷 D_1(pratioside D_1)，$25S-$康定玉竹苷 D_1($25S-$pratioside D_1)，伪人参皂苷 F_{11}(pseudo-ginsenoside F_{11})[11]，新巴拉次薯蓣皂苷元 $A-3-O-\beta-D-$石蒜四糖苷(neoprazerigeninA$-3-O-\beta-$lycotetraoside)[1,9]，毛地黄精苷(digitalis glycoside)[6,9]，西伯利亚蓼苷 A、B(sibiricoside A、B)[1,7,8]，$\beta-$谷甾醇[3,12]，棕榈酸$-3\beta-$谷甾醇酯[12]。

5. **糖类**   甘露糖(mannose)[10]，果糖，葡萄糖，琥珀酸，$5-$羟甲糠醛酸($5-$hydroxymethyl$-$furfurol acid)[3]，黄精多糖 A、B、C，黄精低聚糖 A、B、C[1]，Mg[5]。

6. **氨基酸类**   高丝氨酸，二氨基丁酸，天门冬氨酸[5,6]。

7. **糖苷类**   正丁基$-\beta-D-$吡喃果糖苷($n-$butyl$-\beta-D-$fructopyranoside)[2,10]，正丁基$-\beta-D-$呋喃果糖苷($n-$butyl$-\beta-D-$fructofuranoside)[10,12]。

8. **胺类** $N-$反$-$对香豆酰基去甲对羟福林($N-trans-p-$coumaroyl octopamine)[11]。

【主要化学成分结构式】

$C_{21}H_{22}O_9$(418.4)
neoisoliquiritin
新异甘草苷

$C_{17}H_{16}O_5$(300.31)
($6aR, 11aR$)$-10-$hydroxy$-3,9-$dimethoxypterocarpan
($6aR, 11aR$)$-10-$羟基$-3,9-$二甲氧基紫檀烷

$C_{42}H_{72}O_{14}$(801.0)
pseudo-ginsenoside F_{11}
伪人参皂苷 F_{11}

$C_6H_{12}O_6$ (180.15)
mannose
甘露糖

$C_6H_6O_4$ (142.11)
5 – hydroxymethyl – furoic acid
5-羟甲基糠酸

$C_{10}H_{20}O_5$ (220.26)
n – butyl – β – D – fructopyranoside
正丁基-β-D-吡喃果糖苷

$C_{32}O_{16}H_{43}$ (683.67)
pinoresinol – O – β – D – glucopyranosyl(1→6) – β – D – glucopyranoside
松脂素-O-β-D-吡喃葡萄糖基(1→6)-β-D-吡喃葡萄糖苷

【参考文献】

［1］国家中医药管理局《中华本草》编委会. 中华本草［M］. 上海：上海科学技术出版社，1999，第8册：142（总7201）.

［2］孙隆儒，王素贤. 中药黄精中的新生物碱［J］. 中国药物化学杂志，1997，7(2)：129.

［3］孙隆儒，王素贤. 中药黄精化学成分的研究（Ⅰ）［J］. 中草药，1997，28(10)：47.

［4］Huang P L, Gan K H, Wu R R, et al. Benzoquinones, a homoisoflavanone and other constituents from Paltelobatum
［J］. Phytochemistry, 1997, 44(7)：1369.

［5］郑虎占，董泽宏，佘靖，等. 中药现代研究与应用（第5卷）［M］. 北京：学苑出版社，1998.

［6］郑虎占，董泽宏，佘靖，等. 中药现代研究与应用（第5卷）［M］. 北京：学苑出版社，1998：4071.

［7］袁昌齐. 天然药物资源开发利用［M］. 南京：江苏科学技术出版社，2000：372.

［8］肖培根. 新编中药志［M］. 北京：化学工业出版社，2002，902.

［9］陈兴荣，王成军，李立星. 滇黄精的化学成分及药理研究进展［J］. 时珍国医国药，2002，13(9)：560.

［10］王易芬，穆天慧，陈纪军，等. 滇黄精化学成分研究［J］. 中国中药杂志，2003，28(6)：524.

［11］康利平，张洁，余和水，等. 滇黄精化学成分的研究［C］. 第七届全国天然有机化学学术研讨会论文集，2008：60.

［12］李晓，来国防，等. 滇黄精的化学成分研究（Ⅱ）［J］. 中草药，2008，39(6)：825.

269. 黄藤　huáng téng

［拉］Caulis Fibraureae
［英］Common Fibraurea Stem

　　黄藤，又名藤黄连、土黄连、伸筋藤、山大王、天仙藤、金锁匙、大黄藤，为防己科植物古山龙 *Arcangelisia loureiri* (Pierre) Diels 的茎。广西主要分布于钦州、南宁、百色。具有清热利湿，泻火解毒等功效，主要用于治疗肠炎，菌痢，黄疸，疟疾，疮肿，湿疹，阴道炎，支气管炎，百日咳，扁桃体炎，眼结膜炎等病证。

【化学成分】

1. 内酯类　根：含黄藤内酯(fibralactone)[1]。

2. 生物碱类　掌叶防己碱,药根碱,黄藤素甲(fibranine),黄藤素乙(fibraminine),伪非洲防己碱[1]。

3. 挥发油　壬烷,棕榈酸乙酯,十一烷,癸烷,2,6 - 二甲基辛烷(1,2 - dimethyl - octane),反式十氢萘(trans - decalin)等[2]。

【主要化学成分结构式】

$C_{20}H_{22}O_6$(358.39)
fibralactone(fibraurin)　黄藤内酯

【参考文献】

[1] 国家中医药管理局《中华本草》编委会. 中华本草[M]. 上海：上海科学技术出版社,1999,第3册：357(总1958).
[2] 张举成,郭亚力,田茂军,等. 黄藤挥发性成分的 GC/MS 分析[J]. 云南化工,2006,33(1)：13.

270. 博落回　bó luò huí

[拉] Herba Macleayae Cordatae
[英] Pink Plumepoppy Herb

博落回,又名勃勒回、号简秆、山号筒、猢狲竹、空洞草、角罗吹、三钱三,为罂粟科植物博落回 Macleaya cordata (Willd.) R. Br. 的根及全株。广西主要分布于三江、龙胜、资源、全州、兴安、富川、昭平、苍梧、岑溪、平南。具有散瘀,祛风,解毒,止痛,杀虫等功效,主要用于治疗跌打肿痛,风湿关节痛,痈疮疔肿,臁疮,痔疮,湿疹,蛇虫咬伤,龋街痛,顽癣,滴虫性阴道炎及酒渣鼻等病证。

【化学成分】

生物碱类　根：含血根碱,白屈菜红碱(chelerythrine),[原]鸦片碱(protopine),α - 别隐品碱(α - allocryptopine),博落回碱(bocconine)即是白屈菜玉红碱(chelirubine),氧化血根碱

（oxysanguinarine），博落回醇碱（bocconoline），去氢碎叶紫堇碱（dehydrocheilanthifoline）[1]；全草：含[原]鸦片碱，[原]鸦片碱-N-氧化物（protopine-N-oxide），α-别隐品碱，黄连碱，小檗碱，刻叶紫堇明碱（corysamine）[1]；果实：含血根碱，白屈菜红碱，[原]鸦片碱，α-别隐品碱及 β-别隐品碱[1]。

【主要化学成分结构式】

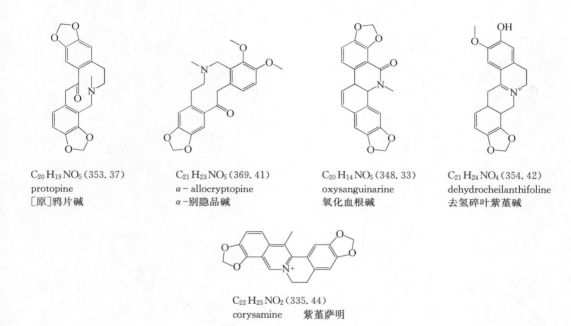

C$_{20}$H$_{19}$NO$_5$（353.37）
protopine
[原]鸦片碱

C$_{21}$H$_{23}$NO$_5$（369.41）
α-allocryptopine
α-别隐品碱

C$_{20}$H$_{14}$NO$_5$（348.33）
oxysanguinarine
氧化血根碱

C$_{21}$H$_{24}$NO$_4$（354.42）
dehydrocheilanthifoline
去氢碎叶紫堇碱

C$_{22}$H$_{25}$NO$_2$（335.44）
corysamine　　紫堇萨明

【参考文献】

[1] 国家中医药管理局《中华本草》编委会. 中华本草[M]. 上海：上海科学技术出版社，1999，第 3 册：655（总 2272）.

271. 斑鸠菊　bān jiū jú

[拉] Caulis et Radix Vernoniae Cumingianae
[英] Cumingiana Vernonia Rattan Or Root

斑鸠菊，又名过山龙、惊风红、夜牵牛、虎三头、大木菊、软骨山川、藤牛七、蔓斑鸡菊，为菊科植物毒根斑鸠菊 *Vernonia cumingiana* Benth. 的藤茎和根。广西主要分布于南宁、武鸣、龙州、靖西、都安、宜山、罗城、来宾、柳江。具有祛风解表，舒筋活络等功效，主要用于治疗感冒，疟疾，喉痛，牙痛，风火赤眼，风湿痹痛，腰肌劳损，跌打损伤等病证。

【化学成分】

甾体糖苷类　根茎：含斑鸠菊苷（vernonioside）G1，斑鸠菊苷 G2，斑鸠菊苷 G3，斑鸠菊苷 S1，斑鸠菊苷 S2，斑鸠菊苷 S3，斑鸠菊苷 S4，斑鸠菊苷 H1，斑鸠菊苷 H2，斑鸠菊苷 H3，斑鸠菊苷 H4[1]。

【主要化学成分结构式】

C$_{35}$H$_{52}$O$_{12}$(664.8)
vernonioside   斑鸠菊苷

C$_{38}$H$_{58}$O$_{13}$(722.9)
vernonioside G1   斑鸠菊苷 G1

C$_{35}$H$_{52}$O$_{11}$(648.9)
vernonioside G2   斑鸠菊苷 G2

C$_{35}$H$_{56}$O$_{10}$(636.8)
vernonioside G3   斑鸠菊苷 G3

C$_{40}$H$_{60}$O$_{15}$(780.9)
vernonioside H1   斑鸠菊苷 H1

C$_{42}$H$_{64}$O$_{16}$(825.0)
vernonioside H2　斑鸠菊苷 H2

C$_{43}$H$_{66}$O$_{17}$(855.0)
vernonioside H3　斑鸠菊苷 H3

C$_{40}$H$_{62}$O$_{14}$(766.9)
vernonioside H4　斑鸠菊苷 H4

【参考文献】

[1] 刘清华. 毒根斑鸠菊根的化学成分研究[D]. 博士研究生学位论文：26.

272. 棕榈　zōng lǘ

［拉］Petiolus Trachycarpi Fortunei
［英］Fortune Windmillpalm Petiole

棕榈，又名棕榈木皮、棕毛、棕树皮毛、棕皮，为棕榈科植物棕榈 *Trachycarpus fortunei* (Hook.) H. Wendl. 的叶柄及叶鞘纤维。广西主要分布于百色、南宁、柳州、桂林等地。具有收敛止血，涩肠止痢，除湿，消肿，解毒等功效，主要用于治疗吐血，便血，崩漏，带下，痢疾，淋浊，水肿，关节疼痛，瘰疬，流注，跌打肿痛等病证。

【化学成分】

1. 皂苷类　地下部分：含薯蓣皂苷，甲基原棕榈皂苷 B(methyl proto-pb)；叶芽：含甲基原棕榈皂苷 B[1]。

2. 黄酮类　d-儿茶素[2]；种子：含左旋表儿茶精没食子酸酯(epicatechin gallate)，右旋儿茶精(catechin)；种子壳：含花白苷(leucoanthocyanins)；叶柄：含右旋儿茶精(儿茶素，catechin)；叶芽：含葡萄糖木犀草素(glucoluteolin)，木犀草素-7-O-芸香糖苷(luteolin-7-O- rutinoside)[1]。

3. 酚酸类　种子：含没食子酸(gallic aicd)[1]。叶柄：含对羟基苯甲酸(p - hydroxy benzoic acid)[1]，叶柄：含原儿茶酸，没食子酸[1]。

4. 酚醛类　原儿茶醛[2]。

【主要化学成分结构式】

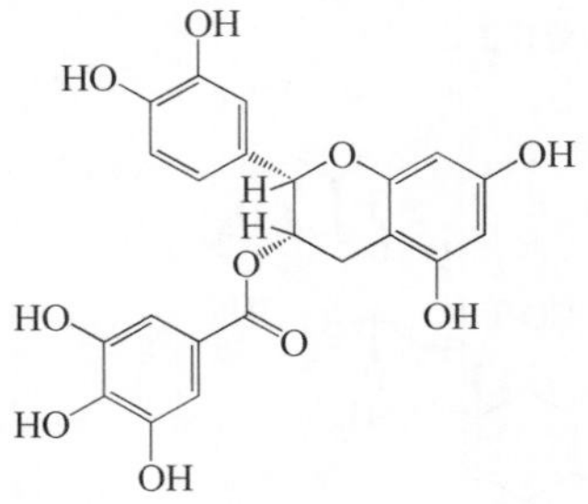

$C_{22}H_{22}O_{10}(442.38)$
epicatechin gallate
左旋表儿茶精没食子酸酯

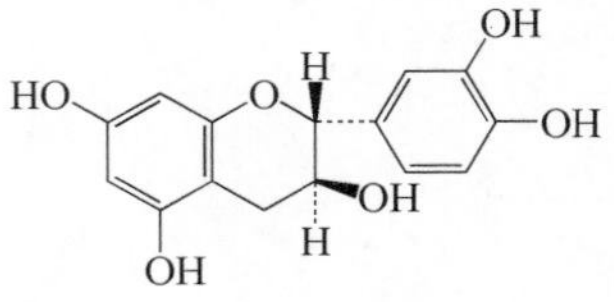

$C_{15}H_{14}O_6(290.27)$
catechin
左旋及消旋儿茶精（儿茶素）

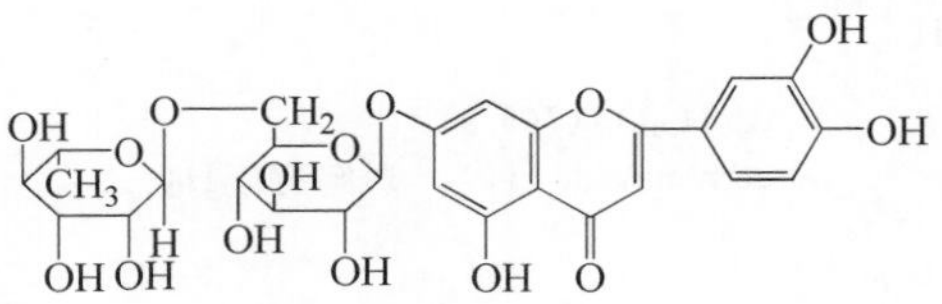

$C_{26}H_{31}O_{16}(599.51)$
luteolin - 7 - O - rutinoside　木犀草素-7-O-芸香糖苷

【参考文献】

[1] 国家中医药管理局《中华本草》编委会. 中华本草[M]. 上海：上海科学技术出版社,1999,第 8 册：466(总 7610).
[2] 孙立立,王琦,刘志先. HPLC 法测定棕榈饮片主要化学成分的含量[J]. 中药材,1994,17(9)：28.

273. 楮实子　chǔ shí zǐ

[拉] Fructus Broussonetiae
[英] Papermulberry Fruit

　　楮实子,又名楮桃、角树子、野杨梅子、构泡,为桑科植物构树 *Broussonetia papyrifera* (L.)Vent. 的果实。广西主要分布于南宁、马山、隆林、乐业、南丹、都安、罗城、资源、桂平、北流。具有滋肾益阴,清肝明目,健脾利水等功效,主要用于治疗肾虚腰膝酸软,尿少,目昏,目翳,水肿等病证。

【化学成分】

　　1. 生物碱类　楮实子碱 A（broussopapyrine A）,两面针碱（nitidine）,鹅掌楸碱（liriodenine）,异两面针碱（isoterihanine）,oxyavicine[2]。

　　2. 氨基酸类　丝氨酸,甘氨酸,丙氨酸,赖氨酸,组氨酸,天冬氨酸,精氨酸,苏氨酸,谷氨酸,脯氨酸,胱氨酸,蛋氨酸,异亮氨酸,亮氨酸,酪氨酸,苯丙氨酸,缬氨酸等[3]。

　　3. 黄酮类　根皮：含楮树黄酮醇（broussoflavonol）A、B、C、D[5,6]、构查耳酮（broussochalcone）A、B[5],构树黄酮（broussoflavone）A、B、C,乌拉尔醇（uralenol）,papyriflavonol A[7],构树酚(kazinol)A、B、D[9]。

　　4. 萜类　丁酰鲸鱼醇乙酸酯(butyrospermol acetate)[7]。

　　5. 酚、酸、酯类　二十四酸(lignoceric acid)[7],5 -[3 -(2,4 -二羟基苯基)丙基]- 3,4 -双(3 -甲基- 2 -丁烯基)- 1,2 -间苯二酚{5 -[3 -(2,4 - dihydroxyphenyl)propyl]-3,4 - bis(3 - methyl - 2 - buteny l)- 1,2 - benzenediol}[8]等。

　　6. 挥发油　壬酸,月桂酸,肉豆蔻酸,十五烷酸,棕榈油酸,棕榈酸,十八碳-9,12 -二烯酸（9,12 - octadecadienoic acid）,十七烷酸,十八碳- 8,11 -二烯酸（8,11 - octadecadienoic acid）,硬脂酸（*n* - octadecanoic acid）,十九烷酸（nonadecanoic acid）,二十碳- 11,13 -二烯酸（11,13 - eicosadienoic acid）,二十碳- 11 -烯酸（11 - eicosenoic acid）,二十烷酸（eicosanoic acid）,亚油酸乙酯,二十二烷酸（docosanoic acid）,二十三烷酸（tricosanoic acid）,棕榈酸乙酯,辛酸甲酯（methyl octanoate）,十八碳- 9 -烯酸（9 - octadecadienoic acid）,8 -氧辛酸甲酯（methyl 8 - oxooctanoate）,2 -庚烯醛（2 - heptenal）,正十一烷（undecane）,反- 2 -戊醛（*trans* - 2 - decenal）,十八碳- 10,13 -二烯酸（10,13 - octadecadienoic acid）,2,4 -癸二烯醛（2,4 - decadienal）,cycloisosativene,香附子烯,反石竹烯[3,4]。

【主要化学成分结构式】

$C_{21}H_{18}NO_4 (348.4)$
nitidine　两面针碱

$C_{20}H_{18}O_7 (370.4)$
uralenol　乌拉尔醇

$C_{21}H_{20}O_7 (384.4)$
uralene　乌拉尔素

$C_{17}H_9O_3N (275.2)$
liriodenine(oxoushinsunine)　鹅掌楸碱(氧代黄心树宁碱)

【参考文献】

[1] 国家中医药管理局《中华本草》编委会. 中华本草[M]. 上海：上海科学技术出版社,1999,第2册：470(总1021).
[2] 庞素秋. 中药楮实子的抗衰老活性成分及其品质评价[D]. 第二军医大学硕士学位论文,2006.
[3] 黄宝康,秦路平,郑汉臣,等. 楮实子的氨基酸及脂肪油成分分析[J]. 第二军医大学学报,2003,(2)：213.
[4] 袁晓,袁萍. 楮实子油的化学成分及含量分析[J]. 植物资源与环境学报,2005,14(1)：54.
[5] MATSUMOTOJ, FUJMOTO T, TAKINO C, et al. Components of Broussonetia papyrifera (L.)Vent. I. structures of two new isoprenylated flavonols and two chalcone derivatives[J]. Chem Pharm Bull, 1985, 33(8): 3250.
[6] FUKAIT,IKUTA J, NOMURA T. Constituents of the cultivated mulberry tree Part XXXII. Components of Broussonetia papyrifera (L.)Vent. III. structures of two new isoprenylated flavans, broussonflavonols C and D[J]. Chem Pharm Bull, 1986, 34(5): 1987.
[7] FANGSC, SHIEH BJ, LIN CN. Phenolic constituents of Form osan Broussonetia papyrifera[J]. Phytochemistry, 1994, 37(3): 851.
[8] JANGDII, LEE BG, JEON CO, et al. Melanogenesis inhibitor from Paper mulberry[J]. Cosmet Toiletries, 1997, 122(3): 59.
[9] IKUTAJ, HANO Y, NOMURA T. Constituents of the cultivated mulberry tree. Part XXXI Components of Broussonetia papyrifera(L.)Vent. 2 structures of two new isoprenylated flavans, kazinolsA and B[J]. Heterocycles, 1985, 23(11): 2835.

274. 番石榴干　fān shí liú gān

[拉] Psidium guajava L.
[英] Immature fruit of Guava

　　番石榴干,又名秋果、鸡矢果、林拔、拔仔、椰拔、木八子、喇叭番石榴、番鬼子、百子树、罗拔、花稔、饭桃、番桃树、郊桃、番稔,为桃金娘科植物番石榴 *Psidium guajava* Linn. 的干燥未成熟果实。广西主要分布于桂南、桂西。具有涩肠止泻等功效,主要用于治疗痢疾,腹泻等病证。

【化学成分】

1. 糖类　未成熟果实：含阿聚糖等多糖[1]。
2. 含糖鞣质类　幼果：含番石榴鞣素（arabinose ester hexahydroxydiphenic acid）[1]。

【主要化学成分结构式】

$C_{19}H_{19}O_{15}$ (487. 34)
arabinose ester hexahydroxydiphenic acid　　番石榴鞣素

【参考文献】

[1] 国家中医药管理局《中华本草》编委会. 中华本草[M]. 上海：上海科学技术出版社，1999，第5册：640（总2030）.

---

275. 紫苏子　zǐ sū zǐ

[拉] Fructus Perillae
[英] Perilla Fruit

紫苏子，又名苏子、黑苏子，为唇形科植物紫苏 *Perilla frutescens*（L.）Britt. 的干燥成熟果实。广西各地均有分布。具有降气消痰，平喘，润肠等功效，主要用于治疗痰壅气逆，咳嗽气喘，肠燥便秘等病证。

【化学成分】

挥发油　白苏烯酮（egomaketone），左旋芳樟醇（linalool），松茸醇（matsutakeol），甘油三亚油酸酯，α-亚麻酸，甘油三棕榈酸酯，左旋紫苏醛（perillaldehyde）[1]。

【主要化学成分结构式】

$C_{10}H_{12}O_2$ (164. 20)
egomaketone　　白苏烯酮

$C_8H_{16}O$ (128. 21)
matsutakeol　　松茸醇

【参考文献】

[1] 国家中医药管理局《中华本草》编委会.中华本草[M].上海:上海科学技术出版社,1999,第7册:112(总6130).

276. 紫苏叶 zǐ sū yè

[拉] Folium Perillae
[英] Perilla Leaf

紫苏叶,又名苏叶、九层塔叶、罗勒叶,为唇形科植物紫苏 *Perilla frutescens*(L.)Britt. 的干燥叶(或带嫩枝)。广西各地均有分布。具有解表散寒,行气和胃等功效,主要用于治疗风寒感冒,咳嗽呕恶,妊娠呕吐,鱼蟹中毒等病证。

【化学成分】

1. 黄酮类　咖啡酰基矢车菊双苷(caffeoylcyanin),咖啡酰基丙二酸单酰基矢车菊双苷 (caffeoylmalonylcyanin),矢车菊素,芹菜素-7-O-二葡萄糖醛酸苷(apigenin-7-O-diglucuronide),顺-紫苏宁(shisonin),丙二酸单酰基-顺-紫苏宁(malonyl-*cis*-shisonin),丙二酸单酰基反-紫苏宁(malonyl-*trans*-shisonin),5,3′,4′-三羟基黄酮-7-(2-O-β-D-葡萄糖醛酸基)-β-葡萄糖醛酸苷{7-(2-O-β-D-glucuronyl)-β-D-glucuronyloxy-5,3′,4′-trihydroxyflavone},二葡萄糖醛酸黄酮苷(diglucuronyl flavonoid glycoside),高山黄芩苷(scutellarin),新西兰牡荆苷Ⅱ(vicenin-2),高山黄芩素-7-O-二葡萄糖醛酸苷 (scutellarein-7-O-diglucuronide),木犀草素-7-O-二葡萄糖醛酸苷(luteolin-7-O-diglucuronide)[1]。

2. 有机酸及酯类　咖啡酸,(Z,E)-2-3,5-二羟基)乙烯咖啡酯[(Z,E)-2-(3,5-dihydroxyphenyl)-ethenylcaffeate],亚麻酸,枯酸(cumic acid)[1]。

3. 甾醇类　菜油甾醇,β-谷甾醇,豆甾醇[1]。

4. 糖苷类　(R)-苯乙腈-2-2-O-β-D-吡喃葡萄糖基-β-D-吡喃葡萄糖苷[(R)-2-(2-O-β-D-glucopyranosyl-β-D-glucopyranosyloxy)-phenylacetonitrile],1,2-亚甲二氧基-4-甲氧基-5-烯丙基-3-苯基-β-D-吡喃葡萄糖苷(1,2-methylenedioxy-4-methoxy-5-allyl-3-phenyl-β-D-glucopyranoside),磷酸糖蛋白(phosphoglycoprotein),紫苏苷(perilloside)B、C,野樱苷(prunasin),Zn,Fe,Cu,Cr,Mn,Co,Sn,Ca[1]等。

5. 挥发油　丁香油酚,β-呋喃酮(β-furaneol),苯甲醛,芳香醇,α-香甘油烯(α-bergamotene),二环[7,2,0]-4,11,11-三甲基-8-亚甲基十一烯-4{bicycle[7,2,0]-4,11,11-trimethyl-8-methylene-hendecene-4},樟烯,β-丁香烯,枸橼醛,莳萝油脑(dillapiol),二氢紫苏醇(dihydro perilla alcohol),薄荷醇,异白苏烯酮(isogomaketone),枸橼烯,紫苏醇-β-D-吡喃葡萄糖苷(perillyl-β-D-glucopyranoside),薄荷酮,肉豆蔻醚(myristicin),α-蒎烯,β-蒎烯,白苏酮(naginataketone),紫苏醛(perillaldehyde),紫苏酮(perillaketone),紫苏烯(perillene),对-聚伞花素,迷迭香酸(rosmarinic acid)[1],β-萜品烯,白苏烯酮(egomaketone),榄香脂素,香薷酮

(elsholtziaketone),1,5 -二乙烯基- 2,3 -二甲基-环已烯(1,5 - diethenyl - 2,3 - dimethyl - cyclohexene),4 -(1,1 -二甲基丙基)-苯酚[4 -(1,1 - dimethylpropyl)- phenol],4,7 -二甲基-5 - (2 -丙烯基)- 1,3 -苯并间二氧杂戊烯[4,7 - dimethyl - 5 -(2 - propenyl)- 1,3 - benzodioxole], 2 -氧杂双环[2,2,2]- 1,3,3 -三甲基辛烷{2 - oxabicyclo[2,2,2]- 1,3,3 - trimethyl octane},紫 苏醇(perilla alcohol),2 -(2 -乙基丁基)-噻吩[2 -(2 - ethyl butyl)- thiophene],甲基紫苏酮 (methyl perillaketone)[2],4 -甲氧基- 6 -(2 -丙烯基)- 1,3 -苯并间二氧杂戊烯[4 - methoxy -6 - (2 - propenyl)- 1,3 - benzodioxole],芳樟醇(linalool)[1,2]。

【主要化学成分结构式】

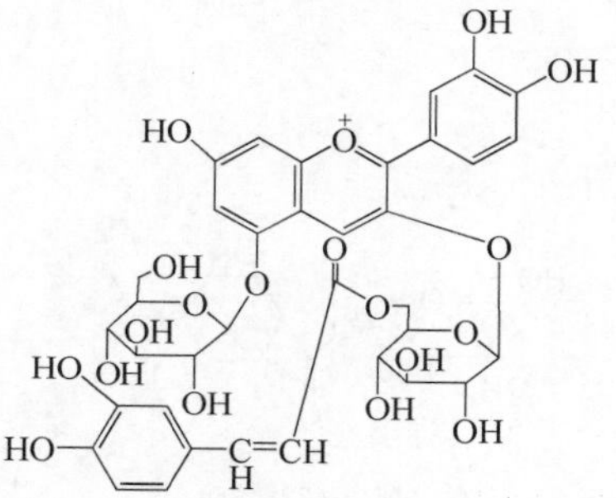

$C_{30}H_{36}O_{20}$ (716.59)
caffeoylcyanin
咖啡酰基矢车菊双苷

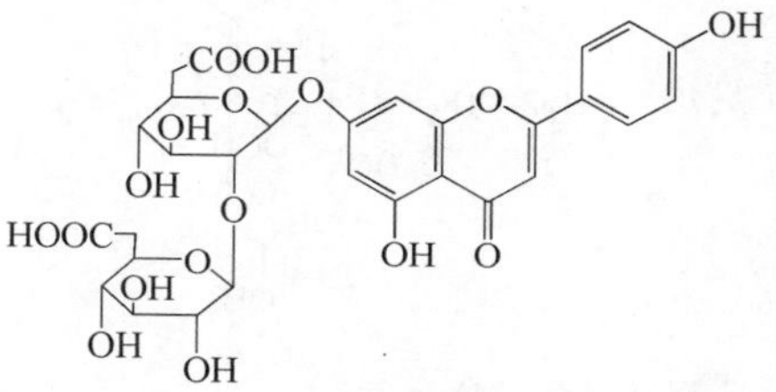

$C_{28}H_{31}O_{18}$ (655.53)
apigenin - 7 - O - diglucuronide
芹菜素- 7 - O -二葡萄糖醛酸苷

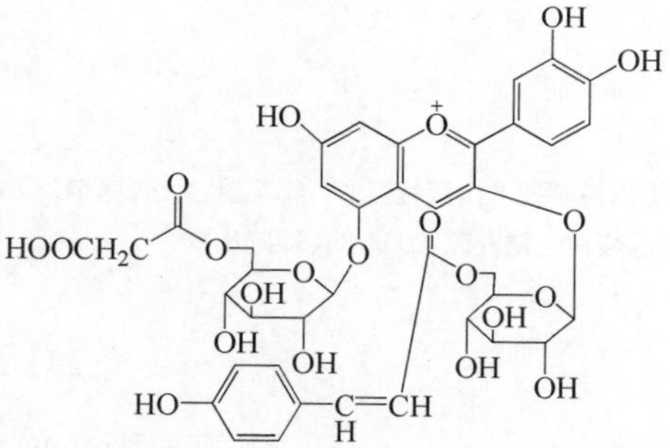

$C_{33}H_{33}O_{23}$ (797.60)
malonyl - cis - shisonin
丙二酸单酰基-顺(反)-紫苏宁

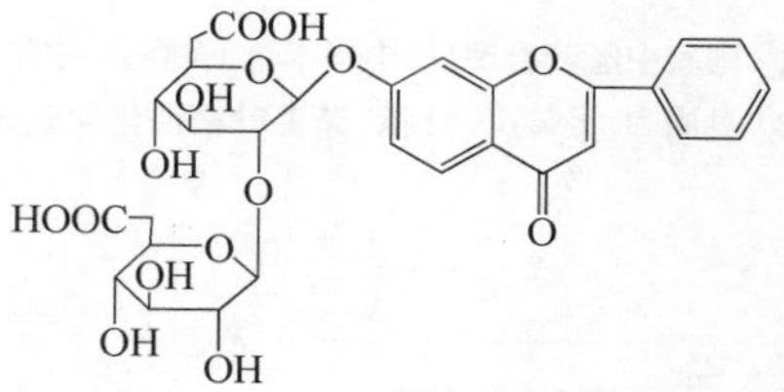

$C_{28}H_{29}O_{16}$ (621.52)
diglucuronyl flavonoid glycoside
二葡萄糖醛酸黄酮苷

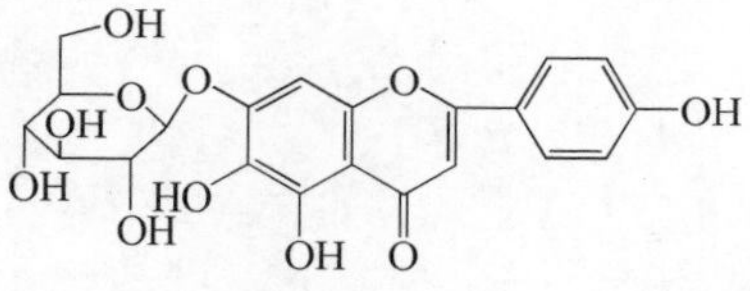

$C_{21}H_{21}O_{13}$ (481.38)
scutellarin
高山黄芩苷

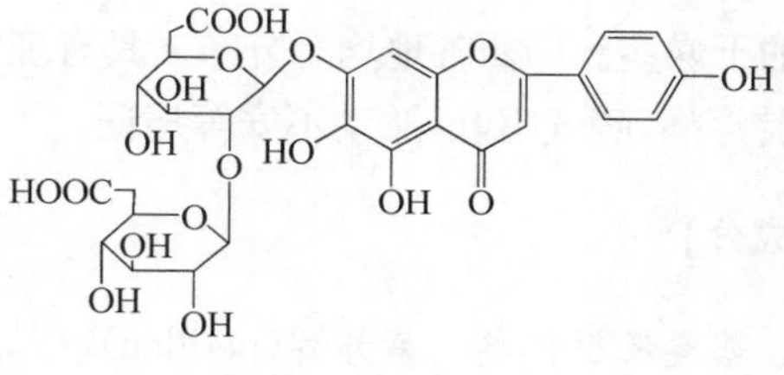

$C_{28}H_{32}O_{19}$ (672.54)
scutellarein - 7 - O - diglucuronide
高山黄芩素- 7 - O -二葡萄糖醛酸苷

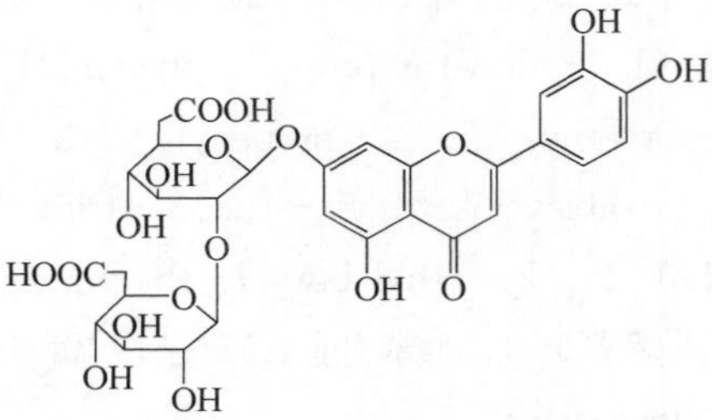

$C_{28}H_{32}O_{19}$ (672.54)

luteolin - 7 - O - diglucuronide

木犀草素-7-O-二葡萄糖醛酸苷

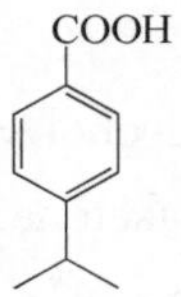

$C_{10}H_{12}O_2$ (164.2)

cumic acid

枯酸

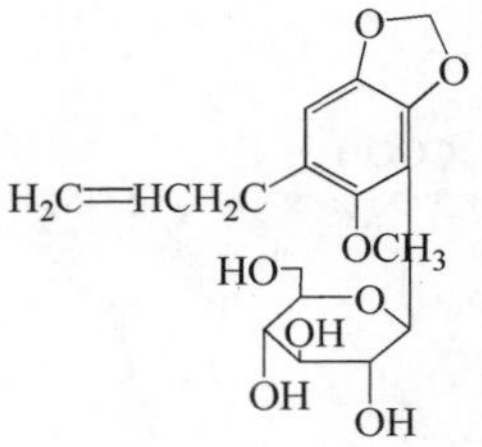

$C_{17}H_{21}O_8$ (353.34)

1,2 - methylenedioxy - 4 - methoxy - 5 - allyl - 3 - phenyl - β - D - glucopyranoside

1,2-亚甲二氧基-4-甲氧基-5-烯丙基-3-苯基-β-D-吡喃葡萄糖苷

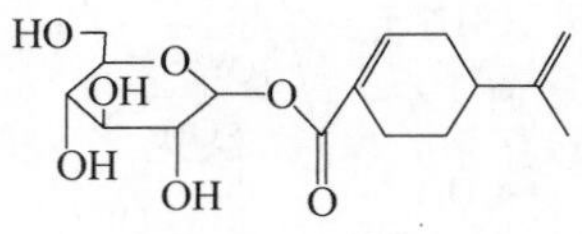

$C_{16}H_{24}O_7$ (328.36)

perilloside B

紫苏苷 B

【参考文献】

[1] 国家中医药管理局《中华本草》编委会. 中华本草[M]. 上海：上海科学技术出版社,1999,第 7 册：115(总 6134).

[2] 吴周和,吴传茂,徐燕. 紫苏叶精油化学成分分析研究[J]. 氨基酸和生物资源,2003,25(3)：18.

277. 紫苏梗 zǐ sū gěng

[拉] Caulis Perillae
[英] Perilla Stem

　　紫苏梗,又名赤苏梗、香苏梗、红苏梗、桂苏梗,为唇形科植物紫苏 *Perilla frutescens*(L.) Britt. 的干燥茎。广西各地均有分布。具有理气宽中,止痛,安胎等功效,主要用于治疗胸膈痞闷,胃脘疼痛,暖气呕吐,胎动不安等病证。

【化学成分】

1. 萜类及甾体类　紫苏烯(perillen)[1,3],β-谷甾醇[1,2]。

2. 脂肪酸及酯类　亚麻乙酸酯[1,2],α-亚麻酸[1,3]。

3. 烯酮类　白苏烯酮(egomaketone),异白苏烯酮(isoegomaketone)[1,3]。

【主要化学成分结构式】

$$C_{10}H_{12}O_2 (164.2)$$
isoegomaketone　异白苏烯酮

【参考文献】

[1] 国家中医药管理局《中华本草》编委会. 中华本草[M]. 上海：上海科学技术出版社，1999，第7册：121（总6130）.

[2] Manandhar M D. CA，1985，103：119975g.

[3] Mathela C S, et al. CA，1989，111：211956q.

278. 紫茉莉 *zǐ mò lì*

[拉] Radix Mirabilis Jalapae
[英] Common Four-O'clock Root

　　紫茉莉，又名白花参、粉果根、入地老鼠、花粉头、水粉头、粉子头、胭脂花头，为紫茉莉科植物紫茉莉 *Mirabilis jalapa* L. 的根。广西各地均有栽培。具有清热利湿，解毒活血等功效，主要用于治疗热淋，白浊，水肿，赤白带下，关节肿痛，痈疮肿毒，乳痈，跌打损伤等病证。

【化学成分】

　　1. 甾醇类　根：含豆甾醇[1,2]，β-谷甾醇[1,4]。

　　2. 蒽醌类　根：含大黄酚[2]。

　　3. 鱼藤酮类　根：含 boeravinone C[2,4]，mirabijalone A[2]，boeravinone B、E，9-O-methyl-4-hydroxy-boeravinone，mirabijalone B[5]。

　　4. 生物碱类　根：含尿囊素[4]。

　　5. 酯类　根：含二十三碳酸单甘油酯[2,4]。

　　6. 挥发油　根挥发油：含糠醛（furfural），3-furaldehyde，嘧啶（pyridine），1-（2-呋喃基）乙酮[ethanone 1-（2-furany)]，2-乙基-5-甲基呋喃（furan），5-methyl-2-furancarboxaldehyde，1-（2-呋喃基）-1-丙酮[1-（2-furanyl)-1-propanone]，1,3-二氢异苯并呋喃（phthalan），1-烯丙基环丙烷羧酸（1-allylcyclopropanecarboxylic acid），十氢-8a-乙基-1,1,4a,6-四甲基萘（decahydro-8a-ethyl-1,1,4a,6-tetramethylnaphthalene），1-（3H-imidazol-4-yl)-ethanone，-（5-methyl-furan-2-yl)propionaldehyde，3-cyclohexen-1-ol,4-methyl-1-（1-methylethyl)，Z-11-tridecen-1-ol,acetate，p-menth-1-en-8-ol,phenol,4-ethyl-2-methoxy,nonanoic acid,2-cmethoxy-4-

vinylphenol - decanoic acid, ethanone, 1 - (2 - hydroxy - 4 - methoxyphenyl）, 5 - isoquinolinecarbonitrile, cyclohexanecarboxylic acid, ethenyl ester, *trans* - 3 (10) - caren - 2 - ol[3]。

7. 其他　根：含蛋白质[1]。

【主要化学成分结构式】

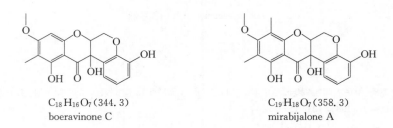

C₁₈H₁₆O₇（344.3）
boeravinone C

C₁₉H₁₈O₇（358.3）
mirabijalone A

【参考文献】

[1] 国家中医药管理局《中华本草》编委会. 中华本草[M]. 上海：上海科学技术出版社,1999,第 2 册：748（总 1385）.

[2] 邝嘉乐,张德志. 紫茉莉根化学成分研究[J]. 广东药学院学报,2007,23(1)：1.

[3] 党丽娟. 紫茉莉根挥发油成分分析[J]. 广东微量元素科学,2006,13(5)：56.

[4] 危英,杨小生,郝小江. 紫茉莉根的化学成分[J]. 中国中药杂志,2003,28(12)：1151.

[5] 陈业高,徐俊驹,吕瑜平,赵勇,阿芳. 紫茉莉抗癌活性成分研究[C]. 第八届全国中药和天然药物学术研讨会与第五届全国药用植物和植物药学学术研讨会论文集,2005,112.

279. 紫金牛　zǐ jīn niú

［拉］Herba Ardisiae Japonicae
［英］Japanese Ardisia Herb

　　紫金牛,又名平地木、叶下红、地茶、矮茶荷、矮茶风、铺地凉伞、矮地茶、凉伞盖珍珠,为紫金牛科植物平地木 *Ardisia japonica* (Thunb.)Bl. ［*Bladhia japonica* Thunb.］的全株。广西主要分布于金秀、三江、龙胜、资源、全州、桂林、蒙山、贺州。具有化痰止咳,利湿,活血等功效,主要用于治疗新久咳嗽,痰中带血,黄疸,水肿,淋证,白带,经闭痛经,风湿痹痛,跌打损伤,睾丸肿痛等病证。

【化学成分】

　　1. 醌类　2 - 羟基 - 5 - 甲氧基 - 3 - 十五烯基苯醌（2 - hydroxy - 5 - methoxy - 3 - pentadecaenyl benzoquinone）,撷贝素（embelin）[1]。

　　2. 萜类　冬青醇（ilexol）[1]。

　　3. 黄酮类　槲皮素,杨梅苷,槲皮苷[1]。

　　4. 酚类　全草：含岩白菜素（bergenin）,紫金牛酚（ardisinol）Ⅰ、Ⅱ,2 - 甲基腰果二酚

（2-methylcardol)等。

5. **挥发油**　全草挥发油：含龙脑，β-桉叶油醇，4-松油烯醇等组分[1]。

【主要化学成分结构式】

$C_{17}H_{26}O_4(294.39)$
embelin　摁贝素

$C_{30}H_{50}O_3(458.73)$
ilexol　冬青醇

【参考文献】

[1]国家中医药管理局《中华本草》编委会. 中华本草[M].上海：上海科学技术出版社,1999,第6册：64(总5316)。

280. 葛根　gě gēn

［拉］Radix Puerariae Lobatae
［英］Lobed Kudzuvine Root

葛根，又名葛、鹿藿、黄斤、葛藤、野扁葛，为豆科植物野葛 *Pueraria lobata* （Willd.）Ohwi 的块根。广西主要分布于南丹、隆林、龙州、防城、钦州、富川、全州等地。具有解肌退热，发表透疹，生津止渴，升阳止泻等功效，主要用于治疗外感发热，头项强痛，麻疹初起，疹出不畅，温病口渴，消渴病，泄泻，痢疾，高血压，冠心病等病证。

【化学成分】

1. **黄酮类**　大豆苷元，大豆苷，葛根素（puerarin），4'-甲氧基葛根素（4'-methoxypuerarin),大豆苷元-4',7-二葡萄糖苷(daidzein-4',7-diglucoside),大豆苷元-7-(6-O-丙二酰基)-葡萄糖苷[daidzein-7-(6-O-malonyl)-glucoside],染料木素(genistein),刺芒柄花素(formononetin),大豆苷元-8-C-芹菜糖基(1→6)-葡萄糖苷[daidzein-8-C-apiosyl(1→6)-glucoside],染料木素-8-C-芹菜糖基(1→6)-葡萄糖苷[genistein-8-C-apiosyl(1→6)-glucoside],葛根素木糖苷(puerarinxyloside,PG-2),3'-羟基葛根素(3'-hydroxypuerarin,PG-1),3'-甲氧基葛根素(3'-methoxypuerarin,PG-3),4'-O-葡萄糖基葛根素(4'-O-glucosyl puerarin,PG-6),4',8-二甲氧基-7-O-β-D-葡糖基异黄酮(4',8-dimethoxy-7-O-β-D-glucosyl isoflavone),刺芒柄花素-7-葡萄糖苷(formononetin-7-glucoside)[1,2];葛藤：含大豆苷元,大豆苷,葛根素(puerarin)[1];野葛花：含尼泊尔鸢尾异黄酮(irisolidone),尼泊尔鸢尾异黄酮7-O-β-D-葡萄糖苷(irisolidone 7-O-β-D-glucoside),葛花苷(kakkalide),染料木素（金雀异黄素，

genistein)，刺芒柄花素（formononetin），大豆苷元-8-C-芹菜糖基（1→6）-葡萄糖苷
［daidzein-8-C-apiosyl（1→6）-glucoside］[3]。

2. 香豆素类　葛根酚（puerarol）[1]。

3. 内酯类　葛根苷（pueroside）A、B，葛根苷 D[1]。

4. 萜类及甾体类　羽扇烯酮，槐花二醇（sophoradiol），广东相思子三醇
（cantoniensistriol），大豆皂醇（soyasapogenol）A、B，葛根皂醇（kudzusapogenol）C、A 和葛根
皂醇 B 甲酯（kudzusapogenol B methylester），β-谷甾醇，β-谷甾醇-β-D-葡萄糖苷（β-
sitosteryl-β-D-glucoside）[1,2]；葛藤：含 β-谷甾醇[1]。

5. 有机酸及酯类　二十二烷酸[1]，二十四烷酸-α-甘油酯[3]，1-二十四烷酸甘油酯
（glucerol-1-monotetracosanoate），6,7-二甲氧基香豆精（6,7-dimethoxycoumarin）[1]，二
十烷酸（icosanoic acid），十六烷酸（hexadecanoic acid）[3]。

6. 生物碱类　尿囊素（allantoin），5-甲基海因（5-methylhydantoin）[1,2]。

7. 无机成分　P,Ca,K,Fe,Zn,Cu,Mn 等[4]。

【主要化学成分结构式】

$C_4H_6N_4O_3$（158.12）
allantoin
尿囊素

$C_{11}H_{10}O_4$（206.19）
6,7-dimethoxycoumarin
6,7-二甲氧基香豆精

$C_{21}H_{20}O_9$（416.38）
puerarin
葛根素

$C_{15}H_{10}O_5$（270.24）
genistein
染料木素

$C_{16}H_{12}O_4$（268.26）
formonone（formonetin, formononetin）
刺芒柄花素（芒柄花素）

$C_5H_8N_2O_2$（128.13）
5-methylhydantoin
5-甲基海因

$C_{25}H_{28}O_{16}$（584.48）
daidzein-8-C-apiosyl（1→6）-glucoside
大豆苷元-8-C-芹菜糖基（1→6）-葡萄糖苷

$C_{25}H_{29}O_{17}$（601.49）
genistein-8-C-apiosyl（1→6）-glucoside
染料木素-8-C-芹菜糖基（1→6）-葡萄糖苷

$C_{26}H_{26}O_5$（418.49）
puerarol
葛根酚

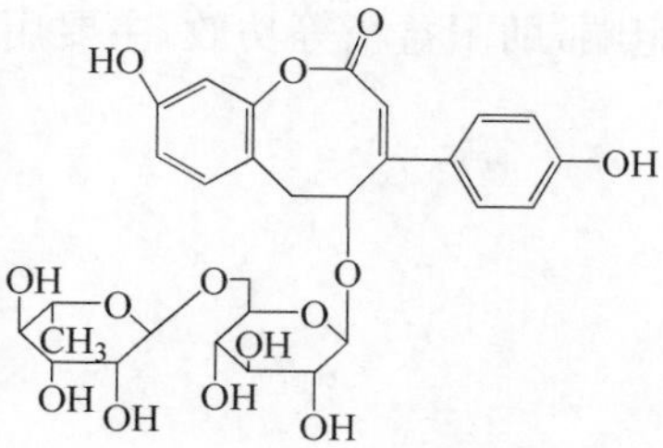

$C_{29}H_{26}O_{14}$ (598.51)
pueroside A
葛根苷 A

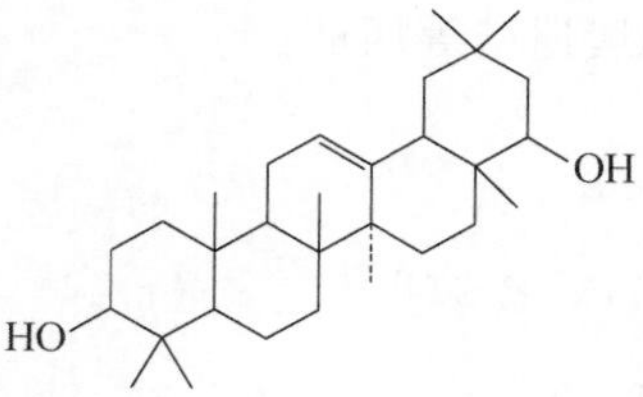

$C_{30}H_{50}O_2$ (442.72)
sophoradiol
槐花二醇

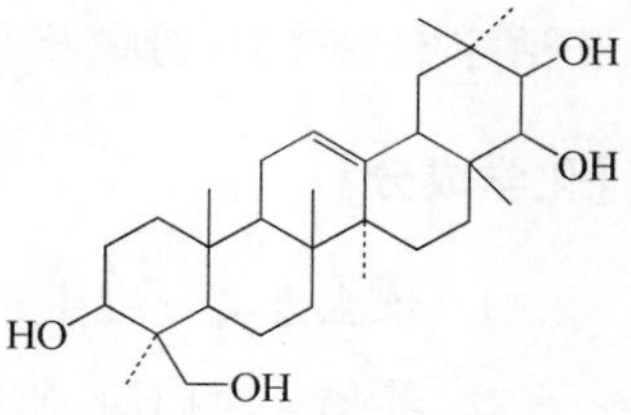

$C_{30}H_{51}O_4$ (475.7)
soyasapogenol A
大豆皂醇 A

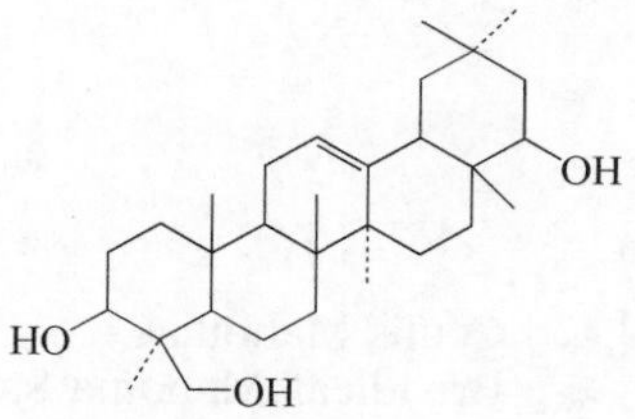

$C_{30}H_{50}O_3$ (458.7)
soyasapogenol B
大豆皂醇

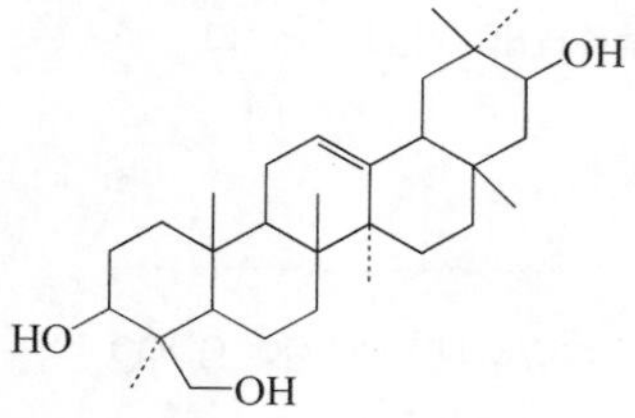

$C_{30}H_{50}O_3$ (458.7)
kudzusapogenol C
葛根皂醇 C

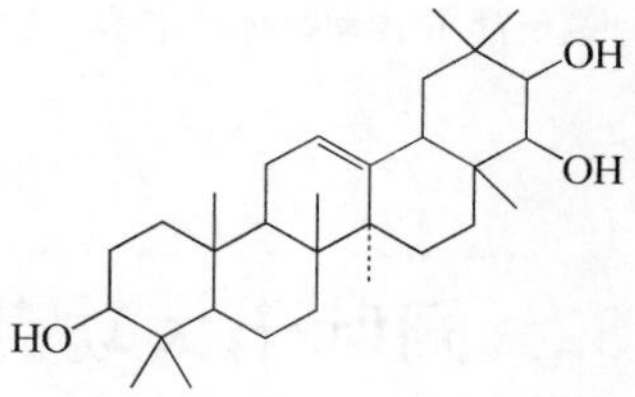

$C_{30}H_{51}O_3$ (459.72)
cantoniensistriol
广东相思子三醇

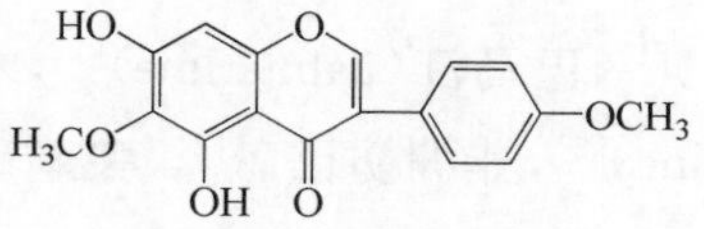

$C_{17}H_{14}O_6$ (314.29)
irisolidone　尼泊尔鸢尾异黄酮

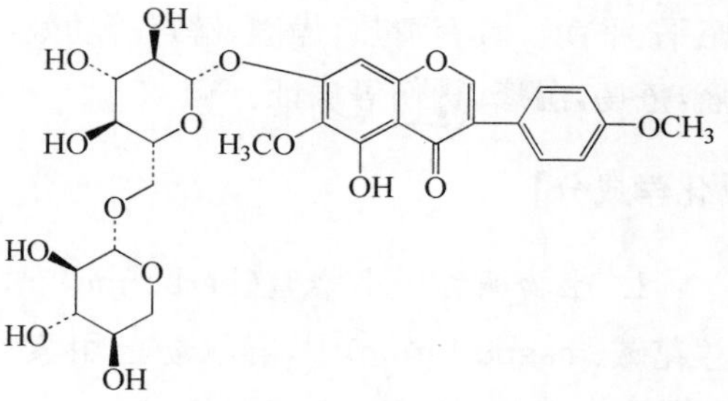

$C_{28}H_{32}O_{15}$ (608.54)
kakkalide　葛花苷

【参考文献】

[1] 国家中医药管理局《中华本草》编委会. 中华本草[M]. 上海：上海科学技术出版社,1999,第 4 册：610(总 3351).
[2] 王彦志,冯卫生,石任兵,等. 野葛中的一个新化学成分[J]. 药学学报,2007,42(9)：964.
[3] 张淑萍,张尊听. 野葛花异黄酮化学成分研究[J]. 天然产物研究与开发,2005,17(5)：595.
[4] 范淑英,吴才君. 江西野葛主要化学成分的分析[J]. 江西农业大学学报,2004,26(2)：235.

281. 蛤蚧　gé jiè

［拉］Gekko gecko Linnaeus
［英］Tokay

蛤蚧,又名蛤解、蛤蟹、仙蟾、蚧蛇、大壁虎,为壁虎科动物蛤蚧 *Gekko gecko Linnaeus* 的干燥体。广西主要分布于桂南、桂西南。具有补肺益肾,纳气定喘,助阳益精等功效,主要用于治疗虚喘气促,劳嗽咳血,阳痿遗精等病证。

【化学成分】

1. 维生素类 维生素 A_1、B_1、B_2 等[1,2]。
2. 其他 蛋白质,脂肪[1,2]。

【参考文献】

[1] Li Y G, et al. C A, 1984, 101: 69680t.

[2] 高士贤. 中国动物药志. 长春: 吉林科学科技出版社, 1996: 121.

282. 阔叶十大功劳 kuò yè shí dà gōng láo

[拉] Caulis Mahoniae
[英] Broadleaf Mahonia Stem

阔叶十大功劳,又名土黄柏、土黄连、八角刺、刺黄柏、黄天竹,为小檗科植物阔叶十大功劳 *Mahonia bealei* (Fort.) Carr. 的茎。广西主要分布于宾阳、靖西、凤山、融水、全州、平乐、昭平、平南。具有清热,燥湿,解毒等功效,主要用于治疗肺热咳嗽,黄疸,泄泻,痢疾,目赤肿痛,疮疡,湿疹,烫伤等病证。

【化学成分】

1. 生物碱类 小檗碱(berberine)[1],药根碱(jatrrhizine)[1],巴马汀(palmatime)[1],木兰花碱(magnoflorine)[1],异汉防己甲素[1];小檗胺(berbamine)[2],非洲防己碱[2],尖刺碱(oxyacanthine)[2]。

2. 挥发油 茎挥发油:含罗丁醇(rhodinol),[1-甲基-1-(5-甲基-5-乙烯基)-四氢呋喃-2-基]乙醇{[1-methyl-1-(5-methyl-5-ethylene)-tetrahydrofuran-2-yl]ethanol},[(2,2,3-三甲基)-3-环己烯-1-基]乙醛{[(2,2,3-trimethyl)-3-cyclohexen-1-yl]acetaldehyde},沉香醇(coriandrol),樟脑,异龙脑,5-甲基-2-(1-甲基)乙基环己醇[5-methyl-2-(1-methyl) ethyl cyclohexanol],[1-甲基-1-(4-甲基-3-环己烯-1-基)]乙醇{[1-methyl-1-(4-methyl-3-cyclohexen-1-yl)]ethanol},丁二酸-(2-甲基)丙酯[(2-methyl)propyl succinicate],(*E,E*)-2,4-十二碳二烯酮[(*E,E*)-2,4-dodecandione],(*E,E*)-2,4-癸二烯醛[(*E,E*)-2,4-decadiene-aldehyde],1-(2-呋喃基)己酮[1-(2-furyl) hexanone],(顺式)-香叶基丙酮[(*cis*)-geranyl acetone],6,10,14-三甲基-2-十五烷酮(6,10,14-trimethyl-2-pentadecanone),戊二酸(1-甲基)丙酯[(1-methyl)propyl glutarate],石竹烯氧化物,正十六烷酸,(*Z,Z*)-9,12-十八碳二烯酸[(*Z,Z*)-9,12-octadecadienoic acid]等[3]。

【主要化学成分结构式】

$C_{37}H_{40}N_2O_6(608.7)$
berbamine　小檗胺

$C_{20}H_{20}NO_4(338.4)$
jatrrhizine　药根碱

$C_{20}H_{18}O_4(322.3)$
berberine　小檗碱

$C_{20}H_{24}NO_4(342.4)$
magnoflorine　木兰花碱

$C_{21}H_{22}NO_4(352.4)$
palmatine　巴马汀

【参考文献】

[1] 顾关云,蒋昱. 十大功劳属植物化学成分与生物活性[J]. 国外医药·植物药分册,2005,20(5):185.

[2] 国家中医药管理局《中华本草》编委会. 中华本草[M]. 上海:上海科学技术出版社,1999,第3册:317(总1914).

[3] 董雷,杨晓虹,王勇等. 阔叶十大功劳茎中挥发油成分 GC/MS 分析[J]. 长春中医药大学学报,2006,22(3):43.

283. 鹅不食草　é bù shí cǎo

[拉] Herba Centipedae Minimae
[英] Small Centipeda Herb

　　鹅不食草,又名食胡荽、野园荽、鸡肠草、鹅不食、地芫荽、满天星,为菊科植物石胡荽 *Centipeda minima* (L.) A. Br. et Aschers. 的全草。广西各地均有分布。具有祛风通窍,解毒消肿,祛风通窍,解毒消肿等功效,主要用于治疗感冒,头痛,鼻渊,鼻息肉,咳嗽,哮喘,喉痹,耳聋,目赤翳膜,疟疾,痢疾,风湿痹痛,跌打损伤,肿毒,疥癣等病证。

【化学成分】

　　1. 黄酮类　槲皮素-3-甲酯(quercetin-3-methylether)[1],芹菜素,槲皮素-3,3′-二甲酯(quercetin-3,3′-dimethylether),槲皮素-3,7,3′,4′-四甲酯(quercetin-3,7,3′,4′-tetramethyl-ether),槲皮素-3,7,3′-三甲酯(quercetin-3,7,3′-trimethyl ether),川陈皮素

(nobiletin)[1,5]，短叶老灌草素(brevifolin)[1,2,3,8]，山奈酚-3-O-α-L-吡喃鼠李糖基-(1→6)-β-D-吡喃葡萄糖苷［kaempferol-3-O-α-L-rhamnopyranosyl-(1→6)-β-D-glucopyranoside］[7,12]，槲皮素，3-甲氧基槲皮素(3-methoxy-quercetin)[12]，槲皮素-2-甲酯(quercetin-2-methyl ester)[5]。

2. 萜类及甾体类　羽扇豆醇，乙酸羽扇豆酯(lupeyl acetate)，四氢堆心菊灵(tetrahydrohelenalin)，千里光酰二氢堆心菊灵(senecoylplenolin)[1,5]，3α,16α,21β,22α,28-五羟基-12-齐墩果烯-28-O-β-D-吡喃木糖苷(3α,16α,21β,22α,28-5-hydroxy-12-oleanene-28-O-β-D-xylopyranoside)，3α,21β,22α,28-四羟基-12-齐墩果烯(3α,21β,22α,28-tetrahydroxy-12-oleanene)[3]，3β,16α,21β,22α,28-五羟基-12-齐墩果烯-28-O-β-D-吡喃木糖苷(3β,16α,21β,22α,28-pentahydroxy-olean-12-ene-28-O-β-D-xylopyranoside)，3α,16α,21α,22α,28-五羟基-12-齐墩果烯-28-O-β-D-吡喃木糖苷(3α,16α,21α,22α,28-pentahydroxy-olean-12-ene-28-O-β-D-xylopyranoside)，3α,21α,22α,28-四羟基-12-齐墩果烯-28-O-β-D-吡喃木糖苷(3α,21α,22α,28-tetrahydroxy-olean-12-ene-28-O-β-D-xylopyranoside)，3α,21β,22α,28-四羟基-12-齐墩果烯-28-O-β-D-吡喃木糖苷(3α,21β,22α,28-tetrahydroxy-olean-12-ene-28-O-β-D-xylopyranoside)，2α,3β,19α,23-四羟基-12-乌苏烯-28-O-β-D-吡喃木糖苷(2α,3β,19α,23-tetrahy-droxy-urs-12-ene-28-O-β-D-xylopyranoside)，1α,3β,19α,23-四羟基-12-乌苏烯-28-酸-28-O-β-D-吡喃木糖苷(1α,3β,19α,23-tetrahydroxy-urs-12-ene-28-oic acid-28-O-β-D-xylopyranoside)[1,3]，1β,2α,3β,19α,23-五羟基-12-乌苏烯-28-酸-28-O-β-D-吡喃木糖苷(1β,2α,3β,19α,23-pentahydroxy urs-12-ene-28-lic-acid-28-O-β-D-xyl-opyranoside)[12]，蒲公英甾醇(taraxasterol)，乙酸蒲公英甾醇酯(taraxasteryl acetate)，棕榈酸蒲公英甾醇酯(taraxasteryl palmitate)，3β,21β,22α,28-四羟基-12-齐墩果烯-28-O-β-D-吡喃木糖苷(3β,21β,22α,28-tetrahydroxy olean-12-ene-28-O-β-D-xylopyranoside)，异丁酰二氢堆心菊灵(isobutyroylplenolin)[1]，异戊酸堆心菊灵内酯(isovaleric acid helenalin)，当归酸堆心菊灵内酯(angelic acid helenalin)[2]，1β,2α,3β,19α-四羟基-12-乌苏烯-28-酯-3-O-β-D-吡喃木糖苷(1β,2α,3β,19α-tetrahydroxy-urs-12-en-28-ester-3-O-β-D-xylopyranoside)[10]，二氢堆心菊灵(dihydrohelenalin)[7,12]，异丁酸堆心菊灵内酯(florilenalin isobutyrate)，堆心菊灵(helenalin)[1,2]，银胶菊素(parthenin)[6]，6-O-千里光酰二氢菊灵(6-O-senecoylplenolin)[1,5,12]，山金车内酯(arnicolide)C[1,3,4,6,8]，山金车二醇(arnidiol)[1]，β-谷甾醇，豆甾醇[1,5,12]，豆甾醇-3-O-β-D-葡萄糖苷，γ-菠菜甾醇[5]。

3. 酚类　10-异丁酰氧基-8,9-环氧百里香酚异丁酰氧基-8-羟基百里香酚(10-isobutyryloxy-8,9-epoxythymol isobutyryloxy-8-hydroxythymol)，9,10-二异丁酰氧基-8-羟基百里香酚(9,10-diisobutyryloxy-8-hydroxythymol)[1,2]，麝香草酚-3-O-β-葡萄糖苷(thymol-3-O-β-glucoside)[12]，百里氢醌-2-O-β-吡喃葡萄糖苷(thymoquinol-2-O-β-glucopyranoside)，百里氢醌-5-O-β-吡喃葡萄糖苷

(thymoquinol－5－O－β－glucopyranoside)[12]。

4. 有机酸及酯类　2－氨基－4－甲基戊酸(2－amino－4－methyl pentanoicacid)，2－氨基－3－苯基丙酸(2－amino－3－phenyl propionic acid)[8]，石南藤酰胺乙酸酯(aurantiamide acetate)[1,5]，咖啡酸乙酯(ethyl caffeate)[9,12]，十九酸三十四醇酯(tetratriacontanyl nonadecanoate)[1,4]。

5. 芪类　3,3′,5,5′-四甲氧基芪(3,3′,5,5′－tetramethoxystilbene)，3,5,4′-三甲氧基-反-芪(3,5,4′－trimethoxy－trans－stilbene)[1]。

6. 醇、酮、醌类　α－莎草酮,二十六醇(hexacosanol)[1,5]，2－异丙基－5－甲基氢醌－4－O－β－D－吡喃木糖苷(2－isopropyl－5－methylhydroquinone－4－O－β－D－xylopyranoside)[1,11]，6－羟基-反-8－二十六碳－烯3－酮(6－hydroxy－trans－8－hexacos－ene－3－one)[1]。

【主要化学成分结构式】

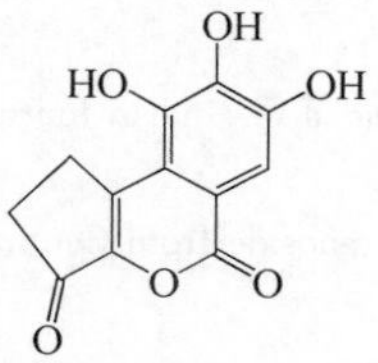

$C_{12}H_8O_6$(248.19)
brevifolin　短叶老灌草素

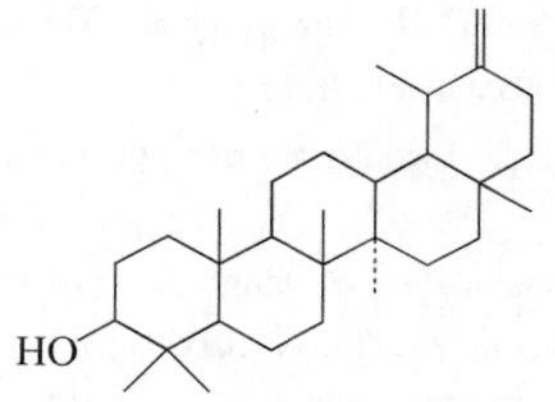

$C_{29}H_{47}O$(411.68)
taraxasterol(α－lactucerol)　蒲公英甾醇(α-山莴苣醇)

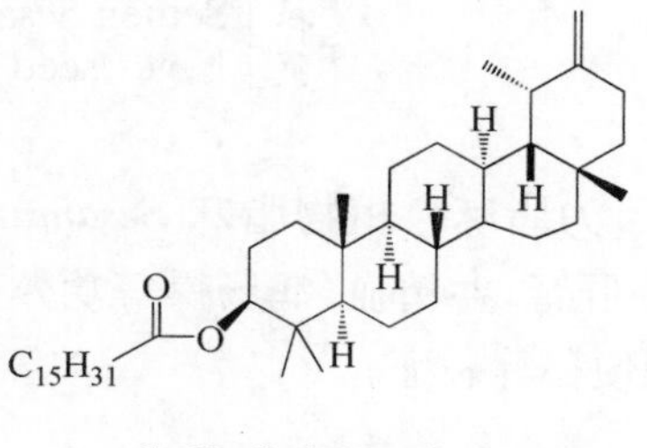

$C_{45}H_{77}O_3$(666.09)
Taraxasteryl palmitate
蒲公英甾醇棕榈酸酯

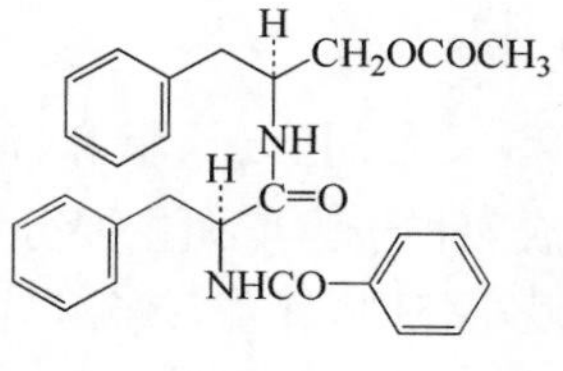

$C_{27}H_{28}N_2O_4$(444.52)
aurantiamide acetate
石南藤酰胺乙酸酯

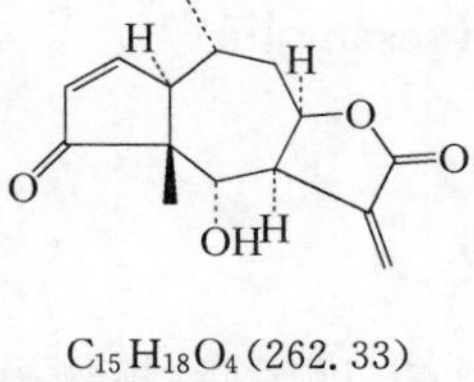

$C_{15}H_{18}O_4$(262.33)
helenalin
堆心菊灵

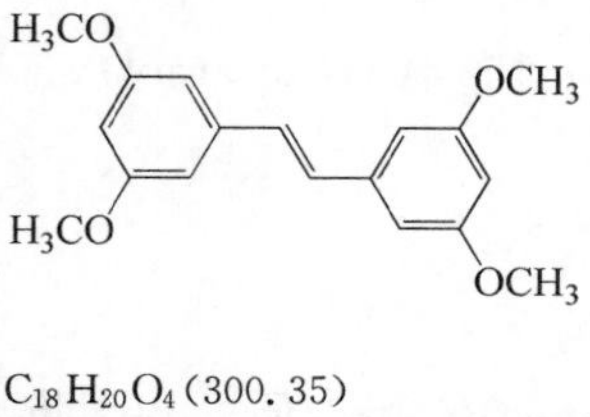

$C_{18}H_{20}O_4$(300.35)
3,3′,5,5′－tetramethoxystilbene
3,3′,5,5′－四甲氧基芪

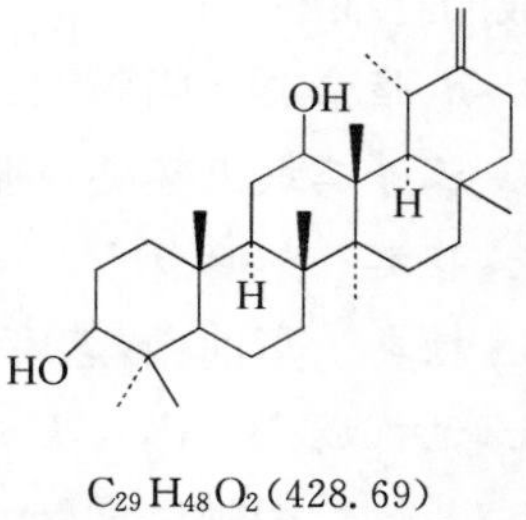

$C_{29}H_{48}O_2$(428.69)
arnidiol
山金车二醇

【参考文献】

［1］国家中医药管理局《中华本草》编委会. 中华本草［M］. 上海：上海科学技术出版社，1999，第 7 册：770（总 6801）.

［2］Ferdin and Bohlmann, Chen Zhongliang. New Guaianolides From Centipeda minima［J］. KeXueTongBao, 1984, 29(7): 900.

［3］Oscar S Giordano, Mauricio J Pestchanker, Eduardo Guerreiro, et al. Structure-activity relationship in the gastric cytoprotective effect of several sesquiterpene lactones［J］. J Med Chem, 1992, 35: 2452.

［4］Yu H. W., Wright C. W., Cai Y, et al. Antiprotozoal Activities of Centipeda minima［J］. Phytochemistry Research, 1994, 8: 436.

［5］褚红芬，孔德云，恽英. 石胡荽中的甾醇成分［J］. 中草药，1994，25(11)：612.

［6］Taylor Robin S. L., Neil Towers G. H. Antibacterial Constituents of the Nepalese Medicinal Herb, Centipeda minima［J］. Phytochemistry, 1998, 47(4): 631.

［7］Wang H B, Nair M G, Strasburg G M, et al. Antioxidant polyphenols from Tart Cherries (Prunuscerasus)［J］. JAgric Food Chem, 1999, 47: 840.

［8］于德泉，杨峻山. 分析化学手册. 第 7 分册［M］. 2 版. 北京：化学工业出版社，1999：909.

［9］Etzenhouser B, Hansch C, Kapur S, et al. Mechanism of toxicity of esters of caffeic and dihydrocaffeic acids［J］. Bioor Med Chem, 2001, 9(1): 199.

［10］Rai Nirupama, Singh J. Two New Triterpenoid Glycosides from Centipeda minima［J］. Indian Journal of Chemistry, 2001, 40B(4): 320.

［11］SanhiRashmi, Srivatsava Punita, Singh J. Hydroquinone $- O - \beta - D -$ xylopyranoside from Centipeda minima［J］. Indian Journal of Chemistry, 2001, 40B(9): 857.

［12］蒲首丞，郭远强，高文远. 鹅不食草化学成分的研究［J］. 中草药，2009，40(3)，363.

284. 黑芝麻　hēi zhī ma

［拉］Semen Sesami Nigrum
［英］Niger seed

黑芝麻，又名胡麻子、脂麻、油麻、巨胜、黑荏子，为脂麻科植物脂麻 *Sesamum indicum* L. 的干燥成熟种子。广西主要分布于西部。具有补肝肾，益精血，润肠燥等功效，主要用于治疗头晕眼花，耳鸣耳聋，须发早白，病后脱发，肠燥便秘等病证。

【化学成分】

1. 脂肪酸及酯类　脂肪油：含花生酸，二十四烷酸，亚油酸，硬脂酸，油酸，棕榈酸，二十二烷酸的甘油酯[1]。

2. 木脂素类　脂肪油：含芝麻素[1]。

3. 苯并二氧五环类　脂肪油：含芝麻酚（sesamol），芝麻林素（sesamolin）[1]。

4. 苷类　芝麻苷[1]。

5. 糖类　车前糖，芝麻糖。

6. 无机成分　P，K，Ca，草酸钙[1]。

7. 其他　细胞色素（cytochromec）C，蛋白质[1]。脂肪油：含叶酸，卵磷脂，植物甾醇，维生素 E[1]。

【主要化学成分结构式】

C$_7$H$_6$O$_3$(138.12)
sesamol　芝麻酚

C$_{20}$H$_{18}$O$_7$(370.36)
sesamolin　芝麻林素

【参考文献】

[1] 国家中医药管理局《中华本草》编委会. 中华本草[M]. 上海：上海科学技术出版社,1999,第 7 册：482(总 6507).

285. 椿皮 *chūn pí*

[拉] Cortex Toonae Sinensis
[英] Chinese Toona Bark

椿皮,又名香椿皮、椿白皮、春颠皮,为楝科植物香椿 *Toona sinensis*(A. Juss.)Roem. 的树皮。广西各地均有分布。具有清热燥湿,涩肠,止血,止带,杀虫等功效,主要用于治疗泄泻,痢疾,肠风便血,崩漏,带下,蛔虫病,丝虫病,疮癣等病证。

【化学成分】

1. 黄酮类　树皮：含槲皮素,槲皮素-3-*O*-β-*D* 葡萄糖苷,5,7-二羟基-8-甲氧基黄酮,杨梅素和杨梅苷[1];叶：含 6,7,8,2,-四甲氧基-5,6′-二羟基黄酮,5,7-二羟基-8-甲氧基黄酮,山奈酚,槲皮素-3-*O*-鼠李糖苷,槲皮素-3-*O*-葡萄糖苷,槲皮素[2]。

2. 甾体类　树皮：含 β-谷甾醇[1]。叶：含 3-羟基-5,6-环氧-7-megastigmen-9-酮[2]。

3. 有机酸及酯类　树皮：含二十碳酸乙酯[1];叶：含没食子酸乙酯(phyllemblin)[2]。

4. 长链脂肪醇类　树皮：含正二十六烷醇[1]。

5. 香豆素类　叶：含东莨菪素(scopoletin)[2]。

6. 挥发油　嫩芽：含有二氧杂环己烷(dioxane),2-乙氧基丁烷 2-ethoxy-Butane,乙二醇单硝酸酯,2,5-二甲基唾吩,樟脑,龙脑,3,4-二甲基葵烷,乙酸龙脑酯(bornyl acetate),2-乙基-1-葵醇,榄香醇,2,6-二甲基-4-乙基-苯酚,6-甲基-十三烷,山油柑灵(acrophylline),雪松醇,3,6-二甲基十一烷,金合欢醇(6,10-Dodecatrien-1-ol,3,7,11-trimethyl-2),2,7-辛二烯-1-乙酸酯,邻苯二甲酸二甲氧基乙酯[1,2-Benzenedicarboxylic acid, bis(2-methoxyethyl) ester],α-蛇麻烯,β-丁香烯。种子挥发油：含醛,酮,芳香族,硫醇,多元醇,叔醇等成分[2],主要为烯类化合物,且大多数为倍半萜,主要有反-石竹烯,γ-榄香烯,榄香烯,α-长旅烯,白菖烯等。

【主要化学成分结构式】

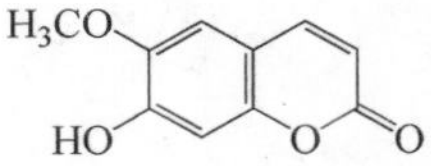

$C_{10}H_8O_4$ (192.1)
scopoletin, baogongteng B
东莨菪素,包公藤乙素,6-甲氧基-7-羟基香豆素

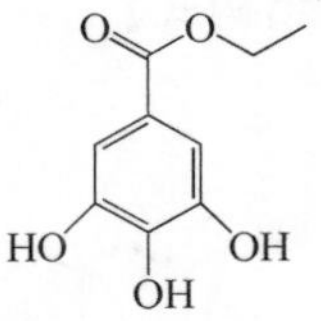

$C_9H_{10}O_5$ (198.17)
phyllemblin
没食子酸乙酯

【参考文献】

[1] 李国成,余晓霞,廖日房. 香椿树皮的化学成分分析[J]. 中国医院药学杂志,2006,26(8):949.

[2] 陈玉丽,阮志鹏,林丽珊等. 香椿的化学成分及药理作用研究进展[J]. 长治医学院学报,2008,22(4):315.

[3] 王茂朋,涂炳坤,何丹. 香椿的化学成分研究进展[J]. 湖北林业科技,2006,4:38.

286. 矮地茶　ǎi dì chá

[拉] Herba Ardisiae Japonicae
[英] Japanese Ardisia Herb

矮地茶,又名平地木、老勿大、不出林、叶底珠、叶下红、千年不大、地茶、紫金牛,为紫金牛科植物紫金牛 *Ardisia japonica* (Thunb.) Blume 的干燥全草。广西主要分布于金秀、三江、龙胜、资源、全州、桂林、阳朔、蒙山、昭平、藤县。具有化痰止咳,利湿,活血等功效,主要用于治疗咳嗽,痰中带血,慢性支气管炎,湿热黄疸,跌扑损伤等病证。

【化学成分】

1. 黄酮类　山柰酚[2],槲皮素,杨梅苷,槲皮苷[1,3]。

2. 生物碱类　岩白菜素(bergenin)[1,3,4]。

3. 酚、醌、酯类　紫金牛酚Ⅰ、Ⅱ(ardisinolⅠ、Ⅱ),2-甲基腰果二酚(2-methylcardol),2-羟基-5-甲氧基-3-十五烯基苯醌(2-hydroxyl-5-methoxyl-3-pentadecenyl benzoquinone),摁贝素(embelin)[1],3β-葡萄糖-4-甲氧基-苯甲酸甲酯(3β-glucose-4-methoxyl-methyl benzoate)[4]。

4. 萜类　冬青醇(ilexol)[1,3]。

5. 挥发油　龙脑,β-桉叶油醇,4-松油烯醇[1]。

【主要化学成分结构式】

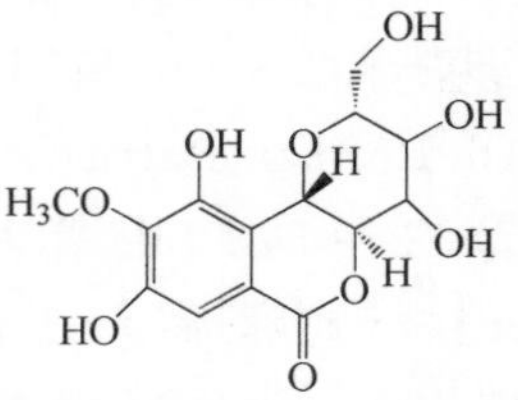

$C_{14}H_{16}O_9$ (328.27)
bergenin　岩白菜素

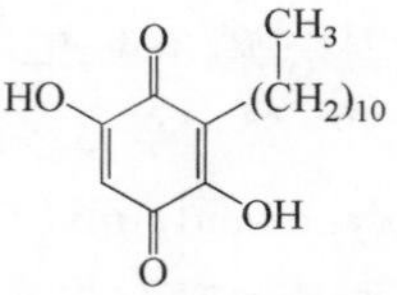

$C_{17}H_{26}O_4$ (294.39)
embelin　摁贝素

C₃₀H₅₀O₃ (458.73)
ilexol　冬青醇

C₂₀H₃₂O₂ (304.46)
ardisinol I　紫金牛酚 I

C₁₉H₃₀O₂ (290.44)
ardisinol II　紫金牛酚 II

【参考文献】

［1］国家中医药管理局《中华本草》编委会.中华本草[M].上海：上海科学技术出版社,1999,第 6 册：64(总 5316).
［2］谢娟,宋良科,王恒,等.矮地茶的槲皮素与山柰酚含量测定[J].特产研究,2008,1：55.
［3］陶玲,王永林,王爱民,等. HPLC 法测定七神喉痹通颗粒中岩白菜素的含量[J].中草药,2005,36(2)：218.
［4］王琳,谢晶曦,刘春雪,等.草药矮地茶止咳成分的化学结构及合成[J].药学学报,1981,16(6)：425.

287. 蓖麻子　bì má zǐ

［拉］Semen Ricini
［英］Castorbean

　　蓖麻子,又名草麻子、大麻子、红大麻,为大戟科植物蓖麻 *Ricinus communis* L. 的种子。广西各地均有栽培。具有祛风除湿,拔毒消肿等功效,主要用于治疗脚气,风湿痹痛,痈疮肿毒,疥癣瘙痒,子宫下垂,脱肛,咳嗽痰喘等病证。

【化学成分】

　　1. 脂肪油　种子脂肪油：主要含三酰甘油(甘油三酯)及甘油酯,还有少量的甾醇,磷脂,游离脂肪酸,碳氢化合物及蜡。甘油酯的脂肪酸组成为：蓖麻油酸,油酸,亚油酸,硬脂酸,棕榈酸。在磷脂中含有磷脂酰乙醇胺(phosphatidyl ethanolamine)及其降解产物,磷脂酰胆碱；磷脂的脂肪酸组成为：棕榈酸,硬脂酸,油酸,亚油酸,而不含蓖麻油酸。游离脂肪酸：含蓖麻油酸,十八碳二烯酸(octadecadienoic acid),十八碳烯酸(octadecenoic acid)[1]；叶油的脂肪酸组成为：共轭二烯脂肪酸,主要有油酸,亚麻酸,β-桐酸(β-elaeostearic acid),亚油酸,还含饱和脂肪酸等[2]。

　　2. 氨基酸及蛋白质类　叶：含天冬酰胺,丙氨酸,蛋氨酸,脯氨酸,缬氨酸,N-去甲基蓖麻毒蛋白(N-demethylricine),蓖麻毒蛋白(ricine)[2]；种子：含蓖麻毒蛋白有蓖麻毒蛋白 D,酸性蓖麻毒蛋白(acidic ricin),碱性蓖麻毒蛋白(basic ricin),蓖麻毒蛋白 E 及蓖麻毒蛋白 T 等[1]。

　　3. 萜类　种皮：含 30-去甲羽扇豆-3β-醇-20-酮(30-norlupan-3β-ol-20-one)[1]。

4. 黄酮类　叶：含芸香苷，槲皮素，金丝桃苷，异槲皮苷，槲皮素-3-葡萄糖苷，山柰酚，山柰酚-3-芸香糖苷，紫云英苷，瑞诺苷(reynoutrin)，(－)-表儿茶精[2]。

5. 有机酸类　叶：含 2,5-二羟基苯甲酸(2,5-dihydroxybenzoic acid)，绿原酸，新绿原酸(neochlorogenic acid)，没食子酸[2]。

6. 生物碱类　种子、叶：含蓖麻碱[1,2]。

7. 其他　种子：含凝集素(agglutinin)和脂肪酶[1]；叶：含维生素 C[2]。

【主要化学成分结构式】

phosphatidyl ethanolamine
磷脂酰乙醇胺

$C_{22}H_{25}O_{15}$ (529.42)
reynoutrin　瑞诺苷

【参考文献】

[1] 国家中医药管理局《中华本草》编委会. 中华本草[M]. 上海：上海科学技术出版社，1999，第 4 册：845(总 3656).
[2] 国家中医药管理局《中华本草》编委会. 中华本草[M]. 上海：上海科学技术出版社，1999，第 4 册：849(总 3656).

288. 路路通　lù lù tōng

[拉] Fructus Liquidambaris
[英] Beautiful Sweetgum Fruit

路路通，又名枫木、香树、枫人、枫仔树、三角枫，为金缕梅科植物枫香树 *Liquidambar formosana* Hance 的果序。广西各地均有分布。具有祛风除湿，疏经活络，利水等功效，主要用于治疗风湿痹痛，肢体麻木，手足拘挛，脘腹疼痛，经闭，乳汁不通，水肿胀满，湿疹等病证。

【化学成分】

1. 黄酮类　叶：含杨梅树皮素-3-*O*-(6'-*O*-没食子酰)-葡萄糖苷，槲皮素-3-*O*-(6'-*O*-没食子酰)-葡萄糖苷，紫云英苷，三叶豆苷(trifolin)，异槲皮苷，金丝桃苷，杨梅树皮素-3-葡萄糖苷，芸香苷[1]。

2. 有机酸类　叶：含并没食子酸，左旋莽草酸。

3. 鞣质类　叶：含新唢呐草素(tellimagrandin)Ⅰ及Ⅱ，长梗马兜铃素(pedunculagin)，木麻黄鞣宁(casuarinin)，木麻黄鞣质(casuariin)，木麻黄鞣亭(casuarictin)，1,2,6-三没食子酰葡萄糖(1,2,6-tri-*O*-galloyl-*β*-*D*-glucose)，1,2,4,6-四没食子酰葡萄糖(1,2,4,

6 - tetra - O - galloyl - β - D - glucose），五没食子酰葡萄糖（penta - O - galloylglucose），枫香鞣质（liquidambin），异皱褶菌素（isorugosin）A、B、D[1]。

4. 萜类及甾体类　叶：含水晶兰苷（monotropein）[1]。树皮：含 β-谷甾醇与水晶兰苷（monotropein）[1]。

5. 挥发油　叶挥发油：含单萜类化合物，倍半萜类化合物，脂肪类化合物，芳香族化合物，如 4 -松油醇，β-石竹烯，伞形花酮等[2]。

【主要化学成分结构式】

$C_{21}H_{21}O_{13}$（481.38）
trifolin　　三叶豆苷

$C_{16}H_{22}O_{11}$（390.34）
monotropein　　水晶兰苷

$C_{34}H_{26}O_{22}$（786.56）
tellimagrandin I　　新喷呐草素 I

$C_{34}H_{26}O_{22}$（786.56）
tellimagrandin II　　新喷呐草素 II

$C_{34}H_{24}O_{22}$（784.54）
pedunculagin　　长梗马兜铃素

$C_{34}H_{24}O_{22}$（784.54）
casuariin　　木麻黄鞣质

$C_{48}H_{34}O_{30}$（1 090.77）
1,2,4,6 - tetra - O - galloyl - β - D - glucopyranoside
1,2,4,6 -四- O -没食子酰基- β - D -吡喃葡萄糖

$C_{41}H_{30}O_{26}(938.66)$
1,2,6 - tri - O - galloyl - β - D - glucopyranoside
1,2,6 -三 - O -没食子酰基 - β - D -吡喃葡萄糖苷

$C_{41}H_{28}O_{26}(936.65)$
casuarictin
木麻黄鞣亭

【参考文献】

[1] 国家中医药管理局《中华本草》编委会. 中华本草[M].上海：上海科学技术出版社,1999,第3册：745(总2381).
[2] 姜志宏,周荣汉. 枫香叶挥发油化学成分研究[J]. 中草药,1991,14(8)：34.

289. 蔓荆子　màn jīng zǐ

[拉] Fructus Viticis Trifoliae
[英] Shrub Chastetree Fruit

蔓荆子,又名蔓荆实、荆子、万荆子、三叶蔓荆子、蔓青子,为马鞭草科植物蔓荆 *Vitex trifolia* L. 的果实。广西主要分布于龙州、宁明、北流、岑溪等地。具有疏散风热,清利头目等功效,主要用于治疗外感风热,头昏头痛,偏头痛,牙眼肿痛,目赤肿痛,多泪,昏暗不明,风湿痹痛等病证。

【化学成分】

1. 生物碱类　果实：含蔓荆子碱(vitricin)[1]。

2. 脂肪酸类　果实脂肪油：含肉豆蔻酸,棕榈酸,硬脂酸,棕榈油酸,油酸和亚油酸[1]。

3. 维生素类　果实脂肪油：含 γ -生育酚(γ - tocopherol)[1]。

4. 甾体类　果实：含 β -谷甾醇,过氧麦角甾醇[2]。

5. 酚、醛、酸类　果实：含对-羟基苯甲酸[1,2],对-茴香酸及香草醛(vanillin)[1]。

6. 萜类　牡荆内酯(vitexilactone),previtexilactone,abietatriene - 3β - ol,vitexlactam A, vitedoin B, vitetrifolin D, spathulenol, ent - 4α, 10β - dihydroxyaromadendrane, agnuside[2]。

7. 蒽醌类　大黄素甲醚[2]。

8. 黄酮类　紫花牡荆素[2]。

9. 木质素类　paulownin[2]。

10. 挥发油　叶挥发油：含 α -和 β -蒎烯,苯酚1,8-桉叶素,α -萜醇[1]。

【主要化学成分结构式】

$C_{29}H_{50}O(414.7)$
β- sitosterol　　β-谷甾醇

$C_8H_8O_2(136.1)$
vanillin　　香草醛

【参考文献】

[1] 国家中医药管理局《中华本草》编委会. 中华本草[M]. 上海：上海科学技术出版社,1999,第 6 册：604(总 5998).
[2] 顾琼,张雪梅,江志勇,等. 蔓荆的化学成分研究[J]. 中草药,2007,38(5)：656.

---

290. 豨莶　xī xiān

[拉] Herba Siegesbeckiae Orientalis
[英] Herb Siegesbeckia Orientalis

豨莶,又名豨莶草、希仙、虾钳草、铜锤草、土伏虱、牛人参,为菊科植物豨莶 *Siegesbeckia orientalis* L. 的地上部分。广西主要分布于贺州、昭平、藤县、岑溪、博白、龙州、隆安等地。具有祛风通络,平肝凉血,清热解毒等功效,主要用于治疗风湿痹痛,筋骨不利,半身不遂,高血压病,疟疾,黄疸,痈肿疮毒,风疹湿疮,虫兽咬伤等病证。

【化学成分】

1. 内酯类　茎：含 9β-羟基-8β-异丁烯酰氧基木香烯内酯(9β - hydroxy - 8β - methacryloxyacyloxycostunolide),9β-羟基-8β-异丁酰氧基木香烯内酯(9β - hydroxy - 8β - isobutyryloxycostunolide),14 -羟基-8β-异丁酰氧基木香烯内酯(14 - hydroxy - 8β - isobutyryloxycostunolide),8β-异丁酰氧基-14 -醛基-木香烯内酯(8β - isobutryloxy - 14 - al - costunolide),9β, 14 -二羟基-8β-异丁酰氧基木香烯内酯(9β, 14 - dihydroxy - 8β - isobutyryloxycostunolide),8β-异丁酰氧基-1β, 10α -环氧木香烯内酯(8β - isobutryloxy - 1β, 10α - epoxycostunolide),8β, 9β -二羟基-1β, 10α -环氧- 11β, 13 -二氢木香烯内酯(8β, 9β - dihydroxy - 1β, 10α - epoxy - 11β, 13 - dihydrocostunolide),14 -羟基-8β-异丁酰氧基-1β, 10α -环氧木香烯内酯(14 - hydroxy - 8β - isobutyryloxy - 1β, 10α - epoxycostunolids),15 -羟基-9α-乙酰氧基-8β-异丁酰氧基- 14 -氧代-买兰坡草内酯(15 - hydroxy - 9α - acetoxy - 8β - isobutyryloxy - 14 - oxo-melampolide),15 -羟基-8β-异丁酰氧基- 14 -氧代-买兰坡草内酯(15 - hydroxy - 8β - isobutyryloxy - 14 - oxo - melampolide),19 -乙酰氧基- 12 -氧代-

10,11-二氢牻牛儿基橙花醇(19-acetoxy-12-oxo-10,11-dihydrogeranylnerol),19-乙酰氧基-15-氢过氧-12-氧代-13,14E-去氢-10,11,14,15-四氢牻牛儿基橙花醇(19-acetoxy-15-hydroperoxy-12-oxo-13,14E-dehydro-10,11,14,15-tetrahydrogeranylnerol),19-乙酰氧基-15-羟基-12-氧代-13,14E-去氢-10,11,14,15-四氢牻牛儿基橙花醇(19-acetoxy-15-hydroxy-12-oxo-13,14E-dehydro-10,11,14,15-tetrahydrogeranylnerol),1α-乙酰氧基-2α,3α-环氧异土木香内酯(1α-acetoxy-2α,3α-epoxyisoalantolactone)[1]。

2. 萜类　2β,15,16-三羟基-对映-8(14)-海松烯[2β,15,16-trihydroxy-ent-pimar-8(14)-ene],15,16-二羟基-2-氧代-对映-8(14)-海松烯[15,16-dihydroxy-2-oxo-ent-pimar-8(14)-ene],15,16,18-三羟基-2-氧代-对映-8(14)-海松烯[15,16,18-trihydroxy-2-oxo-ent-pimar-8(14)-ene][1],豨莶精醇(darutigenol),豆甾醇,奇任醇(kirenol),豨莶酸(siegesbeckic acid),对映-16β,17-二羟基贝壳杉烷-19-羧酸(ent-16β,17-dihydroxy-19-kauranoic acid),对映-17-羟基贝壳杉烷-19-羧酸(ent-16αH-17-hydroxy-19-kauranoic acid)[3]。

3. 无机成分　As,Hg,Zn,Cu,Fe[2]。

【主要化学成分结构式】

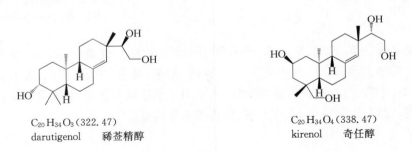

C$_{20}$H$_{34}$O$_3$(322.47)
darutigenol　豨莶精醇

C$_{20}$H$_{34}$O$_4$(338.47)
kirenol　奇任醇

【参考文献】

[1] 国家中医药管理局《中华本草》编委会. 中华本草[M]. 上海：上海科学技术出版社,1999,第7册：956(总7036).
[2] 陈莉莉,王亮,朱光辉,等. 豨莶草中的有效微量元素研究[J]. 微量元素与健康研究,2000,17(2)：34.
[3] 俞桂新,王峥涛. 豨莶草化学成分研究[J]. 中国药学杂志,2006,41(24)：1854.

291. 墨旱莲　mò hàn lián

[拉] Herba Ecliptae
[英] Yetbadetajo Hert

墨旱莲,又名旱莲草、黑墨草、野葵花、烂脚草、水旱莲、莲子草、白花蟛蜞草、白花磨琪草、墨斗草、野向日葵、墨菜、墨汁草、墨水草、乌心草,为菊科植物鳢肠 *Eclipta prostrata* L. 的干燥地上部分。广西各地均有分布。具有滋补肝肾,凉血止血等功效,主要用于治疗牙齿松动,须发早白,眩晕耳鸣,腰膝酸,阴虚血热,吐血,血衄,尿血,血痢,崩漏下血,外伤出血等病证。

【化学成分】

1. 黄酮类　芹菜素,木犀草素[1,4],木犀草素-7-O-葡萄糖苷(luteolin-7-O-glucoside)[1],木犀草苷,蒙花苷(linarin)[4],槲皮素[4,5]。

2. 萜类及甾体类　旱莲草皂苷(eclalbasaponins)XI、XII[3],刺囊酸(echinocystic acid),刺囊酸-3-O-β-D-吡喃葡萄糖醛酸甲酯苷(echinocystic acid-3-O-β-D-methyl-glucuronopyranoside),豆甾醇-3-O-β-D-吡喃葡萄糖苷[5],植物甾醇A,植物甾醇A的葡萄糖苷(phytosterol A-glucoside),豆甾醇,谷甾醇,β-香树脂醇[1],旱莲苷C(ecliptasaponin C),β-谷甾醇[4]。

3. 香豆素类　蟛蜞菊内酯(wedelolactone),去甲基蟛蜞菊内酯(demethylwedelolactone)[1,4],去甲基蟛蜞菊内酯-7-β-D-葡萄糖苷(demethylwedelolactone-7-β-D-glucoside)[1]。

4. 噻吩类　α-三联噻吩基甲醇(α-terthienylmethanol),乙酸-(α-三联噻吩基)甲醇酯(α-terthienylmethyl acetate),α-三联噻吩基甲醛(α-terthienyl formaldehyde)[1],2,2′,5″,2″-三噻吩-5-羧酸(2,2′,5″,2″-trithiophene-5-carboxylic acid)[4]。

5. 长链脂肪醇类　三十一醇(hentriacnntanol),14-二十七醇(14-heptacosanol)[1]。

6. 酚酸类　4-羟基苯甲酸(4-hydroxybenzoic acid),原儿茶酸[1]。

7. 生物碱类　烟碱[1]。

8. 挥发油　苯乙酮(acetophenone),1-乙酸基-2-甲基环戊烯(1-acetoxy-2-methyl cyclopentene),苯甲醛,马兜铃环氧化物(birthwort epoxide),β-波旁烯,2-丁基-2-辛烯醇(2-butyl-2-octenol),丁基甲醚(butyl methyl ether),1-香芹酮(1-carvol),(E)-石竹烯[(E)-caryophyllene],双氢假性紫罗兰酮(dihydropseudoionone),环氧石竹烯(epoxycaryophyllene),β-桉叶醇,表蓝桉醇,δ-愈创木烯,8-十七烯(8-heptadecene),棕榈酸,异二氢香芹醇(isodihydrocarveol),2-甲基十六烷基-1-醇(2-methylhexadecoyl-1-ol),2-甲基-5-(1-甲基乙基)环己酮[2-methyl-5-(1-methylethyl)cyclohexanone],2-甲基-5-(1-甲基乙基)酚[2-methyl-5-(1-methylethyl)phenol],12-甲基-E,E-2,13-十八碳-1-醇(12-methyl-E,E-2-13-octadecyl-1-ol),新二氢香芹醇(neodihydrocarveol),2-新二烯香芹醇(2-neohopadiene carveol),十七烷(heptadecane),(E,E)-3,5-辛二烯-2-酮[(E,E)-3,5-octadiene-2-one],十五碳-3,7-双烯(pentadecyl-3,7-diene),苯乙醛(phenylacetaldehyde),1-苯基-1-丙酮(1-phenyl-1-acetone),胡椒酮(piperitone),3,7,11,15-四甲基-2-十六烯-1-醇(3,7,11,15-tetramethyl-2-hexadecylene-1-ol),6,10,14-三甲基-2-十五酮(6,10,14-trimethyl-2-pentadecaketone),1,5,5,8-四甲基-12-氧双环[9.1.0](1,5,5,8-tetramethyl-12-oxbicyclo[9.1.0])[2]。

【主要化学成分结构式】

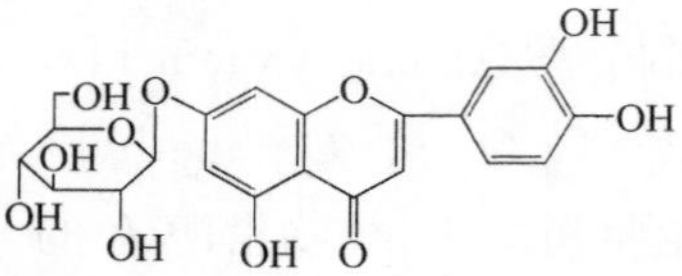

$C_{21}H_{20}O_{11}$（448.4）
luteolin－7－O－glucoside
木犀草素－7－O－葡萄糖苷

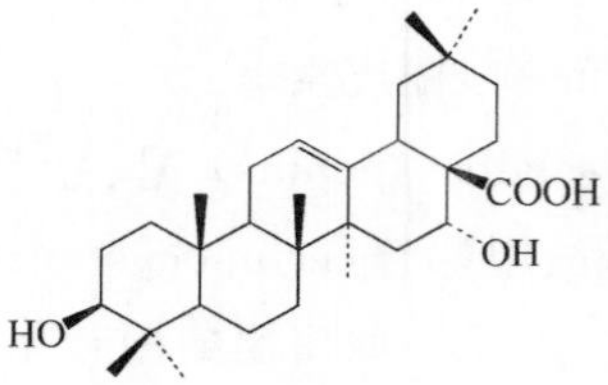

$C_{30}H_{48}O_4$（472.7）
echinocystic acid
刺囊酸

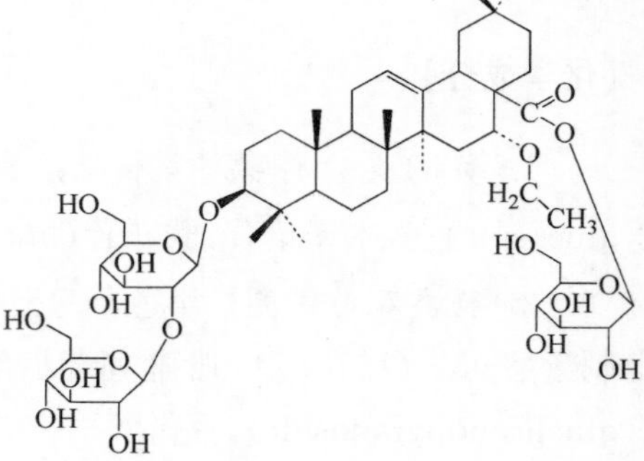

$C_{50}H_{82}O_{19}$（987.2）
eclalbasaponins Ⅺ
旱莲草皂苷Ⅺ

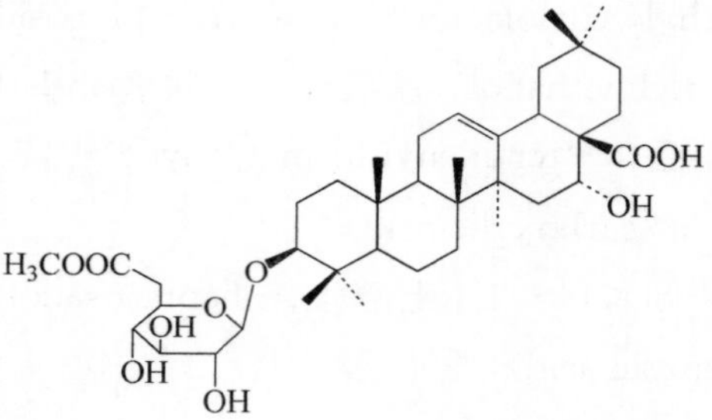

$C_{38}H_{47}O_{10}$（663.7）
echinocystic acid－3－O－β－D－methyl glucuronopyranosy
刺囊酸－3－O－β－D－吡喃葡萄糖醛酸甲酯苷

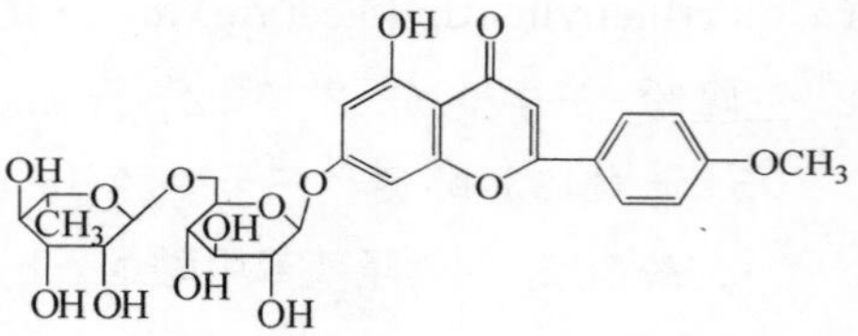

$C_{28}H_{32}O_{14}$（592.6）
linarin
蒙花苷

【参考文献】

［1］国家中医药管理局《中华本草》编委会. 中华本草［M］. 上海：上海科学技术出版社,1999,第7册：818(6859).

［2］余建清,于怀东,邹国林. 墨旱莲挥发油化学成分的研究［J］. 中国药学杂志,2005,40(12)：895.

［3］汤海峰,赵越平,蒋永培,等. 中药墨旱莲中的三萜皂苷［J］. 药学学报,2001,36(9)：660.

［4］吴疆,侯文彬,张铁军,等. 墨旱莲的化学成分研究［J］. 中草药,2008,39(6)：814.

［5］赵越平,汤海峰,蒋永培,等. 墨旱莲化学成分的研究［J］. 中国药学杂志,2002,37(1)：17.

---

292. 稻芽 dào yá

［拉］Fructus Oryzae Germinatus
［英］Germinated ricegrain

　　稻芽,又名蘖米、谷蘖、稻蘖、谷芽,为禾本科植物稻 *Oryza sativa* L. 的成熟果实。广西主要为栽培。具有和中消食,健脾开胃等功效,主要用于治疗食积不消,腹胀口臭,脾胃虚弱,不饥食少等病证。

【化学成分】

1. 氨基酸类　γ-氨基丁酸,天冬氨酸[1]。
2. 其他　胆碱,脂肪油,麦芽糖,腺嘌呤,淀粉酶,蛋白质,淀粉[1]。

【参考文献】

[1] 国家中医药管理局《中华本草》编委会. 中华本草[M]. 上海：上海科学技术出版社,1999,第 8 册：378(总 7482).

293. 橘红　*jú hóng*

[拉] Exocarpium Citri Grandis
[英] Tangerine Red Epicarp

橘红,又名化皮、化州橘红、柚皮橘红、柚类橘红、兴化红、毛柑、毛化红、赖橘红,为芸香科植物化州柚 *Citrus grandis* (Linn.) Osbeck var. *tomentosa* Hort. 的未成熟或近成熟的外层果皮。广西主要分布于南宁、博白等地。具有散寒燥湿,理气化痰,宽中健胃等功效,主要用于治疗风寒咳嗽,痰多气逆,恶心呕吐,胸脘痞胀等病证。

【化学成分】

1. 黄酮类　柚皮苷,新橙皮苷,枳属苷(poncirin),福橘素(tangeretin),川陈皮素(nobiletin),5,7,4′-三甲氧基黄酮(5,7,4′-trimethoxy flavone),5,6,7,3′,4′-五甲氧基黄酮(5,6,7,3′,4′-pentamethoxy flavone),5,7,8,3′,4′-五甲氧基黄酮(5,7,8,3′,4′-pentamethoxy flavone),5,7,8,4′-四甲氧基黄酮(5,7,8,4′-tetramethoxy flavone)等[1],柚皮苷,野漆树苷(rhoifolin)[8],柚皮苷元,芹莱素[10]。

2. 胺类及生物碱类　腐胺(putrescine),水苏碱[1]。

3. 香豆素类　伞形花内酯,橙皮油内酯[1],异欧前胡素,佛手内酯[11]。

4. 甾体类　β-谷甾醇-β-D-葡萄糖苷(β-sitosterol-β-D-glucoside)[1],4-麦角甾醇-3-酮,4-豆甾醇-3-酮,ergost-5-en-3-ol,stigmasta-5,22-dien-3-ol,stigmasta-4,22-dien-3-one[9]。

5. 糖类　化橘红多糖,是由 D-木糖,D-半乳糖,L-阿拉伯糖,D-甘露糖和一个未知物组成[7]。

6. 维生素类　烟酸,胡萝卜素,维生素 B_1、B_2、C[1],维生素 E[9]。

7. 二酚及酚酸类　焦性儿茶酚(pyrocatechol)[1],原儿茶酸[10]。

8. 无机成分　钙,磷,铁[1],铜[5],铅[6]。

9. 氨基酸及蛋白质类　甘氨酸,蛋白质[1]。

10. 挥发油　枸橼醛,牻牛儿醇,芳樟醇,邻氨基苯甲酸甲酯,α-蒎烯,丁香烯氧化物,芳樟醇单氧化物(linalool monoxide),顺式-3-己烯醇(*cis*-3-hexenol),荜澄茄烯,二戊烯(dipentene)[1],枸橼烯[1,2],β-月桂烯,β-蒎烯,对伞花烃(paracymene)[2],十五烷酸,十六烷酸,十八烷酸,十九烷酸乙酯,7,11-二甲基-3-亚甲基-1,6,10-十二碳三烯,11,14-二十碳二烯酸甲酯,9-十八碳烯醛,2-辛基环丙烯-庚醇[3],大根香叶烯 D(germacrene D),大根香叶烯 B(germacrene B)[4],γ-松油烯,γ-杜松烯,双环倍半水芹烯,吉马烯 B,橙花叔醇[9]。

11. 其他   番茄烃(lycopene),二十九烷(nonacosane),脂肪,糖类[1]。

【主要化学成分结构式】

C20H20O7(372.36)
tangeretin   福橘素

C4H12N2(88.15)
putrescine   腐胺

C6H6O2(110.11)
pyrocatechol   焦性儿茶酚

C28H34O14(594.56)
poncirin   枳属苷

C35H60O6(576.86)
β-sitosterol-β-D-glucoside   β-谷甾醇-β-D-葡萄糖苷

【参考文献】

[1] 国家中医药管理局《中华本草》编委会. 中华本草[M]. 上海:上海科学技术出版社,1999,第4册:902(总3718).
[2] 程荷风,蔡春. 化橘红挥发油化学成分的研究[J]. 中国药学杂志,1996,31(7):423.
[3] 程荷风,蔡春. 化橘红乙醇提取物中低极性成分的气-质联用分析[J]. 广东医学院学报,1996,14(3):261.
[4] 张立坚,蔡春,王秀季. 化橘红挥发油的化学成分分析[J]. 分析测试学报,2005,24(增刊):103.
[5] 蔡春,莫丽儿,李尚德. 化橘红与其它产地橘红元素含量的比较分析[J]. 广东微量元素科学,1996,3(1):49.
[6] 程荷风,陈素珍,李小凤. 中药化州橘红乙酸乙酯提取物中微量元素的分布及含量[J]. 广东微量元素科学,1996,3(1):52.
[7] 程荷风,蔡春. 化橘红多糖的分离纯化及其组成的气相色谱分析[J]. 广东医学院学报,1998,16(1):15.
[8] 雷海民,孙文基,林文翰. 化洲橘红的化学成分研究[J]. 西北药学杂志,2000,15(5):203.
[9] 陈连剑,李婷,李成. 化橘红超临界 CO2 萃取物的 GC-MS 分析[J]. 中药材,2003,26(8):559.
[10] 袁旭江,林励,陈志霞. 化橘红中酚性成分的研究[J]. 中草药,2004,35(5):498.
[11] 陈志霞,林励. 化橘红药材中香豆素类成分的研究[J]. 中药材,2004,27(8):577.

294. 橘核 jú hé

[拉] Semen Citri Reticulatae
[英] Tangerine Seed

橘核,又名橘子仁、橘子核、橘米、橘仁,为芸香科植物橘 *Citrus reticulata* Blanco 及其栽培变种的干燥成熟种子。广西主要为栽培。具有理气,止痛等功效,主要用于治疗疝气,睾丸肿痛,乳痈,腰痛,膀胱气痛等病证。

【化学成分】

1. 脂肪酸类　花生酸,1(22),7(16)-二环氧基-[20,8,0,0(7,16)]-三环-三十烷{tricyclo[20,8,0,0(7,16)]triacontane,1(22),7(16)- diepoxy},亚油酸[1],11 -二十碳烯酸(11 - eicosenoic acid)[2],二十碳四烯酸(5,11,14,17 - eicosatetraenoate),十七烷酸,十七烷酸异构体(margaric acid isomeride),油酸,棕榈酸,棕榈油酸,硬脂酸[1,2]。

2. 萜类　黄柏酮(casimirolide;obacunone),去乙酰闹米林(deacetylnomilin;isolinmonin),吴茱黄烯(citrolimonin;evodene;dictamnolactone),宜昌橙(苦)素(ichangin),(一)-21 - O -甲基柠檬苦素酸[(一)- 21 - O - methyllimonexic acid],闹米林(nomilin)。[3]

【主要化学成分结构式】

$C_{26}H_{30}O_7(454.5)$
casimirolide;obacunone
黄柏酮

$C_{26}H_{32}O_8(472.52)$
deacetylnomilin;isolinmonin
去乙酰闹米林

$C_{26}H_{32}O_9(488.53)$
ichangin
宜昌橙(苦)素

$C_{27}H_{32}O_{10}(516.53)$
(一)- 21 - O - methyllimonexic acid
(一)-21 - O -甲基柠檬苦素酸

$C_{28}H_{34}O_9(514.55)$
nomilin
闹米林

【参考文献】

[1] 焦士蓉,李燕平,谢贞建,等. 橘核成分及油脂脂肪酸组成的 GC - MS 分析[J]. 粮油食品科技,2007,15(5):32.

[2] 焦士蓉,罗世平,李燕平. 橘核油的超临界 CO_2 萃取及脂肪酸组成研究[J]. 西华大学学报,自然科学版,2007,26(2):49.

[3] 惠永正. 中药天然产物大全[M]. 上海:上海科学技术出版社,2011,第 10 册:7924.

295. 磨盘草 mó pán cǎo

[拉] Herba Abutili Indici
[英] Indian Abutilon Herb

磨盘草,又名磨仔草、假茶仔、累子草、半截磨、磨盘花、金花草,为锦葵科植物磨盘草 *Abutilon indicum* (L.) Sweet [*Sida indica* L.]的全草。广西主要分布于东兰、凌云、龙州、隆安、上林、桂平、博白、岑溪。具有疏风清热,化痰止咳,消肿解毒等功效,主要用于治疗感冒,发热,咳嗽,泄泻,中耳炎,耳聋,咽炎,腮腺炎,尿路感染,疮痈肿毒,跌打损伤等病证。

【化学成分】

1. 萜类及甾体类　全草:含土木香内酯和异土木香内酯[1];地上部分:含 β-谷甾醇[1]。

2. 有机酸类　全草:含没食子酸[1];地上部分:含对-香豆酸,对-羟基苯甲酸,咖啡酸,延胡索酸[1]。

3. 氨基酸类　地上部分:含亮氨酸,丝氨酸,天冬氨酸,香草酸,组氨酸,苏氨酸[1]。

4. 糖类　地上部分:含果糖,对-β-D-葡萄糖氧基苯甲酸(p-β-D-glucosyloxybenzoic acid),葡萄糖基-香草酰基葡萄糖(gluco-vanilloylglucose),葡萄糖,半乳糖[1]。

5. 黄酮类　花:含棉花皮素-8-葡萄糖苷即棉花皮苷(gossypetin-8-glucoside, gossypin),棉花皮素-7-葡萄糖苷即棉花皮异苷(gossypetin-7-glucoside,gossypitrin),矢车菊素-3-芦丁苷(cyanidin-3-rutinoside)[1]。

6. 挥发油　β-蒎烯,丁香烯,丁香烯氧化物,桉叶素,牻牛儿醇,牻牛儿醇乙酸酯,榄香烯,金合欢醇,龙脑,桉叶醇等[1]。

7. 其他　地上部分:含黏液质及 C_{22}-C_{44} 烷烃[1]。

【主要化学成分结构式】

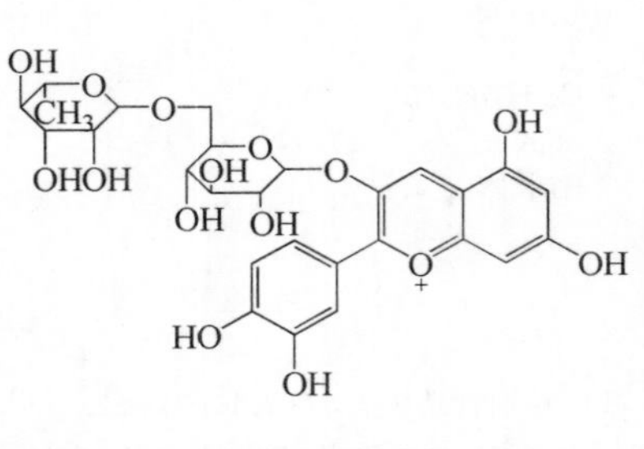

$C_{27}H_{19}O_{11}$ (519.4)
cyanidin-3-rutinoside
矢车菊素-3-芸香糖苷

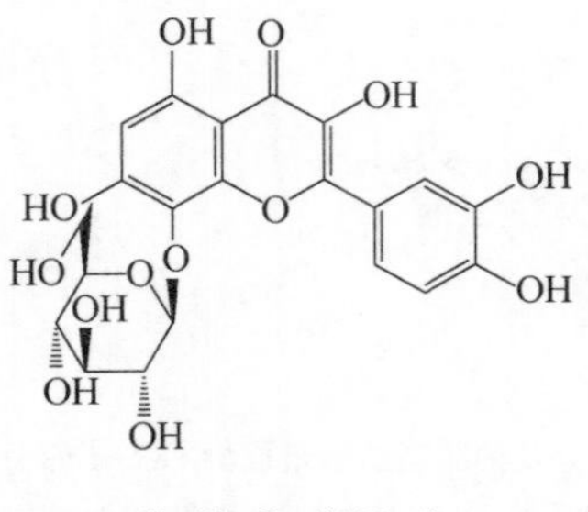

$C_{21}H_{20}O_{13}$ (480.4)
gossypin
棉花皮苷

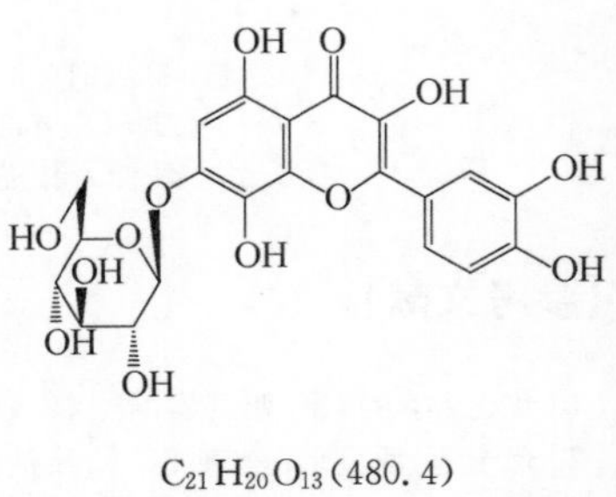

$C_{21}H_{20}O_{13}$ (480.4)
gossypitrin
棉花皮异苷

【参考文献】

[1] 国家中医药管理局《中华本草》编委会. 中华本草[M]. 上海：上海科学技术出版社,1999,第 5 册：335(总 4332).

296. 薄荷 bò he

[拉] Herba Menthae Haplocalycis
[英] Wild Mint Herb

薄荷,又名蕃荷菜、菠简、南薄荷、猫儿薄荷、野薄荷、升阳菜、薄荷、鱼香草,为唇形科植物薄荷 *Mentha haplocalyx* Brip. 的全草。广西各地均有栽培。具有散风热,清头目,利咽喉,透疹,解郁等功效,主要用于治疗风热表证,头痛目赤,咽喉肿痛,麻疹不透,隐疹瘙痒,肝郁胁痛等病证。

【化学成分】

1. **挥发油** 鲜叶挥发油：含左旋薄荷醇(L - menthol),还含左旋薄荷酮(L - menthone),异薄荷酮(isomenthone),胡薄荷酮(pulegone),乙酸癸酯(decyl acetate),乙酸薄荷酯(menthyl acetate),苯甲酸甲酯,α -蒎烯及 β -蒎烯,β -侧柏烯,3 -戊醇(3 - pentanol),2 -己醇(2 - hexanol),3 -辛醇(3 - octanol),右旋月桂烯,枸橼烯及桉叶素,α -松油醇等。

2. **黄酮类** 异瑞福灵(isoraifolin),木犀草素 - 7 -葡萄糖苷(luteolin - 7 - glucoside),薄荷异黄酮苷(methoside)。

3. **有机酸类** 迷迭香酸(rosmarinic acid),咖啡酸。

4. **氨基酸类** 天冬氨酸,谷氨酸,丝氨酸,甘氨酸,苏氨酸,丙氨酸,天冬酰胺,缬氨酸,亮氨酸,异亮氨酸,苯丙氨酸,蛋氨酸,赖氨酸。

5. **单萜类** 右旋 8 -乙酰氧基莳萝艾菊酮(d - 8 - acetoxycarvotanacetone)[1]。

6. **二羟基-1,2 -二氢萘二羧酸为母核的化学成分** 1 -(3,4 -二羟基苯基)- 6,7 -二羟基- 1,2 -二氢萘- 2,3 二羧酸[1 -(3,4 - dihydroxyphenyl)- 6,7 - dihydroxy - 1,2 - dihydronaphthalene - 2,3 - dicarboxylic acid],1 -(3,4 -二羟基苯基)- 3 -[2 -(3,4 -二羟基苯基)- 1 -羧基]乙氧基羰基- 6,7 -二羟基- 1,2 -二氢萘- 2 -羧酸{1 -(3,4 - dihydroxyphenyl)- 3 -[2 -(3,4 - dihydroxyphenyl)- 1 - carboxy]ethoxycarbonyl - 6,7 - dihydroxy - 1,2 - dihydronaphthalene - 2 - carboxylic acid},7,8 -二羟基- 2 -(3,4 -二羟基苯基)- 1,2 -二氢萘- 1,3 -二羧酸[7,8 - dihydroxy - 2 -(3,4 - dihydroxyphenyl)- 1,2 - dihydronaphthalene - 1,3 - dicarboxylic acid],1 -[2 -(3,4 -二羟基苯基)- 1 -羧基]乙氧基羰基- 2 -(3,4 -二羟基苯基)- 7,8 -二羟基- 1,2 -二氢萘- 3 -羧酸{1 -[2 -(3,4 - dihydroxyphenyl)- 1 - carboxy]ethoxycarbonyl - 2 -(3,4 - dihydroxyphenyl)- 7,8 - dihydroxy - 1,2 - dihydronaphthalene - 3 - carboxylic acid},3 -[2 -(3,4 -二羟基苯基)- 1 -羧基]乙氧基羰基- 2 -(3,4 -二羟基苯基)- 7,8 -二羟基- 1,2 -二氢萘- 1 -羧酸{3 -[2 -(3,4 - dihydroxyphenyl)- 1 - carboxy]ethoxycarbonyl - 2 -(3,4 - dihydroxyphenyl)- 7,8 -

dihydroxy－1,2－dihydronaphthalene－1－carboxylic acid},1,3－双[2－(3,4－二羟基苯基)－1－羧基]乙氧基羰基－2－(3,4－二羟基苯基)－7,8－二羟基－1,2－二氢萘{1,3－dis[2－(3,4－dihydroxyphenyl)－1－carboxy]ethoxycarbonyl－2－(3,4－dihydroxyphenyl)－7,8－dihydroxy－1,2－dihydronaphthalene},1－[2－(3,4－二羟基苯基)－1－甲氧基羰基]乙氧基羰基－2－(3,4－二羟基苯基)－3－[2－(3,4－二羟基苯基)－1－羧基]乙氧基羰基－7,8－二羟基－1,2－二氢萘{1－[2－(3,4－dihydroxyphenyl)－1－methoxycarbonyl]ethoxycarbonyl－2－(3,4－dihydroxyphenyl)－3－[2－(3,4－dihydroxyphenyl)－1－carboxy]ethoxycarbonyl－7,8－dihydroxy－1,2－dihydronaphthalene},1－[2－(3,4－二羟基苯基)－1－羧基]乙氧基羰基－2－(3,4－二羟基苯基)－3－[2－(3,4－二羟基苯基)－1－甲氧基羰基]乙氧基羰基－7,8－二羟基－1,2－二氢萘{1－[2－(3,4－dihydroxyphenyl)－1－carboxy]ethoxycarbonyl－2－(3,4－dihydroxyphenyl)－3－[2－(3,4－dihydroxyphenyl)－1－methoxycarbonyl]ethoxycarbonyl－7,8－dihydroxy－1,2－dihydronaphthalene},1,3－双[2－(3,4－二羟基苯基)－1－甲氧基羰基]乙氧基羰基－2－(3,4－二羟基苯基)－7,8－二羟基－1,2－二氢萘{1,3－dis[2－(3,4－dihydroxyphenyl)－1－methoxycarbonyl]ethoxycarbonyl－2－(3,4－dihydroxyphenyl)－7,8－dihydroxy－1,2－dihydronaphthalene}。

【主要化学成分结构式】

$C_{18}H_{16}O_8$(360.31)
rosmarinic acid
迷迭香酸

$C_2H_{16}O_{14}$(264.14)
7,8－dihydroxy－2－(3,4－dihydroxyphenyl)－1,2－dihydronaphthalene－1,3－dicarboxylic acid
7,8－二羟基－2－(3,4－二羟基苯基)－1,2－二氢萘－1,3－二羧酸

【参考文献】

[1] 国家中医药管理局《中华本草》编委会. 中华本草[M]. 上海：上海科学技术出版社,1999,第7册：80(总6097).

297. 薏苡仁 yì yǐ rén

[拉] Semen Coicis
[英] Ma-yuen Jobstears Seed

薏苡仁,又名薏仁、苡仁、珠珠米、水玉米、益米、米仁、薏米、起实,为禾本科植物薏苡 *Coix lacryma-jobi* L. 的种仁。广西各地均有分布。具有清热通淋,利湿杀虫等功效,主要

用于治疗蛔虫病,黄疸,水肿,风湿痹痛,热淋,血淋,石淋,白带过多,脚气等病证。

【化学成分】

1. 脂肪酸及酯类　薏苡仁酯(coixenolide),薏苡内酯(薏苡素,coixol),棕榈酸,硬脂酸,顺 - 8 - 十八碳烯酸(cis - 8 - octadecenoic acid),十八碳一烯酸,十八碳二烯酸(octadecadienoic acid),肉豆蔻酸及软脂酸酯,硬脂酸酯,α - 单亚麻酯(α - monolinolein),其中甘油三酯类鉴定出 12 种:三油酸甘油酯,三亚油酸甘油酯,二亚油酸油酸甘油酯,棕榈酸二亚油酸甘油酯,亚油酸二油酸甘油酯,棕榈酸亚油酸油酸甘油酯,二棕榈酸亚油酸甘油酯,油酸亚油酸硬脂酸甘油酯,棕榈酸二油酸甘油酯,棕榈酸亚油酸硬脂酸甘油酯,二棕榈酸油酸甘油酯,二油酸硬脂酸甘油酯[1]。

2. 甾醇类　阿魏酰豆甾醇(feruloylstigmasterol),阿魏酰菜子甾醇(feruloylcampesterol),芸苔甾醇(campesterol),α,β - 谷甾醇及豆甾醇[2]。

3. 多糖类　薏苡多糖 A、B、C(coixan A、B、C),中性葡聚糖 1 - 7 及酸性多糖 CA - 1 和 CA - 2[3]。

4. 氨基类　精氨酸,赖氨酸,缬氨酸,亮氨酸等多种氨基酸。

5. 维生素类　维生素 B_1、B_2、B_6[2]。

6. 无机成分　钙,磷,镁,锌,锰,铁,铜,磷,硒,钾等[3]。

7. 挥发油　种子挥发油:含己醛,己酸,2 - 乙基 - 3 - 羟基丁酸己酯(2 - ethyl - 3 - hydroxy-hexylbutrate),γ - 壬内酯(γ - nonalactone),壬酸,辛酸,棕榈酸乙酯,亚油酸甲酯,香草醛及亚油酸乙酯等[2]。

【主要化学成分结构式】

$$H_3C-CH-O-CO-(CH_2)_9-CH=CH-(CH_2)_5CH_3$$
$$H_3C-CH-O-CO-(CH_2)_7-CH=CH-(CH_2)_5CH_3$$

$C_{38}H_{70}O_4(590.96)$
coixenolide　薏苡仁酯

$C_8H_7NO_3(165.14)$
coixol　薏苡素

【参考文献】

[1] 向智敏,祝明,陈碧莲. HPLC - MS 分析薏苡仁油中的甘油三酯成分[J]. 中国中药杂志,2005,30(18):1436.
[2] 国家中医药管理局《中华本草》编委会. 中华本草[M]. 上海:上海科学技术出版社,1999,第 8 册:329(总 7412).
[3] 刘春兰,杨若明,周宜君,等. 贵州薏苡无机元素的分析[J]. 微量元素与健康研究,2004,21(6):40.

298.　薜荔　bì lì

[拉] Herba Frui Ppumilae
[英] Climbing Fig Herb

薜荔,又名常春藤、木莲藤、辟荸、石壁莲、木瓜藤、膨泡树,为桑科植物薜荔 *Ficus*

pumilab L. 的茎,叶。广西各地均有分布。具有祛风除湿,活血通络,解毒消肿等功效,主要用于治疗风湿痹痛,坐骨神经痛,泻痢,尿淋,水肿,疟疾,睾丸炎,闭经,咽喉肿痛,漆疮,痈疮肿毒,跌打损伤等病证。

【化学成分】

1. 萜类及甾体类　白桦脂酸,羽扇豆醇,胡萝卜苷,β-谷甾醇-3-O-β-D-吡喃葡萄糖苷-6′-十五烷酸酯(β-sitosterol-3-O-β-D-glucopyranoside-6′-pentadecanoate)[1];叶:含β-谷甾醇,蒲公英赛醇乙酸酯(taraxeryl acetate),脱肠草素(herniarin),β-香树脂醇乙酸脂(β-amyrin acetate)[2]。

2. 长链脂肪族类　正二十九醇(n-nonacosanol),正二十八酸(n-octacosanoic acid),正二十四醇(n-tetracosanol)[1]。

3. 黄酮类　5,7,4′-三甲氧基黄烷-3-醇(5,7,4′-trimethoxy flavane-3-ol),β-D-葡萄糖乙醇苷(ethyl-β-D-glucopyranoside),芹菜素,槲皮素,柚皮素,山奈素-3-O-葡萄糖苷,儿茶素(catechin),表儿茶素等[1];叶:含芸香苷[2]。

4. 香豆素类　叶:含香柑内酯(bergapten)[2]。

5. 维生素类　叶:含内消旋肌醇(mesoinositol)[2]。

【主要化学成分结构式】

$C_{12}H_8O_4$(216.19)
bergapten　香柑内酯

$C_{15}H_{14}O_6$(296.27)
catechin　左旋及消旋儿茶精(儿茶素)

【参考文献】

[1] 范明松,叶冠,黄成钢. 薜荔化学成分研究[J]. 中草药,2005,36(7):984.

[2] 国家中医药管理局《中华本草》编委会. 中华本草[M]. 上海:上海科学技术出版社,1999,第2册:499(1059).

299. 薯莨　shǔ liáng

[拉] Rhizoma Dioscoreae Cirrhosae
[英] Shouliahg Yam Radix Root

薯莨,又名赭魁、薯良、鸡血莲、血母、朱砂莲、血三七、雄黄七、血葫芦,为薯蓣科植物薯莨 *Dioscorea cirrhosa* Lour. 的块茎。广西主要分布于岑溪、宁明、邕宁、宾阳、隆安、那坡、田阳。具有活血止血,理气止痛,清热解毒等功效,主要用于治疗咳血,咯血,呕血,衄血,尿血,便血,崩漏,月经不调,痛经,闭经,产后腹痛,脘腹胀痛,痧胀腹痛,热毒血痢,水泻,关节痛,跌打肿痛,疮疖,带状疱疹,外伤出血等病证。

【化学成分】

1. 缩合鞣质及苷类　块茎:含3,4二羟基苯乙醇葡萄糖苷(3,4-dihydroxyphenethyl alcohol glucoside),根皮酚葡萄糖苷(phloroglucinol glucoside);右旋儿茶精,左旋表儿茶精和它们的二聚体:原矢菊素B-1、B-2、B-5,三聚体:原矢车菊素C-1,儿茶精(4α-6)-表儿茶精-(4β-8)-表儿茶[catechin(4α-6)-epicatechin-(4β-8)-epicatechin],表儿茶精-(4β-6)-表儿茶精-(4β-8)-儿茶精[epicatechin-(4β-6)-epicatechin-(4β-8)-catechin],四聚体:表儿茶精-(4β-8)-表儿茶精-(4β-8)-表儿茶精-(4β-8)-表儿茶精[epicatechin-(4β-8)-epicatechin-(4β-8)-epicatechin-(4β-8)-epicatechin]。

2. 其他　糖,淀粉及维生素C[1]。

【主要化学成分结构式】

$C_{15}H_{14}O_6$(290.3)
catechin　　左旋及消旋儿茶精(儿茶素)

【参考文献】

[1] 国家中医药管理局《中华本草》编委会. 中华本草[M]. 上海:上海科学技术出版社,1999,第8册:228(总7281).

300. 藕节　ǒu jié

[拉] Rhizoma Nelumbinis
[英] Lotus Thalamous Rhizome

藕节,又名荷、芙渠、泽芝、荷花,为睡莲科植物莲 *Nelumbo nucifera* Gaertn. 的根状茎节部。广西各地均有栽培。具有散瘀止血等功效,主要用于治疗吐血,咯血,便血,尿血,血崩,血痢等病证。

【化学成分】

1. 三萜类　3-表白桦脂酸及其类似物[2,3]。
2. 其他　天冬酰胺及鞣质[1]。

【参考文献】

[1] 国家中医药管理局《中华本草》编委会. 中华本草[M]. 上海：上海科学技术出版社,1999,第3册：410(总2007).

[2] 刘善新,王萌,靳光乾,等. 藕节炭中3-表白桦脂酸含量的测定[J]. 中国中医药信息杂志,2009,16(6)：54.

[3] 关雄秦,周军平. 藕节化学成分研究[J]. 广东医学院学报,1993,(Z1)：25.

下　篇

挥发油化学成分结构图库

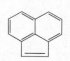

C$_{12}$H$_8$(152.2)
acenaphthylene
苊烯

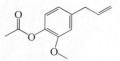

C$_{12}$H$_{14}$O$_3$(206.2)
aceteugenol
乙酰丁香酚

C$_8$H$_8$O$_2$(120.2)
acetophenone
苯乙酮

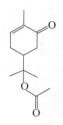

C$_{12}$H$_{18}$O$_3$(210.3)
8 - acetoxy-carvotanacetone
8 -乙酰氧基莳萝艾菊酮

C$_{13}$H$_{14}$O$_4$(234.2)
1'- acetoxy chavicol acetate
1'-乙酰氧基胡椒酚乙酸酯

C$_{14}$H$_{16}$O$_5$(264.3)
1'- acetoxy eugenol acetate
1'-乙酰氧基丁香酚乙酸酯

C$_{17}$H$_{22}$O$_4$(290.4)
15 - acetoxy - 11βH - germacra -
1(10)E, 4E - diene - 12,6α - olide
15 -乙酰氧基- 11βH -大牻牛儿-
1(10)E, 4E -二烯- 12,6α -内酯

C$_{17}$H$_{20}$O$_4$(288.3)
15 - acetoxygermacra - 1(10)E,
4E,11(13)- triene - 12,6α - olide
15 -乙酰氧基大牻牛儿-1(10)E,
4E,11(13)-三烯- 12,6α -内酯

C$_{18}$H$_{20}$O$_3$(284.3)
3β - acetoxy - 11βH - guaia - 4(15),10
(14)- diene - 12,6α - olide
3β -乙酰氧基- 11βH -愈创木- 4(15),10
(14)-二烯- 12,6α -内酯

C$_{18}$H$_{18}$O$_3$(282.3)
3β - acetoxyguaia - 4(15),10
(14),11(13)- trien - 12,6α - olide
3β -乙酰氧基愈创木- 4(15),10
(14),11(13)-三烯- 12,6α -内酯

C$_9$H$_{10}$O$_3$(166.2)
acetovanillone
乙酰香草酮(3 -甲氧基-
4 -羟基苯乙酮)

C$_{15}$H$_{12}$O$_3$(240.3)
acetylatractylodinol
乙酰苍术素醇

C$_{28}$H$_{34}$O$_6$(466.6)
4 - O - acetyl - 5 - O - benzoyl -
3β - hydroxy - 20 - deoxyingenol
4 - O -乙酰基- 5 - O -苯甲酰基-
3β -羟基- 20 -去氧巨大戟萜醇

$C_8H_{12}O_3$(156.2)
2 - acetyl cyclohexanone
2-乙酰基环己酮

$C_{19}H_{28}O_5$(336.4)
6 - acetyl gingerol
6-乙酰姜辣醇

$C_4H_7O_4N$(133.1)
N - acetyl - N - hydroxy - 2 - carbamic methylester
N-乙酰基-N-羟基-2-氨基甲酸甲酯

$C_{12}H_{14}O_3$(206.2)
acetyl-isoeugenol
乙酰基异丁香酚

$C_{34}H_{68}O_2$(508.9)
4 - acetyl - 2 - methoxy - 5 - methyl triacontane
4-乙酰基-2-甲氧基-5-甲基三十烷

$C_{15}H_{24}O$(220.4)
acolamone
菖蒲新酮

$C_{15}H_{24}$(204.4)
α - acoradiene
α-菖蒲二烯

$C_{15}H_{24}$(204.4)
β - acoradiene
β-菖蒲二烯

$C_{15}H_{24}$(204.4)
γ - acoradiene
γ-菖蒲二烯

$C_{15}H_{24}$(204.4)
δ - acoradiene
δ-菖蒲二烯

$C_{15}H_{24}O$(220.4)
acoragermacrone
菖蒲大牻牛儿酮

$C_{15}H_{24}O$(220.4)
acorenone
菖蒲烯酮

$C_{16}H_{26}O_2$(250.4)
acorone
菖蒲螺酮

$C_{16}H_{24}O_2$(248.4)
acoronene
菖蒲螺酮烯

$C_{15}H_{22}O_3$(250.3)
aerugidiol
莪术二醇

$C_{15}H_{26}O$(222.4)
agarospirol
沉香螺醇

$C_{15}H_{19}O_2$(231.3)
alantolactone
土木香内酯

$C_{15}H_{24}$(204.4)
alloaromadendrene
别芳萜烯(别香橙烯,别香枝烯)

$C_{10}H_{16}$(136.2)
alloocimene
别罗勒烯

$C_{10}H_{12}O$(148.2)
p - allyl anisole
对-烯丙基茴香醚

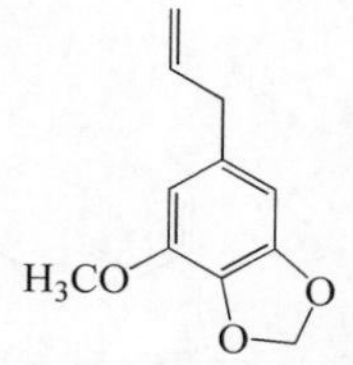

$C_{11}H_{12}O_3$(192.2)
1-allyl group-3,4-methylenedioxy-5-metoxybenzene
1-烯丙基-3,4-亚甲二氧基-5-甲氧基苯

$H_2C{=}CHCH_2N{=}C{=}S$

C_4H_5NS(99.2)
allyl mustard oil (allyl isothiocyanate)
芥子油(异硫氰酸烯丙酯)

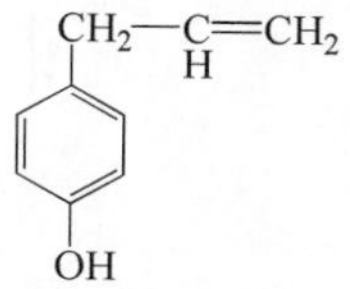

$C_9H_{10}O$(134.2)
O-allylphenol
对-烯丙基苯酚

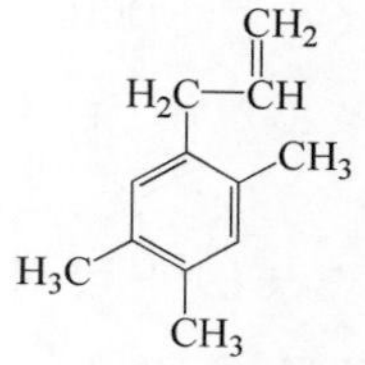

$C_{12}H_{16}$(160.3)
1-allyl-2,4,5-trimehtylbenzene
1-烯丙基-2,4,5-三甲基苯

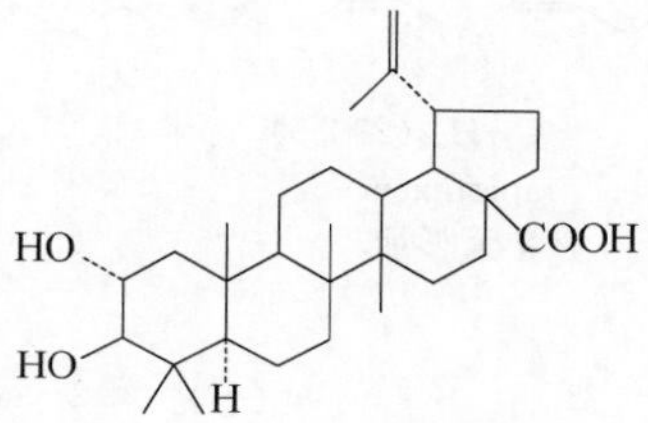

$C_{30}H_{48}O_4$(472.7)
alphitolic acid
麦珠子酸

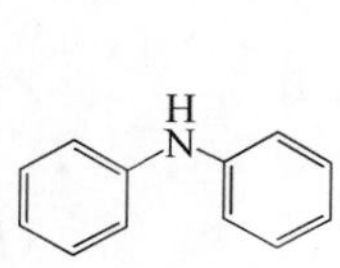

$C_{12}H_{11}N$(185.2)
N-aminobiphenyl
N-苯基苯胺

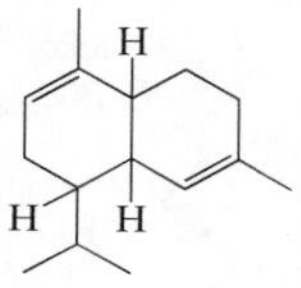

$C_{15}H_{24}$(204.4)
α-amorphene
α-紫惠槐烯

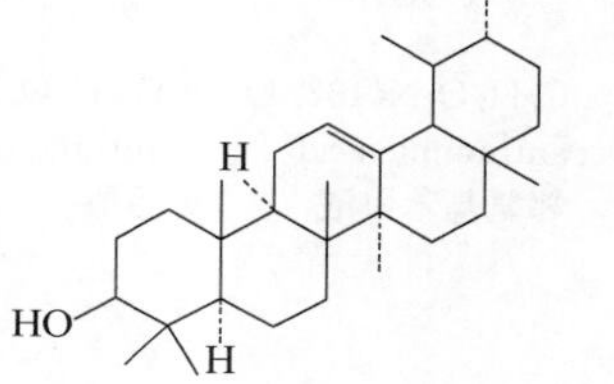

$C_{30}H_{50}O$(426.7)
α-amyrenol(α-amyrin)
α-香树素(α-香树脂醇)

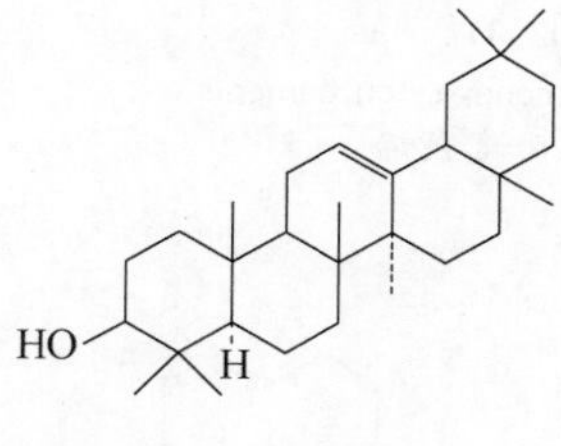

$C_{30}H_{50}O$(426.7)
β-amyrenol(β-amyrin)
β-香树脂醇(β-香树素)

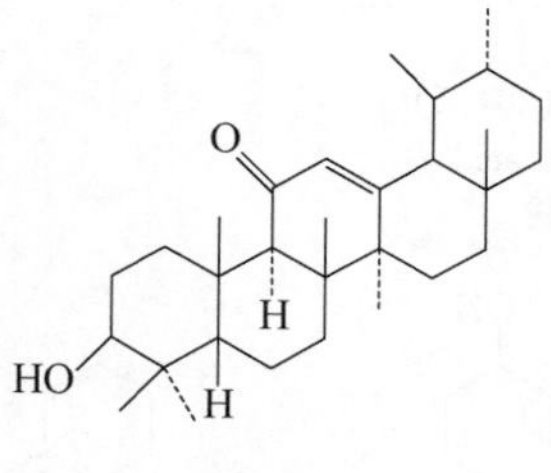

$C_{30}H_{48}O_2$(440.7)
α-amyrenonol
α-香树脂酮醇

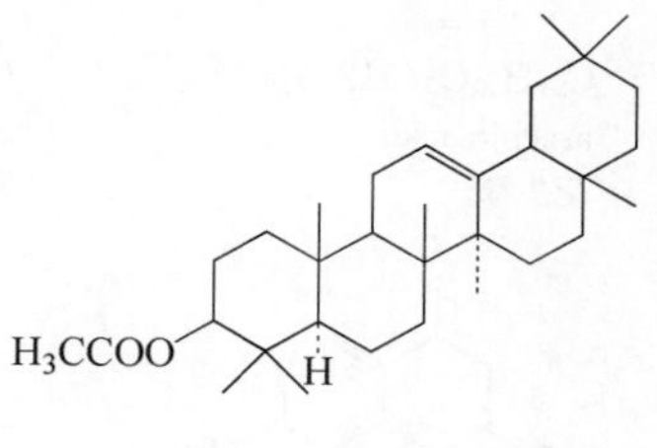

$C_{32}H_{52}O_2$(468.8)
β-amyrin acetate
β-香树脂醇乙酸酯

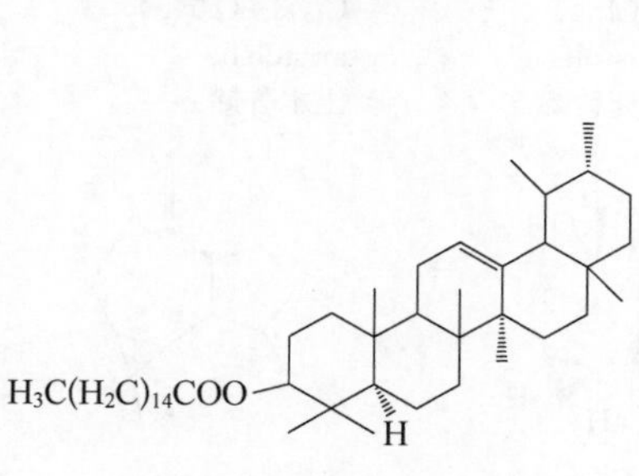

$C_{46}H_{80}O_2$(665.1)
α-amyrin palmitate
α-香树脂醇棕榈酸酯

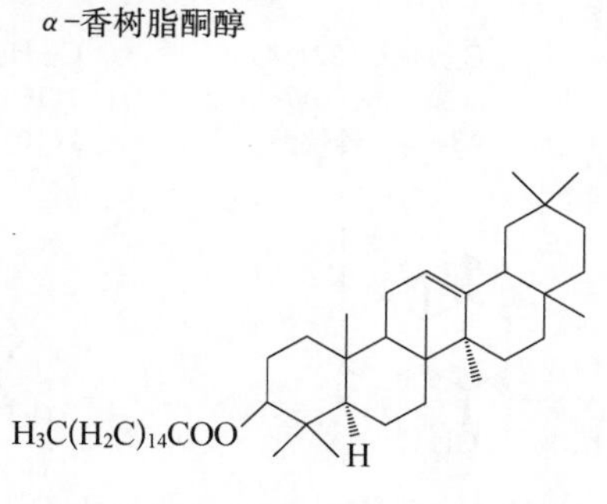

$C_{46}H_{80}O_2$(665.1)
β-amyrin palmitate
β-香树脂醇棕榈酸酯

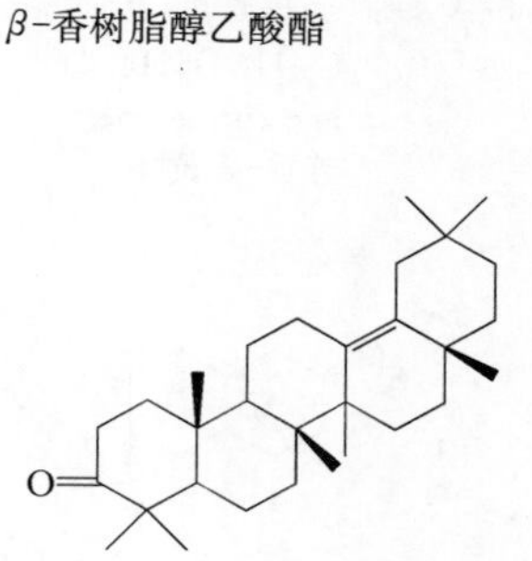

$C_{30}H_{48}O$(424.7)
δ-amyrone
δ-香树酯酮

C₁₀H₁₂O(148.2)
anethole
茴香脑,对丙烯基茴香醚,大茴香醚

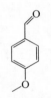

C₁₀H₁₀O(146.2)
anisaldehyde
茴香醛

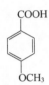

C₈H₈O₃(152.1)
anisic acid
茴香酸

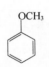

C₇H₈O(108.1)
anisol
茴香醚

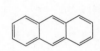

C₁₄H₁₀(178.2)
anthracene
蒽

$C_7H_7O_2N(137.1)$
anthranilic acid
邻氨基苯甲酸

$C_{14}H_8O_2(208.2)$
anthraquinone
蒽醌

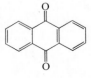

C₁₂H₁₄O₄(222.2)
apiol
芹菜脑(欧芹脑)

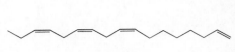

C₁₇H₃₄(238.5)
aplotaxene
单紫杉烯

H₃C(H₂C)₁₈ —COOH

C₂₀H₄₀O₂(312.5)
arachic acid
花生酸

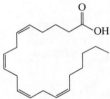

C₂₀H₃₂O₂(304.5)
arachidonic acid
花生四烯酸

(R)   (S)

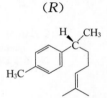

C₁₅H₂₂(202.3)
ar - curcumene, α - curcumene
芳姜黄烯, α-姜黄烯

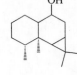

C₁₅H₁₈O(214.3)
ar - curmerone
芳香-姜黄酮

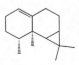

C₁₅H₂₅O(221.4)
aristolane - 9β - ol
9β-马兜铃烷醇

C₁₅H₂₄(204.4)
1(10) - aristolene
1(10)-马兜铃烯

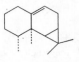

C₁₅H₂₄(204.4)
aristolene
土木香烯

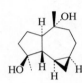

C₁₅H₂₂O(218.3)
1(10) - aristolene - 2 - one
1(10)-马兜铃烯-2-酮

C₁₅H₂₄O(220.4)
9 - aristolen - 1 - ol
9-马兜铃烯醇
nardostachnol   甘松醇

C₁₃H₂₂O₂(210.3)
(—)- 4β,10α - aromadendranediol
左旋 4β,10α-香橙烷二醇

C₁₅H₂₄(204.4)
α - aromadendrene
α-香橙烯

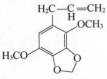

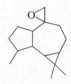

C$_{15}$H$_{24}$O(220.4)
aromadendrene oxide
香橙烯氧化物

C$_{10}$H$_{18}$O(154.2)
artemisia alcohol
艾醇,蒿属醇

C$_{15}$H$_{28}$O(224.4)
artemisinol
青蒿醇

C$_{15}$H$_{20}$O$_5$(280.3)
artemisitene
青蒿烯

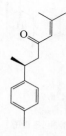

C$_{15}$H$_{20}$O(216.3)
arturmerone(α-turmerone)
芳香-姜黄酮(α-姜黄酮)

C$_{11}$H$_{12}$O$_3$(192.2)
asaricin
细辛醚

C$_{20}$H$_{18}$O$_6$(354.4)
(－)-asarinin
(－)-细辛脂素

C$_{12}$H$_{16}$O$_3$(208.3)
α-asarone
α-细辛脑

C$_{12}$H$_{16}$O$_3$(208.3)
β-asarone
β-细辛脑

C$_{12}$H$_{16}$O$_3$(208.3)
γ-asarone
γ-细辛脑

C$_{10}$H$_{12}$O$_4$(196.2)
asarylaldehyde
细辛醛

C$_{10}$H$_{16}$O$_2$(168.2)
ascaridol
土荆芥油素

C$_{30}$H$_{48}$O$_5$(488.7)
asiaticacid
积雪草酸

C$_{13}$H$_{10}$O$_2$(198.2)
atractylodinol
苍术素醇(苍术呋喃烃醇)

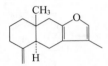

C$_{15}$H$_{20}$O(216.3)
atractylone(tractlone)
苍术酮

HOOCCH$_2$(CH$_2$)$_5$CH$_2$COOH

C$_9$H$_{14}$O$_4$(186.2)
azelaic acid
壬二酸

C$_4$H$_6$O$_2$N(100.1)
azetidine-2-carboxylic acid
氮杂环丁烷-2-羧酸

C$_{10}$H$_8$(128.2)
azulene
甘葡环烃(薁)

C$_{15}$H$_{24}$O$_2$(236.3)
baimuxinal
白木香醛

C$_{15}$H$_{24}$O$_3$(252.3)
baimuxinic acid
白木香酸

C$_{15}$H$_{26}$O$_2$(238.3)
baimuxinol
白木香醇

C$_{30}$H$_{50}$O(426.7)
bauerenyl(ilexol)
降香萜烯醇酯(冬青醇)

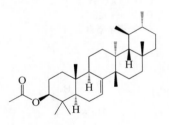

C$_{32}$H$_{52}$O$_2$(468.8)
bauerenyl acetate
乙酸降香萜烯醇酯

C$_{18}$H$_{24}$O(256.4)
bakuchiol
补骨脂酚

H$_3$CH$_2$C(CH$_2$C)$_{18}$H$_2$C—COOH

C$_{22}$H$_{42}$O$_4$(370.6)
behenic acid
山嵛酸

C$_7$H$_6$O(106.1)
benzaldehyde
苯甲醛

COO(CH$_2$)$_3$CH$_3$
COO(CH$_2$)$_3$CH$_3$

C$_{16}$H$_{22}$O$_4$(278.3)
1,2-benzenedicarboxylic,dibutyl ester
邻苯二甲酸正丁酯

C$_6$H$_6$O$_2$(110.1)
1,4-benzenediol
对苯二酚

C$_8$H$_{10}$O(122.2)
benzeneethanol
苯乙醇

C$_9$H$_8$O(132.2)
benzofuran
香豆酮

C$_7$H$_6$O$_2$(122.1)
benzoic acid
苯甲酸

C$_9$H$_{10}$O$_2$(150.2)
benzoic acid ethyl ester
苯甲酸乙酯

C$_9$H$_{10}$O$_2$(150.2)
benzyl acetate
乙酸苄酯

C$_7$H$_8$O(108.1)
benzyl alcohol
苯甲醇

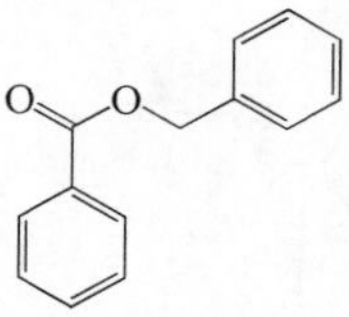

$C_{14}H_{12}O_2$ (212.2)
benzyl benzoate
苯甲酸苄酯

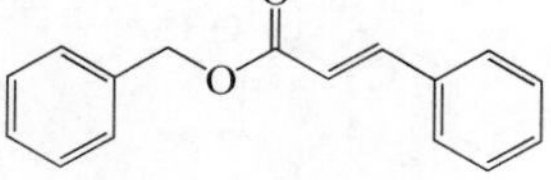

$C_{16}H_{14}O_2$ (238.3)
benzyl cinnamate
桂皮酸苄酯

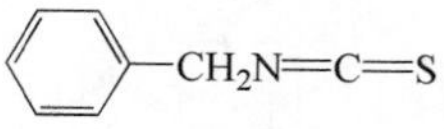

C_8H_7NS (149.2)
benzyl isothiocyanate
异硫氰酸苄酯

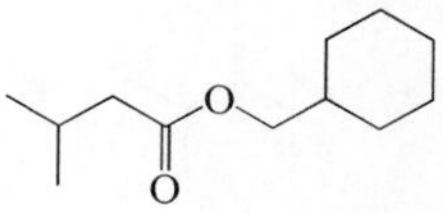

$C_{12}H_{22}O_2$ (198.3)
benzylisovalerate
苄基异戊酸

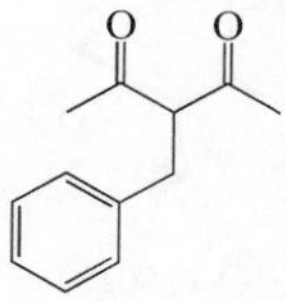

$C_{12}H_{14}O_2$ (190.2)
3 - benzyl - 2,4 -
pentanedione
3 - 苯甲基 - 2,4 -
戊二酮

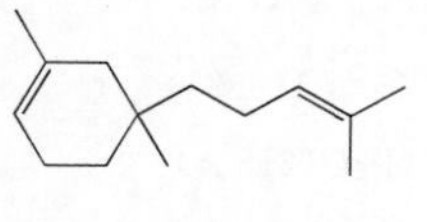

G_5H_{24} (204.4)
α- bergamotene
α-香柑油烯(α-佛手甘油烯)

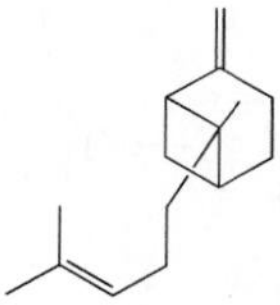

$C_{15}H_{24}$ (204.4)
β- bergamotene
β-香柑油烯(β-佛手
柑油烯)

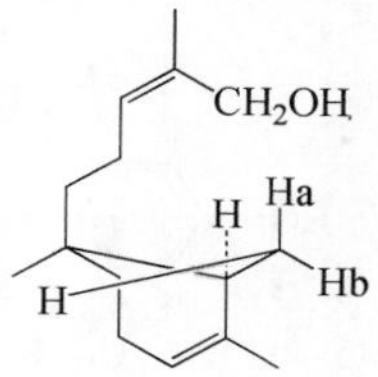

$C_{15}H_{27}O$ (223.4)
9(10)- Z, α - trans -
bergamotenol
9(10)-顺,α-反式香柠
烯醇

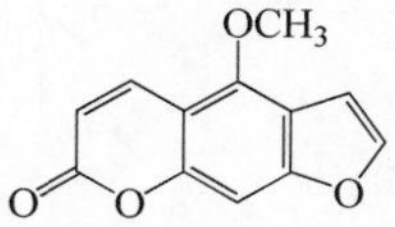

$C_{12}H_8O_4$ (216.2)
bergapten　香柑内酯

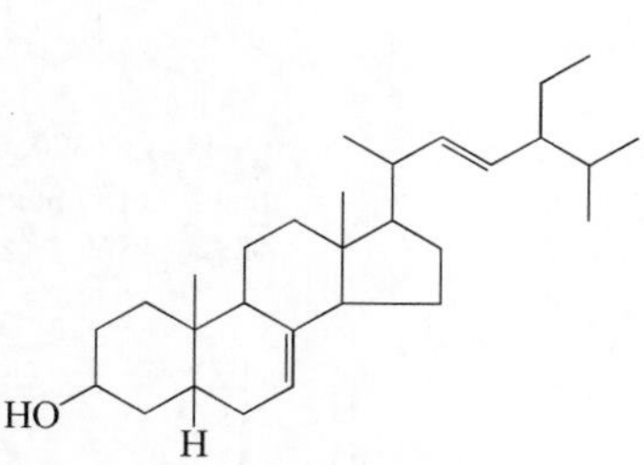

$C_{31}H_{50}O$ (438.7)
bessisterol(α - spinasterol, chondrillasterol)
α-菠菜甾醇

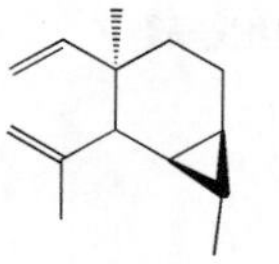

$C_{15}H_{24}$ (204.4)
bicycloelemene
双环榄香烯

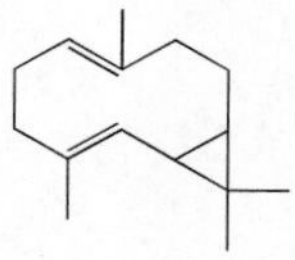

$C_{15}H_{24}$ (204.4)
bicyclogermacrene
双环大牻牛儿烯

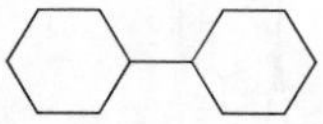

$C_{12}H_{22}$ (166.3)
1,1′- bicyclohexyl
1,1′-联二环己烷

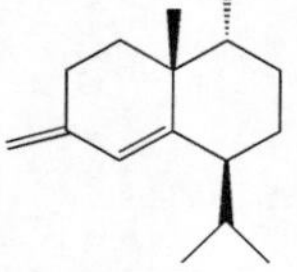

$C_{16}H_{26}$ (218.4)
bicyclosesquiphellandrene
双环倍半水芹烯

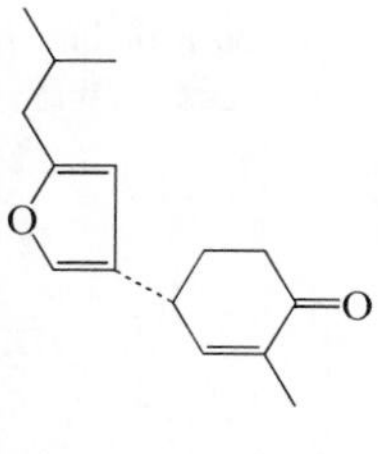

$C_{15}H_{20}O_2$ (232.3)
bilobanone
银杏酮

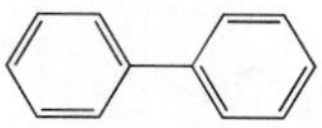

$C_{12}H_{10}$ (154.2)
biphenyl
联苯

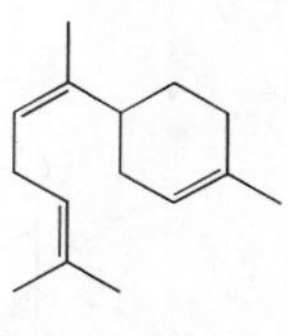

$C_{15}H_{24}$ (204.4)
α- bisabolene
α-甜没药烯

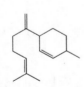

C₁₅H₂₄(204.4)
β - bisabolene
β-甜没药烯(β-没药烯)

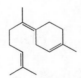

C₁₅H₂₄(204.4)
γ - bisabolene
γ-甜没药烯

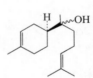

C₁₅H₂₆O(222.4)
α - bisabolol
α-红没药醇

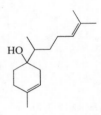

C₁₅H₂₆O(222.4)
β - bisabolol
β-红没药醇

HO─⟨⟩─CH₂─O─CH₂─⟨⟩─OH

C₁₄H₁₄O₃(230.3)
bis(4 - acrinyl)ether
双(4-羟苄基)醚

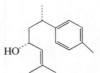

C₁₅H₂₂O(218.3)
bisacumol
甜没药姜黄醇

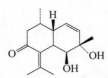

C₁₅H₂₂O₃(250.3)
bisacurone
甜没药姜黄酮

C₂₄H₃₂O₆(416.5)
bisasaricin
二聚细辛醚

C₂₄H₃₈O₄(390.6)
bis(2 - ethylhexyl)phthalate
邻苯二甲酸二(2-乙基-己基)酯

C₁₄H₁₈O₄(250.3)
bis(2 - methylethyl)phthalate
邻苯二甲酸双-2-甲基乙酯

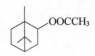

C₁₀H₁₈O(154.2)
borneol, linderol
龙脑(乌药醇,钓樟醇)

C₁₂H₂₀O₂(196.3)
1 - bornyl acetate
醋酸冰片酯

C₁₉H₂₄O₂(284.4)
L - bornyl cinnamate
左旋肉桂酸龙脑酯

C₁₅H₂₆O₂(238.4)
bornyval
异戊酸龙脑酯

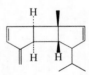

C₁₅H₂₄(204.4)
β - bourbonene
β-波旁烯

C₃₀H₄₈O₆(504. 7)
brahmic acid
羟基积雪草酸

C₁₅H₂₄(204. 4)
α – bulnesene
α –布藜烯

Δ^{α,β}– butenolide
Δ^{α,β}–白术内酯

Δ^{β,γ}– butenolide
Δ^{β,γ}–白术内酯

C₁₂H₈S₂(216. 3)
5 –(3 – buten – 1 – ynyl)bithiophene
5 –(3 –丁烯–1 –炔基)联噻吩

C₄H₁₀O(74. 1)
butyl alcohol
正丁醇,酪醇

C₁₅H₂₄O(220. 4)
2,6 – butylatedhydroxytoluene
2,6 –二叔丁基对甲酚

C₁₂H₁₆O₂(192. 3)
n – butyl – 4,5 – dihydrophthalide
正丁基– 4,5 –二氢基苯酞

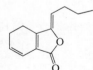

C₄H₈O(72. 1)
3 – butylene – 2 – ol
3 –丁烯– 2 –醇

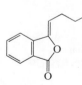

C₁₂H₁₄O₂(190. 2)
3 – butylidene – 4,5 –
dihydrophthalide
3 –亚丁基– 4,5 –二氢
苯酞

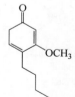

C₁₂H₁₂O₂(188. 2)
3 – butylidenephthalide
3 –亚丁基苯酞

C₁₁H₁₆O₂(180. 2)
4 – butyl – 3 – methoxy – 2,4 –
cyclohexadiene – 1 – ketone
4 –丁基– 3 –甲氧基– 2,4 –环己
二烯 1 –酮

C₁₁H₁₈O₂(182. 3)
4 – butyl – 3 – methoxyl –
2 – cyclohexene – 1 – ketone
4 –丁基– 3 –甲氧基– 2 –环
己烯– 1 –酮

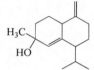

C₁₂H₁₄O₂(190. 2)
3 – n – butyl phthalide
3 –正丁基苯酞

C₁₅H₂₄O(220. 4)
5,10(15) – cadiene –
4 – ol
荜澄茄– 5,10(15)–二
烯– 4 –醇

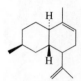

C₁₅H₂₄(204. 4)
cadina – 3,9 – diene
杜松– 3,9 –二烯

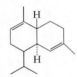

C₁₅H₂₄（204.4）
α – cadinene
α-杜松烯（α-荜澄茄烯）

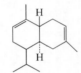

C₁₅H₂₄（204.4）
β – cadinene（cadinene）
β-杜松烯（荜澄茄烯，β-
荜澄茄烯）

C₁₅H₂₄（204.4）
γ – cadinene
γ-杜松烯

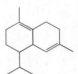

C₁₅H₂₄（204.4）
δ – cadinene
δ-杜松烯

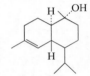

C₁₅H₂₆O（222.4）
α – cadinol
α-杜松醇（荜澄茄醇）

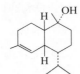

C₁₅H₂₆O（222.4）
δ – cadinol
δ-杜松醇（荜澄茄醇）

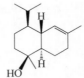

C₁₅H₂₆O（222.4）
T – cadinol
T-杜松醇（荜澄茄醇）

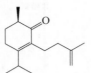

C₁₅H₂₄O（220.4）
calacone
白菖酮

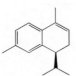

C₁₅H₂₀（200.3）
α – calacorene
α-白菖考烯，α-去
二氢菖蒲烯

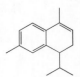

C₁₅H₂₀（200.3）
β – calacorene
β-白菖考烯，β-去
二氢菖蒲烯

C₁₅H₂₆O₂（238.4）
calamendiol
菖蒲烯二醇

C₁₅H₂₂（202.3）
calamenene（calamene）
菖蒲烯，白菖蒲烯，菖蒲混烯

C₁₅H₂₂（202.3）
calaren
白菖蒲油烯

C₁₆H₂₆（218.4）
calarene
白菖烯

C₁₀H₁₄（134.2）
camphene
莰烯（樟烯）

C₁₀H₁₆O（153.2）
camphene hydrate
水合樟烯

C₁₀H₁₇O（153.2）
trans – camphol
反式莰醇，樟醇

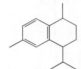

C₁₀H₁₆O（152.2）
γ – campholenaldehyde
γ-龙脑烯醛

C₁₀H₁₆O（152.2）
α – campholenaldehyde
α-龙脑烯醛

C₁₀H₁₅O（151.2）
camphor
樟脑

或

C₁₀H₁₆O₄（199.2）
camphoric acid
樟脑酸

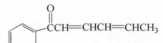

C₁₂H₁₂O（172.2）
capillone
茵陈烯酮

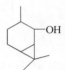

C₁₀H₁₈O（154.2）
2 – caraneol
2-蒈醇

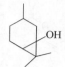

$C_{10}H_{18}O(154.2)$
3 - caraneol
3 -蒈醇

$C_{10}H_{16}(136.2)$
2- carene
2-蒈烯

$C_{10}H_{16}(136.2)$
3- carene
3 -蒈烯

$C_{10}H_{16}(136.2)$
4 - carene
4 -蒈烯

$C_{10}H_{16}(136.2)$
β- 3 - carene(pseudocarene)
β- 3 -蒈烯

$C_{10}H_{14}O_2(166.2)$
carvacrol
香荆芥酚(香芹酚)

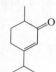

$C_{10}H_{16}O(152.2)$
carvenone
香苇烯酮

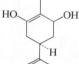

$C_{10}H_{16}O_2(168.2)$
(cis, trans)- carveol
(顺,反)-香芹醇

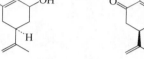

$C_{10}H_{14}O(150.2)$
carvone
葛缕酮

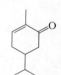

$C_{10}H_{16}O(152.2)$
carvotanacetone
莳萝艾菊酮

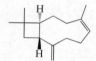

$C_{15}H_{24}(204.4)$
caryophyllene
(β- caryophyllene)
丁香烯(β-丁香烯,石竹烯)

$C_{15}H_{24}(204.4)$
cis - caryophyllene
(isocaryophyllene)
顺-石竹烯(异石竹烯)

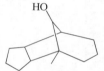

$C_{12}H_{20}O(180.3)$
caryophyllene alcohol
丁香醇

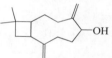

$C_{15}H_{24}O(220.4)$
caryophyllene alcohol,
aryophyllenol
丁香烯醇(石竹烯醇)

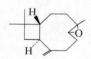

$C_{15}H_{24}O(220.4)$
caryophyllene oxide
丁香烯氧化物

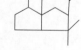

$C_{14}H_{22}O(206.3)$
9 - cedranone
9 -柏木酮

$C_{15}H_{24}(204.4)$
α - cedrene
α-柏木烯

$C_{15}H_{24}(204.4)$
β - cedrene
β-柏木烯

$C_{15}H_{24}O(220.4)$
α - cedrene oxide
α-雪松烯氧化物

$C_{15}H_{24}O(220.4)$
8 - cedren - 13 - ol
柏木烯醇

$C_{15}H_{26}O(222.4)$
cedrol
雪松醇

$C_{15}H_{26}O(222.4)$
α - cedrol
α-雪松醇

$C_{17}H_{28}O_2(264.4)$
cedryl acetate
乙酸雪松酯

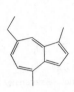

C₁₄H₁₆(184.2)
chamazulene
兰香油奥

C₁₅H₂₄(204.4)
chamigrene
花柏烯

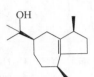

C₁₅H₂₆O(222.4)
champacol
愈创醇

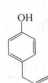

C₉H₁₀O(134.1)
chavicol
对-烯丙基苯酚(胡椒酚)

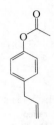

C₁₁H₁₂O₂(176.2)
chavicol acetate
乙酸胡椒酚酯

C₁₀H₁₄O(150.2)
chrysanthenone
菊油环酮

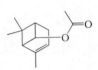

C₁₂H₁₈O₂(194.2)
chrysanthenyl acetate
乙酸菊烯酯

C₁₀H₁₈O(154.2)
1,4 - cineole
1,4 - 桉叶素

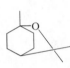

C₁₀H₁₈O(154.2)
1,8 - cineole
1,8-桉叶素(1,8-桉油素,桉树脑)

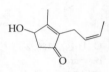

C₁₀H₁₄O₂(166.2)
cinerolone
瓜菊醇酮

C₁₀H₁₄O(150.2)
(Z)- cinerone
(Z)-瓜菊酮

C₉H₈O(132.2)
cinnamal(cinnamic aldehyde,
cinnamaldehyde)
桂皮醛(肉桂醛)

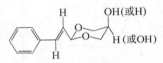

C₁₁H₁₄O₃(194.2)
cinnamalcycloglycerol(1,3)acetal
桂皮醛环丙三醇(1,3)缩醛

C₉H₈O₂(148.2)
E - cinnamic acid
E -肉桂酸(桂皮酸)

C₁₁H₁₂O₂(176.2)
cinnamylacetate
乙酸肉桂酯

C₁₈H₁₆O₂(264.3)
cis - cinnamyl cinnamate
顺式桂皮酸桂皮醇酯

C₁₀H₁₆O(152.2)
α - citral
α -柠檬醛

C₁₀H₁₈O(154.2)
citrol
柠檬醇

C₁₀H₁₈O(154.2)
citronellal
香茅醛

C₁₀H₁₈O(154.2)
β- citronellol(citronellol)
β-香茅醇(香茅醇)

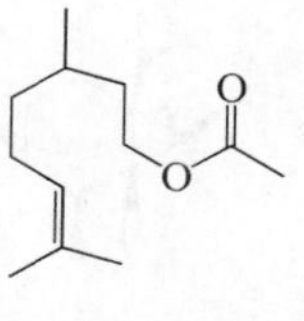

$C_{12}H_{20}O_2$ (196.3)
citronellol acetate
乙酸香茅酯

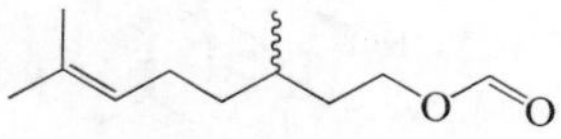

$C_{11}H_{18}O_2$ (182.3)
citronellol formate
甲酸香茅酯

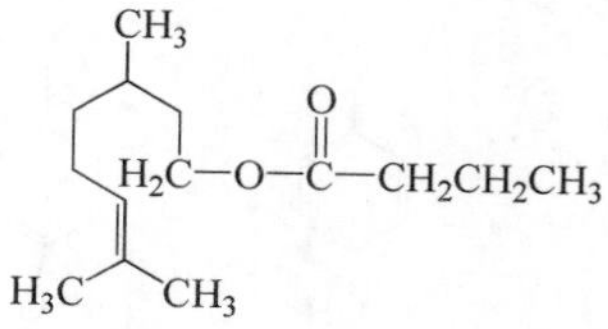

$C_{14}H_{24}O_2$ (224.3)
citronellol butanoate
丁酸香茅酯

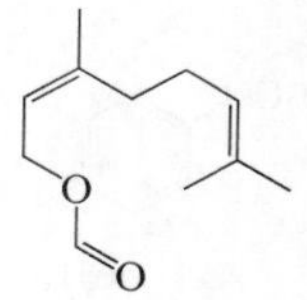

$C_{11}H_{20}O_2$ (184.3)
citronellyl formate
香茅醇甲酸酯

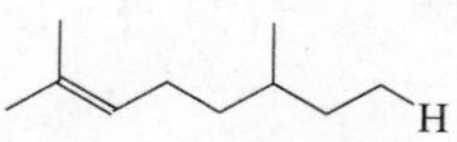

$C_{10}H_{20}$ (140.3)
citropten
柠檬油素

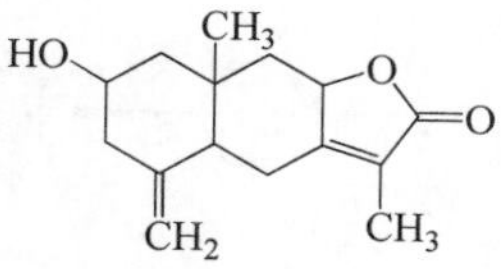

$C_{15}H_{26}O$ (222.4)
α - commiferin
α-甜没药萜醇

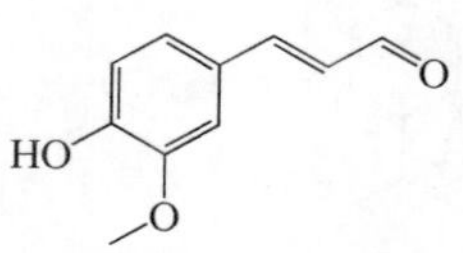

$C_{10}H_{10}O_3$ (178.2)
coniferyl aldehyde
松柏醛

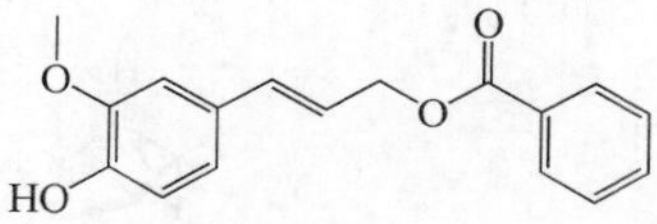

$C_{17}H_{16}O_4$ (284.3)
coniferyl benzoate
松柏醇苯甲酸酯(苯甲酸酯松柏醇)

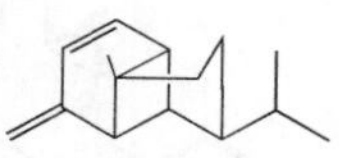

$C_{15}H_{22}$ (202.3)
copadiene
古巴二烯

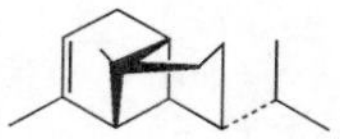

$C_{15}H_{24}$ (204.4)
opaene
α-玷玾烯,胡椒烯

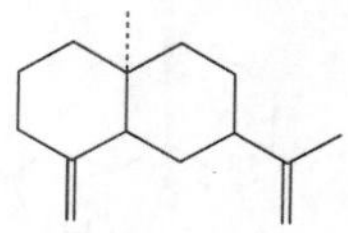

$C_{15}H_{24}$ (204.4)
costene
木香烯

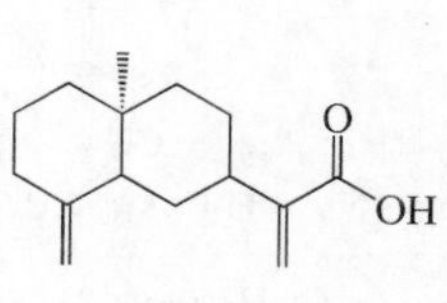

$C_{15}H_{26}O_2$ (238.4)
costic acid
木香酸

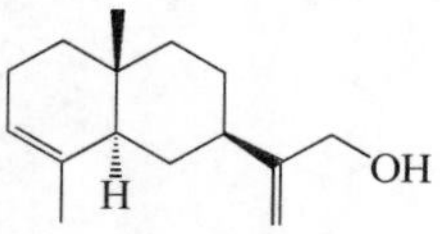

$C_{15}H_{24}O$ (220.4)
costol
木香醇

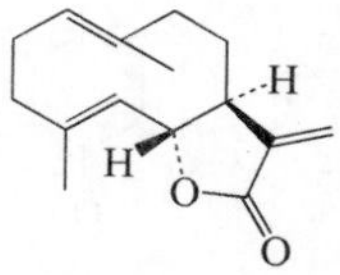

$C_{15}H_{20}O_2$ (232.3)
costunolide
木香烯内酯(闭鞘姜酯)

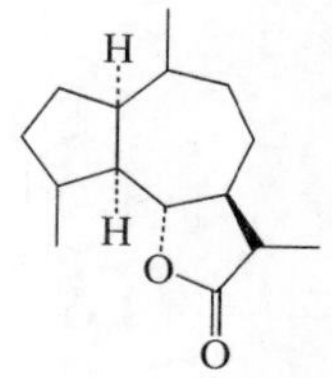

$C_{15}H_{24}O_2$ (236.3)
costuslactone
木香内酯

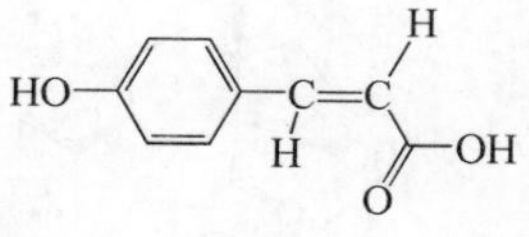

$C_9H_8O_3$ (164.2)
trans - p - coumaric acid
反式-对-香豆酸

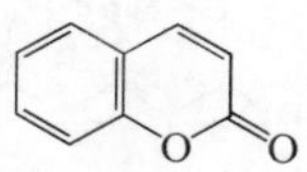

$C_9H_6O_2$ (146.1)
coumarin
香豆精

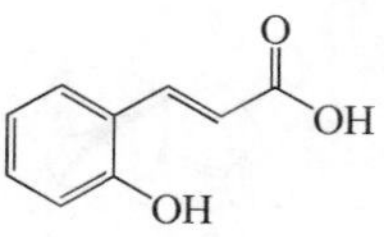

$C_9H_8O_3$ (164.2)
o - coumaric acid
邻香豆酸

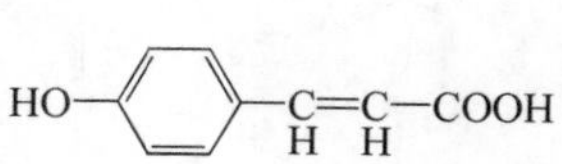

$C_9H_8O_3$ (164.2)
p - coumaric acid
对香豆酸

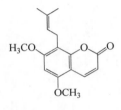

$C_{16}H_{18}O_4(274.3)$
coumurrayin(hainanmurpanin)
九里香内酯

$C_7H_8O(108.1)$
p-cresol
对-甲基苯酚

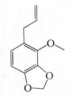

$C_{11}H_{12}O_3(192.2)$
croweacin
2-甲氧基黄樟醚

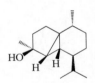

$C_{15}H_{26}O(222.4)$
cubeben camphor
荜澄茄脑

$C_{15}H_{24}(204.4)$
α-cubebene
α-荜澄茄油烯(α-橙椒烯)

$C_{15}H_{24}(204.4)$
β-cubebene
β-荜澄茄油烯

$C_{15}H_{26}O(222.4)$
cubenol
库贝醇(荜澄茄油烯醇)

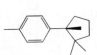

$C_{15}H_{22}(202.3)$
cuparene
花侧柏烯

$C_{10}H_{16}O(152.2)$
β-cyclocitral
β-环柠檬醛

$C_{15}H_{20}O_2(232.3)$
α-cyclocostunolide
α-环木香烯内酯

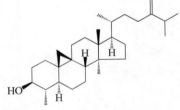

$C_{15}H_{20}O_2(232.3)$
β-cyclocostunolide
β-环木香烯内酯

$C_{10}H_{18}O(232.3)$
cyclodecanone
环癸酮

$C_{30}H_{50}O(426.7)$
cycloeucalenol
环桉烯醇

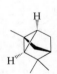

$C_{10}H_{16}(136.2)$
cyclofenchene
环莳烯

$C_6H_4O_2(108.1)$
2,5-cyclohexadiene-1,4-dione
2,5-环己二烯-1,4-二酮

$C_6H_{10}O(98.1)$
cyclohexanone
环己酮

$C_6H_{10}(82.1)$
cyclohexene
环己烯

$C_5H_8O(84.1)$
cyclopropyl ketone
环丙基甲酮

$C_{10}H_{14}(134.2)$
p-cymene(cymene)
对-聚伞花素(伞花烃)

$C_{10}H_{14}O(150.2)$
p-cymen-8-ol
对聚伞花-8-醇

$C_{10}H_{14}O(150.2)$
p-cymen-9-ol
对聚伞花-9-醇

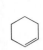

$C_{15}H_{24}(204.4)$
cyperene
香附子烯

$C_{15}H_{24}O(220.4)$
cyperol
香附醇

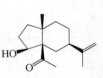

$C_{15}H_{24}O_2(236.3)$
cyperolone
香附醇酮

C15H20O(216.3)
α-cyperone
α-香附酮

C15H22O(218.3)
β-cyperone
β-香附酮

C10H16O(152.2)
(E,E)-2,4-decadienal
(E,E)-2,4-癸二烯醛

C15H24O(220.4)
decahydro-1,4-α-dimethyl-7-(1-methylethe-nyl)-1-naphthol
十氢-1,4-α-二甲基-7-(1-甲乙烯基)-1-萘酚

C15H24(204.4)
decahydro-1,6-bis-(methylene)-4-(1-methylethyl)naphthalene
十氢-1,6-双(亚甲基)-4-异丙基萘

C15H24(204.4)
decahydro-1,1,7-trimethyl-4-methylene cycloprop[e]azulene
香橙稀,香木兰稀,十氢-1,1,7-三甲基-4-甲烯基-环丙基[e]甘菊环烃

C10H18O2(170.2)
γ-decalactone
γ-癸内酯

H3C-(H2C)8-C(=O)-CH2-CHO

C12H22O2(198.3)
decanoylacetaldehyde
癸酰乙醛(鱼腥草素)

C20H28(268.4)
dehydroabietane
去氢松香烷

C20H26O2(298.4)
dehydroabietic acid
去氢松香酸

C15H24O2(236.4)
dehydrobaimuxinol
去氢白木香醇

C15H18O2(230.3)
dehydrocostuslactone
去氢木香内酯

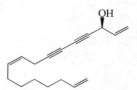

C17H22O(242.4)
dehydro falcarinol
去氢镰叶芹醇

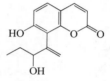

C17H20O(240.3)
dehydrofalcarinone
去氢镰叶芹酮

C14H14O4(246.3)
demethyl auraptenol
去甲基橙皮油内酯烯醇

$C_{23}H_{28}O_8$ (432.5)
(3S,5S)-3,5-diacetoxy-1,7-bis-(3,4-dihydroxyphenyl)-heptane
(3S,5S)-3,5-二乙酰氧基-1,7-双-(3,4-二羟基苯基)-庚烷

$C_{25}H_{32}O_8$ (460.5)
meso-3,5-diacetoxy-1,7-bis-(4-hydroxy-3-methoxyphenyl)-heptane
内消旋-3,5-二乙酰氧基-1,7-双-(4-羟基-3-甲氧基苯基)-庚烷

$C_{24}H_{30}O_8$ (446.5)
3,5-diacetoxy-7-(3,4-dihydroxyphenyl)-1-(4-hydroxy-3-methoxyphenyl)-heptane
3,5-二乙酰氧基-7-(3,4-二羟基苯基)-1-(4-羟基-3-甲氧基苯基)-庚烷

$C_{26}H_{34}O_9$ (490.5)
3,5-diacetoxy-1-(4-hydroxy-3,5-dimethoxyphenyl)-7-(4-hydroxy-3-methoxyphenyl)-heptane
3,5-二乙酰氧基-1-(4-羟基-3,5-二甲氧基苯基)-7-(4-羟基-3-甲氧基苯基)-庚烷

$C_8H_{18}S_2$ (178.4)
di-2-butyl disulfide
二-仲丁基二硫醚

$C_8H_{18}S_4$ (242.5)
di-2-butyl tetrasulfide
二-仲丁基四硫醚

$C_8H_{18}S_3$ (210.4)
di-2butyl trisulfide
二-仲丁基三硫醚

$C_{16}H_{22}O_4$ (278.3)
dibutylphthalate
(酞酸丁酯)邻苯二甲酸二丁酯

$C_{24}H_{38}O_4$ (390.6)
dicapryl phthalate
邻苯二甲酸二辛酯

$C_{11}H_{16}$ (148.2)
5,6-diethenyl-1-methyl-cyclohexene
5,6-乙烯基-1-甲基-环己烯

$C_{10}H_{18}O$ (154.3)
dihydrocarveol
二氢香苇醇(二氢葛缕醇)

$C_{10}H_{14}O_3$ (182.2)
dihydroconiferyl alcohol
二氢松柏醇

$C_{15}H_{22}O_2$ (234.3)
dihydrocostunolide
二氢木香烯内酯

C_8H_8O (120.2)
dihydrocoumarone
二氢香豆酮

$C_{15}H_{20}O_2$ (232.3)
11β,13-dihydro-β-cyclocostunolide
11β,13-二氢-β-环广木香内酯

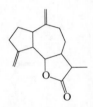

$C_{15}H_{20}O_2$ (232.3)
dihydrodehydrocostuslactone
二氢去氢木香内酯

C₁₃H₂₂O(194.3)
dihydro－β－ionol
二氢-β-紫罗兰醇

C₁₅H₂₂O₂(234.3)
dihydroisoalantolactone
二氢异土木香内酯

C₁₅H₂₆O(222.4)
12,13－dihydro－α－santalol
12,13－二氢-α-檀香萜醇

C₁₅H₂₆O(222.4)
12,13－dihydro－β－santalol
12,13－二氢-β-檀香萜醇

C₁₃H₁₆(172.3)
1,2－dihydro－1,5,8－trimethyl naphthalene
1,2-二氢-1,5,8-三甲基萘

C₈H₈O₃(152.1)
2,4－dihydroxy acetophenone
2,4-二羟基苯乙酮

C₈H₈O₃(152.1)
3,4－dihydroxy acetophenone
3,4-二羟基苯乙酮

C₈H₈O₃(152.1)
2,6－dihydroxy acetophenone
2,6-二羟基苯乙酮

C₉H₁₀O₂(150.2)
3,4－dihydroxyallylbenzene
3,4-二羟基烯丙基苯

C₇H₆O₃(138.1)
3,4－dihydroxy benzaidehyde
3,4-二羟基苯甲醛

C₇H₆O₄(154.1)
2,4－dihydroxybenzoic acid
2,4-二羟基苯甲酸

C₇H₆O₄(154.1)
3,5－dihydroxy benzoic acid
3,5-二羟基苯甲酸

C₁₄H₂₄O₂(224.3)
2,5－dihydroxybisabola－3,10－diene
2,5-二羟基-甜没药-3,10-二烯

C₁₄H₂₄O₂(224.3)
4,5－dihydroxy bisabola－2,10－diene
4,5-二羟基-甜没药-2,10-二烯

C₈H₈O₄(168.2)
3,4－dihydroxy cinnamic acid
3,4-二羟基肉桂酸

C₁₉H₂₄O₂(284.4)
(3S,5R)－3,5－dihydroxy－1,7－diphenylheptane
(3S,5R)-3,5-二羟基-1,7-二苯基庚烷

C₁₃H₁₂O₂(200.2)
4,4′－dihydroxydiphenyl methane
4,4′-二羟基二苯甲烷

C₉H₁₀O₄(182.2)
2,4－dihydroxy－6－methoxyacetophenone
2,4-二羟基-6-甲氧基苯乙酮

C₉H₁₀O₄(182.2)
2,5－dihydroxy－4－methoxyacetophenone
2,5-二羟基4-甲氧基苯乙酮

$C_9H_{10}O_4$ (182.2)
2,4 - dihydroxy - 5 -
methoxybenzophenone
2,4 -二羟基- 5 -甲氧苯甲酮

$C_8H_{10}O_3$ (154.2)
3,4 - dihydroxy
phenothy
3,4 -二羟基苯乙醇

$C_9H_{10}O_4$ (182.2)
3,4 - dihydroxy
phenylacetic acid
3,4 -二羟基苯乙酸

$C_7H_8O_2$ (124.1)
2,5 - dihydroxytoluene
2,5 -二羟基甲苯

$C_{12}H_{14}O_4$ (222.2)
dillapiol
莳萝油脑

$C_{11}H_{14}O_2$ (178.2)
3,5 - dimethoxyallylbenzene
3,5 -二甲氧基烯丙基苯

$C_9H_{10}O_4$ (182.2)
2,6 - dimethoxybenzoic acid
2,6 -二甲氧基苯甲酸

$C_8H_8O_2$ (136.1)
2,5 - dimethoxybenzoquinone
2,5 -二甲氧基苯醌

$C_8H_8O_2$ (136.1)
2,6 - dimethoxybenzoquinone
2,6 -二甲氧基苯醌

$C_{11}H_{12}O_4$ (208.2)
3,4 - dimethoxycinnamic acid
3,4 -二甲氧基肉桂酸

$C_{11}H_{13}O_3$ (193.2)
trans - 3,4 - dimethoxy cinnamylol
反式- 3,4 -二甲氧基桂皮醇

$C_{11}H_{10}O_4$ (206.2)
6,7 - dimethoxycoumarin
6,7 -二甲氧基香豆精

$C_9H_{10}O_4$ (182.2)
3,5 - dimethoxy - 4 -
hydroxybenzaidehyde
3,5 -二甲氧基- 4 -羟基苯甲醛

$C_8H_{10}O_3$ (154.2)
3,4 - dimethoxyphenol
3,4 -二甲氧基苯酚

$C_{12}H_{18}O_2$ (194.3)
1,4 - dimethoxy - 2,3,5,6 -
tetramethyl-benzen
1,4 -二甲氧基- 2,3,5,6 -四甲基苯

$C_9H_{12}O_2$ (152.2)
3,5 - dimethoxytoluene
3,5 -二甲氧基甲苯

$C_{14}H_{20}O$ (204.3)
2,8 - dimethyl - 5 - acetyl-bicyclo
[5,3,0]deca - 1,8 - diene
2,8 -二甲基- 5 -乙酰基双环[5,3,
0]癸- 1,8 -二烯

$C_{10}H_{18}$ (138.2)
3,5 - dimethyl - 1,6 - anti-
octadiene
3,5 -二甲基- 1,6 -反辛二烯

C_8H_{10} (106.2)
1,3 - dimethyl benzene
1,3 -二甲基苯

$C_{10}H_{14}O$ (150.2)
α,α - dimethyl
benzenemethanol
α,α -二甲基苯甲醇

C₁₂H₁₄O₂(190.2)
α,α – dimethyl-benzenepropanoic
acid vinyl ester
α,α-二甲基-苯丙酸乙烯酯

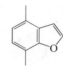

C₁₂H₁₈O(178.3)
α,α – dimethyl benzyl
isopropyl ether
α,α-二甲基苄基异丙醚

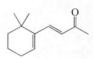

C₁₀H₁₀O(146.2)
4,7 – dimethylcumarone
4,7-二甲基香豆酮

C₁₂H₁₈O(178.3)
4 – (6, 6 – dimethyl – 1 –
cyclohexen)– 3 – buten – 2 – one
4-(6,6-二甲基-1-环己烯基)-
3-丁烯基-2-酮

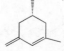

C₉H₁₄(122.2)
3,5 – dimethyl – 2 – cyclohexen – 1 – one
3,5-二甲基-2-环己烯-1-酮

OHC————CH₂OCH₂————CHO

C₁₂H₁₀O₅(234.2)
5,5′ – dimethylfurfural ether
5,5′-二甲基糠醛醚

C₉H₁₆O(140.2)
2,6 – dimethyl – 5 – heptenal
2,6-二甲基-5-庚烯醛

H₃C—H₂C—CH—CH₃ CH₃ O
3,4 – dimethyl – 2 – hexanne

C₈H₁₆O(128.2)
3,4 – dimethyl – 2 – hexanne
3,4-二甲基-2-己酮

H₃C—CH—(CH₂)₂—CH=C(CH₃)₂

C₁₅H₂₂(202.3)
1 – (1, 5 – dimethyl – 4 – hexenyl) – 4 –
methyl-benzene
1-(1,5-二甲基-4-己烯基)-4-甲基-苯

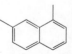

C₁₀H₁₈O(154.3)
2,6 – dimethyl – 3 – hydroxy – 1, 7 –
octadiene
2,6-二甲基-3-羟基-1,7-辛二烯

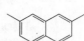

C₁₅H₂₄(204.4)
2,6 – dimethyl – 6 – (4 – methyl – 3 –
pentenyl)– bicyclo[3. 1. 1]hept – 2 – ene
2,6-二甲基-6-(4-甲基-3-戊烯基)
双环[3.1.1]庚-2-烯

C₁₂H₁₂(156.2)
1,3 – dimethyl-
naphthalene
1,3-二甲基-萘

C₁₂H₁₂(156.2)
1,6 – dimethyl-
naphthalene
1,6-二甲基-萘

C₁₂H₁₂(156.2)
1,7 – dimethyl-
naphthalene
1,7-二甲基-萘

C₁₂H₁₂(156.2)
2,6 – dimethyl-
naphthalene
2,6-二甲基-萘

C₁₂H₁₂(156.2)
2,7 – dimethyl-
naphthalene
2,7-二甲基-萘

C₁₁H₁₈(150.2)
(E)4, 8 – dimethyl – 3, 7 –
nonatriene
紫苏烯

C₁₀H₁₈O(154.2)
3,7 – dimethyl – 1, 6 – octadiene –
3 – ol
3,7-二甲基-1,6-辛二烯-3-醇

C₆H₈N₂(108.1)
2,5 – dimethylpyrazine
2,5-二甲基吡嗪

C₆H₈N₂(108.1)
2,6 – dimethylpyrazine
2,6-二甲基吡嗪

C₁₁H₁₁N(157.2)
2,6 – dimethyl quinoline
2,6-二甲基喹啉

C₁₀H₁₂(132.2)
dimethylstyrene
二甲基苏合香烯

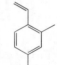

C₆H₈S(112.2)
2,4 – dimethyl thiophene
2,4-二甲基噻吩

H₃C—S—S—S—CH₃

C₂H₆S₃(126.3)
dimethyl trisulfide
二甲基三硫醚

C₅H₁₀S₃(166.3)
3,5 - dimethyl - 1,2,4 - trithiane
3,5-二甲基-1,2,4-三噻烷

C₁₉H₂₂O₂(282.4)
(3S, 5S)- *trans* - 1,7 - diphenyl - 3,5 - dihydroxy - 1 - heptene
(3S, 5S)-反-1,7-二苯基-3,5-二羟基-Δ¹-庚烯

C₁₉H₁₈O(262.3)
trans,trans - 1,7 - diphenyl - 4,6 - heptadien - 3 - one
反,反-1,7-二苯基-Δ⁴,⁶-庚二烯-3-酮

C₁₉H₁₈O₂(278.3)
trans,trans - 1,7 - diphenyl - 5 - hydroxy - 4,6 - heptadien - 3 - one
反,反-1,7-二苯基-5-羟基-Δ⁴,⁶-庚二烯-3-酮

C₁₉H₂₂O(266.4)
trans - 1,7 - diphenyl - 5 - hydroxy - 1 - heptene
反-1,7-二苯基-5-羟基-Δ¹-庚烯

C₁₉H₂₀O₂(280.4)
(5R)- *trans* - 1,7 - diphenyl - 5 - hydroxy - 6 - hepten - 3 - one
(5R)-反-1,7-二苯基-5-羟基-Δ⁶-庚烯-3-酮

C₃₀H₅₀(410.7)
diploptene
里白烯

C₃₀H₅₂O(428.7)
diplopterol
里白醇

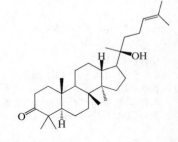

C₃₀H₅₀O₂(442.7)
dipterocarpol(hydroxy-dammarenone Ⅱ)
龙脑香醇酮

C₁₄H₂₀O₂(220.3)
2,6 - di(tert-butyl) benzoquinone
2,6-二(叔丁基)苯醌

C₁₄H₂₂O₂(222.3)
2,6 - ditertbutyl hydroquinone
2,6-二叔丁基对苯二酚

C₁₅H₂₄O(220.4)
2,6 - ditertbutyl - 4 - methylphenol
2,6-二叔丁基-4-甲基苯酚

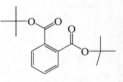

C₁₆H₂₂O₄(278.3)
ditertbutyl phthalate
邻苯二甲酸二叔丁酯

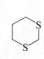

$C_4H_8S_2(120.2)$
1,3 - dithiane
1,3 - 二噻烷

O

$C_{10}H_{12}O_2(120.2)$
egomaketone
白苏烯酮

$HOOC(H_2C)_{10}HC{=}CH(CH_2)_6CH_3$

$C_{20}H_{38}O_2(310.5)$
11 - eicosenoic acid
11 - 二十烯酸

OH

$C_{18}H_{34}O_2(282.5)$
elaidic aicd
反油酸

$C_{15}H_{24}(204.4)$
α - elemene
α - 榄香烯

$C_{15}H_{24}(204.4)$
β - elemene
β - 榄香烯

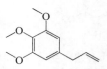

$C_{15}H_{24}(204.4)$
γ - elemene
（＋）- γ - 榄香烯

$C_{15}H_{24}(204.4)$
γ - elemene
（－）- γ - 榄香烯

$C_{15}H_{24}(204.4)$
δ - elemene
δ - 榄香烯

$C_{12}H_{16}O_3(208.3)$
elemicin
榄香脂素

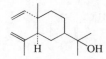

$C_{15}H_{26}O(222.4)$
elemol
榄香醇

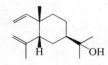

$C_{15}H_{26}O(222.4)$
β - elemol
β - 榄香醇

$C_{10}H_{14}O_2(166.2)$
elsholtziaketone
香薷酮

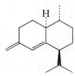

$C_{15}H_{24}(204.4)$
［＋］- epi - bicyclosesquiphellandrene
［＋］- 表-双环倍半水芹烯

$C_{10}H_{16}O(152.2)$
epicamphor
表樟脑

OH

$C_{15}H_{26}O(222.4)$
epicedrol
表雪松醇

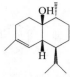

$C_{15}H_{26}O(222.4)$
epicubenol
表荜澄茄油烯醇

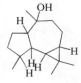

$C_{15}H_{26}O(222.4)$
epi - globulol
表-蓝桉醇

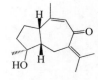

$C_{15}H_{22}O(218.3)$
epi - procurcumenol
表-原莪术烯醇

$C_{15}H_{24}(204.4)$
epi - β - santalene
表-β - 檀香萜烯

OH

$C_{15}H_{24}O(220.4)$
epi - β - santalol
表-β - 檀香萜醇

$C_{15}H_{24}O(220.4)$
epoxide cedrene
环氧化柏木烯

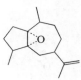

$C_{15}H_{24}O(220.4)$
epoxyguaine
环氧莎草奥

$C_{15}H_{24}$ (204. 4)
eremophilene
佛术烯[雅槛蓝(树)油烯,旱麦草烯]

$C_9H_{12}O_2$ (152. 2)
4 - ethoxymethylphenol
4 -乙氧甲基苯酚

$C_{11}H_{12}O_2$ (176. 2)
ethyl cinnamate
顺式及反式桂皮酸乙酯

$C_6H_{12}O$ (100. 2)
ethyl crotonate
巴豆酸乙酯

$C_{11}H_{14}O_3$ (194. 2)
ethyl - 5 - ethoxy - 2 - hydroxy-
benzoate
5 -乙氧基- 2 -羟基苯甲酸乙酯

$C_{14}H_{28}O_2$ (228. 4)
ethyl laurate
月桂酸乙酯

$C_{20}H_{36}O_2$ (308. 5)
ethyl linoleate
亚油酸乙酯(9,12 -十八碳二烯酸乙酯)

$C_{20}H_{34}O_2$ (306. 5)
ethyl linolenate
亚麻酸乙酯

$C_{12}H_{14}O_3$ (206. 2)
ethyl - p - methoxycinnamate
对-甲氧基桂皮酸乙酯

$C_7H_{10}N_2$ (122. 2)
2 - ethyl - 5 - methyl pyrazine
2 -乙基- 5 -甲基吡嗪

$C_{16}H_{32}O_2$ (256. 4)
ethyl myristate
肉豆蔻酸乙酯

$C_{12}H_{12}$ (156. 2)
1 - ethyl - naphthalene
1 -乙基-萘

$C_{20}H_{38}O_2$ (310. 5)
ethyl oleate
油酸乙酯

$C_{18}H_{36}O_2$ (284. 5)
ethyl palmitate
棕榈酸乙酯

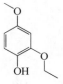

$C_9H_{12}O_3$ (168. 2)
ethyl vanillin
乙基香草醛

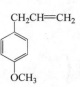

$C_{10}H_{12}O$ (148. 2)
estragole
爱草脑(蒿脑)

C₁₀H₁₈O(154.2)
eucalyptole
桉树脑

$C_{10}H_{18}O(154.2)$
eucalyptole
桉树脑

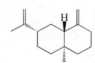

$C_{10}H_{14}O(150.2)$
eucarvone
优香芹酮,优葛缕酮

$C_{15}H_{24}(204.4)$
eudesma - 4(14),11 - diene
4(14),11 -桉叶二烯

$C_{15}H_{26}O(222.4)$
α - eudesmol
α-桉叶醇

$C_{15}H_{26}O(222.4)$
β- eudesmol
β-桉叶醇

$C_{15}H_{26}O(222.4)$
γ - eudesmol
γ-桉叶醇

$C_{10}H_{12}O_2(164.2)$
eugenol[2 - methoxy - 4 - (2 - propenyl)- phenol]
丁子香酚,丁香酚,丁香油酚即 2 -甲氧基- 4 -(2 -丙烯基)-苯酚

$C_{12}H_{14}O_3(206.2)$
eugenol acetate
乙酸丁香酚酯

$C_{17}H_{24}O(244.4)$
falcarinol
镰叶芹醇

$C_{17}H_{24}O_2(260.4)$
falcarindiol
镰叶芹二醇

(E)　　　(Z)

$C_{15}H_{24}(204.4)$
α - farnesene
α-金合欢烯(法尼烯,麝子油烯)

$C_{15}H_{24}(204.4)$
β - farnesene
β-金合欢烯(法尼烯,麝子油烯)

$C_{15}H_{26}O(222.4)$
trans - trans - farnesol
反-反-金合欢醇

$C_{17}H_{28}O_2(264.4)$
farnesyl acetate
醋酸法呢基酯

$C_{18}H_{30}O(262.4)$
farnesylacetone
金合欢基丙酮

$C_{10}H_{18}O(154.4)$
trans - fenchol
反式-小茴香醇

$C_{12}H_{20}O_2(196.3)$
trans - fenchol-acetate
反式-小茴香醇乙酸酯

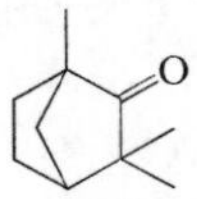

$C_{10}H_{16}O(152.2)$
fenchone
小茴香酮，葑酮

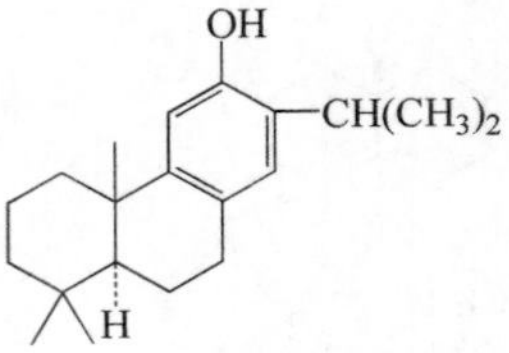

$C_{20}H_{30}O(286.5)$
ferruginol
弥罗松酚

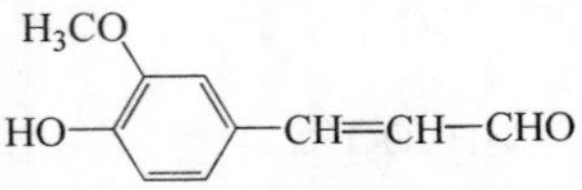

$C_{10}H_{10}O_3(178.2)$
ferulaldehyde
阿魏醛

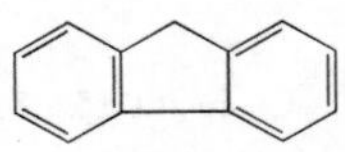

$C_{13}H_{10}(166.2)$
fluorene
芴

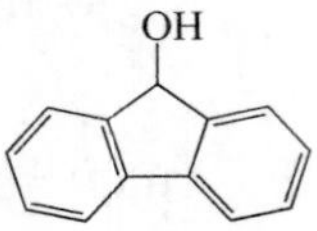

$C_{13}H_{10}O(182.2)$
9 - fluorenol
9 -芴醇

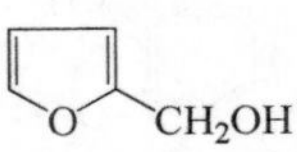

$C_5H_6O_2(98.1)$
2 - furancarbinol
2 -呋喃甲醇

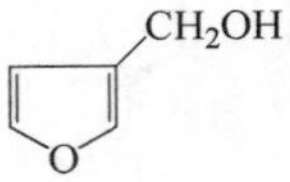

$C_5H_6O_2(98.1)$
3 - furancarbinol
3 -呋喃甲醇

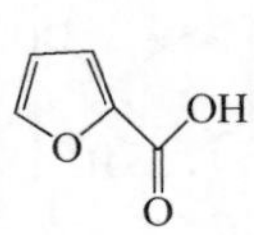

$C_5H_4O_3(112.1)$
2 - furancarboxylic acid
2 -呋喃甲酸

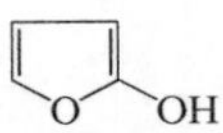

$C_4H_4O_2(84.1)$
2 - furanmethanol
2 -呋喃醇

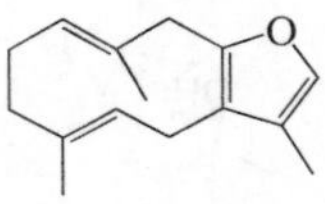

$C_{15}H_{20}O(216.3)$
furanodiene
莪术呋喃二烯,蓬莪术环二烯

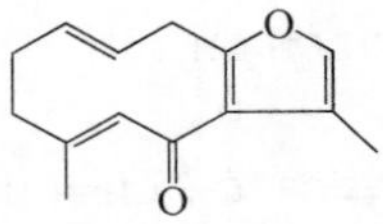

$C_{15}H_{18}O_2(230.3)$
furanodienone
蓬莪术环二烯酮

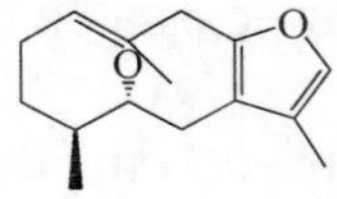

$C_{15}H_{20}O_2(232.3)$
furanogermenone
呋喃大牻牛儿酮

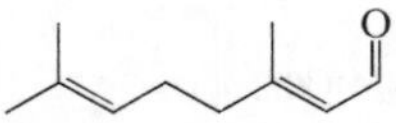

$C_{10}H_{16}O(152.2)$
geranial
牻牛儿醛（香叶醛）

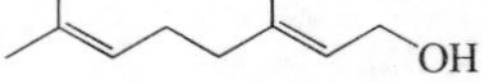

$C_{10}H_{18}O(154.3)$
geraniol
牻牛儿醇（香叶醇）

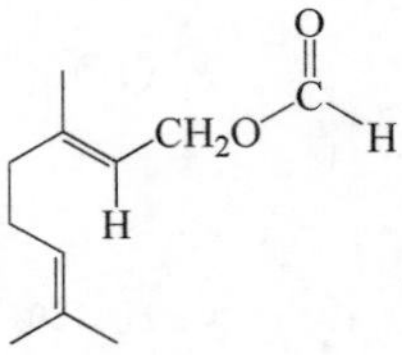

$C_{11}H_{18}O_2(182.3)$
geranoil formate
牛儿醇甲酸酯

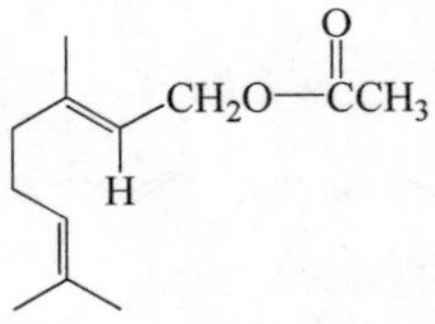

$C_{12}H_{20}O_2(192.3)$
geranyl acetate
乙酸牻牛儿酯（乙酸香叶酯）

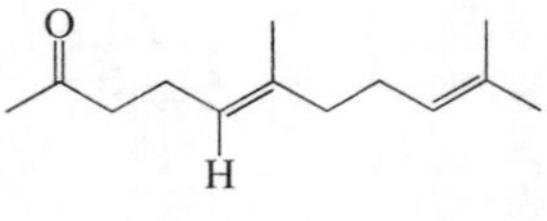

$C_{13}H_{22}O(194.3)$
geranyl acetone
香叶基丙酮

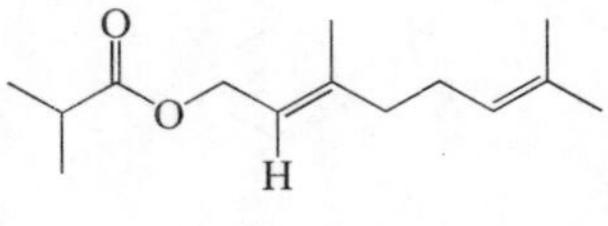

$C_{14}H_{24}O_2(224.3)$
geranyl isobutyrate
牻牛儿醇异丁酯

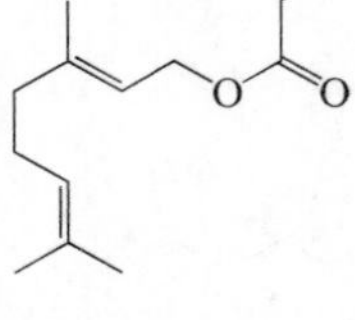

$C_{13}H_{22}O_2(210.3)$
geranyl propionate
牻牛儿醇丙酸酯

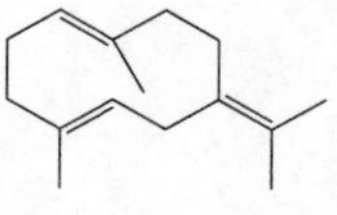

$C_{15}H_{24}(204.4)$
germacrene B
大牻牛儿烯 B

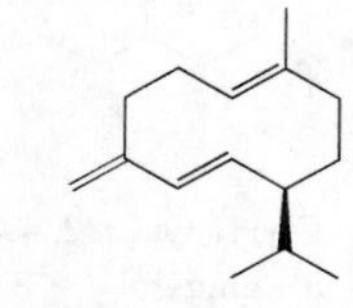

$C_{15}H_{24}(204.4)$
germacrene D　　大牻牛儿烯 D
germacrene
大叶香烯(包括以上两个结构)

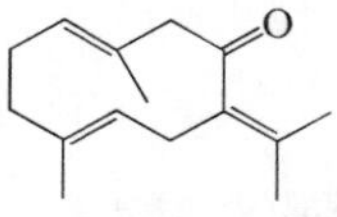

$C_{15}H_{22}O(218.3)$
germacrone
大牻牛儿酮

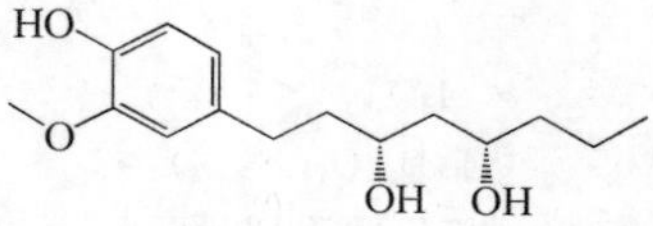

$C_{15}H_{24}O_4(268.3)$
4 - gingediol
4 -姜辣二醇

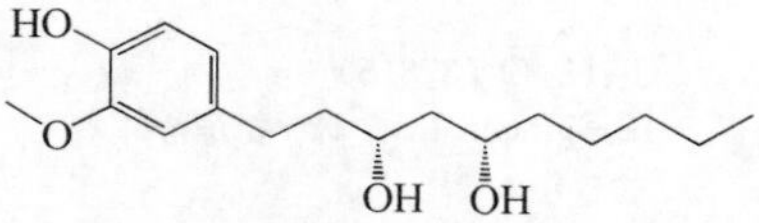

$C_{17}H_{28}O_4(296.4)$
6 - gingediol
6 -姜辣二醇

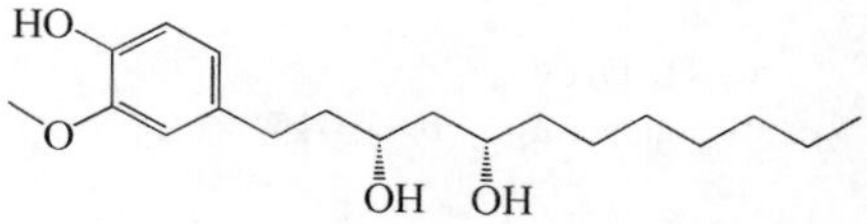

$C_{19}H_{32}O_4(324.5)$
8 - gingediol
8 -姜辣二醇

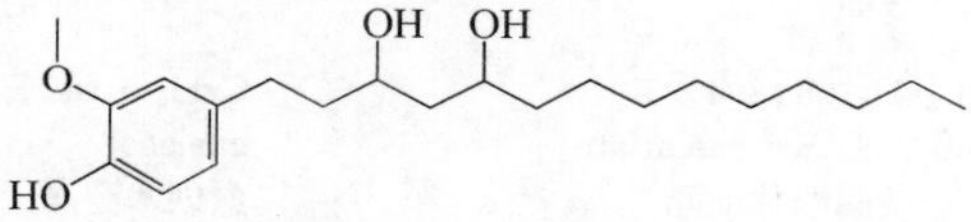

$C_{21}H_{36}O_4(352.5)$
10 - gingediol
10 -姜辣二醇

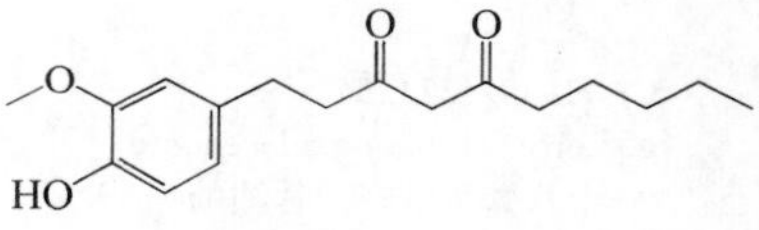

$C_{17}H_{24}O_4(292.4)$
6 - gingerdione
6 -姜辣二酮

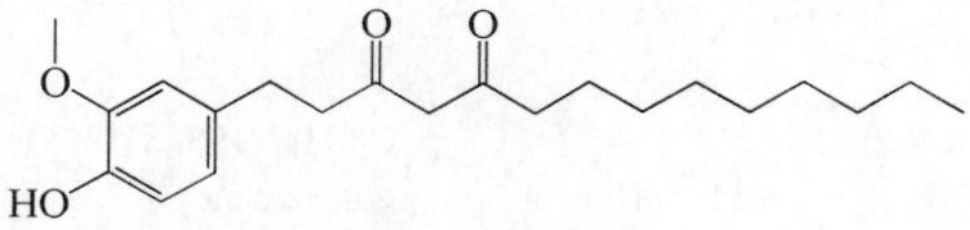

$C_{21}H_{32}O_4(348.5)$
10 - gingerdione　　10 -姜辣二酮

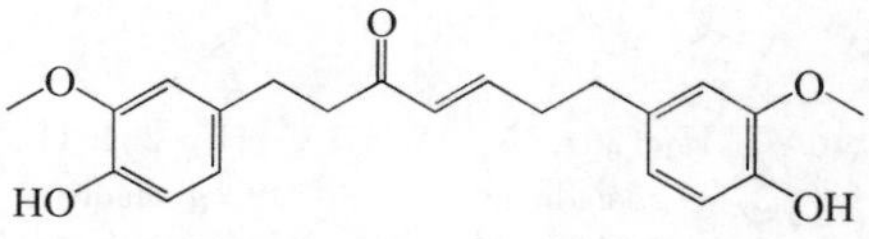

$C_{21}H_{24}O_5(356.4)$
gingerenone A　　姜烯酮 A

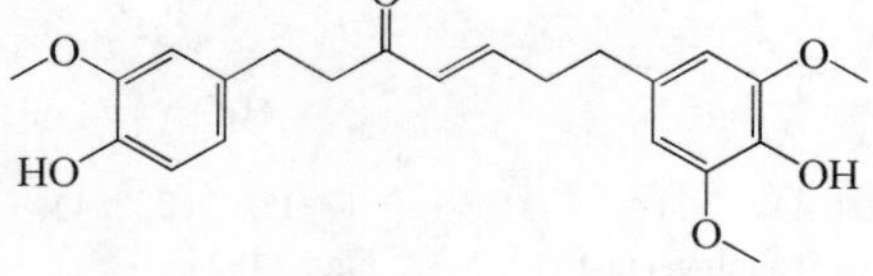

$C_{22}H_{26}O_6(386.4)$
gingerenone B　　姜烯酮 B

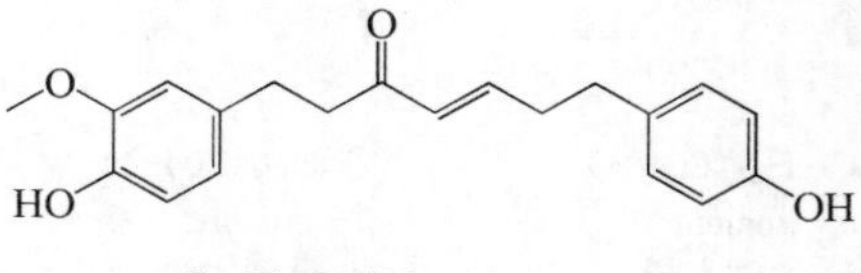

$C_{20}H_{22}O_4(326.4)$
gingerenone C　　姜烯酮 C

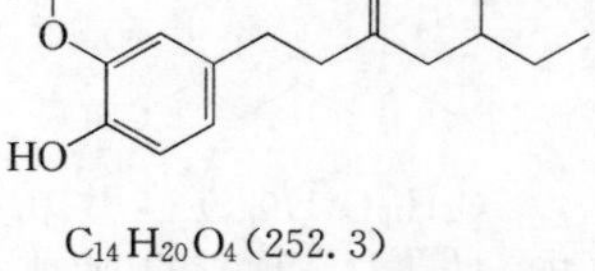

$C_{14}H_{20}O_4(252.3)$
3 - gingerol　　3 -姜辣醇

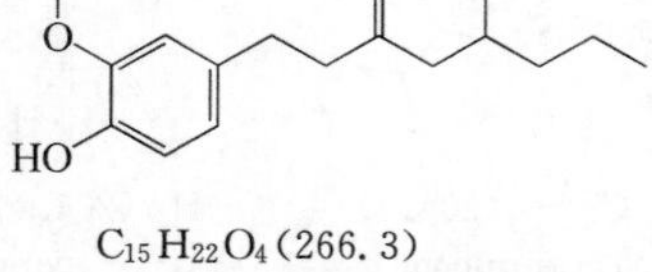

$C_{15}H_{22}O_4(266.3)$
4 - gingerol　　4 -姜辣醇

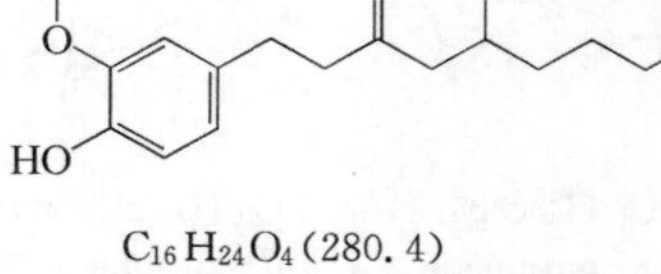

$C_{16}H_{24}O_4(280.4)$
5 - gingerol　　5 -姜辣醇

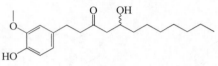

C$_{17}$H$_{26}$O$_4$(294.4)
6 - gingerol(gingerol)　　6 -姜辣醇(姜辣素)

C$_{19}$H$_{30}$O$_4$(322.4)
8 - gingerol　　8 -姜辣醇

C$_{21}$H$_{34}$O$_4$(350.5)
10 - gingerol　　10 -姜辣醇

C$_{23}$H$_{38}$O$_4$(378.5)
12 - gingerol　　12 -姜辣醇

C$_{21}$H$_{40}$O$_2$(324.5)
glycerol - 1(9 - octadecenoate)
9 -十八碳烯酸 - 1 -甘油酯

C$_{21}$H$_{42}$O$_4$(394.7)
glycerol - β - steariate
β -硬脂酸甘油酯

C$_7$H$_8$O$_2$(124.1)
guaiacol
愈创木酚

C$_{15}$H$_{24}$(204.4)
3,7 - guaiadiene
3,7 -愈创木二烯

C$_{15}$H$_{24}$(204.4)
3,9 - guaiadiene
3,9 -愈创木二烯

C$_{15}$H$_{26}$O(222.4)
guaia - 1(10)- ene - 11 - ol
愈创木- 1(10)-烯- 11 -醇

C$_{15}$H$_{18}$(198.3)
guaiazulene
愈创木薁

C$_{15}$H$_{24}$(204.4)
α - guaiene
α -愈创木烯

C$_{15}$H$_{24}$(204.4)
β - guaiene
β -愈创木烯

C$_{15}$H$_{24}$(204.4)
δ - guaiene(α - bulnesene)
δ -愈创木烯(α -布薁烯)

C$_{15}$H$_{26}$O(222.4)
guaiol
愈创醇(愈创薁醇)

C$_{15}$H$_{24}$(204.4)
α - gurjunene
α -古芸烯

C$_{15}$H$_{24}$(204.4)
β - gurjunene
β -古芸烯

C$_{15}$H$_{24}$(204.4)
γ - gurjunene
γ -古芸烯

C$_{15}$H$_{24}$(204.4)
(＋、－)- gymnomitrene
(＋、－)-吉诺米烯

C$_7$H$_{10}$O(110.2)
(E,E)- 2,4 - heptadienal
(E,E)- 2,4 -庚二烯醛

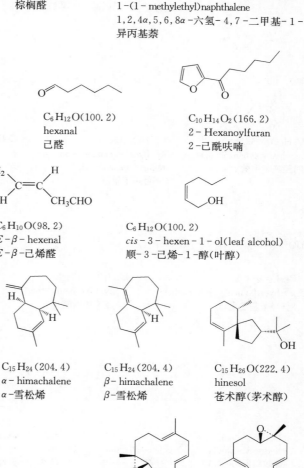

$C_7H_{14}O(114.2)$
2 - heptanone
2-庚酮(甲基戊基甲酮)

$C_{37}H_{60}O_4(568.9)$
hexacosyl caffeate
咖啡酸二十六醇酯

$C_{16}H_{32}O(240.4)$
hexadecanal
棕榈醛

$C_{15}H_{24}(204.4)$
$1,2,4\alpha,5,6,8\alpha$ - hexahydro - 4,7 - dimethyl - 1 - (1 - methylethyl)naphthalene
$1,2,4\alpha,5,6,8\alpha$ -六氢- 4,7 -二甲基- 1 -异丙基萘

$C_{18}H_{36}O(268.5)$
hexahydrofarnesylacetone
六氢金合欢烯丙酮

$C_6H_{12}O(100.2)$
hexanal
己醛

$C_{10}H_{14}O_2(166.2)$
2 - Hexanoylfuran
2 -己酰呋喃

$C_6H_{10}O(98.2)$
E - 2 - hexenal(E - α - hexenal)
E - 2 -己烯醛

$C_6H_{10}O(98.2)$
E - β - hexenal
E - β -己烯醛

$C_6H_{12}O(100.2)$
cis - 3 - hexen - 1 - ol(leaf alcohol)
顺- 3 -己烯- 1 -醇(叶醇)

$C_8H_{14}O_2(142.2)$
3 - hexenyl acetate
乙酸- 3 -己烯酯

$C_{15}H_{24}(204.4)$
α - himachalene
α -雪松烯

$C_{15}H_{24}(204.4)$
β - himachalene
β -雪松烯

$C_{15}H_{26}O(222.4)$
hinesol
苍术醇(茅术醇)

或

或

$C_{15}H_{24}(204.4)$
humulene(α - humulene, α - caryophyllene)
葎草烯(α -葎草烯, α -丁香烯, α -石竹烯)

$C_{15}H_{24}(204.4)$
β - humulene
β -葎草烯

$C_{15}H_{24}O(220.4)$
humulene epoxide
葎草烯氧化物(蛇麻烯环氧化物)

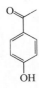

C$_8$H$_8$O$_2$(136.2)
p – hydroxyacetophenone
对羟基苯乙酮

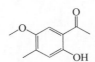

C$_9$H$_{10}$O$_2$(150.2)
1 – hydroxy – 2 – acetyl – 4 –
methylbenzene
1-羟基-2-乙酰基-4-甲基苯

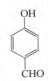

C$_7$H$_6$O$_2$(122.2)
p – hydroxybenzaldehyde
对羟基苯甲醛

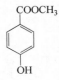

C$_8$H$_8$O$_3$(152.2)
p – hydroxy benzoate
对羟基苯甲酸甲酯

C$_7$H$_6$O$_3$(138.1)
m – hydroxybenzoic acid
间羟基苯甲酸

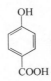

C$_7$H$_6$O$_3$(138.1)
4 – hydroxybenzoic acid ，p –
hydroxybenzoic acid
4-羟基苯甲酸

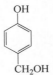

C$_7$H$_8$O$_2$(124.1)
p – hydroxybenzyl alcohol
对-羟基苯甲醇

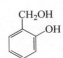

C$_7$H$_8$O$_2$(124.1)
2 – hydroxybenzyl alcohol
邻羟基苄醇

HO—〇—CH$_2$O—CH$_2$CH$_3$

C$_9$H$_{12}$O$_2$(152.2)
p – hydroxybenzyl ethyl ether
对-羟苄基乙醚

〇—CH$_2$OH

C$_8$H$_{10}$O$_2$(138.2)
4 – hydroxybenzyl methylether
4-羟苄基甲醚

HO—〇—CH$_2$O—〇—CH$_2$OCH$_3$

C$_{15}$H$_{16}$O$_3$(244.3)
4 –(4′– hydroxybenzyloxy)– benzyl methyl ether
4-(4′-羟苄氧基)-苄基甲醚

C$_{15}$H$_{24}$O$_2$(236.4)
4 – hydroxybisabola – 2,10 – diene – 9 – one
4-羟基甜没药-2,10-二烯-9-酮

C$_{15}$H$_{24}$O(220.4)
14 – hydroxy – β – caryophyllene
14-羟基-β-石竹烯

HOH$_2$C—CH〇—OH

C$_9$H$_{10}$O$_2$(150.2)
p – hydroxycinnamaldehyde
对-羟基桂皮醇

C$_9$H$_8$O$_3$(164.2)
E – p – hydroxycinnamic acid
E-对-羟基肉桂酸

C$_{35}$H$_{60}$O$_3$(528.9)
p – hydroxy – $trans$ – cinnamic
acid – n – hexacosyl ester
对羟基反式肉桂酸二十六烷酯

C$_{37}$H$_{64}$O$_3$(556.9)
p – hydroxy – $trans$ – cinnamic
acid – n – octacosyl ester
对羟基反式肉桂酸二十八烷酯

$C_{33}H_{56}O_3$ (556.9)

p - hydroxy - $trans$ - cinnamic acid - n - octacosyl ester

对羟基反式肉桂酸二十四烷酯

$C_{10}H_{10}O_3$ (178.2)

E - p - hydroxycinnamic acid methyl ester

E - 对 - 羟基肉桂酸甲酯

$C_8H_{10}O_2$ (138.2)

4 - hydroxyethyl phenol

4 - 羟乙基苯酚

$C_{13}H_{10}O$ (182.2)

2 - hydroxyfluorene

2 - 羟基芴

$C_{10}H_{18}O_2$ (170.2)

8 - hydroxygeraniol

8 - 羟基香叶醇

$C_{22}H_{28}O_7$ (404.5)

5 - hydroxy - 1 - (4 - hydroxy - 3, 5 - dimethoxyphenyl) - 7 - (4 - hydroxy - 3 - methoxyphenyl) - 3 - heptanone

5 - 羟基 - 1 - (4 - 羟基 - 3, 5 - 二甲氧基苯基) - 7 - (4 - 羟基 - 3 - 甲氧基苯基) - 3 - 庚酮

$C_{20}H_{24}O_5$ (344.4)

5 - hydroxy - 7 - (4 - hydroxyphenyl) - 1 - (4 - hydroxy - 3 - methoxyphenyl) - 3 - heptanone

5 - 羟基 - 7 - (4 - 羟基苯基) - 1 - (4 - 羟基 - 3 - 甲氧基苯基) - 3 - 庚酮

$C_9H_{10}O_3$ (166.2)

3 - hydroxy - 4 - methoxyacetophenone

3 - 羟基 - 4 - 甲氧基苯乙酮

$C_9H_{10}O_3$ (166.2)

2 - hydroxy - 4 - methoxy - acetophenone

2 - 羟基 - 4 - 甲氧基 - 苯乙酮

$C_9H_{10}O_3$ (166.2)

4 - hydroxy - 3 - methoxy - acetophenone

4 - 羟基 - 3 - 甲氧基 - 苯乙酮

$C_9H_{10}O_3$ (166.2)

4 - hydroxy - 2 - methoxybenzoic acid

4 - 羟基 - 2 - 甲氧基苯甲酸

$C_{10}H_{10}O_4$ (194.2)

$trans$ - 2 - hydroxy - 4 - methoxycinnamic acid

反式 - 2 - 羟基 - 4 - 甲氧基桂皮酸

$C_{10}H_{10}O_4$ (194.2)

4 - hydroxy - 3 - methoxy cinnamic acid

4 - 羟基 - 3 - 甲氧基肉桂酸

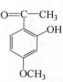

$C_9H_{10}O_2$ (150.2)

4 - hydroxy - 3 - methoxy styrene

4 - 羟基 - 3 - 甲氧基 - 苯乙烯

$C_6H_6O_3$ (126.1)

5 - hydroxy methyl - 2 - furaldehyde

5 - 羟甲基糠醛

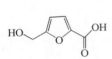

$C_6H_6O_4(142.1)$
5 - hydroxymethyl - furoic acid
5 -羟甲基糠酸

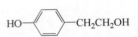

$C_8H_8O_3(152.1)$
p - hydroxyphenyl acetic acid
对羟基苯乙酸

$C_8H_{10}O_2(138.2)$
p - hydroxyphenylethanol
对羟基苯乙醇

$C_{13}H_{22}O(194.3)$
trans $-\beta$ - ionol
反式-β-紫罗兰醇

$C_{13}H_{20}O(192.3)$
α - ionone
α -紫罗兰酮

$C_{13}H_{20}O(192.3)$
β - ionone
β -紫罗兰酮

$C_{15}H_{24}(204.4)$
isoacoradinene
异菖蒲二烯

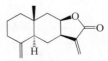

$C_{15}H_{20}O_2(232.3)$
isoalantolactone
异土木香内酯

$C_{15}H_{24}O(220.4)$
isoaromadendrene epoxide
异香橙烯环氧化物

$C_{10}H_{16}O(152.2)$
isoartemisia keton
异蒿属酮

$C_{12}H_{16}O_3(208.3)$
isoasarone
异细辛脑

$C_{15}H_{26}O_2(238.4)$
isobaimuxinol
异白木香醇

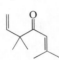

d:　　　i:　　或

$C_{10}H_{18}O(154.2)$
isoborneol
异龙脑

$C_{15}H_{26}O_2(238.4)$
isocalamendiol
异水菖蒲二醇，异菖蒲烯二醇

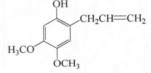

$C_{15}H_{22}O_2(234.3)$
isocurcumenol
异莪术烯醇

$C_{15}H_{24}O(220.4)$
isocyperol
异香附醇

$C_{15}H_{18}O_2(230.3)$
isodehydrocostuslactone
异去氢木香内酯

$C_{10}H_{18}O(154.3)$
isodihydrocarveol
异二氢香芹醇

$C_{10}H_{12}O_2(164.2)$
isoegomaketone
异白苏烯酮

$C_{10}H_{12}O_2(164.2)$
isoeugenol
异丁香油酚

$C_{10}H_{18}O(154.2)$
isofenchanol
异小茴香醇

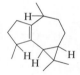
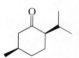

$C_{22}H_{26}O_6$ (386.4)
isogingerenone B
异姜烯酮 B

$C_{15}H_{24}$ (204.4)
isoledene
异喇叭烯

$C_{10}H_{18}O$ (154.2)
isomenthone
异薄荷酮

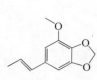
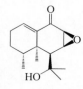
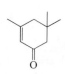
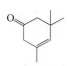
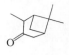

$C_{11}H_{12}O_3$ (192.2)
isomyristicin
异肉豆蔻醚

$C_{15}H_{22}O_3$ (250.3)
isonardosinone
异甘松新酮

$C_9H_{14}O$ (138.2)
α - isophorone
α -异佛尔酮

$C_9H_{14}O$ (138.2)
β - isophorone
β -异佛尔酮

$C_{10}H_{16}O$ (152.2)
isopinocamphone
异松樟酮

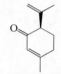

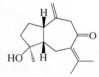
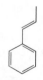
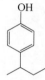

$C_{10}H_{14}O$ (150.2)
isopiperitenone
异辣薄荷酮

$C_{10}H_{14}$ (134.2)
4 - isopropyltoluene
伞花烃

$C_{15}H_{22}O_2$ (234.3)
isoprocurcumenol
异原莪术烯醇

C_9H_{10} (118.2)
isopropenyl benzene
异丙烯基苯

$C_{10}H_{14}O$ (150.2)
p - isopropylbenzyl alcohol
对异丙基苯甲醇

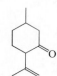
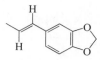
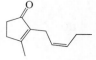

$C_{11}H_{16}O$ (164.2)
1 - isopropyl - 2 - methoxy -
4 - methylbenzene
1 -异丙基- 2 -甲氧基- 4 -甲
基苯

$C_{10}H_{16}O$ (152.2)
isopulegone
异胡薄荷酮

$C_{10}H_{10}O_2$ (162.2)
isosafrole
异黄樟脑

$C_{11}H_{16}O$ (164.2)
jasmine
茉莉酮

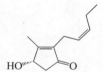

$C_{11}H_{16}O_2$ (180.2)
jasmololone
4 -羟基茉莉酮

$C_{15}H_{24}$ (204.4)
junipene
刺柏烯

$C_{15}H_{26}O$ (222.4)
juniper camphor
桧脑

$C_{10}H_{10}O_4$ (194.2)
kakuol
卡枯醇

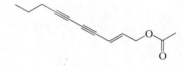

H₃CH₂CH₂CC≡C—C≡C—C=CHCH₂OH

$C_{10}H_{12}O(148.2)$
lachnophyllol
毛叶醇

$C_{12}H_{14}O_2(190.2)$
lachnophyllol acetate
乙酸毛叶酯

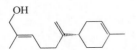

$C_{15}H_{24}O(220.4)$
lanceol　澳白檀醇

$C_{12}H_{24}O_2(200.3)$
lauric acid　月桂酸

$C_{12}H_{24}O(184.3)$
lauric aldehyde　月桂醛

$C_{15}H_{24}(204.4)$
ledene
喇叭烯

$C_{15}H_{26}O(222.4)$
ledol
喇叭茶醇

$C_{10}H_{16}(136.2)$
limonene
柠檬油精(枸橼烯)

$C_{10}H_{16}O(152.2)$
β- limonenol
β-枸橼烯醇

$C_{15}H_{20}O_3(248.3)$
agarol
芳樟醇(里哪醇,沉香醇,伽罗木醇,芫荽醇)

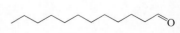

$C_{10}H_{18}O_2(170.2)$
cis - linalool oxide　　顺-芳樟醇氧化物
trans - linalool oxide　　反-芳樟醇氧化物

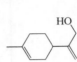

$C_{12}H_{20}O_2(196.3)$
linalyl acetat
乙酸芳樟醇酯

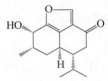

$C_{11}H_{18}O_2(182.3)$
linalyl formate
芳樟醇甲酸酯

$C_{13}H_{22}O_2(210.3)$
linalyl propionate
丙酸芳樟酯

$C_{15}H_{18}O(214.3)$
lindenene
乌药烯

$C_{15}H_{16}O_2(228.3)$
lindenenone
乌药烯酮

$C_{15}H_{16}O_3(244.3)$
linderalactone
乌药内酯

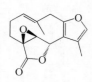

C₁₅H₁₆O₄(260.3)
linderane
乌药环氧内酯

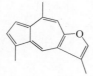

C₁₅H₁₄O(210.3)
linderazulene
乌药薁

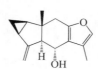

C₁₅H₁₈O₂(230.3)
linderene
乌药烯醇

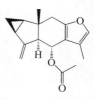

C₁₇H₂₀O₃(272.3)
linderene acetate,lindenenyl acetate
乙酸乌药烯醇酯

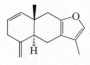

C₁₅H₁₈O(214.3)
lindestrene
乌药根烯

C₁₅H₁₈O₂(230.3)
lindestrenolide
乌药根内酯

H₃C—(CH₂)₄—CH=CH—CH₂—CH=CH—(CH₂)₇—COOH

C₁₈H₃₂O₂(280.5)
linoleic acid
亚油酸

CH₂—O—C(=O)—(CH₂)₇CH=CHCH₂CH=CH(CH₂)₄CH₃
HC—O—C(=O)—(CH₂)₇CH=CHCH₂CH=CH(CH₂)₄CH₃
CH₂—O—C(=O)—(CH₂)₇CH=CHCH₂CH=CH(CH₂)₄CH₃

C₅₇H₉₈O₆(879.4)
linolein
三亚油酸甘油酯

H₃CH₂C—CH=CH...CH₂(CH₂)₆COOH

C₁₈H₃₀O₂(278.4)
linolenic acid
亚麻酸(9,12,15-十八碳三烯酸)

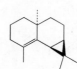

C₁₅H₂₄(204.4)
longicyclene
长叶松烯

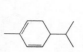

C₁₅H₂₄(204.4)
longifolene
长叶烯

C₁₅H₂₄(204.4)
(+)-α-longipinene(3-longipinene)
α-长蒎烯(3-长叶蒎烯)

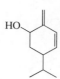

C₁₅H₂₄O(220.4)
longipinocarveol
长松香芹醇

C₁₅H₂₄(204.4)
β-maaliene
β-橄榄烯

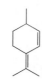

C₁₀H₁₆(136.2)
menthadiene
薄荷二烯

C₁₀H₁₆(136.2)
2,4(8)-p-menthadiene
2,4(8)-对孟二烯

C₁₀H₁₆O(152.2)
1(7),2-p-menthadien-6-ol
对孟-1(7),2-二烯-6-醇

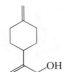

C₁₀H₁₆O(152.2)
1(7),8(10)-p-
menthadien-9-ol
1(7),8(10)-对薄荷
二烯-9-醇

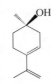

C₁₀H₁₆O(152.2)
3,8(9)-p-
menthadien-1-ol
对孟-3,8(9)-二
烯-1-醇

C₁₀H₁₈O(154.2)
p-mentha-2-ene-
1-ol
对-薄荷-2-烯-
1-醇

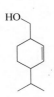

C₁₀H₁₈O(154.2)
p-mentha-2-
ene-7-ol
对-薄荷-2-烯-
7-醇

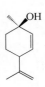

C₁₀H₁₆O(152.2)
cis-p-2,8-menthadien-
1-ol
顺式-对孟-2,8-二烯-
1-醇

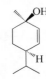

C₁₀H₁₈O(154.2)
cis-p-2-menthen-1-ol
顺式-对孟-2-稀-1-醇

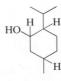

C₁₀H₂₀O(156.3)
menthol
薄荷醇

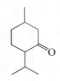

C₁₀H₁₈O(154.2)
menthone
薄荷酮

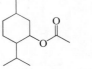

C₁₂H₂₂O₂(198.3)
menthylacetate
醋酸薄荷酯

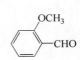

C₈H₈O₂(136.2)
2-methoxy-benzaldehyde
2-甲氧基苯甲醛

C₈H₈O₂(136.2)
m-methoxybenzaldehyde
间-甲氧基苯甲醛

C₉H₈O₂(148.2)
methoxybenzofuran
5-甲氧基苯并呋喃

C₁₀H₁₀O₂(162.2)
o-methoxy-Cinnamaldehyde
邻-甲氧基肉桂醛

C₁₀H₁₀O₂(162.2)
E-p-methoxycinnamic acid
E-对-甲氧基肉桂酸

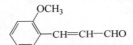

C₁₀H₁₂O₂(164.2)
trans-4-methoxycinnamylalcohol
反式-4-甲氧基桂皮醇

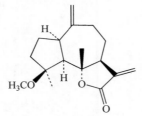

C₁₆H₂₂O₃(262.3)
4β-methoxydehydrocostuslactone
4β-甲氧基去氢木香内酯

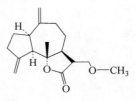

C₁₆H₂₂O₃(262.3)
12-methoxydihydrodehydrocostuslactone
12-甲氧基二氢去氢木香内酯

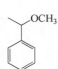

C₉H₁₂O(136.2)
1-methoxyethylbenzene
1-甲氧基乙基苯

O
‖
HO—C—OH

C₉H₉O₄(181.2)
3-methoxy-α-hydroxy-benzeneacetic acid
3-甲氧基-α-羟基苯乙酸

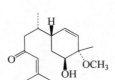

G₆H₂₆O₃(266.4)
4-methoxy-5-hydroxybisabola-2,10-diene-9-one
4-甲氧基-5-羟基甜没药-2,10-二烯-9-酮

$C_7H_8O_3(140.1)$
5 – methoxymethyl furfural
5 –甲氧基甲基糠醛

$C_8H_{10}O_2(138.2)$
2 – methoxy – 4 – methyl phenol
2 –甲氧基– 4 –甲基苯酚

$C_7H_8O_2(124.1)$
2 – methoxylphenol
2 –甲氧基苯酚

$C_{13}H_{12}O_3(216.2)$
o – (o – methoxyphenoxy)phenol
邻 –(邻甲氧基苯氧基)苯酚

$C_{10}H_{12}O_2(164.2)$
methoxyphenyl acetone
甲氧苯基丙酮

$C_{10}H_{12}O(148.2)$
1 – methoxy – 4 –(1 – propenyl)– benzene
1 –甲氧基– 4 –(1 –丙烯基)–苯

$C_{10}H_{12}O_2(164.2)$
2 – methoxyl – 4 –(1 – propenyl)– phenol
2 –甲氧基– 4 –(1 –丙烯基)–酚

$C_{10}H_{12}O_2(164.2)$
2 – methoxyl – 6 –(1 – propenyl)– phenol
2 –甲氧基– 6 –(1 –丙烯基)–酚

$C_{12}H_{14}O_3(206.2)$
2 – methoxy – 4 –(2 – propenyl)– phenol acetate
2 –甲氧基– 4 –(2 –丙烯基)–苯酚乙酸酯

$C_9H_{10}O(134.2)$
p – methoxystyrene
对 –甲氧基苏合香烯

$C_9H_{10}O_2(150.2)$
2 – methoxy – 4 – vinylphenol
2 –甲氧基– 4 –乙烯基苯酚

$C_9H_{10}O(134.2)$
2 – methylacetophenone
2 –甲基苯乙酮

$C_9H_{10}O(134.2)$
3 – methyl acetophenone
3 –甲基苯乙酮

$C_7H_{14}O(114.2)$
methyl – amylketone
甲基正戊酮（甲基戊基甲酮）

$C_5H_{10}O(86.1)$
3 – methyl butanal
异戊醛

$C_5H_{12}O(88.1)$
2 – methyl – 1 – butanol
2 –甲基– 1 –丁醇

$C_5H_{10}O(86.1)$
3 – methyl butanone
3 –甲基丁酮

$C_5H_{10}O(86.1)$
2 – methyl – 3 – buten – 2 – ol
2 –甲基– 3 –丁烯– 2 –醇

$C_5H_8O(84.1)$
3 – methyl – 3 – butenone
3 –甲基– 3 –丁烯酮

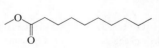

$C_{11}H_{22}O_2(186.3)$
methyl n – caprate
癸酸甲酯

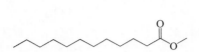

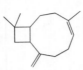

$C_{12}H_{24}O_2$ (200.3)
methyl dodecanoate
十二酸甲酯(月桂酸甲酯)

$C_{15}H_{24}$ (204.4)
8 - methylene - 4,11,11 - trimethyl -
bicyclo[7.2.0]undec
8 -亚甲基- 4,11,11 -三甲基双环
[7.2.0]-4 -十一碳烯

$C_{11}H_{14}O_2$ (178.3)
methyl eugenol
甲基丁香酚

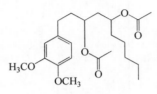

$C_6H_6O_2$ (110.1)
5 - methyl - 2 - furfural
5 -甲基- 2 -糠醛

$C_{22}H_{34}O_6$ (394.5)
6 - methyl gingediacetate
6 -甲基姜辣二醇双乙酸酯

$C_{18}H_{30}O_4$ (310.4)
6 - methylgingediol
6 -甲基姜辣二醇

$C_{10}H_{16}O$ (152.2)
(*E*) - 6 - methyl - 3,5 - heptadien - 2 - one
(*E*)- 6 -甲基- 3,5 -庚二烯- 2 -酮

$C_8H_{14}O$ (126.2)
(*E*) - 6 - methyl - 5 - hepten - 2 - one
(*E*)- 6 -甲基- 5 -庚烯- 2 -酮

$C_8H_{14}O$ (126.2)
4 - methyl - 5 - hepten - 2 - one
4 -甲基- 5 -庚烯- 2 -酮

$C_8H_{16}O$ (128.2)
6 - methyl - 5 - heptene - 2 - ol
6 -甲基- 5 -庚烯- 2 -醇

$C_9H_{18}O$ (142.2)
methyl - heptylketone
甲基正庚酮(甲基庚基甲酮)

$C_7H_{12}O$ (112.2)
5 - methyl - 3 - hexen - 2 - one
5 -甲基- 3 -己烯- 2 -酮

$C_{11}H_{14}O_2$ (178.3)
methylisoeugenol
甲基异丁香酚(顺反)

$C_{12}H_{22}$ (166.3)
4 - methyl - 3 - isopropenyl -
4 - vinyl - 1 - cyclohexene
4 -甲基- 3 -异丙基- 4 -乙
基- 1 -环己烯

$C_{19}H_{34}O_2$ (294.5)
methyl linoleate
亚油酸甲酯

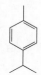

C₁₉H₃₂O₂(292.5)
methyl linolenate
亚麻酸甲酯(6,9,12-十八碳三烯酸甲酯)

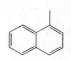

C₁₅H₂₄(204.4)
1 - methyl - 5 - methylene - 8 -[1 - methylethyl]-
1,6 - cyclodecadiene
1-甲基-5-亚甲基-8-[1-甲基乙基]-1,6-环
葵二烯

C₁₀H₁₄(134.2)
1 - methyl - 4 - (1 -
methylethyl)benzene
1-甲基-4-(1-甲基乙
基)苯

C₁₀H₁₈O(154.2)
4 - methyl - 1 -(1 - methylethyl)-
3 - cyclohexen - 1 - ol
4-甲基-1-(1-甲基乙基)-3-环
己烯-1-醇

C₁₀H₁₄O(150.2)
2 - methyl - 5 - (1 -
methylethyl)- phenol
2-甲基-5-异丙基-苯酚

C₁₁H₁₀(142.2)
1 - methyl - naphthalene
1-甲基-萘

C₁₁H₁₀(142.2)
2 - methyl - naphthalene
2-甲基-萘

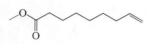

C₁₀H₁₈O₂(170.3)
methyl 2 - nonenoate
8-壬烯酸甲酯

H₃C—C(CH₂)₈CH₃

C₁₁H₂₂O(170.3)
methyl - n - nonyl ketone
甲基壬基甲酮

C₉H₁₈O₂(158.2)
methyl octanoate
辛酸甲酯

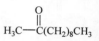

C₁₉H₃₆O₂(296.5)
methyl oleate
油酸甲酯

C₁₇H₃₄O₂(270.5)
methyl palmitate
棕榈酸甲酯

CH₃
H₃C—C—H₂—H₂—C—CHO
          H

C₆H₁₂O(100.2)
2 - methyl - pentanal
2-甲基-戊醛

C₁₁H₁₆O(170.3)
3 - methyl - 2 -(2 - pentenyl)- 2 -
cyclopentene - 1 - one
3-甲基-2-(2-戊烯基)-2-环戊烯-1-酮

C₁₉H₃₈O₂(298.5)
methyl stearate
硬脂酸甲酯

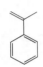

C₉H₁₀(118.2)
α – methylstyrene
α-甲基苯乙烯

H₃C(H₂C)₁₂C(=O)OCH₃

C₁₅H₃₀O₂(242.4)
methyl n – tetradecanoate(methyl myristate)
十四酸甲酯(肉豆蔻酸甲酯)

C₁₁H₁₆O(164.2)
methyl thymyl ether
百里香酚甲醚

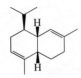

C₂₀H₃₆O₄(340.5)
2 – monolinolein
2-单亚油酸甘油酯

C₁₉H₃₈O₄(330.5)
2 – monopalmitin
2-单棕榈酸甘油酯

C₁₅H₂₄(204.4)
α – muurolene
α-衣兰油烯

C₁₅H₂₄(204.4)
β – muurolene
β-衣兰油烯

C₁₅H₂₄(204.4)
γ – muurolene
γ-依兰油烯

C₁₅H₂₆O(222.4)
T – muurolol
T-紫穗槐醇(依兰油醇)

C₁₀H₁₆(136.2)
myrcene
月桂烯

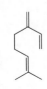

C₁₀H₁₆(136.2)
β – myrcene
β-月桂烯

C₁₀H₁₈O(154.3)
mycenol
月桂烯醇

C₁₄H₂₈O₂(228.4)
myristic acid
肉豆蔻酸

C₁₁H₁₂O₃(192.2)
myristicin
肉豆蔻醚

C₁₀H₁₄O(150.2)
myrtenal
桃金娘烯醛(桃金娘醛)

C₁₀H₁₆O(152.2)
(—)- myrtenol
桃金娘醇

C₁₂H₁₈O₂(194.2)
(—)- myrtenyl acetate
(—)-乙酸桉树酯

C₁₀H₁₂O₂(164.2)
naginataketone
白苏酮

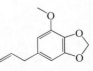

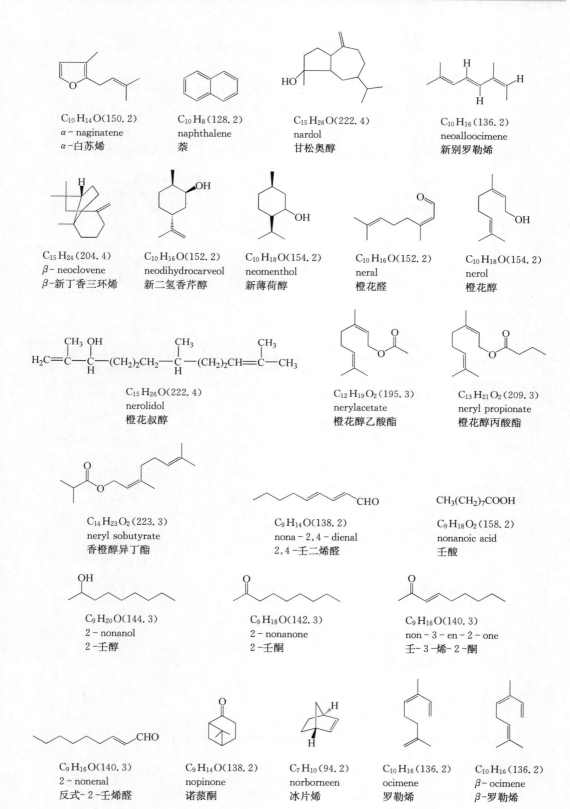

$C_{10}H_{14}O(150.2)$
α - naginatene
α-白苏烯

$C_{10}H_8(128.2)$
naphthalene
萘

$C_{15}H_{26}O(222.4)$
nardol
甘松奥醇

$C_{10}H_{16}(136.2)$
neoalloocimene
新别罗勒烯

$C_{15}H_{24}(204.4)$
β - neoclovene
β-新丁香三环烯

$C_{10}H_{16}O(152.2)$
neodihydrocarveol
新二氢香芹醇

$C_{10}H_{18}O(154.2)$
neomenthol
新薄荷醇

$C_{10}H_{16}O(152.2)$
neral
橙花醛

$C_{10}H_{18}O(154.2)$
nerol
橙花醇

$C_{15}H_{26}O(222.4)$
nerolidol
橙花叔醇

$C_{12}H_{19}O_2(195.3)$
nerylacetate
橙花醇乙酸酯

$C_{13}H_{21}O_2(209.3)$
neryl propionate
橙花醇丙酸酯

$C_{14}H_{23}O_2(223.3)$
neryl sobutyrate
香橙醇异丁酯

$C_9H_{14}O(138.2)$
nona - 2,4 - dienal
2,4-壬二烯醛

$CH_3(CH_2)_7COOH$

$C_9H_{18}O_2(158.2)$
nonanoic acid
壬酸

$C_9H_{20}O(144.3)$
2 - nonanol
2-壬醇

$C_9H_{18}O(142.3)$
2 - nonanone
2-壬酮

$C_9H_{16}O(140.3)$
non - 3 - en - 2 - one
壬-3-烯-2-酮

$C_9H_{16}O(140.3)$
2 - nonenal
反式-2-壬烯醛

$C_9H_{14}O(138.2)$
nopinone
诺蒎酮

$C_7H_{10}(94.2)$
norborneen
冰片烯

$C_{10}H_{16}(136.2)$
ocimene
罗勒烯

$C_{10}H_{16}(136.2)$
β - ocimene
β-罗勒烯

$C_{10}H_{16}$ (136. 2)
trans − β − ocimene
反式-β-罗勒烯

H₃C(H₂C)₅HC=HC−HC=CH(CH₂)₇COOH

$C_{18}H_{32}O_2$ (280. 5)
9, 11 − octadedicenoic acid
9, 11 −十八碳二烯酸

H₃C(H₂C)₄HC=HCH₂CHC=CH(CH₂)₇COOH

$C_{18}H_{32}O_2$ (280. 5)
9, 12 − octadedicenoic acid
9, 12 −十八碳二烯酸

H₃C−C−CH=CH−CH=CH−CH₃

$C_7H_{10}O$ (110. 2)
3, 5 − octadiene − 2 − one
3, 5 −辛二烯- 2 −酮

$C_{15}H_{24}$ (204. 4)
1, 2, 3, 4, 5, 6, 7, 8 − octahydro − 1, 4 −
dimethyl − 7 − (1 − methylethenyl) −
azulene
1, 2, 3, 4, 5, 6, 7, 8 −八氢−1, 4 −二甲
基−7 −(1-甲乙烯基)-薁

$C_{15}H_{24}$ (204. 4)
1, 2, 3, 4, 4a, 5, 6, 8a − octahydro − 7 −
methyl − 4 − methylene − 1 − [1 −
methylethyl] naphthalene
1, 2, 3, 4, 4a, 5, 6, 8a −八氢−7 −甲基−
4 −亚甲基−1-[1-甲基乙基] 萘

$C_{15}H_{24}$ (204. 4)
1a, 2, 3, 4, 4a, 5, 6, 7b − octahydro −
1, 1, 4, 7 − tetramethyl − 1H −
cycloprop[e]azulene
1a, 2, 3, 4, 4a, 5, 6, 7b −八氢−1, 1,
4, 7 −四甲基−1H −环丙[e]薁

CH₃(CH₂)₆COOH

$C_8H_{16}O_2$ (144. 2)
octanoic acid
辛酸

C₅H₁₁

$C_8H_{14}O$ (126. 2)
(E)− 2 − octenal
(E)−2 −辛烯醛

$C_8H_{16}O$ (128. 2)
1 − octen − 3 − ol
辛烯醇

(CH₂)₇CH₃

$C_{12}H_{24}$ (2 168. 3)
octyl cyclopropane
辛基环丙烷

HOOC(H₂C)₇ (CH₂)₇COOH

$C_{18}H_{34}O_2$ (282. 5)
oleic acid
油酸

$C_9H_{10}O_3$ (166. 2)
paeonal
丹皮酚

CH₃(CH₂)₁₄COOH

$C_{16}H_{32}O_2$ (256. 4)
palmitic acid
棕榈酸

CH₂−O−C−(CH₂)₁₄CH₃
HC−O−C−(CH₂)₁₄CH₃
CH₂−O−C−(CH₂)₁₄CH₃

$C_{51}H_{98}O_6$ (807. 3)
palmitin
甘油三棕榈酸酯

CH₃(CH₂)₅CH=CH(CH₂)₇COOH

$C_{10}H_{30}O_2$ (182. 3)
palmitoleic acid
棕榈油酸

$C_{15}H_{24}$ (204. 4)
α − panasinsene
α−人参烯

C₁₅H₂₄(204.4)
β- panasinsene
β-人参烯

C_7H_{15}—CH—CHCH₂C≡C—C≡C—CH—CH=CH₂

C₁₇H₂₄O₂(260.4)
panaxydol
人参环氧炔醇

C_7H_{15}—CH=CHCH₂C≡C—C≡C—C—CH=CH₂

C₁₇H₂₄O(244.4)
panaxynol
人参炔醇

C_7H_{15}—CH—CHCH₂C≡C—C≡C—C—CH=CH₂

C₁₇H₂₆O₃(278.4)
panaxytriol
人参炔三醇

C₁₂H₂₁O₂(197.3)
patchoulan - 1, 12 - diol
广藿香二醇

C₁₅H₂₄(204.4)
α - patchoulene
α-广藿香烯,β-绿叶烯

C₁₅H₂₄(204.4)
β - patchoulene
β-广藿香烯,β-绿叶烯

C₁₅H₂₄(204.4)
γ - patchoulene
γ-广藿香烯,γ-绿叶烯

C₁₅H₂₂O(218.3)
patchoulenone
广藿香烯酮

C₁₇H₂₆O₂(262.4)
patchoulenyl acetate
广藿香烯醇乙酸酯

C₁₅H₂₆O(222.4)
patchouli alcohol
广藿香醇

C₁₁H₁₆(148.2)
pentamethyl-benzene
五甲基苯

C₉H₁₄O(138.2)
2 - pentylfuran
2 -戊基呋喃

C₁₀H₁₄O(150.2)
perilaldehyde
左旋紫苏醛

C₁₀H₁₆O(152.2)
perilla alcohol
紫苏醇

C₁₀H₁₄O₂(166.2)
perilla ketone
紫苏酮

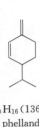

C₁₀H₁₆(136.2)
β- phellandrene
β-水芹烯

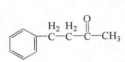

C₈H₁₀O(122.2)
phenethylalcohol
苯乙醇

CH₂COOH

C₈H₈O₂(136.2)
phenylacetic acid
苯乙酸

C₁₀H₁₂O(148.2)
3 - phenyl - 2 - butanone
3 -苯基-2 丁酮

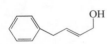

C₁₀H₁₂O(148.2)
4 - phenyl - 2 - butanone
4 -苯基-2 -丁酮

C₁₀H₁₂O₂(164.2)
β- phenyl ethyl acetate
乙酸-β-苯乙醇酯

C₉H₁₀O₂(150.2)
phenylethylformate
甲酸苯乙酯

C₈H₈O(120.2)
phenylethanone
苯乙酮

C₁₀H₁₂O(148.2)
3 - phenyl - 1 - hydroxy - 2 - propene
3 -苯基-1 -羟基-2 -丙烯

C₉H₇NS(161.2)
5 - phenylthiazole
5 -苯基噻唑

C₁₀H₁₆(136.2)
α- pinene
α-蒎烯

C₁₀H₁₆(136.2)
β- pinene
β-蒎烯

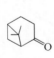

C₉H₁₄O(138.2)
β- pinone
β-蒎酮

C₁₀H₁₄O(150.2)
piperitenone
辣薄荷烯酮

C₁₀H₁₆O(152.2)
piperitone
胡椒酮(薄荷酮)

C₁₂H₁₆O₄(224.3)
pogostone
广藿香酮

C₁₄H₂₂(190.3)
pregeijerene
1, 5 -二乙基环癸-1, 5, 7 -三烯

C₁₀H₁₂O(148.2)
p - propenyl anisole
大茴香脑

CH₂CH=CH₂

C₉H₁₀O(134.2)
4 -(2 - propenyl)phenol
4 -(2 -丙烯基)苯酚

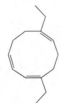

C₁₀H₁₆O(152.2)
pulegone
胡薄荷酮

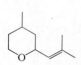

C$_{10}$H$_{18}$O(154.2)
rose oxide
玫瑰醚

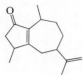

C$_{15}$H$_{22}$O(218.3)
rotundone
莎草奥酮

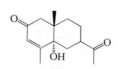

C$_{15}$H$_{22}$O$_2$(234.3)
α-rotunol
α-莎草醇

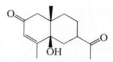

C$_{15}$H$_{22}$O$_2$(234.3)
β-rotunol
β-莎草醇

C$_{10}$H$_{16}$(136.2)
sabinene
香桧烯

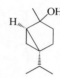

C$_{10}$H$_{18}$O(154.3)
sabinene hydrate
水化香桧烯

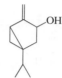

C$_{10}$H$_{16}$O(152.2)
sabinol
香桧醇

C$_{10}$H$_{14}$O(150.2)
safranal
藏红花醛

C$_{10}$H$_{10}$O$_2$(162.2)
safrole
黄樟脑（黄樟醚）

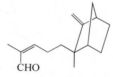

C$_{15}$H$_{22}$O(218.3)
α-santaial
α-檀香萜醛

C$_{15}$H$_{22}$O(218.3)
β-santaial
β-檀香萜醛

C$_{15}$H$_{24}$(204.4)
α-santalene
α-檀香萜烯

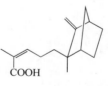

C$_{15}$H$_{24}$(204.4)
β-santalene
β-檀香萜烯

C$_{15}$H$_{22}$O$_2$(234.3)
α-santalic acid
α-檀香萜酸

C$_{15}$H$_{22}$O$_2$(234.3)
β-santalic acid
β-檀香萜酸

C$_{15}$H$_{24}$O(220.3)
α-santalol
α-檀香萜醇

C$_{15}$H$_{24}$O(220.3)
β-santalol
β-檀香醇

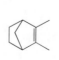

C$_{17}$H$_{26}$O$_2$(262.4)
β-santalyl acetate
β-檀香醇乙酸酯

C$_9$H$_{14}$(122.2)
santene
檀烯

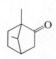

C$_9$H$_{14}$O(138.2)
santenone
檀萜二环酮

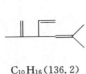

C₁₀H₁₆(136.2)
santolinatriene
檀紫三烯

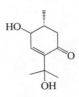

C₁₀H₁₆O₃(184.2)
schizoneodiol
荆芥二醇

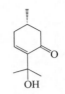

C₁₀H₁₆O₂(168.2)
schizonol
荆芥醇

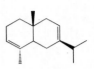

C₁₅H₂₄(204.4)
selina－3,7－diene
芹菜二烯－3,7

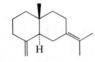

C₁₅H₂₄(204.4)
selina－4(14),7(11)－diene
芹子二烯

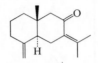

C₁₅H₂₂O(218.3)
selina－4(14),7(11)－diene－8－one
芹子二烯酮

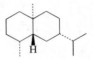

C₁₅H₂₈(208.4)
selinane
芹子烷

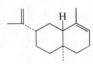

C₁₅H₂₄(204.4)
α－selinene
α－芹子烯

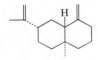

C₁₅H₂₄(204.4)
β－selinene(β－eudesmene)
β－芹子烯(β－桉叶烯)

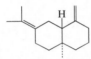

C₁₅H₂₄(204.4)
γ－selinene
γ－芹子烯

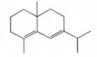

C₁₅H₂₄(204.4)
δ－selinene
δ－芹子烯

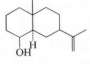

C₁₄H₂₄O(208.3)
selin－11－en－4－ol
芹子烯醇

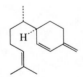

C₁₅H₂₄(204.4)
sesquiphellandrene
倍半水芹烯

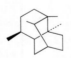

C₁₅H₂₄(204.4)
sesquisabinene
倍半香桧烯

C₁₅H₂₆(206.4)
seychellane
西车烷

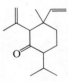

C₁₅H₂₄(204.4)
seychellene
西车烯

C₁₅H₂₄O(220.4)
shyobunone
白菖酮

C₁₁H₁₂O₅(224.2)
sinapaldehyde 或 sinapic aldehyde
芥子醛

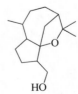

C₁₅H₂₄O₂(236.4)
sinenofuranal
白木香呋喃醛

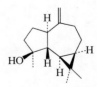

C₁₅H₂₆O₂(238.4)
sinenofuranol
白木香呋喃醇

C₁₅H₂₄O(220.4)
spathulenol
匙叶桉油烯醇(斯巴醇)

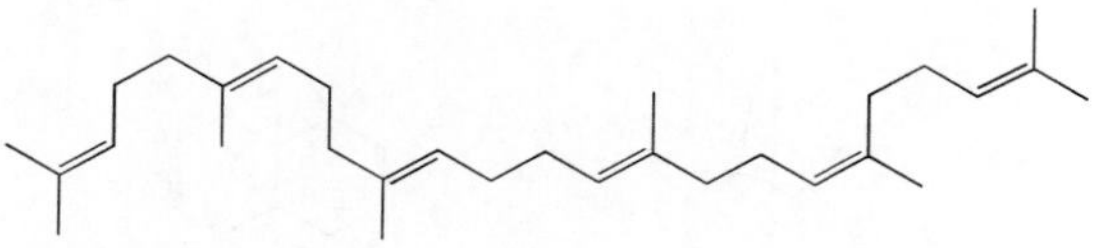

$C_{30}H_{50}(410.7)$
squalene
角鲨烯

$CH_3(CH_2)_{16}COOH$

$C_{18}H_{36}O_2(284.5)$
stearic acid
硬脂酸

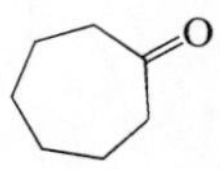

$C_7H_{12}O(113.1)$
suberone
木栓酮

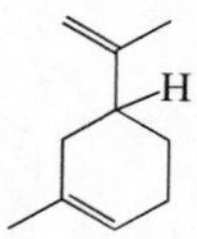

$C_{10}H_{16}O(152.2)$
sylvestrene
枞油烯

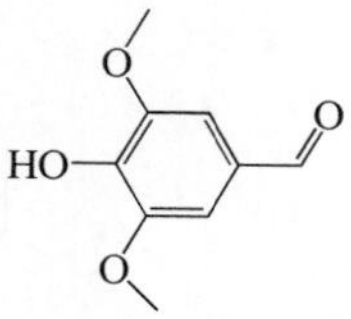

$C_9H_{10}O_4(182.2)$
syringaldehyde
丁香醛

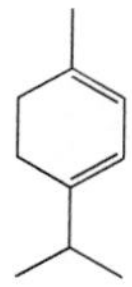

$C_{10}H_{16}(136.2)$
α − terpinene
α−萜品烯,α−松油烯

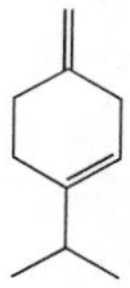

$C_{10}H_{16}(136.2)$
β − terpinene
β−松油烯

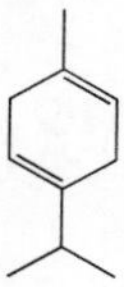

$C_{10}H_{16}(136.2)$
γ − terpinene
γ−松油烯

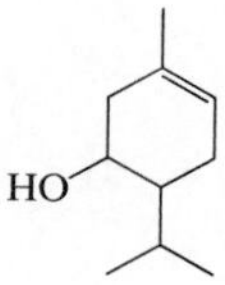

$C_{10}H_{18}O(154.3)$
1 − terpinen − 5 − ol
松油−1−烯−5−醇

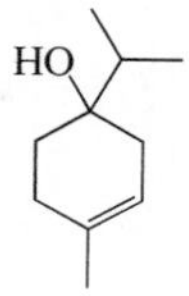

$C_{10}H_{18}O(154.3)$
4 − terpinenol(terpinene − 4 − ol)
4−松油烯醇

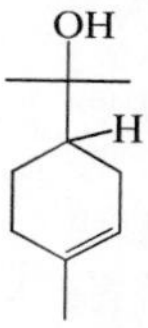

$C_{10}H_{18}O(154.3)$
α − terpineol
α−松油醇,α−萜品醇

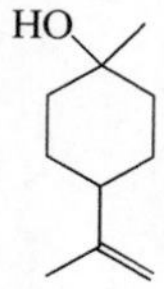

$C_{10}H_{18}O(154.3)$
β − terpineol
β−松油醇

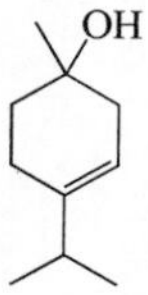

$C_{10}H_{18}O(154.3)$
1 − terpineol
1−萜品醇(萜品烯−4−醇)

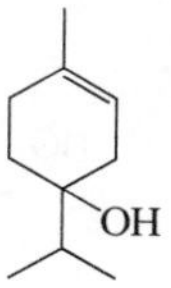

$C_{10}H_{18}O(154.3)$
4 − terpineol
4−萜品醇(4−松油醇)

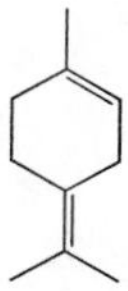

$C_{10}H_{16}(136.2)$
γ − terpinolene
γ−异松油烯

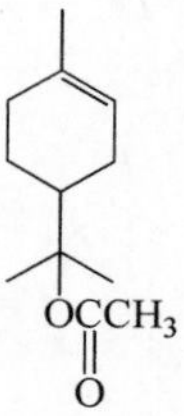

$C_{12}H_{20}O_2(196.3)$
α − terpinyl acetate
α−松油醇乙酸酯

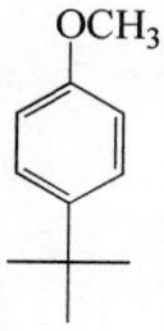

$C_{11}H_{16}O(164.3)$
p − tertbutyl anisole
对叔丁基茴香醚

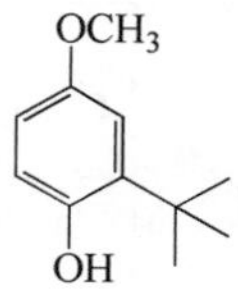

$C_{11}H_{16}O_2(180.3)$
3 − tertbutyl − 4 − hydroxyanisole
3−叔丁基−4−羟基茴香醚

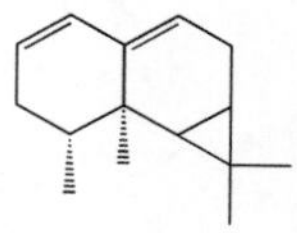

$C_{15}H_{22}(202.3)$
1,2,9,10 − tetradehydroaristolane
1,2,9,10−四去氢马兜铃烷

C$_{10}$H$_{16}$(136.2)
α-thujene
α-侧柏烯

C$_{10}$H$_{16}$(136.2)
β-thujene
β-侧柏烯

C$_{10}$H$_{16}$O(152.2)
β-thujone
β-侧柏酮

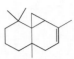

C$_{15}$H$_{24}$(204.4)
thujopsene
罗汉柏烯

C$_{20}$H$_{32}$(272.5)
thunbergene
黑松烯

C$_{10}$H$_{14}$O(150.2)
thymol
百里香酚,麝香草酚

C$_{11}$H$_{16}$O(164.3)
thymyl methyl ether
百里基甲基醚

C$_{15}$H$_{26}$O(222.4)
orreyol
香榧醇

C$_{10}$H$_{16}$(136.2)
tricyclene
三环烯

C$_{11}$H$_{14}$O$_4$(210.2)
2,3,4 - trimethoxy acetophenone
2,3,4 -三甲氧基苯乙酮

C$_{11}$H$_{14}$O$_4$(210.2)
2,4,6 - trimethoxy acetophenone
2,4,6 -三甲氧基苯乙酮

C$_{10}$H$_{12}$O$_4$(196.2)
2,4,5 - trimethoxybenzaldehyde
2,4,5 -三甲氧基苯甲醛

C$_{10}$H$_{12}$O$_5$(212.2)
2,4,5 - trimethoxybenzoic acid
2,4,5 -三甲氧基苯甲酸

C$_{12}$H$_{14}$O$_5$(238.2)
E - 3,4,5 - trimethoxycinnamic acid
E - 3,4,5 -三甲氧基肉桂酸

C$_{13}$H$_{16}$O$_5$(252.3)
3,4,5 - trimethoxycinnamic acid methyl ester
3,4,5 -三甲氧基肉桂酸甲基酯

C$_{10}$H$_{14}$O$_4$(198.2)
1,2,3 - trimethoxy - 5 -
methylbenzene
1,2,3 -三甲氧基- 5 -甲基苯

C$_{12}$H$_{16}$O$_3$(208.3)
1,2,4 - trimethoxy - 5 - (1 - propenyl) -
benzene
1,2,4 -三甲氧基- 5 -(1 -丙烯基)-苯

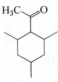

C$_{11}$H$_{20}$O(168.3)
2,4,6 - trimethyl - 1 - acetyl - 3 -
cyclohexane
2,4,6 -三甲基- 1 -乙酰基- 3 -环己烷

C₁₀H₁₂O(148.2)
2,4,6 -
trimethylbenzaldehyde
2,4,6-三甲基苯甲醛

C₁₁H₁₅O₂(179.2)
2,6,6 - trimethyl - bicyclo - (3.1.1)- hepta -
2 - en - 4 - ol - ethyl ester
2,6,6-三甲基-双环-(3.1.1)-庚-2-烯-4
-醇-乙酯酯

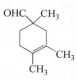

C₁₂H₁₉O₂(195.3)
1,7,7 - trimethyl - bicyclo -[2.2.1]- heptan - 2 - acetate
1,7,7-三甲基-双环-[2.2.1]-庚烷-2-乙
酸酯

C₁₀H₁₆O(152.2)
1, 7, 7 - trimethyl bicyclo
[2.2.1]-heptan - 2 - one
1,7,7-三甲基双环[2.2.1]-
2-庚酮

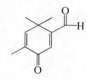

C₁₀H₁₄O(150.2)
1,1,4 - trimethylcyclohepta - 2,4 - dien -
6 - one
1,1,4-三甲基环庚-2,4-二烯-6-酮

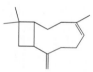

C₁₀H₁₆O(152.2)
1,3,4 - trimethyl - 3 - cyclohexene - 1 -
carboxyl dehyde
1,3,4-三甲基-3-环己烯-1-醛

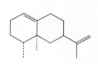

C₁₀H₁₂O₂(164.2)
1, 1, 5 - trimethyl - 2 - formyl - 2, 5 -
cyclohexadiene - 4 - one
1,1,5-三甲基-2-甲酰基-2,5-环己二
烯-4-酮

C₁₅H₂₄(204.4)
cis - 4, 11, 11 - trimethyl - 8 -
methylenebicyclo [7.2.0]- 4 - undecene
顺式-4,11,11-三甲基-8-亚甲基双环
[7.2.0]-4-十一碳烯

C₁₅H₂₄(204.4)
valencene
瓦伦烯(朱栾萜烯)

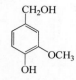

C₈H₈O₃(152.1)
vanillin
香草醛

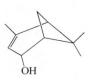

C₈H₁₀O₃(154.2)
vanillyl alcohol
香草醇

C₁₀H₁₆O(152.2)
verbenol
马鞭草烯醇

C₁₀H₁₄O(150.2)
verbenone
马鞭草烯酮

C₁₅H₂₄(204.4)
viridiflorene
绿花烯

C₁₅H₂₄(204.4)
widdrene
羽毛柏烯

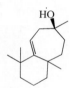

C₁₅H₂₆O(222.3)
widdro
韦得醇

C₈H₁₀(106.2)
p - xylene
对二甲苯

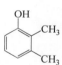

C₈H₁₀O(122.2)
2,3 - xylenol
2,3-二甲苯酚

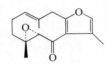

C₁₅H₁₈O₃(246.3)

zederone

蓬莪术环氧酮（莪术呋喃醚酮）

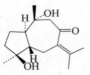

C₁₅H₂₄O₃(252.8)

zedoaronediol

莪术奥酮二醇

C₁₀H₁₈O(154.8)

zedoary oil

蓬莪术油

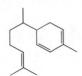

C₁₅H₂₄(204.3)

α - zingiberene

α -姜烯

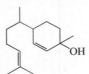

C₁₅H₂₆O(222.3)

zingiberol

姜醇

C₁₅H₂₄O(220.3)

zingiberone

姜酮

索　引

索引 1　药材汉语拼音名称索引

索引 2　药材拉丁名称索引

索引 3　药物基原拉丁学名索引

索引 4　化学成分中文名称索引